国家科学技术学术著作出版基金资助出版

骨科仿生治疗学

ORTHOPAEDICS
BIONIC TREATMENT

主　编　郝定均

人民卫生出版社

·北　京·

图书在版编目（CIP）数据

骨科仿生治疗学 / 郝定均主编. —— 北京 ：人民卫生出版社, 2025. 3. —— ISBN 978-7-117-37739-3

Ⅰ. R68

中国国家版本馆 CIP 数据核字第 2025LQ4616 号

| 人卫智网 | www.ipmph.com | 医学教育、学术、考试、健康，购书智慧智能综合服务平台 |
| 人卫官网 | www.pmph.com | 人卫官方资讯发布平台 |

骨科仿生治疗学
Guke Fangsheng Zhiliaoxue

主　　编：郝定均

出版发行：人民卫生出版社（中继线 010-59780011）

地　　址：北京市朝阳区潘家园南里 19 号

邮　　编：100021

E - mail：pmph @ pmph.com

购书热线：010-59787592　010-59787584　010-65264830

印　　刷：鸿博睿特（天津）印刷科技有限公司

经　　销：新华书店

开　　本：889×1194　1/16　　印张：46　　插页：6

字　　数：1139 千字

版　　次：2025 年 3 月第 1 版

印　　次：2025 年 4 月第 1 次印刷

标准书号：ISBN 978-7-117-37739-3

定　　价：188.00 元

打击盗版举报电话：010-59787491　E-mail：WQ @ pmph.com

质量问题联系电话：010-59787234　E-mail：zhiliang @ pmph.com

数字融合服务电话：4001118166　E-mail：zengzhi @ pmph.com

编　委（按姓氏笔画排序）

马建兵	马晓文	王　彪	王　谦	王文涛	王晓东	方向义	孔令肇	同志超	朱　雷
朱庆生	朱金文	朱养均	乔　锋	庄　岩	刘世长	刘团江	齐华光	闫　亮	许　鹏
许玉本	许正伟	孙宏慧	李　军	李　忠	李　辉	李　毅	杨　治	杨　浩	杨　斌
杨小彬	杨团民	杨俊松	吴　革	何立民	宋　哲	宋　涛	宋宗让	宋晓彬	张　红
张　堃	张正平	张红星	张育民	张振兴	张海平	张嘉男	欧学海	周劲松	郑　江
单乐群	赵元廷	赵宏谋	赵勤鹏	郝日泉	郝定均	胡慧敏	姜永宏	贺　欣	贺宝荣
贾帅军	黄大耿	康　汇	鹿　军	梁晓军	颉　强	彭　侃	惠　华	廖永华	黎一兵

编　者（按姓氏笔画排序）

马　强	马　腾	马艺丹	王　虎	王　涛	王　微	王雨晨	王欣文	王建朋	王晓龙
王超锋	王登峰	支力强	从　飞	田　钊	冯东旭	宁　辉	邢添威	任　博	任燎原
刘正华	刘曙光	许毅博	孙　川	苏　菲	杜晓龙	李　强	李海燕	杨　杰	吴　奇
吴永涛	张　亮	张文韬	张永远	张保刚	张维杰	陈旭旭	范金柱	周凤金	屈继宁
赵　恺	赵　赫	姜　扩	贾　斌	夏　雷	晁　杲	倪铭泽	徐军奎	高　林	梅玉峰
曹心浩	梁　虎	梁求真	葛朝元	喻姿瑞	曾　文	路玉峰	樊　洪	糜宝国	

3

骨科仿生治疗学

**ORTHOPAEDICS
BIONIC TREATMENT**

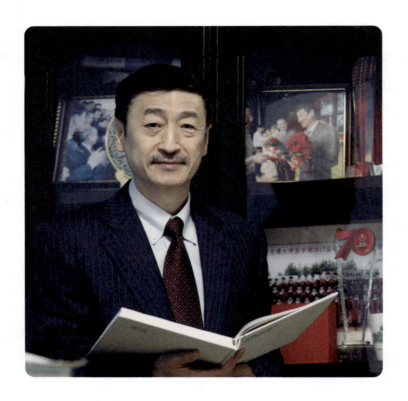

主 编 郝 定 均

主编简介

郝定均，陕西清涧人。西安交通大学附属红会医院主任医师、教授、博士生导师。国家杰出医师。国务院政府特殊津贴专家。全国杰出专业技术人才。中国医师奖、全国五一劳动奖章获得者。国家自然科学基金重点项目首席科学家。

从事临床工作 40 余年，主刀各类脊柱外科手术 2 万余例；同时，致力于脊柱脊髓疾病的研究，发表科技论文 500 余篇，其中 SCI 论文 275 篇。出版骨科专著、译著 14 部。获批国际专利 12 项、国家专利 75 项，转化 8 项。以第一完成人获得国家科学技术进步奖二等奖 1 项，省部级科学技术进步奖一等奖 3 项、二等奖 3 项。

序一

仿生是一个既古老又现代的话题，最早的"仿生思想"可以追溯到远古时期。而仿生学作为一门独立的学科，还得追溯到1960年美国第一届仿生学研讨会。医学仿生学的概念为"以模仿生物系统的优异能力为手段，以恢复、保持和增强人的身心健康为目的的综合性知识体系和实践活动"，其诞生仅仅20年，但伴随现代技术、材料学、人工智能及工程学交叉学科的有机融合，取得了迅速发展。

人体运动系统由206块骨骼与相应的关节、肌肉、韧带共同组成，协同完成人体的运动功能。相比其他系统，其独特的解剖结构与功能，是最好的仿生对象，更适合仿生治疗的开展。随着仿生医学的迅速发展，其内容包括基础医学和临床医学，前者涵盖了生理学、免疫学、生物遗传学、药物、工程学等基础研究领域，后者涵盖了运动、循环、呼吸、消化、神经内分泌、生殖、心理及中医学等领域。在此背景下，仿生骨外科学作为仿生医学的一门新的子学科孕育而生。

近年来，骨科仿生治疗在人工关节、人工椎间盘、人工手等仿生替代治疗，以及骨仿生材料、仿生治疗器械等领域进展迅速，硕果累累，对骨伤或骨病治疗与研究水平的提高起到了引领与推动作用。

郝定均教授团队先后出版了多部骨科专著，本书作为骨科仿生治疗学的首部学术专著，图文并茂，提纲挈领，展示了骨科仿生治疗的最新理论、方法及研究成果，可作为骨科临床医生，材料学、工程学、生物力学等交叉学科的基础研究人员的重要参考资料。它的出版将会产生巨大的应用价值、社会效益和学术研究价值。

邱贵兴

2025年2月17日

序二

　　随着现代工业技术、人工智能、材料学等的进步，仿生学自 20 世纪 60 年代以来得到迅速发展，仿生医学则是仿生学与医学的有机融合。骨骼系统是医学仿生学最好的研究对象之一，取得了丰富的研究成果和成熟的临床仿生治疗技术，形成了一门相对独立而成熟的亚学科即骨科仿生治疗学。为了提高广大骨科医生的仿生治疗能力和研究水平，作者编著本书，内容涵盖了仿生骨科治疗基础理论和仿生骨外科治疗技术，汇集国内外最新的仿生理念和科研成果及临床治疗技术。创新特点突出，学术思想鲜明，为国内外首部系统编写骨科仿生治疗的新理念、新成果与新技术的专著，涵盖仿生基础理论，重点突出临床仿生治疗。内容包括骨科仿生治疗学基础一篇，脊柱、骨创伤、关节、手足、骨病与运动损伤等临床仿生治疗六篇，共计 25 章。内容丰富，图文并茂，结构完整。

　　该专著的出版可极大地丰富骨科学内涵，进一步提高骨科治疗基础研究和临床技术水平，推动骨科学的发展，从而产生巨大的理论学术价值、应用价值和社会效益。

　　由于从内容上具有骨外科相关现代技术与材料、工程学等跨学科交叉特点。因此，读者对象不仅面向骨科临床医生，也面向骨科学、材料学、工程学、生物力学等交叉学科的基础研究人员。

张英泽

2025 年 2 月 17 日

目录

骨科仿生治疗学
**ORTHOPAEDICS
BIONIC TREATMENT**

第一篇
骨科仿生治疗学基础

第一章
仿生骨科学的起源与发展

在人类社会发展的过程中，人们模仿研究生物体优异的行为功能，并根据其原理研发出适用于生存、学习和生活的先进工具和设备，这就是仿生。仿生学的诞生开辟了独特的技术发展道路，为解决生产生活中的一系列问题提供了宝贵的思路。随着科学技术的进步，仿生医学应运而生，并获得了长足发展。骨外科学则由从属于外科之下的三级学科发展成为与内科、外科、妇产科及儿科并列的二级学科。随着骨科学的迅速发展，根据解剖部位进一步分化出脊柱外科、关节外科、骨创伤外科、手外科、足踝外科、运动医学科等学科；根据现代技术特点分化出数字骨科、微创骨科、智能骨科等新型学科。仿生学在骨科领域的研究与发展，已经具有仿生替代、仿生自然等成熟的研究内容和研究方法及治疗体系。在此背景下，仿生骨科学作为仿生学与骨科学之间的新型学科应运而生。本章从人类进化中的仿生现象、仿生科学、仿生医学到仿生骨科学的发展作一概述。

第一节　生物进化与仿生

一、生物的进化与独特技能的形成

在浩瀚的宇宙中，迄今所知地球比其他星球的特别之处是存在无数的生命。在约 40 亿年前出现了第一个 RNA 分子，它也是地球上最古老的生命，而且可以自我复制。38 亿年前，DNA 出现在地球上，是第一个原核生物，是单细胞生物，也是地球上最简单的生命形式之一。2011 年，澳大利亚和英国地质学家组成的科研小组宣布在澳大利亚的西部地区发现了世界上最古老的单细胞生物化石，距今约有 34 亿年。

在漫长的进化过程中，作为物竞天择的结果，生存下来的生物包括人类，形成了许多独特的适应能力和技能。

二、仿生思想与仿生现象

南方古猿经历了约五百万年的进化，从猿人到智人，再到最早可以使用工具的能人，继而到近 20 万年的直立人，从此人类可说话并使用精细工具。

人类作为特殊生物，特殊性之一就是大脑思维的迅速进化，很早就产生了对美好生存技能向往的"仿生思想"，最早的"仿生思想"可以追溯到远古时期，古希腊传说中伊卡洛斯佩戴用鸟的羽毛做成的翅膀飞向天空。

真正的仿生现象则来源于人类对自然的观察，创造性的认识和利用特定的生物原型及其优异功能来进行设计与发明，获得生存和发展的源泉，从而适应环境的变化。例如，大约在七千年前就有了独木舟，最早在黄帝时期开始使用；大禹时期人们观察到鱼摇摆尾巴在水中游动的现象，受此启发在船尾上架置木桨，并逐渐改成橹和舵，称为"独木舟时代"。"仿生"最早的文字记载可追溯到战国时期，《韩非子》记载鲁班用竹木作鸟"成而飞之，三日不下"；锯的发明也是鲁班从带齿的叶片得到的启发而发明的。

（郝定均）

第二节　仿生学与仿生医学

一、仿生学

虽然"仿生"这一思想由来已久，但是"仿生学"这一名词正式诞生则是在 1960 年 9 月，由美国空军航空局在俄亥俄州的空军基地所召开的仿生学会议上。美国空军斯蒂尔少校将源于希腊语的词根"bios（含义为生命，生物）"和词尾"ics（含义为学科、学术）"相结合，首次提出了"仿生学"（bionics）这一概念。在诞生之初，仿生学仅被视为模仿生物的科学，通过系统化、机构化地模仿生物结构、特质、功能、能量转换、信息控制等各种优异的特征来建造技术系统，或者使人造技术系统具有或类似于生物特征的科学。

从 bionics 到 biomimetics 再到 biomimicry 概念的发展，仿生学由复制自然到从自然中提取优秀的设计，再到仿生灵感，从简单的仿生模拟到强调仿生研究的跨学科、集成性的科学。仿生学的仿生对象主要是生物的某些优异的形态与功能。仿生目的主要是改善与提高人类生产条件、生活质量和工作效率。例如，模仿鸟在天空中飞翔获取灵感，设计发明了飞机。借鉴蜻蜓的两个翅膀及尾部外形发明的直升机在飞行中保持平衡，以及在两翼加上平衡重锤，预防在高速飞行中引起振动。实现这一仿生目标，对蜻蜓两个翅膀及尾部外形与功能深入研究，为技术设备的建造与革新提供了新的原理、途径及方法，还需要机械、电子、信息等复杂的跨学科技术的集成。

从生物学的角度看，仿生学属于"应用生物学"的重要分支之一；从工程技术方面来看，仿生学基于对生物系统的深入研究，为技术设备的建造与革新提供了新的原理、途径及方法。

仿生学的发展大大开阔了人类的眼界，为解决生产及生活中的一系列问题提供了宝贵的思路，并极大地推动了科学技术的进步。

二、仿生医学

仿生学虽然从诞生到现在只有短短的几十年，但却蓬勃发展，已从描述性阶段发展至工程性阶段。在此背景下，仿生医学作为仿生学与医学之间的一门新兴交叉学科而诞生。在 2001 年，涂元远教授等开始提出仿生医学的概念。作者认为仿生医学的出发点和基本任务就是要仿照人体自身免疫修复机能的生物学机制，采取更为科学的防治措施。解启莲等教授认为，仿生医学是以模仿生物系统的优异能力为手段，以恢复、保持和增强人的身心健康为目的的综合性知识体系和实践活动。它是以仿生学技术和原理为临床医学治疗提供新思路与新方法，并应用于临床，为更好地解决患者实际问题的一门科学。

医学仿生的主要对象是人体组织器官的功能。例如，人工肾脏外观并不像肾脏，但具有肾脏的透析功能，主要用于治疗肾功能衰竭和尿毒症。形态仿生研究成果也很多，如 2019 年，以色列学者用人类的大网膜脂肪组织细胞，成功 3D 打印出了一颗"人造心脏"。这是人类首次成功设计并打印出一个具有细胞、血管、心室和心房的"人造心脏"。遗憾的是，尚不具有功能，仅仅达到解剖形态仿生。再如，通过 3D 打印仿生技术，打印出解剖形态仿生耳朵。2018 年，通过基因技术研制出了人工耳蜗，能够把声音信号转换为电信号，绕过毛细胞直接刺激听神经使得患者又能够听到声音，甚至能听懂别人语言的电子装置，改善了患者的听力功能，属于功能仿生。这就使得仿生医学研究范围也扩大到了神经仿生、感觉仿生、分析仿生、定向仿生、生物力学仿生和生物动力仿生等许多方面。

由于仿生医学的医学本质属性，除采用仿生学的研究方法外，也会采用医学科研的方法，涉及系统、组织、细胞、分子、基因等多个层面，以及组织工程、细胞工程、基因工程等多种手段，同时兼顾研究对象的心理、社会适应性等方面。因此，仿生医学进一步丰富和扩展了仿生学的内涵，打破了原有的仿生学是一门工程技术的观念，促进了医学综合性知识体系的创新与发展。

（郝定均）

第三节　仿生骨科学的概念与类型

随着仿生医学的迅速发展，其内容涵盖了基础医学和临床医学的研究领域，前者包括生理学、免疫学、生物遗传学、药学、工程学等基础研究领域，后者包括运动、循环、呼吸、消化、神经内分泌、生殖、心理及中医学等领域。在此背景下，仿生骨科学作为仿生医学的一门新的子学科孕育而生。

一、仿生骨科学的概念

骨科学，又称矫形外科学（orthopaedics 或 orthopedic surgery），是有关骨骼系统及其相关构造与功能的维持与恢复之医学专科。由于骨科学的基础研究与临床技术的迅速进步，已经由外科学之下的三级学科发展为隶属于临床医学之下的二级学科。

科学研究是以问题为基础，只要有问题的地方就有科学与研究，科学与研究成熟到一定阶段就成为一门独立的学科。科学研究成熟三要素：①独立的研究内容；②成熟的研究方法；③规范的学科体系。例如，骨科中有关脊柱手术治疗相关的科学问题研究成熟到了一定阶段派生出脊柱外科。以此类推，出现了颈椎外科、上颈椎外科（颅颈外科）等独立的学科。再如，数字医学与骨科的共同科学问题的深入研究产生了数字骨科这一新的学科。

仿生学与骨科学共同的科学问题的相关研究已经有数十年之久。骨骼系统解剖结构仿生手术治疗、功能仿生手术治疗及骨科材料仿生的研究方法日趋成熟，具有相对独立的学科体系与研究内容。仿生学与骨科学研究融合发展的结果是，仿生骨科学作为一门新的独立学科应运而生。

仿生骨科学（bionic orthopedic surgery，BOS）是以人体骨骼系统的正常解剖与功能作为仿生对象，应用骨外科仿生理念、技术、器械及材料，使骨伤或骨病最大程度地修复重建到正常解剖与功能的一门学科。仿生骨科学，集骨科仿生治疗科学理论与技术实践于一体，自成体系，包括骨科仿生概念、仿生对象、仿生类型（仿生自然和仿生替代）、仿生内容（解剖仿生、功能仿生、材料仿生）四个部分。

二、仿生骨科学的仿生对象

人类经历了 500 万年漫长的进化，现代人正常骨骼系统的解剖和功能必定已经进化到最适合人类生存的解剖和生理功能状态。

现代人体的骨骼系统由 206 块骨与相应的关节、肌肉、韧带等协同完成人体的运动功能。相比其他系统，骨骼系统具有独特的解剖结构与功能。因此，应用仿生医学使得骨骼系统伤病最大程度恢复，最好的仿生对象就是骨骼系统正常的解剖形态结构与生理功能。当然，后者也是最好的治疗目的。

三、仿生骨科学的治疗类型

从临床手术治疗角度来看，仿生骨科治疗应该分为仿生自然手术治疗和仿生替代手术治疗两类。

（一）仿生自然手术治疗

骨骼系统正常的解剖和功能既是最好的仿生对象，也是最好的治疗目的。通过手术技术及器械或一过性仿生材料使骨伤或骨病修复到病损之前正常解剖和功能的治疗，称之为仿生自然手术治疗。

仿生自然手术治疗的特点是借助于仿生手术技术、器械或一过性仿生材料，不需要永久性人工器械或假体代替原有的组织器官。

早在 1951 年，苏联乡村医师加·阿·伊利扎列夫（G. A Ilizarov）发明的环式穿针外固定架治疗骨折、骨不连、畸形矫正及骨延长，这一被称为 20 世纪骨科学发展里程碑的技术，就符合骨科仿生自然治疗理念。

上颈椎位于中轴关节的顶端，处于颅脑与脊髓的交界区，一度被视为手术的禁区，以不稳定寰椎骨折脱位最为棘手。寰枢椎固定融合术或颈枕融合手术被视为其经典的治疗方法，但固定融合牺牲了患者约 50% 的颈部旋转功能。郝定均发明的后路寰椎复位固定器，仅对寰椎进行单椎节固定，在对寰椎骨折实现解剖复位及坚强固定的同时，保留了寰枢椎的旋转运动功能（图 1-3-1），属于解剖结构仿生与功能仿生相结合的仿生自然手术治疗。该技术被纳入中国医师协会和德国骨与外科学会（DGUO）制定的指南，推荐用于单纯寰椎骨乔的治疗。

骨科，尤其是骨创伤外科的手术，包括骨折脱位的复位内固定或外固定手术治疗、骨缺损的植骨固定手术治疗、骨短缩的延长固定手术治疗、骨畸形的矫形手术治疗等，均属于仿生自然手术治疗。

（二）仿生替代手术治疗

目前，许多骨骼系统的严重骨伤或骨病，应用现有的仿生自然治疗技术达不到治疗目的。在这种情况下，需要永久性人工器械或假体代替原有的组织器官，即骨与关节置换的方式进行手术治疗，这类手术治疗称之为仿生替代手术治疗。

人工关节置换类手术，治疗严重关节疾病，是骨科最常见的仿生替代手术治疗。例如，膝关节骨性关节炎晚期，进行全膝关节置换手术治疗（图 1-3-2）。再如，脊柱椎体肿瘤切除后，人工椎体置换手术等，均属于仿生替代手术治疗（图 1-3-3）。

2020 年 9 月，*Science Robotics* 封面发表了意大利理工学院一款最新开发的仿生手 Hannes，不

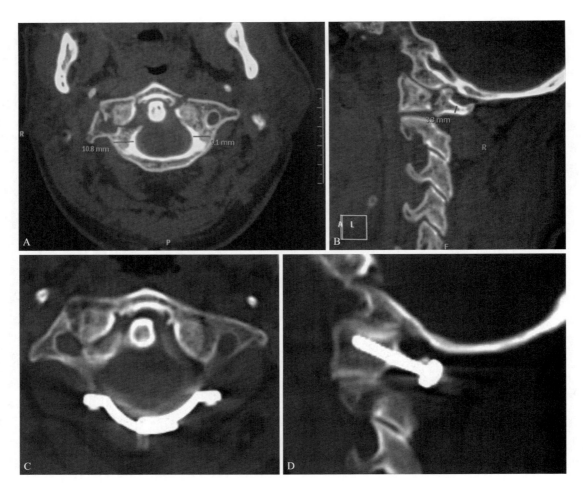

图 1-3-1　寰椎复位固定器

A. 寰椎骨折术前 CT 横断面图；B. 寰椎骨折术前 CT 矢状位图；C. 寰椎骨折术后 CT 横断面图；D. 寰椎骨折术后 CT 矢状位图。

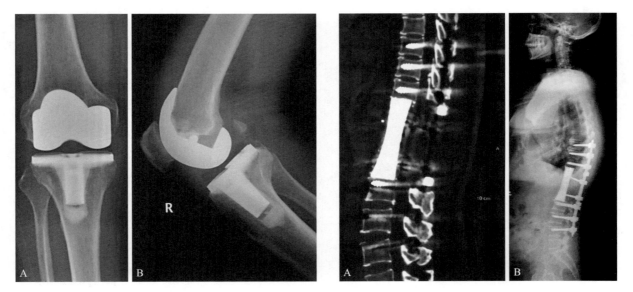

图 1-3-2　全膝关节置换手术

A. 术后正位片；B. 术后侧位片。

图 1-3-3　人工椎体置换手术

A. 术后 CT；B. 术后 X 线片。

仅外观与人手非常相似，而且可使截肢患者恢复 90% 以上抓举功能。通过解剖学仿生与功能学仿生研究，对因为伤病上肢截肢患者，成功实现了手的仿生替代治疗。

（郝定均）

第四节 仿生骨科学的内容

从仿生学角度，研究涉及机械仿生、建筑仿生、电子仿生、信息仿生、材料仿生等内容；从骨外科治疗角度，仿生骨科学主要研究内容包括骨解剖学仿生与骨功能学仿生两部分。支撑骨科解剖与功能仿生的基础是材料学仿生。因此，仿生骨科学研究内容将从解剖、功能、材料三个方面阐述。

一、骨骼系统的解剖仿生治疗

骨骼系统解剖仿生治疗（skeleton anatomic bionics treatment），是以人体骨骼系统的正常解剖作为仿生对象，应用骨科仿生理念、技术、器械及材料，使骨伤或骨病最大程度地修复重建到骨正常解剖形态结构。骨骼系统解剖学从宏观到微观可分为解剖形态、结构、组织与细胞四个层面。因而，骨解剖学仿生将从骨解剖形态仿生、骨结构学仿生、骨组织学仿生和细胞学仿生四个密切相关的角度进行阐述。

（一）骨形态仿生治疗

骨的形态仿生（skeleton morphology bionics），属于宏观尺度上的骨仿生研究，是指骨折脱位或骨病可导致骨的大体形态畸形，通过自身对侧或正常骨骼形态为仿生对象，手术重建正常形态。例如，半侧骨盆骨折脱位，以对侧正常骨盆的解剖形态为仿生对象，进行复位固定手术治疗。再如，对脊柱侧凸畸形病人，以正常脊柱曲线为仿生对象的矫形治疗（图 1-4-1）。均属于形态仿生治疗范畴。

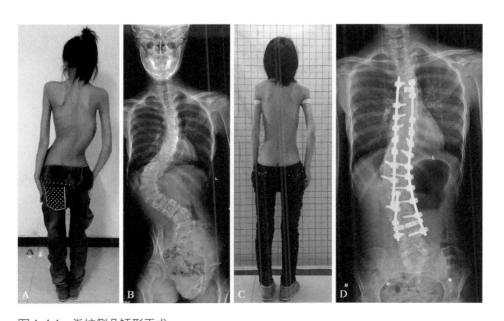

图 1-4-1 脊柱侧凸矫形手术

A. 术前大体照；B. 术前 X 线片；C. 术后 2 年大体照；D. 术后 2 年 X 线片。

长管状骨解剖形态特点为中间细长、两端粗大的"哑铃形"，骨端平滑地过渡到中间，这一形态结构特点有利于骨与肌肉的有效连接与应力传递。有学者受此解剖形态结构特点启发，将短纤维设计成哑铃型从而增强了纤维仿生复合材料的强度。亦属于形态仿生。

（二）骨结构仿生治疗

骨的结构仿生是通过仿生理念、材料与技术重建正常骨结构。骨在纳米尺度具有"砖块泥巴"的独特结构，强而硬的无机盐包裹于易屈的有机基质中，这种结构兼有刚性与韧性的优异特点。有学者以胫骨中存在的羟基磷灰石纤维片交叉微结构和细长平行纳米结构为仿生对象，建立的相应微纳米结构模型，分析胫骨多级微纳米结构的韧性机制，为结构仿生高性能复合骨材料设计提供了良好思路，符合结构仿生理念。

许多生物，例如珊瑚，具有和人骨类似的孔隙结构，可以作为结构仿生人工骨，具有良好的生物相容性、骨传导作用、可降解、较低排斥反应等优点，也有质地脆、吸收快、无骨诱导作用等不足。因而，更多研究将其制备成为仿生结构复合材料。

（三）骨组织仿生治疗

骨组织（osseous tissue）是一种坚硬的结缔组织，由细胞、纤维和基质构成的。纤维为骨胶原纤维，基质含有大量的固体无机盐。骨的主要成分羟基磷灰石（hydroxyapatite，HA），约占人体骨组织的 70%。骨组织仿生是应用仿生材料及相应技术重建骨的组织结构。异体骨、异种骨在脱蛋白后剩下的无机物质即为 HA，与人体骨组织结构一致，是临床中常见的一种骨组织仿生替代材料。骨组织仿生人工骨是以天然骨本身的组织构架进行设计与调控的仿生人工骨修复材料。例如，聚酯 / 钙磷盐人工骨、组织工程化人工骨等。人工韧带修复手术也属于骨科组织学仿生的范畴。

骨组织从微观尺度上，由骨单元层和板间有贯穿纤维将环形骨板桥联以增强骨单元的韧性。有学者在制备树脂基质复合材料时加入晶须，并应用磁场将晶须定向，使其在层间形成桥联，从而使得复合材料韧性大幅提高。

（四）细胞仿生治疗

以正常细胞为仿生对象，将干细胞诱导分化成为具有功能和形态细胞的治疗，称之为细胞仿生治疗。例如，膝关节软骨主要由透明软骨组成，软骨细胞损伤后几乎不能再生。以软骨细胞为仿生对象，采用自体的脂肪细胞诱导产生干细胞，将其注射到膝关节，干细胞被诱导分化成为软骨细胞，修复膝关节软骨损伤。属于细胞仿生治疗。

严重脊柱损伤往往合并脊髓损伤（spinal cord injury，SCI），因为神经元再生能力有限。因而，迄今完全性脊髓损伤尚无有效治疗方法。干细胞作为最有应用前景的替代细胞，可以诱导分化成为神经细胞。但是，目前研究所用干细胞存在来源、伦理和安全等弊病；郝定均研究团队在国际上率先将精原干细胞（SSC）用于 SCI 研究，已经成功将 SSC 诱导分化为具有生化表型与功能的脊髓神经元。SSC 有望成为脊髓损伤细胞治疗理想的种子细胞，对解决脊髓损伤的治疗难题具有重要意义和美好前景。2019 年，英国科学家研发出一种可再现神经元电行为的硅芯片，利用这种方法修复神经损伤的"生物电路"。以上均属于细胞仿生自然治疗。

二、骨骼系统功能仿生

骨骼系统主要有运动、力学、保护与控制四大功能。同时，骨骼也是人体最大的造血器官和钙储存器官。骨骼系统功能仿生，是以人体骨骼系统的正常功能作为仿生对象，应用骨科仿生理念、技术、器械及材料，使骨伤或骨病最大程度地修复重建到正常生理功能状态。仿生骨科学的功能学仿生主要从运动功能仿生、力学功能仿生、保护功能仿生和控制功能仿生四方面进行阐述。

（一）运动功能仿生

运动功能是骨骼系统最主要的功能。从临床仿生治疗角度，在治疗效果类似的前提下，尽量选择保留骨关节的运动功能的非融合手术。例如，肱骨头无菌性坏死晚期，传统髋关节融合固定手术虽然可缓解疼痛症状并达到力学稳定功能。但是，从此由于髋关节失去运动功能而跛行。当今，采用髋关节置换手术治疗，既可缓解疼痛，也可恢复髋关节的运动功能，即通过仿生替代手术方式达到关节的运动功能仿生治疗。

（二）力学功能仿生

骨力学是生物力学的重要分支，它研究骨和骨骼系统的力学问题。骨骼系统力学仿生是功能仿生的衍生，更侧重于从生物力学角度研究人体骨骼系统的结构及运动等生理机能。骨骼系统的力学功能主要从骨骼系统的力学强度、骨骼系统力学稳定及骨骼系统力学平衡三个角度进行阐述。

1. 骨骼系统的力学强度仿生　力和力矩自不同方向施加于骨，产生压缩、拉伸、弯曲、剪切及扭转，而在体骨应力往往是复合性的。骨骼系统的力学强度仿生是指对骨骼系统仿生替代骨和 / 或仿生假体的力学强度的研究与选择，尽量使其接近正常力学功能要求。

2. 骨骼系统力学稳定仿生　骨伤或骨病，均可导致骨骼系统不稳定，以正常骨骼系统稳定结构作为仿生对象，通过手术重建骨骼系统的稳定性称之为骨骼系统的力学稳定仿生。例如，$L_4 \sim L_5$ 退变性滑脱症合并同一节段椎管狭窄症，病理改变基础为 $L_4 \sim L_5$ 退变不稳定，导致滑脱并继发椎间关节增生、黄韧带肥厚，继而导致腰椎椎管狭窄。手术在腰椎管扩大的同时，需要复位与融合内固定，以达到力学稳定。

一个好的仿生替代治疗的假体往往符合多方位的仿生理念。例如，前路颈椎间盘切除减压植骨融合内固定术（ACDF）作为颈椎间盘突出症的经典式式，可提供牢固的力学支撑且临床疗效确切，但融合固定牺牲了节段运动功能，存在相邻节段加速退变等较多不足。自 1966 年 Fernström 首次报告人工颈椎间盘置换术以来，人工颈椎间盘置换术由于重塑了椎间盘运动功能，兼顾了力学支撑及功能重建，一定程度上降低了邻椎病的发生率。对颈椎椎间盘突出症，特别是年青患者，在椎间盘切除术的同时，建议优先选择人工椎间盘置换手术（图 1-4-2）。

现有人工颈椎间盘假体仍然存在术后假体移位、下沉等问题，究其原因是假体设计忽视了稳定结构的仿生，即假体上下面设计与邻近骨性终板不匹配。笔者通过对颈椎解剖学研究发现，颈椎间盘相邻上终板在矢状位呈向下桥型，上终板在管状位上呈拱形，上下终板的拱桥结构是正常椎间盘的骨性稳定结构。由此，研制出 3D 打印个体化人工颈椎间盘。该假体设计上下面解剖形状与邻近骨性终板的匹配度，可产生即刻稳定。其表面打印层仿松质骨的孔隙设计，通过骨长入的界面固定可确保假体的远期力学稳定，预防了假体的移位，取得了良好的治疗效果（图 1-4-3）。

3. 力学平衡仿生　人体的力学平衡是运用力学原理研究维持和恢复身体的平衡。从仿生角度看，主要以人体正常躯干平衡度作为仿生对象，在手术修复伤病导致的失平衡，以及在外科手术中避免导致失平衡。例如，手术矫正脊柱畸形以恢复躯干平衡。再如，膝关节骨性关节炎合并膝关节

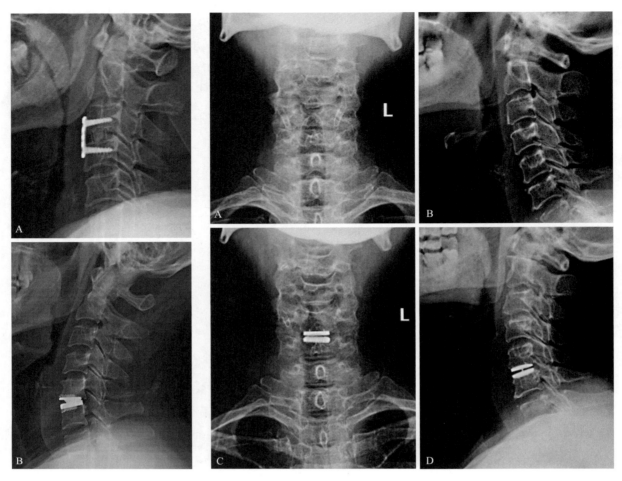

图 1-4-2　ACDF 和人工椎间盘置换术

A. ACDF 术后 X 线片；B. 人工颈椎间盘置换术后 X 线片。

图 1-4-3　3D 打印人工颈椎间盘

A. 术前 X 线正位片；B. 术前 X 线侧位片；C. 术后 X 线正位片；D. 术后 X 线侧位片。

内翻畸形，采用胫骨高位截骨术就是通过恢复膝关节平衡功能，达到缓解疼痛、延缓膝关节置换的平衡仿生手术治疗。

　　以上只是仿生骨科学角度涉及力学仿生的三个主要方面，相关研究还包括材料力学例如载荷、应变与应力等，涉及许多机械力学及生物力学内容。

　　（三）骨骼系统的保护功能仿生

　　骨骼系统具有重要的保护功能。例如：人体的脊柱椎体的支撑和骨性椎管对其内的脊髓与马尾神经保护功能；胸椎与肋骨组成的胸廓，保护胸腔脏器。骨伤或骨病导致这些保护结构破坏时，可产生被保护脏器的功能障碍，利用骨仿生手术、材料或器械重建被破坏的保护结构，称之为骨骼系统的保护功能仿生。

　　例如，颈椎后纵韧带骨化引起颈椎椎管狭窄失去了正常椎管对于脊髓的保护，产生脊髓型颈椎病，采用后路颈椎椎管扩大成形，恢复了椎管对脊髓的保护功能，为脊髓功能的恢复创造了条件，并促进脊髓功能的恢复。

（四）控制功能仿生

运动系统的控制功能是通过神经元及其调控机制来实现的，例如脊髓神经对四肢运动与感觉的控制。控制功能仿生是通过中枢神经、外周神经调控机制重建机体的反馈与调节功能。例如，完全性颈部脊髓损伤，损伤脊髓以下肢体因失去中枢神经控制而导致高位截瘫，辅助脑机接口（brain-computer interface，BCI）的技术，将大脑需要吃、喝等信号经计算机识别后输入并指令机器手臂完成喂吃、喂喝等活动，通过实现仿生替代实现了控制仿生。

在实际研究中，一个理想的仿生产品往往集多种仿生技术于一体的。例如，南非残疾短跑运动员 Oscar Pistorius，双小腿截肢，佩戴仿生假肢，跑出了 100 米、200 米和 400 米短跑世界纪录，被称为"刀锋战士"。这对假肢又称为"猎豹飞毛腿"，是典型的功能仿生技术；同时，在结构上，层层碳化纤维组成，属于结构仿生技术；截肢没有脚后跟，因为正常短跑运动员靠前脚掌发力，又属于力学仿生技术等。

三、骨骼系统的仿生材料

骨骼系统的仿生材料（bionicskeleton material），是指模仿人体骨骼系统的各种特点或特性而研制开发的材料。它是骨解剖仿生和功能仿生的基础。由于自体骨移植骨来源的局限性和同种异体骨的安全性问题，仿生人工骨材料的研究和应用尤为重要。从研究角度，属于分子层面的研究，涉及物理、化学、生物学和材料学等学科。从应用角度，仿生人工骨材料最好具有骨生成、骨传导或/和骨诱导作用，从而达到修复骨的解剖结构和生理功能的目的。除了骨的仿生材料外，还有关节、韧带等仿生材料，骨科的仿生材料主要包括无机生物材料、有机生物材料和天然生物材料三类。

（一）骨的无机仿生材料

1. 金属材料 主要包括钛合金、钴铬钼、钽合金、镁、锌等。钛合金主要用于椎间融合器、人工椎间盘、人工椎体、人工肩胛骨、人工骶骨等仿生替代解剖部件，以及大多数复位内固定器械。钴铬钼主要用于人工关节假体和复位内固定器械。钽合金、镁、锌主要用于骨替代移植。优点是机械强度较高、理化性能稳定、生物相容性较好、耐磨损及耐疲劳较好等。缺点是弹性模量较大、机械力学适应性较差等。

2. 高分子聚合物 目前临床常用的聚合材料有聚乳酸（PLA）、聚乙醇酸（PGA）等。具有与人体组织中天然高分子胶原、纤维粘连素相似的化学结构，弹性模量也低于金属、陶瓷，与骨组织的性能更加接近，生物相容性与进行适应性较好。缺点是可能引起无菌性炎症、机械强度不足、部分降解物或残留物有一定毒性、降解速度与成骨速度不协调等。

3. 生物活性陶瓷材料 生物活性陶瓷与无机骨相似，主要成分为钙和磷离子，陶瓷羟基磷灰石和磷酸三钙为晶体结构，其摩擦系数和导热性与正常骨相似，具有良好的生物相容性，可通过骨传导作用为新骨形成提供稳定坚硬的支架，得到广泛研究和应用。缺点是脆性大、抗弯强度低、容易折断、不可吸收、缺乏骨诱导作用。用于需要小负荷骨缺损的填充修复。

（二）骨的有机仿生材料

骨的有机仿生材料主要包括骨聚合物如胶原与α-聚酯、骨生长因子等。人工合成的聚合物可准确地控制其分子量和降解时间等。骨生长因子主要包括骨形态发生蛋白（bone morphogenetic protein，BMP）与碱性成纤维细胞生长因子（bFGF）。前者又称骨形成蛋白，能刺激DNA的合成与细胞的复制，从而诱导间充质细胞定向分化为成骨细胞。后者也是形态发生和分化诱导因子，可促进损伤愈合与组织再生。

（三）骨的天然仿生材料

骨的天然仿生材料主要研究生物珊瑚与自体骨髓、BMP、胶原等制备成生物珊瑚人工骨复合材料。

1. 生物珊瑚 - 羟基磷灰石复合仿生骨　可与骨良好结合，不干扰骨形成的生理过程，降解速度与成骨速度接近，对于骨缺损的修复有更好的促进作用。

2. 生物珊瑚 - 自体骨髓复合仿生移植　珊瑚提供生物支架，自体骨髓细胞通过释放和分泌骨诱导物质和 / 或本身分化为成骨细胞，可加速骨缺损的修复。

3. 生物珊瑚 -BMP-2 复合仿生材料　骨形成蛋白（BMP-2）可诱导未分化间充质细胞、骨髓中的骨母细胞分化为成骨细胞，继而促进软骨和骨的形成。珊瑚充当 BMP-2 的载体并提供支架与空间。

4. 生物珊瑚 -BMP- 胶原复合仿生材料　胶原是一种可制备成凝胶状的高分子蛋白，再加上 BMP 和珊瑚成复合仿生材料，可有更好的骨诱导和骨传导新骨生成作用。

（郝定均）

第五节　仿生骨科学的展望

以正常骨骼系统解剖与功能为仿生对象，使骨伤或骨病达到更好的修复，是仿生骨科学研究一直所追寻的目标。骨骼材料、植入器械、数字智能等科学技术的进步会极大的推动仿生骨科学的快速发展。

一、骨骼系统仿生材料与植入器械的研究展望

人类骨是一种代表性的自然生物复合材料，经过长期的选择进化，具有复杂的多级结构和优良的力学性能，表现出传统人工材料无法比拟的优异的强韧性、功能适应性与损伤愈合能力等特性。因此，是最好的仿生对象。深入研究骨解剖结构与生理功能及其与仿生学之间的关系，可研制出更优异的骨骼系统仿生材料。

（一）组织工程化人工骨材料研究展望

骨组织工程学是应用生物学与工程学的原理与方法来研究具有生物活性的人工仿生材料，以修复病损骨组织的解剖与功能；是一门以细胞生物学、分子生物学、生物材料学和临床医学为基础的新学科。主要通过种子细胞、生长因子、支架材料三要素及其三维培养进行仿生人工骨修复骨缺损的研究。

从发展角度，在组织工程三要素中支架材料最为关键。它既要必须满足生物相容性、生物可降解性及生物力学性能三个要求，又要容易制成各种理想的形状，才能更好地促进细胞生长、组织再生及血管形成。

未来，伴随生物化学、分子生物学与工程学的进展，生物支架的质量必然得到进一步提高。骨组织工程的发展将为骨缺损、骨肿瘤与严重难治性骨折的外科治疗提供极有应用前景的解决路径，从而促进仿生骨科的发展。

（二）仿生骨科植入器械与假体的研究展望

目前，全球仿生骨科植入器械与假体主要包括关节、脊柱、创伤、运动医学、修复材料及其他等六类。

1. 骨科植入器械与假体需求量的增长　关节类骨科仿生植入器械主要用于骨关节炎、肱骨头坏死、类风湿关节炎等疾病的仿生替代手术治疗。脊柱类器械主要用于脊柱骨折脱位、脊柱退变性不稳定、脊柱肿瘤切除手术重建等。骨创伤类器械主要用于骨折脱位、骨缺损、骨不连等。2019—2024 年，关节、脊柱、创伤三大领域增长率分别为 15%、14%、13%。中国正在步入老龄化阶段，人工关节类与脊柱类仿生替代器械将大幅度增加，增长速度将会大于创伤类器械。

2. 骨科仿生植入器械的研究展望　植入器械的发展依赖于解剖学、生理学、化学、材料学的进步与跨学科深入研究，对上游原材料要求：①安全性好；②强度高；③生物相容性好；④力学相容性与骨接近；⑤可加工性好；⑥耐磨性好等。从早期的钢、铁、铜等材料的使用，向金属合金、陶瓷、高分子、可吸收仿生材料等方向发展。

目前，骨科植入器械所用的金属仿生合成材料、高分子仿生合成材料及人工陶瓷、天然珊瑚等无机仿生材料发展迅速，但尚未达到完美契合仿生骨骼系统的正常解剖和功能。

（1）金属仿生合成材料：依然是骨科植入器械的主要材料。具有较高的机械强度、耐腐蚀性好和可耐高低温的优点，同时具有金属 - 骨接触面力学性能不匹配、应力遮挡、有松动的可能性、可能会释放纳米颗粒等缺点。其部分特性在许多骨科治疗中一定时期内难以被替代，例如在四肢长骨和负重骨骨折脱位仿生复位固定手术及骨病重建手术治疗。

（2）高分子仿生合成材料：具有生物相容性好、可与骨组织产生化学结合、可在体内降解和强度较高等优点，同时具有添加有毒单体、可产生有害磨屑、有发热效应及张力减退等缺点。

（3）无机仿生材料如人工陶瓷、天然珊瑚等：具有生物相容性较好之优点，同时具有脆性大、应力遮挡及弹性模量过高等缺点。

未来，生物可吸收材料在骨科植入器械中应用是主流研究发展方向。主要包括两类：①聚乳酸（PLA）与其他材料复合，高分子左旋 / 消旋聚乳酸（PLDLA）、聚左旋乳酸 / 磷酸甘油酸共聚物（PLLA/PGA），广泛用于骨内固定器械。②其他复合材料如聚对苯二甲酸乙二醇酯（PET），属于结晶型饱和聚酯，是一种具有优良机械性能、抗高温、抗蠕变、抗疲劳、耐摩擦的树脂，但因为耐电晕性较差，应用受限。其中，PLA 与其他材料复合是目前使用最为广泛。骨科主要应用于非负重区、小关节、掌指骨、外踝等部位的内固定。

二、数字智能技术对仿生骨科发展的影响

数字智能技术在仿生骨科学的研究与应用日益增多，其中以 3D 打印技术与智能机器人辅助技术对仿生骨科学的应用最为广泛。

（一）3D 打印技术对仿生骨科材料和假体的影响

3D 打印是一种新型的增材制造技术，真正规模化成功用于骨科是基于 3D 打印的患者定制化截骨板和骨科植入物被用于临床。其优势是基于自身的数字化技术，达到个性化、精准化仿生治疗。目前，临床应用主要包括以下三个方面。

1. 3D 打印的骨骼仿生模型　用于手术中直观体现骨骼解剖形态，辅助解压、内固定和截骨矫

形手术。例如，复杂的颅颈畸形或上颈椎畸形手术之前，3D打印出1∶1的带有椎动脉的颅颈骨模型，这类仿生类型，对于解压、复位及固定手术准确性和预防椎动脉损伤具有重要参考价值。

2.3D打印骨科导板技术　采用3D打印技术制备具有引导作用的骨面接触板即为3D打印骨科手术导板。该导板是根据手术需要采用计算机辅助设计、3D打印制备的一种准确定位点、线的位置、方向和深度，辅助手术中精确建立孔道、截面、空间距离、相互成角关系与其他复杂空间结构等的工具。有钉道导板、截骨导板等种类，其目的是辅助长管状骨畸形截骨术，以提高截骨的精确性和安全性，有利于减少医师与患者放射暴露时间。常用于辅助胫骨畸形或股骨干畸形的截骨术，以恢复下肢及关节的仿生力学平衡功能。

3.3D打印骨科植入物　常用金属材料为Ti-6AI-4V钛合金、钴铬合金、钽、镁等金属粉末。3D打印的方式采用电子束熔、激光烧结技术。其特点是在计算机辅助设计下快速制造异型个体化仿生植入物，同时可以制造大小可控的微孔。这些仿生微孔结构在植入物的实体部分可降低金属材料的弹性模量，减少应力遮挡；在仿生植入物表面可以促进金属与骨之间的结合。已经有临床应用的骨骼系统仿生替代金属器械有3D打印的人工椎体、人工椎间盘、人工髋关节、人工肩胛骨、人工胸骨、人工骶骨等。

（二）智能骨科机器人辅助手术

骨科手术机器人系统是重要的手术辅助工具，可显著提高骨外科手术的精准性，可节省医师体力消耗、减少医师与患者所受辐射量，有助于仿生骨科手术。资深医师可以借助5G、互联网、混合现实（MR）智能眼镜等先进技术远程实施手术，进一步推动医疗资源下沉。

国际上，将医疗机器人手术自动化程度分为6个阶段，即无自动化（第一阶段）、机器人辅助自动化（第二阶段）、任务自动化（第三阶段）、条件自动化（第四阶段）、高度自动化（第五阶段）、完全自动化（第六阶段）（图1-5-1）。目前，骨科机器人辅助手术主要包括关节置换和内固定定位，均处在第二阶段。从仿生学角度，也可看作对人体行为功能仿生范畴。

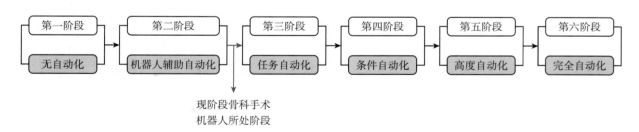

图1-5-1　医疗机器人手术自动化程度分为6个阶段

1.机器人辅助关节置换手术　早在1992年，在美国第一台骨科手术机器人RoboDoc问世。利用工业机器人的高精度规划和程序自动化运动能力，实施髋关节和膝关节的置换手术。目前常用于关节置换的机器人除了RoboDoc，还有MAKOplasty，主要用于膝关节单室成形和全膝关节成形手术；Acrobot系统，主要用于全膝关节置换及膝关节单室成形术。

2.机器人辅助脊柱内固定手术　最早源于以色列的SpineAssist系统Mazor，用于脊柱手术过程中对螺钉植入定位。我国专家研制的TiRobot天玑骨科手术导航定位机器人于2016年国内获批上市，用于创伤和脊柱外科手术，主要辅助完成脊柱、四肢、骨盆等螺钉内固定手术。临床实践证明，天玑骨科手术导航定位机器人 TiRobot 功能优于机器人 Mazor。

未来，随着数字化、智能化、机械、信息等跨学科仿生学技术的融合发展，骨科手术机器人一定会迅速向自动化进展，从而推动仿生骨科学的发展。

（郝定均）

参考文献

[1] 贾贤. 天然生物材料及其仿生工程材料 [M]. 北京：化学工业出版社，2007.

[2] 向春霆，范镜泓. 自然复合材料的强韧化机理和仿生复合材料的研究 [J]. 力学进展，1994，24（2）：172-185.

[3] 陈斌，张智凌，尹大刿，等. 胫骨生物复合材料多级微纳米结构的韧性机理 [J]. 医用生物力学，2011，26（5）：420-425.

[4] 陈斌，尹大刚，陈曦，等. 骨的纤维绕孔微结构及仿生研究 [J]. 稀有金属材料与工程，2013，42（S1）：638-641.

[5] 施忠民，谢雪涛，张长青，等. 逆行髓内钉胫距跟关节融合治疗胫距、距下关节创伤性关节炎 [J]. 中华创伤杂志，2008，24（5）：347-349.

[6] 王长昇，林建华，许卫红，等. 微创脊柱内镜系统辅助下改良椎间孔腰椎椎间融合术治疗腰椎间盘损伤 [J]. 中华创伤杂志，2015，31（10）：868-872.

[7] 蓝蓝，房岩，纪丁琪，等. 仿生学应用进展与展望 [J]. 科技传播，2019，11（22）：149-150，153.

[8] 解启莲，胡盛寿. 仿生医学：一个新的医学理论体系的创立 [J]. 医学与哲学，2005，26（7）：73-74.

[9] 祁海鸥，沈潘洋，胡子昂，等. 胸腰椎骨折后路手术失败后前路人工椎体重建内固定的临床效果 [J]. 中华创伤杂志，2019，35（4）：308-313.

[10] 岑海堂，陈五一. 仿生学概念及其演变 [J]. 机械设计，2007，24（7）：1-2，66.

[11] 郝定均，贺宝荣，黄大耿. 脊柱创伤仿生治疗新理念 [J]. 中华创伤杂志，2021，37（2）：97-100.

[12] 王建. 神奇无比的仿生技术 [M]. 合肥：安徽美术出版社，2013：48.

[13] 涂元远，涂佳宁. 一个新的医学概念：仿生医学 [J]. 凉山大学学报，2001，3（2）：46-47.

[14] Solomin LN. Ilizarov 技术基本原理及应用 [M]. 康庆林，张长青，柴益民，译. 北京：人民军医出版社，2012：138.

[15] 段亚威，孙永强，陈晓波，等. 仿生双动全髋关节置换术治疗强直性脊柱炎累及髋关节病变的疗效观察 [J]. 生物骨科材料与临床研究，2021，18（2）：23-26.

[16] 中国医师协会骨科医师分会，中国医师协会骨科医师分会《成人急性寰椎骨折循证临床诊疗指南》编辑委员会. 成人急性寰椎骨折循证临床诊疗指南 [J]. 中华创伤

杂志，2016，32（7）：595-601.

[17] 郭卫，梁海杰，杨毅，等. 仿生肿瘤型膝关节假体重建儿童股骨远端骨肉瘤切除后骨缺损 [J]. 中华骨科杂志，2021，41（4）：201-210.

[18] 杨高洁，陈俊孚，吴苏州，等. 仿生骨组织工程材料的微纳制造与性能研究 [J]. 中国材料进展，2020，39（9）：691-700.

[19] 钱磊，李一浩，王才东，等. 仿生踝关节及其绳索传动机构的设计与实现 [J]. 机械传动，2016，40（9）：80-84.

[20] 桂和利，王兆东，曹毅. 绳驱动仿腕关节的绳索拉力分布和动力学分析 [J]. 机械传动，2020，44（6）：134-141.

[21] 臧全金，李浩鹏，贺西京，等. 仿生人工寰齿关节的研制与解剖学研究 [J]. 生物骨科材料与临床研究，2017，14（3）：1-4，后插1.

[22] 秦泗河. Ilizarov 技术与骨科自然重建理念 [J]. 中国矫形外科杂志，2007，15（8）：595-596.

[23] 许正伟，贺宝荣，刘团江，等. KumaFix 内固定系统和后路 U 型钉棒系统治疗胸腰段椎体骨折的疗效比较 [J]. 中华创伤杂志，2017，33（1）：13-18.

[24] 杨俊松，刘鹏，刘团江，等. 后方骨 - 韧带复合体损伤分级和严重程度评分对下颈椎骨折脱位手术入路选择的价值 [J]. 中华骨科杂志，2020，40（22）：1503-1512.

[25] 李志宇，田伟，韦祎，等. 颈椎人工间盘置换术后假体松动一例 [J]. 中华医学杂志，2018，98（41）：3374-3376.

[26] 郝定均，杨俊松，刘团江，等. 骨科仿生治疗学：骨科学发展的永恒追求 [J]. 中华创伤杂志，2021，37（10）：876-880.

[27] TieppoFrancio V, Polston KF, Murphy MT, et al. Management of chronic and neuropathic pain with 10kHz spinal cord stimulation technology: summary of findings from preclinical and clinical studies[J]. Biomedicines, 2021, 9(6): 644.

[28] Ortiz-Catalan M, Mastinu E, Sassu P, et al. Self-contained neuromusculoskeletal arm prostheses[J]. N Engl J Med, 2020, 382(18): 1732-1738.

[29] Akbay A, Bilginer B, Akalan N. Closed manual reduction maneuver of atlantoaxial rotatory dislocation in pediatric age[J]. ChildsNervSyst, 2014, 30(6): 1083-1089.

[30] He BR, Yan L, Zhao QP, et al. Self-designed posterior atlas polyaxial lateral mass screw-plate fixation for unstable atlas fracture[J]. Spine J, 2014, 14(12): 2892-6.

[31] Lipetz LE. Bionics[J]. Science, 1961, 133(3452): 588-593.

[32] Schleicher P, Scholz M, Kandziora F, et al. Recommendations For the diagnostic testing and therapy of atlas fractures[J]. Z OrthopUnfall, 2019, 157(5): 566-573.

[33] Wang QL, Tu ZM, Hu P, et al. Long-term results comparing cervical arthroplasty to anterior cervical discectomy and fusion: a systematic review and meta-analysis of randomized controlled trials[J]. Orthop Surg, 2020, 12(1): 16-30.

[34] Nunley PD, Kerr EJ, Cavanaugh DA, et al. Adjacent segment pathology after treatment with cervical disc arthroplasty or anterior cervical discectomy and fusion. Part 1: radiographic results at 7-year follow-up[J]. Int J Spine Surg, 2020, 14(3): 269-277.

[35] Gao HJ. Application of fracture mechanics concepts to hierarchical biomechanics of bone and bone-like materials[J]. International Journal of Fracture. 2006, 138: 101-137.

[36] Yamashita S. Interlaminar Reinforcement of Laminated Composite by Addition of Oriented Whiskers in the Matrix[J]. J Compos Mater, 1992, 26(3): 1254-1263.

[37] Bai S, Cheng HM, Su G, et al. Grownth mechanism of dumbbell-shaped biomimetic SiC whiskers[J]. Chinese J Mater Res, 2002, 16(2): 121.

[38] Fernström U. Arthroplasty with intercorporalendoprothesis in herniated disc and in painful disc[J]. Acta Chir Scand Suppl, 1966, 357: 154-159.

[39] Zhao SC, Hao DJ, Jiang YH, et al. Morphological studies of cartilage endplates in subaxial cervical region[J]. Eur Spine J, 2016, 25(7): 2218-2222.

[40] Yu CC, Hao DJ, Huang DG, et al. Biomechanical analysis of a novel prosthesis based on the physiological curvature of endplate for cervical disc replacement[J]. PLoS One, 2015, 11(6): e0158234.

[41] Yang JS, Liu JJ, Liu P, et al. Can posterior ligament structure be functionally healed after anterior reduction and fusion surgery in patients with traumatic subaxial cervical fracture-dislocations?[J]. World Neurosurg, 2020, 134: e243-e248.

[42] Yang JS, Liu P, Liu TJ, et al. Posterior ligament-bone injury classification and severity score: a novel approach to predict the failure of anterior-only surgery for subaxial cervical facet dislocations[J]. Spine (Phila Pa 1976), 2021, 46(4): 209-215.

[43] Mannoor MS, Jiang ZW, James T, et al. 3D printed bionic ears[J]. Nano Lett. 2013, 13(6): 2634-2639.

[44] Noor N, Shapira A, Edri R, et al. 3D printing of personalized thick and perfusable cardiac patches and hearts[J]. Adv Sci (Weinh). 2019, 6(11): 1900344.

[45] Laffranchi M, Boccardo N, Traverso S et al. The Hannes hand prosthesis replicates the key biological properties of the human hand[J]. Sci Robot, 2020, 5(46): eabb0467.

[46] Yang JS, Liu P, Liu TJ, et al. When is the circumferential stabilization necessary for subaxial cervical fracture dislocations? The posterior ligament-bone injury classification and severity score: a novel treatment algorithm[J]. Eur Spine J, 2021, 30(2): 524-533.

[47] Yu CC, Liu P, Huang DG, et al. A new cervical artificial disc prosthesis based on physiological curvature of end plate: a finite element analysis[J]. Spine J. 2016, 16(11): 1384-1391.

[48] Ganzer PD, Colachis SC 4th, Schwemmer MA, et al. Restoring the sense of touch using a sensorimotor demultiplexing neural interface[J]. Cell, 2020, 181(4): 763-773. e12.

[49] Chen B, He JY, Yang H, et al. Repair of spinal cord injury by implantation of bFGF-incorporated HEMA-MOETACL hydrogel in rats[J]. Sci Rep, 2015, 5: 9017.

[50] Zhu L, Jia SJ, Liu TJ, et al. Aligned PCL fiber conduits immobilized with nerve growth factor gradients enhance and direct sciatic nerve regeneration[J]. Adv Funct Mater, 2020, 30(39): 2002610.

第二章
现代技术对骨科仿生治疗的贡献

第一节　计算机辅助脊柱外科技术与仿生治疗

一、脊柱疾病的精准外科与仿生治疗的相关性

（一）精准外科

2015年1月20日，美国总统奥巴马在国情咨文中宣布美国启动"精准医学倡议"（Precision Medicine Ative），促进了全球对精准医疗理念的关注和应用研究。从此，21世纪现代科技和生物医学的发展，带来临床医学领域的全面技术进步，使医生不再单纯依赖于直觉和经验进行疾病的诊断和治疗，推动了临床实践理念的革新和医疗水平提升。分子生物学和基因组医学的发展，深化了人们对生命机制和疾病本质的认知；物理学和计算机科学的进步，使疾病的物理诊断技术取得了巨大进展；分子靶向药物的诞生和应用，显著提高了肿瘤药物治疗效果，同时降低了毒副作用；器官移植、腔镜手术和介入治疗技术的兴起，极大地改变了传统外科治疗模式；循证医学的建立，使临床决策建立在最好的临床研究证据基础之上。

21世纪初，我国临床学者洞察到现代科技向健康医疗服务的渗透和融入，当代外科发展新趋势和新特征正在逐步形成，2006年以来在国际上相继提出了"精准肝切除（precisionliver resection）"和"精准外科（precision surgery）"的新理念，明确指出新世纪外科各领域发展呈现出的共性特征，即以确定性外科实践为基础，准确决策和精确应用适宜诊疗方法，使病患获得最优化健康结局；并且新造"精准外科"一词来表述这新时代外科的特征与理念。这是国际上首次以原创的"精准"理念指导临床实践，开启了传统经验外科向现代精准外科转变。

"精准外科"的核心理念在我国临床医学领域得到了广泛重视和推展应用，骨外科将"精准"作为临床实践的核心追求，随之形成了包含最优化疾病控制、最小化医源损害、最精确治疗模式和最低化医疗耗费的系统医学原理的中国版"精准医疗"概念。

（二）精准外科与高新技术的关系

"精准外科"这一科学的医疗范畴以传统经验医学的精髓为根基，整合了循证医学、基因组医学、数字医学，基于数据医疗、整合式医疗、个体化医疗等诸多先进医学元素，显著提升了疾病预测、防控、诊断和外科技术等医疗实践过程的确定性、预见性和可控性。

首先，"精准外科"不等价于高新技术的集合应用，但是要达到精准的目标离不开高新技术的支持，强调针对确定的病人和病情精确选择和应用适宜诊疗方法，避免盲目应用或滥用高新技术手段带来的额外医源性损害和医疗资源浪费。另外，"精准外科"也不能简单地等同于个体化医疗，

而是标准化与个体化相统一的医疗模式。

"精准外科"是"精准医疗"在外科领域的实践，遵循病灶清除、脏器保护和损伤控制三要素平衡法则和系统化干预策略，实现外科治疗的安全、高效和微创的多目标优化，最后达到病患最大化康复的目标。当今，"精准外科"理念除了在肝胆外科广泛应用之外，在神经外科、乳腺外科、胃肠外科等，特别是骨科、脊柱外科各个外科领域都广受推崇。

（三）脊柱疾患精准外科与仿生治疗的关系

这里的精准外科包含两个含义。其一，在广义上就是准确地诊断、准确地外科手术，准确地康复指导；其二，外科操作技术的精准。人体的脊柱是由脊椎构成的，其中椎管内还容纳着中枢神经——脊髓，其外包绕着重要的血管、神经等。只有在治疗中实现了精准，治疗后才会有一个良好的仿生效果。例如，腰椎间盘突出症植骨融合内固定患者，术后因为椎弓根螺钉的不当植入导致相邻节段小关节的损伤，因为没有精准的操作技术，致使术后原有活动节段的功能受到影响，没有起到良好的仿生治疗效果。由此看来精准外科是仿生治疗的基础，仿生治疗一定是精准外科的结果。

二、计算机辅助技术在脊柱外科的应用及其适应证

（一）计算机辅助技术在脊柱外科的应用

脊柱的结构复杂，加之其手术本身特点，手术难度大、危险性高。许多手术技术需要进行复杂的立体操作，这些操作在非可视的情况下进入脊柱的腹侧，会进一步增加手术的风险性，因此，可靠而更安全的智能技术成为学者们追求的目标。而智能手术首先变为现实的技术就是计算机导航系统。

20 世纪末出现计算机导航辅助椎弓根内固定报道，虽然当时对导航系统在脊柱外科领域的应用价值存在争议，但随着该技术的逐步发展，不但其精确定位提高了手术的安全性，同时 X 线暴露风险也大大降低。因此，越来越多的脊柱外科医师认可并接受了该项技术。

计算机导航技术在脊柱外科的应用（computer-assisted spine surgery，CASS）是计算机辅助骨科领域的一个重要组成部分。其原理与定位系统相似，以术中解剖结构的三维坐标系与虚拟坐标系结合。目前脊柱外科常用的导航模式包括以下四种：①C 形臂透视二维图像导航；②CT 三维图像导航；③电动 C 形臂术中即时三维图像导航（图 2-1-1）；④O 形臂术中即时三维图像导航（图 2-1-2）。尽管它们各有优缺点，但是都可保证手术的精确性。

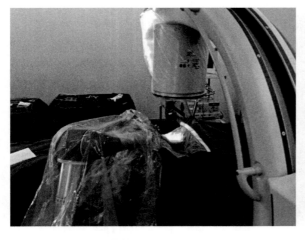 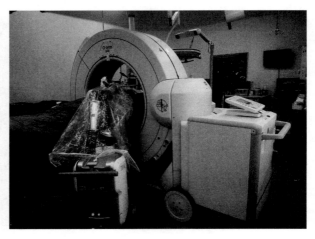

图 2-1-1　电动 C 形臂导航　　　　　　　　　　　图 2-1-2　O 形臂导航定位

（二）机器人在脊柱外科的应用

现代脊柱外科手术的进步使操作向着非可视的立体操作方向发展，对术者的技术要求更高，人工操作技术难以保证某些复杂操作的精确性。另一方面，患者对于治疗结果的要求也越来越高，并可能引发出相应的医疗纠纷。因此，急需一种新的技术辅助外科医生以提高操作准确性。计算机辅助导航定位系统（roboticallyassisted surgical equipment/system，亦称机器人）应运而生，它是一种较先进的导航定位方式，应用于脊柱外科临床已经有很多年，但是早期对其临床实用性一直存在争议。此类系统价格昂贵，但临床可应用的领域有限。国内 Renaissance 机器人的引进，在一定程度上开辟了脊柱外科机器人的先河（图2-1-3），但是其存在的固有缺点限制了它的应用。我国专家开发的天玑机器人（robotics-guided orthopedic surgical system）因其具有更加灵活的自由度应用更加广泛，目前已用于脊柱的各个节段。据报道，天玑机器人在同产品中显示出了其独特的优势。

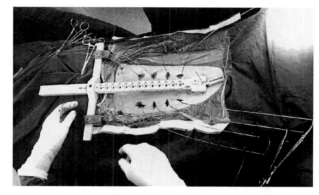

图 2-1-3　Renaissance 机器人

（三）机器人在脊柱外科的适应证

尽管机器人在临床具有良好的优势和前景，但是从整个骨科这一领域来看，它仍然是一个定位系统，要想真正能达到我们想象的代替医生手工操作，还需要一段相当长的时间。

目前机器人在脊柱外科的适应证为：①脊柱的各个节段的精准定位；②脊柱整个椎节的椎弓根螺钉、侧块螺钉的准确植入；③复杂性脊柱侧凸椎弓根螺钉的准确植入；④经皮椎弓根螺钉的准确植入；⑤一些微创手术，如各种孔镜、通道下椎间隙处理时精确定位；⑥骶骨、骨盆骨折经皮拉力螺钉的植入；⑦椎体肿瘤、结核等病灶切除时定位。

（贺宝荣）

第二节　骨科手术导航定位系统辅助椎弓根螺钉内固定技术

人体骨骼结构复杂，加之发育的变异、创伤等原因，手术的精确程度受到干扰；脊柱更具结构复杂多变的特点，手术的准确性受到挑战；骨科手术导航定位系统即机器人可以满足精准定位，对脊柱外科手术来说非常必要。

一、机器人辅助下颈椎椎弓根螺钉内固定技术

除寰椎外，均由椎体、横突、椎板及棘突组成。椎体与椎板交界处为椎弓根，位于横突内侧，构成神经根管的上壁，紧邻横突孔和神经根管。颈椎双侧横突孔中有椎动脉通过。

1. 下颈椎椎弓根形态　由于人体的个体发育差异，不同的人体之间以及不同的颈椎之间，颈椎椎弓根会发生一些结构上的变异（表2-2-1），C_3 高度变异最大（6.1~7.4mm），C_7 宽度变异最大（5.2~6.3mm）。椎弓根内外侧皮质厚度相差很大，外侧 0.4~1.1mm，内侧 1.2~2.0mm，内侧是外侧的 1.4~3.6 倍。

表 2-2-1   颈椎椎弓根的形态

椎体	长度（mm）	高度（mm）	宽度（mm）
C_3	16.28	7.58	5.38
C_4	15.73	7.72	6.05
C_5	17.10	7.39	6.04
C_6	15.75	7.15	6.19
C_7	14.41	7.27	6.51

从颈椎椎弓根的形态看，植入常用的直径 3.5mm 的螺钉应该是没有问题的，但是椎弓根在角度和结构上经常会有变化，使得按照一定规律进行螺钉植入很难准确。

2.椎弓根与神经根的关系　颈椎椎弓根的横向角和矢状角存在较大的变异（表 2-2-2）。而一旦术中螺钉突破椎弓根，不仅会伤脊髓或神经根，而且还可能损伤椎动脉，造成大出血，危及生命。椎弓根下方到神经根的距离为 1.4～1.6mm，椎弓根上方到神经根的距离为 0mm，椎弓根到硬膜的距离为 0mm，神经根与硬膜夹角为 74°～104°，C_3 最大，C_6 最小。

表 2-2-2   颈椎椎弓根的角度

椎体	向内成角（°）	矢状面成角（°）
C_3	43.97	8.63
C_4	44.00	4.67
C_5	41.28	−1.33
C_6	37.32	−4.02
C_7	36.75	−1.6

3.手术适应证　颈椎椎弓根螺钉主要用于颈椎后凸畸形的矫正，如先天畸形、退行性颈椎管狭窄伴随的颈椎后凸；多椎板减压后的固定，如颈椎管内肿瘤的切除；颈椎骨折脱位矫正固定等。

4.操作过程　气管插管全身麻醉。Mayfield 头架固定头部，患者平卧于碳纤维手术床，保持颈部中立位。用宽胶布固定头部和双肩。安装示踪器，C 形臂或者 O 形臂扫描采集图像并进行规划，应用天玑机器人制备椎弓根钉道，拧入椎弓根螺钉（图 2-2-1）。其余同常规操作。机器人的应用，很大程度上降低了手术的难度，同时也降低了手术意外的风险性。

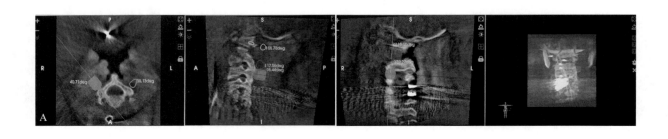

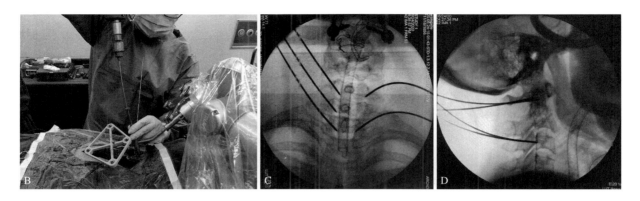

图 2-2-1 机器人治疗颈$_2$、颈$_7$椎体骨折

A. 机器人规划；B. 术中操作；C. 术中观察上颈椎；D. 术中观察下颈椎。

二、机器人辅助胸腰骶椎椎弓根螺钉内固定技术

1. **胸椎椎弓根解剖学参数** 胸椎椎弓根解剖差异大，其高度普遍大于宽度（表 2-2-3）。T_5 椎体椎弓根宽度最小，T_1 和 T_{11} 最大。T_1 到 T_5 椎弓根宽度逐渐减小，T_5 到 T_{12} 宽度呈逐渐增大趋势，T_{11} 达到最高峰，T_{12} 轻度下降。T_1 椎弓根内倾角最大，T_{12} 最小，T_1 到 T_5 呈逐渐减小趋势，由 T_1 的 27° 下降到 T_5 的 10°。T_5 到 T_9 变化较小，T_9 内倾角约 8°，T_9 到 T_{12} 内倾角减小较明显，T_{11} 约 1°。

表 2-2-3 胸椎椎弓根解剖学参数　　　　　　　　　　单位：mm

	Zindrick		Panjabi		Ebrahcim	
	高度	宽度	高度	宽度	高度	宽度
T_1	9.9 ± 2.0	7.9 ± 1.4	9.6 ± 0.5	8.5 ± 0.5	8.2 ± 0.8	9.6 ± 1.2
T_2	12.0 ± 1.2	7.0 ± 1.8	11.4 ± 0.4	8.2 ± 1.1	9.7 ± 0.9	6.4 ± 0.7
T_3	12.4 ± 1.3	5.6 ± 1.4	11.9 ± 0.3	6.8 ± 0.7	10.0 ± 1.1	4.7 ± 0.9
T_4	12.1 ± 1.0	4.7 ± 1.3	12.1 ± 0.5	6.3 ± 0.6	10.4 ± 0.7	3.7 ± 0.6
T_5	11.9 ± 1.4	4.5 ± 0.9	11.3 ± 0.5	6.0 ± 0.5	10.4 ± 0.8	4.3 ± 0.8
T_6	12.2 ± 1.0	5.2 ± 1.0	11.8 ± 0.5	6.0 ± 0.9	9.4 ± 1.1	3.8 ± 0.8
T_7	12.1 ± 1.0	5.3 ± 1.0	12.0 ± 0.3	5.9 ± 0.7	10.4 ± 0.8	4.6 ± 0.7
T_8	12.8 ± 1.0	5.9 ± 1.6	12.5 ± 0.5	6.7 ± 0.5	11.2 ± 0.7	4.8 ± 0.5
T_9	13.8 ± 1.3	6.1 ± 1.5	13.9 ± 0.7	7.7 ± 0.6	12.8 ± 1.0	5.4 ± 0.9
T_{10}	15.2 ± 2.0	6.3 ± 1.7	14.9 ± 0.4	9.0 ± 0.9	14.0 ± 1.0	5.8 ± 0.7
T_{11}	17.4 ± 2.5	7.8 ± 2.0	17.4 ± 0.4	9.8 ± 0.6	16.1 ± 0.8	8.6 ± 0.6
T_{12}	15.8 ± 2.4	7.1 ± 2.3	16.7 ± 0.8	8.7 ± 0.8	15.2 ± 0.9	8.7 ± 0.7

2. **腰椎椎弓根解剖学参数** 腰椎椎弓根宽度从上到下逐渐增大，高度从上到下逐渐变小（表 2-2-4），与矢状面的夹角自上而下逐渐增大，依次为：L_1 2.3° ± 1.0°、L_2 4.2° ± 2.0°、L_3 5.3° ± 1.0°、L_4 8.2° ± 2.0°、L_5 16.6° ± 2.0°。

表 2-2-4　腰椎椎弓根解剖学参数

	Zindrick		Panjabi		Ebrahcim	
	高度（mm）	宽度（mm）	高度（mm）	宽度（mm）	高度（mm）	宽度（mm）
L_1	15.4 ± 2.8	8.7 ± 2.3	15.9 ± 0.8	8.6 ± 0.9	14.1 ± 1.3	7.5 ± 1.5
L_2	15.0 ± 1.5	8.9 ± 2.2	15.0 ± 0.5	8.3 ± 0.7	14.0 ± 1.2	8.2 ± 1.3
L_3	14.9 ± 2.4	10.3 ± 2.6	14.4 ± 0.6	10.2 ± 0.6	13.9 ± 1.4	9.8 ± 1.1
L_4	14.8 ± 2.1	12.9 ± 2.1	15.5 ± 0.6	14.1 ± 0.4	12.8 ± 1.7	12.7 ± 1.9
L_5	14.0 ± 2.3	18.0 ± 4.1	19.6 ± 0.8	18.6 ± 1.0	11.4 ± 1.4	18.0 ± 2.4

3.骶椎椎弓根解剖学参数　在腰椎融合固定当中常常需要固定到骶椎，由于骶椎椎弓根发育与胸腰椎有较大的差异，因此掌握其椎弓根解剖学参数，对准确的固定起着关键的作用。S_1 椎弓根平均高度左侧（22.6 ± 2.7）mm，右侧（22.2 ± 2.1）mm，深度为 30~40mm，与矢状面成角 35°，俯卧位向头侧偏斜 25~30°。S_2 椎弓根螺钉进钉点为 S_1 孔后下缘于 S_2 孔后上缘间距的二分之一至上三分之一之间，深度 30mm，与 S_1 上终板平行，水平面观内倾角为 40°。

4.手术的适应证　所有需要使用胸、腰椎椎弓根螺钉固定的患者都可以使用机器人技术，但由于设备数量有限和价格昂贵的问题，在以下病例更为适用。胸腰椎存在较严重的侧凸和旋转畸形时，椎弓根的横向角度把握困难；儿童患者椎弓根发育不成熟，但是必须采用椎弓根螺钉固定，需要精准植入椎弓根螺钉者；腰椎滑脱严重，滑脱椎椎弓根入点变深，甚至被头侧椎板或下关节突覆盖；关节突关节增生严重，或者是翻修手术，椎弓根入点骨性结构辨认困难时；骨质疏松的病例，徒手操作手感差，修改钉道容易固定失效；术前 CT 显示椎弓根发育过细的患者；经皮长节段椎弓根螺钉固定者。

5.操作过程　患者俯卧于碳素手术床，消毒铺巾后，安放示踪器，C 形臂或者 O 形臂扫描，进一步规划，经皮内固定者使用机器人臂制备螺钉钉道，如果需要切开制备钉道者，显露制备钉道节段的脊椎后部，再用机械臂制备钉道。需要强调的是显露皮肤制备钉道，皮肤的干扰更大，容易产生漂移。

三、机器人辅助经第 2 骶椎骶髂（S_2AI）螺钉固定技术

在日常实践活动中常常用到 S_2 椎弓根螺钉，然而随着内固定技术以及器械的进步 S_2AI 螺钉固定技术逐步开展，其优点较前者强度更大。入钉点在 S_1 与 S_2 背侧孔间横向中线与其外侧缘连线的交点，螺钉路径为髂后上棘和髂前上棘连线方向朝尾端倾斜 20°~30°，与水平面呈 40°~50° 夹角。其适应证为：融合至骶骨的长节段固定；严重的椎体滑脱；复杂腰骶部畸形；截骨矫形的平背畸形；骨盆倾斜矫形；骨质不良畸形。螺钉长度分为 8mm、9mm、10mm 三种，螺钉长度为 65mm、70mm、80mm、90mm、100mm、110mm 六种。患者俯卧于碳素手术床，消毒铺巾后，安放示踪器，C 形臂或者 O 形臂扫描，进一步规划，经皮内固定者应用机器人器械臂制备螺钉钉道，如果需要切开制备钉道者，显露制备钉道节段的脊椎后部，再用器械臂制备钉道。拧入螺钉后安装连接棒，需要强调的是显露皮肤制备钉道，皮肤的干扰更大，容易产生漂移。

（贺宝荣）

第三节　骨科手术导航定位系统辅助上颈椎手术

人体骨骼结构复杂，加之发育的变异、创伤等原因，手术的精确程度受到干扰，脊柱更具结构复杂多变的特点，手术的准确性受到挑战，骨科手术导航定位系统即机器人可以满足精准定位，对脊柱外科手术来说非常必要。

一、上颈椎应用解剖学

（一）寰椎应用解剖

寰枢椎部位深在，周围有诸多重要神经和血管组织，解剖结构及毗邻关系复杂，这一区域的手术难度高，风险大。学者们对该部位外科治疗的研究已有半个多世纪，尤其近二十多年来，内固定方法与技术有了长足进步，内固定方法种类繁多，其安全性与内固定的生物力学合理性也有显著进步。

1. 寰椎　寰椎（atlas）即第一颈椎，其独特之处在于没有椎体，而是由两个侧块加前后弓组成。侧块较厚且有两个关节面，上关节面微凹，与枕髁相关节，下关节面与枢椎（第二颈椎相关节）。侧块外侧是横突，上有横突孔，前弓较小，有一个小的前结节和后关节面，后者与枢椎的齿突相关节。

后弓上表面的前部是椎动脉沟。在显露后环和外侧减压时易伤及此部位。后正中线到椎动脉沟最内侧边的平均距离若以内侧骨皮质计算为 10mm（最小者为 8mm），以外侧骨皮质计算则为 18mm（最小者为 12mm）。寰椎最厚处位于前弓，与其负重功能相符。

侧块或者椎弓根螺钉植入时，寰椎后弓的高度以及髓腔的有无是一个非常重要的参数，它不仅关乎进钉点的选择，同时决定着固定钉的类型。郝定均将寰椎后弓以椎基底动脉沟以下为基准，以寰椎椎弓最窄的部位（椎弓根）高度（H_1）为基础，以 4.0mm 和 3.5mm 的螺钉及椎弓根为参照，以 0.5mm 为进制将椎弓根分为四型。

正常型：$H_1 > 4.00mm$；正常型可采用椎弓根螺钉。

相对狭窄型：$3.50 < H_1 \leqslant 4.00mm$，可应用直径为 3.5 的椎弓根螺钉。

狭窄型：$3.00 < H_1 \leqslant 3.50mm$，部分采用椎弓根螺钉。

无椎弓根型：$H_1 \leqslant 3.00mm$ 或在 CT 断层无髓腔，可采用侧块螺钉。

另外，以直径为 1mm 的手锥为参照，依据螺钉钉道制备的难易程度将髓腔的高度进行分型：正常椎弓根型，椎动脉沟处髓腔高度大于等于 1mm；相对狭窄，椎动脉沟处髓腔高度介于小于 1mm；无椎弓根型，椎动脉沟处髓腔高度为 0mm。

2. 枢椎　枢椎（axis）即第二颈椎，是连接寰椎与其他低位颈椎之间不典型椎骨，椎体上表面向上伸出齿突。

齿突与椎体连接处最窄，内外径约 8～10mm，前后径约 10～11mm。在矢状面上，齿突长轴与椎体下表面形成约 64° 的夹角。在后方，椎弓通过椎弓根与椎体相连接。枢椎的椎弓根在颈椎中是独一无二的，宽约（8.3±1.3）mm，高约（7.3±1.3）mm，它向后内侧直达横突孔，其内侧为上关节面覆盖，方向为由外下至内上方。椎弓根轴的投影点在椎板上缘下 5mm 和椎管外侧边外 7mm 处，向内偏 33°，向上偏 20°。紧靠椎弓根外侧是横突孔，方向为由内下至外上。椎板向后融合成的棘突呈分叉状。

（二）特殊关节及相关韧带

1.寰枕关节   寰枕关节由枕骨的枕髁和寰椎侧块上关节面组成，为双轴性椭圆关节，两侧关节联动，可作屈曲和仰伸动作，并可作一定程度的侧屈运动。维持寰枕关节稳定的韧带主要有寰枕前膜和寰枕后膜。寰枕前膜与前纵韧带相续，连于枕骨大孔前缘及寰椎前弓上缘，宽而坚韧；寰枕后膜连接枕骨大孔后缘及寰椎后弓上缘，与寰枕前膜一起封闭了寰椎与枕骨间的骨性缝隙。

2.寰枢关节   寰枢关节包括一对寰枢外侧关节和一个寰枢正中关节。寰枢外侧关节由寰椎侧块的下关节面和枢椎的上关节面组成。寰枢正中关节由齿突与寰椎前弓后方的齿突凹及寰椎横韧带构成。寰枢关节允许寰椎以齿突为纵轴作左右 45° 的旋转运动，外侧关节亦可作一定程度的侧屈运动，因此寰枢关节联动，头部可作屈伸、侧屈及旋转运动。

维持寰枢关节稳定性的韧带有齿突尖韧带、翼状韧带、寰椎十字韧带。

齿突尖韧带自齿突尖部发出止于枕骨大孔前缘正中；翼状韧带成对自齿突尖行向外上止于枕骨髁的内侧；寰椎十字韧带由寰椎横韧带及与之垂直的纵束构成。寰椎横韧带处于寰椎两侧块内侧缘小结节之间，是维持寰枢椎稳定最重要的韧带，既限制齿突于寰椎前弓后缘的齿突凹，又允许寰椎以齿突为纵轴作旋转运动。如齿突断裂，寰椎横韧带的完整能防止齿突向后压迫脊髓。寰齿间距（ADI）＞5mm 提示寰椎横韧带可能断裂。寰椎十字韧带的纵束位于齿突尖韧带之后，上纵束连于枕骨大孔前缘，下纵束连于枢椎椎体后面中部。另有寰枢外侧关节的关节囊及覆膜加强寰枢间的连接。枕颈部椎管前方的韧带由前向后依次为寰枕前膜，齿突尖韧带、翼状韧带、十字韧带和覆膜。

二、机器人辅助下齿状螺钉固定术

（一）齿突骨折分型

齿突骨折占颈椎骨折的 18%～20%，目前应用最多的为 Anderson 分型和 D'Alonzo 分型，他们将齿突骨折分为 3 型。

Ⅰ型：骨折线通过齿突的顶端部分。

Ⅱ型：骨折线通过齿突的基底部。

Ⅲ型：骨折线扩展涉及枢椎椎体。

Ⅱ型骨折最常见。Grauer 等在 2005 年对这一分型进行了改良，将Ⅱ型骨折分为三个亚型，A亚型为无移位的骨折；B 亚型为移位的横形骨折或者骨折线由前上向后下延伸的骨折；C 亚型为粉碎性骨折或者骨折线由前下向后上延伸的骨折。

（二）前路齿突骨折内固定技术

自从 Nakanishi 等首先报道了齿突骨折的前路内固定手术，单螺钉和双螺钉内固定方法均有报道。对于Ⅱ型骨折和浅Ⅲ型骨折，采用前路螺钉内固定的愈合率据报道在 80%～100%。有关齿突螺钉的固定有许多报道：如内镜下技术、经皮内固定技术等。无论采用什么方法固定，其精准性是重中之重。

（三）手术适应证

适应证与传统方法的手术适应证并无区别。尤其对于复杂的病例，其更具有精确手术的优势。急性的齿突Ⅱ型骨折，是前路手术的主要适应证。其主要优势包括：术后获得坚强的即时稳定性，不需要坚强外固定支具；保留了寰枢椎的活动度；骨折愈合率高等。这样不但在解剖结构上达到了仿生的要求，更重要的是实现了功能上的仿生。

（四）操作过程

气管插管全身麻醉。Mayfield 头架固定头部，患者平卧于碳素手术床，保持颈部中立位。用宽胶布固定头部和双肩（图 2-3-1）。透视下颈部轻柔牵引和后伸，透视确认骨折复位。通常采用右侧颈前入路，在环状软骨水平做与皮纹平行的横切口。分离至颈椎前方，显露 $C_{4、5}$ 间盘，透视定位后，继续向头侧分离直至显露 C_2 椎体下部，从 C_2 椎体基底打入 1.2mm 导针，通过骨折线直至齿突，确定位置满意后，沿导针方向植入空心松质骨拉力螺钉 1 枚，取出导针，C 形臂（或者 O 形臂）三维扫描确定骨折对位、对线是否满意，螺钉位置是否满意（图 2-3-2）。

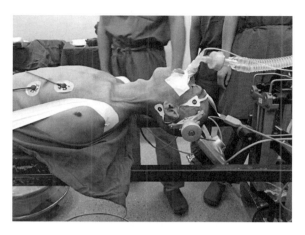

图 2-3-1　术中体位

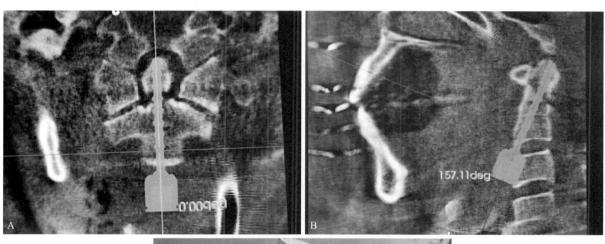

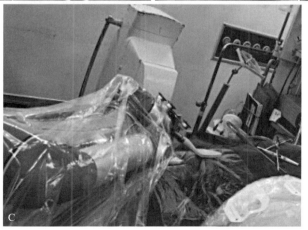

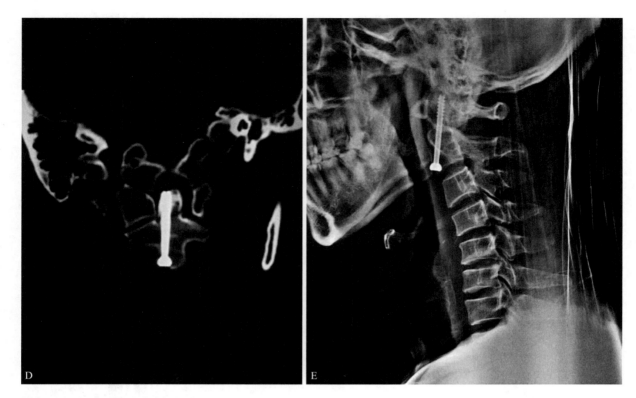

图 2-3-2　机器人辅助齿突螺钉固定

A. 术中规划正位图；B. 术中规划侧位；C. 侧位定位；D. 术后正位 CT；E. 术后侧位片。

三、机器人辅助下椎弓根拉力螺钉治疗枢椎椎弓骨折

（一）创伤性枢椎椎弓骨折

创伤性枢椎弓骨折分型亦称 Hangman 骨折，由 C_2 椎体的关节突间的崩裂所致。这个部位的骨折使骨折块分离，同一平面椎管扩大。因而很少损伤脊髓。目前，大多数学者采用 Levine-Edwards 改良的 Effendi 分类系统。

Ⅰ型：骨折线通过上、下关节突之间，脱位<3mm。在过伸、过屈侧位 X 线片上，没有成角畸形移位的加重。这种骨折系过伸及轴向暴力作用于骨性成分所致，不伴相邻软组织的损伤。

Ⅱ型：脱位>3mm。而且，在侧位 X 线片上有成角畸形。可伴有 C_3 椎体前上缘或 C_2 椎体后下缘的撕脱骨折（因后纵韧带牵拉所致），这种损伤机制与Ⅲ型类似。由于屈曲牵张力，致使后纵韧带和 $C_{2、3}$ 间盘由后向前的暴力使 C_3 椎体前纵韧带骨膜下分离，结果骨折处成角并有 C_3 椎体前上缘的压缩性损伤。$Ⅱ_A$ 型：骨折移位轻或无移位，但成角畸形很显著，可能导致屈曲牵张力使 C_2、C_3 后纵韧带断裂所致。Ⅱ型和 $Ⅱ_A$ 型骨折的病理解剖不清楚，但在侧位 X 线片上是两种不同的形态。

Ⅲ型：单纯屈曲暴力所致，使单侧或双侧 C_2、C_3 关节突关节骨折或骨折脱位。继之，在颈 $_2$ 上下关节突之间骨折或后柱骨折，后柱骨折常见为椎板骨折。

（二）Hangman 骨折内固定发展史

对于Ⅱ型、$Ⅱ_A$ 型、Ⅲ型这种不稳定的骨折需要手术治疗，否则后期假关节形成、脱位成角加

重以及颈部疼痛等症状加重，晚期并发症发生率高达 60%。后路手术有 C_2、C_3 融合固定以及单纯 C_2 拉力螺钉固定手术，后路椎弓根拉力螺钉固定包括开放手术、内镜下技术、经皮内固定技术等。

（三）手术适应证

适应证与传统方法的手术适应证并无区别。尤其对于复杂的病例，其主要适应证为：Ⅰ型骨折；术前闭合复位满意的 $C_{2、3}$ 椎间盘无损伤或者轻度损伤的Ⅱ型、Ⅱ$_A$型；保守治疗失败的Ⅰ型骨折。其主要优势包括术后获得坚强的即时稳定性，不需要坚强外固定支具；保留了枢椎的活动度；骨折愈合率高等，这样一来不但在解剖结构上达到了仿生的要求，更重要的是实现了功能上的仿生，即完全保留了寰枢椎、枢椎与颈$_3$之间的活动度。

（四）操作过程

气管插管全身麻醉。Mayfield 架固定头部，患者俯卧于碳素手术床，保持颈部中立位。用宽胶布固定头部和双肩。透视下颈部轻柔牵引和后伸，透视确认复位满意。安放示踪器，机器人指导下制备 C_2 椎弓根钉道，O 形臂观察钉道位置良好，拧入椎弓根拉力螺钉。

四、机器人辅助下治疗可复性寰枢椎脱位

（一）寰枢椎脱位分型

不同学者出发点不同将其分为不同的类型，尹庆水将脱位分为 3 个临床类型：可复型（又细化为易复型和缓复型）、难复型、不可复型，谭明生将寰枢椎脱位分为Ⅰ型（静力性）脱位和Ⅱ型（动力性）脱位为两型其中Ⅰ型又分为：Ⅰ$_a$型（牵引复位型）；Ⅰ$_b$型（手术复位型）；Ⅰ$_c$型（不可复位型）。Ⅱ型分为：Ⅱ$_a$型（可修复型）；Ⅱ$_b$型（不可修复型）。

（二）可复性寰枢椎内固定发展史

可复性寰枢椎后路手术经历过后路单纯融合术、后路钢丝固定融合术、后路 Apfix 融合固定术和后路关节突螺钉固定融合术等技术发展，随着内固定器械的发展目前多数学者采用后路寰枢椎椎弓根螺钉内固定技术。该术式的特点是对周围软组织损伤小，固定仅仅局限于寰枢椎，术后能重建枢椎棘突半棘肌止点。另外，术后保留了寰枢关节和 C_2、C_3 关节的活动度，不但很好的做到了解剖结构仿生，还达到了良好的功能仿生。

（三）手术适应证

后路寰枢椎复位钉棒系统固定融合术是一种有限固定方法，适应证与传统方法的手术适应证并无区别。总而言之，对于后路手术时，不论采取了什么方法，如：体位复位、牵引复位还是松解复位等，均可在机器人辅助下行寰枢椎弓根螺钉固定融合术。

（四）操作过程

气管插管全身麻醉。Mayfield 架固定头部，患者俯卧于碳纤维手术床，保持颈部中立位。用宽胶布固定头部和双肩。透视下颈部轻柔牵引和后伸，经过体位复位、牵引复位或者松解后复位，确定寰枢椎位置满意后，安放示踪器。首先，机器人辅助下依据情况制备寰椎侧块螺钉或者椎弓根钉道，同理制备枢椎椎弓根钉道，O 形臂观察钉道位置良好，拧入固定螺钉，选取适当长度连接棒固定，需要强调的是，应重建枢椎棘突与半棘肌止点。

（贺宝荣）

第四节   3D 打印在骨科学中的应用

3D 打印又名增材制造、快速成型技术、自由成型技术等，是基于离散 - 堆积原理，在计算机辅助下采用分层加工、叠加成型的技术，通过逐层增加材料来形成 3D 实体。3D 打印技术于 1986 年首次由 Charles W. Hull 提出，近年来在我国有了长足的发展。3D 打印具有精准化、个性化、时效性等特点，目前已在医疗领域内取得了广泛应用，包括颅面移植、冠齿修复、植入假体、医疗设备、外科手术模型、器官打印、药物传输模型、骨组织工程支架等方面。

人类进化至今，自体的解剖结构和功能都是最适合生存的，因此也是最好的仿生对象。人体肌肉骨骼系统最主要的功能是支撑机体、保护重要组织器官、运动等。骨科仿生治疗最重要的目标包括运动功能仿生、力学功能仿生、保护功能仿生和控制功能仿生。它是一门新的学科，一种外科治疗理念，也是一类外科治疗技术，同时也是理想的治疗目的。它要求我们在治疗的过程中坚持三个贯穿：始终贯穿仿生理念、贯穿仿生技术、贯穿仿生目的。3D 打印通过 CT、MRI 等医学成像技术对患者病变部位进行扫描，所得数据经过处理输入 3D 打印机进行打印。由于打印数据来自患者本人，所以 3D 打印能够得到个性化的实体模型。因此，3D 打印技术可以提供最个性化的解剖设计，仿生出最适合患者个体的解剖器官、组织甚至细胞。

解剖仿生是仿生治疗学的基础，功能仿生才是仿生治疗的目的。3D 打印技术是目前解剖仿生的最前沿科技。髋、膝等人工关节，组织工程仿生骨材料，长骨髓内钉固定及脊髓电刺激调节是医学仿生和 3D 打印在骨骼肌肉系统结构功能重建的具体应用实证。骨科学领域的仿生研究也存在一定的特性，既要实现分子 - 细胞 - 组织 - 器官由微观到宏观的全解剖重建，也更重视局部微环境及神经环路的调节，以实现运动功能的重塑。

一、3D 打印技术在骨科学中的应用

（一）3D 打印医学模型

主要用于医学教育，精准诊断与手术模拟。3D 打印技术对于医学教育计划具有重要意义，3D 打印人体正常结构形象直观，易于理解记忆；同时 3D 打印的教具更便于临床技能培训。3D 打印可精确模拟出机体器质性病变的位置、大小及毗邻关系（图 2-4-1），为疾病诊断提供详细精确的临床实物资料；在肿瘤模型和复杂畸形、创伤病例中，3D 打印医学模型有利于学生和医师结合患者临床体征及影像学资料更深刻地理解病例，同时也便于与患者和家属进行沟通，进行术前规划、培训、手术模拟、打印特殊手术器械，对于确保重大疑难手术的成功具有重要意义（图 2-4-2）。将 CT、MRI 数据等转化为实体模型，再借助于 3D 打印的实体模型对影像资料进行反馈学习，可有效增加学生学习的主观能动性，提高学习效率和对手术的理

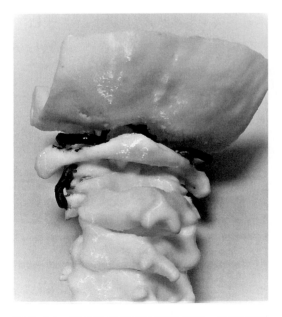

图 2-4-1 带椎动脉的 3D 颈椎模型，更直观地展示了椎动脉与寰枢椎之间的关系

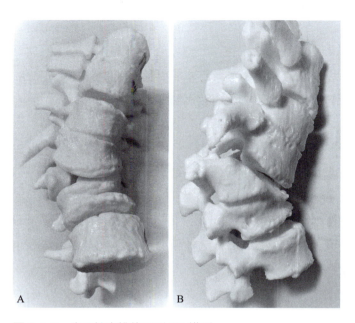

图 2-4-2　先天性半椎体畸形 3D 模型

A. 前面观；B. 侧面观。

可用于模拟手术、明确半椎体类型及分节程度、半椎体上下椎间盘发育的完整性和半椎体及邻近椎弓根的发育情况。

解。在 3D 打印技术的帮助下，未来的医学教育将更加立体化、精确化、个性化。

（二）3D 打印医疗器械（关节脊柱导板、支具、义肢）

1. 个性化 3D 打印导板　应用至骨肿瘤包括脊柱肿瘤，术中可以明确肿瘤界限并增加手术的精确度，提高手术效率。有专家将骨肿瘤患者术前 CT 数据通过计算机辅助设计（CAD）建模，然后在骨模型上模拟手术；通过 3D 打印制作的导板，在术中引导骨肿瘤截骨，术后患者随访数据显示无复发、感染及断裂等现象发生。3D 打印复位导板能够明显提升严重骨折手术复位的效率和质量，提高固定强度，为关节早期活动锻炼，获得优良预后创造条件。3D 打印个性化截骨导板可以为膝关节置换手术提供精确的术前计划、引导术中截骨，有利于提高复杂膝关节疾病的疗效。3D 打印导板也可以辅助人工关节假体的植入，缩短手术时间，减小术中放射线暴露时间。

3D 导板可以在术前由专业的团队进行设计和打印。与导航、机器人相比，具有减少术中透视、学习曲线短、解剖关系不受患者体位变化影响等优点，而且可以与导航、机器人联合使用，进一步提高置钉精准度。在复杂脊柱畸形（严重、僵硬畸形：Cobb 角 ≥ 70°；柔软指数 ≤ 30%）中，畸形范围内常伴有椎体形态异常、椎体旋转、椎弓根形态异常等导致置钉困难的因素，外科治疗难度大，手术风险和并发症高。严重脊柱侧凸腰椎椎弓根螺钉的误置率可达 41%，胸椎可达 51%。螺钉误置可导致神经和血管损伤，还可能出现椎弓根骨折、螺钉松动、术后疼痛等。北京大学第三医院董骧源等比较了徒手置钉、3D 打印导板辅助置钉、计算机导航辅助置钉三种方法在脊柱畸形中的效果，结果发现采用徒手置钉法、3D 打印导板和计算机导航辅助置钉技术在脊柱侧凸患者矫形术中的置钉准确性一致，但文中并未提及术者经验相关信息，而且徒手组 Cobb 角较小，有统计学差异。术前对畸形脊柱进行 CT 薄层扫描（层厚 1.25mm 以下），将 CT 数据输入三维建模软件，还原畸形节段的 CT 图像；在轴位、矢状位和冠状位等不同序列图像中按照椎弓根的位置和走行在三维处理软件中建立与形态匹配的导板定位面，选定进钉点和方向；按照此进钉点和方向设计导孔，按照紧密贴附的原则打印导板的骨性贴附面；贴附面与椎体的小关节和椎板形态相吻合，骨性贴附面和导孔共同构成导板。整体打印整个手术范围脊柱的 3D 模型，作为术中安装导板的参考。术中暴露手术节段后，将骨性结构表面的软组织完全剥离，以利于导板的贴附。将导板与椎体背侧小关节和椎板表面严格紧密贴附后，通过预设导孔进行椎弓根穿刺和置钉通道的制备，探查钉道四壁完整，定位无误后植入适当长度和直径的椎弓根螺钉。应用导板辅助置钉，在术前通过三维影像模型确定钉道，选择最优钉道，避免反复透视确定螺钉位置，可以减少术者及患者所受辐射剂量，也缩短了脊柱畸形手术中置钉的学习曲线。

上颈椎结构极其复杂，其周围毗邻有椎动脉、神经、脊髓及颈椎前方的气管食管等重要解剖结构。因此，上颈椎手术曾经是脊柱手术的禁区，也是现代脊柱外科手术的难点，手术失败率和并发症高的主要原因之一就是螺钉误置。由于复杂脊柱畸形中椎体的畸形以及旋转，造成经验性徒手置钉率失误非常高，据报道可达 29.1%。虽然 3D 打印提供的个体化解剖模型可以使医生对这类患者进行详细的术前计划、模拟操作，但是也难以避免术野限制造成的进针点和螺钉方向误差。个体化 3D 打印导板为这一问题提供了完美的解决方案，使术中置钉更为精确。越来越多的学者报道，与徒手置钉相比，应用 3D 打印导板在复杂脊柱畸形和上颈椎手术中均能提高螺钉的置钉率。3D 打印导板可有效减少寰枢椎（图 2-4-3）、复杂脊柱畸形手术的置钉时间，提高置钉成功率，减少术中出血量和透视次数，在寰枢椎、复杂畸形手术中具有极好的应用前景。

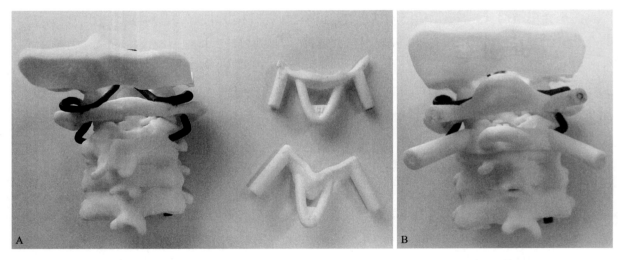

图 2-4-3　3D 打印寰枢椎椎弓根螺钉导板，可结合导航、机器人系统提高寰枢椎椎弓根螺钉置钉准确性

A. 寰枢椎 3D 打印模型（后面观，左）与导板分别展示（右上：寰椎后路椎弓根导板，右下：枢椎后路椎弓根导板）；B. 寰枢椎 3D 打印模型（后面观）与导板分别完美贴合。

2. 3D 打印矫形器和康复支具　肢体贴合度更高、镂空绑带设计透气更好、松紧度可调、轻便性更好，有效避免了因长时间固定矫形器与皮肤接触造成压疮及局部红肿等并发症的发生。同时在牢靠固定、避免并发症、质量轻、个体化、设计稳定性等康复疗效上起到明显的临床效果。先天性复杂脊柱畸形患者的保守治疗、术前支具治疗过程中，患儿经常要经历长期、痛苦的支具固定过程及数次更换，对患儿的生活、学习和成长以及患儿家庭都带来很大的经济负担和生理、心理压力。3D 打印支具有望制造出更贴敷、更符合患儿畸形特点的个性化仿生支具。结合未来的 4D 打印技术，有望实现支具动态、渐进矫形的效果，减少患儿的治疗痛苦。

3. 3D 打印技术制作的义肢　相比于传统工艺有着极大的优势。其设计生产速度快、成本低廉，快速制作个体化制定的 3D 打印义肢与患者残肢的连接更具有贴附性，增加了义肢佩戴的舒适度，减少了残端皮肤的磨损。

（三）3D 打印个体化假体、支架

仿生自然修复最接近自体骨骼的结构和功能，故也是治疗的终极目标。仿生替代治疗是不可仿生自然修复情况下的另一有效治疗方式。针对具体患者、具体病变部位而设计制作的个性化 3D 打印金属假体、心脑血管支架，目前已经开始应用于临床。3D 打印技术定制假体，具有个性化、精准化和快速制造的特点。3D 打印假体能够增加表面类骨小梁多孔结构，从而有利于假体表面骨长入以及假体 - 骨界面的骨整合，在骨缺损的重建与修复中起到了重要作用。从这一概念来讲，已为 3D 打印初步赋予了时间这一第四维度，更符合术后骨生长恢复的意义，一定意义上具有了 4D 打印的概念。3D 打印多孔钛及钛合金假体具有生物相容性好、高强度、低弹性模量的特点。钽金属具有与钛金属类似的理化性质，相关研究显示其更具有良好的骨诱导性。

钛网笼存在骨 - 钛笼界面接触不紧密的缺点，可能破坏椎体终板造成假体塌陷等问题。3D 打印植入物的微孔结构可以增加骨 - 材料接触面积，使植入物与周围骨组织紧密结合以促进融合，患者满意度更高。在需要治疗多节段颈椎病时，其优势更为明显。3D 打印人工椎体、个体化人工颈椎间盘适合不同患者、不同椎体终板形态，能够与椎体上下终板的解剖形态相吻合，最大限度接近颈椎生理状态，有效增加了接触面积，从而使 3D 打印人工椎体、个体化人工颈椎间盘与终板界面密切咬合，减少了植入物和椎体终板间的压强，恢复了颈椎生理曲度。研究显示，3D 打印人工椎体、个体化人工颈椎间盘可显著减少融合节段颈椎高度及 Cobb 角丢失，维持了颈椎生理曲度。3D 打印人工椎体、个体化人工颈椎间盘具有微孔结构，类似人体骨骼的骨小梁，大大增加了骨 - 材料接触面积，从而使植入物更好地与周围骨组织结合，缩短融合时间，达到更稳定的融合。3D 打印人工椎体、椎间融合器为中空状结构，可以将术中咬除的椎体碎骨填充其中，诱导骨生长。术前通过 CT 三维立体重建，模拟完全复位后的椎体，术中减压后在撑开器撑开状态下直接植入即可，放松撑开器后就能达到即刻稳定。既节省了修剪、选择假体的步骤，有效缩短了手术时间，也使植入更方便，手术更加微创、精确。

（四）3D 生物打印

即 3D 打印活体细胞、组织和器官。3D 生物打印是一种以计算机三维模型为图纸，装配特制的生物墨水，最终制造出人造器官和生物医学产品的新科技手段。这是一种具有仿生功能的新型干细胞培养体系，在现代医学精确扫描和计算机快速建模技术支持下，利用计算机精确控制、逐层沉积生物墨水聚合制备出具有仿生结构的植入器。科学家预计 3D 生物打印技术将在 5 年内实现对功能性血管的打印，在 10 年内实现心脏或肝脏等器官的打印，是现代医学的一场技术革命。3D 生物打印技术是否能打印出有血管系统的组织器官，并且能整合于人体整个血液循环系统，是能否实现

3D 生物打印最终目标的最大挑战与难题。3D 生物打印的发展将为目前骨外科学尤其是脊柱外科神经脊髓功能修复、肿瘤组织切除后的生物重建带来新的希望。

二、3D 打印骨科学材料在小儿患者中的应用

骨骼未成熟的患者对功能 - 生物力学有很高的要求。骨骺生长板不能解剖复位或骨骺切除可能导致关节对合不佳、生长障碍，脊柱生长不对称或生长障碍不仅影响患儿的身高，脊柱的畸形发育也有可能造成神经、胸腹腔脏器发育异常，严重影响患儿的生活质量和寿命。传统假体可以提供即时支持、快速恢复负重和有效的关节表面置换，但常见并发症（无菌性松动、感染和假体周围骨折）也不容忽视。模块化系统并不完全适合儿童，它们无法适应儿童患者的生长需要。同种异体骨可以提供直接的结构支撑，也可用于关节重建，但存活率和排斥反应又带来了新的问题。同种异体骨必须在术中进行手工塑形以精确匹配病灶切除部位的缺损，而这个过程通常既费时又费力。自体骨移植单独或联合应用具有良好的成骨、骨传导和骨诱导能力，但自体取骨需要增加额外创伤，并且很难用于关节重建。肿瘤骨通过体外照射、热巴氏杀菌或用液氮冷冻等处理后原位回植仍需要更多的研究和长时间的随访来确认该方法的有效性。同种异体骨 - 假体复合材料是一种用常规假体重组的大块同种异体骨移植物，克服了常规大块同种异体骨的关节塌陷，保持了同种骨的附着点和力学性能。然而，随着患者的不断增长，这种解决方案具有挑战性。此外，使用同种异体移植假体复合材料与长期并发症发生率高有关。

定制的 3D 打印假肢已被用于成人患者的保肢手术。它们基于单独的数字规划程序、3D 打印快速原型制作的钛合金植入物。恶性骨肿瘤重建系统通常是为成年人设计的，对体型较小的儿童必须重新设计。3D 打印个体化定制植入物的开发代表了恶性骨肿瘤保肢手术领域的最新创新，使植入物的尺寸可以与切除骨的尺寸完全成比例。研究表明，使用 3D 打印定制植入物和软组织血管化皮瓣进行儿科患者肿瘤重建的总体结果令人满意，87.5% 的患者功能结果报告 MSTS（Musculoskeletal Tumor Society，美国骨骼肌肉肿瘤协会）评分为良好或优秀。肿瘤学结果证实该手术是安全的，允许大范围切除。这项技术可能很适合儿科患者。研究证明 3D 打印假体在儿科骨肿瘤保肢手术中具有生物学优势，增加假体 - 宿主骨整合。与传统假肢和模块化假肢相比，这是一个显著的优势。

由于模块化植入物是根据成年患者的骨骼设计的，与儿童患者存在尺寸不匹配的固有缺陷，因此总会出现应力屏蔽、假体周围骨折和无菌性松动。在儿童患者中，3D 打印个体化定制植入物与同种异体骨移植相比也更具有优势。异体骨通常来自成人捐赠者，必须手工修饰以精确适合儿科患者的大小。相比之下，3D 打印植入物与宿主骨骼的精确匹配会形成很好的初级稳定性，具有生物力学优势。3D 打印植入物可以提供关节面、定制钢板或钢板 - 假体集成系统。这允许保存骺板，避免生长不协调导致的角度畸形、关节不协调，甚至生长停滞。结合某些智能物理材料实现 4D 打印，将不需要可扩展植入物，从而避免与延长故障相关的并发症。3D 打印定制植入物可包含插入肌腱、韧带或关节囊的部位。打印植入物可用于重建具有复杂解剖结构的部位，例如骨盆、跗骨、锁骨或肩胛骨、脊柱等。

植入物生长调节是儿科患者的另一个重要难点。可扩张内植物部分解决了这一问题，如可扩展假肢、脊柱的磁力调节生长棒等。但这些技术也存在延长 / 扩展障碍的问题。4D 智能打印为解决

这一问题提供了新的希望。随着 4D 智能打印的发展，更有可能发展出符合儿童生长特性的四肢和脊柱内植物。

三、3D 打印的局限性和挑战

传统的 3D 打印可以一步完成结构复杂的产品，却无法赋予产品"智能"的特性。因此，2013 年出现了 4D 打印，最初被定义为"3D 打印 + 时间"，只有产品的形状会随着时间而改变。此后不久，4D 打印概念演变的更加全面：4D 打印是一种显示增材制造结构能力的新技术，使其形状、性能或功能可以在外部刺激下随时间可控地变化。4D 打印为 3D 打印赋予了时间这一第 4 维度，其实质是将 3D 打印和活性材料进行技术集成，以实现通过环境刺激使材料模型在不同 3D 结构之间进行转换。即将智能材料通过 3D 打印技术制备成初次结构产品，按照预先设计的形状，在特定条件刺激下发生折叠、弯曲、膨胀或收缩，并形成最终结构。

智能材料及其相应的刺激因素是 4D 打印的关键。近年来随着新型智能材料、刺激机制的研究进展，响应生物体内微环境的 4D 打印技术在医学领域的应用日益受到关注。温敏性形状记忆材料是 4D 打印的经典材料。Miao 等人以大豆油环氧化丙烯酸酯为材料，打印出了支持人骨髓间充质干细胞生长的温敏性形状记忆支架，不仅具有良好的生物相容性，并且可显著提高干细胞的附着和增殖能力。用于治疗支气管软化症的打印支架已成功应用于临床。该研究为培养骨髓间充质干细胞应用于脊髓神经修复提供了新的思路。

使 3D 打印发生形变的方法，目前主要有两种：第 1 种是使用各向异性的材料打印出 3D 模型，然后在特定环境因素包括温度、pH、湿度、应力、电流、磁场、光、声等作用下发生形变，到达最终的三维结构。Ramos 等证实了胶原蛋白和角蛋白的 pH 响应性，已被用于研究药物，如多柔比星、抗生素的智能释放，可用于治疗肿瘤及预防感染。这种方法打印出来的模型，因为各向异性的材料结构难以控制，所以其形变稳定性和可控性差。第 2 种是通过特殊的 3D 墨水打印出具有形状记忆功能的材料，然后在特定环境因素的作用下发生形变，到达最终结构。这种采用形状记忆方法打印出来的模型，其形变具有可控性好、可预先设计等优点。

迄今为止，水凝胶和形状记忆聚合物（shape memory polymers，SMP）是 4D 打印中主要使用的两种主要活性物质。水凝胶具有可膨胀性。Hu 等以肿瘤侵袭时高表达的基质金属蛋白酶作为触发因子，利用载药水凝胶的酶降解作用开发了自组装水凝胶载体系统。该系统可通过控制药物在体内按区域输送，进而调控与癌症相关的各种细胞行为。将细胞作为材料进行打印，是生物制造的革命性突破。

4D 打印在骨外科学方面的应用具有非常广阔的前景。水凝胶柔软，虽然打印结构的刚度相对较低，不符合大多数骨外科学应用机械力学的强度，但其在软骨移植、骨外科学细胞支架的构建中仍有非常重要的作用。例如，可以将柔软的水凝胶与硬的 SMP 相结合。SMT 通过热机械编程来实现 4D 打印，具有结构相对较硬和驱动速度相对较高的优点。某些金属记忆材料已经被成功研发出来，能够同时满足骨外科学材料力学方面的要求，有望达到骨外科学力学稳定、力学强度、力学平衡的仿生。

合适的智能材料是 4D 打印的首要条件，作为触发因子的刺激因素是实现智能材料形变的关键一环，智能材料与刺激因素相互作用是准确控制形变过程的必要因素。作为一种数字化智能制造新方式，4D 打印在医学应用中强调人体组织的动态愈合和再生过程，能够有效的实现组织自我修复，完成由结构到功能的仿生，因此可更加真实的模拟人体微环境的动态演变。3D 打印是解剖仿生的前沿科技，4D 打印则以功能需求为导向，是实现功能仿生的希望和发展方向。

四、3D 打印的未来及前景

3D 打印的精度受到材料的限制，某些粗糙材料打印的 3D 模型难以满足医学应用的需要；较昂贵的材料增加了患者和科研的经济负担。目前大多数 3D 打印的费用无法纳入医保报销，也为患者增加了一定的经济负担。4D 打印技术是一项革命性的实用技术，可使智能材料在独特的仿生学基础上实现复杂构建的自由形变，并强调在设计生物医学设备时考虑人体动态的组织愈合和再生过程，它是在材料学、生物学、机械学和计算机学等学科基础上发展起来的交叉融合技术，受到相关学科发展的影响与制约。植入物生长调节是儿科患者的重要特点和难点。4D 智能打印为解决这一问题提供了新的希望。

总之，4D 打印技术为生物医学打开了一扇探索新型组织工程技术的窗口，但是在目前尚处于起步阶段，面临着许多未知的挑战。随着对智能材料的不断挖掘和响应机制的不断明确，相信 4D 打印在骨外科学领域的应用前景必将非常广阔。

（朱金文）

参考文献

[1] 何贤英，赵杰，高景宏，等. 大数据背景下精准医疗研究热点分析 [J]. 中国卫生事业管理，2020，37（6）：401-404，462.

[2] 李川，阮默，苏踊跃，等. 手术机器人在骨科领域中的应用及发展 [J]. 中华创伤骨科杂志，2021，23（03）：272-276.

[3] 郝定均，贺宝荣，黄大耿. 脊柱创伤仿生治疗新理念 [J]. 中华创伤杂志，2021，37（2）：97-100.

[4] 郝定均，杨俊松，贺宝荣，等. 骨科仿生治疗学：骨科学发展的永恒追求 [J]. 中华创伤杂志，2021，37（10）：876-880.

[5] 刘俭涛，李浩鹏，牛斌斌，等. 仿生人工腰椎及椎间盘复合体的设计及活动度分析 [J]. 生物骨科材料与临床研究，2017，14（2）：5-10.

[6] 田伟，范明星，韩晓光，等. 机器人辅助与传统透视辅助脊柱椎弓根螺钉内固定的临床对比研究 [J]. 骨科临床与研究杂志，2016，1（1）：4-10.

[7] 陈希，刘新宇，杨青，等. 颈椎椎间孔螺钉、椎弓根螺钉与侧块螺钉钉道的影像学测量比较 [J]. 中华骨科杂志，2020，40（19）：1337-1347.

[8] 黄大耿，贺宝荣，郝定均，等. 成人寰椎骨折的治疗策略 [J]. 中国脊柱脊髓杂志，2017，27（5）：399-405.

[9] 许正伟，郝定均，贺宝荣，等. 前后路联合手术治疗齿状突骨折畸形愈合伴难复性寰枢椎脱位 [J]. 中国脊柱脊髓杂志，2012，22（6）：505-509.

[10] 闫亮，贺宝荣，郭华，等. 后路钛板有限内固定治疗不稳定寰椎骨折的疗效评价

[J]. 中华创伤杂志，2017，33（4）：310-314.

[11] 尹庆水，昌耘冰，夏虹，等. 寰枢关节脱位的综合分型及临床应用 [J]. 中华外科杂志，2008，46（4）：280-282.

[12] 裴国献. 3D 打印技术赋能助推骨科临床发展 [J]. 中华创伤骨科杂志，2020，22（10）：846-847.

[13] 王健豪，刘洋，付玄昊，等. 3D 打印组织工程支架联合骨髓间充质干细胞移植修复脊髓损伤 [J]. 中华骨科杂志，2021，41（46）：376-385.

[14] 苗胜，周津如，雷星，等. 3D 生物打印对明胶 / 海藻酸钠 / 硅酸镁锂复合细胞水凝胶支架成骨分化的影响 [J]. 中华创伤杂志，2021，37（10）：938-946.

[15] 左强，张啸，刘杨，等. 应用新型生物墨水和聚己内酯 3D 生物打印骨 - 软骨复合组织块修复关节软骨缺损 [J]. 中华骨科杂志，2021，41（16）：1073-1080.

[16] 董骐源，曾岩，陈仵强，等. 脊柱侧凸手术中徒手置钉、3D 打印导板和导航技术辅助置钉的准确性对比 [J]. 中国脊柱脊髓杂志，2021，31（8）：683-692.

[17] 付力伟，李品学，高仑. 组织工程关节软骨梯度仿生支架的研究进展 [J]. 中华骨科杂志，2021，41（6）：386-397.

[18] 朱宇，高延，征王红，等. 计算机辅助截骨及 3D 打印导板在骨盆 Salter 截骨术中的应用 [J]. 中华骨科杂志，2021，41（14）：938-946.

[19] Kuang S, Tang Y, Lin A, et al. Intelligent Control for Human-Robot Cooperation in Orthopedics Surgery[J]. Adv Exp Med Biol, 2018, 1093(3): 245-262.

[20] Kochanski RB, Lombardi JM, Laratta JL, et al. Image-Guided Navigation and Robotics in Spine Surgery[J]. Neurosurgery, 2019, 84(6): 1179-1189.

[21] Ghasem A, Sharma A, Greif DN, et al. The Arrival of Robotics in Spine Surgery: A Review of the Literature[J]. Spine (Phila Pa 1976), 2018, 43(23): 1670-1677.

[22] BÄcker HC, Freibott CE, Perka C, et al. Surgeons' Learning Curve of Renaissance Robotic Surgical System[J]. Int J Spine Surg, 2020, 14(5): 818-823.

[23] Walker CT, Kakarla UK, Chang SW, et al. History and advances in spinal neurosurgery[J]. J Neurosurg Spine, 2019, 31(6): 775-785.

[24] Li HM, Zhang RJ, Shen CL. Accuracy of Pedicle Screw Placement and Clinical Outcomes of Robot-assisted Technique Versus Conventional Freehand Technique in Spine Surgery From Nine Randomized Controlled Trials: A Meta-analysis[J]. Spine (Phila Pa 1976), 2020, 45(2): E111-E119.

[25] Marcus HJ, Cundy TP, Nandi D, et al. Robot-assisted and fluoroscopy-guided pedicle screw placement: a systematic review[J]. Eur Spine J, 2014, 23(2): 291-297.

[26] Kisinde S, Hu X, Hesselbacher S, et al. Robotic-guided placement of cervical pedicle screws: feasibility and accuracy[J]. Eur Spine J, 2022, 31(3): 693-701.

[27] Van Dijk JD, Van den Ende RP, Stramigioli S, et al. Clinical pedicle screw accuracy

and deviation from planning in robot-guided spine surgery: robot-guided pedicle screw accuracy[J]. Spine (Phila Pa 1976), 2015, 40(17): E986-E991.

[28] Jiang B, Pennington Z, Zhu A, et al. Three-dimensional assessment of robot-assisted pedicle screw placement accuracy and instrumentation reliability based on a preplanned trajectory[J]. J Neurosurg Spine, 2020: 1-10.

[29] Ringel F, Stüer C, Reinke A, et al. Accuracy of robot-assisted placement of lumbar and sacral pedicle screws: a prospective randomized comparison to conventional freehand screw implantation[J]. Spine (Phila Pa 1976), 2012, 37(8): E496-501.

[30] Staartjes VE, Battilana B, Schröder ML. Robot-Guided Transforaminal Versus Robot-Guided Posterior Lumbar Interbody Fusion for Lumbar Degenerative Disease[J]. Neurospine, 2021, 18(1): 98-105.

[31] Yang DS, Li NY, Kleinhenz DT, et al. Risk of Postoperative Complications and Revision Surgery Following Robot-assisted Posterior Lumbar Spinal Fusion[J]. Spine (Phila Pa 1976), 2020, 45(24): E1692-e1698.

[32] Souslian FG, Patel PD, Elsherif MA. Atlanto-occipital Dissociation in the Setting of Relatively Normal Radiologic Findings[J]. World Neurosurg, 2020, 143: 405-411.

[33] Turtle J, Kantor A, Spina NT, et al. Hangman's Fracture[J]. Clin Spine Surg, 2020, 33(9): 345-354.

[34] Asuzu DT, Buchholz AL. MAZOR-X robotic-navigated percutaneous C2 screw placement for hangman's fracture: a case report[J]. J Spine Surg, 2021, 7(3): 439-444.

[35] Alshafai NS, Kramarz A, Behboudi M. Insights into the Past and Future of Atlantoaxial Stabilization Techniques[J]. Acta Neurochir Suppl, 2019, 125: 265-271.

[36] Tian W. Robot-Assisted Posterior C1-2 Transarticular Screw Fixation for Atlantoaxial Instability: A Case Report[J]. Spine (Phila Pa 1976), 2016, 41 Suppl 19: B2-B5.

[37] Smith JS. Central Atlantoaxial Instability: A New Clinical Entity?[J]. Neurospine, 2019, 16(2): 212-213.

第三章
骨的组织结构与生理

第一节 骨 细 胞

骨组织结构中存在4种细胞成分：骨原细胞、成骨细胞、骨细胞和破骨细胞。其中骨细胞最为多见，位于骨质内，其他细胞均位于骨质的边缘。

一、骨原细胞

骨原细胞又名骨祖细胞、前成骨细胞或前生骨细胞；是一种幼稚的干细胞，来源于间充质；是具有细小突起的扁平细胞，有圆形或椭圆形的核，其染色质颗粒匀细，胞质含量较少，仅含少量核蛋白体及线粒体。骨原细胞具有再增殖和分化的能力，分布于骨小梁游离面、骨膜最内层、哈弗斯管内衬、骺板处软骨基质小梁及毛细血管外周等处。骨原细胞具有多向分化潜能，分化取向取决于所处部位和所受刺激性质，比如当骨组织生长或重建时，它能增殖、分化为成骨细胞。

二、成骨细胞

成骨细胞常见于生长期的骨组织中，大都聚集在新形成的骨质表面，是由骨内膜和骨外膜深层的骨原细胞分化而成。成骨细胞较大，呈柱状或椭圆形，细胞核呈圆形，核仁明显。扫描电镜下可见成骨细胞呈椭圆形或长梭形，外形饱满，立体感较强，有细胞质突及微丝，可见细胞外基质分泌（图3-1-1）。透射电镜下可见细胞质内丰富的粗面内质网、高尔基复合体和线粒体。成骨细胞以突起互相连接，并与骨细胞突起相接。

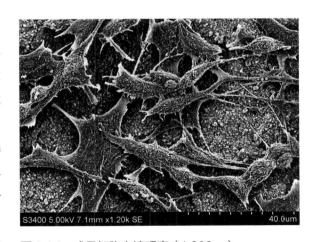

图 3-1-1 成骨细胞电镜观察（1 200×）

成骨细胞呈椭圆形或长梭形，外形饱满，立体感较强，有细胞质突及微丝，可见细胞外基质分泌。

成骨细胞的主要功能是合成和分泌骨基质的有机成分，促使骨质矿化和调节细胞外液与骨液间电解质的流动作用。主要功能表现在：①产生胶原纤维和无定形基质，形成类骨质；②分泌骨钙蛋白、骨粘连蛋白和骨唾液酸蛋白等非胶原蛋白，促使骨组织的矿化；③分泌一些细胞因子，调节骨组织的形成和吸收。

成骨细胞经历增殖、分化、成熟、矿化等各个阶段后，被矿化骨基质包围或附着于骨基质表面，逐步趋向凋亡或变为骨细胞。细胞因子、细胞外基质和各种激素都能诱导成骨细胞的凋亡。另外，骨形态生成蛋白、甲状旁腺激素、糖皮质激素、性激素等也参与成骨细胞凋亡过程的调节。成骨细胞通过这个凋亡过程来维持骨的生理平衡，它是参与骨生成、生长、吸收及代谢的关键细胞之一。

三、骨细胞

（一）骨细胞的形态

骨细胞呈多突形，胞体扁平椭圆，突起多而细长，相邻细胞突起借缝隙连接相连。胞体居于细胞间质中，胞体所占空间称为骨陷窝，而其细胞突起所占空间称为骨小管，各骨陷窝借骨小管彼此互相沟通。透射电镜下，细胞质内含少量的线粒体、高尔基复合体和散在的粗面内质网。骨陷窝及骨小管内含有组织液，具有营养骨细胞和排出代谢产物功能。

（二）骨细胞的功能

骨细胞是骨组织中的主要细胞，它是在成骨细胞谱系中最为成熟和终极分化的细胞。骨细胞不但参与骨的形成与吸收，而且在传导信号以及在骨更新修复过程中也起重要作用。

1. 骨细胞性溶骨和骨细胞性成骨　骨细胞可主动参与溶骨过程，并受甲状旁腺激素、降钙素和维生素 D_3 的调节以及机械性应力的影响。骨细胞在枸橼酸、乳酸、胶原酶和溶解酶的作用下促使骨细胞周围的骨质吸收，使骨陷窝扩大，骨陷窝壁粗糙不平，即骨细胞性溶骨。骨细胞性溶骨也可发生类似破骨细胞性骨吸收，使骨溶解持续地发生在骨陷窝的某一端，从而使多个骨陷窝融合。当骨细胞性溶骨结束，成熟骨细胞又可在降钙素的作用下进行继发性骨形成，使骨陷窝壁增添新的骨基质。生理情况下，骨细胞性溶骨和骨细胞性成骨是反复交替的，即平时维持骨基质的成骨作用，而在机体需要提高血钙时，又可通过骨细胞性溶骨活动从骨基质中释放钙离子入血。

2. 参与调节钙、磷平衡　骨细胞除了通过溶骨作用参与维持血钙、血磷的平衡外，骨细胞还具有转运矿物质的能力。骨细胞可通过摄入和释放 Ca^{2+} 和 P^{3+}，以及骨细胞间的连接结构进行离子交换，参与身体调节 Ca^{2+} 和 P^{3+} 的平衡。

3. 感受力学信号　骨细胞遍布骨基质，并构成庞大的网样结构，成为感受和传递应力信号的结构基础。

4. 合成细胞外基质　成骨细胞被基质包围后，逐渐转变为骨细胞。骨细胞合成细胞外基质的细胞器逐渐减少，合成能力也逐渐减弱。但是，骨细胞还能合成骨桥蛋白、骨粘连蛋白以及 I 型胶原蛋白等少部分行使功能和生存所必需的基质。

四、破骨细胞

（一）破骨细胞的形态

破骨细胞数量较少，分布在骨质表面，它是一种多核大细胞，一般可含有 6～50 个细胞核，细胞质呈泡沫状。电镜下，破骨细胞是由皱褶缘区、清亮区、小泡和空泡区、细胞基底部等 4 个胞质区域构成的具有极性的细胞，细胞质内含大量的粗面内质网、发达的高尔基复合体、丰富的线粒体和溶酶体。

（二）破骨细胞的功能

破骨细胞的主要功能为骨吸收，在形态学上其骨吸收结构由两部分组成。一是皱褶缘，是在破骨细胞表面与骨基质相连处的结构，呈刷状或横纹状，由凹进和突出的胞质形成。骨吸收结构的另一部分为清亮区，该清亮区也位于与骨基质相连的细胞膜上，表面光滑，外形与其附着的骨基质边缘轮廓一致。骨吸收的最初阶段，破骨细胞移动活跃，细胞分泌的有机酸使骨矿物质溶解和羟基磷灰石分解，接下来就是骨的有机物质的吸收和降解。在整个有机质和无机矿物质的降解过程中，破骨细胞与骨的表面始终紧密结合，持续将基质中的钙离子转移至细胞外液。但是，破骨细胞产生的一氧化氮对骨吸收过程具有抑制作用，同时也有减少破骨细胞数量的作用。

（方向义）

第二节　骨 基 质

骨组织的细胞间质又称为骨基质，它由有机成分及无机成分组成。有机成分是由成骨细胞分泌的大量胶原纤维和少量基质所构成，约占密质骨的 24%。无机成分主要为钙盐，其化学结构为羟基磷灰石结晶，约占密质骨的 75%。骨盐含量随年龄的增长而增加（图 3-2-1）。有机成分主要使骨质具有韧性，而无机成分使骨质坚硬。

一、有机质

骨中的有机质 90%～95% 为骨胶原，其他 10% 为无定形基质，主要为蛋白多糖及脂类。

（一）胶原纤维

人体的胶原纤维大约 50% 存在于骨组织中，它是包埋在含有钙盐基质中的一种结晶纤维蛋白原，是骨与软骨中主要的蛋白成分，它对骨与软骨的体积、形状和强度有着重要的作用。胶原分

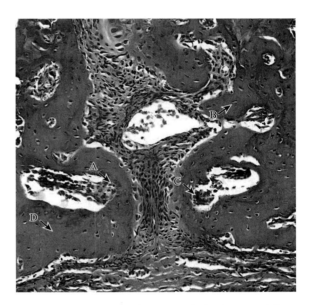

图 3-2-1　骨细胞与骨基质的骨组织切片，HE 染色观察（200×）（见文末彩图）

A. 成骨细胞；B. 骨细胞；C. 破骨细胞；D. 骨基质。

子合成是在成纤维细胞、成骨细胞和成软骨细胞内完成的，其中的骨胶原主要为 I 型胶原蛋白，而软骨胶原主要为 II 型胶原蛋白。

（二）无定形基质

无定形基质是一种没有固定形态的胶状复合质，仅占有机质的 10% 左右，其主要成分是蛋白多糖和蛋白多糖复合物。蛋白多糖是一类由氨基酸聚糖和核心蛋白所组成的化合物，主要存在于软骨中，而骨组织中主要为糖蛋白。蛋白多糖和糖蛋白对钙有较高的亲和力，骨形态生成蛋白具有诱导成骨的作用，能使间质细胞转化为软骨细胞或成骨细胞，从而促进骨的愈合。无定形基质中的脂质约占骨组织有机质的 0.1%，主要为游离脂肪酸、磷脂类和胆固醇等，在骨的生长代谢过程中也起一定的作用。

二、无机质

无机质，即骨矿物质，又称骨盐，占干骨重量的 65%～70%。骨盐中 95% 是钙、磷固体，一

种结晶度很差的羟基磷灰石。磷酸钙是最初沉积的无机盐，以非晶体形式存在，占成人骨无机质总量的 20%～30%。

骨骼中的矿物质晶体与骨基质的胶原纤维之间存在十分密切的物理 - 化学和生物化学 - 高分子化学结构功能关系。正常的羟基磷灰石形如长针状，大小较一致，有严格的空间定向，倘若羟基磷灰石在骨矿化前出现空间定向与排列紊乱，骨的矿化过程即可发生异常，同时也会使骨基质的代谢出现异常。

（方向义）

第三节　骨　组　织

骨骼是一种特殊且复杂的结缔组织，由细胞、细胞外有机质和矿化无机物质组成，是构成人体骨骼系统的主要解剖结构。有机质为骨骼提供三分之一的质量和三分之二的体积；而无机部分为骨骼提供其质量的剩余三分之二和体积的三分之一。细胞外的有机成分主要是胶原蛋白，通过在张力下固化来保护骨骼免受拉伸、扭曲和扭转，从而赋予骨骼柔韧性和弹性。相反，矿化的无机成分主要是钙和磷酸盐，以不溶性盐的形式存在，赋予骨骼硬度和刚性。在功能上，骨骼不仅承担了重要的机械作用，支撑身体并保护身体的重要器官（颅骨、椎骨和肋骨），还进一步维持钙和磷稳态所需的矿物盐储备，并通过髓腔组织为造血提供结构和功能支持。本节重点阐述骨组织的不同微观结构和功能。

一、发育骨组织

从组织生长和发育水平讲，根据骨组织在微观水平的构建和重建过程的不同阶段，骨以未成熟（编织）和成熟（层状）骨的形式出现。

（一）编织骨

又称初级骨组织，是一种不成熟的骨骼过渡形式，其特征是较粗大的胶原蛋白随机编织状排列，大量骨细胞体积较大、排列无规律且形状不规则、骨盐含量少组织密度相对较低。它可以迅速形成高度无组织和多孔的结构，编织骨通常贯穿整个发育过程，在生长和身体成熟期间逐渐转化为成熟的板层骨之前，编织骨形成整个骨骼系统。除了在发育时期，在骨损伤或极端结构超负荷之后也有编织骨形成，这是骨组织显著受损或强度降低后机体快速、保护性和恢复性反应。

（二）板层骨

又称次级骨组织，是一种成熟的骨形式。板层骨最终以松质骨或皮质骨的形式取代编织骨。板层骨的特征在于较细的胶原纤维束高度有规律的成层排列，与骨盐和有机质紧密结合，共同构成骨板。发育过程中板层间逐渐缓慢的形成精确的平行和同心状排列，板层间又相互交叉形成不同的旋转位置和厚度变化，以便最佳地承受机械载荷。因此，板层骨比编织骨更致密更坚固。

二、成熟骨组织

成熟的骨骼分为四种组织类型：皮质骨、松质骨、骨膜、骨髓。总的来说，成熟骨骼质量由大约 20% 的小梁组织和 80% 的皮质组织组成。根据每个单独骨骼的功能和区域需求，它们以不同的比例共存于贯穿身体的所有骨骼中。这两个骨组织之间的结构复杂性和相互作用，使长骨非常轻，但耐用和坚固，以便于运动。

（一）皮质骨

四肢的长骨是皮质骨结构的代表：长骨骨干轴心有一个骨髓腔；骨髓腔被致密材料包绕。这种致密材料具有均匀光滑的质地，内部没有任何空腔，称为皮质骨。皮质骨根据应力、张力和其他机械力慢慢变化。

1. 内、外环骨板（internal and external circumferential lamella）　分别位于骨干骨皮质的内外表面，各有数层，外环骨板较厚，内环骨板较薄，与骨的内外表面平行。在外环骨板层中有孔道与骨干呈垂直方向，穿行于骨板层之间，此孔道称福尔克曼管（Volkmann's canal），骨外膜的小血管由此管进入骨内。

2. 骨单位（哈弗斯骨板，Haversian lamella）　是皮质骨的主要结构单位，其沿骨干的长轴分布。骨单位的中心是长 3～5nm，平均直径 300μm 的中央管（哈弗斯管，Haversian canal），由负责骨单位的动脉、静脉、神经及少量结缔组织组成；骨单位的外层是胶原纤维连接的 5～20 层骨板呈同心薄片样排列在中央管周围。骨单位还包括小管和福尔克曼管，分别允许相邻骨细胞之间的连接和相邻骨单位之间的连接。

3. 骨间板（intermediate lamella）　填充在哈氏系统之间的一些排列不规则、走行不一的板层骨，是旧的骨单位被吸收后的残留部分，它与骨单位之间有一条黏合线。黏合线由含较多骨盐的骨基质形成。其中无血管通道，因此当血液循环发生障碍时较易发生缺血坏死。

（二）松质骨

松质骨包裹在皮质骨之下，主要存在于承重骨骼结构中，如长骨的近端和远端（骨骺和干骺端区域）、四肢的腕骨和跗骨以及椎骨。长骨没有骨髓腔的末端是典型的松质骨结构，它们被由板和杆组成的网状结构所占据，并形成许多微小的空间。这种结构呈现海绵状外观，有许多贯穿的互连空间，其中含有红骨髓，因此这种类型的骨被称为松质骨或海绵状骨结构。小梁骨的三维网格状结构主要沿最常承受最大应力的方向组织，这种设计最适合骨的机械负荷，同时小梁骨的海绵状和多孔结构使其能够在屈服前储存大量能量，从而使其能够正常耐受周期性的低强度力。松质骨表面积大，代谢率高。

（三）骨膜

1. 骨外膜　骨组织的外覆盖层为骨外膜，除了韧带附着处、肌腱附着处和关节软骨覆盖的区域外，骨外膜覆盖骨的整个表面（籽骨没有骨膜）。骨外膜由两层组成：外纤维膜层和内细胞层。

外层纤维层：外层是一种不规则、致密的结缔组织类型，胶原基质较多，细胞数量较少。外层进一步细分为表层和深层；表层血管较多，接受骨膜血管，而深层是纤维弹性层。供给骨外膜的血管进一步分支，以供给哈弗斯管和福尔克曼管。夏普氏纤维，即骨外膜胶原纤维簇，其突出于骨基质，将骨外膜与骨结合。这些纤维更多地存在于韧带和肌腱与骨骼的连接处。骨膜的厚度具有时间和空间特点：在年幼时骨膜很厚，随着年龄的增长而减少；骨膜的厚度也因骨的位置而异。

内细胞层，也被称为内形成层、成骨层。它由骨母细胞（成纤维细胞样细胞）组成。在年轻人尚在骨骼发育期的内细胞层中包含着成骨细胞，但是在成人骨骼中，内细胞层中一般不存在成骨细胞，但成骨细胞在特殊情况下也会在需要时出现（如骨折愈合）。内细胞层也具有许多微血管组成的丰富血管结构；来源于这些微血管内皮的外周细胞被激活后，可以增加骨母细胞向成骨细胞的分化。

2.骨内膜　骨壁内和骨髓腔表面的一层膜称为骨内膜；其衬于哈弗斯管和所有骨内腔上，骨内膜由一层扁平的骨母细胞和一层Ⅲ型胶原纤维（网状纤维）组成。骨内膜明显比骨外膜薄。

骨内膜根据其位置分为三种类型：①皮质骨内膜，覆盖骨髓腔的骨内膜；②骨管内膜，覆盖骨的骨内膜主要包含神经和血管；③骨小梁内膜，在骨的发育部分附近排列于骨小梁上。它在骨骼的生长和发育中起作用。

3.骨膜的功能　骨外膜和骨内膜对于骨的生长、骨折愈合和重塑至关重要。

（1）骨组织营养：骨膜血管在一定程度上供给骨壁和骨内组织。

（2）骨骼生长：骨骼发育过程中，骨膜较厚，含有骨母细胞，骨内膜成骨细胞组成新的片层并形成新的成骨细胞。

（3）骨修复：骨膜中的骨母细胞是多能干细胞，可以在需要时诱导骨形成。

（4）骨建模和重塑：骨膜、骨内膜及其细胞在建模和重塑中起着至关重要的作用。

（5）钙稳态：内皮在钙在基质中的沉积中起作用，同时它还是钙在骨基质和血液之间转移的媒介。

（6）骨膜是肌肉、肌腱和韧带附着在骨头上的媒介。

（7）限制膜：骨膜似乎可以防止骨组织溢出，因此也被称为限制膜。

三、骨组织的功能

人体骨骼系统有三个主要功能，分为机械功能、造血细胞形成功能和新陈代谢功能。

机械功能：骨骼为肌肉骨骼系统的其他软组织提供了附着的框架，如肌肉、肌腱和韧带。这些允许通过收缩和放松肌肉进行支撑和运动，继而导致弯曲、伸展、外展、内收和其他形式的运动。它们也有助于形成人体内不同结构的机械屏障。例如，胸腔和头骨分别帮助保护我们的重要器官——心脏/肺和大脑免受创伤。

造血细胞的形成：骨髓存在于骨骼的小梁部分，负责造血或产生红细胞、白细胞和血小板。

新陈代谢：骨基质可以储存几种矿物质，主要是钙、磷和以铁蛋白形式的铁、硫酸软骨素、某些生长因子（包括胰岛素样生长因子 IGF-1），被容纳在骨中，然后定期释放。酸碱度平衡也受到调节，因为骨骼可能会改变血清中碱性盐的组成，以保持最佳的酸碱度水平。此外，骨细胞可以吞噬血清中的有毒分子和重金属作为解毒的手段。

仿生骨组织的研制是骨修复材料研究的方向和未来，其研究重点是寻求符合骨骼天然结构特点，便于细胞移植和引导新生骨生长的支架材料。骨移植治疗是修复由于创伤、感染、肿瘤等多种疾病导致骨缺损的常规的治疗方法，但临床工作中骨移植材料缺乏一直是骨科医生面临的难题。自体骨来源有限且损伤大；异体骨移植存在伦理、免疫排斥及传播疾病的危险；人工材料生物活性差、成活率低、力学性质差异大，近年来，仿生骨组织工程的兴起为骨缺损的修复治疗开辟了新的研究领域。为了让仿生材料达到优良的生物活性及力学性能，理想的仿生骨组织需要良好的生物相容性和生物降解性；具有内疏外密的结构；孔隙间三维交联、梯度变化；有较大面积和体积比；能促进骨质沉积和骨的生长等特点，这些是未来仿生骨组织的研究方向和重点问题。

（胡慧敏）

第四节　骨　代　谢

骨骼一直被认为是解剖学和生物力学研究的主要对象，近年来在骨的生理与代谢方面的研究发现骨骼也是一种器官，其具有载荷分担、生物适应和代谢活性特征。与其他器官一样，代谢相当活跃。骨骼系统为满足人体发育、衰老、修复和机械负载的不同要求，骨骼代谢一直从出生持续到死亡，成骨细胞和破骨细胞负责骨代谢循环。机体通过精确调节不同细胞活性活动完成骨构建（model）和骨重建（remodel）过程有序进行，可以实现骨形成与骨吸收的动态平衡。

骨代谢其实是一个由多种骨细胞共同参与，受内分泌及机械应力等多种因素共同影响，通过动态调控骨组织中有机质（胶原、蛋白多糖、脂质等）、无机盐（钙、磷、钾、镁等）的分布与沉积，以维持骨骼组织的完整性的过程。这些细胞包括成骨细胞、破骨细胞、骨细胞及内衬细胞。骨代谢的基本过程为在破骨细胞的作用下去除旧骨，在成骨细胞的作用下形成新骨，循环往复。如果骨代谢发生变化，会导致一系列的疾病，常见的骨质疏松症是由于骨代谢微环境发生变化而导致骨流失，长时间的骨质疏松会导致骨折。在 30 岁以前，骨量迅速增长，在 30 岁完成骨骼构建。30 岁以后，骨量开始逐渐下降，骨骼开始重新构建。女性相比于男性，在更年期后骨量迅速下降。

一、细胞机制

骨代谢的过程中四种关键细胞的相互作用：成骨细胞、破骨细胞、骨细胞和细胞外内衬细胞。

（一）成骨细胞

成骨细胞主要是进行合成代谢的细胞，通过合成新的胶原并钙化后产生新骨。成骨细胞对环境具有独特的适应性与相容性，在成骨过程中可以转化为骨内衬细胞（包绕细胞外基质）和骨细胞（嵌入骨基质中）。

（二）破骨细胞

破骨细胞是一种进行分解代谢的细胞，在损伤、废用等条件下，其降解、溶解和吸收骨组织。破骨细胞存活时间较短，在破骨细胞形成后的 2 到 4 周左右就会细胞凋亡。

成骨细胞和破骨细胞在骨产生和形成过程（构建）中独立行使功能，在骨维持和动态平衡过程（重建）中，成骨细胞和破骨细胞共存于多细胞单位（basic multi-cellular unit，BMU）中且相互协同行使功能。

（三）骨细胞

骨细胞是骨发育和更新的中枢，是骨骼中含量最丰富的细胞，约占所有骨细胞的 90%～95%。在成骨过程中，成骨细胞分化为骨细胞，随后逐步包埋在矿化胶原基质中。

骨细胞间相互连接形成具有良好感知能力的网络通路，可以检测微环境的变化并向成骨细胞、骨内衬细胞和相应的破骨细胞反馈信息。调节网络由树枝状连接构成（每个骨细胞约 60～80 突起），并通过小管通道以提供功能性和应力敏感性检测功能，这种功能对于检测骨组织的机械载荷和相关微损伤是必需的。这种应力敏感性检测功能也被称为机械转导功能，凭借这种特殊功能，骨组织便具有了检测和转换机械能量为成比例的生化信号的生理功能。这些功能在促进骨生长和修复过程中极为重要。

二、内分泌系统的作用

骨的生长、发育和维持很大程度上是依赖激素调节，虽然内分泌调节不能优化骨强度，但激素调节某种程度上独立于机械载荷，可以贯穿整个生命周期且从全身范围控制骨骼代谢。具体来说，内分泌系统可以维持骨矿物质沉积和体内细胞代谢平衡，通过连续性、非机械性诱导生物生长过程中骨的生成、再生和成熟。当激素环境紊乱时可以产生对骨结构完整性和机械强度严重的、间接的影响。

为应对动态和多变性的生理需求，内分泌系统构成了调控磷酸钙平衡、能量代谢和骨矿化反应网络中的一个中心组成部分。在另一方面，内分泌功能主要影响成年人或老年人的骨骼健康和代谢。

骨代谢的内分泌调节是受部分生长激素、性激素和钙化激素的深度影响和严格控制，在不同时期各类激素的作用和相对优势水平会发生变化。总体来说，生长激素发挥促进骨形成效应；性腺激素发挥促进骨形成和抗骨吸收作用；钙化激素发挥维持稳态作用。不同激素相互协同作用以促进生长和成熟期间的骨量累积。然而，骨量到达峰值后激素活性开始下降，骨形成和骨吸收之间相互转化的平衡也随之改变，从发育期间的骨净形成，到成年早中期达到均衡，成年晚期和老年期间骨净吸收。骨代谢的这种失衡主要是由内分泌‑旁分泌活性改变驱动，受多维因素调控，协同和拮抗激素相互用作用是实现和维持骨代谢动态平衡所必需的。因此，激素失衡和环境紊乱导致内分泌功能障碍是使用营养和药物进行骨保护治疗的基础，骨形成和骨吸收都可以通过自然和人工的方法进行抑制或增强，从而在全生命周期预防和控制病理状态发生。

三、机械因素的作用

骨组织可以通过改变骨量与骨结构的方式对机械负载做出应答，Julius Wolff 根据这种现象率先提出了应力条件下骨构建和重建理论，Wilhelm Roux 对该理论进一步改进（沃尔夫定律），Harold Frost 将该理论进行了扩展（骨的力学控制理论）。时至今日，力学与骨代谢间的关系仍然是研究的焦点，机械因素介导骨形成、适应、维持和修复的机制仍需要深入的研究。

原则上，机械转导是指生物力（机械载荷）转化为细胞反应，以驱动骨组织的形态变化，从而改善骨结构完整性和强度。机械传导主要涉及四个关键步骤：①机械耦合②生化耦合③信号传输④效应器响应。其具体过程为：施加应力后会导致骨骼变形，骨小管内的间质液运动，应力感受细胞产生生物化学活性，压电信号随后通过骨细胞、内衬细胞和成骨细胞内遍布的腔隙‑小管网络进行传递，细胞以确定形式和规模响应相应的机械负荷。这种机械载荷与骨结构适应改变间的关系是骨构建和重建理论的基础。

四、骨代谢的过程

（一）骨构建

骨构建是机体为达到发育要求，在生理和外力的影响下，沿纵向和径向生长并逐步调整骨骼的大小、形状和强度的发育过程。它包括一系列复杂多样的细胞和物质相互作用过程。在细胞水平，成骨细胞超越于破骨细胞的活力，骨基质沉积超过基质吸收；在组织水平，通过加快骨膜附着和表达促进新骨的形成，实现骨量净增长；在形态水平，包括两点：①增加骨质（即不包括任何空腔）横截面积（抗压缩和拉伸强度），以及②将新生骨生成在离骨的中心更远处增加极惯性矩（抗弯曲和扭转强度）。

　　骨构建主要在三十岁前，此时达到成熟并获得峰值骨量。骨骼在生长过程中发育的潜力受到一系列不可改变（性别、种族、遗传）和可改变（营养、激素、生活方式、体力活动）因素的影响，这些因素最终决定骨骼的发育构建。然而，骨的累积不是一个线性过程，在青少年时期骨的发育最为迅速且对外在因素高度敏感性，在这个短而关键的时期内获得了成人总骨量的 50%～60%，因此有相当大的机会（窗口期）获得最大骨量来改善骨骼的坚固性和弹性。

　　（二）骨重塑

　　重塑是一个持续用新的健康材料替换旧的和受损的骨，以保持和改善结构完整性和机械强度的过程。成熟骨主要通过骨重塑来增加骨强度，且依赖机体信号的反馈调节取得骨强度和脆性平衡，从而使骨组织在保持灵活性的情况下优化骨强度。

　　重塑具有随机性和确定性。随机性指通过内分泌系统信号随机传递完成空间上非特异性的骨再生，确定性重建可以在受到力学刺激后精确分配并靶向介导来修复受损骨以治疗和预防结构失效和骨折。重塑需要破骨细胞和成骨细胞相互协调、紧密偶联和顺序激活的细胞反应，以便在吸收受损骨和沉积健康骨的同时却不牺牲机械能力。这个过程由基本多细胞单位（BMU）完成，多细胞单位是在存在血液供应和结缔组织的情况下由偶联的破骨细胞和成骨细胞组成的临时功能结构。生物学上，皮质骨和小梁骨之间的这些多细胞单位都很相似，遵循通过骨细胞-破骨细胞-成骨细胞整合来实现标准的活化-再吸收-形成过程。由于其在组织、形态和血管供应方面的差异，皮质骨采用隧道状再吸收腔（2 000μm 长；200μm 宽），具有低的表面-体积比和慢的周转率；而小梁骨利用表面沟槽状的再吸收腔（60μm 深）进行再塑形，具有高的表面与体积比和更快的更新速率。作为总骨骼质量的一部分，每年约有 3%～5% 的皮质骨和 25%～28% 的小梁骨被重塑，成人骨骼约每 10 年一次完全更新。

　　（三）骨降解

　　骨降解是骨组织逐步分解的过程，通过调节细胞活性使得骨吸收大于骨形成，降低骨材料性能、机械能力和力学强度。骨降解有非机械和机械相关两种机制。非机械相关降解表示在机体老化和相关病理状况下的骨质减少、骨质疏松和其他疾病导致的骨丢失；而机械相关降解是指可预防和可逆转的废用（固定和微重力）或过度使用（重复加载）环境。

　　通过微重力、部分瘫痪或固定（无损伤）导致的骨密度每月下降约 2%，在与肌肉骨骼损伤相关的完全瘫痪或固定后每月下降约 7%。然而，实际强度损失可能更大，因为骨密度测量不能反映横截面积和矿物质含量的减少。由于对肌肉和重力刺激的不同响应率，松质骨比皮质骨丢失更快，骨丢失速度比骨形成速度更快。

　　骨丢失发生的位置也各不相同。在衰老或脊髓损伤情况下，骨组织从骨内膜边缘和皮质内明显丢失，导致横截面积明显减小，在骨外膜没有观察到类似情况。例如，生长停止前患有创伤性瘫痪的个体相对于非瘫痪参照对象的骨膜周长较小，然而生长停止后瘫痪的个体具有与非瘫痪参照对象相似的骨膜周长。然而，目前尚不清楚是否可通过骨骼负荷干预来减少或预防与年龄相关的骨内膜和皮质内骨吸收。与确定性机械负荷效应相反，抗再吸收和促进骨形成的药物则在骨的不同部位内随机发挥作用，骨内膜和骨外膜表面均可出现骨构建。总之，虽然代谢过程是不同细胞间高度耦合，但整个骨吸收和构建可能位于骨的不同位置，有些位置更容易受影响。在设计和评估机械、饮食或药物干预措施时，需要考虑修复时间、重塑活性、骨横截面积、长度丢失和骨构建的复杂相互作用。

随着我国人口的快速老龄化，骨质疏松症及并发症问题日益严重。常规的口服补充钙、维生素等仅在一定程度上缓解了骨质疏松病症的发展，但是缺乏显著控制甚至完全抑制骨质疏松的效果。基于人体骨骼代谢调节的规律和方法，近年来人们更多地将目光转向了促进细胞成骨能力，抑制破骨细胞活性，改善性激素和生长激素等内分泌平衡状态，增加合理的周期性应力刺激等新手段达到更好的预防效果甚至治疗效果。

因此，运用一个人工构建的仿生体系，通过调节细胞活性、内分泌水平和力学刺激促进骨生成、代谢的仿生学的基本原理，深入研究仿生人工体系对骨生成、骨重建、骨吸收的影响机制，势必会增进我们调节骨骼无机矿物、有机质生成、骨密度改善和生物力学性能提高的能力，对更有效地治疗骨质疏松症等骨代谢疾病具有重要意义。

（胡慧敏）

第五节　骨的血液供应

骨的血液供应对于维持骨的生长、重建及生理功能十分重要，在骨受到损伤后，局部的血供状况将影响骨的修复过程以及预后。不同类型的骨骼具有不同的血液供应特点。下面将分别阐述长骨、短骨、扁平骨、脊椎骨及肋骨等的血液供应。

一、长骨的血液供应

长骨的血液供应有三个来源：滋养动脉、骨膜动脉以及骨端的干骺动脉和骺动脉（图 3-5-1）。

滋养动脉多为 1 条，承担长骨 50% 以上的血运。经滋养孔进入骨干后分为两个大的分支，即升支和降支，每支又分为许多细小的分支，并与干骺动脉和骺动脉吻合。途中的一些小动脉形成髓内毛细血管，负责骨髓的血供。滋养动脉向外周发出皮质支，组成哈弗斯系统的血管。

骨膜动脉多起自邻近肌动脉，在骨膜中形成血管网或者血管弓以滋养骨膜，同时分支进入骨皮质，供应骨干皮质的外层。

干骺动脉和骺动脉的血管较小，发自邻近的动脉和关节周围的血管网，滋养干骺端、骺、骺板和关节软骨，承担长骨 20%～40% 的血运。沿关节囊附着线穿干骺端为干骺动脉，如果关节囊附着于骺，沿关节面周围的骨孔入骺的动脉为骺动脉。

长骨干骺端的解剖学特点：

1. 干骺端为骨生长的关键，成年期供应该骨的不同血管

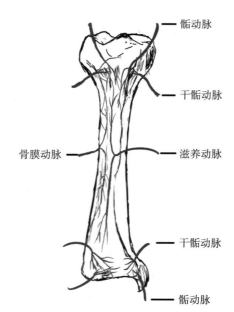

图 3-5-1　长骨的血液供应（见文末彩图）

（标注：骺动脉　干骺动脉　骨膜动脉　滋养动脉　干骺动脉　骺动脉）

均在此处吻合，具有最丰富的血液供应。

2. 肌肉、关节囊及韧带多附着于此处，因此在运动中易受损伤。由于紧邻骺软骨，外伤可致儿童骨骺分离，如果未能完全复位，则该长骨将会停止生长。

3. 某些干骺端常有一部分位于关节囊内，因此干骺端疾患易波及关节，反之亦然。

二、短骨的血液供应

短骨一般似立方体，有多个关节面，与相邻骨构成多个骨连接。短骨仅有一个干骺端，血液供应与长骨有所不同，主要有以下 3 个来源。

1. 滋养血管　进入骨干后，立即分支组成血管丛。幼年的短骨血液供应主要来自滋养血管，成年后生长停止，主要血液供应则依靠骨膜血管。

2. 骨骺一端的血液供应方式与长骨相同。

3. 骨膜血管也参加骨骺的血液供应。

三、扁平骨的血液供应

肩胛骨及髂骨等扁平骨都有 1 个或数个滋养血管，进入骨后分支至各部。来自骨膜的血液供应也很丰富而且重要（图 3-5-2）。

四、脊椎骨的血液供应

脊椎骨的血液供应一般来源自节段动脉。节段动脉可分支为前支、后支，其中后支可分为横突前支、脊支和背侧支（图 3-5-3）。

五、肋骨的血液供应

肋骨有独立的血供——肋间动脉。肋间动脉起自主动脉背侧，穿过胸膜和肋骨下缘进入肋间肌和最内肌之间，分为上、下两支。上支斜向肋骨角，进入上一肋的肋骨沟，下支沿下一肋骨的上缘前行（图 3-5-4）。肋骨骨膜血管也参与骨骼的血液供应。

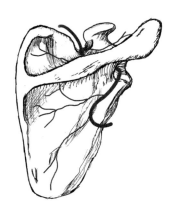 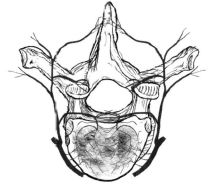 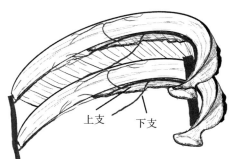

图 3-5-2　肩胛骨的血液供应（见文末彩图）　图 3-5-3　脊椎骨的血液供应（见文末彩图）　图 3-5-4　肋骨的血液供应（见文末彩图）

六、几种特殊类型骨骼的血液供应

骨骼的某些部位血液供应不足，如股骨颈、胫骨下 1/3 段等，由于血液供应的特点，在损伤后，常导致不良愈合，应予注意。

（一）股骨头及股骨颈

股骨头血供主要来自支持带动脉系统、股骨头凹动脉系统及骨间动脉系统三大部分。成年后，股骨头凹动脉系统可能变性消失，因此常常出现股骨头无菌性坏死。支持带动脉是股骨头血供的最主要来源。因解剖结构关系，支持带动脉较易受创伤和/或医源性损害（图 3-5-5）。因此股骨颈骨折常常导致股骨头无菌坏死或股骨颈被吸收。

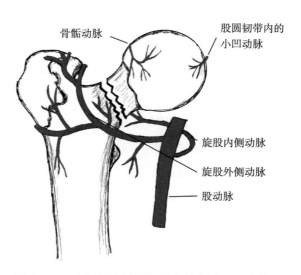

图 3-5-5　骨折端血液循环障碍将引致股骨头的无菌坏死（见文末彩图）

（二）胫骨

胫骨的滋养血管由中段进入骨干，当胫骨下 1/3 骨折时，由于血管被阻断、局部肌肉等软组织较少，常常发生骨折延迟愈合或不愈合（图 3-5-6）。

（三）距骨

距骨的主要血液供应来自其颈部，经踝关节关节囊前部进入。若干小血管则自骨间韧带进入。如颈部骨折或距下脱位伤及跖侧血管，血液仍可从背侧及后部血管供应，而无影响。但如骨折合并距骨体向后脱位，伤及所有附着于距骨体的关节囊时，则后半距骨易发生无菌坏死（图 3-5-7）。

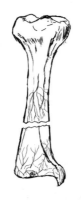

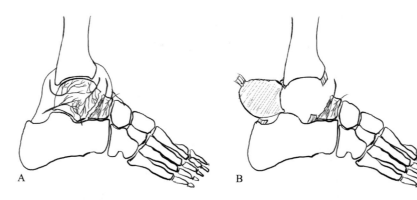

图 3-5-6　骨折端血液循环障碍将导致胫骨下 1/3 骨折延迟愈合或不愈合（见文末彩图）

图 3-5-7　距骨颈骨折，如无移位，血液供应无障碍，如同时有后脱位，可致坏死（见文末彩图）

A. 距骨颈骨折无移位，血液供应无障碍；B. 距骨颈骨折伴后脱位，出现骨坏死。

（四）肱骨外髁

肱骨外髁处有前臂伸肌附着，其血液供应主要来自关节囊，韧带及肌肉等附丽的软组织。如发生骨折，肱骨外髁因肌肉作用可发生不同程度的旋转移位；开放复位时，如剥离过多，影响血液供应，可以发生无菌坏死。

（五）月骨

月骨的滋养动脉可分为掌侧和背侧两组，其中掌侧动脉是月骨的主要血供来源，血管经前及后韧带进入月骨的背及掌侧面。根据不同类型的月骨脱位，虽有不同的影响，但除非完全脱位，一般不致发生无菌坏死。

充分认识掌握骨的血液供应，才能采取有效的措施促进骨折愈合，避免缺血性骨坏死的发生。在临床实践中，充分利用骨的血液供应特点，如带血管蒂腓骨移植治疗股骨头坏死，肋间前血管蒂肋骨骨瓣治疗骨不连，膜诱导技术治疗感染性骨缺损等，采用结构仿生、功能仿生、材料仿生以及力学仿生等多种方式，可以最大程度的修复和恢复机体的解剖与功能状态。随着医疗技术以及相关学科的发展，除了从大体解剖和精细解剖的角度对骨的血液供应的深入认识。通过微观仿生的形式，对生物支架材料的理化特性进行修饰、与微量元素结合、负载细胞因子或采用骨膜仿生的方式优化支架材料，在移植入体内后能够迅速血管化，建立血管网络，为后续新骨生成提供足够营养也成为了当前的研究热点。

（孙宏慧　张永远）

第六节　骨的生物力学

生物力学是生命科学和力学的交叉学科，是采用力学的基本原理研究生命现象及其规律的一门科学。在骨外科学领域中，应用生物力学的概念和原理解释人体力学现象，将有助于骨科医生更好地理解和治疗肌肉骨骼系统的疾病，也是仿生骨外科力学仿生的科学基础。早在 1638 年，伽利略发现了施加载荷和骨形态之间的关系，这是有记录的对骨科生物力学进行研究的最早报道。随着医学及相关学科的发展，对生物力学的研究不断深入和细分，发展出诸如生物流体力学、生物摩擦学、比较生物力学、计算生物力学、连续生物力学、运动生物力学等多个方向。本节主要阐述骨的生物力学的一些基本概念以及与仿生学的关系。

一、骨生物力学的基本元素

（一）应力和应变的概念

应力和应变是生物力学中两个最基本的元素，这两个元素体现的是骨骼受力后骨的内部效应。当外力作用于骨时，骨以形变来产生内部的阻抗力抗衡外力，这种阻抗力叫做骨的应力；骨的形变会一直持续到骨内部分子作用力可以抵抗外力，即变形停止为止。骨的这种在结构上的改变称之为应变，它可以用骨缩短或延伸的长度与其初始长度的比值来表示。

（二）应力 - 应变曲线

应力 - 应变曲线可以反映应力与应变之间的关系，该曲线分为弹性变形区和塑性变形区两部分。弹性变形区和塑性变形区之间的临界点称为屈服点，屈服点以后的塑性区提示骨的结构已经出现损坏或永久性变形，即变形时外力撤销不能恢复原来形状，也意味着当外作用力超过定数值时，骨则会发生断裂，即骨折。

二、骨的生物力学特性

（一）骨的成分与结构特点

成年人体内共有 206 块骨，其基本功能包括支持、运动和保护作用。按骨的形状可分为长骨、短骨、扁骨和不规则骨。骨是理想的等强度优化结构。其中长骨结构最为典型。长骨又称管状骨，两端为松质骨（呈海绵状），中间为密质骨。

1. 骨组织由有机物和无机物组成。其中 25%～30% 是水，其余 70%～75% 是有机物和无机物。

成人枯骨含 1/3 有机物（胶原纤维）和 2/3 无机物（羟基磷灰石等）。

2. 骨的有机成分组成网状结构，无机物填充在有机物的网状结构中。

（二）骨的机械特性

骨是由骨胶原蛋白和羟基磷灰石组成的复合材料。胶原蛋白具有弹性模量低、拉伸强度好，抗压强度差的特点；而羟基磷灰石具有弹性强度差、抗压强度好的特性，两者结合能够更好地抵抗各种力量的传导。骨抵抗压缩力最强，抵抗剪切力最弱。此外，骨抵抗迅速施加力量的能力要比抵抗缓慢负载力量更有效。矿物质含量是决定皮质骨弹性模量的主要决定因素。松质骨密度是皮质骨的10%，弹性是皮质骨的 25%，韧性是皮质骨的 5 倍。皮质骨扭矩力优良，松质骨抗压缩及剪切能力较皮质骨好。骨是一种动态的材料，能够自我修复，随着年龄的改变而变化（变得更加僵硬，缺少韧性），随着固定而变化（变弱）。材料的性能随着年龄增长而下降，以抵消材料的性能，骨能够重塑自身结构以增加内部和外部皮质骨直径，从而降低骨的弯曲应力。应力集中主要发生在内植物 - 骨界面应力升高的缺陷点，能够减少骨的整体负荷强度。应力遮挡是由于减少了植入物周围骨骼的正常生理应力，从而诱导植入物周围骨骼骨质疏松的发生。这种情况通常发生在钢板和股骨干接触区。一个直径仅为骨直径 20%～30% 的洞就可以使骨的整体负荷能力减少 50% 以上，即使这个洞已经充满螺钉。这种情况在螺钉拆除 9～12 个月之前不会恢复到正常。皮质缺损可以减少强度的 70% 或以上（由于应力上升较小，椭圆形缺损的骨强度大于矩形缺损的骨强度）。

（三）骨的力学特性

1. 各向异性   由于骨的结构是中间多孔介质的夹层材料，因此这种材料是各向异性体，即不同方向的力学性质不同。

2. 弹性和坚固性   骨是人体理想的结构材料——质轻而强度大。骨胶原是骨的主要有机成分，骨胶原在骨内以网状结构排列，使骨具有良好的弹性。而骨的无机成分散布于有机物的网状结构中，使骨具有一定的坚固性。骨的弹性和坚固性使其能承受各种形式的应力。

3. 管形结构   管形结构的主要特点是只在力的承受及传递的路径上使用材料，而在其他地方是空洞。人体的长骨，如股骨、胫骨、肱骨等以其合理的截面和外形而成为一个优良的承力结构。其圆柱外形可以承受来自任何一个方向的力的作用；其空心结构和同结构的实心结构具有同样的强度，且可节省约 1/4 的材料，这样就可以用最少的材料而获得最大的强度，同时达到了质轻的效果。人体骨的管形结构在弯曲载荷和扭转载荷下充分体现了其结构的最优化（图 3-6-1）。

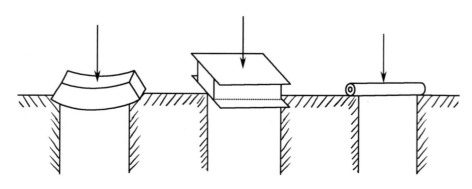

图 3-6-1　弯曲载荷下骨的管型结构

4.均匀应力分布　均匀应力分布指在特定的加载条件下，材料的每一部分受到的最大应力相同。骨的内部组织情况也显示骨是一个合理的承力结构。根据对骨骼综合受力情况的分析，凡是骨骼中应力大的区域，也正好配上了其强度高的区域。如下肢骨骨小梁的排列与应力分布十分相近。可见骨能以较大密度和较高强度的材料配置在高应力区，说明虽然骨的外形很不规则，内部材料分布又很不均匀，但却是一个理想的等强度最优结构。

5.骨对应力的适应性　在骨能承受负荷的限度内，应力值决定成人骨对生理应力的反应。一般情况下处于平衡状态，当应力越大，骨的增生和密度增厚越强，这一特征也解释了骨质增生、畸形矫正的发生原理，也是骨的均匀强度分布的基础。

6.耐冲击力和持续力差　虽然骨是人体理想的结构材料，骨在载荷时所引起的张力分布虽然一样，但效果不一样。骨对冲击力的抵抗和持续受力能力较其他材料差。抗疲劳性能也差。

7.应力对皮质骨的影响　骨孔的多少决定了骨的密度，皮质骨具有很高的刚性，这是因为皮质骨的多孔性程度占5%～30%，而松质骨却占30%～90%。骨在不同类型负荷的作用下会产生不同类型的骨折，包括拉伸、压缩、弯曲、旋转和压缩并弯曲5种。在高能量负荷的作用下，由于应变率很快，会引起严重粉碎性骨折。

8.应力对松质骨的影响　松质骨有很多小孔，因此它的应力-应变特征与多孔状工程材料相似。拉力试验表明，松质骨的拉力强度和压力强度大约相等，松质骨在屈服点之后，骨小梁进行性断裂，使拉力负荷很快减低。尽管松质骨的拉力强度和模量与压力强度和模量是相似的，但松质骨在拉力负荷下的能量吸收能力明显降低。

（四）不同载荷时骨的力学特征（骨对外力作用的反应）

根据外力作用的不同，人体骨的受力形式可分为拉伸、压缩、弯曲、剪切、扭转和复合载荷几种形式（图3-6-2）。

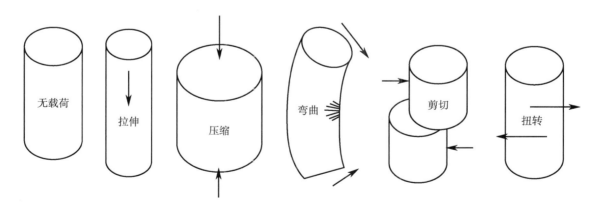

图3-6-2　不同载荷时骨的力学特征

1.拉伸　是沿骨的长轴方向上，自骨的表面向外施加相等而反向的载荷，在骨内部产生拉应力和拉应变。人体悬重动作或手提重物时，骨干都要承受拉伸负荷。在较大的拉伸载荷下骨会伸长。人体股骨和肱骨的拉伸强度相近，约为 $125 \times 10^6 N/m^2$。

2.压缩　在骨的长轴方向上，加于骨表面的向内而反向的载荷，在骨内部产生压应力和压应变。

压缩载荷是骨最经常承受的载荷形式，常见于身体处于垂直姿势，一般一端是重力和外加负荷，另一端是支撑反作用力。压缩载荷能刺激新生骨的生长，促进骨折的愈合。人体骨承受压缩负荷的能力最强，股骨所能承受的最大压缩强度为 $170 \times 10^6 N/m^2$，比拉伸强度大 36%。

3. 弯曲　使骨沿其轴线发生弯曲的载荷称为弯曲载荷。骨承受弯曲载荷时，骨骼内不同时产生拉应力（凸侧）和压应力（凹侧）。在最外侧，拉应力和压应力最大，向内逐渐减小，在应力为零的交界处会出现一个不受力作用的"中性轴"。所以长骨一般是中空的（减重又不影响承受荷载）。弯曲载荷一般是骨起杠杆作用时出现。例如，负重弯举（杠铃）时前臂的受力。骨承受弯曲载荷的能力较小，是造成骨伤和骨折的主要原因。当摔倒时用直臂撑地造成骨折的原因是由于支撑反作用力与胸大肌的拉力，对肱骨形成弯曲载荷。

4. 剪切　载荷施加方向与骨表面平行或垂直，在骨内部产生剪切应力或剪应变。例如，人体运动小腿制动时，股骨踝在胫骨平台上的滑动产生剪应力。骨承受剪切载荷的能力低于弯曲和拉伸，而且垂直于骨纤维方向的剪切强度要明显大于顺纤维方向的剪切强度。

5. 扭转　骨两端受方向相反的扭转力矩。骨将沿其轴线产生扭曲，在骨的内部产生剪应力。扭转载荷常见于扭转动作中。例如，掷铁饼出手时支撑腿的受力。骨承受扭转载荷的能力最小。如投掷标枪时，肘过分低，在肩的外侧经过，这个错误动作往往造成肱骨扭转性骨折。因为此时三角肌前部的作用力使肱骨上端产生逆时针方向扭转力矩，而标枪的阻力（惯性力）使肱骨下端产生顺时针方向的扭转力矩。

6. 复合载荷　骨同时受到两种或两种以上载荷的作用。

三、运动对骨的力学性能的影响

（一）适宜应力对骨的力学性能的良好影响

1. 适宜应力原则　骨骼对体育运动的生物力学适应性本质上是骨骼系统对机械力信号（应力）的应变。有利的运动负荷及强度导致的骨应变会诱导骨量增加和骨的结构改善；应变过大则造成骨组织微损伤和出现疲劳性骨折，应变过小或出现废用则导致骨质流失过快。因此对骨存在一个最佳的合适应力范围。

（1）研究揭示，力学信号激活骨细胞网络通路而促进成骨。尤其在达到峰值骨量之前，除增加骨密度外，更能有效地改善骨的形态结构。在分子水平上，借助对力学易感基因的调控，调节细胞与基质局部力学生物学通路，经基因转录、翻译与翻译后修饰——力学转导信号网络，诱导成骨细胞的分化和成骨。

（2）力学信号（人体从出生后骨骼所受的外力）可概括为内源性肌肉收缩力与外源性反作用力。这些力对骨生长发育的调控主要通过调节软骨内生长与骨化、关节软骨的发育以及软骨周缘、骨膜的骨化和软骨内成骨。

（3）儿童少年时期的骨新陈代谢旺盛。这个时期进行合理的体育锻炼，更能促进骨的生长。相反，锻炼不足或长时间的错误姿势会使骨朝不正常的方向发展。而且研究表明，骨骼废用使骨密度下降和骨结构受损的速度远比体育锻炼对骨的有益影响快得多，而且恢复时间长且困难。

（4）骨对运动（特定环境下力的变化）的功能适应性的表现除了外部形态之外，还有截面形状、材料沿各方向的分布规律、内部结构等。

2. 体育锻炼对骨的力学性能的良好影响

（1）体育运动可促进儿童少年峰值骨量的增加，使成年人骨骼的骨量增加或保持骨量，降低老年人骨量的丢失速度。

（2）长期坚持体育锻炼，使骨的血液循环得到改善，使密质骨部分增厚，骨变粗，骨面肌肉附着处突起明显。

（3）骨小梁的排列根据拉应力和压应力的方向排列更加整齐密集。使骨的坚固性增强，抗弯曲、抗压缩和抗扭转载荷的能力均有提高。当体育锻炼停止后，骨所获得的变化就会慢慢消失。因此，体育锻炼应经常化，锻炼的项目要多样化，专项训练与全面训练相结合。

（4）不同运动项目对骨的力学性能具有不同的影响：不同运动项目对骨的力学性能的影响表现在对人体不同部位骨的影响不同和不同运动形式对同一块骨的力学性质的影响不同。例如，①经常从事下肢活动的跑、跳项目的运动员，对下肢骨影响较大，对上肢骨影响较小；经常练习举重的运动员，对上肢和下肢的影响都较大。②负重和冲击性体育运动项目（如跑、跳、投、田径项目、网球和垒球等球类项目）均有助于增加峰值骨量。③网球运动员击球臂骨的结构与密度会改善、提高，跳远运动员踏跳脚的第二跖骨直径会增大；拳击运动员桡骨密质骨部分会明显增厚。

（5）关于应力对成人骨和生长发育中骨的影响：外加机械力改变骨结构中的应力。而应力通常与骨组织之间存在着一种生理平衡。①对成人骨而言，骨组织的量与应力值成正比。②对生长发育中的骨，应力增加（外伤和过度训练）会引起骺软骨过早愈合，骨化提前。

（二）骨的运动损伤

1. **骨折的断裂形式及载荷方式**　如果作用于骨骼上的载荷超过骨所能承受的强度极限，就会引起骨折。实际情况中的骨折绝大部分是由复合载荷引起的。

（1）拉伸载荷引起的骨折常见于跟骨。第五跖骨基底靠近腓骨短肌附着处的骨折以及跟腱靠近附着处的跟骨骨折都是由于拉力产生的骨折。

（2）压缩载荷引起的骨折常见于椎体。有时由于肌肉异常强烈地收缩，也可产生关节内压缩性骨折。

（3）弯曲载荷常见的是侧力弯曲载荷（纠弯曲载荷造成的骨折不多见），如三点弯曲。从侧面和后面对小腿腓骨击打极易造成这种骨折。因此，足球比赛规则严禁从侧面和后面铲击小腿。

（4）剪切载荷引起的骨折常见于跟骨、股骨髁与胫骨平台的剪切破坏，变形后产生相对位置变动。

（5）纯扭转载荷引起的骨折比较少见，一般是和其他的载荷形式组合在一起而引起的，如投掷标枪。

2. **疲劳骨折（骨疲劳）**

（1）骨疲劳的概念：反复作用的循环载荷超过某一生理限度时会使骨组织受到损伤，称为骨疲劳。周期性超强度运动训练可能导致骨微细结构的破坏。这些骨的微损伤随时间不断累积（常见于军事野营训练军人和长跑运动员），如得不到改建修复可导致骨强度下降，甚至发生疲劳性骨折。

疲劳骨折是一种在运动中常见的低应力性骨折，如行军骨折。当骨受低重复载荷作用时，常可观察到疲劳细微骨折。疲劳骨折的产生不仅与载荷的大小和循环次数有关，而且还与载荷的频率有关。因为骨具有一定的修复重建功能（功能适应性），所以只有当疲劳断裂过程超过骨重建过程时疲劳骨折才会发生。

肌肉收缩能克服一部分作用于骨骼上的应力，起到保护骨骼的作用。肌肉疲劳是下肢骨疲劳的一个原因。一般持续性的运动或活动先是引起肌肉疲劳，当肌肉疲劳后，肌肉收缩力降低，从而改变了骨的应力分布，使高载荷出现，随着循环次数的增加，可导致疲劳骨折。骨折既可能出现在受拉侧，也可能出现在受压侧，或者两侧都出现。拉力侧骨折产生横向裂缝，且很快扩展为完全骨折；压力侧骨折发生比较缓慢，骨重建过程不太容易被疲劳过程超过，而且可能不扩展为完全骨折。

（2）骨疲劳的特征：①疲劳性骨折或永久性弯曲。②周期性载荷引起的骨折，开始于应力集中点，形成蚌壳式裂纹。③重复载荷的骨疲劳，引起的骨折往往是低载荷的情况。④疲劳寿命随载荷增加而减小，随温度升高而减小，随密度的增加而增加。⑤骨的疲劳极限为 $3.45kN/cm^2$。

四、骨生物力学试验

经典的骨生物力学试验主要包括以下内容：

1. 拉伸试验　一般要求测试的骨样本具有较大的体积。测试时要将骨的两头固定牢固，以保证可靠的测试结果。

2. 弯曲试验　在对骨干密质骨的力学性能测定中被大量采用。

3. 压力试验　常用于松质骨的力学特性测试。

4. 剪切试验　一般用于皮质骨样本（厚度为 5~10mm 的密质骨）测试。

5. 扭转试验　主要用于测试管状长骨的抗扭转力。

6. 超声波试验　对测量松质骨的弹性模量比皮质骨更有效，而且能对骨样本进行多次重复测试。

7. 声导显微镜　测量骨组织对声的传导反射率，反映骨的材料力学特性。

8. 疲劳试验　抗疲劳能力是骨的力学质量的一个重要标志，压力、拉伸、弯曲和扭转试验都可用来对骨材料进行疲劳测试。

9. 拔出试验和转力矩试验　拔出试验是测量骨质疏松等生物材料之间结构的稳固程度；转力矩试验是用来测试固定或松起螺钉时的转力矩大小。

随着技术的进步及相关学科的发展，测试手段也得到了长足的发展，不断涌现出性能日益先进的测试设备，参数的测量也越来越精确。这其中包括万能材料试验机、声学测试系统、电阻应变测试系统以及光学测试系统等。骨生物力学的测试已经由传统的应力应变测试向着动态测试的方向发展，研究的重点转变成研究骨骼疲劳理论以及骨骼受到多种复合力作用下的骨力学性能。另一方面，基于三维重构的有限元仿真技术在骨生物力学研究中扮演越来越重要的角色。

五、骨的生物力学与仿生理念

仿生骨外科学的一个重要理念就是力学仿生，其中包括力学稳定仿生、力学强度仿生、力学平衡仿生。实际上，仿生学理念一直贯穿着骨的生物力学的发展。从最早的骨折制动、中医骨伤小夹板，到外固定支架、坚强内固定、脊柱融合技术等，这些属于最早的力学稳定仿生理念。随着骨的生物力学的发展，内固定也从最早的坚强固定发展为弹性固定，内固定材料的选择和设计更加接近骨的弹性模量，力学强度仿生逐渐成为主流。随着医学及相关学科的发展，人工关节置换、人工椎间盘置换等更加符合力学平衡仿生的技术不断发展成熟。目前骨的生物力学的研究不再局限于骨结构本身，对骨周围的软骨、韧带、关节囊以及肌肉等的生物力学研究也不断深入。在不远的将来，更加符合生物力学特性的仿生关节软骨、仿生人工间盘、韧带及生物支架等必将不断涌现，从而促进仿生骨外科学的不断发展。

（孙宏慧　张永远）

参考文献

[1] 胥少汀，葛宝丰，卢世璧. 实用骨科学：第 4 版修订本 [M]. 郑州：河南科学技术出版社，2019：12-20.

[2] 田伟. 实用骨科学 [M]. 2 版. 北京：人民卫生出版社，2016：6-10.

[3] 张群. 新编骨科临床与治疗新进展 [M]. 长春：吉林科学技术出版社，2017：1-8.

[4] 胡蕴玉，孟国林. 骨科实验技术 [M]. 北京：人民卫生出版社，2012：1-3.

[5] 高洪宽，王金凤，郭永军等. 临床骨科手术技巧与康复 [M]. 武汉：湖北科学技术出版社，2018：1-7.

[6] 王洪复，朱国英. 骨细胞图谱与体外培养 [M]. 上海：上海科学技术出版社，2018：28-29，52-53，76，91.

[7] 洪乐，李鑫. 基于骨细胞的骨稳态维持与骨缺损修复 [J]. 中国病理生理杂志，2021，37（11）：2077-2081.

[8] 傅维民，王本杰. 基于影像学技术股骨头坏死病灶范围、血液供应与病理变化关系：诊断性动物实验方案 [J]. 中国组织工程研究，2017，21（7）：1086-1091.

[9] 李杜，晨晖，田艾，等. 骨生物支架材料诱导的血管生成 [J]. 中国组织工程研究，2022，26（22）：3602-3608.

[10] 欧阳林，李瑾. 腰椎体退变与血液供应减少相关：基于一项双期增强 CT 研究 [J]. 功能与分子医学影像学杂志（电子版），2013，2（3）：38-43.

[11] 温晓东，李玉茂，张玉九，等. 内外侧联合切口钢板螺钉内固定治疗复杂距骨骨折的临床效果观察 [J]. 中国骨与关节损伤杂志，2015，30（8）：889-890.

[12] 李杰辉，林焱斌，余光书，等. 闭合性胫骨远端关节外骨折的内固定术治疗进展 [J]. 中华外科杂志，2019，57（3）：236-240.

[13] 雷金来，庄岩，丛雨轩，等. 复杂距骨体骨折的个体化治疗及疗效分析 [J]. 实用骨科杂志，2019，25（12）：1085-1088.

[14] 王斌，王鹏飞，王宇鹏，等. 胫骨截骨延长的血管解剖学研究 [J]. 中国修复重建外科杂志，2015，29（7）：835-839.

[15] 尹善青，黄耀鹏，周贤挺，等. 游离带血管蒂的股骨内侧髁骨瓣治疗手舟骨骨不连的疗效分析 [J]. 中华显微外科杂志，2021，44（3）：261-266.

[16] 梁鸿，郑陆，阎守扶，等. 运动对骨形态结构、骨密度和骨生物力学特征的影响 [J]. 首都体育学院学报，2009，21（2）：202-204.

[17] 王强，周强. 运动力学对线截骨对全膝关节置换术后运动学、生物力学及膝关节功能的影响 [J]. 中华骨与关节外科杂志，2021，14（11）：916-922.

[18] Park Y, Cheong E, Kwak JG, et al. Trabecular bone organoid model for studying the regulation of localized bone remodeling[J]. Sci Adv, 2021, 7(4): eabd6495.

[19] Tresguerres FGF, Torres J, López-Quiles J, et al. The osteocyte: a multifunctional cell within the bone[J]. Ann Anat, 2020, 227: 151422.

[20] Robling AG, Bonewald LF. The osteocyte: new insights[J]. Annu Rev Physiol, 2020, 82: 485-506.

[21] Buenzli PR, Sims NA. Quantifying the osteocyte network in the human skeleton[J]. Bone, 2015, 75: 144-150.

[22] Zhang H, Yang L, Yang XG, et al. Demineralized bone matrix carriers and their clinical applications: an overview[J]. Orthop Surg, 2019, 11(5): 725-737.

[23] Dozza B, Lesci IC, Duchi S, et al. When size matters: differences in demineralized bone matrix particles affect collagen structure, mesenchymal stem cell behavior, and osteogenic potential[J]. J Biomed Mater Res A, 2017, 105(4): 1019-1033.

[24] Ikeda K, Takeshita S. The role of osteoclast differentiation and function in skeletal homeostasis[J]. Journal of biochemistry, 2016, 159(1): 1-8.

[25] Burr DB. Changes in bone matrix properties with aging[J]. Bone 2019, 120: 85-93.

[26] Schlesinger PH, Blair HC, Beer Stolz D, et al. Cellular and extracellular matrix of bone, with principles of synthesis and dependency of mineral deposition on cell membrane transport[J]. Am J Physiol Cell Physiol, 2020, 318(1): C111-C124.

[27] Gugala D, Flis M, Grela ER. The effect of zinc, iron, calcium, and copper from organic sources in pheasant diet on the performance, hatching, minerals, and fatty acid composition of eggs[J]. Poult Sci, 2019, 98(10): 4640-4647.

[28] Shapiro F, Wu JY. Woven bone overview: structural classification based on its integral role in developmental, repair and pathological bone formation throughout vertebrate groups[J]. Eur Cell Mater, 2019, 38: 137-167.

[29] Shapiro F, Maguire K, Swami S, et al. Histopathology of osteogenesis imperfecta bone. Supramolecular assessment of cells and matrices in the context of woven and lamellar bone formation using light, polarization and ultrastructural microscopy[J]. Bone Rep, 2021, 14: 100734.

[30] Marsell R, Einhorn TA. The biology of fracture healing[J]. Injury, 2011, 42(6): 551-555.

[31] Razi H, Predan J, Fischer FD, et al. Damage tolerance of lamellar bone[J]. Bone, 2020, 130: 115102.

[32] Unal M, Cingoz F, Bagcioglu C, et al. Interrelationships between electrical, mechanical and hydration properties of cortical bone[J]. J Mech Behav Biomed Mater, 2018, 77:

12-23.

[33] Oftadeh R, Perez-Viloria M, Villa-Camacho JC, et al. Biomechanics and mechanobiology of trabecular bone: a review[J]. J Biomech Eng, 2015, 137(1).

[34] Venalainen MS, Mononen ME, Jurvelin JS, et al. Importance of material properties and porosity of bone on mechanical response of articular cartilage in human knee joint–a two-dimensional finite element study[J]. J Biomech Eng, 2014, 136(12): 121005.

[35] Evans SF, Parent JB, Lasko CE, et al. Periosteum, bone's "smart" bounding membrane, exhibits direction-dependent permeability[J]. J Bone Miner Res, 2013, 28(3): 608-617.

[36] Gong M, Huang C, Huang Y, et al. Core-sheath micro/nano fiber membrane with antibacterial and osteogenic dual functions as biomimetic artificial periosteum for bone regeneration applications[J]. Nanomedicine, 2019, 17: 124-136.

[37] Florencio-Silva R, Sasso GR, Sasso-Cerri E, et al. Biology of Bone Tissue: Structure, Function, and Factors That Influence Bone Cells[J]. Biomed Res Int, 2015, 2015: 421746.

[38] Zlotorowicz M, Czubak-Wrzosek M, Wrzosek P, et al. The origin of the medial femoral circumflex artery, lateral femoral circumflex artery and obturator artery[J]. SurgRadiolAnat, 2018, 40(5): 515-520.

[39] Hamiti Y, Yushan M, Lu C, et al. Reconstruction of massive tibial defect caused by osteomyelitis using induced membrane followed by trifocal bone transport technique: a retrospective study and our experience[J]. BMC Surg, 2021, 21(1): 419.

[40] Aktuglu K, Günay H, Alakbarov J. Monofocal bone transport technique for bone defects greater than 5cm in tibia: our experience in a case series of 24 patients[J]. Injury, 2016, 47 Suppl 6: S40-S46.

[41] Perumal V, Woodley SJ, Nicholson HD. Neurovascular structures of the ligament of the head of femur[J]. J Anat, 2019, 234(6): 778-786.

[42] Almubarak S, Nethercott H, Freeberg M, et al. Tissue engineering strategies for promoting vascularized bone regeneration[J]. Bone, 2016, 83: 197-209.

[43] Engelmann EWM, Wijers O, Posthuma J, et al. Management and outcome of hindfoot trauma with concomitant talar head injury[J]. Foot Ankle Int, 2021, 42(6): 714-722.

[44] Hung Au IP, Ng L, Davey P, et al. Impact Sound Across Rearfoot, Midfoot, and Forefoot Strike During Overground Running[J]. J Athl Train, 2021, 56(12): 1362-1366.

[45] Pappas P, Paradisis GP, Girard O. Influence of lower limb dominance on mechanical asymmetries during high-speed treadmill running[J]. Sports Biomech, 2021, 1-12.

[46] Garot C, Bettega G, Picart C. Additive Manufacturing of Material Scaffolds for Bone Regeneration: Toward Application in the Clinics[J]. Adv Funct Mater, 2020, 31(5): 2006967.

[47] DeFroda SF, Bokshan SL, Yang DS, et al. Trends in the Surgical Treatment of Articular

Cartilage Lesions in the United States from 2007 to 2016[J]. J Knee Surg, 2021, 34(14): 1609-1616.

[48] Buldt AK, Allan JJ, Landorf KB, et al. The relationship between foot posture and plantar pressure during walking in adults: A systematic review[J]. Gait Posture, 2018, 62: 56-67.

[49] Zhao P, Ji Z, Wen R, et al. Biomechanical Characteristics of Vertical Jumping of Preschool Children in China Based on Motion Capture and Simulation Modeling[J]. Sensors (Basel), 2021, 21(24): 8376.

[50] Perelli S, Morales-Avalos R, Formagnana M, et al. Lateral extraarticular tenodesis improves stability in non-anatomic ACL reconstructed knees: in vivo kinematic analysis[J]. Knee Surg Sports Traumatol Arthrosc, 2022, 10: 1007.

[51] Cho HM, Choi SM, Park JY, et al. A finite element analysis and cyclic load experiment on an additional transcortical-type hole formed around the proximal femoral nail system's distal locking screw[J]. BMC Musculoskelet Disord, 2022, 23(1): 92.

[52] Øiestad BE, Juhl CB, Culvenor AG, et al. Knee extensor muscle weakness is a risk factor for the development of knee osteoarthritis: an updated systematic review and meta-analysis including 46819 men and women[J]. Br J Sports Med, 2022, 56(6): 349-355.

[53] Lawson T, Joenathan A, Patwa A, et al. Tantalum Oxide Nanoparticles for the Quantitative Contrast-Enhanced Computed Tomography of Ex Vivo Human Cartilage: Assessment of Biochemical Composition and Biomechanics[J]. ACS Nano, 2021, 15(12): 19175-19184.

[54] Golman M, Abraham AC, Kurtaliaj I, et al. Toughening mechanisms for the attachment of architectured materials: The mechanics of the tendon enthesis[J]. Sci Adv, 2021, 7(48): eabi5584.

[55] Perelli S, Morales-Avalos R, Formagnana M, et al. Lateral extraarticular tenodesis improves stability in non-anatomic ACL reconstructed knees: in vivo kinematic analysis[J]. Knee Surg Sports Traumatol Arthrosc, 2022, 10: 1007.

[56] Wang L, Guo X, Chen J, et al. Key considerations on the development of biodegradable biomaterials for clinical translation of medical devices: With cartilage repair products as an example[J]. Bioact Mater, 2021, 9: 332-342.

第四章
仿生移植骨材料

第一节　移植骨材料的起源与发展

骨科临床治疗中，由于严重创伤、感染、肿瘤等疾病引发的骨缺损较为常见，如何有效修复大范围骨缺损是困扰了骨科医生数个世纪的难题。同时，随着关节置换、脊柱融合手术的大量开展，如何获得稳妥的植骨融合效果也成为数十年来研究的热点。目前，自体移植骨仍是骨移植的金标准，而髂后上棘是最常用、最便捷的植骨供区来源。从生物学和力学角度看，骨愈合是一个持续的、复杂的病理生理修复过程。通常经历血肿形成、纤维骨痂修复、骨性骨痂替代及新生骨塑形等阶段，是炎症反应、软骨化骨及塑形重建等机制序贯发生的新陈代谢过程。

通过多年临床应用实践，逐步认识到移植骨材料应当尽量接近目标植骨区的成分和结果，从仿生学角度满足一些基本的应用要求和构成特征。首先，仿生移植骨材料应具备一定的力学强度，植入缺损区域后能够起到抵抗负荷、维持结构的作用，特别是创伤、关节及脊柱植骨融合手术中，新生骨的结构及密度需要逐步达到周围正常骨组织的要求，以期获得良好的功能恢复。其次，应当具有良好的骨诱导和骨传导等多方面的成骨活性以促进新骨形成，骨诱导活性材料可以募集骨组织内的间充质细胞迁移至植骨区域并促进新生血管生成；而骨传导活性材料能够支持新生血管长入并允许骨祖细胞迁入，此时移植骨材料起到网格支架的作用。再者，仿生移植骨材料体内吸收速率要与新骨形成相匹配，周围骨组织通过爬行替代，在移植骨逐步吸收过程中实现新生骨的原位替代与重建，从而避免移植材料降解过快形成局部空腔或应力集中而引发再骨折。最后，仿生移植骨应具备良好的临床适应性，避免引发患者疼痛不适、骨折出血、免疫排斥等并发症，同时也要规避传播疾病的风险。

一、移植骨材料的起源和发展

骨科医师寻找合适移植骨材料治疗骨骼肌肉系统疾病的努力已经持续了数百年。骨由于具有特殊的结构并且再生能力卓越，成为人类历史上最早开始应用的移植材料，其临床应用的时间要远远早于血管移植和器官移植。事实上，甚至在古埃及和阿兹特克人的史前文明遗迹中，也发现了人类开展骨移植治疗的残留痕迹。1668 年出现了最早的异种骨移植材料医疗使用记载，Jacob 使用犬的颅骨来修复战争中士兵受损的颅骨。在矫形外科发展史上，骨移植最早设计用于治疗骨不连及骨不愈合，用来填充创伤及肿瘤切除后遗留的空腔，随后逐步应用于关节移植和脊柱融合手术的功能重建。Chase 等通过文献追溯发现，早在 1739 年 Duhamel 就建议采用具有成骨诱导活性的骨膜用于治疗骨折，而 1836—1893 年间就已经形成共识：在骨移植时应当保留具有成骨活性的骨膜。1863

年苏格拉外科医生 William MacEwen 实施了首例有医学记载的人体异体移植骨治疗。1919 年 Albee 报道了 1 600 例成功的骨移植手术，使得该项技术逐渐为人熟知。临床上有多种来源的移植骨材料均含有成骨细胞而具有良好的成骨潜能，首选髂骨松质骨（图 4-1-1），其次是多孔的胫骨、踝骨及股骨，最后甚至是高强度的皮质骨也保留了一定的成骨潜质。依据移植骨材料供体可以将移植骨材料划分为自体移植骨（autogenous bone）、同种异体移植骨（allogeneic bone）和异种移植骨（xenogeneic bone）。

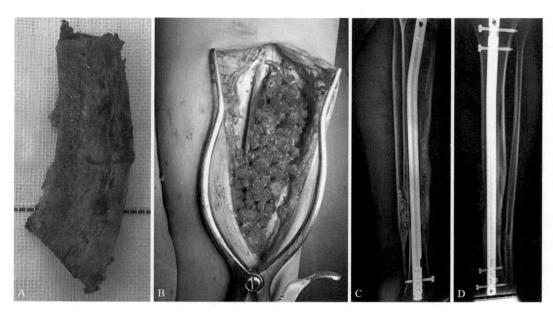

图 4-1-1　自体髂骨移植治疗胫骨骨缺损

A. 取材的自体髂骨；B. 将髂骨松质骨颗粒植入胫骨骨缺损；C. 胫骨骨缺损骨移植术后侧位片；D. 胫骨骨缺损骨移植术后正位片。

（一）自体移植骨材料

自体移植骨作为植骨融合的金标准应用了将近 1 个多世纪，早在 1875 年 Nussbaum 就首次使用自体尺骨修复创伤导致的骨缺损。1944 年 Mowlem 报道采用自体髂骨移植治疗了 75 例颅面骨缺损患者。早在数十年前，脊柱腰椎间盘突出手术切除椎间盘后，就开始采用自体髂骨移植以实现椎间隙融合；目前，自体髂骨移植也是确保脊柱融合手术成功率的最有效治疗手段。自体移植骨具备立体的网络结构、丰富的生长因子和充足的自体干细胞，因而具有良好的成骨活性。其植入人体后能够有效促进局部再血管化，随着自体移植骨的吸收，移植局部新生血管募集间充质干细胞并促使其向成软骨细胞、成骨细胞等具有增殖潜能的细胞系转化，植骨成功率显著高于同种异体移植骨和异种移植骨。同时，自体移植骨不具有抗原性，能够有效避免异体移植骨或异种移植骨与宿主的免疫排斥反应，具备优秀的生物相容性和安全性。

大段自体移植骨材料通常包括骨膜，骨膜生发层存在的成体干细胞库含有间充质干细胞，其具有多向分化潜能，在特定环境下可以分化为成骨细胞修复骨缺损。研究显示，通过持续性的被动运动施加适当的生物力学刺激，可以促进骨膜生发层细胞的增殖与分化；同时周围骨组织提供丰富的血运，在植骨区构建出高氧环境以诱导间充质细胞向成骨方向转化，从而有效促进新生骨的形成。

但自体移植骨来源总量有限，取材时需要额外的手术切口，有引发出血、感染及疼痛的风险，后期也存在发生骨盆不稳、疲劳性骨折、窦道形成及异位骨化的可能。大量临床研究显示，接受自体骨移植的患者可能会出现供区持续疼痛、痛觉过敏、臀肌麻痹等症状，甚至出现腰椎间突出、髋关节脱位等罕见并发症。同时，也可能发生移植骨吸收过快、植骨区无新骨形成，局部形成空腔、引发再骨折等并发症，此时就需要二次手术进行修复。

（二）异体移植骨材料

同种异体移植骨作为自体移植骨的有益补充在临床上已使用多年，业已成为移植骨材料的有效来源，其最大优势在于具有骨传导活性。早在 1909 年，Macewen 就报道了 5 例使用异体骨修复骨缺损的病例，其中 1 例使用经过煮沸处理的胫骨颗粒治疗肱骨感染导致的骨缺损，患者术后 30 年上肢功能均维持良好。1925 年，Lexer 报道了 34 例异体全膝关节或半膝关节移植，经过 15 年随访，50% 的患者均恢复良好。同时，有研究追踪了 500 例应用异体骨重建骨肿瘤缺损的病例，发现 75%～80% 的患者恢复了工作和生活能力，而且没有出现感染、骨折及肿瘤复发等并发症。1980 年起，通过冻干方法去除免疫原性的异体移植骨开始广泛使用，主要用于治疗骨性关节炎或大段肿瘤切除后形成的骨缺损。伴随而来是骨库（bone bank）作为制备、贮存、提供异体移植骨的有效机构逐步普及，其可以在无菌条件下，采用冷冻或冻干技术处理异体骨；但该工艺并不能完全去除异体骨的免疫原性，存在引发宿主免疫排斥反应的可能。近年来，包括酸性溶液洗脱、持续脱钙及溶解脱脂等多种新的异体移植骨脱抗原技术逐步出现（图 4-1-2），这类脱抗原异体骨抗原反应较弱，但成骨活性较弱、再血管化能力不足，容易在植骨区被过快吸收从而导致融合失败。

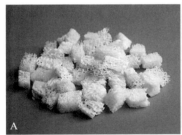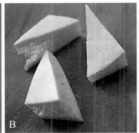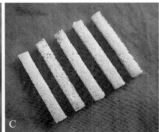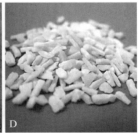

图 4-1-2　同种异体移植骨材料

A. 异体骨松质骨骨粒；B. 异体骨皮质骨骨板；C. 异体骨松质骨骨条；D. 异体骨皮质骨颗粒。

（三）异种移植骨材料

异种移植骨作为植骨材料应用的历史也相当久远，1889 年 Senn 将经过盐酸脱钙处理的牛骨，用于填充骨肿瘤或骨髓炎导致的大范围骨缺损，并将凝血块一起植入空腔局部、后期逐步被周围软组织填充，其新生组织以纤维性修复成分为主。1937 年，Orell 将通过煮沸脱脂处理的动物骨用作移植骨材料，其具有贯通的多孔结构和较好的力学强度，并可在体内逐步降解。当然异种骨通常并非首选移植骨材料，因其具有较强的免疫原性，可能引发较为严重的免疫排斥反应导致移植失败。

虽然可以通过清除蛋白、脱去脂肪等方法减弱该类材料的免疫原性，但同时也过滤掉了大量的成骨活性蛋白，因而丧失了成骨诱导活性。

二、移植骨材料替代物的发展

历史上，骨科医师寻找有效移植骨材料的探索从未停止，包括对多种金属、无机物、有机物及高分子材料的尝试已持续了上百年。虽然来源于自体髂骨、尺骨、胫骨、腓骨的自体移植骨材料具备良好的成骨活性，也仍然是骨移植治疗的金标准，但不断增加的发病率和更高的仿生治疗要求，使得开发新型植骨材料及其替代物的需求日益紧迫。数十年来，随着临床使用范围扩大和材料科学发展，多种移植骨替代材料逐渐成熟，特别是仿生材料和组织工程学领域的巨大进步，使得移植骨材料来源不断拓展，出现了众多具有骨诱导及骨传导活性的仿生移植骨替代物。从仿生治疗学角度看，良好的移植骨替代材料应当具备 3 个基本要素：

（1）成骨活性：提供成骨活性因子和成骨分化能力的干细胞；

（2）骨传导性：仿生模拟松质骨小梁结构，提供立体网络框架和力学支撑；

（3）骨诱导性：提供成骨活性因子诱导新生组织向成骨方向分化。

伴随而来的是，自 1980 年代起骨生长因子就和新型植骨材料一同被引入骨移植领域，例如重组人骨形态发生蛋白家族（rhBMP），其中 rhBMP-2 和 rhBMP-7 已经用于临床。针对临床使用要求，移植骨材料替代物也应同时具备相应的临床适用特性，包括：①良好的生物相容以避免排斥反应；②易于消毒以便于临床使用；③成本便宜适合大量使用。目前临床逐步使用的常见移植骨替代材料诸如生物陶瓷、骨衍生物、天然或人工合成的聚合物等，这类材料均可负载血管生成因子（angiogenic factor）或生长因子以促进成骨。

（一）天然材料

1. **硫酸钙类材料** β- 半水硫酸钙（calcium sulfate）是临床使用的熟石膏的主要成分，其作为移植骨材料使用已近一个世纪。早于 1892 年 Dreesman 就在 9 例骨缺损中植入硫酸钙，其中 6 例修复而 3 例失败。1928 年 Petrova 将抗生素加入硫酸钙中，作为抗生素释放载体植入体内，取得了一定治疗效果。1953 年 Kovacevic 使用混有青霉素和磺胺的硫酸钙治疗了 3 例患者，也获得了较好的疗效。硫酸钙材料能够在降解过程中形成多孔结构从而支持新骨长入，但其生物相容性较差并具有一定毒性，从而限制了其临床使用。

2. **磷酸钙类材料** 天然骨的主要矿化成分包括羟基磷灰石（hydroxyapatite，HA），磷酸三钙（tricalcium phosphate，TCP）是其合成衍生物，TCP 作为移植骨替代材料已经大量应用于临床。TCP 体内生物降解主要有两条途径：体液介导过程（溶解）和细胞介导过程，其降解释放钙和磷可以参与新生骨基质的形成，因此含 TCP 的双相或多相钙磷陶瓷可能有助于解决生物陶瓷降解困难的问题。多孔 TCP 生物降解速率较快，其植入体内后部分转化为 HA，而 HA 再吸收速率较慢，从而可以在植骨区提供长期的支撑结构，促进新骨形成和改建。同时，可注射型磷酸钙移植骨替代材料已经商品化，其能够以液态注射到骨折局部，待硬化后在骨折局部提供高强度的力学支撑。磷酸钙移植骨材料作为细胞和生长因子载体使用，效果是肯定的，但其不足之处也很明显：①脆性大，柔韧性不够；②体内降解困难，影响新骨的长入和后期改建。

3. **胶原类材料** 骨组织中主要含有 Ⅰ 型胶原蛋白（collagen），具有很强的抗牵拉特性，因而

Ⅰ型胶原蛋白在仿生移植骨替代材料中广泛使用。通常将胶原与 HA 或 TCP 混合制成凝胶及多孔支架，用于填充骨缺损或植骨融合。Ⅰ型胶原蛋白种属间同源性较高、免疫原性较小，与宿主细胞及组织之间具有良好生物相容性。但胶原机械及力学性能较差，同时降解过快也成为限制其应用的一个瓶颈。针对胶原材料机械强度小、降解等不足，可采用物理、化学交联方法来解决，交联后、具有良好孔隙结构的胶原海绵，也是较好的移植骨材料替代物。

4. 脱钙骨基质材料 脱钙骨基质（DBM）主要指通过脱钙、脱脂及冻干等工艺，获取天然骨的无机或有机成分所形成的天然网状结构支架，能够为间充质细胞提供良好的黏附、增殖和分化网络结构。DBM 具备优良的骨传导性、组织相容性和生物可降解性，该类材料已经逐步商品化并应用于临床。但 DBM 也存在制备工艺复杂、骨诱导活性不稳定、机械强度较弱及抗原性较强等缺点，从而限制了其在临床中的广泛应用。

（二）合成材料

1. 高分子材料 人工合成的高分子移植骨材料替代物种类繁多，主要包括聚乳酸（polylactic acid，PLA）、聚羟基乙酸（polyglycolic acid，PGA）及聚乳酸 - 羟基乙酸共聚物 [poly（lactide-co-glycolide），PLGA] 等聚酯类材料，还包括聚乙烯（PEG）、聚原酸酯（POE）、聚己内酯（PCI）、聚羟丁酯（PHB）及其共聚物等。PLA、PGA 已被美国食品药品监督管理局（FDA）批准广泛用作医用缝线、暂时性支架和药物控释载体。PLA 有 PLDA、PLLA、PDLLA 3 种异构体，其具有较好的疏水性，所以易溶于有机溶剂，在体内降解较慢，完全降解需要 12～30 个月，降解产物为乳酸。PGA 在体内降解速度较快、降解为羟基乙酸，其机械性能较差，而且降解过程中强度衰减亦较快。为调节 PLA 的降解速度，可以将 PLA 与 PGA 按一定比例制成 PLGA，其降解速度可通过调节两种聚合物的比例来改变，通常两者以 1∶1 的比例进行混合比较符合要求。PLGA 具有较好的生物相容性，并能够通过 3D 打印技术制备，形成个体化的仿生移植骨支架，现已广泛用于体内外的骨替代产品研究。PLGA 在应用过程中也发现一些缺点：①亲水性差，细胞吸附力较弱。可以通过乙醇和水两步预湿的方法，有效地对 PLGA 支架进行预湿，增强了亲水性，促进了细胞在支架表面均匀分布，并有利于体内移植后血管的长入。②无菌性炎症，目前认为出现无菌性炎症的原因可能与聚合物降解过程中酸性降解产物引起局部 pH 值下降有关。

2. 复合材料 通过较长时间的临床使用观察，发现单一材料组分往往无法满足仿生移植骨替代材料的所有要求，因此复合植骨材料成为了目前研究的重点。常见的是将天然共聚物与人工合成材料混合，比如聚乳酸和藻酸盐的混合材料，可以结合各自的优点，使移植骨材料具有良好的综合性能，满足临床应用的多方面要求。同时，该类复合材料也可以负载生物活性因子，作为良好的释放载体植入骨缺损局部，有力促进新骨形成和血管再生。

大量研究显示，生物材料领域的持续技术创新，必将创造出更多具备优秀仿生特性的移植骨替代材料。有理由相信，在不久的未来，随着生物材料技术的不断进步和突破，具备多重功效的仿生植骨材料必将逐步替代自体移植骨，广泛应用于临床，并且充分发挥出安全、有效、低成本的巨大优势。

（贾帅军）

第二节　自体骨移植材料

骨缺损在临床上发病率较高，其治疗仍是骨科目前较为棘手的问题。骨缺损治疗有传统的骨移植技术，也有近年来新兴的 Ilizarov 技术、Msaquelet 技术、骨缩短 - 延长法，还有当前科研重点的人工骨材料、组织工程技术、膜引导性组织再生技术、基因治疗等。其中骨移植作为一种组织移植技术，已经近 300 年的历史，并且经过长时间的临床探索和科技进步，骨移植技术已经成为临床上仅次于输血的第二大组织移植技术，在骨科临床中已经得到很广泛应用。移植骨具有提供结构性支持以及促进骨形成作用。从生物学的角度来讲，理想的骨移植材料应同时提供骨传导基质、骨诱导因子及骨生成细胞等三大因素，即骨移植应能实现骨传导、骨诱导和骨生成三项功能。

目前临床上可用于修复骨质缺损材料较多，自体骨目前仍是骨移植的"金标准"，由于其具有成骨性、骨诱导性、骨传导性及完全生物相容性等特性，所以在临床上应用较广泛。自体骨移植，是指从患者体内另一个部位获得新鲜骨组织并将其移植到骨缺损处的手术方法，骨材料生物来源与宿主一致，因此自体骨移植不用考虑组织相容性和移植后的排斥反应。此外，自体骨移植在同一手术中进行取骨和植骨过程，无须提前进行取骨和骨储存处理，所以其愈合率也值得肯定。

一、自体骨移植材料的选择

（一）不带血运自体骨移植

不带血运的骨移植作为一种传统的骨移植技术，其技术成熟，疗效确切。虽然现代医疗技术使得带血运骨移植也成为了可能，且因没有再血管化的过程，在治疗骨缺损中起着越来越重要的作用。但由于该技术对于施术者自身的技术要求、患者客观的软组织条件、血管情况等要求较高，故而在临床上，不带血运骨移植仍旧是一项适用范围广、有实际实用价值的技术。在近年来，新的骨缺损修复材料和各类辅助技术的发展，为传统的骨移植提供了新的思路和技术手段，其发展值得期待。

1.皮质骨移植　皮质骨是由各种骨板按照受力方向有规律的排列而成，有 10～20 层。哈弗斯骨板环绕中心管组成哈弗斯系统，即骨单位是皮质的主要功能单位。由于质地坚硬而致密，是长骨的骨干和其他骨的表面的组成成分。因其特性能满足承重骨的骨应力要求，所以在移植后能为骨缺损部位提供相当坚硬的力学支撑，还能起到机械牵张作用。在骨移植后，皮质骨在骨修复组织周围的皮质骨各表面（内外骨膜、哈弗斯系统内表面）出现骨溶解过程，骨陷窝内的骨细胞被释放，参与周围成骨过程，该变化伴随骨缺损修复过程减慢而停止。伴随骨修复过程，骨缺损两端皮质骨发生特征性改变，在骨愈合再生期，可为骨修复过程提供促骨修复细胞及物质，而在骨愈合的改建期，也参与各种骨痂的改建过程。

自体皮质移植物不但可提供功能性支持，并且具有骨传导和骨诱导作用。它们可以在有或没有相关血管供应的情况下切取和移植，并提供良好的机械支持。无血管自体移植物的常见切取部位是的髂骨和桡骨远端，带血管的移植物常见切取部位是腓骨、髂骨、桡骨远端和肋骨。虽然皮质骨移植可为受区提供较好的结构支撑，并且具有骨传导和骨诱导作用，但在最初的六周内，带血管的移植物进行直接骨愈合，移植物 - 宿主界面伴随着血运重建，在此期间，带血管的移植物比非带血管的移植物更牢固。尽管最初存在这种差异，但在移植模型中的研究表明，在六周后两种移植物的机械强度相似，一年后组织学上两者就无法区分。自体皮质移植的特性使其适用于大于 6cm 的需要一些结构支持的缺损区，但对于大于 12cm 的缺损区，带血管的自体皮质骨移植是的首选，因为在这种大小的缺损区，非血管化的移植物失败率较高。

2. 松质骨移植　　松质骨移植可取自髂骨、髂后上棘、股骨、胫骨近端、桡骨远端和尺骨鹰嘴。松质骨能够填补骨缺损，但不能提供重要的机械支持，因此它通常被用作某种形式的内固定或外固定的辅助材料。松质骨的结构与皮质骨基本相同，但其刚度和强度均明显小于皮质骨，具有多孔样的结构。从另一角度而言，松质骨又富有弹性。松质骨移植主要填充较少的骨缺损，适合于 4~6cm 的范围，常常是对移植骨强度无特殊要求的部位。

自体松质骨移植含有大量的成骨细胞、骨髓间充质干细胞、骨形态发生蛋白和生长因子，而松质基质为血管植入和成骨细胞的渗透提供了良好的支架，赋予其成骨、骨诱导和骨传导特性。骨结合迅速，6 个月至 1 年后可达到皮质骨移植的强度。因此松质骨形成新骨的潜能大于皮质骨。进行松质骨移植主要选择的是髂骨，因其操作简便快捷，手术的安全性高，且成活率高，在临床上使用性最多。除此以外，股骨也是松质骨骨移植的供骨区，包括其近端、远端及大转子等处皆可。松质骨表面的骨细胞由于受组织液的弥散而得以存活，并积极参与骨形成，此种移植骨可迅速与宿主骨相融合。松质骨的孔隙状结构使血管重建容易，可有效发挥骨诱导和骨传导的作用，诱导新骨形成。虽然松质骨移植无法在术后短时间内提供足够的结构支撑和强度，但有研究显示，在移植 12 个月后，松质骨移植物最终达到的强度与皮质骨相当。因此，松质骨移植物是良好的骨质缺损填充材料。对于缺损在 5~6cm 以内，且不要求足够支撑强度的骨缺损及骨不连，松质骨移植物是最好的选择。另外，对于骨囊肿及关节面塌陷复位后遗留空隙，松质骨亦是很好的填充物。但是松质骨也存在一定的并发症，其主要并发症包括供骨区大于 6 个月的持续性疼痛、供骨区感染、血肿及血清肿胀、神经损伤、感觉障碍等。在手术中，施术者应加以重视，提高手术技巧，尽可能的减少并发症。

（二）带血运自体骨移植

《胫骨骨缺损循证临床诊疗指南（2016 年版）》中指出：带血供骨移植的优于不带血供的，骨缺损在 4.0cm 以上即为带血供的骨移植的适应证。因为带血运的骨移植有本身带有肌蒂或者有知名动脉的充足血供，不必依赖植骨区的受植床，也不用再血管化。由于移植骨中具有大量活的成骨细胞，移植后的骨和骨床的愈合，不必经过传统的非血管化骨移植的爬行替代过程，移植骨与骨床之间像骨折一样以骨生长的方式愈合，而且可同时修复与骨缺损并存的软组织缺损，进而能促进骨骼骨折愈合，骨折愈合的时间短，对感染和负荷的抵抗能力强。

1. 带肌蒂骨瓣移植　　带肌蒂骨瓣移植术是较为常见的方法，通过转移带血液循环的肌肉骨移植达到骨缺损处血液循环的重建。由于带肌蒂的骨瓣本身具有良好的血液供应，能使骨缺损区尽快改善血供，重建血液循环。另一方面因为填充骨缺损区的是有活力的骨组织，能带入多种成骨因子，改变传统骨移植后新生骨的爬行替代，所以对消除空腔、加速骨组织修复、降低感染都起到了积极的作用，同时还能向骨缺损区提供力学支撑。1905 年，Huntington 移植同侧带肌蒂腓骨修复长段胫骨缺损，开启了带肌蒂骨瓣移植修复骨缺损的新航路。Taylor 等在 1975 年首次报道了带肌蒂骨瓣移植的成功案例。实验研究表明，带肌蒂骨瓣植入不仅能重建骨缺损处血液循环，而且能向骨缺损区带入多种成骨因子。带肌蒂骨瓣移植为骨缺损部位提供了存活骨块、成骨细胞和骨诱导的生长因子，提供丰富血液循环，扩大坏死骨小梁贴附，促进新骨形成、加速骨组织修复。带肌蒂骨瓣移植术的目的是提供活骨、改善血液循环，同时向骨缺损区提供力学支撑。

2. 吻合血管骨移植 由于传统游离骨移植无血液供应，其愈合过程缓慢，愈合率低，特别是对大块骨缺损来说，简单的骨移植往往不能解决问题。研究认为简单骨移植长度超过 6cm，不愈合的发生率达 80% 以上。带血管骨移植成功地应用于临床，为传统的骨移植难以治愈的骨缺损或骨皮缺损创造了治愈的可能。Mc Kee（1971 年）首先进行了吻合血管的肋骨移植修复下颌骨缺损，MC Cullough（1973 年）进行了吻合血管的肋骨移植的动物实验，证明移植骨成活良好，骨细胞保持存活。由于吻合血管的移植骨仍是活骨，所以又称活骨移植。研究提示吻合血管复合组织瓣移植不仅修复了骨与软组织缺损，而且给病灶带来新的血供，大大增强了病灶区的抗感染力，促进了骨折愈合，极大限度地恢复了患肢功能。虽然吻合血管骨移植较传统骨移植愈合快，其骨细胞不发生坏死、吸收，也无须爬行替代，但必须正确掌握手术适应证。吻合血管骨移位当血管栓塞后，缺血坏死的骨周围软组织起栅栏作用，反而阻止新生血管的生长和外骨痂的形成，从而妨碍骨爬行替代的正常修复。

当骨缺损区有较大的软组织缺损，并且邻近无可选择的带血管蒂皮瓣、肌皮瓣移植修复创面时，则可以行吻合血管的皮瓣移植。采用这种方式，不损伤植骨块的血运，保证了移植骨在移植后仍然得到了良好的血液供应，而成骨细胞保持成活，可使得骨移植的愈合达到和正常骨折愈合相似的程度，这样就能显著的提高成活率。虽然吻合血管骨移植较传统骨移植愈合快，但必须正确掌握手术适应证。吻合血管骨移位当血管栓塞后，缺血坏死的骨周围软组织起栅栏作用，反而阻止新生血管的生长和外骨痂的形成，从而妨碍骨爬行替代的正常修复

3. 复合自体骨移植 随着组织工程学的发展和进步，各种人工和天然生物材料用于修复骨缺损，进而弥补了传统自体植骨的缺陷。复合自体骨移植为骨缺损修复提供了新的思路和方法。从不同种类出发，包括了自体骨复合骨髓移植、自体骨复合 BMP（骨形态发生蛋白）、自体骨复合 VEGF（血管生成因子）等。就复合骨髓移植而言，骨髓中含有大量骨髓基质干细胞（BMSC）。BMSC 不仅可以在体外一定的条件下分化为成骨细胞，而且其黏附于一定的载体时，在患者体内也可以分化为成骨细胞，有不可取代的成骨作用。而利用线捆绑游离皮质骨块包裹松质骨植骨修复节段性骨缺损，简单易行，愈合率高，并发率低。这些传统自体骨移植技术和新兴的组织工程技术的有机结合，为治疗提供了新的发展方向。

二、展望

自体骨移植由于具有诸多优势，所以在临床上应用较广泛，但进行自体骨移植取骨时必将增加新的创伤，且术后供骨区有可能出现一系列并发症，常见的并发症包括：供骨区感染、失血、血肿、神经损伤、畸形、慢性持续性疼痛等，同时受到供量不足影响。尽管自体骨移植亦存在缺陷与不足，然而目前仍以自体骨移植包括游离骨移植和带血运的骨移植修复等自体骨移植修复方式效果最佳。其他替代物移植修复（如组织工程化骨及基因疗法等）不能完全替代原组织功能，相关研究依然停留在基础研究阶段，但是，这些修复手段不仅丰富了骨缺损修复方法，而且提供了全新、具有前景的道路，随着医学的不断发展和创新，自体骨移植技术也会有进一步改善和发展，已经成为目前研究的热点。

（孔令擘）

第三节 同种异体骨移植材料

在病理性骨折或大段骨缺损时，骨的修复重建往往失败，导致骨延迟愈合或不愈合，这些患者常常需要进行骨移植处理。为了满足这些要求，采用不同的技术植入和生物移植。自体和同种异体骨移植在 20 世纪就已经开始了。骨移植是治疗骨折和重建手术的基本要素，大约 15% 的重建手术需要骨移植。自体骨取材有限，同种异体骨来源广泛，其形态、大小不受限制，具有良好的骨传导作用，可提供一定强度力学支撑，是目前临床上应用最广泛的骨移植材料。同种异体骨修复骨缺损现已广泛应用于严重四肢创伤、骨肿瘤切除、脊柱病变等导致的大段骨缺损的修复，已成功修复重建四肢大段骨缺损，并应用于骨肿瘤切除的保肢治疗等。同种异体骨移植是从骨库取同种异基因捐赠者的骨，植入到患者骨质缺损部位，其来源丰富，不受形态、大小限制，生物活性良好，显示了良好的骨组织修复的效果。已经应用于因创伤、骨肿瘤、感染、先天性骨病等所致的骨缺损，其移植愈合过程主要依靠骨传导实现成骨，同时骨诱导亦发挥积极作用。

然而，同种异体骨移植仍有较高的失败率，主要表现为植骨感染、延迟愈合、不愈合及疲劳骨折，免疫反应及骨吸收等。目前理论上同种异体骨复合免疫抑制剂、自体干细胞、骨形态发生蛋白等可减少上述移植术后并发症的发生，但其细胞及分子水平的作用机制尚不明确。

一、同种异体骨的种类

（一）新鲜的同种异体骨块

同种异体骨移植与实质性脏器移植不同。为减少免疫反应，应尽量刮除新鲜骨块软组织、骨膜和骨髓等，高压反复冲洗骨髓腔。新鲜异体骨移植指供体取出后不经处理直接进行移植，其缺点在于容易引起受体的免疫排斥，以及增大了传染病的传播风险，故在临床手术中已经淘汰。

（二）深低温冷冻骨

先将获得的同种异体骨表面的肌肉、韧带、骨膜、软骨等尽量彻底剔除，切成各种形状和大小的移植骨块。对需要保留关节软组织的关节移植物，应尽量去除骨膜，保留肌腱、韧带和关节囊。用无菌生理盐水或加抗生素的生理盐水加压冲洗，去除骨髓组织。制备过程和使用期间须重视细菌培养。深冻法用于各种骨移植材料的保存，尤其是要求保留软骨活性的带关节的大块骨块。它对移植骨的生物学和生物力学性能无明显的影响，但灭菌不彻底。深冻法保存的同种异体骨移植后，也会产生免疫反应，但以慢性排斥反应为主。

（三）冷冻干燥骨

通过分离解冻后冷冻骨内的水分，充分脱水，将骨组织内的水分控制在 5% 以下，损失了相应的应力强度，消毒灭菌后真空包装，便于携带，常温下可保存 5 年。应用前一般要经水化。优点是常温保存、便于运输等。缺点是骨块的骨强度受到明显影响。深冻骨的免疫原性高于冷冻干燥骨，而冷冻干燥骨的结构强度低于深冻骨。

（四）脱钙骨

盐酸脱钙骨基质具有很强的骨诱导能力，可以诱导血管周围的未分化间充质细胞、骨髓基质细胞向成软骨细胞或成骨细胞分化。它降低了免疫原性，保留骨形态发生蛋白（BMP）等多种成骨因子，通过这些成骨因子诱导成骨而发挥作用。另外，经过处理后的脱钙骨结构孔隙多，更容易与细胞因子结合，提高了骨传导的可能性，促进了骨质的形成。虽然脱钙骨结构强度下降，骨的承载能力缺失，不适用于修复负重部位，但在骨缺损的修复和填补中具有独特的临床优势。

（五）自消化抗原去除骨

自消化抗原去除骨是先将同种异体骨进行脱脂10小时，以提取细胞膜上的移植抗原。然后进行脱钙，再在中性磷酸缓冲液中孵育，以激活内源性酶系统进行抗原的自身消化和提取。缓冲液中加入巯基蛋白酶可抑制骨形态发生蛋白（BMP），使BMP免受破坏。最后进行冻干和灭菌处理。灭菌可采用钴-60辐照和环氧乙烷，4℃左右保存，使得同种异体骨不但降低抗原性而且增强骨诱导能力。

（六）脱蛋白骨

采用20%过氧化氢和乙醚法制备的脱蛋白骨，可较彻底地去除材料中主要的免疫原性物质，即蛋白质和脂质成分，避免其植入体内后引起排斥反应。封装后，液态环氧乙烷（化学纯度≥99.9%）消毒。由于制作材料来源于松质骨，其孔隙率高，孔径在 $100\sim300\mu m^2$ 左右，较好的保留原骨组织的三维孔隙一网架结构系统。该材料因网架有效空间大，保证了良好的骨传导性，为细胞的贴附、生长、增殖和成骨提供了理想场所。

二、同种异体骨的保存

目前，用于同种异体骨长期保存的方法很多，但临床效果得到肯定、国内外骨库应用较多的是深低温冷冻法（深冻法）和冷冻干燥法（冻干法）。

（一）深冻法

深冻法对移植骨的生物学及生物力学性能无明显影响，可贮存5年，适用于各种骨移植材料的保存，是要求保留软骨活性的同种异体骨、关节保存的首选方法。1956年，Curtiss等研究发现深低温冷冻可以降低异体骨的免疫性减少免疫排斥的发生率。1991年，Stevenson等发现在动物体内移植骨的免疫原性与其生物愈合程度成反比，而通过冷冻处理降低异体骨的免疫原性有利于移植骨的愈合，目前推荐使用的方法是深低温保存，在深低温（-80℃）状态下，酶的活性基本消失，酶对骨的破坏最小，胶原酶处于静止状态，对降低免疫原性有一定作用，而且力学强度保持不变。这样的异体骨可保存数年。

（二）冻干法

冻干法有常温保存、便于运输的特点，可贮存5年，常用于制备骨钉、骨条等。冰冻干燥会使所有的骨细胞死亡，冰冻干燥处理后的异体骨的力学强度会降低。冻干骨是将新制成的深冻骨放入干燥机内，使异体骨组织内残留的水分降至5%以下，然后进行无菌包装，置于无菌真空容器中常温保存。目前冻干骨已被看成是治疗骨缺损的良好材料。通过冻干可使移植骨中的各种细胞数量减少，大大降低免疫排斥反应。冻干骨脱水过程中会失去骨形态发生蛋白，减弱了移植后骨愈合的能力，冻干骨的骨传导性减弱，抗压强能力降低，骨强度受到明显影响，对大段、需要承重的移植骨，应尽量避免应用此法保存。

三、同种异体骨移植愈合机制

同种异体骨移植在宿主的愈合过程与自体骨移植有许多不同，主要表现为同种异体移植骨的成骨与血管穿入的速度和程度都不及自体骨，且同种异体移植骨更易被吸收。同种异体骨移植愈合过程是移植骨再血管化、新骨形成、宿主骨床与移植物连接而实现骨的掺入的过程。同种异体骨移植后愈合机制目前主要存在：自身成骨学说、骨传导学说和骨诱导学说。因库存同种异体骨的细胞成分多已死亡，也就不具备自身成骨的能力，同种异体骨移植的愈合主要靠骨传导实现成骨，骨诱导亦发挥积极作用。

（一）移植骨传导作用

"爬行替代"学说，就是移植骨发挥支架作用，移植骨周围组织毛细血管、骨原细胞沿移植骨的机械传导而侵入其内部的过程，即异体骨皮质吸收的同时，伴随结缔间充质组织侵入，间充质细胞转变为成骨细胞而产生新骨。"爬行替代"最早于 1893 年由 Barth 提出，其核心认为新鲜移植骨的细胞均要坏死，移植骨未经吸收就被宿主来源的新骨所替代。在此基础上，1907 年 Axhausen 认为移植骨除骨膜细胞外，其他细胞成分均坏死，移植骨的修复依赖宿主骨膜、骨内膜、骨髓及周围结缔组织的侵入；侵入移植骨的间充质细胞先转变为破骨细胞，吸收移植骨，然后再转变为成骨细胞，产生新骨，代替植入骨，进一步完善了爬行替代理论。研究证实，异体骨愈合是从宿主骨向移植骨、从周围向中央、从哈弗斯管向其四周逐渐进行爬行替代的过程。证明同种异体骨移植的愈合方式是先吸收后修复。

（二）骨诱导作用

1965 年，Urist 等首次报告将脱钙骨基质植入动物肌肉内，会观察到异位成骨现象，证实了骨诱导物质的存在，并从骨基质中分离出骨诱导作用物质——骨形态发生蛋白。骨形态发生蛋白是广泛存在于骨基质中的一组低分子酸性糖蛋白，可以诱导正常骨组织中的成骨潜能细胞，在骨骼和骨骼以外的组织中形成骨和软骨组织。骨形态发生蛋白的诱导成骨机制在于其能与间充质细胞膜表面的受体结合，使细胞表面静电荷发生改变，从而使 DNA 发生序列重新排列，向成骨细胞方向分化。

四、同种异体骨移植材料的并发症及处理

（一）感染

感染可导致骨髓炎和骨溶解，延缓骨愈合，降低临床效果。整体上同种异体移植的感染率约为 1.2%～9%（骨肿瘤术后患者感染发生率约为 8%，大段同种异体骨移植后感染率可达 9%）。同种异体骨感染最常见的病原体为凝固酶阴性葡萄球菌。数据分析显示，移植同种异体骨感染艾滋病毒的概率仅为 1/160 万，低于输血感染艾滋病毒的概率。约 75% 的移植物感染发生在同种异体移植后 4 个月内。胫骨骨干重建感染风险高的重要原因之一为软组织覆盖有限，肌瓣移植有助于降低风险，骨皮质切除程度也与感染率密切相关，原因可归于广泛软组织切除和手术时间延长。

临床应用最广泛的灭菌剂是环氧乙烷，其通过对微生物的蛋白质、DNA、RNA 产生烷基化作用，主要优点为杀菌谱广、杀菌力强、毒副作用低，但其无法穿透骨皮质。其他化学处理，如过乙酸 - 乙醇等同样缺乏对深层的完全渗透，盐酸和二甲基亚砜则对一些逆转录病毒无效。而放射灭菌作用原理主要为射线激发的电子使 DNA 分子键断裂或引起细胞内水的解离，但需控制放射剂量来防止骨组织强度的下降。热力灭菌法也是医学常用的灭菌手段之一。临床上，术中严格无菌操作、异体骨移植前行细菌培养、创面良好的软组织覆盖、手术前后抗生素的应用均可减少感染的发生。一旦发现局部感染，应尽早扩创、移除异体骨，以避免感染进一步发展。

（二）无菌性骨不连、再骨折

骨不连，是指术后 6 个月，同种异体移植骨和宿主骨接口处没有任何骨桥性骨小梁通过。再骨折，是指术后同种异体骨移植区新出现不连续或断裂，这些并发症一般发生在术后 3 年内。引起无菌性骨不连的主要因素包括粉碎性骨折、骨缺损程度大、周围软组织血运状况差。局部力学稳定性是骨不连主要因素，而不是免疫反应。总体来说大段同种异体骨的不愈合率和骨折率大于其他形式的同种异体骨植骨。在大段骨移植中，影响骨愈合最重要的变量是重建方式，相比整段关节移植及结合金属固定物移植等方式，单纯同种异体骨作为骨间桥接的方式具有最高的骨不连率。大段同种异体骨结合钢板比结合髓内钉更容易发生骨折。结构性异体骨的生物力学性能极为重要，而各种加工方法均可不同程度影响移植骨强度、弹性模量、最大应力、最大吸收能量等承载能力的量度指标，加之病人过早负重及内固定不够坚强，引起再骨折。此外，同种异体骨的血管重建是愈合过程的重要部分，血管化不良也是同种异体骨移植后骨折、不愈合的主要原因之一。血管重建的过程受到手术时间的延长、软组织损伤以及大量的肌肉或肿瘤的切除等因素的影响。

手术干预仍然是骨不连和再骨折的主要措施。需要指出的是，清理不愈合的接触端，包括瘢痕和部分移植骨，但不损伤周围组织血供，是翻修术的重点。必要时使用带血管蒂的自体骨移植，可明显缩短愈合时间，对接触端进行加压固定也是有意义的。

（三）过度吸收

理想的同种异体骨移植物愈合过程涉及新宿主骨对坏死移植物的包裹，其中包含由造血细胞和成骨细胞组成的重塑单元。通过破骨细胞介导的骨吸收以及骨形成，进行爬行替代。同种异体骨移植后骨吸收发生率为 10.78%。由于存在骨缺损，再次植骨是基本治疗。骨吸收缺损较大时，自体、同种骨混合植骨可能是合适的选择。

二膦酸盐及焦磷酸的合成类似物在抑制移植骨吸收上有较大的应用前景。二膦酸盐与骨矿物具有较强的亲和力，吸收后可诱导破骨细胞凋亡。通过添加破骨细胞抑制剂二膦酸盐，可以在药理学上调节使用骨形态发生蛋白引起的过量骨吸收，而不减少骨形成。有研究表明用唑来膦酸盐溶液进行同种异体骨移植的药理修饰，可以降低破骨细胞介导的同种异体骨移植的吸收。

（四）免疫排斥反应

免疫排斥是指移植接受者的免疫系统识别移植物抗原，对后者进行免疫攻击。植入物发生免疫反应意味着细胞不容易贴附及周围组织长入，不利于植入物周围血管的生长，从而减慢异体骨植入后早期的爬行替代过程，延缓移植骨与宿主骨愈合。骨愈合不良、大量吸收、感染等都与同种异体移植物的免疫反应相关。同种异体骨移植入宿主后引起的免疫排斥反应是以活性淋巴细胞和细胞毒性抗体的产生为特征，主要通过 T 细胞介导的细胞免疫。深度冷冻、冷冻干燥等物理方法，主要使同种异体骨细胞表面的蛋白质失活，从而达到消除或减弱抗原性的目的。

由于同种异体移植骨可以没有存活细胞，因此可以采用多种方法去除或杀死移植骨内的细胞成分，以减弱其抗原性。液氮低温贮藏是一种降低异体骨免疫原性的理想方法。脱脂程序也可有效降低同种异体骨移植后的免疫反应。为了减弱异体骨的免疫排斥，人们还尝试进行供者与宿主组织配型，但此种方法还需要进一步探讨。此外，应用免疫抑制剂能够抑制骨移植后受者对移植骨的免疫反应，促进新骨形成和移植骨愈合。研究显示，免疫抑制剂 FK506 可通过激活 BMP 受体和 FK506

结合蛋白的相互作用促进成骨性分化。然而免疫抑制剂多有较大的副作用，临床上对同种异体骨移植患者一般不使用免疫抑制剂。

五、展望

同种异体骨移植是外科最早的移植手术之一，具有巨大的临床发展空间。经过几十年的研究发展，临床疗效确实，避免了自体骨来源有限、破坏正常区结构等问题。然而，对于同种异体骨植入后愈合机制、免疫反应等的研究尚未明确，而且在如何保存骨组织，以求在安全前提下最大程度地降低免疫原性，并加快植入后的骨愈合速度等方面亦存在争议。相信随着基础研究的深入和临床应用的增多，这些问题会得到有效地解决，同种异体骨移植会有愈来愈广阔的前景，患者的远期预后也将会得到较大改善。

（孔令擘）

第四节　异种骨移植材料

在 17 世纪，荷兰外科医生 Job Van Meekeren 报道了第一次成功的骨移植——将狗头骨上的一块骨头移植到士兵的颅骨缺损处。替代骨组织的理想材料应符合仿生治疗、生物相容性、生物可吸收性、骨传导性、骨诱导性、多孔、耐机械、易于使用、安全且具有成本效益的条件。市场上一些材料具有骨传导性，但具有骨诱导特性的材料较少。关于理想材料的规格，似乎唯一符合条件的就是自体骨。但自体骨在储存和临床使用有巨大的成本。

自体移植的另一种替代方法是使用异种骨。然而，同样的限制仍然存在免疫原性问题和疾病传播的风险，虽然风险估计非常低，这主要涉及猪内源性逆转录病毒（PERV）和牛海绵状脑病（BSE）等。异种骨的应用有赖于消除其免疫原性，并保留其成骨和骨诱导的能力。

异种移植骨替代物来源于人类以外的物种，例如可以冷冻干燥或脱矿质和脱蛋白的牛骨、猪骨、骆驼和鸵鸟等。牛骨替代物因其卓越的稳定性和低免疫原性而被广泛用于上颌窦等植入手术。

Madrepore 或 Millepore 类型的珊瑚可被收获并处理成"珊瑚衍生颗粒"（CDG）和其他类型的珊瑚异种移植物。基于珊瑚的异种移植物主要是碳酸钙以及重要比例的氟化物，可用于移植以促进骨骼发育，孔径为 $100 \sim 200\mu m$，与松质骨中观察到的非常相似。而天然人骨主要由羟基磷灰石以及磷酸钙和碳酸盐制成。因此，珊瑚材料要么通过水热过程在工业上转化为羟基磷灰石，产生不可吸收的异种移植物；要么简单地省略该过程，使珊瑚材料保持其碳酸钙状态，以便天然骨更好地吸收移植物。临床上已有可用的基于珊瑚的产品。

2009 年，意大利科学家宣布在使用木材作为骨骼替代品方面取得了突破：各种木材在惰性气氛中热解，碳质残留物用钙盐饱和，最后再加热以获得比小梁钛或多孔硬质陶瓷骨替代物具有更高孔隙率的高度多孔结晶材料。发明人声称，与金属或硬质陶瓷移植物相比，木基材料在骨骼生长期间允许更好地渗透和更多的弯曲。但并未有更多关于木材作为骨骼替代品更多的报告。

一、异种骨移植物的免疫原性及免疫排斥

如果异体骨没有经过基因改造或物理处理，可能会导致严重的免疫问题。而且公众对使用动物细胞或组织的接受度也不一样。有些人反对将动物细胞或组织引入人体本身；其他人基于宗教戒律拒绝使用来自特定动物物种的材料。所以，在应用此材料时，需要注意此方面的问题。因此，尽管有一些异种骨材料的报告，但在临床实践中很少使用异种移植物。

异种移植物中的免疫原性主要由细胞膜抗原、异质性 DNA 和小分子物质组成。许多技术已被用于减少或避免抗原性，例如冷冻、脱蛋白、脱钙和亲脂化。尽管迄今为止它们都没有获得广泛接受，但可以定量分析细胞成分。细胞膜抗原主要包括主要组织相容性复合体（MHC）抗原和 α-Gal 抗原（α- 半乳糖基抗原）。α- 半乳糖基残基是影响异种移植物存活的主要因素。主要在血管内皮细胞表面表达的 α-Gal（Gal alpha 1-3 Gal beta 1-4 GlcNAc-R）抗原诱导补体激活、超急性排斥反应和异种移植物的急性血管排斥反应。然而，不同细胞上的 α-Gal 抗原表达是不同的。另外，除了 α-Gal 抗原，其他抗原（例如，猪白细胞抗原）也负责移植排斥。急性免疫排斥反应主要是由细胞对异种抗原的免疫反应引起的，包括 MHC- Ⅰ 和 MHC- Ⅱ 分子。Feng 等利用免疫组织化学研究了成年猪骨组织中 α-Gal、MHC- Ⅰ 和 MHC- Ⅱ 抗原的分布和表达，MHC- Ⅰ 分子在骨髓细胞、骨细胞、成骨细胞和周围内皮细胞表面表达，MHC- Ⅱ 抗原仅在骨髓细胞表面表达。

二、异种移植物的制备

Maatz 和 Bauermeister 于 1957 年首次引入牛骨进行异种骨移植。虽然异种移植物可以从不同种类的物种中获得，但牛异种移植物在骨移植材料的市场份额中占主导地位。牛是第一个用于异种移植物的动物，牛骨可采用逐步退火工艺处理，然后用 NaOH 进行化学处理，以制造仅含有牛骨无机成分的多孔羟基磷灰石（HA）材料。由此产生的多孔结构与人体骨骼高度相似，可以提供良好的机械支撑并通过骨传导刺激骨骼愈合。多孔结构有巨大的表面积，并通过促进骨骼生长的血管生成促进新血管的生长。异种移植物的制备的目的在于尽可能减少其抗原效应，弱化消除免疫排斥反应，同时尽可能保留其原有的骨传导和生物力学性能。目前其主要制备方式有物理方法、化学方法等。

目前常用的物理异种骨脱抗原方法包括低温冷冻、高温煅烧、超声等。高温煅烧包括在 600～1 400℃范围内的各种温度下煅烧，然后在空气或氧气存在下退火数小时（2～24h）。大多数商业骨替代品的制造过程包括在 1 000℃以上的温度下加热数小时（PepGen P-15®、Endobon®、cerabone®、Gen-Ox®）。然而，这种生产技术可能会导致天然骨独特的微孔性和结晶度的丧失。这些变化导致再吸收性和骨传导能力的潜在降低。可以通过在 300℃左右的最高温度下对骨骼进行热处理（Bio-Oss®）、通过应用多步化学处理（Tutoplast®、Bone-Fill®）或通过应用酶处理（Bio-Gen®）可以完全消除组织中的抗原成分并保留骨骼结构。

化学处理包括过氧化氢（H_2O_2）、盐酸（HCl）、乙酸、磷酸（H_3PO_4）溶液进行处理等，脱脂可通过使用有机溶剂进行，例如乙醚、丙酮、乙醇（偶尔使用甲醇和氯仿）和相互混合物。脱蛋白通常使用热碱（"碱性水热处理"的工艺）进行，使用最广泛的碱是氢氧化钠（NaOH）、偶尔使用的氢氧化钾（KOH）和氢氧化钙（Ca（OH）$_2$），可用 70～100℃在 24～48h 内以各种浓度（1～16wt%）溶解。

三、重组异种骨

上述处理方式虽然较好保证了异种骨的部分性能如生物力学、骨传导功能，但也对骨诱导功能有较大破坏。目前，研究热点集中在重组异种骨，即通过有骨诱导功能的生长因子或细胞等与异种骨结合，以期望保留其骨诱导功能。

骨形态发生蛋白（BMP）是转化生长因子 -β（TGF-β）超家族的重要成员，它在骨祖细胞向成骨细胞的定型和分化中起关键作用。rhBMP-2 最初被 FDA 批准用于脊柱融合以及开放性胫骨骨折后的伤口愈合以及牙科中。Masako 等将未分化的小鼠 ST-2 基质骨髓细胞接种到牛源性天然骨矿物质（NBM）颗粒上，发现 rhBMP-9 与牛源性天然骨矿物质支架相结合后，与 rhBMP-2 相比，具有更好的成骨潜力。Bienz 对 24 例牙科患者临床手术中注入 BMP-2 的异种移植块或自体骨块进行初次骨增强，发现在 BMP 组的种植体肩部水平发现了明显更大的水平组织厚度。

间充质干细胞（MSC）是多能体干细胞，可分化成各种中胚层细胞，如成骨细胞、软骨细胞、肌细胞和脂肪细胞。MSC 为细胞治疗提供了独特的机会，因为它们能够刺激受损组织和器官的再生。脂肪组织遍布全身，已知含有两种类型的干细胞 / 基质细胞，即脂肪组织衍生的 MSC（ASC）和去分化脂肪（DFAT）细胞。Zuk 等首先报道了 AMSC，其被证明具有自我更新能力和多向分化潜能。此外，来自脂肪组织的 AMSC 的细胞产量高于来自骨髓抽吸物的 BMSC。这些细胞在体外也有几个好处：在培养中更快、更容易扩增、更多保留干细胞表型的传代细胞的多能性和更不易老化。Yanagi 等比较了成骨条件下在 3D 球体中培养的大鼠 DFAT 细胞与在 2D 单层中的体外成骨潜力。与 2D DFAT 细胞相比，3D DFAT 球状细胞通过经典的 Smad 1/5 信号通路促进成骨细胞分化和新骨形成。

四、目前市售的异种骨替代物

临床上可用的基于牛骨的骨替代物，如 Bio-Oss、Osteograf-N 和 Endobon。研究发现，使用 Bio-Oss 移植的上颌窦缺损部位在 6 个月后导致 39% 的新骨形成，这与在同一时间段内移植自体骨后 40% 的新骨形成相当。此外，他们发现 31% 的移植 Bio-Oss 保留在移植部位，而自体移植骨只有 18%。这些统计数据表明 Bio-Oss 的功效在刺激新骨形成方面，即使不超过自体移植骨，也非常接近。Ozkan 等人进行了一项为期 5 年的前瞻性随访研究，还发现，一期上颌窦增大手术后的牛骨移植物可提供足够质量和体积的骨，从而可以预测同时植入物。在临床上，Bio-Oss 已被证明是一种有价值的骨替代材料，可提供高质量的新骨，并在手术后有希望的长期存活率。

Bio-Oss 是在欧洲获得批准的一种产品。作为骨替代品，它看起来非常有前途，但仍需要进行长期的进一步评估。人们担心使用牛异种移植物有患疯牛病的风险。然而，目前并没有这些牛移植物相关的传染性海绵状脑病（TSE）和牛海绵状脑病（BSE，即疯牛病）风险的报告。另一种未在美国使用的 Conformité Européenne 移植物是 A-OSS——一种脱蛋白牛骨移植物。在欧洲，还批准了马骨移植物，例如 Biotek 的 Bio-gen。没有像牛移植物那样的疾病风险问题，因为没有已知的疾病从马传播给人类。另一种尚未在美国获得批准但欧洲已批准产品是史赛克（Stryker）公司的 Hydroset，它已在临床上证明了其在骨质疏松症中的价值。

其他基于牛骨的市售产品也有售，例如 OsteoGraf™ 和 Cerabone™。这两种产品都经过高温处理，从而消除了所有有机成分，使产品具有低免疫原性。与 Bio-Oss™ 一样，这些产品表现出与人体骨骼非常相似的结构和生化特性，可以作为有效的骨传导性移植材料。Stiel 等使用牛松质骨移植物 Tutobone™ 进行儿童髋臼发育不良 Dega 截骨术治疗，作者进行了一项回顾性、单中心研究，包括 101 名患有不同基础疾病的患者（147 髋），结果显示异位骨化发生在一个髋关节，但围手术期及术后没有发生移植相关并发症，如感染、相关血肿或病理性骨折。

（刘世长）

第五节　骨组织工程与骨仿生材料研究

一、骨组织工程与骨仿生材料的发展历程

因外伤、退行性疾病、肿瘤切除及先天性缺陷所导致的骨缺损在临床中较为常见。尽管骨组织具有一定的再生能力，但大于临界尺寸（一般为 2cm）的骨缺损则无法愈合。骨移植是治疗超过临界尺寸骨缺损最常见的方法。全球每年数以百万计的患者被实施骨移植手术。自体骨移植目前是骨缺损治疗的金标准。自体骨具备骨诱导性、骨传导性、成骨性及骨整合性的特点。此外，自体骨还具有多孔基质形貌、适宜的机械力学强度、良好的成骨活性等天然因素。然而自体骨移植常造成供区组织结构破坏或畸形，甚至引起供体部位血管及神经损伤，炎症及感染等并发症。随着骨组织工程的发展，组织工程构建的人工骨将有望取代自体骨，实现骨缺损的功能性及结构性修复。

早在十九世纪初期，外科医生就尝试将实验室制备的磷酸钙复合物用于修复骨缺损。人们逐渐将填充于骨缺损处的生物惰性物质替换为生物活性物质。在十九世纪，多种生物活性材料逐渐被用于骨缺损的研究和治疗。研究人员在多聚物海绵中发现了异位骨的形成，随后生物活性玻璃被发明，直到 1965 年 Urist 又发现了骨形态发生蛋白（bone morphogenetic protein，BMP）。1985 年 Hench 研发的45S5 生物玻璃被美国 FDA 批准上市并用于听骨链置换等治疗。1993 年 Langer 等人在 *Science* 杂志撰文首次提出组织工程的概念。1995 年 Crane 等人首次提出了骨组织工程的概念及相关原则，指出骨缺损修复材料应当具有生物相容性、骨传导性、易消毒、易降解并且降解产物可被机体代谢，此外支架材料必须具有高孔隙率、支架表面可支持细胞生长及分化，能够诱导周围组织长入并逐渐被替代。随着骨组织工程概念的提出，骨修复支架的制备工艺及理念也不断发展。1996 年，3D Systems 和 Stratasys 各自推出了新一代快速成型设备 Actua2010 和 Genisys，此后快速成型技术被用于骨支架材料的制备，即后来被称为 3D 打印技术。随后纳米相陶瓷增强成骨细胞活性的特性被证实，多种具有成骨活性的蛋白及多肽被发现，无机 - 有机复合材料被广泛研究与发展，3D 打印技术的不断升级及扩展以及其他人工骨制备技术的不断进展，使得骨组织工程领域取得了巨大的进步和蓬勃发展。

仿生的理念一直促进骨组织工程的发展。骨骼的分层结构、在胚胎发育中形成的过程、骨折愈合的过程都为骨组织工程方法和材料的设计提供了灵感。骨组织是一种天然的纳米复合材料，由以 Ⅰ 型胶原蛋白为主的有机蛋白、磷酸钙为主的无机矿物质和多种细胞组成（图 4-5-1）。骨的胶原纤维组装成束状并缠绕，碳化的羟基磷灰石分布于胶原纤维内部（图 4-5-2）。这种有机 - 无机的充分组合赋予骨强大的机械力学性能。根据骨自身的结构特点，聚合物基复合材料被研发并用于骨缺损修复。聚合物基复合材料巧妙的整合了无机和有机成分，它还能够模拟骨细胞外基质的生物学功能，从材料方面做到了仿生。不同材料也有自身的优缺点，在仿生治疗原则的指引下需结合不同材料的优点来实现更佳的仿生（表 4-5-1）。除了材料成分的仿生，结构仿生也是骨组织工程的重要发展方向。随着 3D 打印技术及纳米分子技术等的不断进步，利用多种材料制备接近正常松质骨孔隙率及骨小梁表面形貌的骨支架材料成为现实。

骨组织工程的材料设计的总原则是仿生，要以健康骨组织的特性为指导。骨组织工程领域的总体目标是设计和研制出优于自体骨及异体骨的材料，将其移植到骨缺损处，通过机体自身细胞对材料进行重塑而实现骨缺损的完全性修复。

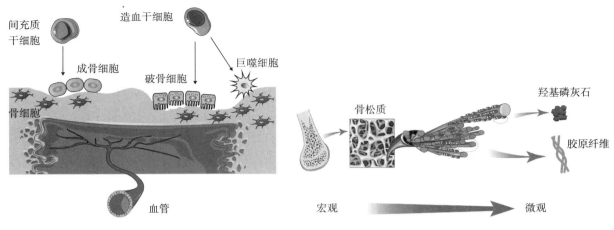

图 4-5-1　骨组织主要细胞类型（见文末彩图）　　　图 4-5-2　骨的宏观及微观结构（见文末彩图）

表 4-5-1　骨组织工程仿生材料优缺点

种类	材料	优点	缺点
天然高分子材料	胶原	生物相容性好、免疫原性低、细胞外基质重要成分	力学性能差、易被体内胶原酶分解
	壳聚糖	生物相容性好、生物降解性好、降解速度与骨生长匹配	力学性能差
	海藻酸盐	生物降解性好、亲水性强	力学性能差、免疫原性
	透明质酸	促成骨活性、可作为细胞或因子的载体	力学性能差、降解快
	丝素蛋白	降解产物无毒、生物活性强	力学性能差、矿化性能一般
合成高分子材料	聚己内酯	生物相容性好、抗腐蚀、力学性能好、无免疫原性	降解速度极慢、生物活性低
	聚乳酸 - 羟基乙酸共聚物	降解时间可调、生物相容性好、力学性能好	代谢产物酸性
	聚乙二醇	易修饰，药物载体	降解性差、副产物毒性
生物陶瓷	羟基磷灰石 /β- 磷酸三钙 / 生物玻璃	高弹性模量、缓释生物活性离子	脆性大、不易降解
金属	镁 / 锶 / 锌 / 铜	高抗压强度、一定生物活性	高腐蚀率、需高温锻造
碳基纳米材料	碳纳米管 / 石墨烯	高抗张强度、表面基团易于修饰	降解性较差、潜在毒性

二、骨组织工程材料仿生设计的特点

（一）骨结构的仿生

　　长骨由密质骨、松质骨、骨膜、关键软骨、血管及神经等组成。密质骨由环骨板、哈弗斯系统及间骨板组成。环骨板较厚，约有 10 ~ 40 层，内环骨板与外环骨板间有穿通管。哈弗斯系统数量多，呈筒状，直径 30 ~ 70μm，由 10 ~ 20 层同心圆排列的骨板围成。松质骨分布于长骨的骨骺和骨干的内侧，是大量针状或片状骨小梁相互连接而成的多孔隙网架结构，网孔即骨髓腔，其中充满骨髓，孔隙率为 50% ~ 90%。骨小梁厚度一般为 0.1 ~ 0.4mm，由数层平行排列的骨板和骨细胞构成。骨缺损往往需要大量松质骨的再生，因此对松质骨结构特性，包括孔隙率、孔径大小、孔隙的连通性的仿生是实现骨再生的关键。设计用于骨再生的支架应与松质骨的孔隙相匹配，孔隙大小在100～500μm范围被认为能有效促进细胞在整个支架上附着、迁移和生长。多项体内及体外研究证实聚合物支架材料的最佳孔隙为300μm，具有最好的成骨效果。支架的孔隙率及连通性也决定了新生骨的空间分布。孔隙率较小容易限制新生骨中的血管化，缺氧环境往往会诱发骨软骨形成，而较高的孔隙率可促进快速的血管化，较高的氧张力有利于间充质干细胞向成骨细胞分化。除了支架材料对宏观孔隙率及孔径大小的仿生，对于小梁结构的微观仿生也能够促进骨再生。支架材料表面的微孔增强骨再生的机制已被证实，羟基磷灰石支架表面2～8μm的微孔可促进细胞相互作用面积增大，改善蛋白质的黏附性及界面动力学，有利于基质矿化。对骨组织大孔径及微孔径的仿生成为骨修复支架设计的新模式。

（二）骨小梁微观结构的仿生

对骨小梁微观结构的仿生也是骨支架材料设计的策略之一。骨小梁是一种纳米复合结构，由30%的有机基质组成，有机基质的主要成分则是缠绕的胶原纤维束，其长度为15μm，直径为40～70nm。无机成分占70%，主要为纳米羟基磷灰石晶体，长度为20～80nm，2～5nm厚。骨支架材料对正常骨小梁纳米结构的仿生能促使形成纳米结构的细胞外基质，增强成骨相关细胞的黏附、增殖及分化。基于仿生的理念，多种纳米纤维多聚物支架被制备且能够很好地模拟胶原纤维的形貌功能，并能显著增强成骨祖细胞、成骨细胞相关成骨活性标志物的表达及有效促进成骨。对骨小梁无机成分的仿生也是骨支架材料设计的策略之一。有研究对聚合物基质材料中掺入羟基磷灰石晶体，能显著的增强细胞的接触面，增强成骨祖细胞及成骨细胞的黏附及增殖，利于骨诱导。

（三）骨力学性能的仿生

松质骨的强度约为5～10MPa，弹性模量约为50～500MPa。骨支架材料设计的另一个目标则是对正常松质骨力学强度的仿生与模拟。骨支架材料既要加入必要的生物活性物质，又需要尽可能的将力学性能调整到正常松质骨的参数范围内。力学强度过大容易造成移植区的应力遮挡，力学强度过小容易造成移植后的结构坍塌。高分子聚合物支架常常缺乏应有的力学载荷性能，而陶瓷支架材料则延展性较差且脆性较大。为了改善高分子聚合物支架的力学性能及生物活性，人们尝试将羟基磷灰石颗粒、生物活性玻璃颗粒、纳米颗粒和碳纳米管等材料掺入，但与松质骨的力学强度仍有一定差距。陶瓷材料的力学性能可接近正常松质骨，人们尝试采用PLGA、聚己内酯及纤维丝等材料修饰陶瓷支架的表面，以增强其韧性及生物活性。尽管在过去的二十年里，用于骨再生的陶瓷支架的研究进展迅速，但目前可用的多孔支架仍然不适合于承重应用。有研究设计了一种独特的微结构设计的陶瓷支架，其孔隙率为85%，孔径为500μm，抗压强度为（4.1±0.3）MPa，抗压模量为（170±20）MPa，并且这种材料能诱导新的骨缺损桥接。

三、骨组织工程仿生材料

（一）天然聚合物

1. 胶原蛋白是骨有机物的主要成分，也是细胞外基质的主要成分。胶原蛋白有多种类型，Ⅰ型胶原主要存在于骨，Ⅱ型胶原主要存在于软骨，Ⅲ型胶原主要存在于血管壁。自体胶原蛋白无细胞毒性，组织相容性及降解性好，但机械力学强度低。目前已有商业化的胶原蛋白用于骨组织工程支架的制备，异种胶原蛋白提取后往往需进行提纯修饰以便去除其免疫原性。此外胶原蛋白可通过交联以增强其力学强度。胶原蛋白被制作成膜、泡沫、3D 支架用于骨缺损的修复。为了增强胶原蛋白所制备支架的力学强度，有研究将羟基磷灰石与胶原蛋白混合制备成多孔复合材料。明胶是胶原蛋白的衍生物，它具有更好的溶解度。有研究也将钙磷酸盐与明胶混合制成纳米复合材料，材料力学性能得到了显著增强，并且细胞黏附性显著提升。明胶的掺入也能够在一定程度改善羟基磷灰石晶体的距离，增强羟基磷灰石成型后的弹性模量及断裂韧度。

2. 海藻酸是一种从褐藻中提取的天然聚合物，由于海藻酸盐生物相容性好、低毒性和免疫原性，越来越多地被用于组织工程材料的构建。近年来，海藻酸盐在骨组织工程、伤口愈合和药物输送方面的研究越来越多，通常以水凝胶的形式使用。海藻酸盐可以通过加入黏附性物质进行改性，例如 RGD 肽（精氨酸 - 甘氨酸 - 天冬氨酸）、肝素及各种生长因子。海藻酸水凝胶也可以与钙等金属离子发生交联。磷酸钙水泥和海藻酸盐制备的支架显示出活跃的成骨细胞增殖潜力和成骨能力。此外，人脐带间充质干细胞包被的磷酸钙水泥 / 海藻酸盐复合材料的机械强度符合正常松质骨的强度，并且包裹的细胞保持活力和成骨分化，产生高的碱性磷酸酶、骨钙素、Ⅰ 型胶原蛋白基因的表达。

3. 丝素是昆虫、蜘蛛及蠕虫产生的一种蛋白质，是一种水溶性的胶状蛋白。丝素具有一定的弹性、韧性、生物相容性及降解性，在骨组织工程方面越来越受到关注。钙磷酸盐与丝素混合物制成的支架具有良好的孔隙及成骨性能。在丝素泡沫中加入羟基磷灰石也可以增强支架的机械性能，有效促进骨髓间充质干细胞的增殖及向成骨分化。

4. 壳聚糖也是一类天然高分子材料，它是从海洋甲壳中提取并脱乙酰基而产生的多糖。壳聚糖是一种阳离子聚合物，可以与带负电的生物大分子发生静电作用，并与细胞膜相互作用。除了生物相容性及降解性良好，壳聚糖还具有内在的抗菌作用。静电纺丝制备的羟基磷灰石与壳聚糖复合支架，能将非承重骨的机械性能与类似骨膜的环境相结合，可促进成骨细胞的增殖、分化和成熟。

5. 透明质酸是结缔组织胞外基质的重要组成成分，它具有良好的黏弹性和水结合能力。透明质酸可以进行多种方式的改性，其制造的泡沫或网状结构支架已在骨缺损修复中发挥了积极的作用。

（二）人工合成聚合物

1. 聚己内酯（PCL） 是由 ε- 己内酯经开环聚合得到的低熔点聚合物。与聚乳酸（PLA）相比，PCL 具有更好的疏水性，但降解速度较慢。由于 PCL 具有较高的力学强度而被列入美国食品药品监督管理局批准的产品目录。PCL 生物惰性较强，表面不利于细胞黏附。对 PCL 支架材料疏水表面采用多肽水凝胶、聚多巴胺等材料修饰可显著增强其亲水性及细胞黏附性。PCL 与壳聚糖混合制备的纳米纤维支架兼具力学性能及生物活性，能促进人类成骨细胞（MG63）的黏附及增殖。

2. 聚乳酸 - 羟基乙酸共聚物（PLGA） 由聚乳酸和聚羟基乙酸按不同比例聚合而成，是一种可降解的功能高分子有机化合物，具有良好的生物相容性、无毒、良好的成囊和成膜的性能，已被美国 FDA 批注并广泛应用于制药、医用工程材料和现代化工业领域。PLGA 在体内受到水解作用、酶和免疫细胞的作用而降解，降解时间可因聚乳酸和聚羟基乙酸的比例不同而调节。鉴于 PLGA 降解时间可调的特性，其制备的支架材料能较好匹配体内骨缺损修复的时间周期。Monney 等用二氧化碳发泡法制成 PLGA 多孔支架，避免了有机溶剂的掺入。通过 3D 打印技术将 PLGA 与羟基磷灰石混合而制成的多孔支架具有良好的生物相容性及体内修复骨缺损的功能。

3. 聚乙二醇（PEG）　是一种高度亲水的聚合物，通常用于开发水凝胶。PEG 可以通过多种化学修饰来改变其性状及功能。Ni 等人将无细胞骨基质颗粒整合到三嵌段 PEG-PCL-PEG（PECE）共聚物中，该复合材料表现出良好的生物相容性，体内注射后对骨缺损的修复作用较好。有研究将含有二硫化物的 PEG 与人骨形态生成蛋白 -2（rhBMP-2）混合制成骨修复支架，在兔桡骨缺损处显示出明显的骨修复能力。

（三）磷酸钙基材料

磷酸钙（CaPs）具有一定的生物相容性及骨传导性，其组成的钙和磷是人体骨骼的重要的无机成分。最常用于骨组织工程磷酸钙化合物是 β- 磷酸三钙（β-TCP）和羟基磷灰石（HA）。β-TCP 是 CaPs 的一个高温相，只有在 800℃以上热分解才能得到。HA 是高度结晶的，是最稳定和最不容易溶解的 CaPs。虽然 β-TCP 和 HA 在化学成分上有相似之处，但它们在生物吸收能力上有所不同。HA 的吸收是缓慢的，一旦植入体内，HA 可以保持与再生的骨组织结合，而 β-TCP 则完全被重新吸收。作为一种造骨材料使用时，β-TCP 有许多缺点。首先，它的吸收与新骨的吸收并不完全一致。其次，β-TCP 的机械性能差，有轻微的脆性，这使得它不能抵抗疲劳，而且保持力不足，从而容易发生支架塌陷或内部断裂，这限制了它在承重区的应用。β-TCP 的成骨效果有限。因此，β-TCP 的缺点限制了其在临床上的应用。为了克服 β-TCP 的缺点，一些骨修复材料被用来形成 β-TCP 复合材料，以改善 β-TCP 的生物和物理特性，例如骨形态生成蛋白 -2（BMP-2）、富血小板血浆（PRP）、间充质干细胞等。羟基磷灰石，是钙磷灰石的自然矿物化产物，化学式为 $Ca_{10}(PO_4)_6(OH)_2$，羟基磷灰石在化学上类似于自然骨。目前，已发展出多种形貌的羟基磷灰石，如纳米纤维、线状、叶状、花状、棒状。有研究构建了海藻酸盐 / 羟基磷灰石 / 丝素复合骨支架材料，成功修复了大鼠胫骨缺损。还有研究采用同轴电纺技术制备了仿生羟基磷灰石 / 明胶 - 壳聚糖芯壳纳米纤维复合支架，沉积在明胶 - 壳聚糖核壳结构纳米纤维上的羟基磷灰石可以进一步增强成骨细胞的增殖。磷酸钙骨水泥（CPC）最早是在 20 世纪 80 年代由 Brown 提出的，是以各种磷酸钙盐为主要成分，在生理条件下具有自固化能力，是一种可注射、可任意塑形的骨替代材料。由于其产物羟基磷灰石其组成和结构与骨组织矿物相似，并且具有良好的生物相容性，即它们不会引起炎症反应。郝定均等人将可溶性姜黄素与 CPC 混合制成多孔骨支架材料，结果显示其具有显著的成骨作用。

（四）金属材料

1. 镁（Mg）　是人体必需的元素，大约 65% 的镁包含在骨骼和牙齿中。体内研究指出，掺有磷酸镁的磷酸钙水泥能够在上颌窦底表现出更强的生物降解性及骨传导性。在磷酸钙骨水泥中掺入 5% 的硫酸镁能够上调骨髓间充质干细胞整合素 $α_5β_1$ 的表达，促进其在材料表面黏附，肌动蛋白丝组装及成骨分化。有研究采用 PLGA、β-TCP 和镁材料，通过 3D 打印技术制备了复合支架材料并有效修复了兔股骨髁骨缺损，同时有效的促进了局部血管新生。

2. 锶（Sr）　是一种非必需元素，占骨骼系统含量的 0.035%。Sr^{2+} 被证实可促进成骨。Sr^{2+} 的大小与 Ca^{2+} 相似，它被认为在成骨细胞介导的过程中可以取代 Ca^{2+}。锶可能通过双重途径刺激骨形成，它既能激活成骨细胞中钙感应受体及骨保护素的表达，还能减少核因子 κB 受体激活蛋白配体（receptor activator of NF-κB ligand，RANKL）的表达。通过水热处理制备的掺锶的羟基磷灰石支架可在骨质疏松大鼠股骨缺损中促进成血管和成骨。掺锶的硅酸钙 3D 陶瓷支架可促进大鼠骨质疏松性骨缺损的修复，还可促进卵巢切除大鼠的骨髓间充质干细胞的成骨分化、人脐静脉内皮细胞的血管生成分化。

3. 锌（Zn） 在各种生理过程中发挥着重要作用，参与了大量蛋白质的合成，并且对蛋白质的稳定性至关重要。锌可调节碱性磷酸酶（ALP）的结构，而碱性磷酸酶对新骨形成与成熟非常重要。锌已被证明促进体外培养系统中骨吸收，并抑制破骨细胞的功能。一项研究调查了大鼠和人类 BMSC 的成骨能力。在含锌量不同的 HA/TCP 陶瓷中培养的大鼠和人类 BMSC 的成骨能力有所不同。在成骨培养基中培养的大鼠和人类 BMSC 都显示出 ALP 表达的增加。随着 HA/TCP 陶瓷中锌含量的增加，ALP 的表达也会增加。

4. 铜（Cu） 一种必需的微量元素，在肝脏组织中含量最高。铜作为一种辅助因子，是许多酶的结构和催化的重要组成部分，如超氧化物歧化酶，它可以保护人体免受超氧化物的有害影响。当 Cu^{2+} 加载到 CPC 支架上时，观察到成骨细胞的活性和增殖增强。多功能胶原蛋白 - 铜掺杂的生物活性玻璃支架在骨髓炎模型中能够有效抗感染及促成骨。

四、骨组织工程材料制备工艺

（一）冷冻干燥／相分离技术

材料的水溶液以不同的温度和速度被冻结后，形成冰晶。继而将冷冻材料在减压下低温干燥，除去分散的水和溶剂，从而留下多孔的聚合物结构。在组织工程中常常通过冷冻干燥的方法制备材料孔隙，提升材料的孔隙率，有助于新生骨组织和血管的长入。但是，通过冷冻干燥获得的材料孔隙率高，可能不适于承载过大的力学载荷。相分离法则通过温度、pH、压强等条件的改变，实现溶液多元体系不同的相之间的分离。常用于骨组织材料的制备和纯化过程中。Fwu-Long Mi 等通过甲壳素直接共混在二甲基乙酰胺 - 氯化锂溶液中，然后通过相分离法，制备出可生物降解的甲壳质/PLGA 微球。

（二）电场辅助技术

电场辅助技术可以实现材料分子在纳米和微米之间的精细控制。由于电场的存在，在场的不同位置存在电势差，促使不同材料形成更仿生的颗粒、纤维、涂层、薄膜和 3D 结构等不同的外观形貌（图 4-5-3）。静电纺丝技术是制作组织工程材料中被广泛使用的制造方法之一，它通过在注射器和收集器之间施加电场，在电场的影响下形成微纤维或纳米纤维。将纤维沉积到合适的表面上可以

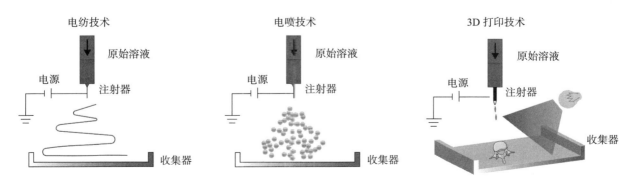

图 4-5-3 骨组织工程材料制备工艺

产生高孔隙率的电纺膜或网。朱雷等通过静电纺丝的技术，制作了负载神经生长因子的高取向聚己内酯（PCL）纤维导管，促进了背根结神经元轴突的纵向生长，体现了材料的仿生代替理念。通过电场辅助技术，实现了对材料精细结构的控制，增加了材料的比表面积和孔隙率，使得材料的生物活性得到明显改善。

（三）纳米分子技术

不同的物理和化学方法被用于纳米分子技术的材料制作工艺中，例如：物理粉碎法、真空冷冻法、溶胶凝胶法、气相沉积法等。通过纳米分子技术实现了对组织工程材料的生物性能和表观形态的改性，提升了材料的组织结合行为，有利于细胞黏附和分化，实现材料的仿生。随着纳米材料的引入，材料的降解 - 吸收动力学特性逐渐被研究。纳米骨水泥可弥补了传统磷酸钙骨水泥抗压性能差等缺点。采用纳米分子技术制备的纳米三维多孔支架、纳米水凝胶和纳米纤维等良好的生物相容性和不同的力学、生物学作用，在骨组织工程研究中被广泛关注。

（四）3D 打印技术

3D 打印技术是基于 3D 数据模型，通过将不同材料通过层层累积打印而得到最终产品的材料快速成型技术（图 4-5-3）。用于骨组织工程材料的 3D 打印的主要形式包括挤压、立体光刻、选择性激光烧结和喷墨打印。通过 3D 打印技术可以精确地定义打印材料的空间布局，与使用其他制造方法产生的支架相比，3D 打印的生物支架具有更好的孔互连性和机械强度。从微观形态、宏观形貌以及生物学特性上，实现材料的仿生，使嵌入材料后更符合缺损前的状态。实际上，3D 打印可以用于产生结合了复杂拓扑特征的创新材料设计，从而能够制造具有前所未有的物理、机械和生物特性组合的生物材料构造。

五、展望

尽管骨组织工程的生物材料及制备工艺均取得了很大的进展，但要完美的实现多种条件下的骨缺损的修复仍面临诸多问题和挑战。我们仍对大多数生物材料的作用机制及由此产生的细胞反应了解有限。天然材料及人工合成材料在不断发展和改造，新的材料也在不断发现和制造，仿生是未来材料发展的一个总原则。虽然在许多应用中需要支架的稳定性，但是也需要快速的降解能力，以加速组织的生长。复合材料提供了可调整多种因素的潜力，以满足机体对材料的多种要求。然而，不同的材料类型往往需要不同的加工条件，这使这种生物材料系统的开发变得复杂。人体组织通常具有黏弹性，而骨组织工程领域则主要集中在全弹性材料。此外，骨组织的形成是在多个尺度上进行的，所形成的骨组织的功能和特性在很大程度上归功于它的层次结构。对复合生物材料的控制成型，通常不能用单一的制造方法来实现。因此，骨组织工程材料的设计者必须创新策略，结合多种合成和制造技术，以便决定生物材料的结构和性能，在分子、纳米、微观和宏观层面上对生物材料的结构和性能进行控制。3D 打印为复杂结构骨支架的制造提供了新的方法，这也为骨组织工程的发展注入了新的动力。我们仍需对骨材料的结构及功能充分解析，以便从仿生的角度去构造功能性的骨修复材料。最后，由于患者之间的个体差异，需要转变为个性化的生物材料制备体系，以实现精确医学治疗。

（朱雷）

参考文献

[1] 杨思敏，王新卫. 自体骨移植修复骨缺损的临床研究进展 [J]. 中国疗养医学，2019，28（9）：4.

[2] 张鹰，贾帅军，田方，等. 磷酸钙骨水泥复合透明质酸 - 姜黄素对成骨细胞增殖及成骨能力影响的研究 [J]. 中国修复重建外科杂志，2021，35（1）：104-110.

[3] Schmidt AH. Autologous bone graft: Is it still the gold standard?[J]. Injury, 2021, 52(Suppl 2): S18-S22.

[4] Sasaki JI, Yoshimoto I, Katata C, et al. Freeze-dry processing of three-dimensional cell constructs for bone graft materials[J]. J Biomed Mater Res B Appl Biomater, 2020, 108(3): 958-964.

[5] Plantz MA, Gerlach EB, Hsu WK. Synthetic Bone Graft Materials in Spine Fusion: Current Evidence and Future Trends[J]. Int J Spine Surg, 2021, 15(s1): 104-112.

[6] Morris MT, Tarpada SP, Cho W. Correction to: Bone graft materials for posterolateral fusion made simple: a systematic review[J]. Eur Spine J, 2021, 30(8): 2410-2411.

[7] Viola A 3rd, Appiah J, Donnally CJ 3rd, et al. Bone Graft Options in Spinal Fusion: A Review of Current Options and the Use of Mesenchymal Cellular Bone Matrices[J]. World Neurosurg, 2021, 158: 182-188.

[8] Mariscal G, Nunez JH, Barrios C, et al. A meta-analysis of bone morphogenetic protein-2 versus iliac crest bone graft for the posterolateral fusion of the lumbar spine[J]. J Bone Miner Metab, 2020, 38(1): 54-62.

[9] Chatelet M, Afota F, Savoldelli C. Review of bone graft and implant survival rate: A comparison between autogenous bone block versus guided bone regeneration[J]. J Stomatol Oral Maxillofac Surg, 2022, 123(2): 222-227.

[10] Battafarano G, Rossi M, De Martino V. et al, Strategies for Bone Regeneration: From Graft to Tissue Engineering[J]. Int J Mol Sci, 2021, 22(3): 1128.

[11] Gillman CE, Jayasuriya AC. FDA-approved bone grafts and bone graft substitute devices in bone regeneration[J]. Mater Sci Eng C Mater Biol Appl, 2021, 130: 112466.

[12] Valtanen RS, Yang YP, Gurtner GC, et al. Synthetic and Bone tissue engineering graft substitutes: What is the future?[J]. Injury, 2021, 52 Suppl 2: S72-S77.

[13] Bai Y, Sha J, Kanno T, et al. Comparison of the Bone Regenerative Capacity of Three-Dimensional Uncalcined and Unsintered Hydroxyapatite/Poly-d/l-Lactide and Beta-Tricalcium Phosphate Used as Bone Graft Substitutes[J]. J Invest Surg, 2021, 34(3): 243-256.

[14] Um IW, Lee JK, Kim JY, et al. Allogeneic Dentin Graft: A Review on Its Osteoinductivity and Antigenicity[J]. Materials, 2021, 14(7): 1713.

[15] Bow A, Anderson DE, Dhar M. Commercially available bone graft substitutes: the impact

of origin and processing on graft functionality[J]. Drug Metabolism Reviews, 2019, 51(8): 1-12.

[16] Doyle EC, Wragg NM, Wilson SL. Intraarticular injection of bone marrow-derived mesenchymal stem cells enhances regeneration in knee osteoarthritis[J]. Knee Surgery Sports Traumatology Arthroscopy, 2020(7): 16.

[17] Moest T, Frabschka J, Kesting MR, et al. Correction to: Osseous ingrowth in allogeneic bone blocks applied for vertical bone augmentation: a preclinical randomized controlled study[J]. Clinical Oral Investigations, 2020, 24(9): 3323-3323.

[18] Dds NM, Dds YF, Dds HD. Maxillofacial Bone Grafting Materials[J]. Dental Clinics of North America, 2021, 65(1): 167-195.

[19] Ltddb C, Jfehd E, Vbdf G, et al. Bone Augmentation Techniques for Horizontal and Vertical Alveolar Ridge Deficiency in Oral Implantology-ScienceDirect[J]. Oral and Maxillofacial Surgery Clinics of North America, 2019, 31(2): 163-191.

[20] Battafarano G, Rossi M, Martino V D, et al. Strategies for Bone Regeneration: From Graft to Tissue Engineering[J]. International journal of molecular sciences, 2021, 22(3): 1128.

[21] Oliveira G., Pignaton TB, de Almeida Ferreira CE, et al. New bone formation comparison in sinuses grafted with anorganic bovine bone and β-TCP[J]. Clin, Oral Implants Res, 2019, 30: 483.

[22] Haugen HJ, Lyngstadaas SP, Rossi F, et al. Bone grafts: Which is the ideal biomaterial?[J]. JClinPeriodontol, 2019, 46: 92-102.

[23] Ratnayake JT, Ross ED, Dias GJ, et al. Preparation, characterisation and in-vitro biocompatibility study of a bone graft developed from waste bovine teeth for bone regeneration[J]. Mater, Today Commun, 2020, 22: 100732.

[24] Ibrahim A, Khalil m, EL HALAWANI G. Evaluation of anterior maxillary horizontal ridge augmentation with simultanous implant placement using cerabone® versus cerabone® combined with platelet rich plasma[J]. Alexandria Dental Journal, 2021, 46(2): 1-7.

[25] Oliveira G, Pignaton TB, de Almeida Ferreira CE, et al. New bone formation comparison in sinuses grafted with anorganic bovine bone and β-TCP[J]. ClinOral Implants Res, 2019, 30: 483.

[26] Aguilar A, Zein N, Harmouch E, et al. Application of Chitosan in Bone and DentalEngineering[J]. Molecules, 2019, 24: 3009.

[27] Sheikh Z, Hamdan N, Abdallah M-N, et al. Natural and synthetic bone replacement graft materials for dental and maxillofacial applications[J]. AdvDentBiomater, 2019, 347-376.

[28] Titsinides S., Agrogiannis G., Karatzas T. Bone grafting materials in dentoalveolar reconstruction: A comprehensive review[J]. JpnDentSciRev, 2019, 55: 26-32.

[29] Galindo-Moreno P, Padial-Molina M, Lopez-Chaichio L, et al. Algae-derived

hydroxyapatite behavior as bone biomaterial in comparison with anorganic bovine bone: A split-mouth clinical, radiological, and histologic randomized study in humans[J]. ClinOral Implant Res, 2020, 31: 536-548.

[30] Di Stefano DA, Greco G, Gherlone E. A Preshaped Titanium Mesh for Guided Bone Regeneration with an Equine-Derived Bone Graft in a Posterior Mandibular Bone Defect: A Case Report[J]. DentJ, 2019, 7: 77.

[31] Dewi AH, Ana ID. The use of hydroxyapatite bone substitute grafting for alveolar ridge preservation, sinus augmentation, and periodontal bone defect: A systematic review[J]. Heliyon, 2018, 4: e00884.

[32] Funda G, Taschieri S, Bruno GA, et al. Nanotechnology Scaffolds for Alveolar Bone Regeneration[J]. Materials, 2020, 13: 201.

[33] Stiel N, Moritz M, Babin K, et al. The Use of Bovine Xenogeneic Bone Graft for Dega Pelvic Osteotomy in Children with Hip Dysplasia: A Retrospective Study of 147 Treated Hips[J]. J Clin Med, 2020, 9(7): 2241.

[34] Bienz SP, Payer M, Hjerppe J, et al. Primary bone augmentation leads to equally stable marginal tissue conditions comparing the use of xenograft blocks infused with BMF-2 and autogenous bone blocks: A 3D analysis after 3 years[J]. Clin Oral Implants Res, 2021, 32(12): 1433-1443.

[35] Tsukasa Y, Hiroshi K, Seiichi F, et al. Three-dimensional spheroids of dedifferentiated fat cells enhance bone regeneration[J]. Regen Ther, 2021, 18: 472-479.

[36] Guo L, Liang Z, Yang L, et al. The role of natural polymers in bone tissue engineering[J]. J Control Release, 2021, 338: 571-582.

[37] Farokhi M, Mottaghitalab F, Samani S, et al. Silk fibroin/hydroxyapatite composites for bone tissue engineering[J]. Biotechnol Adv, 2018, 36(1): 68-91.

[38] Babilotte J, Martin B, Guduric V, et al. Development and characterization of a PLGA-HA composite material to fabricate 3D-printed scaffolds for bone tissue engineering[J]. Mater Sci Eng C Mater Biol Appl, 2021, 118: 111334.

[39] Chen P, Liu L, Pan J, et al. Biomimetic composite scaffold of hydroxyapatite/gelatin-chitosan core-shell nanofibers for bone tissue engineering[J]. Mater Sci Eng C Mater Biol Appl, 2019, 97: 325-335.

[40] Lai Y, Li Y, Cao H, et al. Osteogenic magnesium incorporated into PLGA/TCP porous scaffold by 3D printing for repairing challenging bone defect[J]. Biomaterials, 2019, 197: 207-219.

[41] Zhao R, Chen S, Zhao W, et al. A bioceramic scaffold composed of strontium-doped three-dimensional hydroxyapatite whiskers for enhanced bone regeneration in osteoporotic defects[J]. Theranostics, 2020, 10(4): 1572-1589.

[42] Ryan EJ, Ryan AJ, Gonzalez-Vazquez A, et al. Collagen scaffolds functionalised with copper-eluting bioactive glass reduce infection and enhance osteogenesis and angiogenesis both in vitro and in vivo[J]. Biomaterials, 2019, 197: 405-416.

[43] Zhu L, Jia SJ, Liu TJ, et al. Aligned PCL Fiber Conduits Immobilized with Nerve Growth Factor Gradients Enhance and Direct Sciatic Nerve Regeneration[J]. Advanced Functional Materials, 2020, 30(39): 2002610.

第五章
仿生治疗的影像学与电生理评价

第一节　X 线 检 查

X 线检查技术是利用 X 线的穿透能力、荧光作用、感光效应及生物学效应等特性，并根据临床要求，对患者实施的各种技术操作，以显示人体内的结构和病变。X 线检查技术是传统放射学的重要组成部分，也是疾病检查的基本方法之一。

X 线图像特点：X 线穿过人体后，由于人体不同组织器官的密度、厚度、吸收能力不同而形成不均匀吸收，剩余射线到达探测器后就产生不均匀的感光，经模拟或数字转换变成可以观察的图像。X 线图像是由从黑到白不同灰度的影像所组成，图像清晰、细腻、空间分辨力高。这些不同灰度的影像反映了人体组织结构的解剖及病理状态。

X 线检查的特点：①操作简便；②检查速度快；③经济。

一、X 线检查在骨关节力学及稳定性的检查评估

（一）X 线检查方法

X 线穿透力强，针对不同物质产生不同的穿透力，以显示骨关节的结构和病变。随着科技的不断发展，所有与 X 线有关的影像技术均被大量应用于临床医疗。在数字技术不断发展的今天，X 线数字化成像技术不断改进和完善，在临床上的应用空间不断拓展，为临床诊疗提供更为准确、客观、全面的参考影像和数据，提升临床诊疗的安全性和有效性。

1.计算机 X 射线摄影（computed radiography，CR）　CR 是间接数字化成像的检查技术，影像板的发光材料代替了以 X 线胶片记录和显示图像的传统模式。CR 将人体经过 X 线照射后的潜影记录于影像板（IP）上，由激光扫描系统读取信息进行图像后处理形成数字式平面图像。数字影像可以由监视器直接视读，亦可由激光打印机输出到胶片。其具备数字化图像的优点，不足之处是影像的空间分辨力比屏 - 片组合低。

2.数字 X 射线摄影（digital radiography，DR）　DR 是直接数字化成像的检查技术，利用非晶硅（硒）为成像基础，入射人体衰减后的 X 线到达闪烁体被吸收后，激发出的电子对在外加高压电场的作用下运动并传递到下层的光电二极管，转换为电信号，电信号经数字转换器变成数字信号。与 CR 相比较其优点有：①影像清晰度高；②噪声少；③检查速度快；④减少曝光量；⑤图像后处理功能改善了影像细节的显示。DR 已经替代 CR。

3.X 线数字断层融合成像（digital tomosynthesis，DTS）　DTS 成像是近几年推出的一种新的 X 线检查技术。一次性扫描采集获取的容积数据可以进行任意多层面的断层图像重建，图像是单一

的无层外组织干扰的清晰图像，对骨折成像的图像质量较好，能够区分不同类型的骨折，新鲜骨折线、断端对位对线及碎骨片显示清晰，对于陈旧性骨折骨痂形成及愈合程度也显示良好。特别是针对某些不适合行 CT、MRI 检查的部位，简单易行，不受患者体位限制。

4. 双下肢负重位全长 X 线成像　双下肢负重位全长 X 线摄片可根据实际需要分别对骨盆、股骨、胫腓骨及各关节采取不同的曝光条件，后续拼接可得到每个部位均显示清晰、满意的高质量双下肢图像，画出准确的下肢力线（图 5-1-1）。同时不影响对各个关节进行单独细致观察和分析。判断有无畸形及畸形部位，对负重骨骼矫形、人工膝关节、髋关节置换及新骨植入术等治疗提供了科学的诊断依据。目前，此方法都是每次只能照一个方位，通过重新摆位置，可以照另外一个位置；缺点是平面投影，而不是三维成像。

5. 双向站立负重全长成像系统（european orthopedic system，EOS）　EOS 成像采用相互垂直的双 X 线球管进行双向曝光，2 个窄条气体探测器成像时与 X 线球管同步移动，实现站立位负重状态下全长正、侧位同时成像（图 5-1-2）。双向成像的另一个优势是可以从相互成 90° 的正、侧位图像，通过软件模拟进行站立负重位的三维成像。而 EOS 系统可以站着、坐着、跪着多种姿势拍摄，更加真实地反映了骨科疾病情况，为疾病的治疗提供了准确的影像资料。该系统低辐射意味着新生儿、儿童脊柱或下肢全长以及术后需要长期拍片随访的老年骨科患者都可以进行安全的检查。目前，对于脊柱侧凸、畸形等患者，医生需通过分段拍摄 X 线片然后进行手工拼接、测量的方式进行测算，之后进行手术。这样的方式容易产生误差，且忽略全身骨骼、关节对病灶处的关联影响，EOS 系统解决了上述问题对治疗效果的影响。

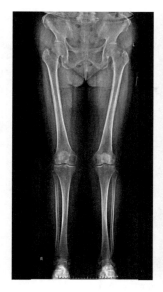 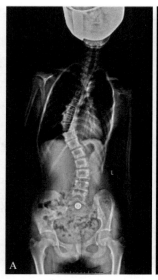 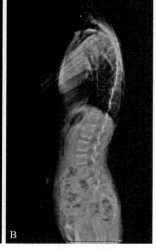

图 5-1-1　双下肢负重位全长 X 线片

图 5-1-2　脊柱侧凸 EOS 片
A. 脊柱正位片；B. 脊柱侧位片。

6. C 形臂 X 线机成像　C 形臂 X 线机是集光、机、图像处理技术为一体的可移动式 X 线机，成像是二维图像，直观清晰，医师可以在监视器上实时看到治疗中的动态情况，为监视和引导骨科手术起着重要作用。C 形臂 X 线机具有上下、前后、左右等多方向的运动，可以多轴位多角度进行摄影，在骨科手术操作中使用 C 形臂 X 线机配合手术，可对骨折部位精准定位，骨折部位术后恢复情况进行准确评估，同时明显缩短手术时间、提高手术疗效，减少手术病人痛苦。也在微创手术的开展与治疗等方面发挥了独特的作用。

（二）X 线检查体位

骨关节疾病一般首选 X 线平片检查，是诊断骨关节病变最基本的检查技术。X 线检查是人体三维立体结构的平面显示，他们互相重叠、干扰，为了对被照体形态的变化及其性质有客观、准确的显示，在 X 线检查中必须采取不同的体位，最佳的显示病变。其中特殊体位、负重位、功能位 X 线检查在骨关节力学及稳定性上可以实现术前精确诊断，也是评估术后治疗效果重要的方法。

1. 常规体位 X 线检查 骨关节常规体位 X 线检查要注意以下几点：

（1）摄片都要有正侧位，再根据需要加摄斜位，轴位或切线位；

（2）摄片包括周围的软组织及邻近的一个关节；

（3）脊柱要包含邻近的部位，便于定位及计数；

（4）两侧对称的骨关节，一侧病变应摄同一技术条件下的双侧片，以便对照。

2. 特殊体位 X 线检查 必要时拍摄特殊位置的 X 线片，如颈椎张口位：患者仰卧摄影台或站立位，双上肢放于身旁，头颅正中面对台面中线，并与之垂直。枕外隆凸放于 IP 中心上方 2cm 处，头向后仰，患者尽可能张口，如患者颈部强直而不能做后仰者，可将 X 线管向头侧倾斜。

脊柱弯曲（bending）像（图 5-1-3）：卧位像患者仰卧台上，上肢向上于头部上方与下肢固定于台的一侧，患者向对侧主动的、尽最大努力呈弓形屈曲干，使同侧第十二肋尽量接触到同侧髂骨翼后拍摄全脊柱正位片，同法拍另一侧弯曲片。站立位像：患者一手叉腰，另一手举起并尽力带动脊柱向一侧弯曲，然后摄片，同法拍另一侧弯曲片。

肩关节冈上肌出口位：被检者后前位站立于胸片架前，患侧肩部靠紧胸片架，身体冠状面与胸片架成 60° 夹角，患侧上肢自然下垂、掌心向前。中心线：向足侧倾斜 15°，经肩锁关节射入。骨盆特殊体位摄影常见为骨盆入口位、出口位和髂骨（闭孔）斜位。入口位或出口位技术要点为中心线的投照角度，入口位时向足侧倾斜 40°~45°，出口位时向头侧倾斜 30°~45°。髂骨（闭孔）斜位技术要点：被检侧抬高角度为 20°。髌骨及跟骨特殊体位常见为轴位，亦可分外伤性和非外伤性。踝关节特殊体位常见为踝穴位，技术要点为：在踝关节正位的基础上，胫骨远端不动，足跟至脚尖内旋 20°，踝关节稍跖屈。

3. 功能位 X 线检查 功能位是指肢体在处于发力时候的位置，也就是使用肢体功能时候的位置。如颈椎屈伸功能位，可以诊断颈椎失稳。腰

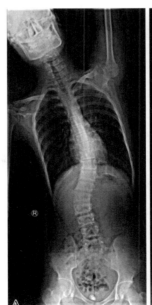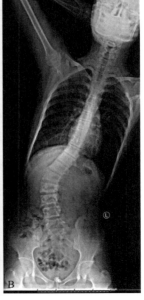

图 5-1-3 脊柱 bending 位片

A. 右侧 bending 位片；B. 左侧 bending 位片。

椎屈伸功能位，能客观反映出腰椎动态下的稳定状况，可用于临床疗效的观察。膝关节应力位检查：患者仰卧（或坐）在摄影台上，在膝关节内外侧施加应力后拍膝关节前后位片。观察关节内外翻角度的改变，提示关节侧向松弛或不稳。

4. 负重位 X 线检查　负重位指的是患者站立位，平时日常活动、工作的状态，全身各个关节起到其生理作用，支撑起身体重量，将身体的重量全都作用到全身各关节的位置，然后行 X 线摄影检查。负重位摄影更符合重力状态，生理平衡、自然体位的实际情况，又避免了非负重位摄影时由于技术员摆体位（被动体位）所引起的假象。只要患者在情况允许（即患者在能忍受负重状态下检查）时，全身所有关节的病变都可以进行负重位摄影。负重位全下肢投照要点：取站立位双膝伸直，双足向内旋转 8°~10°，髌骨朝向正前方，90° 直立位为标准位。影像标准：股骨髁与床面平行，髌骨中心位于股骨内外髁之间，双侧股骨头与胫骨下端清晰显示。下肢全关节置换患者术后近期复查不能完全站立的患者可取 70° 不完全立位摄影，基本不影响测量结果。腹部下垂者影响观察股骨头测量点者使用腹部压迫带纠正即可。

二、X 线仿生治疗检查评估

骨关节部位繁多、疾病多样、手术类型迥异，多数手术需植入不同类型、不同用途的天然或人工材料，用于骨关节的替代、修复、补充充填、连接或固定。因此，仿生治疗对影像学的术前精确检查与术后评价要求也越来越高。如果植入各类金属材料，由于其在 CT 和 MRI 上易产生明显的金属伪影，直接影响着对此类患者的检查、诊断及评估。因此，X 线仍然是骨外科治疗的主要检查手段。

1. 四肢骨折　X 线检查可以确定四肢有无骨折、骨折类型和骨折端移位情况，动态观察骨折愈合情况，对于骨折的治疗具有重要指导意义。骨折的 X 线检查一般应拍摄包括邻近一个关节在内的常规正、侧位片，必要时应拍摄特殊位置的 X 线平片。如掌骨和跖骨应拍正位及斜位片，跟骨应拍侧位和轴位片，腕舟状骨拍正位和舟状骨尺偏斜位片。

四肢骨折特别是开放性骨折常需切开复位内固定，以便恢复骨折的解剖位置，尽早开始功能康复训练，预防各种并发症的发生。评估内容：①解剖骨折复位；②骨折断端紧密对合；③内固定物不能过多超出骨表面，减少对周围软组织和关节的干扰；④内固定应力方向应与患骨的应力方向一致；⑤内固定应与患骨紧密结合，减少两者的相对移动。

2. 关节置换　目前，髋关节置换和膝关节置换是人工关节置换术中最常见的两类手术。髋关节置换 X 线检查可以了解髋关节发育不良及畸形、髋关节标志线及角度线、肢体长度、股骨近端情况及假体大小。X 线检查一般应拍摄骨盆前后位片（包括双髋及股骨上 1/2 段）及患侧髋关节前后位及侧位片，其中双下肢全长 X 线片能够更好反应下肢肢体长度。膝关节置换 X 线检查包括膝关节正侧位片、髌骨轴位片及站立位负重全身 X 线片，站立位负重全身 X 线片除观察关节一般骨质情况外，还可以了解肢体对线、关节间隙、关节畸形程度及胫骨平台内反角等情况。

关节置换常用的材料有金属、超高分子聚乙烯、陶瓷、聚甲基丙烯酸甲酯（骨水泥）等。内固定器材和人工关节等多为不同类型金属或合金如不锈钢钛、铬合金等。评估内容：①关节假体大小适中，力线、角度正确；②骨质连续，密度均匀，无硬化线和骨膜反应；③假体完整，关节面光滑；④骨与假体界面嵌合良好；⑤周围软组织无肿胀，密度均匀；⑥髋关节置换术后并发症：假体周围骨质溶解、假体断裂、假体脱位、感染等。

3. 脊柱疾病 脊柱侧弯 X 线检查用于确定侧弯分类、分型、凸度、脊柱旋转度、可代偿程度及柔韧性，术前决定手术策略及术后评估矫正效果。常规 X 线检查包括站立位全脊柱 X 线正侧立片、仰卧位的正位、左右侧屈位片及牵引位片。在站立位全脊柱正侧位 X 线片上显示：脊柱偏离中线，Cobb 角 ≥10°，并伴有椎体旋转，称为脊柱侧凸。脊柱全长仰卧位 bending 像 X 线片。主弯确定后，其上下代偿弯在仰卧位 bending 像 ≥25° 时称为结构性弯，<25° 时称为非结构性弯。

X 线平片是脊柱外伤骨折或脱位首选的检查方法，能够明确骨折的部位、类型、脊柱力线关系和手术局部的并发症。有利于多个椎体连续或跳跃性同时骨折的检出。然而，对于是否合并椎弓骨折、骨碎片移位及脊髓受累等情况价值较低。需要进一步行 CT 及 MRI 检查，CT 检查除能明确椎体的骨折情况，还可显示出有无碎骨片突入于椎管内，并可计算出椎管的前后径与横径损失量。MRI 检查可鉴别陈旧与新鲜骨折，可诊断脊髓的损害情况，发现脊髓损伤早期的水肿、出血等。

脊柱退变 X 线检查可以确定是否存在椎间隙高度降低、骨刺、神经通道狭窄、小关节肥大及脊柱屈伸时稳定性。腰椎翻修手术的 X 线评估，对于没有内固定的患者，观察椎间盘退变程度、椎间盘突出和椎体是否存在滑脱。动力过伸过屈位片可以帮助评估节段稳定性。仔细观察前次手术的减压效果是否还存在，部分或整个棘突的缺如。之前使用内固定的患者和未使用内固定的患者相似但不完全相同。除了对之前的减压和节段性病变情况进行评估外，还需要进一步检查螺钉松动/断裂情况、固定的头端和尾端相邻节段，以及固定区域植骨融合的情况。

4. 骨肿瘤 骨肿瘤涵盖的内容包括骨科学及肿瘤学，对疾病的认识、诊断及手术上就应该从肿瘤学及骨科学两方面进行，即肿瘤的生长方式、肿瘤的侵袭性及肿瘤的累及范围、对运动系统功能的影响程度等。充分了解肿瘤的生物学特性及发生部位的解剖特点，进行完整的影像学检查，对肿瘤治疗有足够的经验并制定严格的术前计划，术后进行认真的标本评估以验证是否达到了治疗所需的外科边界。

X 线平片可以观察骨肿瘤的形态、大小、骨破坏程度等。良性骨肿瘤一般边界清楚，骨皮质膨胀变薄，与周围正常骨组织无浸润，一般无肿瘤骨或骨膜反应。恶性骨肿瘤常常骨质破坏严重，溶骨及骨膜反应较明显，形成肿瘤骨，有不同程度的浸润，与周围组织界限不清，并常伴有软组织肿块形成。肿瘤复发导致骨质溶解、骨膜反应及特征基质钙化表现 X 线均具有诊断价值。然而骨肿瘤的 X 线表现不恒定，需密切结合临床表现、其他影像学检查和病理检查，才能作出准确诊断。CT 与 MRI 能较早发现肿瘤组织及周围软组织被浸润范围，准确率较高。放射性核素检查可用于转移性骨肿瘤的全身排查。病理检查是骨肿瘤诊断的金标准，其准确率最高，偶尔也因取材不准引起漏诊。因此，骨肿瘤的诊断往往需结合临床症状、影像学检查及病理学检查综合考虑。

（宋晓彬 李海燕）

第二节 造 影 技 术

一、关节造影

关节造影检查是诊断骨关节疾病的重要检查手段之一。引起关节功能异常和疼痛的原因有许多，包括骨本身的原因以及关节软骨、关节内软骨板、韧带、滑膜等软组织的原因，骨骼本身引起的关节病变通过 X 线、CT 常规检查即可有较好的诊断，但关节内与周围的软组织密度相近，在普通 X 线、CT 扫描中不能较好的显示，因此为了更好地显示这些组织结构和特点，常常需要进行人工造影对比。

（一）关节造影的方法

关节造影常使用向关节腔内注入低密度气体（如空气、CO_2）或不透 X 线的高密度对比剂（如泛影葡胺、离子型或非离子型碘造影剂）后进行摄片，从而使其腔内结构显影，可清晰观察关节的解剖结构及病变。随着 X 线造影技术的进一步发展，目前多使用双重对比造影，即同时选用气体和有机碘溶液，具有反差大、对比度强的优点。造影前必须对患者进行碘过敏试验，试验阳性者禁止进行该检查。造影时，先对局部皮肤进行浸润麻醉，随后将针刺进关节腔，注入定量的造影剂后拔出，无菌纱布覆盖穿刺孔，让病人进行数分钟的关节活动，尽可能使造影剂在关节腔内分布均匀。

（二）关节造影的应用

1.术前关节造影的应用　X 线关节造影常用于髋关节、膝关节和肩关节，可以早期发现关节韧带、肌腱、软骨和滑膜病变，这些病变在常规 X 线检查中往往不能早期发现。关节造影可以早期发现关节韧带、肌腱的破坏或断裂、关节腔内的炎症感染、粘连，以及关节软骨的损伤。关节造影还可以帮助评估关节滑膜的病变，包括色素沉着绒毛结节性滑膜炎、滑膜骨软骨瘤病、滑膜囊肿以及游离体等。关节造影对先天性髋关节发育不良、脱位的诊断有着重要意义，其可评估股骨头与髋臼的关系，显示股骨头与髋臼间是否存在软组织，判断是否为不可复的非稳定性先天性髋关节脱位。关节造影还可以用于辅助诊断三角骨畸形、评估 Wassel Ⅳ 型的拇指多指畸形的关节面情况，从而帮助术者制定手术方案。

2.术中关节造影的应用　术中关节造影是一种评估骨折复位和协助定位的手段，还可以动态评估骨折和固定的稳定性。例如，帮助儿童肱骨髁间骨折复位、新生儿罕见的肱骨远端骨骺分离的治疗、术中踝关节造影对新鲜下胫腓损伤的诊断等。术中造影可以较好地观察骨质骨折塌陷的情况，帮助术者判断软骨的完整性和关节面的平整性，以及发现移位不稳定因素，弥补常规 X 线片无法显示关节软骨的不足，进而有助于选择个性化的治疗方案。同时还能准确判断术中关节面间接复位的情况，有益于手术治疗的疗效。

3.术后关节造影的应用　髋关节造影可以指导发育性髋关节脱位患儿复位治疗的效果，是判断闭合复位效果的常用方法。在人工关节置换方面，X 线关节造影可以评估置换关节松动的敏感性和特异性，尤其是在使用数字减影关节造影术时。常规 X 线对于关节置换术后的早期感染、无菌性松动以及软组织相关病变敏感性较差，而术后关节造影则是评估感染、显示窦道及关节周围交通积液的有效方法。虽然关节造影可以诊断感染，但诊断率并不高，且有时难以鉴别感染和无菌性松动。

（三）关节造影的不足

关节造影属于有创性检查，进行检查时可能会出现局部或全身并发症。局部并发症包括创口感染、出血和关节内部损伤。过去使用离子型造影剂时，常可见到无菌性滑膜炎。全身并发症包括过敏反应和血管迷走神经反应。但总的来说，如果前期做好过敏试验等准备工作，关节造影的风险其实很低。

二、椎管造影

近年来随着影像学技术的不断进步，骨科常用造影术有许多非侵入性检查如 CT、MRI 在逐渐普及，但是脊髓造影术仍为脊柱疾病，尤其是腰椎管疾病检查诊断的重要方法。脊髓造影可利用床位角度及身体位置的改变纵向观察造影剂在正位、侧位、斜位上的动态变化，全面地观察椎管形态及其充盈情况，对椎管狭窄或神经根管狭窄部位、范围、程度上的判断很有价值，尤其是可以清晰地显示根袖情况，更能直观地了解椎间盘突出的程度、部位，神经根、马尾的受压情况，并能确定是否属于高节段或多节段病变。通过动态脊髓造影，对手术中需减压的范围，选择全椎板、半椎板、椎板开窗等不同的减压方式，以及是否需要神经根管扩大减压，在减压、髓核摘除的同时是否需要行内固定 + 融合等问题方面，术前就可以得出较好的评估，从而做出更恰当的选择。

（一）椎管造影的方法

进行充分的术前准备工作之后，嘱患者取右侧卧位，抱膝紧贴腹部，将头部放平，充分暴露腰背部的穿刺部位，以便医生操作，医生消毒，在穿刺部位铺无菌巾，利用 1% 利多卡因麻醉，多在 $L_{3、4}$ 或 $L_{4、5}$ 椎间隙穿刺进入蛛网膜下腔，引流脑脊液 12～15mL 后，注入相同量的造影剂，注入造影剂后，根据病变所在节段调节患者体位，拍摄仰卧位、俯卧位、正位等 X 线片，了解椎管是否通畅及通畅程度、硬膜囊或神经根受压的部位、病变范围和程度。检查结束后，医生对患者穿刺部位进行包扎处理。

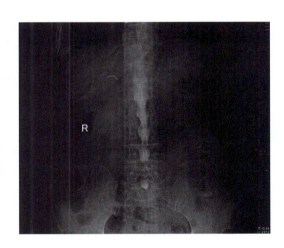

图 5-2-1　术前椎管造影显示"束腰征"（正位）

（二）椎管造影的应用

1. 术前椎管造影的应用　术前椎管造影可以辅助诊断椎间盘突出症、椎管内占位、椎管狭窄、骶部硬膜外囊肿等病变（图 5-2-1、图 5-2-2）。目前，临床多用新型低毒低渗非离子型碘水溶性造影剂进行造影，较传统碘油有较大优越性。它与脑脊液均匀混合后可以清楚地显示圆锥、马尾神经和脊神经根袖等，可以较好显示脊髓、神经根压迫、增粗、占位等征象，从而提高了外侧型椎间盘突出、脊髓占位等疾病的诊断准确率。其可以动态观察硬膜的影像学改变，可以展现椎管是否梗阻及梗阻程度，可以观察神经根袖受压模糊、中断、变短、增粗、消失等征象，从而做出诊断。椎管造影可以帮助判断纤维环是否破裂及有无髓核脱出游离，还可以明确病变的节段，了解狭窄范围、程度，可在手术中尽量减少手术切除范围，有利于维持脊柱的稳定性，提高手术的远期疗效。脊柱外伤时，在进行椎板减压术前常规进行椎管造影，可以帮助术

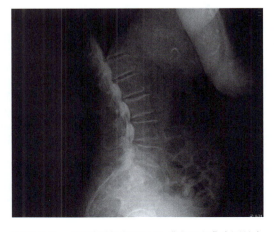

图 5-2-2　术前椎管造影显示"束腰征"（侧位）

者评估损伤椎体后缘骨块以及对椎管内容积的影响，从而可以针对性进行手术。椎管造影后附加的动态功能位片则充分反映出退行性腰椎管狭窄症的动态特征，可从整体上显示出因黄韧带或腰椎不稳定性滑脱或成角所造成的动态性的腰椎管狭窄。当脊髓出现增粗、膨大占位时，椎管造影也可以较好显示病变节段及范围，帮助制定个性化治疗方案。

2. 术中椎管造影的应用　在椎体爆裂性骨折治疗时，进行术中椎管造影可以辅助判断骨折间接复位效果，可及早发现骨折复位不良及脊髓压迫情况，有利于及时采取有效应对措施。椎管造影还能显示硬脊膜受损情况，可提示临床及时修补，对于神经根受压者也可及时减压。

3. 术后椎管造影的应用　椎管造影可以帮助评估脊柱术后椎管内的状况，判断手术是否有效或是否需要进行二次手术。椎管造影还能观察脊柱手术治疗后的并发症，例如观察人工椎间盘置换后出现的假体移位、内衬脱出、滑脱、异位骨化等引起的椎管再狭窄，帮助临床判断是否需要进行干预等。脊柱内固定植入术后，MRI 检查部分材质内固定物会产生巨大伪影，干扰疾病的诊断，此时可依靠椎管造影来进行诊断。

（三）椎管造影的不足

椎管造影有一定的不足之处，它难以区分压迫物的性质，不能直接显示其大小部位，常导致漏诊或误诊。当椎管造影侧位显示硬膜囊压迫而下位未显示有神经根袖改变时，很难区分是什么原因导致的，有可能是椎间盘突出、膨出，也有可能是黄韧带肥厚。如果突出椎间盘较小，对硬膜压迫较轻，也容易引起漏诊。椎管造影是一种有创伤性的检查，少数病人造影后可出现短期头痛、恶心、腰腿痛加重等并发症，故一般不作为常规检查手段。

三、椎动脉造影

椎动脉造影是诊断颅颈内血管病变的影像学检查方法之一，包括普通血管造影、动脉法数字减影造影。椎动脉造影可以动态观察血管，可以通过不同体位来明确显示椎动脉的走行、形态及管腔的一些情况，通过计算机自动分析还可以评估血管的狭窄程度。

（一）椎动脉造影的方法

进行充分的术前准备工作之后，用 Seldinger 技术经股动脉穿刺插管，先行斜位主动脉弓造影，观察双侧椎动脉的开口及走行情况，将导管沿导丝置于锁骨下动脉内椎动脉开口处造影，回撤导丝，回抽后用肝素生理盐水冲洗导管，在透视下调整最佳显示体位。常规造影剂用量约为 6~8mL，流速约为 4~5mL/s。常使用的摄影体位包括标准的侧位、汤氏位及华氏位。有时，转动颈部才能出现椎动脉受压改变，因此需要向左、右转颈作椎动脉造影检查。

（二）椎动脉造影的应用

1. 术前椎动脉造影的应用　目前，椎动脉造影是诊断椎动脉型颈椎病最有价值、最重要的检查手段之一，椎动脉缺血型颈椎病的重要诊断依据包括：①颈椎横突孔变窄，钩椎关节退变，钩突增生骨刺、椎间盘突出压迫，导致椎动脉出现局部成角扭曲、局部弧形压迹及范围较长的蛇形扭曲，进而使血供减少或血流速度减慢，导致椎动脉供血不足。②由于颈椎部分节段椎体不稳，椎动脉受到刺激而发生痉挛，导致椎动脉供血不足。③颈椎活动对椎动脉的影响。术前椎动脉造影可以直接观察椎动脉受累情况，辅助术者制定个性化手术方案。在分辨先天性和后天性椎动脉狭窄时，椎动脉造影有着重要作用，有助于治疗方案的选择。当椎动脉出现全段狭窄但管壁光滑、无迂曲及受压征象，则可考虑为先天性狭窄；当椎动脉管腔狭窄且管壁毛糙、僵硬、不规则时，再结合临床表现，可考虑为动脉粥样硬化导致的后天性狭窄。椎动脉造影还可以用于椎动脉动脉瘤、椎动脉夹层、椎动脉畸形等多种疾病的诊断。

2. 术后椎动脉造影的应用　术后椎动脉造影可以辅助临床医生评估治疗效果，可以观察颈椎减压术后椎动脉状态，还可以评估椎动脉闭塞后再通的情况。

（三）椎动脉造影的不足

椎动脉造影为有创检查，有一定的危险性，操作较复杂，价格昂贵，且患者在检查过程中需要接受较多的辐射，并有出现术后并发症的风险。在检查过程中也不能同时观察双侧椎动脉，双侧对比比较困难，难以对部分疾病进行诊断。目前，随着磁共振成像技术的发展，无创且安全的磁共振血管成像检查将部分替代椎动脉造影。

（杨斌　马艺丹　宁辉）

第三节　仿生骨外科治疗中的 CT 应用

一、CT 成像技术与仿生骨外科治疗的发展

计算机断层扫描（computed tomography，CT）自 1970 年首先由 Housefield 应用于临床进行头部扫描之后，经过多年的不断改进，逐渐发展成为一种安全、便捷、快速、舒适的影像学检查方法。CT 对于存在较高密度对比度的组织结构，如骨骼和软组织、空气等，具有较高的分辨率，是观察骨与关节病变的一种较理想的检查方式。

随着技术的进步，CT 扫描时间和辐射剂量明显降低，使得大范围的容积扫描成为可能。CT 具有很高的空间分辨力及较高的密度分辨力，图像清晰，可以提供准确的形态、结构、组织方面的信息，为骨外科治疗的解剖仿生提供参考；CT 能提供没有组织重叠的断层图像，并可进行冠矢状面图像的重建，可以进行精确的解剖学测量和力学结构测量，为骨外科治疗的力学仿生提供依据；CT 动态扫描可以提供骨关节的多个解剖位置及功能位置的动态三维可视化图像，对骨关节的运动及功能状态进行动态显示，可以为骨外科治疗的功能仿生进行预评估。而且，采用薄层扫描的数字图像还可以导出，用于其他技术领域的应用，例如 3D 打印、手术导航等。扫描技术及图像后处理技术的发展，为仿生骨外科治疗的进步提供了重要的技术支撑。

（一）CT 轴位图像及图像融合

早期的 CT 图像显示以横轴位二维断层图像为主，与人体的长轴垂直，而大多数的骨关节解剖结构与人体长轴平行，这在一定程度上限制了 CT 在骨外科领域的应用。随着精准影像概念的引入，以及仿生骨外科治疗中的结构仿生和功能仿生需要，在 CT 图像上的精准测量逐渐成为一种需求。除了在传统断面图像上进行测量外，利用图像融合技术，还可以将不同层面的 CT 断层轴位图像重叠显示在一起，这样就可以进行准确的轴向旋转测量和平移测量。

（二）CT 三维多平面重组

多平面重组（multiplanar reconstruction，MPR）是将一组连续的横断面数据通过后处理使体素重新排列，通过计算机重建，能够获得扫描范围内任意平面的断层图像。曲面重组（curved planar reformation，CPR）是 MPR 的一种特殊形式，可在一个指定参照平面上，沿感兴趣器官或结构划一条曲线，并沿该曲线作曲面图像重组。利用 MPR 可以显示任意方向、任意角度的断面结构，对细微解剖结构的观察最有帮助。同时，结合 CPR 可使弯曲器官或结构拉直、展开，显示在一个平面上，使观察者能够看到某个器官或结构的全貌。

MPR 还可以实现在解剖或者力学长轴上显示解剖结构。人体的力学传导大多数与人体的长轴一致，而传统的轴位横断面图像与人体长轴垂直，这使得以往大多数相关研究和临床应用多参考 X 线平片来完成。现在，利用 MPR 技术，可以方便的获得人体长轴一致的冠状及矢状位图像，为仿生骨外科治疗的解剖复位和力学重建提供参考。

（三）CT 三维可视化

CT 三维可视化就是把 CT 扫描获得的三维容积数据通过特殊的数据和图像处理方法，转换成图像进行显示，使人能够通过视觉来感知、理解三维图像的特征。目前应用于临床的主要技术有：表面阴影显示（shaded surface display，SSD）、容积再现（volume rendering，VR）、最大密度投影（maximum intensity project，MIP）、最小密度投影（minimum intensity projection，MinP）、CT 仿真内镜（CT virtual endoscopy，CTVE）等。在骨外科领域中应用最多的成像方法是 VR 和 MIP。

VR 是将选取范围内的容积数据的所有体素的密度信息，通过计算机的重组直接投影显示，优点是同时显示空间结构和密度信息，可逼真地显示骨骼系统及增强血管的空间解剖结构，能获得仿生学效果。同时，对于体积、距离和角度的测量准确，可实施三维图像操作（例如模拟手术路径）。

MIP 主要提供密度信息，是一种常用的三维成像显示方法。其成像原理是按操作者观察物体的方向作一投影线，以该投影线经过的密度最大的体素作为输出图像的像素，投影重组的结果是低密度的组织结构都被去除。MIP 投影的方向可以是任意的，分辨率很高，临床上应用于具有相对高密度组织和结构的观察。

具体到仿生骨外科治疗中，VR 图可以利用 CT 的容积数据重建特定结构的三维模型、自由旋转，从整体上了解区域内解剖结构的空间位置关系，再结合 MIP 图，可以对骨质结构、对比剂充盈的血管、高密度材质的内固定的位置、形态做出清晰显示和评估。

（四）CT 血管造影

CT 血管成像（CT angiography，CTA）是将 CT 增强技术与薄层、大范围、快速扫描技术相结合，通过合理的后处理，清晰显示全身各部位血管细节。CTA 检查通过静脉注射造影剂进行 CT 血管成像，具有无创和操作简便的特点，对于血管变异、血管疾病以及显示病变和血管关系有重要价值，在骨关节仿生治疗的临床实践中得到了广泛的应用。

1.颈部 CTA　颈部 CTA 检查可观察钩椎关节增生的骨赘、椎动脉的形态以及两者的关系，在探讨椎动脉型颈椎病的发病机制方面起重要作用；同时，上颈部解剖结构复杂，手术难度和风险极大，术前详细、准确的颈部 CTA 检查可以为个体化的治疗方案提供依据，有利于减少术中出血和并发症的发生。

2.多部位联合 CTA 检查　胸腹部血管 CTA 可在大动脉有高浓度造影剂的短时间内行胸腹及髂动脉扫描，为主动脉瘤、动脉夹层病变范围提供诊断依据；此外对一些复杂的脊柱矫形或肿瘤手术，明确骨质结构与血管的关系，对手术规划和减少并发症都有很大的帮助。对于一些严重的复合型损伤，在了解脏器、骨折的损伤后，进行多部位的联合 CTA 检查可明确病变部位的血管受损以及血栓形成情况，对于改善患者的预后，减少手术并发症有着十分积极的作用。

3. 肺动脉及下肢深静脉 CTA　下肢静脉血栓是骨外科常见的周围血管疾病，由它导致的肺动脉栓塞是病人生命安全的一大潜在危险。在骨科病人中进行肺动脉及下肢深静脉的 CTA 检查，可以尽早发现下肢静脉血栓，有效降低肺动脉栓塞的发生率和致死率。

（五）动态 CT 扫描

动态 CT 扫描是一项新近发展的扫描技术，它利用 CT 电影摄影方式，可以获得受试者运动中的连续不同体位的动态影像，在以往的研究中被用来评价髌骨及颞下颌关节的运动轨迹。动态 CT 可以更加真实客观地反映关节的运动功能，对关节病变的仿生骨外科治疗具有一定的参考价值。

二、仿生骨外科治疗中的 CT 应用

CT 能够从断层图像观察脊柱、骨盆、四肢关节等较复杂的解剖部位和病变，还有一定的软组织分辨能力，可以很好地提供骨科疾病的解剖定位，一定程度上区分病变的性质和范围，为骨外科治疗提供了一种优秀的非侵入性辅助评价手段。

仿生骨外科治疗的 CT 图像评价内容主要包括以下 4 个方面：

1. 术前规划　对于下列一些情况需要进行术前 CT 扫描：①解剖复杂，术中或术后存在一定风险，如上颈椎手术；②病情复杂，手术过程需要提前规划，如截骨矫形术；③预后复杂，手术方式或者干预措施存在一定变数，如骨肿瘤。

2. 术区评价　骨关节常见手术如病灶刮除、瘤段切除、截肢、关节置换、内固定、肌腱与韧带的修复和重建等，术式种类繁多，手术创伤程度、术后表现及自然转归也各不相同。术后 CT 尤其需要观察病变是否有残留或复发征象，如骨肿瘤术后残留或复发等。

3. 骨科植入物及其功能评价　除肢体全部或部分切除外，骨与关节手术区常需植入一些特定的材料或替代物（植入物）、内固定器材、人工关节等。内固定器材和人工关节等多为不同类型金属或合金，如不锈钢、钛、镍、铬及合金等，这些金属植入物可出现位置不正确、松动、断裂、脱落等改变，可通过术后 CT 检查进行观察和评估。

4. 术后并发症　骨科手术后并发症不少见，依手术部位和类型有所不同，发生率 1%～5%。常见并发症包括：植入物或内固定器材位置不正、松动、断裂或脱落，邻近骨及软组织感染、骨质溶解、软组织异位骨化、骨不愈合、再骨折、肢体静脉血栓，以及邻近骨质结构损伤和其引起的并发症等。

（一）脊柱

脊柱是身体的支柱，位于背部正中，具有支持躯干、保护内脏、保护脊髓和进行运动的功能。脊柱由椎骨及椎间盘构成，内部自上而下形成一条纵行的椎管，内有脊髓。随着身体的运动载荷，脊柱的形状可有相当大的改变。脊柱的活动取决于椎间盘的完整以及椎间关节的和谐。

1. 脊柱退变与外伤　CT 对显示脊柱、椎管和椎间盘优于平片，在诊断椎间盘脱出、椎管狭窄和脊柱外伤有较高价值。CT 的 MPR 重建图像可充分显示脊椎骨折、骨折类型、骨折片移位程度、椎管变形与狭窄以及椎管内的骨碎片或血肿等。

2. 脊柱畸形　脊柱的冠状位、矢状位或轴向位偏离正常位置，发生形态上的异常表现，称为

脊柱畸形，以侧凸畸形多见。根据脊柱畸形的原因，可以分为特发性、先天性、神经肌肉型、退行性、创伤性等原因。VR 图像可以显示脊柱侧弯的顶椎和终椎，并进行 Cobb 角的测量；同时，亦可进行 MPR 及 CPR，观察椎体、椎管及脊髓的分节和狭窄情况。

3. 上颈椎术前评估　上颈椎的解剖结构复杂，功能重要，手术难度大，风险高。在进行颈椎手术之前，必须了解避免椎动脉损伤的四个因素：解剖、评估、回避和行动。术前 CT 可以进行钉道的测量，对进钉路径及钉道粗细进行预评估（图 5-3-1）。

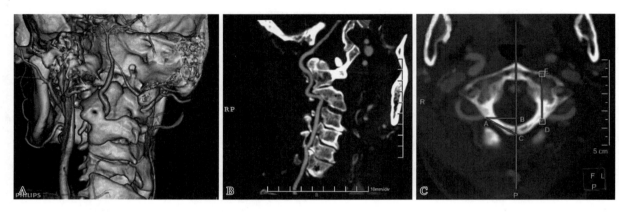

图 5-3-1　颅颈交界区畸形，游离齿突伴寰枢椎脱位

A. VR 图显示血管与骨骼关系；B. CPR 图显示椎动脉走行；C. CT 轴位图像上进行模拟钉道测量。

4. 脊柱术后评价　脊柱手术，无论是后路的椎板切除减压术，还是椎间盘的切除，都会一定程度的破坏脊柱的稳定性，需要进行植骨融合内固定；对于一些先天或创伤引起的脊柱稳定性的下降，亦可通过植骨融合内固定术进行强化。其术后的评价主要在于植骨块的生长、吸收，解剖结构和功能的重建与恢复。

脊柱结核主要累及脊柱的前中柱，很少会对后柱结构产生影响，易导致脊柱的后凸畸形。手术以病灶清除、畸形矫正、神经减压、脊柱重建为目的，主要有经前路和经后路两种手术方式。术后的影像学评价包括：病灶清除是否彻底；脊柱后凸畸形的矫正；植骨和骨痂生长情况；植骨有无被吸收及形成死骨；是否复发等（图 5-3-2）。

（二）四肢骨关节

1. 骨折　CT 图像可以显示骨皮质、骨松质、骨髓腔、关节软骨及邻近的肌肉、脂肪和肌腱等，可显示 X 线片未发现的骨折、脱位、关节内游离体及软组织血肿等。图像处理过程中，MPR 有利于发现细小病变。

部分长骨的骨折，由于韧带或肌肉的牵拉，断端会发生一定的旋转，如股骨干的骨折。这种骨折复位时如若忽略旋转移位，虽然断端对位对线良好，仍会造成肢体力线的偏移

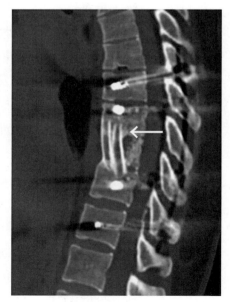

图 5-3-2　椎体结核病灶清除植骨术后 12 月，矢状位 MPR 图示椎体高度恢复，植骨块与上椎体融合良好（箭头）

和关节功能的改变。从仿生骨外科治疗的原则出发，要求必须恢复骨干的旋转移位。通过二维 CT 断面的图像融合技术，将两个层面的图像融合到一个平面内，测量骨干的旋转角度，可以一定程度上避免此类情况的发生（图 5-3-3）。

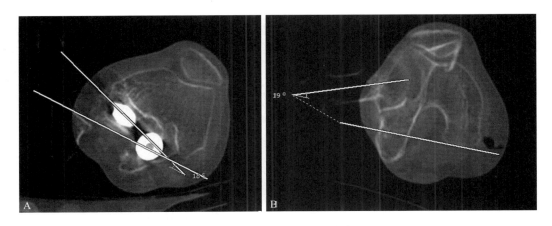

图 5-3-3　股骨干骨折术后，患侧及健侧股骨前倾角的测量对比

A. 股骨颈及股骨髁层面 CT 断层融合图，测量骨折术后股骨前倾角；B. 健侧 CT 断层融合图股骨前倾角测量。

对于严重的粉碎性骨折造成较大的骨缺损时，需要进行植骨，此时 CT 的 VR 图和 MPR 冠状位及矢状位图可以显示骨干长轴，通过不同节段的力线分析可以对外科治疗的效果进行评价（图 5-3-4）。

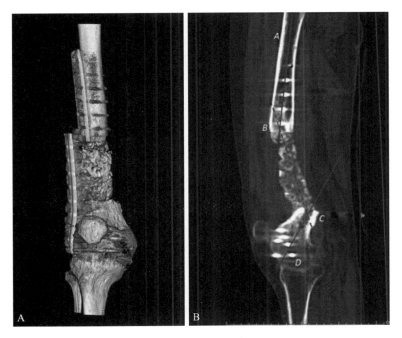

图 5-3-4　股骨下段骨缺损植骨内固定术后 3 月，内固定断裂

A. CT 三维重建 VR 示股骨下段骨缺损及人工骨植入，内固定钢板断裂移位；B. 矢状 MPR 图示股骨下段矢状面力线偏移。

2. **截骨矫形术**　截骨矫形术必须以生物力学为基础进行合理的术前设计。无论施行何种类型的截骨术，必须做好术前的准备与测量。只有术前心中有"数"，才能做到术中刀下有"准"。如在成角畸形楔形截骨术中，两骨段纵轴线的交角即为成角畸形的畸形角，截骨切除的楔形角即矫正角，它应等于畸形角。这样截骨后，两截骨面靠拢紧密，断端稳定，骨愈合快，畸形也得到完全矫正。故矫正角不应过小，以免矫正不彻底。矫正角决不可大于畸形角，否则两截骨面靠拢后形成相反方向的成角，即造成另一个反向的畸形，这会给患者带来更大的危害，必须防止其发生。

发育性髋关节脱位是儿童骨科最常见的髋关节疾病，包括髋关节脱位、半脱位和髋臼发育不良，较以往"先天性髋关节脱位"的名称更能够代表该病的全部畸形。通常手术需要进行髋臼上缘及股骨上段的截骨术，术前进行 CT 检查可以对截骨的位置，矫形的角度进行精确测量；术后观察截骨处骨痂生长情况，畸形是否已纠正；对于股骨上段旋转截骨术的患者进行手术前后前倾角的测量亦是外科治疗效果评价的一项重要内容（图 5-3-5）。

习惯性髌骨脱位常发生于青年女性。膝关节的稳定性依靠内、外侧力量的动力性平衡，当外伤或先天、后天性疾患使平衡受到破坏时，关节结构可偏离正常位置。对于复发性髌骨脱位，这些异常的结构包括股骨远端滑车及髌骨的形态异常、胫骨结节外移等，胫骨结节外移的程度需要进行结节（TT）- 间沟（TG）间距的测量（图 5-3-6）。

3. **关节成形及韧带修复术**　关节成形术是恢复关节活动及控制关节的有关的肌肉、韧带及软组织功能的一种手术。术后 CT 可以通过 MPR 图像观察植骨生长、愈合和内固定物的情况（图 5-3-7）。

4. **骨感染与骨肿瘤**　CT 也可诊断骨关节感染性病变，如急性化脓性骨髓炎，可以观察骨破坏、骨髓腔密度增高和小死骨。对于骨肿瘤，CT 能显示肿瘤大小、形状、轮廓、内部结构、与周围组织的关系和了解肿瘤在骨髓腔内浸润及向骨外软组织侵犯的范围。临床上由于良性肿瘤切除形成的骨缺损较为常见，其治疗方法较多。自体骨是治疗骨缺损骨移植材料的"金标准"，但存在增加创伤、骨量受限、供区并发症

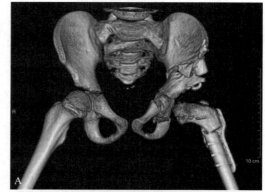
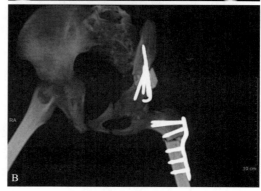

图 5-3-5　先天性髋关节脱位髋臼上缘及股骨上段的截骨术后

A. VR 图；B. MIP 图。

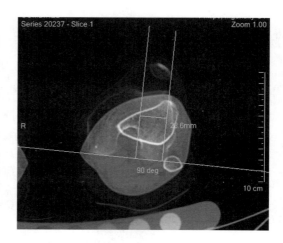

图 5-3-6　习惯性髌骨脱位术前评估

在股骨髁以及胫骨结节的 CT 断层融合图上进行胫骨结节的中心到滑车沟中心之间的距离（TT-TG 值）测量。

等缺点，且自体骨来源有限很难用于治疗较大的骨缺损，同种异体骨和重组异种骨也存在传播疾病、排斥反应等缺点而影响广泛应用，人工骨材料的运用有效减少了上述问题的困扰。术后，除了观察植骨生长、吸收和骨痂的形成情况，还需要观察有无肿瘤复发、恶变等。

三、CT 检查在骨外科应用中的局限性及展望

CT 是一种基于 X 线的检查方法，存在一定的辐射剂量。随着更先进的探测器材料和图像迭代算法应用于临床，CT 低剂量扫描技术得到了快速，扫描的辐射剂量明显减低。CT 检查的另一个缺点是软组织分辨率较差，相对于 MRI，它对关节周围韧带、肌腱的显示不够理想。然而，从仿生骨外科治疗的理念出发，治疗的目的不光是恢复解剖，更多的是希望达到功能的恢复，这些软组织结构就是功能恢复的关键。近年，CT 能谱技术的发展为临床提供了更多的选择，比较成熟的技术是用于痛风结晶的特异性识别，也有部分尝试性的用于软组织退变中的脂肪定量研究，以及椎间盘退变中的水定量研究，这些都为 CT 在骨关节仿生治疗中的发展提供了方向，未来有望成为一种重要的替代方法。

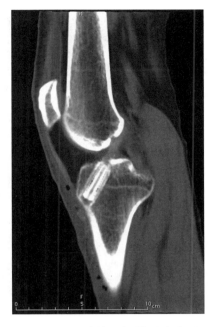

图 5-3-7 右膝前叉韧带重建术后，CT 斜矢状位 MPR 图示人工前叉韧带张力良好，下止点位置良好

（姜永宏 刘正华）

第四节 仿生治疗的磁共振评价

一、磁共振平扫

MRI 对于骨科仿生治疗的评价应用非常广泛。磁共振平扫可以提供骨肌系统的解剖结构、病变组织形态及分子水平的信息，包括术前的以及术后的。

（一）磁共振成像的适应证和禁忌证

磁共振成像是一种有禁忌证的检查，尤其是体内有各种铁磁性内植物的患者不能行磁共振检查。但随着内植物材料的飞速发展，更多的非铁磁性金属以及生物材料替代了铁磁性的金属内植物；再加上磁共振去金属伪影技术的发展应用，越来越多的骨科仿生治疗的患者都可用磁共振成像来评价（图 5-4-1）。

（二）临床应用

1. 软组织 磁共振成像具有软组织高分辨力的特点，在评价软组织损伤、病变及疗效中很有优势。

（1）肌肉、关节囊、肌腱、韧带的损伤：如肩袖撕裂。

（2）肌腱、韧带修补或重建术后。

（3）肌腱、韧带的退行性改变。

（4）感染性病变。

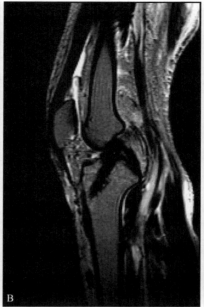
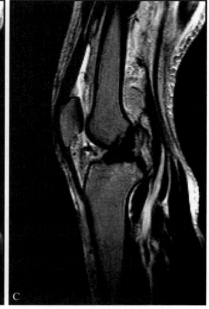

图 5-4-1　膝关节前叉韧带重建术后磁共振矢状位 T₂WI（T₂ 加权成像）

A. 胫骨平台可见金属内固定影；B. 胫骨平台可见金属内固定影及部分重建的前叉韧带；C. 重建的前叉韧带。

2. 骨、软骨、关节盘　磁共振平扫能清晰显示骨皮质、骨髓腔。对于关节，除骨性结构外，磁共振平扫可以直观、清晰显示关节的软骨、滑膜、半月板、盂唇、关节盘等结构。对于脊柱，可直观显示脊椎、脊髓、椎间盘及周围软组织。在软骨、半月板、盂唇、脊髓、椎间盘、关节盘的评价方面磁共振平扫有着其他影像学检查无法比拟的优势。

（1）损伤：

1）骨：除可以确诊骨折、关节脱位外，磁共振平扫在 X 线及 CT 不能发现的隐匿性骨折和骨挫伤方面有独特优势。隐匿性骨折和骨挫伤是指骨髓出血、水肿和骨小梁的微骨折，X 线平片和 CT 扫描为阴性，磁共振平扫表现骨髓信号 T₁WI（T₁ 加权成像）降低、T₂WI 升高，隐匿性骨折的骨折线为线样低信号。此外还可对骨、关节损伤治疗后进行评价，包括内植物术后及仿生治疗后。

2）关节软骨：关节软骨损伤、退变及关节软骨移植术后。

3）盂唇：盂唇损伤、术后及术后再次损伤。

4）半月板损伤：包括半月板变性、撕裂、脱位、囊肿形成、盘状半月板、半月板术后及半月板术后再次损伤。

5）脊髓损伤：显示各种脊髓损伤，包括脊髓水肿、挫裂伤、断裂、血肿形成等。

6）椎间盘：椎间盘损伤、外伤性椎间盘疝出等。

（2）感染性病变：骨、关节、椎间盘感染，包括特异性感染结核。

（3）退行性改变：骨质增生、椎间盘变性、疝出、黄韧带肥厚等。

（4）先天性发育异常；尤其脊柱、脊髓先天性发育异常。

（5）代谢性疾病导致改变。

（6）内分泌疾病导致改变。

（7）中毒性疾病导致改变。

（8）椎管占位：包括椎管内外、硬膜囊内外、脊髓内外占位。

3.骨与软组织肿瘤 磁共振平扫可显示任何部位的肿瘤性骨质破坏和软组织肿块，以及显示肿瘤内有无出血、坏死和囊变。在显示病变侵犯范围方面更具优势。可显示肿瘤对骨髓腔的侵犯，与邻近组织的关系，确定有无软组织肿块，肿瘤是否侵犯邻近的脂肪、肌肉、大血管、重要神经和关节等，有无跳跃病灶，对骨与软组织肿瘤的良恶性鉴别、手术方案制订及预后判断提供充分依据。例如，目前可应用磁共振成像确定肢体骨肉瘤在骨髓腔内侵袭范围，判断手术切除边界，据此决定保肢术中合理截骨平面。短期随访证实在磁共振成像确定的肿瘤骨髓腔内边界外30毫米处作为保肢术中的截骨平面是安全和有利于肢体功能重建的。

4.颈椎、腰椎过屈位、过伸位扫描 用于诊断颈、腰椎过屈、过伸时临床症状明显的颈椎病、颈腰椎失稳及平山病患者。亦应用于颈、腰椎术后稳定性的评价。

5.确定股骨远端旋转参照轴线 假体旋转对线对于全膝关节置换的成功具有重要的意义。不但影响置换成功率，而且影响患者术后髌骨的功能及稳定性，严重者甚至需要行膝关节翻修。近年来，磁共振技术在股骨远端旋转参照轴线确定中得到应用，可以准确测量髁扭转角、股骨后髁角、后轴线垂线以及后髁轴线的夹角等指标，能够清晰地显示骨、关节软骨以及软组织的图像，并且利用磁共振诊断时具有更高的分辨率。

二、磁共振增强扫描

经静脉注入对比剂钆喷酸葡胺，钆剂缩短组织的 T_1、T_2 弛豫时间，磁共振增强扫描主要应用缩短组织的 T_1 弛豫时间，在图像上表现为高信号，从而增加对比度，有利于观察。磁共振增强扫描分为一般的增强扫描和动态增强扫描。

（一）临床应用

1.发现平扫未显示的病变及转移灶；

2.明确病变及肿瘤的血供及血流灌注情况；

3.明确病变部位及范围，区分病变与水肿；

4.进一步显示肿瘤内部情况，为临床提供更多信息；

5.肿瘤术后或放、化疗后复查及疗效评价；

6.病变及肿瘤的鉴别诊断：区分肿瘤性病变与非肿瘤性病变，不同肿瘤的鉴别诊断。

（二）动态增强扫描

连续、重复、快速扫描，使用磁共振高压注射器，获得注入对比剂前后的图像，半定量或定量评价病变及组织的生理状态。可为临床提供早期诊断依据，在评估疾病活动性及疗效方面具有重要意义。

1.创伤 动态对比增强磁共振成像可以评价股骨颈骨折后股骨头血运灌注水平，相关参数可显示局部动脉和静脉灌注不足的客观信息，有利于更准确地评价股骨头的存活能力，对手术预后的预测更加准确，可帮助骨科医师前瞻性地选择合理的治疗方案。动态对比增强磁共振成像风险预测的准确率达89%。当血管受损和残余灌注减少超过67%或70%将导致股骨头坏死。若与术中股骨头钻孔术联合评估可以获得更准确的结果。国外亦有将动态对比增强磁共振成像用于预测和评估骨不连、骨科炎性疾病、畸形血管等。

2.关节　动态对比增强磁共振成像可以识别软骨损伤前骨关节炎软骨下骨髓血管化的改变，这些改变与骨关节炎的严重程度相关；并在磁共振图像上对骨关节炎病变进行分级；亦用于预测静止期幼年特发性关节炎出现临床症状，从而可指导临床医师对于其静止期的治疗与评估；还用于评价与膝关节骨性关节炎患者疼痛程度有关的髌下脂肪垫的炎症程度；诊断早期类风湿关节炎滑膜病变并监测疾病的变化趋势、评价疗效。

3.脊柱　动态对比增强磁共振成像发现退变椎间盘软骨终板的灌注信号增强表明椎体软骨下骨受损，可以有效地指导治疗。应用放疗后灌注参数的变化来评估脊柱骨转移的疗效，预测肿瘤局部复发。

4.骨肌肿瘤　动态对比增强磁共振成像已被认为是一种帮助鉴别良恶性病变的方法。不仅可提高骨肌肿瘤的诊断率，还可作为术后疗效的评价工具，不但有助于评估骨和软组织恶性肿瘤在术前和新辅助化疗或放疗后的疗效及残存恶性肿瘤的程度，而且对于指导是否需要改变化疗方案及时间、选择最佳手术时机、甚至确定手术切除的范围均有价值。总之在评价骨肌肿瘤活性、血管通透性、疗效及肿瘤复发情况表现出其他影像学检查所没有的独特优势。

（三）关节软骨延迟增强磁共振成像

关节软骨延迟增强磁共振成像（delayed gadolinium echanced MRI of cartilage，DGEMRIC）是根据有关固定电荷密度在软骨组织中电离子分布的理论进行成像，具体来说是根据钆剂在正常软骨与异常软骨中不同分布进行成像。对软骨内蛋白多糖的含量测定具有很好的敏感性及特异性。DGEMRIC技术能准确反映软骨内的蛋白多糖主要成分糖胺聚糖（GAG）含量。通过检测 GAG 含量变化为评价软骨损伤程度和手术效果提供了科学、客观的参考指标，能够有效评价软骨的修复过程。临床应用于早期骨性关节炎、股骨头坏死、髋关节发育不良以及自体软骨细胞移植治疗的诊断与评估。

三、磁共振血管成像

磁共振血管成像（magnetic resonance angiography，MRA）是指利用血液流动的 MRI 特点，对血管和血流信号特征显示的一种无创造影技术，分为 MRA 和对比增强 MRA 两种。

（一）MRA

不用造影剂、无创、图像直观清晰是其特点。包括时间飞跃法磁共振血管成像（time of flight magnetic resonance angiography，TOF-MRA）、四维相位对比法磁共振血管成像（four dimensional flow magnetic resonance angiography，4D-Flow-MRA）、零回波时间动脉自旋标记磁共振血管成像（zero echo time arterial spin labeling magnetic resonance angiography，ZTE-ASL-MRA）、黑血技术（black blood technology，BB）、磁共振同时非增强血管成像和斑块内出血成像（simultaneous noncontrast angiography and intraplaquehemorrhage imaging，SNAP）等。MRA 被广泛应用于评价颈动脉狭窄，可以很好地描述血管壁形态、颈动脉狭窄程度以及动脉粥样硬化斑块成分。目前，高分辨率磁共振血管成像（high-resolution magnetic resonance vessel wall imaging，HRMRVWI）可直观显示颅内动脉粥样硬化（ICAS）病变，发现不稳定性斑块，可为 ICAS 诊断及预后提供更多可供参考的影像学信息。2017年，美国神经放射协会推荐在临床工作中应用 HRMRVWI 鉴别诊断 ICAS、动脉夹层和炎性脑血管病。

（二）对比增强磁共振血管成像（contrast enhanced MRA，CE-MRA）

使用对比剂钆喷酸葡胺缩短血液的 T_1 值以形成血液与邻近组织结构之间明显的对比度，进而清晰显示血管及血流情况。

（三）临床应用

1. 头颈部　血管瘤、血管畸形、血管狭窄、血管闭塞、血栓形成。

2. 周围血管　血管瘤、血管畸形、血管狭窄、血管闭塞、血管侧支循环形成。

3. 治疗后 MRA 随访。

4. 颅内及颈血管壁形态以及动脉粥样硬化斑块成分分析。

四、磁共振神经成像

磁共振神经成像（magnetic resonance neurography，MRN）的基本方法有重 T_2 脂肪抑制术和弥散加权技术。重 T_2 脂肪抑制术中三维短反转时间反转恢复序列增强扫描（3D STIR）、三点非对称回波水脂分离成像（IDEAL）序列及三维多回波合并成像序列（3D MEDIC）均可获得高分辨率的神经纤

维束图像，可直观清晰地显示腰骶神经根全程的形态结构及走行特点，还可以清晰地观察神经根椎管内段和侧隐窝段的细微结构；可直接显示腰骶神经根的水肿或炎症信号及与相应椎间盘的位置关系；对神经根和毗邻结构进行测量，测量结果可作为术前评估手术安全性的重要因素。弥散加权成像图像背景信号被均匀抑制，脊神经呈高信号，神经节呈更高信号，在原始图像上可以观察神经节和节前神经根。重建 MIP 图像上可以清晰显示脊神经的走行和形态。目前，我们将上述技术应用于臂丛神经及坐骨神经盆段的成像，亦获得良好的临床反馈（图 5-4-2）。

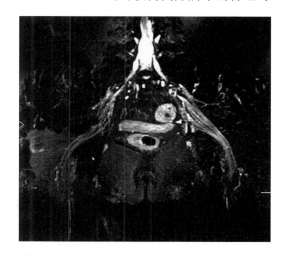

图 5-4-2　双侧坐骨神经成像

五、磁共振脊髓成像

磁共振脊髓成像（magnetic resonance myelography，MRM）是磁共振水成像的一种，无创，不需要对比剂就获得脊髓造影的效果。其原理是利用重度 T_2 加权及脂肪抑制技术，获得含水丰富又流动缓慢腔隙的影像，可清楚显示硬膜囊、脊髓、神经根和根鞘。MRM 能定位神经根损伤、占位的具体部位以及显示椎管狭窄、神经受压具体情况。

临床应用于以下情况：

1. 椎间盘膨出、突出、脱出；

2. 椎管狭窄；

3. 蛛网膜、神经根囊肿；

4. 神经根走行异常；

5. 椎管内占位，尤其是神经源性肿瘤；

6. 术后评估。

六、磁共振关节造影

磁共振关节造影的开展，使大量关节外伤、退行性改变等病变的患者诊断更敏感、更准确，可为临床治疗提供翔实、准确的影像资料，是磁共振平扫阴性但症状明显的患者的优选检查。

（一）分类

分为直接造影和间接造影两种。一般推荐直接法，因为其检查结果最为可靠和容易解释。

1.直接造影　给关节腔注入一定对比剂，扩张关节囊，形成良好的对比，利于观察关节内结构。虽然属于侵入性检查方法，但创伤很小，操作上亦简便易行，且费用相对低廉（与 CT 造影及关节镜检查比较）。

2.间接造影　通过静脉注射磁共振造影剂钆喷酸葡胺，0.2mmol/kg，充分活动关节或不能活动者等待 30 分钟后待对比剂弥散入关节液后扫描，关节液与关节内结构可形成良好的对比，利于观察。主要用于关节滑膜病变、感染性病变及肿瘤等。

（二）肩关节磁共振造影

对于肩关节肩袖及盂唇损伤的敏感性和特异性均较高，是肩袖、盂唇损伤及肩袖修补术后有无再次损伤的首选影像学检查方法。目前认为盂唇病变最好选择肩关节造影检查。多数患者肩关节腔内都没有足够的液体，塌陷的关节囊及盂肱韧带与前方盂唇紧贴，造成诊断困难；另外，正常盂唇基底部纤维软骨和透明软骨移行区常常表现为高信号，造成盂唇的假性撕裂。肩关节磁共振造影能清晰显示出肩关节的复杂解剖结构，它不仅能较准确诊断出肩袖完全撕裂或者部分撕裂，而且为手术提供了详细的信息，如肩袖撕裂的位置、范围、肌肉肌腱连接点回缩的程度等，这对于手术的选择和计划都有着非常重要的意义（图 5-4-3、图 5-4-4）。

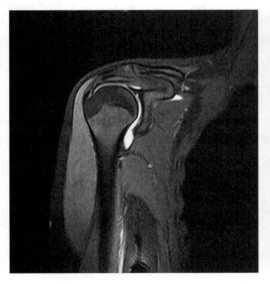
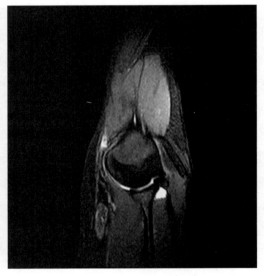

图 5-4-3　肩关节中立位磁共振造影检查（斜　　图 5-4-4　肩关节外展外旋位 T_1 抑脂像
冠状位 T_1 抑脂像）

磁共振肩关节造影适应证和禁忌证：

1.肩关节肩袖损伤及肩袖修补术后再损伤。

2.肩关节盂唇损伤。

3.肩关节常规磁共振扫描阴性，临床高度怀疑肩袖或盂唇损伤。

4.凡关节有炎症，新鲜关节内骨折及穿刺部位皮肤有炎症不宜作造影。

（三）膝关节磁共振造影

能很好显示滑膜、关节软骨、半月板、交叉韧带的病变和损伤程度，可完全代替关节镜检查或替代膝关节磁共振平扫作为损伤后的一项常规检查。膝关节磁共振造影适应证（1～3）和禁忌证（4）：

1. 对已经确定膝关节内病损，其性质或确切部位不够明确者。

2. 术后半月板怀疑再次损伤，膝关节游离体，关节软骨退变、剥脱等。

3. 常规 MRI 不能确定半月板是否撕裂。

4. 凡膝关节有外伤性伤口或骨折，凡膝关节有炎症及穿刺部位皮肤有炎症者不宜造影。

（四）髋关节磁共振造影

一般行单侧髋关节的直接造影，适应证（1～2）和禁忌证（3）：

1. 髋臼盂唇损伤。

2. 关节软骨病变。

3. 凡髋关节有外伤性伤口或骨折，凡髋关节有炎症及穿刺部位皮肤有炎症者不宜造影。

（五）肘关节磁共振造影

一般行单侧肘关节的直接造影，适应证（1～2）和禁忌证（4）：

1. 关节内游离体。

2. 关节软骨局部缺损，判断剥脱性骨软骨炎病灶的稳定性。

3. 侧副韧带部分断裂。

4. 凡肘关节有外伤性伤口或骨折，凡肘关节有炎症及穿刺部位皮肤有炎症者不宜造影。

（六）腕关节磁共振造影

一般行单侧腕关节的单腔造影，即桡腕关节造影。主要用于诊断三角纤维软骨复合体的损伤。凡腕关节有外伤性伤口或骨折，凡腕关节有炎症及穿刺部位皮肤有炎症者不宜直接造影。有报道推荐进行三腔造影，即分别穿刺桡腕关节、下尺桡关节和中腕关节，避免只累及三角纤维软骨复合体近端的病变及三角纤维软骨盘和骨间韧带断裂的漏诊。

（七）踝关节磁共振造影

较少使用，一般行单侧踝关节的直接造影。凡踝关节有外伤性伤口或骨折，凡踝关节有炎症及穿刺部位皮肤有炎症者不宜直接造影。

（马晓文）

第五节 仿生治疗的功能磁共振成像及量化评价

近年来，磁共振成像技术的不断发展为骨肌系统疾病诊断与评价提供了多种无创活体成像方法，为临床早期诊断及治疗检测提供量化依据。这些技术的应用与进展将进一步提高影像诊断水平，为仿生治疗的评价开辟新途径。

一、T_2 弛豫时间图

通过测量组织 T_2 值来定量分析组织内部成分变化，可以从分子水平反映组织代谢与生化信息的改变，具有可重复性的特点。在软骨、肌腱、椎间盘、神经的定量评估及早期诊断方面应用广泛。

（一）关节软骨

T_2 弛豫时间图（T_2 mapping）是研究关节软骨生理成像最常用的技术，能够反映软骨宏观变性前多聚糖丢失、胶原纤维紊乱、水分减少等分子生物学改变，用于定量和纵向评价软骨组织，在早期诊断、预防干预、进展监测和治疗评价方面起重要的作用。

1.膝关节　T_2 mapping 用于评价膝关节软骨的应用较多，主要内容包括两个方面：早期诊断和术后评价。T_2 mapping 可以作为膝关节骨关节炎的早期诊断和严重程度分级依据，该技术在临床上的应用提高了膝关节骨性关节炎的诊断率，尤其有利于早期的干预治疗，降低致残率。T_2 mapping 对软骨早期损伤或退变的诊断亦具有较高的临床应用价值。应用于半月板缝合术后、前交叉韧带重建术后及软骨移植后的评价包括术后软骨的评价及疗效的评价，是评价再生软骨生物特性、软骨移植后跟踪的有效方法。该技术对膝关节软骨损伤治疗后评价也有重要作用，为临床上软骨保护药物的疗效提供判断依据。另外，因骨性关节炎患者半月板损伤程度与关节软骨损伤程度正相关，所以有研究将半月板 T_2 mapping 成像作为早期骨关节炎的生物学标志。

2.髋关节　目前 T_2 mapping 应用于髋关节评价主要有发育性髋关节脱位和髋关节撞击综合征。通过测量髋臼软骨 T_2 值发现软骨形态改变之前的关节软骨损伤。通过测量髋部肌肉 T_2 值辅助发育性髋关节脱位的诊断。研究发现，存在软骨损伤患者的 T_2 平均值较阴性患者明显提高；无症状患者与髋关节撞击综合征患者髋臼外侧缘 T_2 值均高于内侧缘并且髋臼内外侧缘 T_2 值差异较明显。

3.踝关节　T_2 mapping 可早期发现及评价踝关节距骨软骨损伤，能够为早期踝关节不稳提供影像学定量参考。慢性踝关节不稳患者的距骨软骨 T_2 值显著高于正常对照组。T_2 mapping 亦用于各种不同的软骨修复技术或外科手术（微骨折、镶嵌成形术、自体软骨细胞移植和使用骨髓衍生细胞移植的新技术）后修复情况评价。例如，定量评价自体软骨细胞移植术预后；随访发现踝关节自体软骨细胞移植后 T_2 mapping 测量及其与健康软骨的对比结果与美国足踝评分、关节镜和活检的发现吻合。

4.其他关节　T_2 mapping 在肩关节、腕关节、颞下颌关节等部位的软骨成像中也具有重要意义。除此之外，亦是评价腕关节三角纤维软骨盘、颞下颌关节盘早期退行性改变的无创方法，并使早期靶向治疗成为可能。

（二）肌腱、肌肉

1.评价肌肉活性　T_2 值的改变与骨骼肌的肌电活性、运动强度和代谢状态等密切相关。通过观察肌肉中水 T_2 值的增加，评价运动状态下人体骨骼肌神经肌肉活性。伸展运动中股四头肌运动前后重建的彩色 T_2 mapping 上存在明显的差异，运动后的股直肌、股外侧肌、股中间肌、股内侧肌的 T_2 值比运动前明显增高。

2.急性肌肉损伤　当肌肉发生急性损伤时，损伤组织的 T_2 值会随着时间的变化逐渐出现先增高后降低的趋势。T_2 值的增高与肌肉内细胞溶解、坏死、炎症反应和肌细胞再生关系密切；且 T_2 值处于的高峰期通常是水肿和炎症反应较为严重的时期。T_2 值增加的区域大于 T_1WI 显示的急性肌肉损伤范围。所以 T_2 mapping 不仅对肌肉损伤程度的判断具有一定优势，而且在早期损伤范围的诊断上意义重大。

3.骨骼肌疾病　T_2 mapping 在评价肩袖肌肉的脂肪变性中意义重大，是一种可靠的定量评价冈上肌脂肪变性的方法（图 5-5-1）。T$_2$ 值越大，冈上肌脂肪含量越高。已证实在评价脂肪变性的程度上 T$_2$ 值比 Goutallier 分期（常规评价肩袖肌脂肪变性程度的标准）更可靠。T$_2$ mapping 亦可用于判断进行性假肥大性肌营养不良病人肌肉内是否发生脂肪浸润。

4. 肌腱　除肌肉外，T$_2$ mapping 在评价肩袖、跟腱的脂肪变性、早期损伤方面亦很有价值（图 5-5-2）。

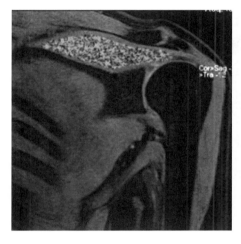 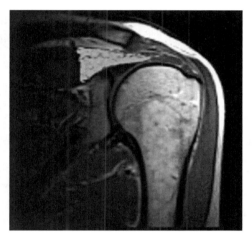

图 5-5-1　女，58 岁，左肩疼痛，冈上肌腱部分撕裂。冈上肌脂肪变性，冈上肌 T$_2$ 值 73.1ms（见文末彩图）　　图 5-5-2　女，45 岁，左肩疼痛，冈上肌腱部分撕裂。冈上肌腱脂肪变性，冈上肌腱 T$_2$ 值 43.7ms（见文末彩图）

（三）椎间盘

因髓核 T$_2$ 值可量化反映椎间盘退变早期髓核的生化状态，所以用于对椎间盘早期退变进行前瞻性定量评价。国外研究发现早期磁共振图像上无明显信号改变的腰椎间盘退变通过 T$_2$ mapping 进行定量评价，病例组 T$_2$ 值均低于对照组。随着对椎间盘组织研究的深入，T$_2$ 值甚至能够用于非侵袭性地跟踪髓核的再生过程。

（四）周围神经

随着医学诊疗逐渐走向精准化，T$_2$ mapping 在外周神经疾病中的应用也越来越广泛。临床主要用于周围神经的炎性疾病、卡压、外伤及修复的评价。另外也可评价糖尿病周围神经病。已有学者应用胫神经 T$_2$ 值作为量化参数来评估糖尿病周围神经病。

二、T$_{1\rho}$ 成像

T$_{1\rho}$ 是适用于软骨成像的技术。主要是通过测定软骨基质中蛋白多糖含量来评定软骨退变的过程。早期退变的关节软骨 T$_{1\rho}$ 值增高，且半月板撕裂及局部关节运动增加会影响 T$_{1\rho}$ 值升高更明显，该技术提供了一种量化蛋白多糖丢失的方法并可鉴定软骨是否进入不可逆的膝关节骨关节炎后期阶段，亦用于早期距骨软骨损伤。目前不仅被用于评估关节软骨退变，还可用于研究膝关节半月板、椎间盘终板等纤维软骨结构的早期退变，T$_{1\rho}$ 值随着椎间盘退变逐渐降低。除此之外，还能定量评估软骨移植术后的修复变化及膝关节术后软骨基质成分含量的早期变化，有利于对创伤后骨关节炎发展进行定量评估，为临床早期干预提供依据。

$T_1\rho$ 与 T_2 mapping 的比较：均为软骨退化的无创检测手段，二者评估软骨损伤具有一致性；但两者之间也存在差异，$T_1\rho$ 更早地反映膝关节骨关节炎的生化改变；而 T_2 mapping 应用更为广泛且更便捷省时。二者也用于研究前交叉韧带损伤后与膝关节骨关节炎之间的复杂关系。

三、弥散加权成像、弥散张量成像

弥散加权成像（diffusion weighted imaging，DWI）是研究水分子微观运动的成像方法。通过检测由分子热能驱动的、随机的分子运动来探查生物组织的微观结构。弥散张量成像（diffusion tensor imaging，DTI）是在 DWI 基础上发展起来的一项较新的磁共振成像技术，利用水分子扩散运动存在各向异性的原理，探测组织微观结构的变化，可对水分子扩散进行定量分析。

（一）骨肌肿瘤

DWI 能直观显示病灶整体及其信号变化，测量并计算表观弥散系数（ADC）值。ADC 值与肿瘤组织细胞密度有关，恶性肿瘤 ADC 值减低，肿瘤恶性程度越高，ADC 值的减小越明显。结合常规 MRI 可以很好显示恶性骨肿瘤的侵犯范围及其生长活跃部分所占比例。同时选择血流灌注影响更小的 b 值有助于提高 ADC 值的诊断效能。DWI 对于骨肌肿瘤的定量分析与良恶性鉴别有较好的应用价值。应用 DTI 评价骨肌系统良恶性病变及其浸润范围可行性强，病变中心及病变边缘 ADC、FA、VrA 及 Iso 值可有效鉴别病变性质。

（二）神经损伤

比较而言，DWI 对腰脊神经的显示更具优势，DTI 最大优势是对组织内在结构的定量评估，在对神经功能评价方面更有价值。DTI 可检测脊神经根压迫部位 ADC 值、FA 值变化，实现对神经微观结构的无创评价，从而有助于预测手术预后。这两种技术有效弥补了常规 MRI 在腰脊神经成像中的不足，为临床工作提供了有效的影像学依据。DTI 还可以显示周围神经损伤的弥散变化并进行定量研究。在显示神经损伤和神经再生方面具有良好的应用前景。

（三）骨骼肌损伤

DTI 作为显示和分析肌纤维损伤的一种有效、无创的工具，具有广阔应用前景，是未来研究骨骼肌损伤的发展方向之一。DTI 为研究肌纤维走行提供可靠方法。肌纤维跟踪技术可三维显示损伤区域重建肌纤维束紊乱。骨骼肌损伤 DTI 参数发生相应变化，一般表现为损伤区 λ_1、λ_2、λ_3 显著增加，FA 值、ADC 值相应升高。检测参数可帮助指导运动员训练计划的制订和肌肉损伤患者恢复。还可早期诊断肌肉的去神经状态，可动态检测肌肉萎缩的程度。

（四）关节软骨

当软骨损伤后或软骨退变早期，DWI 显示 ADC 值增加，提示关节软骨损伤或早期退变的诊断，为临床及时干预提供先机。

DTI 是在 DWI 基础上发展起来的功能磁共振成像技术，它不仅能测定反映水分子运动能力的表观弥散系数，而且能获取反映水分子弥散各项异性的参数 FA，反映透明软骨 Ⅱ 型胶原纤维走行方向的细微结构变化。ADC 值（与蛋白多糖含量有关）和 FA 值（与胶原蛋白结构有关）作为早期骨关节病的标志性测量值，具有良好的重复性及识别健康软骨和早期软骨损伤的能力。关节软骨退变早期 FA 值减低，ADC 值增高。另外，DTI 还用于评估软骨移植术后修复软骨的结构变化，尚需要进一步研究。

（五）脊髓

根据受压脊髓 ADC 值的变化 DWI 可以更早的判断脊髓内部改变，能更早、更准确显示脊髓受压的情况，从而有助于早期诊断和治疗。应用 DTI 评价脊髓型颈椎病手术效果和脊髓术后恢复的情况，DTI 参数（FA、MD、AD、RD）对评价手术预后有一定的应用价值，特别是 FA 值可在术后早期评价颈髓恢复情况。

（六）骶髂关节

应用 DWI 联合临床炎性指标诊断早期强直性脊柱炎（AS）骶髂关节病变具有较高的临床价值。

（七）椎间盘

因 ADC 值随着腰椎间盘中黏多糖、水及胶原的降解而下降，所以 DWI 可监测腰椎间盘退行性改变。

四、灌注加权成像

灌注加权成像（perfution weighted imaging，PWI）是建立在流动效应基础上，根据组织微循环的血流灌注变化来观察分子微观运动，判断组织活力和功能状态的一种技术。

（一）骨肿瘤

血管内对比剂量的变化可引起信号强度的改变，间接反映肿瘤的血流灌注状态。国内有对于不同分化程度的良恶性肿瘤进行动态灌注研究，结果发现 PWI 可反映肿瘤生长最活跃区的灌注状态，从而帮助判断肿瘤的分化程度，对临床治疗方式的选择和判断预后很有价值。国外研究评价急性白血病椎体骨髓灌注状态，认为可作为评价白血病缓解和生存期限的重要指标。也有研究证明脊柱骨转移瘤放疗后灌注参数的变化是肿瘤局部复发的预测因素，尤其是血浆体积值。

（二）骨质疏松

国内外初步研究显示动态增强及 PWI 对于骨质疏松的检查可能具有重要价值，值得进一步探讨。

（三）骨创伤

股骨颈骨折后动态增强观察股骨头信号强度改变，间接反映股骨头的血流灌注状态，目前处于研究阶段。

五、磁共振波谱成像

磁共振波谱成像（magnetic resonance spectroscopy，MRS）是一种无创伤性研究活体器官组织代谢、生化变化及化合物定量分析的方法，是利用化合物中原子核的化学位移不同，根据其在磁共振波谱中共振峰的位置加以鉴别，并进行相对或绝对定量分析，检测组织细胞代谢、生化变化，从而研究病理生理状况下人体能量代谢改变的一种磁共振成像技术。

（一）骨与软组织肿瘤

目前，国内外有用 ^{1}H-MRS 和 ^{31}P-MRS 进行骨肿瘤的前瞻性研究。有研究显示，骨与软组织肿瘤的 ^{31}P-MRS 有不同程度的升高、下降，但可因肿块大小、坏死程度、肌肉受侵范围不同有较大变化。恶性肿瘤的磷酸单酯、磷酸二酯、瘦素与三磷酸腺苷的比值与正常骨组织、软组织及良性肿瘤均有明显不同。三磷酸腺苷的比值提高了骨肿瘤诊断的特异性，可作为鉴别良恶性的依据。

（二）骨质疏松

MRS 通过测量骨髓中水和脂肪含量了解骨质疏松骨髓的生理、病理变化，在监测骨髓脂肪变化和判断骨髓功能状态方面具有独特优势，能够从细胞层面揭示骨髓脂肪含量，MRS 曾被国内外学者作为测定骨髓脂肪含量的金标准，目前已逐渐被替代。

（三）关节软骨

目前，有学者用 ^{23}Na-MRS 和 ^{13}C-MRS 对软骨损伤进行研究。初步研究显示骨性关节炎软骨的糖胺聚糖降解区域中，^{23}Na 谱信号强度有明显下降，这就为早期骨关节炎提供了一种无创的诊断方法。

（四）软组织

目前有使用 ^{1}H-MRS、^{31}P-MRS 和 ^{23}Na-MRS 的研究，尚处于初步研究阶段。MRS 还可测量椎旁肌脂肪浸润程度，评估椎旁肌退变性疾病。

六、磁共振重建技术

（一）全脊柱成像

全脊柱图像可完整、清晰、直观显示全段脊髓、脊椎及周围韧带，可显示脊髓病变范围、损伤及椎体移位情况。对脊柱、脊髓多发性、弥漫性病变的搜寻及其病变的准确定位和诊断有较大价值。有助于为病变及手术定位提供准确信息。值得一提的是磁共振脊柱全长图像对脊柱矫形或脊柱疾病的诊断非常重要。对术前整体的脊髓压迫和脊髓扭曲情况、对术中矫正后的脊髓改善有着相应策略，能够及时预防脊髓扭曲或折叠导致的脊髓栓塞综合征。

（二）全脊柱水成像

对脊柱椎间盘突出及椎管狭窄有独到价值，相当于一种快速、有效、无创的全椎管造影成像技术，可作为常规磁共振检查的补充。

（三）曲面重组

当人体某些解剖结构或病变不在同一平面上，不能在常规扫描方位的层面上很好显示时，可用曲面重组（CPR）技术在同一层面上显示清楚。

1. 脊柱侧弯曲面重组（图 5-5-3）。

2. 关节韧带曲面重组（图 5-5-4）。

（四）关节软骨重建

透明软骨呈不规则曲面覆盖于膝关节表面，面积较大但厚度较薄，周围解剖结构复杂，关节软骨损伤病灶形态各异。三维重建后的软骨具有立体直观的效果，且具有良好的空间分辨力。三维重建图能较真实地反映关节软骨表面。目前适用于关节软骨的三维重建方式主要为 SSD 和 MIP。

（五）磁共振全身弥散成像技术（whole body diffusion weighted imaging，WB-DWI）

采用反转恢复平面回波弥散序列（简称 STIR-DWI-EPI），在抑制肌肉、脂肪、肝脏等组织背景信号的基础上，突出病变区域的弥散加权对比，大大提高了病变组织，尤其是恶性肿瘤及其转移灶的检出。采用了全身大范围扫描并加

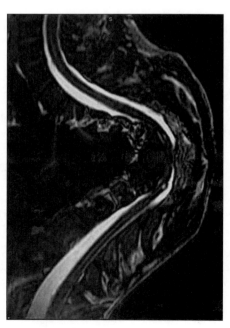

图 5-5-3　脊柱侧弯矢状位 CPR（T$_2$WI）

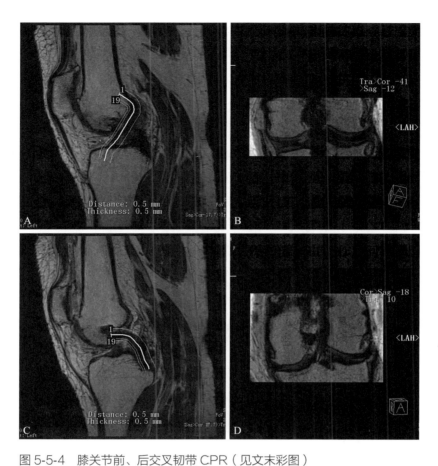

图 5-5-4　膝关节前、后交叉韧带 CPR（见文末彩图）

A. 膝关节前叉韧带 CPR 定位像；E. 重建的前叉韧带；C. 膝关节后叉韧带 CPR 定位像；D. 重建的后叉韧带。

以 3D 后处理重建，其成像效果与正电子发射断层成像（PET）类似，也被称为"类 PET"技术。在肿瘤筛查和良、恶性鉴别诊断及肿瘤的分期、肿瘤治疗的随访中有很高的临床价值。

临床应用：

1. 全身骨转移；

2. 全身淋巴结转移；

3. 寻找肿瘤原发灶；

4. 检测肿瘤治疗疗效。

七、其他

（一）脂肪抑制技术

脂肪组织、骨髓在磁共振 T_1WI 及 T_2WI 呈高信号，这一特点有时会影响病变的检出。利用脂肪抑制技术将脂肪高信号抑制成低信号，形成良好对比，利于病变的检出。添加脂肪抑制技术对骨折、韧带损伤、骨折碎骨片的显示优于常规磁共振技术。另外，判断一些病变内是否含有脂肪组织，对病变的定性及鉴别诊断有很大帮助。

（二）MRI 水脂肪分离技术

Dixon 技术和三点非对称回波水脂分离成像（iterative Dixon water-fat separation with echo asymmetry and least-squares estimation，IDEAL）是基于化学位移的水脂分离技术。通过对水像和脂像进行量化，获得脂肪比。mDIXON-Quant（魔镜成像）可得到解剖组织的高质量 3D 脂肪分数图。IDEAL、mDIXON-Quant 由 Dixon 技术发展而来，通过校正可得到更精确的数值。不仅能直观显示解剖结构，进行脂肪抑制，判定肿瘤性病变是否含脂肪成分，还能对肌肉、骨髓等组织感兴趣区内脂肪成分进行定量。目前，临床主要应用于肌肉脂肪浸润的定量测量及评价骨髓脂肪变化。例如，评价脊旁肌脂肪浸润，监测脊旁肌随年龄增长发生的退行性改变；无创性随访肌肉萎缩相关疾病的进展；评价骨质疏松症，研究发现脊柱退变椎体的脂肪含量随骨质疏松的程度增加而上升。mDIXON-Quant 还可对强直性脊柱炎骶髂关节炎分期进行定量诊断，且诊断价值优于 DWI。磁共振水脂肪分离技术未来可能得到更广泛的应用。

（三）超短 TE 序列

超短 TE 序列（ultrashort echo time，UTE）常规磁共振序列并不能直接显示短 T_2 成分，这为 UTE 对短 T_2 组织细微结构的显示及病理学演变提供了潜在的应用前景。目前主要用于骨皮质、半月板、关节盘、椎间盘软骨终板、关节软骨、韧带、肌腱等结构的基础研究，与临床疾病相关的研究有待进一步开展。

1. 骨皮质　UTE 序列可以直接显示骨及其周围组织，并可以定量得到骨皮质的 T_1 及 T_2 值，这为定量评估骨质量提供了新方法。

2. 半月板　UTE 序列中半月板表现为高信号，半月板的撕裂和退变表现为低信号，组织对比度较好。另外，还可区分半月板的不同区域（如红区和白区），为半月板损伤术前定位提供依据。最新研究发现，UTE 对评价半月板不同形态钙化具有可行性，相关研究尚在初步阶段。

3. 椎间盘纤维软骨　UTE 序列可以清楚显示腰椎间盘软骨终板分层及其损伤，可用于评价腰椎间盘软骨终板损伤。

4. 关节软骨　UTE 可分层显示软骨，凸显短 T_2 成分的软骨深层和钙化层，软骨与软骨下骨的分界变得清楚，利于显示软骨缺损，还可以判断骨端的病变是否累及软骨深层。

5. 软组织　UTE 目前主要用于肌腱、韧带或关节囊与骨连接处的病损的研究。该技术可将起止点区不同短 T_2 成分组织的信号区分开，如起止点的钙化与非钙化、纤维结缔组织和骨组织等。UTE 还能显示韧带陈旧性损伤后的纤维瘢痕组织，在评价韧带重建术后移植物方面具有潜在可行性。

（四）金属植入物 MRI

假体材料分为金属、非金属和非金属内的金属标志物三部分。术后金属伪影的存在会使局部组织信号丢失，对磁共振图像质量有较大影响。去金属伪影序列可以减轻金属植入物的伪影，改善图像质量，在金属植入物患者磁共振成像中有较大应用价值。例如，人工关节置换术后常见并发症的评价，磁共振成像可早期发现假体周围软组织病变，如滑膜炎、无菌性炎症性病变等并发症。近几年，层编码金属伪影校正（SEMAC）和多采集变谐波图像融合（MAVRIC）这两种磁共振技术的开发有效减少了脊柱植入物的金属伪影，图像质量得到进一步改善。

（五）体素内不相干性运动

体素内不相干性运动（intravoxel incoherent motion，IVIM）的出现与 DWI 有关。DWI 通过表观扩散系数（ADC）量化组织中水分子的扩散，而 ADC 的变化受组织扩散和毛细血管灌注的共同影响。传统的 DWI 技术基于单指数模型计算 ADC，忽略了微循环灌注对 ADC 的影响。而 IVIM 将血管内血液中水分子的运动定义为假性扩散，代表的是微循环内的灌注成分，通过宽泛的 b 值选择以及双指数模型的数学分析方法，能够很好地区分组织内的真性扩散和假性扩散（微循环灌注）。IVIM 参数应用于骨肌系统肿瘤定性诊断，ADC 和 ADC_{slow} 有助于区分良性肿瘤与交界性、恶性肿瘤，提高了骨肌系统肿瘤的诊断准确性。

（六）3D MRI

利用各向同性线圈进行 3D MRI，获取局部容积影像数据进行 MPR 重建得到所需断面图像，3D 各向同性序列和常规 2D 序列诊断能力相似，但是 3D 各向同性序列扫描时间更短并且提高复杂细小结构的病变检出率，在骨肌系统应用较广，比如观察细小韧带的损伤。

（七）MRI 示踪研究

通过示踪剂标记干细胞，MRI 观察骨髓为信号变化的程度、范围，评价体内干细胞的数量、分布、分化，了解干细胞移植效果。

（八）超高场强 MRI

7T 超高场强 MRI 具有更高的信噪比、图象分辨率及更短的成像时间。通过 7T MRI 观察骨超微架构和软骨病变，可进一步探索骨质疏松症和骨关节炎发病机制中的微观变化，并用于监测临床疾病进展及治疗反应。另外 7T MRI 还可对局部软骨形态及软组织进行高分辨成像，在实现临床综合应用方面具有可行性。除此之外，基于 7T MRI 的钠成像对关节软骨蛋白多糖含量异常敏感，可显示早期软骨退变，对异常区域进行定量分析；评价软骨修复术后软骨生化成分变化。然而由于目前钠成像技术限度，该技术应用于临床还尚待时日。

（九）基于 MRI 的深度学习

深度学习在骨关节系统主要应用于骨龄测定、骨折检测和骨质疏松等研究中，而基于 MRI 的骨关节运动损伤的研究仍处在起步阶段。

（马晓文）

第六节　超声检查在仿生骨外科学中的应用

超声检查分辨率高，可用于评价皮肤、筋膜、肌肉、肌腱、韧带、滑膜、滑囊及周围神经等软组织，以及关节和部分骨骼的病变；且不受体位限制，可双侧对比和实时动态观察，更以快捷、经济、无射线损伤等优势深受骨科相关科室青睐。超声检查以人体运动系统解剖与结构功能为基础，获取仿生灵感，通过高频超声、介入超声及超声新技术检查为仿生骨外科学的术前诊断、术中引导、术后评价中提供诊疗依据。

一、肌肉、骨骼及软组织超声检查

（一）骨与软骨

1. 骨折　骨折经常发生于局部应力变化，超声能够对骨折部位合并的肌肉、肌腱、韧带、软骨的损伤进行综合评估，声像图直接征象为骨乔处骨皮质连续性中断，断端可无明显对位异常，也可错位、分离；间接征象为骨折断端周围及骨膜下可见血肿低回声或无回声。

2.软骨损伤 软骨分为三类：透明软骨，包括关节软骨、肋软骨、喉软骨、气管软骨及骨骺软骨等，声像图为均匀低 - 无回声，部分成人肋软骨内可见骨化，表现为不规则斑片样高回声伴声影；纤维软骨，包括半月板、关节盘、椎间盘及耻骨联合等，声像图为均匀的高回声结构；弹性软骨，包括耳郭、外耳道、咽鼓管及会厌软骨，声像图为均匀的低 - 无回声结构。

（二）肌肉

1.肌肉损伤 超声可以观察到骨骼肌纤维的细微结构，并且在评定肌肉撕裂方面有很明确的作用。肌肉单纯性挫伤声像图仅表现为局部肌纹理回声增高或减低，部分模糊呈片状或云絮状改变；肌肉部分撕裂表现为肌肉连续性中断，肌纹理显示不清，断端周边肌肉组织肿胀，可见不规则低回声区；肌肉完全性撕裂或断裂声像图表现为肌肉连续性完全中断，肌肉断端回缩成团状，类似肿块样组织，中间形成的空腔可由血肿充填。

2.肌炎 肌炎常见有增生性肌炎、骨化性肌炎。增生性肌炎是一种少见的病因不明的良性炎症性肌病，以嗜碱性细胞和成纤维细胞增生为特征，进展迅速，声像图多表现为局部快速增大的孤立性软组织肿块，界限不清；骨化性肌炎多发生在外伤或者炎性病变后，早期以肌肉水肿、变性与坏死为主，声像图表现多见局部肌肉层较对侧增厚，中期呈点状钙化，后期可见团状钙化灶。

3.肌疝 肌疝指部分肌肉组织自筋膜薄弱处膨出，常与肌肉萎缩或肌间隔压力增高有关，肌疝也可由创伤、外科手术或先天因素引起。声像图可清晰显示肌筋膜的缺损以及肌肉疝出的范围，大部分情况下，超声显示肌外膜局限性膨出，局部肌束走行偏离，轻者探头加压可恢复正常。

（三）肌腱

1.肌腱损伤与断裂 超声可以观察到骨骼肌纤维的细微结构，肌腱损伤与断裂常伴有明显外伤史，可分为轻度损伤、部分撕裂及完全断裂。轻度损伤，声像图表现为肌腱增厚，回声减低；部分撕裂，声像图表现为肌腱部分连续性中断（图5-6-1）；完全断裂，声像图表现为肌纤维的全层断裂，断端回缩。

2.肌腱炎 肌腱炎由肌纤维的过度使用，反复强烈牵拉而引起，是内源性和外源性因素相互作用的结果。病变部位会出现疼痛、压痛，功能障碍，炎症反应，在反复牵拉活动时疼痛加剧，亦可出现静息疼痛。声像图表现根据病变部位的

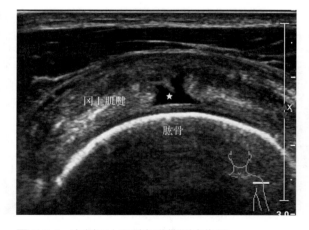

图 5-6-1 左侧冈上肌腱部分撕裂声像图

星号：部分肌纤维回声中断。

不同，肌腱附着端可局部增厚，纤维结构回声不清晰，腱体内可见不规则的钙化强回声，附着处的骨表面不光滑，骨赘形成或骨侵蚀，病变区域血流增多，肌腱旁滑囊积液等。

3.肌腱病 肌腱病与肌腱的退行性改变、慢性劳损、反复微创伤有关，此病的典型声像图表现为肌腱肿胀增厚，肌腱内可见边界不清的不均质低回声，伴腱纤维结构紊乱；慢性炎症受累肌腱呈低回声增厚，可伴有异位骨化或钙化。

4.腱鞘炎 腱鞘炎通常继发于由于过度使用、骨性摩擦、异物、感染或关节炎引起的反复微

损伤，声像图表现为受累肌腱弥漫性肿胀增粗，腱鞘的局灶性或弥漫性增厚，被动运动时进行动态超声检查可显示狭窄管道入口处腱鞘的卡压。

（四）韧带

韧带损伤　韧带由致密结缔组织构成，分布在关节周围，韧带的正常声像图表现类似于肌腱，长轴切面呈纤维状稍高回声，位置不同，薄厚不一。超声对大部分韧带损伤能作出可靠的诊断，也可作为治疗后复查手段，韧带损伤根据损伤程度。超声可分为四型：Ⅰ型，韧带增厚，回声减低，无明显撕裂（图5-6-2）；Ⅱ型，韧带部分纤维连续性中断；Ⅲ型，韧带纤维完全断裂；Ⅳ型，韧带的撕脱性骨折。

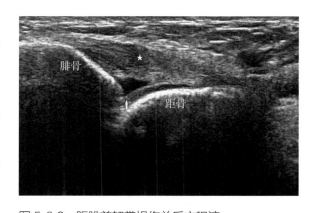

图5-6-2　距腓前韧带损伤并后方积液

星号：距腓前韧带增厚，回声减低不均匀，后方不规则液性暗区（箭头）。

（五）滑膜及滑囊

1.滑膜炎　滑膜炎常见于骨性关节炎、痛风性关节炎、类风湿性关节炎、创伤性关节炎及感染性关节炎。通常表现为积液和/或滑膜增生，积液声像图表现为关节腔内不规则的无回声；滑膜增生声像图表现为低回声或混杂回声，部分可见血流信号。

2.滑囊炎　滑囊一般位于关节附近的骨突起与肌腱、肌肉或皮肤之间，在摩擦力或压力较大的部位存在。根据是否与关节腔相通，分为相通性和非相通性，也可根据其与肌腱或韧带的相对位置关系分为皮下浅囊或深部滑囊。滑囊炎病理基础为滑囊内滑膜增生，声像图表现为滑囊肿大，囊壁不规则增厚，甚至可见局部呈乳头状，囊腔内可见积液无回声；急性滑囊炎时滑囊壁可见丰富血流信号，慢性滑囊炎时囊内常见到网格状分隔等，囊壁上探及程度不等的血流信号。

3.滑膜囊肿　关节滑膜囊肿可分为先天性和后天性，先天性多见于儿童，后天性常见滑囊本身的疾病，如慢性无菌性炎症、反复摩擦、组织退变等，好发于四肢关节。声像图表现为关节旁囊性无回声病变，常与关节腔相通，形态不规则或类圆形，边界清晰，囊壁厚而不光滑，囊腔内可见带状分隔，囊壁上可探及血流信号。

（六）肿瘤性及肿瘤样病变

1.骨与软骨肿瘤　超声可判定肿瘤的大小及其对周围血管、腔隙的影响，可对病灶进行动态观察，监测术后复发、化疗及放疗的疗效。对于确诊患有原发性肿瘤的患者发生的骨转移，诊断较容易；对于无原发性肿瘤病史及体征，首发症状即为转移灶的患者，诊断转移性骨肿瘤较困难。但是超声可对病灶进行动态观察，确定转移病灶的部位、大小、形态及与周围神经血管关系。超声引导下进行肿瘤穿刺活检，可避开邻近大血管及肿瘤的坏死区，并确定其性质。

2.软组织肿瘤　软组织肿瘤来自间叶及神经外胚层的各种组织，即从神经纤维、脂肪、横纹肌、平滑肌、血管、淋巴管、间皮、滑膜及组织细胞发生的肿瘤；对于软组织肿瘤，超声有助于诊断有无肿瘤，判断其所属软组织层次、形态、测量大小、肿块质地、边界、血供及周围组织关系等。

3.血管球瘤　起源于皮肤中的血管球组织，可发生于全身皮肤各处，但以手、足部甲床下以及指间软组织多见，主要表现为针刺样疼痛，局部按压或寒冷刺激可诱发，声像图表现为甲床下或指间软组织低回声结节，彩色血流显示结节内血供丰富。

4. 腱鞘囊肿　腱鞘囊肿好发于腕部、足部，其常见病因为创伤和过度劳损，免疫疾病、感染也有可能引发，囊内为粘液样成分。声像图表现为局灶性无回声病变，界限清晰，囊壁增厚；陈旧性囊肿内部回声不均，可伴有分隔，同时观察其与周围血管、神经关系，有无受压。

二、周围神经超声检查

（一）神经卡压

周围神经卡压综合征指周围神经在解剖学的通路上的鞘管、裂隙、环及孔等部位，长期对某一段或某一点神经产生机械压迫，引发支配区域的酸胀性无力、放射性疼痛、麻木及进行性肌肉萎缩等一系列的神经症候群。声像图表现为受压处神经变细，受压两端或一端增粗，受累神经回声减低，神经束界限模糊或消失（图 5-6-3），神经干内可有血流信号增多，部分可见神经外膜增厚，回声增强，与周围组织分界不清。

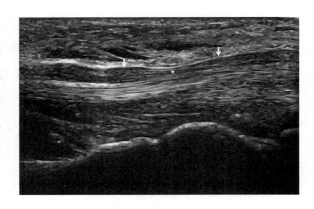

图 5-6-3　腕管综合征声像图

星号：正中神经长轴，受压处内径变细，两端增粗，回声减低（箭头）。

（二）神经损伤

周围神经损伤是临床常见病，上肢神经病变相对较多，超声可对周围神经损伤做出初步的分级和分类。外周神经损伤声像图一般表现为神经的连续性完全或不完全中断，内部神经束回声紊乱，偶可见神经肿胀，与局部软组织分界不清。

（三）神经源性肿物

神经源性肿物多发生于外周神经主干，常见皮下或表浅肌群，常见的肿瘤有神经纤维瘤与神经鞘瘤。神经鞘瘤以神经细胞鞘细胞为主要成分，为一种常见的外周神经鞘膜肿瘤，多为良性，沿着神经主干生长，常为单发结节，生长缓慢，有时可伴有神经症状。声像图表现为椭圆形或梭形实性低回声肿物，边界清晰，有包膜，内部回声均匀，肿瘤内部有少许血流信号，并与肿物两端神经相连续（图 5-6-4）。神经纤维瘤沿神经干生长，可发生全身各部位，有时多发，呈串珠样排列，声像图表现与神经鞘瘤基本一致，不易区分。创伤性神经瘤是周围神经损伤后常见的并发症之一，声像图可见断端神经梭形增大，或在截断神经处形成瘤样改变，呈紊乱无回声或低回声，神经近端增粗，分布不均匀，与周围组织粘连。

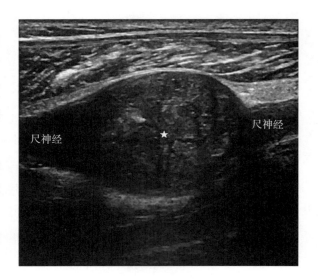

图 5-6-4　尺神经神经鞘瘤声像图

星号：神经瘤体。

三、类风湿性关节炎、痛风性关节炎及骨性关节炎

（一）类风湿性关节炎

类风湿性关节炎是一种以骨侵蚀为主要表现

的全身性自身免疫性疾病，好发于手、腕小关节，对称性发病，反复发作，根据病程长短声像图有不同表现，早期发病、病程轻者声像图仅表现为关节滑膜增厚、滑膜血管翳形成，或伴有关节腔少量积液，严重者可见到关节软骨面受累。呈"虫蚀状"，甚至发生骨侵蚀。

（二）痛风性关节炎

痛风性关节炎是由于尿酸代谢异常所致尿酸盐沉积在关节腔、滑囊、软骨、骨质和其他组织中的一种代谢性疾病。声像图表现为关节滑膜增厚，表面不光滑，关节腔肿胀，内可见积液，关节腔及滑膜内可见点状、团状、云雾状高回声（痛风石）。"双轨征"为痛风性关节炎的特异性征象，表现为软骨表面一强回声光带，与软骨表面相平行，强回声可连续也可不连续。

（三）骨性关节炎

骨性关节炎也称退行性骨关节病，多以负重关节及活动量较多的关节为主，是由多种因素引起的软骨纤维化、皲裂、溃疡、脱失，以关节疼痛为主要症状，一般有软骨变性破坏、骨赘形成、滑膜炎、游离体等病理改变。声像图表现除关节滑膜增厚、关节腔积液外，可见到关节软骨面不均匀性变薄或消失，软骨下可见骨反应增生形成的团块状高回声，关节骨皮质不光滑，可伴有骨赘形成，表面凹凸不平，进而引起关节间隙变窄、关节活动范围受限。

四、肌骨介入超声在仿生骨科学中的应用

（一）肌骨介入超声

肌骨介入超声是指在超声引导下完成各种诊断及治疗，如穿刺活检、液体抽吸、局部药物治疗、神经阻滞、针刀（刺）治疗及钙化捣碎等。超声引导技术可以清晰显示穿刺针尖位置、病变及其周围组织结构，不仅准确药物注射，也可获得有效标本，增加安全性。

1.实性病变的穿刺、活检　超声引导下对骨与软组织肿瘤实性病变进行穿刺活检，判断病变性质，可有效避开坏死组织，选择最有价值的部位进行取材，避免损伤血管及神经，临床应用发展迅速，应用广泛。

2.囊性病变的抽吸、治疗　软组织内的积液可出现在创伤和感染时，积聚在不同的解剖部位。积液引起疼痛症状者，超声引导下可对软组织内积液或囊性病变进行穿刺抽吸治疗，缓解局部疼痛；并可将穿刺物送检化验，指导下一步治疗。

3.关节腔的穿刺抽吸、治疗　超声可对关节腔有无积液、积液部位、积液量的多少、积液内有无分隔进行评估，彩色多普勒可显示穿刺针路径上有无大血管，避免大血管的损伤，减少出血并发症。关节腔或腱鞘内注药时，可观察到注入药物是否进入到关节腔或腱鞘内。

4.超声引导下肌腱病变介入治疗　对于经休息、服用镇痛药、冰敷或物理治疗后症状仍不能缓解的顽固性疼痛患者，可进行超声引导下介入治疗；超声引导下对肌腱末端病、狭窄性腱鞘炎、钙化性肌腱炎以及筋膜粘连的针刀（刺）松解、钙化捣碎等，能够清晰显示病变结构，肌腱内钙化灶以及软组织内残留异物，对整个介入治疗过程能够实时监控，避免损伤周围神经、血管及重要组织（图5-6-5）。

5.超声引导下神经阻滞、松解　超声引导下外周神经阻滞在骨科手术、顽固性疼痛的诊断或治疗中广泛应用，可直接看到神经及周围结构，全程实时显示穿刺针的针尖及运动轨迹，直接到达靶目标，观察到麻药局部扩散情况，提高神经阻滞成功率，减少不良反应和并发症。超声引导下神

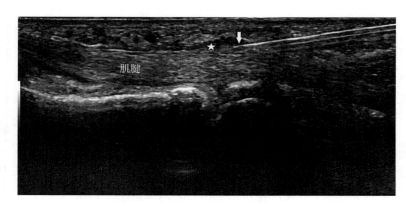

图 5-6-5　超声引导下扳机指 A1 滑车针刀松解

箭头：针刀；星号：A1 滑车。

经松解可将粘连神经与周围组织分开，可松解挛缩和促进局部神经组织血流供应，毁损局部增生的末梢神经。

（二）肌骨超声检查新技术

1.**弹性成像**　弹性成像主要用于直接评估神经的硬度信息；周围神经创伤后，弹性成像可判断神经干的纤维瘢痕程度。周围神经卡压患者超声弹性成像可以直观的提供卡压后硬度的信息，为临床选择保守治疗还是手术减压提供有力依据。

2.**超声造影**　超声造影是通过造影剂来增强血液散射，使血管显示更加清晰，提高小血管的显示来反映和观察正常组织和病变组织的血流灌注情况，目前临床应用的超声造影剂为微气泡，直径通常为 $2 \sim 5\mu m$，经外周静脉注入后，能自由通过血管肺循环，再到体循环，到达靶器官或组织。

（张红　任燎原）

第七节　电生理评价

一、仿生治疗的电生理评价概述

神经电生理评价是指采用不同方式在神经传导通路上利用刺激和记录电极，将收集到的各种生物电信号经由专业设备仪器和计算机处理后呈现出的波形与数据作为观察对象，对受试者的神经肌肉功能状态作出评估的一类检查。

（一）电生理评价的要求

电生理评价的要求包括对神经电生理从业者需具备的条件以及电生理评价过程中的具体要求。

不同于其他实验室检查，神经电生理检查的复杂性和专业性不仅要求从业医师具有解剖学、生理学、诊断学等知识基础，还需要掌握一定的骨科、神经科等临床知识并了解医学仿生学、数字医学等前沿学科相关内容，同时还需要具备一定的临床经验。

在电生理评价过程中则要求神经电生理医师不应只凭借临床医生开具的检查申请单来进行机械的检查，而是应该结合患者临床症状详细询问病史和专科查体后，根据初步诊查思路拟定有针对性的电生理检查方案，以判断患者是否存在神经损伤、损伤的程度、部位以及损伤性质等。

另外在检查过程中神经电生理医师需注重双侧神经功能的对比，根据检查过程逐步进行中呈现的资料在必要时调整检查思路和检测方案，以期通过最小的代价获取最全面、最有价值的实验室诊断依据。

（二）适应证和禁忌证

对于有或没有明显诱因出现的肢体麻木、无力、疼痛或其他临床症状而疑有神经肌肉功能障碍的患者均可行神经电生理检测。有严重的心血管系统疾病、血液系统疾病，植入心脏起搏器，精神状态异常不能配合检查者或处于妊娠期的女性患者建议不做或慎做该项检查。

由于神经电生理检查方式主要为电刺激和针极介入检测，有一定的风险和痛苦，因此在检查前需要提前告知患者并取得知情同意方可进行。受检者需在不空腹状态下，提前清洁受检部位皮肤表面并遵医嘱放松或作出相应动作使肌肉收缩来配合检查。

另需要注意的是，在神经受到损伤后到神经发生变性改变并能够通过电生理评估检测出异常需要一定的时间，通常认为受试者出现临床症状后 2～3 周行电生理检查尤其是针极肌电图的结果是可信的。在疾病早期行神经传导或 F 波检查可能会出现异常表现，还需定期随诊复查以获得可靠的检测结果。

二、仿生治疗前的神经电生理评价内容和评价方式

（一）仿生治疗前电生理评价内容

1. 常规评估内容　常规的神经电生理评估主要包括神经传导速度（nerve conduction velocity，NCV）测定和针极肌电图（electromyography，EMG）。神经传导速度又包括运动神经传导速度（motor nerve conduction velocity，MNCV）和感觉神经传导速度（sensory nerve conduction velocity，SNCV），是指采用表面电极或针电极在靶肌肉记录电信号的同时给予神经干电刺激，记录到的复合肌肉动作电位（compound muscle action potential，CMAP）或感觉神经电位（sensory nerve action potential，SNAP），通过 NCV、CMAP 或 SNAP 的潜伏期（latency）、波幅（amplitude）等指标来对周围神经功能进行评估，最常被检测的神经包括正中神经、尺神经、腓总神经、胫神经，必要时还可检测桡神经、肌皮神经、腋神经、股神经、闭孔神经等（图 5-7-1）。

针极肌电图是指采用同心针电极插入靶肌肉后分别在放松状态、轻收缩及大力收缩时观察肌肉有无异常电位、运动单位电位时限及波幅等来判断相应神经及肌肉本身的功能状态，在检查时通常根据相应支配神经或损伤平面、节段来选择受检肌肉，该项检查一般与 NCV 同时进行检测。

2. 特殊评估内容　除常规检测外还可以采用一些特殊检查方式检测近端神经或神经 - 肌肉接头等作为外周神经功能评估的补充。

最常用的特殊检测是 F 波（F wave）。F 波是指在神经干给予超强电刺激时于靶肌肉记录到的在 M 波之后出现的动作电位，它在刺激神经后的信号由脊髓前角细胞折返回远端记录肌肉后记录

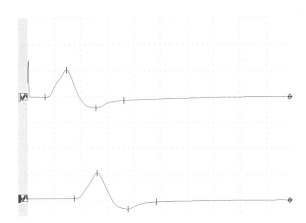

图 5-7-1　复合肌肉动作电位（CMAP）波形、潜伏期及波幅示意图

到，能够反映近端神经根的功能状态，常用的评估指标为 F 波出现率及潜伏期。

H 反射（H reflex）是通过刺激感觉神经，冲动到达突触后再由运动神经传出引起相应肌肉收缩来反映近端神经功能，常检测胫神经 H 反射潜伏期是否有延长来评估 S_1 神经根的功能。

重复神经刺激（repetitive nerve stimulation，RNS）通过分别在低频、高频重复刺激神经产生的动作电位波幅变化率来反映神经肌肉接头功能是否存在异常。

3. 诱发电位 诱发电位指通过电、声、光等方式刺激外周感受器时在皮质或中枢神经传导通路相应部位记录，使用信号平均叠加技术并经由放大器和计算机处理后得到相应电信号的一类特殊神经电生理检测方式，包括体感诱发电位、运动诱发电位、视觉诱发电位、脑干听觉诱发电位、事件相关电位等。骨科疾病治疗前最常用的主要是体感诱发电位和听觉诱发电位，术中主要应用体感、运动诱发电位及肌电图监测（详见本节"三、骨外科学仿生治疗中的电生理评价"部分），而视觉诱发电位、事件相关电位等在神经科疾病中应用更多。

（二）仿生治疗前神经电生理评价方式

1. 神经损伤的定性评价 周围神经损伤的主要类型有脱髓鞘损伤与轴索损伤。轴索损伤更为多见，各种能够引起轴索代谢机制障碍的原因均可造成轴索损害；脱髓鞘损害则多见于嵌压性或压迫性神经损伤及遗传性神经疾病，另外自身免疫性疾病也可引起较明显的脱髓鞘损害。

在发生轴索损害的患者神经电生理检查主要表现为 CMAP 波幅的降低，而 MNCV 及远端潜伏期（distal latency）正常或轻度异常。当神经电生理结果为 MNCV 减慢、远端潜伏期延长时则提示主要呈脱髓鞘损害改变，在脱髓鞘损害时还可能伴随神经传导阻滞（conduction block，CB）现象。

2. 神经损伤的定位评价 在神经电生理检查中选择不同的检测项目及检测部位可反映相应水平的周围神经损伤。

NCV 及 EMG 主要反映外周神经是否存在神经损伤、损伤部位和程度以及肌肉本身是否存在病变，并能够根据检查结果的呈现逐步向上游部位检查，以判断神经损伤的平面是在神经分支、神经丛、神经干还是更高的平面，在嵌压性疾病中还可以采用分段检测或寸移法进一步明确发生嵌压的部位；F 波、H 反射等特殊检查可以反映近端神经根的功能，结合 NCV 及 EMG 判断是否存在神经近根段的损伤，另外，F 波也可以是某些疾病（如多发性炎性神经根神经病）的早期实验室检查异常指征；而重复频率电刺激能够反映神经 - 肌肉接头的功能，根据情况选择合适的诱发电位则能够反映其传导通路的神经功能状态。

3. 神经电生理评价 在骨外科疾病与其他疾病的鉴别诊断中当患者因为相同或类似的临床症状前来就诊时，仅凭疾病本身的表现及体征难以确定病变及损伤的位置和性质时，神经电生理评价在骨外科疾病与神经内科疾病、遗传性疾病等的鉴别诊断中往往能够发挥决定性的作用，如颈椎病与运动神经元病，马蹄足畸形与遗传性感觉运动神经病，脊髓压迫疾病与亚急性联合变性、周围神经病等的鉴别。

不同于影像学检查是从形态学进行观察评估，神经电生理检查是通过神经肌肉的反应及活动记录客观指标，从而对神经肌肉的功能状态进行评估。对于一些疾病的早期症状或亚临床症状更加灵敏（如表现为嵌压性疾病的糖尿病周围神经病早期、无症状或轻微症状的周围神经疾病、神经根或脊髓压迫疾病早期等）。电生理特征性的异常电位（如肌强直电位、群放电位等）和指标（如神经源性及肌源性运动单位电位时限及波幅）是某些疾病的典型电生理表现，在疾病的诊断和鉴别诊断中能够起到关键的作用（图 5-7-2）。

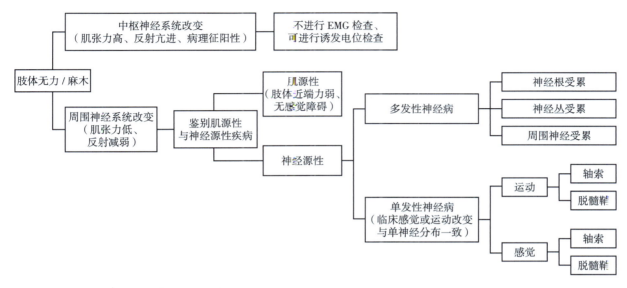

图 5-7-2 神经电生理检查诊断思路示意图

4.电生理评价的影响因素 神经电生理评估是通过表面电极或针电极在神经、肌肉记录电信号，通过放大器处理及计算机处理后呈现的实验室结果，具有高度的灵敏性，对实验室环境及设备、受试者受检部位等均有一定的要求，以最大程度降低干扰和阻抗，获得真实准确的检查结果。

除了技术方面的因素，受检者的年龄、身高等因素对神经电生理检测亦有一定关系，天气较寒冷时受检者的肢体温度也是影响检查结果尤其是神经传导速度的重要因素之一，需要特别注意。

三、骨外科学仿生治疗中的电生理评价

在骨外科学仿生学治疗过程中电生理评估主要参与的环节为外科治疗中的神经功能监测。目前应用的术中神经监测方式主要有体感诱发电位、运动诱发电位、肌电图监测、脑干听觉诱发电位等多种方式，可根据治疗方式的需要选择合适的某种或数种监测手段联合应用以期达到最佳的效果。

（一）骨外科学仿生治疗中电生理评价的内容

1.诱发电位（evoked potential，EP） 在骨外科及其他外科治疗中常用的诱发电位监测主要有体感诱发电位（somatosensory evoked potential，SEP）和运动诱发电位（motor evoked potential，MEP）、脑干听觉诱发电位（brainstem auditory evoked potential，BAEP）等。其中 SEP 又可分为皮质体感诱发电位（cortical somatosensory evoked potential，CSEP）、皮节体感诱发电位（dermatomal somatosensory evoked potential，DSEP）、D 波，本节就比较常用的几种诱发电位展开介绍。

体感诱发电位（SEP）是指在外周神经给予电流刺激后神经冲动经神经纤维传导突触传递，在大脑皮质相应区域或其他部位（如皮质下、脊髓等）记录到相应波形，可评估感觉神经传导通路的完整性，主要反映脊髓后索及后索上行传导束的功能，术中可根据手术需要选择上肢和/或下肢进行监测。皮质体感诱发电位由于简便易行，信号较稳定而在实际应用中更加广泛，皮节体感诱发电位在术前神经功能评估及术中神经检测都有重要作用（图 5-7-3）。

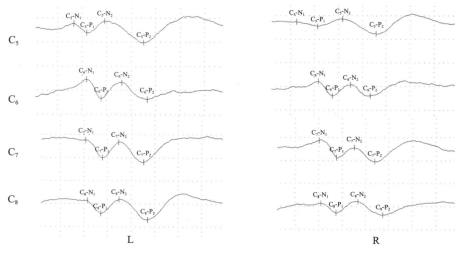

图 5-7-3　正常皮节体感诱发电位波形示意图

运动诱发电位（MEP）指经颅给予电压刺激或磁刺激后在相应部位（肌肉、外周神经、脊髓等）记录到电信号，以反映运动神经传导通路的完整性，主要能够评估脊髓前索及侧索的运动功能状态，目前术中监测多采用经颅电刺激。其优点在于即时性较好，不需均和叠加，可直接反映运动神经功能，相较于 SEP 不能进行持续监测。需要注意的是，影响术中 MEP 的因素较多，应仔细排除技术因素、麻醉因素及其他干扰因素后进行判断。

D 波是指经颅电刺激运动皮质后在脊髓硬膜外记录的复合动作电位，反映皮质脊髓束的直接传导功能，主要应用于脊髓脊柱手术中。D 波能够直接监测运动通路，特异性高、实时性强，且因其传导不通过神经肌肉接头，具有对麻醉依赖性较低的优点，但因其需在硬膜外放置电极，技术难度较高。另外，在腰骶段手术监测时，需要注意结合肌电图进行综合判断。

2.肌电图术中监测　肌电图术中监测包括自由肌电图和诱发肌电图监测，以前者应用更为广泛。自由肌电图是指在肌肉中放置针电极，当手术过程中如果神经根或神经受到牵拉等刺激可记录到发放的电活动，能够监测神经 - 肌肉功能，其缺点在于不能反映脊髓功能。

诱发肌电图在术中植入椎弓根螺钉时可给予电刺激观察在相应神经支配肌肉记录到的电活动。当螺钉穿破骨壁时由于失去骨壁的阻挡，引发肌电反应的电刺激阈值会降低。

（二）骨外科学仿生治疗中电生理评价过程

1.选择术中监测方案　在不同的治疗方案中应选择最佳的监测方案，针对手术治疗部位神经支配的节段采用多种监测方式兼顾感觉神经及运动神经进行完整监测，在持续监测的基础上重点关注重要手术节点及风险操作环节，必要时可在非手术部位神经支配节段进行对比以排除技术及非手术因素可能造成的影响（图 5-7-4）。

2.建立术中基准线　在治疗前神经功能评估的基础上，由于麻醉、温度、血压等多种原因均会对监测信号造成一定的影响，因此应于麻醉后、充分显露术野后，必要时在风险性操作前分别建立电生理参考基准线，以提高监测的灵敏性和准确性。

3.术中监护的波形变化及判断　进行术中监护信号变化判断向术者提出报警的前提条件是需

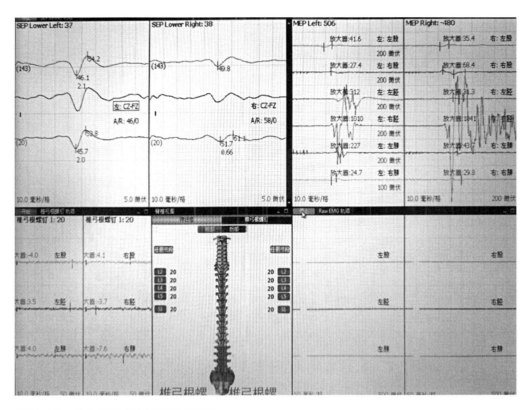

图 5-7-4　术中多模式神经监测示意图

要充分排除技术因素和非手术因素的影响。在手术进行过程中参照相对应的基准线来判断体感诱发电位的变化是否提示可能存在神经损伤的风险，通常 SEP 潜伏时延长大于 10%，SEP 波幅降低超过 50% 或短时间内波幅迅速降低超过 30% 被认为是异常，有学者认为在脊柱侧弯手术中 SEP 波幅降低 60% 以上作为报警标准。

运动诱发电位需要在手术的关键操作或风险操作前后给予刺激观察波形是否存在，必要时可进行信号叠加来提高波形的稳定性。MEP 通常采用"全或无"来进行判断，即 MEP 波形出现或消失被认为是运动神经功能存在或受损，也有采用 MEP 波幅下降超过 80% 作为报警的标准。

4. 术中报警前后的处理　监护医生在观察到术中神经电生理监测信号变化后首先应迅速排除技术因素和非手术因素，同时与手术医生进行沟通以进一步确定信号的改变是否由于手术操作因素引起。如由于风险操作引起报警，术者应暂停手术操作并探查以防止神经进一步损伤，如由非手术因素引起则应积极干预后密切观察信号改变。

5. 治疗后的随访　治疗后对患者进行定期随访，借以判断治疗效果，同时能够比对术中神经电生理监测变化情况来判断监测的准确性，是否存在假阳性或假阴性的情况，术后随访也是建立完整的术中监护和临床病历资料的重要部分。

（三）术中电生理评价信号改变的影响因素

能够对术中神经电生理监测信号造成干扰和影响的因素较为复杂，而术中监测主要观察的是手术操作引起的波形以判断是否存在可能的神经损伤，因此辨别波形改变是由何种原因造成，对于一台手术的神经功能监测成功是至关重要的。

1.影响术中电生理评价的技术因素   造成术中神经电生理监测波形变化的技术原因主要包括设备因素和监护人员自身两个方面。

由于神经电生理各类监测方式均为生物电信号，需要经过放大器及计算机处理后得到各种观察波形，信号较为微小且存在一定的变异性，而手术室环境较为复杂，各类大中小型医疗设备仪器较多，互相之间存在一定的电磁场干扰。因此首先专业设备是否具备良好的性能和抗干扰性是获得稳定信号的基础；其次，设备的保养包括放大器、刺激器、导线等需要定期检修维护，电极是否被稳妥固定在正确的位置等环节，以上均是获得稳定可靠监测数据的基础。当外科治疗过程中发生信号改变时神经电生理监测医师应当首先排除设备各个部件及电极、导线可能发生的故障。

另一方面，术中神经电生理监测是一个实时动态的过程，需要监护人员根据治疗方式选择监护方案，准确放置刺激及记录电极，设置合适的参数，在适当的时机给予刺激或调整叠加次数获得准确可靠的波形；在治疗过程中对于电生理信号的改变做出判断并与麻醉师、术者紧密配合进行良好的沟通，来甄别波形数据的改变是否与手术操作相关，因为报警与否关乎到手术进程和下一步处理，准确有效的提示能够更好地保护患者，也能够让临床医生和监护人员之间更加信任。因此，具备扎实的专业基础及一定经验的监护团队是高质量术中电生理评价的重要条件。

2.影响术中电生理评价的非手术因素   在排除技术因素造成信号改变影响的基础上需要进一步判断是否存在其他非手术因素的可能。

首先，最常见的是麻醉剂的影响：由于抑制神经传导的作用，吸入麻醉药物对于皮质体感诱发电位和运动诱发电位的影响均较大，而静脉麻醉药物对体感诱发电位影响较小，另外麻醉的深度也会对神经监测波形产生影响。除此之外，运动诱发电位受肌松药影响很大，需要保持至少50%～75%肌纤维可以收缩才能记录到 MEP。因此，采用神经电生理评估的手术需要麻醉医师的紧密配合，采取适合的麻醉方案以达到最佳的监护效果，目前全静脉麻醉被认为是进行神经监测手术的首选。

其次，来自患者自身的影响比如术中体温及血压降低、短时间大量出血、缺氧、对麻醉药物的耐受和代谢程度的差异等都是可能影响神经电生理监测的因素。在术中神经监测过程中出现波形改变时应充分考虑这些生理性因素的影响，以减少假阳性报警病例。

四、仿生治疗中电生理评价的意义

如前所述，全面系统的神经电生理评估是疾病诊断的重要依据，也是术中神经电生理监测的基础和重要参考。在准确诊断的前提下，在外科治疗过程中术中电生理全方位的神经监测起到了及时发现预警信号，避免神经损伤的关键作用，尤其能够为高风险、高难度的功能仿生治疗提供保护。神经电生理评价作为仿生治疗的重要环节贯穿疾病的诊断、治疗、随诊、预后的整个过程。

（一）仿生治疗前

作为临床医生专科查体的延伸，神经电生理评价在骨外科和其他专科的神经肌肉相关疾病的临床诊断与治疗中发挥着不可替代的作用，是疾病仿生治疗中的一个重要环节，能够提高疾病诊断的准确性和治疗的安全性。在一些复杂疑难、缺乏特异性临床症状和体征的病例中，神经电生理检查的特征性表现在疾病的诊断和鉴别诊断中也能够提供有价值的依据。

（二）仿生治疗中

骨外科学仿生治疗过程中神经电生理参与评价的主要方式为外科治疗过程中的神经电生理监测。随着近年来术中神经电生理监测的发展，已由原先的体感诱发电位监测的单一手段转变为多模式的复合神经监测方式。术中神经电生理评价应用的范围也越来越广泛，如在神经电生理监测下或协同机器人辅助经皮植入穿骶髂螺钉，可以确保植入更长的穿骶髂螺钉，在增加骨盆后环固定强度的同时确保神经功能的完整性。在疾病的手术治疗中采用个性化的神经电生理监护方案对神经功能进行保护，监测的准确性和灵敏性都大大增强，更加能够符合仿生治疗的需求和概念，对于可能发生的神经损伤及时警示，在最大程度上提高手术治疗的安全性，保护患者的神经功能，成为骨外科学仿生治疗中不可或缺的组成部分。

（三）仿生治疗后

在外科治疗或其他仿生治疗后对患者进行定期随访或复查，除了能够比对术中神经电生理监测变化情况来验证监测的准确性，根据神经肌肉功能状态评估结果对于患者非手术仿生治疗后也能够进行一定程度的预后判断，对于评价神经肌肉功能的康复效果亦有一定的参考价值。

（齐华光　王雨晨）

第八节　核医学评价

一、核医学概述

1896 年，法国物理学家贝可勒尔发现铀元素能够自发地发出射线，此后放射性核素被逐渐用于医学研究及疾病的诊疗过程。1958 年，核医学在我国进入临床诊疗活动。总体而言，核医学是年轻的学科，尤其是对于近现代中国，核医学是方兴未艾的新兴学科。近年来，随着核医学影像设备、试剂以及技术的发展，核医学（包括实验核医学、临床核医学）发展迅速。影像核医学作为临床核医学的基础，已经在多个领域得到了广泛运用。利用核素分布特征可以进行肿瘤早期诊断、重要脏器功能测定、循环呼吸等系统功能评价以及内环境评价。在骨科学领域，影像核医学被广泛运用于原发性、转移性骨肿瘤的早期诊断，骨感染及内植物相关并发症的诊断分析，以及骨折、骨损伤的修复评价。

仿生医学兴起于 21 世纪初，为仿生学与医学之间的一门新兴交叉学科，其借鉴仿生学的技术和原理，以模仿生物系统的优异能力为手段，以解决患者实际问题，并恢复、保持和增强人的身心健康为目的，为临床医学治疗提供新思路、新方法。仿生医学的核心是对生物体机能、结构、神经调控的过程进行模拟，进而在分子、细胞、器官以及系统层面解决生物损伤的修复及康复问题。核医学的核心在于利用外源性核素，通过加载、示记特异化学分子、生物大分子甚至是细胞，利用病理变化下不同标记物在目标细胞、组织、器官区域的浓度差异形成放射性浓度梯度差，从而进行功能评价、显像以及治疗，所以核医学本身就是一种医学仿生过程，这个过程利用的是生物体本身存在的信号、代谢通路。也正是基于此种特点，核医学影像才能做到在组织结构发生器质性或者结构性改变之前，对病理变化加以标记利用，进而显影，并在此基础上开展相应的临床治疗。

二、常用放射性核素药物及其机制

核医学成像设备作为核医学核心，是可探测并显示放射性核素在体内分布浓度差的影像设备。目前常用设备主要包括γ相机、单光子发射计算机断层成像（SPECT）和正电子发射断层成像（PET）等，以及由于技术整合出现的 SPECT/CT、PET/CT、PET/MRI 等。核素则是核医学成像的关键性介质。不同的核素利用不同的方式对化学物质、生物大分子或细胞进行标记。核素通过口服、吸入或者注射的方式进入人体，特异性聚集在靶器官或者组织中，并发出特征性射线（核医学显像多为γ射线）或者光子，继而被影像设备识别并成像。这些核素的标记物在人体内，通过竞争抑制机制参与细胞、组织代谢，其吸收、分布及代谢过程具有明显仿生医学特征。目前常用的放射性核素包括单光子核素 ^{99m}Tc、^{67}Ga、^{111}In、^{123}I、^{201}Tl、^{133}Xe，以及正电子核素如 ^{18}F、^{11}C、^{13}N、^{68}Ga 等。其中又以单光子核素 ^{99m}Tc 标记的化合物、生物大分子，以及正电子核素 ^{18}F 标记的氟代脱氧葡萄糖（^{18}F-FDG）和氟化钠（^{18}F-NaF）运用范围最为广泛。

（一）^{99m}Tc- 二膦酸盐

^{99m}Tc- 二膦酸盐是核医学显像最常用的核素标记物，占所有显像用放射性核素 70% 以上。目前最常用的是 ^{99m}Tc 标记的亚甲基二膦酸盐（MDP）以及亚甲基羟基二膦酸盐（HMDP）。骨组织含有无机盐、有机物及水等化学成分，无机盐中最为重要的是羟基磷灰石晶体，它具有微孔结构，可与血液中的离子和化合物进行交换吸附。放射性核素药物经静脉注射后可吸附到羟基磷灰石晶体的表面，同时骨组织中的胶原对显像剂也有较高的吸附能力，从而发生骨组织吸附进而显影，其过程受局部血流和成骨速度的影响。静脉注射剂量的 MDP 有 50%～60% 留在骨中，大部分吸收发生在最初 2～3 小时。它们的摄取受到代谢性骨病的影响，特别是甲状旁腺功能亢进和甲状腺功能亢进。此外，骨放射性比值高，因此显像质量较高。如果在注射这些药剂时动态成像，可用于观察特定区域的血流。标记后 ^{99m}Tc 发射的 140keV 单光子适合γ相机成像，常用于 SPECT 三时相骨显像（图 5-8-1）。

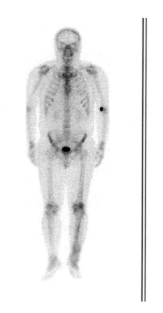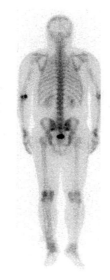

图 5-8-1 正常骨组织延迟相显像

（二）^{67}Ga- 柠檬酸盐

^{67}Ga- 柠檬酸盐与血液中循环的转铁蛋白形成复合物，在病灶区由于炎症、损伤等原因造成血管通透性增加而出现外渗，再与白细胞中的细菌铁载体和乳铁蛋白结合而在炎症部位滞留进而显像。^{67}Ga- 柠檬酸盐成像在骨髓炎和假体周围感染的诊断中有较高价值，并且当与 ^{99m}Tc- 二膦酸盐顺序使用时，可提高特异性。这种试剂在某些放射性标记白细胞敏感性差的感染中仍然有用，如脊椎骨髓炎。

（三）^{18}F-FDG 及 ^{18}F-NaF

^{18}F-FDG 在研究人体生理、生化、代谢、受体等方面具有独特优势，而 ^{18}F-NaF 适合骨组织显像。^{18}F 的化学性质与 OH- 类似，可与羟基磷灰石晶体中的 OH- 进行离子交换，继而吸附摄取，其摄取率是 ^{99m}Tc- 二膦酸盐的近两倍。近年来，^{18}F-FDG 配合 PET/CT 扫描仪被广泛运用于肿瘤学检查，因为该技术特别适合检测代谢活跃的细胞，如肿瘤细胞、腺体细胞以及内分泌细胞。与葡萄糖不同，在最初磷酸化为 FDG-6- 磷酸后，FDG 不会发生进一步的代谢，而是在细胞内沉积。^{18}F 通过发射正电子（一种反物质电子）而经历放射性衰变。这些粒子很快遇到正常物质的电子并相互湮灭，以两个 511keV 光子的形式将它们的质量转化为能量，这些构成了 PET 成像的基础。PET 是唯一可在活体上显示生物分子代谢、受体及神经介质活动的新型影像技术，现已广泛用于多种疾病的诊断与鉴别诊断、病情判断、疗效评价、脏器功能研究和新药开发等方面。

（四）^{111}In-8- 羟基喹啉

^{111}In-8- 羟基喹啉常用于标记自体白细胞进行成像，因此对感染具有高度的敏感性和特异性。在炎症部位，各种趋化因子包括细菌产物可导致白细胞迁移到此并聚集。^{111}In-8- 羟基喹啉可以与白细胞保持稳定结合，从而在病灶区形成稳定的放射性浓聚进而显像。与其他核素药物不同，胃肠活动对其成像质量影响较小，可以较好消除非特异性背景活性，从而提升检查的特异性和敏感性。

三、核医学影像检查选择

现代核医学设备中较为常用的是 SPECT/CT 和 PET/CT，两者均可广泛运用于骨骼运动系统、内分泌系统、泌尿系统、神经系统、淋巴系统以及消化系统的功能评定、病变性质筛查等，由于显像剂和成像原理的差异，PET/CT 在脑组织代谢、良恶性肿瘤鉴别、神经系统功能评定、心脏代谢评定及药物试验方面优势较为明显。但高昂的检查费用以及医保政策规定限制了其大规模运用。在骨外科方面，SPECT/CT 主要进行全身骨显像、骨断层显像、三时相骨显像。下面分别介绍相关技术的骨外科适应证。

（一）SPECT/CT 骨外科适应证

1. 恶性肿瘤，转移灶早期筛查以及肿瘤治疗后随诊。

2. 不明原因的骨痛和血清碱性磷酸酶升高的病因筛查。

3. 已知原发骨肿瘤，其他骨骼受累情况以及转移病灶检查。

4. 隐匿性骨折，如老年人骨质疏松性骨折以及应力骨折。

5. 代谢性骨病诊断。

6. 骨髓炎早期诊断。

7. 缺血性骨坏死诊断。

8. 骨活检的定位。

9. 移植骨的血供和存活情况评估。

10. 骨炎症性病变和退行性病变的探查及诊断。

11. 骨病变治疗后的疗效评价。

（二）PET/CT 骨外科适应证

1. 骨骼肿瘤良恶性鉴别，恶性肿瘤临床分期参考。

2. 恶性肿瘤全身转移评价，包括局部侵犯范围及全身转移位点，个性化治疗方案制定参考。

3. 骨骼转移性肿瘤，寻找肿瘤原发部位。

4. 肿瘤生化或肿瘤标志物等检查指标异常，其他影像学检查未发现异常，临床仍需进一步检查或待确诊者。

5. 恶性肿瘤治疗后，残余肿瘤组织与治疗后坏死组织及瘢痕鉴别。

6. 恶性肿瘤精确放射治疗前和治疗过程中，确定肿瘤生物靶区，以提高疗效并减少正常组织的损伤。

7. 恶性肿瘤生物学特点评价，对肿瘤诊治相关新药与新技术临床应用效果进行客观评价。

8. 人工关节置换术后并发感染的诊断，外周骨骨髓炎、脊柱感染（脊柱炎或椎体骨髓炎）、转移性感染的诊断，高风险菌血症患者的评估，肺外结核的诊断与结核活动性评估。

9. 类风湿性关节炎病变活动性评估。

10. 骨外科术后患者不明原因发热病因筛查。

四、核医学在骨外科疾病诊断方面的价值

核医学影像是一种功能影像，相较于常规放射影像，可以较早地对组织病理状态进行影像诊断，同时其显像不受金属内植物影响，因而近年来被广泛运用于骨肿瘤、骨损伤以及骨修复的评价。在骨外科仿生学领域，核医学影像可用于关节假体术后稳定性早期评估、关节假体术后早期感染评估、骨缺损区植骨愈合倾向的早期评估，以及因金属内植物干扰不能进行常规影像学检查的患者。

（一）原发性骨肿瘤

对原发性骨肿瘤常使用三时相骨显像（即血流相、血池相及静止延迟相）鉴别肿瘤的良恶性（图 5-8-2）。对于多发骨肿瘤，核素显像具有单次检查多处显影的效果，可缩短检查时间。一般而言，恶性原发性骨肿瘤三时相骨显像均出现病损区域的放射性浓聚，而良性原发性骨肿瘤仅出现延迟相放射性浓聚。这是由于恶性肿瘤血运丰富，而良性肿瘤血供有限，但是这种差异并非决定性因素。为提升诊断准确性，近年来，肿瘤阳性显像剂的临床运用增加，以 ^{201}Tl 或 ^{99m}Tc 标记甲氧基异丁基异腈（MIBI）的骨显像为代表。^{201}Tl 与钾类似，可通过 Na^+-K^+ 泵进入细胞内，^{201}Tl 的吸收率可以反映化疗后肿瘤的生存能力，因此常用于确定残余肿瘤的边界，而 MIBI 本身具有亲肿瘤性，可显著提升延迟相放射性浓聚从而提升准确性。需要指出的是，恶性肿瘤的放射性浓聚范围比瘤体实际范围大，临床上需要注意。

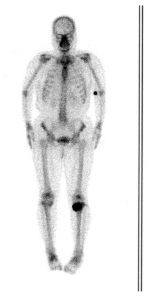
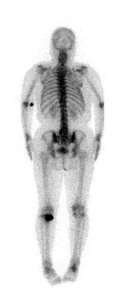

图 5-8-2 胫骨近端骨肉瘤

（二）转移性骨肿瘤

核医学显像早期且最主要的作用是寻找恶性肿瘤的转移病灶，因为骨骼是恶性肿瘤的转移好发部位，因此全身性骨显像在此方面具有较大优势（图5-8-3）。相较于 MRI 和 CT，其对早期骨转移病灶敏感性高。有研究显示，使用 ^{99m}Tc-MDP 对肺癌、乳腺癌及前列腺癌患者进行全身骨扫描，相较于 X 线可提前 3~6 月发现转移病灶。同时 SPECT 可以弥补 CT、MRI 筛查需要多部位联合扫描的不足，还能发现无症状隐匿病灶，这对疾病的预后和治疗方案选择具有更大的临床价值。但是此技术运用于转移性肿瘤筛查存在较高假阳性率，因为一些良性病理过程如骨折、退变等也可造成放射性浓聚。同时当骨破坏迅速而骨转换过程缓慢

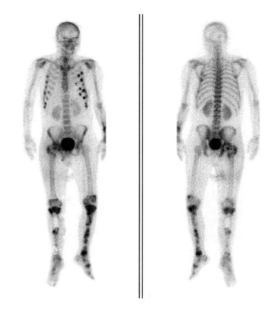

图 5-8-3　肺小细胞癌全身骨转移

或者病变区血管分布密度较低，病变区可表现为"冷点"，从而出现假阴性。FDG-PET 依靠正常组织与转移瘤体组织葡萄糖代谢率差异进行诊断，因而对破骨性转移瘤的敏感性要大于成骨性肿瘤，而 ^{99m}Tc-MDP 等骨闪烁成像对成骨性转移瘤敏感性更高，因为骨闪烁扫描依靠的是骨组织被转移性肿瘤破坏后的成骨反应以及伴随的血流增加。影响 PET 检查结果的因素包括局部炎症、感染以及代谢活跃的组织如肌肉组织。PET 的另一局限是空间分辨力的不足，当 PET 与 CT 结合后可以很好地克服这一问题从而大大提升诊断准确性。

（三）植骨愈合早期评估

骨愈合是骨外科治疗的主要目标。无论是传统矫形骨外科追求的坚固骨愈合，还是仿生骨外科学概念所关注的仿生结构修复愈合，骨愈合都是外科治疗后的基本关注点。传统的影像学检查无论是 X 线或者 CT，受制于其影像表现的时间依赖性，往往不能在修复早期为临床提供骨愈合倾向的评价。由于核素显像的特点，使得该项技术在此方面具有独特的优势，可以在骨修复后早期进行植骨愈合倾向评估，以便临床医生早期对骨组织生长进行必要干预，提升植骨愈合率。对于仿生医学而言，核素显像可以较早地确认新的治疗手段对骨愈合的促进作用。目前，常采用的方式是多相骨闪烁扫描。植骨区域的血流供应对于植骨愈合至关重要。术后 2~3 周，三时相骨显像均显示放射性浓聚提示植骨区域的血供丰富。血流相、血池相放射性浓聚降低，延迟相示踪剂稀疏，则提示植骨区域血运障碍或者有潜在不愈合风险（图5-8-4）。Velasco 等认为术后1周，延迟相的放射性浓聚还可能是由于死骨表面出现新骨并进行爬行替代所导致，可作为骨修复的直接证据。三时相骨显像也可对带血管蒂的骨移植进行成活评价，血流相及血池相的放射性分布提示血管通畅。需要指出的是，近期进行过骨组织放射治疗的患者局部可能出现类似的表现，此类患者若由于病理性骨折而进行骨愈合倾向评估时需要慎重。

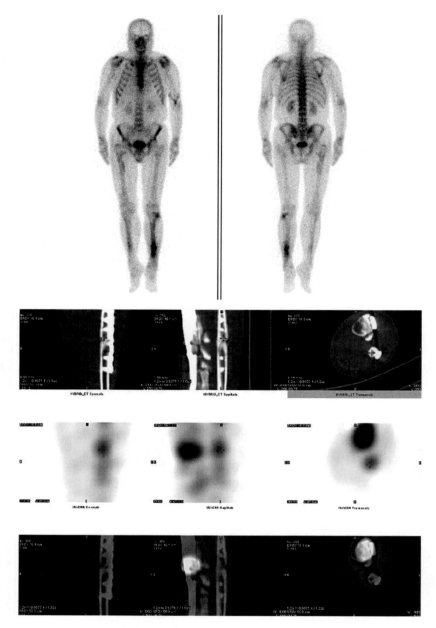

图 5-8-4   骨移植术后早期植骨区评价

（四）骨组织感染的评价

原发性骨组织感染可使用 ^{99m}Tc-MDP 或 ^{99m}Tc-HMDP 进行三时相骨扫描。对于原发性骨组织感染，^{99m}Tc-MDP 骨扫描的敏感性为 88%，特异性为 92%。然而，对涉及内固定、病理性骨折的继发性骨感染，其敏感性维持在 93% 左右，特异性则降至 34% 左右。这是因为金属内固定、病理性骨折导致核素药物摄取增加以及时间延长。对于存在内固定或者病理性骨折的骨组织感染，核素标记白细胞是检测活动性感染的替代方法。临床常使用 ^{111}In-8- 羟基喹啉、^{67}Ga- 柠檬酸盐或者 ^{99m}Tc- 六甲基丙二基胺肟（HMPAO）标记白细胞。使用 ^{111}In-8- 羟基喹啉制备时间较长，但相较于 ^{67}Ga- 柠檬酸盐或者 ^{99m}Tc-HMPAO，其与白细胞结合更加稳定，有利于消除非特异性背景活性。如果放射摄取增加疑似为活动性感染，同时需要证明这种摄取不是由于正常的骨髓活动所致，需要通过随后

的 ^{99m}Tc 硫胶体骨髓成像确定。由于 ^{99m}Tc 和 ^{111}In 发出的 γ 射线能量不同，两者成像可在同一天进行，但若选择 ^{99m}Tc-HMPAO 标记白细胞，^{99m}Tc 硫胶体成像必须延至 ^{99m}Tc-HMPAO 检查后 24～48 小时，因为两者的放射性同位素相同。

另一种诊断骨组织感染的方法是 ^{18}F-FDG 的 PET/CT 扫描。活动性感染部位吸引白细胞，白细胞随后变得非常活跃。静脉注射的 FDG 将在这些白细胞内明显积聚，可使用 PET/CT 扫描仪进行成像。与传统的单光子放射性同位素 γ 相机成像相比，PET 扫描仪可提供比 SPECT 扫描仪更高的分辨率。此外，PET/CT 设备提供解剖 CT 图象的同步成像，该图像由扫描仪自动处理，以生成融合图像，可以非常准确地定位异常 FDG 摄取病灶。

（五）关节术后无菌性松动或感染的早期评价

使用常规的形态检测影像技术如 X 线平片、CT 或 MRI 很难分辨术后假体早期松动是无菌性还是感染性的，尤其是金属异物的存在可能严重降低影像质量。当临床表现及实验室检查不能得出确定性结论时，骨闪烁显像常常具有特殊的价值。假体床附近骨组织的构型重建对于机械性压力以及感染都很敏感，假体周围的无菌性松动或感染性松动在骨闪烁成像上均表现为放射性活度增加。通常而言，无菌性假体松动表现为假体端侧的骨水泥界面的放射性浓聚，而假体周围感染则表现为假体周围的弥漫性充血和放射性活度增高（图 5-8-5）。需要指出的是，这些影像表现不具有特异性，与假体的类型、位置以及术后时间相关。对于非骨水泥假体，则常常需要连续的骨扫描以确定假体松动原因，因为非骨水泥假体松动本身往往范围更大，放射性浓聚范围的短期扩散常提示感染可能较大。临床运用中，骨扫描的阴性结果往往更有意义，可作为假体松动或者感染的排除标准。对于怀疑感染的患者，临床上常需要辅助核素标记白细胞来提升假体周围感染诊断的特异性，但在

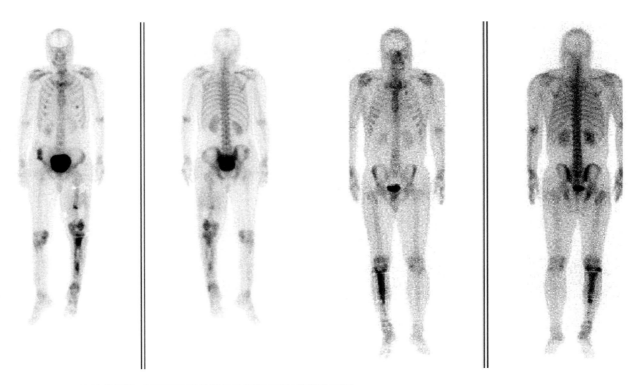

图 5-8-5　膝关节置换术后胫骨假体松动和假体周围感染的区别

此种情况下一般建议联合显像，辅助以 ^{99m}Tc 硫胶体扫描可减少假体植入对骨髓显像的影响，进一步提升特异性和敏感性。

五、放射性核素在骨外科疾病治疗中的价值

临床上，放射性核素药物主要运用于影像学检查，按照放射性核素药物用途分类，显像剂占比约 80%。目前临床放射性核素治疗主要包括：皮肤病，如血管瘤的敷贴治疗；甲状腺肿瘤及甲状腺功能亢进的 ^{131}I 治疗；骨转移瘤的放射性核素治疗以及肿瘤的放射性粒子植入。现将骨外科常用放射性核素治疗简要介绍如下。

（一）转移性骨肿瘤放射性核素治疗

恶性肿瘤骨破坏后，局部骨代谢可以很活跃，从而导致亲骨组织的放射性核素局部浓聚。不同的放射性核素发出不同射线，主要包括 α、β、γ 射线，对瘤体细胞进行短距离杀灭，从而达到清除或者缩小瘤体、减轻疼痛的作用。适应证主要为：骨组织转移性肿瘤且全身性骨扫描显示病灶为放射性异常浓聚。对于核素浓聚不足表现为"冷区"的转移性肿瘤，预期寿命小于 6 周者，放化疗后骨髓功能障碍者，以及哺乳、妊娠妇女则不建议使用。

目前常用的放射性核素包括 ^{89}SrCl$_2$、^{153}Sm- 乙二胺四亚甲基膦酸、^{223}RaCl$_2$、^{117m}Sn- 二乙三氨五乙酸。其中 ^{89}SrCl$_2$ 的肿瘤与骨髓吸收剂量比为 10：1，半衰期长，有效持续时间可长达 3 个月，是较为常用的治疗用放射性核素。^{117m}Sn- 二乙三氨五乙酸具有显影、治疗同步的特点。^{223}RaCl$_2$ 的主要射线是 α 射线，因此具有组织行程短、能量高的特点，是较为理想的治疗用药。

（二）放射性粒子植入

放射性粒子植入是利用手术直接放置，或者在 X 线、超声导引下经皮穿刺或内镜介导，将具有放射性的粒子放入瘤体内部，从而实现近距离、精确瘤体杀灭或者减瘤。可将其定义为更符合仿生学的微创精准治疗。随着导航系统以及机器人系统的介入，这种治疗方式在不久的将来必将成为恶性肿瘤治疗的重要手段。其适应证为：恶性肿瘤（包括原发性及转移性肿瘤）手术无法切除或者无法完全切除，以及放化疗后局部病灶残留无法进行核素全身治疗的患者。常用的放射性粒子包括：低放射性活度的永久性植入粒子，如 ^{198}Au、^{125}I、^{103}Pb；高放射性活度的非永久性植入粒子包括 ^{226}Ra、^{60}Co、^{137}Cs 等。需要使用后装技术，从而实现高剂量多次间隔治疗。

六、核医学的未来展望

核医学是新兴学科。随着分子生物学、免疫学、细胞学以及蛋白组学、基因组学研究等一系列基础学科的发展，未来核医学在临床贡献的占比会越来越高。随着大型、全新核医学设备的改进、创新以及具有靶向功能的放射性核素药物的发展，核医学将逐渐从以疾病诊断、功能评定为主要目的单一学科向以影像学检查为手段，放射线治疗为目的，以分子影像为助力的复合学科转换。同时作为"唯一"能显示体内试验过程以及结果的工具，核医学在新型药物安全性评定、物质代谢、生理功能评定、基因缺陷修复等方面发挥更大的作用。

（一）核医学设备未来发展

核医学设备作为核医学基础，未来的发展方向是围绕分子探针开展的一系列技术整合，同时减少处理流程，改进同步采集能力。PET/CT、PET/MRI 是今后技术发展的方向。这种趋势在未来 10～15 年会越来越明显。对于 PET/CT，今后的发展方向是继续改善探测原件，包括晶体选择、光

电倍增原件改进、光电原件与晶体配比选择，同时提升测量信息整合度，优化图像重建能力以及辅助诊断功能。PET/MRI 作为较新的整合影像技术，其在肿瘤学方面提供的信息更多，有助于肿瘤的临床分型并指导临床治疗。其对脑组织结构的显示更加清晰，与特殊放射性药物配合，可对脑组织活动相关神经递质进行显像；对于心血管疾病，如心肌梗死尤其是非透壁心肌梗死的显像优于其他影像手段。

（二）放射性核素药物未来发展

作为核医学的核心，放射性核素药物的发展较之设备的发展往往更加迅猛。分子成像（molecular imaging，MI）作为定量显像技术，是药物开发、疾病诊断及基因组学等领域从事科学研究的有力工具。未来核药的发展必将是围绕 MI 展开，其核心是筛选特征性靶点，进而选择合适的核素标记单克隆抗体、多肽、小分子及目标基因等。该技术可以广泛应用于肿瘤治疗、炎症显像、肿瘤乏氧显像以及遗传基因疾病研究等。过去由于设备以及制药环境要求限制，正电子核素较难获得，阻碍了 MI 技术的发展。随着医用回旋加速器的逐步装备，固靶轰击生产正电子核素正在众多医疗机构得以实现，使得 MI 需要的各种探针制备成为可能。治疗用放射性核素药物的未来发展方向是诊疗一体化，即用诊断性放射性核素标记疾病靶点进行显像诊断，明确靶点敏感性后用治疗性核素标记靶向性药物进行个体化治疗，从而实现疾病治疗、诊断一体化、同质化，同时尽可能降低患者辐射暴露风险。

（黎一兵）

参考文献

[1] 靳岩伟，郭瑞. 负重位摄影与传统摄影的对比分析 [J]. 中国药物与临床，2018，18（2）：202-204.

[2] 卢育南，洪光辉，陈顺有. 关节造影辅助治疗儿童拇指三角骺畸形 [J]. 中华手外科杂志，2021，37（6）：455-457.

[3] 李红，刘倩倩，瞿文瑞，等. 关节造影在复拇指畸形中的应用 [J]. 中国矫形外科杂志，2018，26（17）：1630-1632.

[4] 宫伟，王建嗣，李炳钻，等. 术中造影监测下闭合复位内固定治疗儿童肱骨髁间骨折 [J]. 中国骨伤，2021，34（9）：856-860.

[5] 洪意侠，利春叶. 儿童骨骺损伤的诊断和治疗进展 [J]. 罕少疾病杂志，2021，23（1）：107-110.

[6] 王拯，闫俊，孙建斌，等. 术中造影在下胫腓联合损伤诊治中的应用研究 [J]. 宁夏医学杂志，2020，42（5）：422-425.

[7] 凌广烽，王春，陈恒梅，等. 椎管内脊髓造影在微创手术治疗胸腰椎爆裂骨折中的应用 [J]. 中国骨与关节损伤杂志，2018，33（7）：717-719.

[8] 张聪明，段宁，王谦，等. 关节腔造影对微创治疗胫骨平台骨折的辅助复位意义 [J]. 中华创伤骨科杂志，2021，23（2）：126-131.

[9] 姜海，李晓博，薛英森，等. 髋关节造影辅助闭合复位治疗早期儿童发育性髋关节

发育不良 [J]. 实用骨科杂志, 2020, 26（7）: 647-650+661.

[10] 郝定均主编. 简明临床骨科学 [M]. 北京: 人民卫生出版社, 2014: 51-69.

[11] 戴亦心, 张帅, 欧阳建元, 等. 影响单纯枢椎环骨折稳定性的各解剖结构骨折三维CT 分型研究及临床意义 [J]. 中国脊柱脊髓杂志, 2020, 30（2）: 142-150.

[12] 刘正华, 姜永宏, 屈巍, 等. MSCTA 术前评估复杂颅颈交界区畸形 [J]. 中国医学影像技术, 2018, 34（2）: 209-213.

[13] 杨信信, 李睿, 耿彬, 等. 髌骨脱位相关预测指标研究进展 [J]. 中国矫形外科杂志, 2018, 26（22）: 2078-2082.

[14] 吴伟, 郭万首, 李传东, 等. CT 三维重建分析不同体位下股骨侧弓对下肢力线测量的影响 [J]. 中国组织工程研究, 2017, 21（11）: 1764-1769.

[15] 刘帅, 张敏刚, 李天友, 等. 三维 CT 辅助骨盆三联截骨术治疗大龄儿童发育性髋关节发育不良 [J]. 中华骨科杂志, 2020, 40（17）: 1165-1174.

[16] 孟占鳌, 张可, 彭令荣. 320 排 CT 动态容积扫描在颞下颌关节疾病中的应用价值 [J]. 解剖学研究, 2017, 39（5）: 394-398.

[17] 吕国义, 李贞旭, 向旭, 等. 基于磁共振技术确定股骨远端旋转参照轴线 [J]. 中国组织工程研究, 2016, 20（26）: 3916-3922.

[18] 章猛奇. 股骨颈骨折后股骨头血运检测方法的比较分析（附 15 例病例研究）[D]. 遵义: 遵义医科大学, 2019.

[19] 刘新新, 马晓文, 尚潘. 冈上肌脂肪变性 T_2 mapping 值与肩袖撕裂的相关性研究 [J]. 实用放射学杂志, 2019, 35（5）: 794-797.

[20] 李伟, 初占飞, 于泽晨, 等. 基于序列优化的 T_2 mapping 定量成像技术评价踝关节距骨骨软骨损伤 [J]. 中国组织工程研究, 2020, 24（27）: 4333-4337.

[21] 芮玲. 弥散加权成像联合动态对比增强磁共振成像鉴别诊断肌肉骨骼良恶性病变的临床价值 [J]. 医疗装备, 2018, 31（10）: 26-27.

[22] 李莹, 任翠萍, 程敬亮, 等. 磁共振弥散加权成像及波谱成像评价原发性骨肉瘤恶性程度 [J]. 中国医学影像技术, 2017, 33（11）: 1700-1704.

[23] 张红, 霍晓明, 康汇, 等. 高频超声与 MRI 检查在肩袖撕裂诊断中的比较研究 [J]. 放射学杂志, 2016, 32（6）: 400-402.

[24] 齐华光, 李佳良, 王雨晨, 等. 脊柱侧凸手术中躯体感觉诱发电位监护的基线选择与警戒标准 [J]. 中华医学杂志, 2015, 95（21）: 1655-1658.

[25] 郝定均, 杨俊松, 刘团江, 等. 骨科仿生治疗学: 骨科学发展的永恒追求 [J]. 中华创伤杂志, 2021, 37（10）: 876-880.

[26] 郝定均, 贺宝荣, 黄大耿. 脊柱创伤仿生治疗新理念 [J]. 中华创伤杂志, 2021, 37（2）: 97-100.

[27] 胡适, 孙东, 王舒琳, 等. ^{99m}Tc-MDP SPECT/CT 融合像引导下肢慢性血源性骨髓炎骨组织清创的有效性评价 [J]. 中华创伤杂志, 2021, 37（3）: 243-249.

[28] Satsuma S, Kobayashi D, Kinugasa M, et al. A new predictive indicator by arthrography for future acetabular growth following conservative treatment of developmental dysplasia of the hip[J]. Journal of Pediatric Orthopedics Part B, 2016, 25(3): 207-211.

[29] Lazaro LE, Dyke JP, Thacher RR, et al. Focal osteonecrosis in the femoral head following stable anatomic fixation of displaced femoralneck fractures. Arch Orthop Trauma Surg[J]. 2017, 137(11): 1529-1538.

[30] Budzik JF, Ding J, Norberciak L, et al. Perfusion of subchondral bone marrow in knee osteoarthritis: A dynamic contrast-enhanced magnetic resonance imaging preliminary study[J]. Eur J Radiol, 2017, 88: 129-134.

[31] Nusman CM, Hemke R, Lavini C, et al. Dynamic contrast-enhanced magnetic resonance imaging can play a role in predicting flare injuvenile idiopathic arthritis[J]. Eur J Radiol, 2017, 88: 77-81.

[32] De veies BA, Van der heijden RA, Poot DHJ, et al. Quantitative dynamic contrast-enhanced MRI blood perfusion in Hoffa's fatpad signal abnormalities in patients with and without osteoarthritis[J]. Osteoarthritis Cartilage, 2020, 28: S279.

[33] Muftuler LT, Jarman JP, Yu HJ, et al. Association between intervertebral disc degeneration and endplate perfusion studied by DCE-MRI[J]. Eur Spine J, 2015, 24(4): 679-685.

[34] Kumar KA, Peck KK, Karimi S, et al. A Pilot Study Evaluating the Use of Dynamic Contrast-Enhanced Perfusion MRI to Predict Local Recurrence After Radiosurgery on Spinal Metastases[J]. Technol Cancer Res Treat, 2017, 16(6): 857-865.

[35] Zhang Y, Tan Y, Dong C, et al. Chen H. Evaluating the scope of intramedullary invasion of malignant bone tumor by DCE-MRI quantitative parameters in an animal study[J]. J Bone Oncol, 2019, 19: 100269.

[36] Bittersohl B, Kircher J, Miese FR, et al. T_2*mapping and delayed gadolinium-enhanced magnetic resonance imaging in cartilage (dGEMRIC) of humeral articular cartilage-ahistologically controlled study[J]. J Shoulder Elbow Surg, 2015, 24(10): 1644-1652.

[37] Xu W. High-resolution MRI of intracranial large artery diseases: how to use it in clinical practice[J]. Stroke Vasc Neurol, 2019, 4(2): 102.

[38] Mandell DM, Mossa-Basha M, Qiao Y, et al. Intracranial vessel wall MRI: principles and expert consensus recommendations of the American Society of Neuroradiology[J]. Am J Neuroradiol, 2017, 38(2): 218.

[39] Eijgenraam SM, Bovendeert FA, Verschueren J, et al. T_2 mapping of the meniscusis a biomarker for early osteoarthritis[J]. EurRadiol, 2019, 29(10): 5664-5672.

[40] Ferro FP, Ho CP, Dornan GL, et al. Comparison of T2 values in the lateral and medial portions of the Weight Bearing cartilage of the hip for patients with symptomatic femoroacetabular impingement and asymptomatic volunteers[J]. Arthroscopy, 2015, 31(8):

1497-1506.

[41] Huang L, Liu Y, Ding Y, et al. Quantitative evaluation of lumbar intervertebral disc degeneration by axial T_2*mapping[J]. Medicine, 2017, 96(51): e9393.

[42] Wang D, Wang C, Duan X, et al. MR T2 value of the tibial nerve can be used as a potential non-invasive and quantitative biomarker for the diagnosis of diabetic peripheral neuropathy[J]. Eur Radiol, 2018, 28: 1234-1241.

[43] Meijer DT, de MuinckKeizer RJ, Doornberg JN, et al. Diagnostic accuracy of 2-Dimensional computed tomography for articular involvement and fracture pattern of posterior malleolar fracture[J]. Foot Ankle Int, 2016, 37(1): 75-82.

[44] Stephen L. Viviano, Laurel K. Ultrahigh Frequency Ultrasound Imaging of the Hand: A New Diagonostic Tool for Hand Suegery[J]. Hand(N Y), 2018, 13(6): 720-725.

[45] George J, Jaafar Z, Hairi IR, et al. The correlation between clinical and ultrasound evaluation of anterior talofibular ligament and calcaneofibular ligament tears in athletes[J]. J Sports Med Phys Fitness, 2020, 60(5): 749-757.

[46] Wang S, Zhang J, Tian Y, et al. Intraoperative motor evoked potential monitoring to patients with preoperative spinal deficits: judging its feasibility and analyzing the significance of rapid signal loss[J]. Spine J, 2017, 17(6): 777-783.

[47] Burrell L. The Future of Health Care and the Importance of the Nuclear Medicine Technologist[J]. Journal of Nuclear Medicine Technology, 2020, 48(1): 845-855.

第二篇
脊柱外科仿生治疗

第六章
脊柱外科仿生治疗基础

第一节　脊柱的骨性解剖结构

脊柱骨性结构由颈椎 7 块、胸椎 12 块、腰椎 5 块、骶骨 1（5）块、尾骨 1（3～4）块构成。

一、椎骨的一般形态

（一）椎体

椎体是椎骨负重的主要部分，呈短圆柱状，内部充满松质，表面的密质较薄，上下面皆粗糙，借椎间纤维软骨与邻近椎骨相接。

（二）椎弓

椎弓（vertebral arch）为弓形骨板，可分为椎弓根和椎弓板。由椎弓发出 7 个突起：①棘突 1 个；②横突 1 对；③关节突 2 对。棘突和横突都是肌和韧带的附着处。

1. 椎弓根（pedicle of vertebral arch）　椎弓紧连椎体的缩窄部分，称椎弓根，根的上、下缘各有一切迹，分别称为椎骨的上、下切迹。

2. 椎弓板（lamina of vertebral arch）　两侧椎弓根向后内扩展变宽，称椎弓板（椎板），在中线会合。

3. 突起

（1）棘突（spinous process）：1 个，伸向后方或后下方，尖端可在体表扪到。

（2）横突（transverse process）：1 对，伸向两侧。

（3）关节突（articular process）：2 对（上、下关节突各 1 对）在椎弓根与椎弓板结合处分别向上、下方突起，即上关节突和下关节突，相邻关节突构成关节突关节。

（三）椎孔

椎体后面微凹陷，与椎弓共同围成椎孔（vertebral foramen）。各椎孔贯通，构成容纳脊髓的椎管（vertebral canal）。

（四）椎间孔

椎间孔（intervertebral foramina）是由上一块椎骨的椎下切迹和下一块椎骨的椎上切迹构成，是提供神经和血管进入脊柱的孔洞，是节段性脊神经出椎管，及供应椎管内软组织和骨结构血运的血管及神经分支进入椎管的门户。

二、椎骨的主要特征

（一）颈椎

1. 一般特征

（1）椎体较小，呈横椭圆形，上面的左右径约为 2.41cm，下面约为 2.28cm，均大于前后径。椎体中部略细，上、下两端膨大，高约 1.47cm，上面在左右径上凹陷，下面在前后径上凹陷。上、下椎体之间形成了马鞍状的对合，以便保持颈部脊柱在运动中的相对稳定。

（2）椎孔较大呈三角形。

（3）颈椎有横突孔。

（4）第 2~6 颈椎棘突短而分叉。

（5）第 3~7 颈椎椎体上面的后缘两侧有向上的脊状突起称为钩突或称椎体钩。

（6）钩椎关节（Luschka 关节）：椎体钩与上位椎体下面后缘呈斜坡形的两侧唇缘相接形成所谓钩椎关节，即 Luschka 关节。第 4~6 颈椎水平的 Luschka 关节是骨赘的好发部位。

2. 第 1 颈椎

（1）一般特征：第 1 颈椎呈环状，故又称寰椎。寰椎位于脊柱顶端，与枕骨相连接，其外形呈环形，无椎体，由前弓、后弓及两侧块构成。与其相关的解剖结构十分重要，如寰枕关节、寰枢关节等，寰椎受损可造成严重的后果，甚至危及生命，故了解寰椎的解剖结构具有重要的临床意义。随着上位颈椎疾病诊断技术、治疗手段及解剖研究手段的改进，有关寰椎的解剖研究也逐渐增多，如新生儿的寰椎为 2 个骨块构成，每一骨块都包括一侧块和一发育不完整的后弓，随着年龄的增长两侧的不完整后弓会逐渐骨化形成一完整的后弓。新生儿的前弓为软骨，1~2 岁时开始骨化，5~6 岁骨化完成。

（2）前弓：连接两侧块前面。国人寰椎前弓半长为（10.37±4.18）mm，高度（10.05±2.20）mm，其前面正中为前结节，为颈长肌和前纵韧带附着处，后面为齿突凹，与枢椎的齿突相关联。由于寰椎位于枕骨下方，周围通过上下关节面、关节囊及周围韧带与枕骨髁、枢椎相连接，加之其环形结构，单一的前弓骨折极为罕见。

（3）后弓：连于两侧块的后面，较前弓长且弯曲度大，其后正中有粗糙隆起，即后结节。国人后弓半长内侧半距和外侧半距分别为（11.47±2.26）mm、（19.58±2.04）mm，后弓高（7.69±2.25）mm，后弓厚（6.13±2.17）mm。后弓与两侧块交接处的下缘各有一浅切迹，与枢椎的椎上切迹合成椎间孔，有第二颈神经通过；上缘有环枕后膜附着，后弓上缘的两侧，上关节面的后下方有一较深的沟，称椎动脉沟，有椎动脉和第一颈神经后支经过。有时自此沟上方，上关节面的后侧或后外侧向椎动脉沟的上方伸出骨性突起或弓形骨板（也有的源自后弓的椎动脉沟后缘），由于其外形类似昆虫后翅前缘基部的翅缰，故其拉丁名为 ponticulus posticus，亦称为弓形孔（arcuate foramen）。Kimmerle 较早在文献中进行描述，故又称 Kimmerle 变异（Kimmerle anomaly）。又由于其外形像一座架在椎动脉沟上的骨桥（bony bridge，osseous bridge），故又称寰椎桥（atlas bridges）。

根据寰椎桥与椎动脉沟的关系可将其分为不完整型和完整型：不完整型寰椎桥明显但未完全覆盖椎动脉沟，使椎动脉沟呈半环形；完整型寰椎桥完全覆盖椎动脉沟，形成一个短的骨管，称椎动脉环，可单侧或双侧存在。国人的椎动脉环出现率为 7.4%。肯尼亚人的椎动脉环出现率为 14.7%，单侧椎动脉环 13.7%，而其右侧多于左侧，女性多于男性。土耳其人 Senoglu 等的研究发现，4.8% 的土耳其人有双侧椎动脉环，6% 的人有单侧椎动脉环。李卫国等对中华猕猴研究发现，椎动脉环的出现可明显降低椎动脉内的血流速和血流量。有研究发现，寰椎桥与慢性紧张性头痛、感音神经性耳聋、椎基底动脉性脑卒中以及头晕颈部疼痛等有关。此外，在寰椎后弓切除术及寰椎侧块螺钉及寰椎椎弓根螺钉的入点应避开该结构。

（4）侧块：侧块左右各一，位于寰椎前、后弓的两侧，骨质较厚，俯视为卵圆形，纵轴向前内倾斜 14.7° 左右，其上为上关节面，与枕髁相关节；下面为近似圆形的下关节面，略凹陷，它与枢椎上关节面相连接。侧块的内侧面粗糙，可见滋养孔及寰椎横韧带附着部的结节。

寰椎侧块左侧厚度（17.22 ± 0.94）mm，右侧（17.16 ± 1.12）mm。

寰椎侧块中间宽度左侧（13.90 ± 1.48）mm，右侧（13.62 ± 1.50）mm。

寰椎侧块中间厚度左侧（11.76 ± 1.50）mm，右侧（12.04 ± 1.42）mm。

寰椎侧块的宽度（15.47 ± 1.19）mm，厚度（17.21 ± 0.93）mm，高度（14.09 ± 1.92）mm。

上关节面的外形多种多样，而其多数人左右上关节面的外形不一致，并且与相应的枕髁关节面并非 100% 匹配。希腊人 Paraskevas 等的研究表明，上关节面的外形可为 7 种形状，即卵圆形、肾形、S 形、三角形、环形和双关节面形（完全分隔的两部分）。以往学者研究表明，寰椎上关节面的外形有 11 种，即哑铃形、反肾形、肾形、卵圆形、鸭梨形、S 形、新月形、纺锤形、倒鸭梨形、双关节面形、梅花形，其中哑铃形 25%，反肾形 18%，肾形 16%，卵圆形 10%，鸭梨形 10%，S 形 7%，新月形 5%，纺锤形 4%，倒鸭梨形 3%，双关节面 1%，梅花形 1%，左右对称者只占 8%。Billmann 等研究发现，双关节面型在欧洲人占 20.8%，其中单侧双关节面者 53.8%，双侧双关节面者 46.2%，在其他灵长类动物中未发现双关节面型。与下关节面相比上关节面的前后曲率更大，成人约为 44°，1 岁婴儿约 11°，随着年龄增长，曲率逐渐增加，8 岁儿童的上关节面的曲率达成人的 90%，至 10～20 岁时上关节面的曲率达成人水平，提示婴幼儿的寰枕关节的稳定性相对较差，受外力作用时易发生位移而损伤脊髓。

（5）齿关节凹（齿突凹）：齿突凹（dental fovea of atlas）为前弓正中后部的一小关节面，与第 2 颈椎的齿突相关节。

（6）椎动脉沟：位于寰椎侧块后方上面，是寰椎的最薄弱处。椎动脉沟处形成沟环者约 15.04%；浅沟型椎动脉沟者 72.82%。

（7）横突：寰椎横突较第 2～6 颈椎的横突长，其功能之一是为维持和调节头部平衡的肌肉提供强有力的杠杆。横突孔有椎动脉通过。有时在横突与后弓交接处的后缘出现一沟或骨孔，称横突后沟（retrotransverse groove）、横突后管（retrotransverse canal）或横突后孔（retrotransverse foramen），其内为一连接寰枕静脉窦和寰枢静脉窦的静脉通过，左右不对称，有的双侧为沟或管，有的一侧为沟，另一侧为管，也有的仅仅单侧出现沟或管，以双侧为沟者多见。国人横突后沟或管的总出现率为 7.4%；希腊人为 72.22%；肯尼亚人为 13%。

（8）椎弓根：一般椎骨的椎弓根为椎弓与椎体连接处的部分。寰椎无椎体，故在解剖学无严格意义上的椎弓根，但随着上位颈椎外科固定技术的进展，临床上将寰椎后弓与侧块的交接处称为寰椎的"椎弓根"，其左右高度分别为（5.83 ± 0.83）mm 和（5.92 ± 0.68）mm，左右宽度分别为

（7.74±0.84）mm 和（7.87±0.97）mm；也有将后弓的椎动脉沟处称为"椎弓根"。文献中多数认同前者，因此处为经椎弓根螺钉内固定术的进钉点。

3. 第 2 颈椎

（1）一般特征：有一向上的指状突起称齿突。寰椎可围绕齿突作旋转运动，故称枢椎。

（2）椎动脉高跨测量：在寰枢椎三维 CT 的寰枢椎侧块关节中点矢状位上测量 C_2 椎动脉孔的两个指标。①内部高度（A）为椎动脉孔顶部至枢椎侧块关节面顶部的距离；②峡部高度（B）为寰枢侧块关节面中点到椎间孔的厚度。椎动脉高跨的定义为 A<2mm，和 / 或 B<5mm。

4. 第 7 颈椎

（1）第 7 颈椎棘突特别长近似水平，末端不分权，形成结节，在皮下易触及，故称之为隆椎，常用来作为计数椎骨序数的标志。

（2）第 7 颈椎处椎孔和横突孔最小，其横突孔中无椎动脉走行。

（二）胸椎

1. 一般特征

（1）肋凹——在椎体侧面后份上下缘有上肋凹和下肋凹与肋骨头相关节。

（2）横突肋凹——横突末端前面有圆形的横突肋凹与肋结节相关节。

（3）棘突较长，向后下方倾斜，呈叠瓦状排列。

（4）胸椎从上向下，椎体逐渐增大，参与支持肋和构成胸廓的作用。

2. 结构特征

（1）椎体的横切面呈心形，上位胸椎近似颈椎，下位胸椎则近似腰椎。椎孔为圆形，较颈椎的要小。第 1 胸椎的椎体的横径较矢状径大二倍，第 2 椎以下椎体横径变小，矢状径增长。

（2）椎体上肋凹一般较下肋凹要大。第 1 胸椎体侧有一个圆形上肋凹和半圆形下肋凹；第 9、10 胸椎椎体常只有一个上肋凹；第 11、12 胸椎椎体只有一个圆形的肋凹，横突短而无横突肋凹。

（3）上下关节突的关节面近似冠（额）状位，上关节突关节面平坦，而下关突的则略凹陷。

（4）胸椎横突自上而下逐渐变短。

（5）胸椎上下部的棘突较平，中部最斜，第 5~8 胸椎棘突最长。

（三）腰椎

1. 一般特征

（1）椎体大，前高后低，呈肾形。

（2）棘突宽而短，呈板状，水平方向后伸。

（3）棘突间隙较宽，可做腰椎穿刺术。

2. 结构特征

（1）腰椎有 5 个，第 5 腰椎椎体特别大，椎体前面特别高，当第 5 腰椎与骶骨相接时，构成向前凸的岬。

（2）椎孔大，呈三角形，大于胸椎，小于颈椎。

（3）关节突呈矢状位，上关节突的关节面凹，向后内侧，下关节突的关节面凸，向前外侧。上关节的外侧有一乳突。

（4）横突短薄，伸向后外方，根部后下侧有一小结节称为副突，在发生过程中横突与肋骨同源，副突实为真正横突。第 3 腰椎最长，第 1~3 腰椎横突逐渐增长，第 3~5 腰椎横突则逐渐变短。

（5）第 5 腰椎椎间孔有侧隐窝，前界为第 5 腰椎间盘及椎体，后界为骶骨关节突内侧部（位于额状面上），当第 5 腰椎间盘退化并变窄，第 5 腰椎椎体向后移位，导致侧隐窝矢径变小。

（四）骶骨

骶椎（sacral vertebra）是生物脊柱的一部分，在大多数哺乳动物中 3~5 个椎骨融合成骶骨，两栖类有 1 个骶椎，爬行类通常有 2 个，鸟类则为 10~23 个椎骨融合成综合骶骨。人体由 5 块骶椎合成 1 块骶骨，为骨盆的后壁。上与第 5 腰椎相连，下与尾骨相连。

1. 一般特征　骶骨（sacrum）：呈倒三角形，底向上，尖向下，前面凹陷，上缘中分向前隆突称之骶骨岬，中部有 4 条横线，横线两端有 4 对骶前孔。背面粗糙隆凸，正中部为骶正中嵴，中间部为骶中间嵴，此嵴外侧有 4 对骶后孔，孔外侧部有骶外侧嵴。骶前、后孔与骶管相通，有骶神经前、后支通过。骶管下端的裂孔为骶管裂孔，两侧向下突出为骶角。骶骨外侧部上份有耳状面，与髋骨耳状面相关节，耳状面后方骨面凹凸不平称骶粗隆。

2. 结构特征

（1）骶骨底上面即第 1 骶椎体的上骨面呈卵圆形，与第 5 腰椎椎体下面形成腰骶关节。骶骨底两侧缘平滑，名骶翼。骶骨两侧面上部粗糙，为上 3 个骶椎横突相愈合所致，该部呈耳郭状，又称耳状面，与髂骨相应的关节面形成骶髂关节。耳状面下缘的位置多位于第 3 骶椎中部及下部，但可高至第 2 骶椎或低至第 4 骶椎上部。骶髂关节高度并不直接与骶骨高度相关，高而长的骶骨，骶髂关节可短，而低短骶骨，其骶髂关节可长。骶骨侧缘在骶髂关节以下窄薄部分为骶结节韧带和骶棘韧带附着处。

（2）骶骨盆面正中线两侧各有一排骶前孔，每侧各 4 个共计 8 孔，其内有骶管发出的骶神经前支通过。骶骨后面粗糙不平，骶中嵴为正中隆起，由第 1~4 骶椎的棘突连成，在骶正中嵴两侧，各有一条断续的骶中间嵴，由各骶椎关节突连成，骶中间嵴外侧各有 4 个骶后孔（共计 8 孔），骶神经后支由此经过。在每侧骶后孔外侧，有一条断续的骶外侧嵴，由各骶椎横突构成。如骶骨下部与第 1 尾椎融合，或者骶骨底与第 5 腰椎融合，亦可形成 5 对骶后孔；当仅有 4 个骶椎时，则形成 3 对骶后孔。

（3）骶骨后面上下各有一缺损，名腰骶间隙和骶尾间隙，蛛网膜下腔麻醉和骶管阻滞可分别由此两间隙进入。骶尾间隙呈"八"字形，也称骶管裂孔或骶管裂隙，系由于第 5 骶椎两侧椎弓未愈合、椎板和棘突未发育所致，其位置可存在变异，有的在裂孔的尖端有向下伸延的骨片，将裂孔分为左、右两半，或有些小骨片凸向腹侧，裂孔被分隔，或骶管裂孔两侧缘向腹侧生出一些小骨片，互相连成两个小孔，或骶角不显而几乎无裂孔。所有这些变异都会在骶管阻滞麻醉时造成障碍。两个间隙的表面均为一坚厚的纤维膜所覆盖。

（4）人体直立时骶骨向前倾斜约 45°。骶骨盆面的弯曲度大致均匀一致，但可增大或减小，有的于骶尾骨交界处形成角度或曲度不均匀。盆面的弯曲度与骨盆腔各部的直径大小有关，直而长的骶骨或骶骨位置不正，对分娩不利。盆面稍不平坦对骨盆腔大小无重要意义。

（5）骶骨的高度与骶椎数目有关，由于腰椎或尾椎的移行，骶椎的数目可能增加。如骶骨含有第 5 腰椎时称腰椎骶化，腰椎骶化可能完全，也可能不完全，通常一侧发育不全，或仅横突融合而腰椎体与棘突仍分离。

（6）通常第 1 骶椎与第 5 腰椎形成单岬，但可同时与第 2 骶椎又形成一岬，构成重岬。另如出现腰椎骶化，第 5 腰椎替代第 1 骶椎与其上位腰椎，即第 4 腰椎形成一岬，又与其下一椎骨，即第 1 骶椎形成一岬从而又可构成重岬。

（7）骶管（sacral canal）：在骶骨体的后部有一扁平的骶管，前后借骶前、后孔与外界相连。下部开口于骶管裂孔。蛛网膜下腔至第 2 骶椎部即终了，故骶管裂孔处药物注射一般不会有直接注入硬膜囊的危险。

（五）尾骨

1. 一般特征

（1）尾骨（coccyx）略呈三角形，上接骶骨，下端游离为尾骨尖。

（2）尾骨底的后缘较前缘为高、朝前下，它的前面稍凹、平滑，后面突出并粗糙。

（3）尾骨的形状可有很多变异，两侧可不对称，其曲度可前弯或向一侧倾斜。

2. 结构特征

（1）尾椎无椎弓，故无椎管。

（2）尾骨后上部的凹陷与骶骨相连部分称为骶尾间隙。

（3）尾骨底部在关节面后方两侧各有一伸向上的尾骨角，相当于尾骨第 1 尾椎的椎弓和上关节突，其卵圆形关节面和骶骨尖骶角相关节，其间有纤维软骨盘。在尾骨角外侧，每侧有一对向外平伸的尖突，它们是尾椎的横突。

（4）尾骨由 3~4 块退化的尾椎长合而成，一般在 30~40 岁才完成融合。第 2 尾椎的横突甚小。第 3、4 尾椎退化成结节状小骨块。

（5）尾骨在人类为退化之骨，坐位时尾骨并不着力，而系坐骨结节负重，故在需要时可行切除。骶尾关节在晚年可发生骨性融合，将尾骨与骶骨合二为一，这在女性更为多见。尾骨可以改变骨盆出口形状，如尾骨不能活动，分娩时可发生骨折。

三、脊椎骨仿生研究进展

（一）人工骨

人体骨由有机质和无机盐结合而构成。有机质占成人骨干重约 34%，主要为胶原蛋白，使骨具有一定的韧性。无机盐约占 65%，为坚硬的矿物质（羟基磷灰石结晶，即磷酸钙和氢氧化钙的复合物），是影响骨硬度的因素。有机和无机两种成分的结合使骨具有很大的韧性和坚固性。

1971 年，人类发现海珊瑚具有与人骨相类似的孔隙结构，开始应用原始珊瑚碳酸钙作为植骨材料。一只 68~90 千克的珊瑚就可以提供数百个人工骨原料，但珊瑚骨质脆、吸收快，在骨缺损处只具有支架和骨引导作用，而无骨诱导能力，单纯珊瑚植入机体后有一定的体积丧失，对于较大的骨质缺损，仅用珊瑚难以达到完全修复。

由仿生思想的启示，1986 年，美国齿科协会科学家 L. C. Chow 和 W. E. Brown 发明了磷酸钙骨水泥，1996 年美国 FDA 批准 CPC（Calcium Phosphate Cement，磷酸钙骨水泥或羟基磷灰石骨水泥）可以用于非承重骨的骨缺陷治疗。

羟基磷灰石具有良好化学稳定性、骨传导性与骨诱导性，因此被广泛应用于人工骨的制造。但羟基磷灰石因其强度和韧性较低，使其使用范围受到限制，如何提高其性能便成了研究的热点，出现了羟基磷灰石/胶原类骨仿生复合材料，胶原的加入使人工骨更加贴近人体天然骨成分。

近年来，除了应用于骨修复和替代的人工骨，应用于骨髓炎、骨缺损和预防人工关节感染等方面人工骨的开发不断展开，载药人工骨具有药物载体和修复骨缺损的双重作用，主要分为羟基磷灰石、磷酸钙骨水泥、生物玻璃等，前两者已逐步应用于临床研究及治疗中。生物玻璃是最近比较新的材料，关于其特性、具体应用还要进一步研究。

随着组织工程学的发展，人们对人工骨的研制将主要解决以下几个问题：①生物活性物质的来源及其快速稳定的体外培养增殖；②基质材料的生物力学强度，降解率及其与生物活性物质的亲和力；③通过生物工程研究者和统计学家的共同努力，在人工骨的3类组成中选择出一种最佳组合，并确定其比例关系；④将控释系统引入基质材料，使基质材料负载的各种生长因子向生物活性细胞定量，持续释放，利于细胞的生长和分化。将 BMP 基因或 $bFGF$ 转染骨髓基质细胞后能够显示出强大的成骨能力。对感染或肿瘤截骨术后所致的骨缺损，如基质材料能定量、持续释放相应的抗生素或杀肿瘤药，则临床疗效更佳。

综上所述，人工骨的制备应考虑到生物活性物质和基质材料的优缺点，引入一种合适的生长因子，通过合理的方法组合成复合材料，模拟天然骨基质成分，并含有最佳的生长因子控释系统，促进生物活性物质的黏附、增殖和分化，发挥其最佳的成骨能力。

（二）椎骨

自然骨不仅外观形态非常不规则，而且其内部结构也比较复杂，不同部位的密度不一。想要让人造骨在结构上模仿自然骨，是极具挑战的。而传统金属、高分子材料人工骨存在仿生结构不可控、力学性能不匹配、生物相容性差、无发育功能、运动错位、磨损等术后并发症。尤其是没有生物学活性的假体，无法在人体内发育，不能与自然骨良好地融合，往往需要二次手术修复。

2019年，汪焰恩教授团队在英国《聚合物》（$Polymer$）杂志发表论文，报道其研制的3D打印活性仿生骨可在生物体内"发育"，动物实验未发现排斥反应。仿生骨在植入动物受体体内后，能够很好地通过受体的新陈代谢，使自体细胞在人造骨中生长，并最终做到与自然骨的成分、结构、力学性能达到高度一致，完全长成自体骨。传统3D打印的材料单一、密度一致、粉体单一、铺粉均匀，难以满足仿生骨的打印需求。该研究独创的常温压电超微雾化喷洒技术，突破了细胞液、蛋白液喷洒速度、喷洒量难以精细控制的技术瓶颈，处于国际先进水平。

（三）脊柱

1.脊柱生物力学 脊柱的生物力学单元或脊柱单元是指一个脊柱功能单位或者一个运动节段。包括两个邻近的椎骨及其之间的软组织。运动节段又可分为前、后两部分。

骨骼的力学特性：常用应力应变曲线表示；应力是指每单位面积的垂直载荷；应变是指每单元在长度上的改变，通常以百分比来表示。

皮质骨与松质骨的区别：皮质骨除了在骨折前能承受比松质骨更大的应力外，其刚度也比松质骨大；在体内，皮质骨在应变超过2%的时候发生骨折，而松质骨则能承受更大的应变。

松质骨能承受更大的应变主要由于它的特殊结构。松质骨的孔隙率约为30%~90%，而皮质骨只有 5%～30%。椎体在承受压力的时候，皮质骨对其强度只起 10% 的作用，因此高质量的松质骨显得尤为重要。

椎体骨组织减少 25% 随之带来的骨强度下降超过 50%。

脊柱生物力学涉及范围非常广泛，脊柱结构、运动、损伤、固定等方面的生物力学研究有助于解释脊柱相关的生理、病理以及对临床治疗方法、临床器械的设计研究与发展有着重要的指导意义。

2.脊柱仿生研究进展　　陈吉清等为了深入分析汽车碰撞中乘员颈部动力学响应和损伤机理，基于完整颈部解剖学结构建立了中国 50 百分位成年男性高仿生精度的全颈椎生物力学模型，模型由椎骨（密质骨和松质骨）和椎间盘（纤维环、髓核和软骨终板）、韧带、小关节以及肌肉等软组织构成。对比分析仿真模型结果与国外志愿者低速后碰撞试验和 4 名中国成年男性志愿者 20km/h 急制动试验，发现人体测量学参数对头颈部响应有较大影响，模型能较好地预测中国 50 百分位成年男性生物力学响应，可用于汽车安全性设计和颈部防护措施的研究。

聂文忠等建立了人体脊柱胸腰部骨肌的三维几何模型及运动学模型和有限元模型，可以广泛地应用于生物力学研究，如对人工椎间盘进行体外的生物力学评价。对特发性脊柱侧弯病人进行个性化支具的研究可以指导支具设计师设计制造出矫形效果更好的支具，提高临床矫形效果。

国人的仿生型液压式可活动人工椎体设计（刘小勇，申请号 CN201310003964.7）和仿生人工脊柱关节（朱红文、黄国富、董荣华等，申请号 CN201911071998.3）也已获得了国家发明专利受理。

（周劲松　倪铭泽）

第二节　脊髓的解剖结构与血液供应

一、脊髓的位置和外形

（一）位置

脊髓位于椎管内，呈前后稍扁的圆柱体，全长粗细不等，上端在枕骨大孔处与延髓相连，成人脊髓全长约 42～45cm，其下端平第 1 腰椎体下缘，由于第 1 腰椎以下已无脊髓，所以临床上一般在第 3～4 腰椎间进行穿刺。

（二）外形

1.两个膨大　　脊髓有两个膨大，上方一个称颈膨大，位于颈髓第 3 段到胸髓第 2 段，在颈髓第 6 段处最粗；下方一个称腰膨大，始自胸髓第 9 段到脊髓圆锥，对着第 12 胸椎处最粗。这两个膨大的形成，与四肢的出现有关，由于此处脊髓内部神经元的增多所致。

2.八条沟　　在脊髓的表面有八条彼此平行的纵沟。

（1）前正中裂：脊髓前面正中一条较深的沟，称前（腹侧）正中裂。

（2）后正中裂：脊髓后面正中有一浅沟，称后（背侧）正中沟。

（3）前外侧沟：脊髓前外侧有 2 条前（腹）外侧沟，前根从其间走出。

（4）后外侧沟：脊髓后外侧有 2 条后（背）外侧沟，后根纤维从其间进入脊髓。

（5）后中间沟：在脊髓后正中沟与后外侧沟之间，还有2条后中间沟。

3．脊髓圆锥 脊髓下端尖削呈圆锥状，称脊髓圆锥。

4．终丝 圆锥尖端延续为一细丝，称终丝，终丝向下经骶管终于第2尾椎的背面。

5．马尾 脊髓与脊柱在发生发展过程中，由于二者生长速度出现不平衡（脊髓的生长速度慢于脊柱），成人脊髓的下端仅达第1腰椎下缘。因此腰、骶、尾部的脊神经根，围绕终丝集聚成束丝呈垂直下降，形成马尾。

6．脊神经

（1）前根（运动）：由连于脊髓前外侧沟的脊神经根丝合成的神经根。一般由运动纤维构成。

（2）后根（感觉）：由连于脊髓后外侧沟的脊神经根丝合成的神经根。一般由感觉纤维构成。

（3）前、后根纤维在椎间孔处汇合，构成脊神经。

（4）在汇合之前，于后根处形成一个膨大，称脊神经节，内含假单极的感觉神经元。

（5）脊髓全长共发出31对脊神经，与每一对脊神经相对应的脊髓部分，称脊髓节段，共有31节，计8个颈节、12个胸节、5个腰节、5个骶节和1个尾节。

（三）脊髓节段与椎骨的对应关系

1．脊髓节段 每一对脊神经及其前、后根的根丝附着范围的脊髓构成一个脊髓节段。在31个脊髓节段中：颈段（C）8节、胸段（T）12节、腰段（L）5节、骶段（S）5节、尾节（Co）1节。

2．脊髓节段与椎骨的对应关系 了解脊髓各节段与其对应椎骨的平面位置关系，对于脊髓病变定位、诊断和外科治疗的选择均有一定的意义。

脊髓在胚胎第三个月占据椎管的全长，随后由于两者生长速度不同出现了差距，成年人一般可用以下方法大致推算：

$C_1 \sim C_4$ （＝）与同序数椎体相对

$C_5 \sim T_4$ （−1）与同序数的上1节椎体相对

$T_5 \sim T_8$ （−2）与同序数的上2节椎体相对

$T_9 \sim T_{12}$ （−3）与同序数的上3节椎体相对

$L_1 \sim L_5$ （$T_{10} \sim T_{12}$）与第10～12胸椎相对

$S_1 \sim Co$ （L_1）与第1腰椎相对

二、脊髓的内部结构

（一）脊髓横截面

1．中央管 位于灰质连合中央的细长管道，纵贯脊髓全长。新生儿中央管充满脑脊液，成人中央管管腔不连续，且常闭塞。

2．前角（前柱） 脊髓每侧灰质前端扩大的部分，前角内含有运动细胞和其他小型细胞。

3．后角（后柱） 脊髓灰质后部。后角细胞主要接受后根的各种感觉纤维，其轴突一部进入对侧或同侧的白质形成上行纤维束，将后根传入的神经冲动传导到脑；另外一些后角细胞的轴突在脊髓内起节段内或节段间的联络作用。

4．侧角（侧柱） 见于胸髓和上腰髓及骶髓第一到第三节段的横切面上，内含有交感神经细胞。侧角和中间带内的神经元多为中型的多极神经元，为交感神经节前纤维的起始细胞。

5. 中间带　位于脊髓前、后角之间的灰质区域。主要含内脏神经元。

6. 灰质　脊髓横切面上排列呈"H"形的结构。主要含神经元胞体、树突、轴突起始段及神经胶质，血管也丰富，活体呈灰红色。

7. 灰质连合　脊髓灰质"H"形结构的前方为前角，后方为后角，连接两侧部的横梁为灰质连合，以中央管为界分为灰质后连合和灰质前连合。

8. 白质　由各种不同功能的神经纤维在中枢神经系统内聚集而成。由于神经纤维表面的髓鞘含有类脂质，故色泽亮白而称白质。

9. 前索　前索位于前外侧沟的内侧，主要为下行纤维束，如皮质脊髓（锥体）前束、顶盖脊髓束（视听反射）、内侧纵束（联络眼肌诸神经核和项肌神经核以达成肌肉共济活动）和前庭脊髓束（参与身体平衡反射）。两侧前索以白质前连合相互结合。

10. 外侧索　前外侧沟与后外侧沟之间的白质。含上行和下行纤维束，位于前、后角之间。在此索中上行纤维有脊髓小脑前束、脊髓小脑后束、脊髓丘脑侧束。后者束内的纤维也是按躯体部位呈层状排列的，自内向外次序为颈、胸、腰、骶，这束纤维是传导痛、温度、轻触及压觉的。各种感觉由不同的纤维传导，在束内可能有一定的排列，但其分界不十分清楚。侧索内的下行纤维有皮质脊髓侧束，又名锥体束，其纤维来源于对侧大脑半球的第4、第6区及一部分顶叶的皮质内的大锥束体细胞，一小部分来源于同侧大脑半球的相应区。此外，皮质下各核，如红核、基底核及中、桥脑内的网状结构，也发出少量纤维进入此束。在脊髓上部，此束位于侧索的背部，在 L_3 以下此束的位置逐渐外移至脊髓的周边部分，相当于高位水平中脊髓小脑后束的位置，后者在 L_3 以下已经消失。在颈段水平，皮质脊髓侧束内的纤维也按躯体部位呈层状排列，次序是由内向外颈、胸、腰、骶。侧索内的其他下行纤维有红核脊髓束，位于皮质脊髓侧束的前方；网状脊髓侧束，位于侧索的中部；顶盖脊髓侧束，位于侧索与前索交界处。

11. 后索　后索是脊髓白质的一部分，位于后正中裂与后根之间，内含薄束、楔束及逗点束。在薄束和楔束之间有一分离清楚的致密小束称逗点束，这是后索内长纤维的侧支集合而成的束，下行进入邻近的脊髓节段，具有节间联系作用。

12. 白质前连合　指脊髓灰质前连合前方的、连接两侧白质及左右交叉的纤维。其中包括脊髓丘脑前束和侧束的交叉纤维。白质前连合受损时，可出现节段性分离性感觉障碍，即皮肤痛、温觉减退或缺失，深感觉存在；同时由于脊髓丘脑前束有部分纤维不交叉，粗触觉所受影响不大。浅感觉障碍的平面比病灶低 1~2 个脊髓节段。

13. 网状结构　位于脊髓后角颈的外侧部的一个小型和中型细胞群。在颈髓最明显。

14. 终室　脊髓圆锥内扩大的中央管。成人长 8~10 厘米。

（二）灰质

20 世纪 50 年代前对脊髓灰质多以核团来描述，50 年代初，Rexed 根据对猫脊髓切片的研究，提出了脊髓灰质结构分层的概念。1966 年，冈本研究了猴脊髓的细胞构筑。1968 年，Truex 研究了人脊髓的灰质构筑，均与 Rexed 所得结论极为相似，因此 Rexed 的分层概念得到广泛应用。

1. Rexed 板层

（1）板层 I：边缘层（海绵带）。

（2）板层Ⅱ：胶状质。

（3）板层Ⅲ：内有后角固有核。

（4）板层Ⅳ：内有后角固有核。

（5）板层Ⅴ：接受本体感觉传入纤维调节运动。

（6）板层Ⅵ：接受本体感觉传入纤维调节运动。

（7）板层Ⅶ：中间内侧核——与内脏感觉有关。

中间外侧核：与内脏运动有关。

胸核（背核 Clarke 柱）：非意识性本体感觉。

骶副交感核：在 $S_2 \sim S_4$ 节段相当于板层Ⅶ，内脏运动。

（8）板层Ⅷ：中间神经元，影响 γ 与 α 运动神经元。

（9）板层Ⅸ：前角运动神经元。

前角内侧核：躯干肌。

前角外侧核：四肢肌。

α 运动神经元：支配跨关节的梭外肌纤维→关节运动。

γ 运动神经元：支配梭内肌纤维→调节肌张力。

闰绍细胞：接受 α 运动神经元轴突侧支并发分支与其形成负反馈环路。

（10）板层Ⅹ：中央灰质——接受某些后根纤维。

2. 脊髓灰质板层与核团的对应关系（表 6-2-1）

表 6-2-1　脊髓灰质板层与核团的对应关系

板层	对应的核团或部位
Ⅰ	后角边缘核
Ⅱ	胶状质
Ⅲ、Ⅳ	后角固有核
Ⅴ	后角颈网状核
Ⅵ	后角基底部
Ⅶ	中间带，背核中间内侧核中间外侧核骶副交感核
Ⅷ	前角底部，在颈、腰膨大处只占前角内侧部
Ⅸ	前角内侧核前角外侧核
Ⅹ	中央灰质

（三）白质

1. 上行纤维束

（1）薄束和楔束：传导意识性本体感觉。薄束（T_5 以下）传递同侧下半身的深感觉及识别性触觉，位于后索内侧面。楔束传递同侧上半身的深感觉和识别性触觉，位于后索外侧面，只有在 T_4 以上才出现。

（2）脊髓小脑束：传导非意识性本体感觉。脊髓小脑束（spinocerebellar tract）分前后束，分别位于外侧索周边的前后部，将下肢和躯体下部的深感觉信息（主要为肌腱、关节的深感觉）经小脑上下脚传至小脑蚓部皮质，与运动和姿态的调节有关。

①脊髓小脑后束：脊髓小脑后束位于外侧索的后外缘。此束起于背核，它接受后束的旁支，发出纤维走入同边外侧索内，在后外方上行，止于小脑皮质。此束传导本体觉冲动至小脑。如此束受到损害，则传至小脑的本体觉发生障碍。

②脊髓小脑前束：脊髓小脑前束在脊髓小脑后束的前方，起于后角基底和颈的外侧部以及灰质中间带的外侧部。此核接受的纤维与背核同，发出轴突束至两侧（同边及对边）的外侧索上行，止于小脑皮质，机能同脊髓小脑后束。

（3）脊髓丘脑束：脊髓丘脑束从脊髓上行到丘脑，传导躯干和四肢的痛，温，触及压觉。在白质前连合处可分为两部分，一部分传导痛温觉，发生交叉，形成脊髓丘脑侧束；另一部分传导触压觉，部分交叉，形成脊髓丘脑前束。脊髓丘脑束终于丘脑腹后外侧核，传递对侧躯干、四肢的痛温觉和粗触压觉。起自脊髓灰质板层Ⅰ和Ⅳ～Ⅶ，是经白质前连合交叉后在对侧上行的纤维束，传导对侧的痛温触压觉，一侧损伤时出现对侧痛、温觉障碍。

脊丘系为脊髓丘脑束侧束和脊髓丘脑前束的延续，两者在脑干内逐渐靠近。该纤维束与止于脑干网状结构的脊髓网状束、止于中脑顶盖、和导水管周围灰质的脊髓中脑束相伴。在延髓，它们位于外侧区，下橄榄核的背外侧；在脑桥和中脑，位于内侧丘系的背外侧。

①脊髓丘脑前束：脊髓丘脑前束位于前索，起自脊髓灰质板层Ⅰ和Ⅳ～Ⅷ层至丘脑的传导束。主要传递由后根粗纤维传入的粗触觉、压觉信息。

②脊髓丘脑侧束：脊髓丘脑侧束位于侧索的前半部，起自对侧脊髓灰质板层Ⅰ和Ⅳ～Ⅷ层至丘脑的传导束。传递对侧躯体1～2节以下区域的痛、温觉信息。

2. 下行纤维束

（1）皮质脊髓束（corticospinal system）：皮质脊髓束是人类脊髓中最大的下行神经纤维束。其神经元在大脑皮质的中央前回运动区，及皮质的其他区域，其纤维在同侧内囊后脚汇集成束，下行至延髓形成锥体，在锥体下端大部分交叉至对侧，形成皮质脊髓侧束，在脊髓外侧索下行，并直接或间接止于前角运动神经元；小部分在锥体未交叉的纤维则形成皮质脊髓前束，在脊髓前索下行，同样直接或间接终止于前角细胞。此束主管躯体运动，其功能是支配骨骼肌的随意运动，它与前角运动神经元一起组成随意运动的传导通路。①皮质脊髓侧束：皮质脊髓侧束即行于脊髓侧索，位于脊髓小脑后束内侧的皮质脊髓束。是大脑中最大的下行纤维束。它起始于大脑皮质中央前回和皮质旁中央小叶的前部，经内囊、中脑和脑桥降入延髓锥体，在脊髓侧索内下行，直达骶髓。②皮质脊髓前束：锥体束中不交叉的纤维在前索靠近前正中裂下行形成的传导束。陆续终于支配上肢肌和颈肌运动的前角运动细胞。③ Barne 前外侧束：皮质脊髓束有少量不交叉的纤维沿同侧侧束的前外侧部下行，称为 Barne 前外侧束，大部分纤维终于颈髓前角，小部分可达腰、骶髓前角。

（2）红核脊髓束：红核脊髓束起自中脑红核的下行传导束。交叉后沿对侧皮质脊髓束腹侧下降，终于脊髓Ⅴ～Ⅶ层的中间神经元。兴奋屈肌。

（3）前庭脊髓束：前庭脊髓束位于前索，起于延髓和脑桥的前庭神经外侧核，下行逐渐止于前角细胞，完成平衡反射。兴奋伸肌。

（4）网状脊髓束：此束起于脑干的网状结构，纤维下行散在侧索和前索中。控制躯干四肢近端肌的运动。

（5）顶盖脊髓束：顶盖脊髓束位于前庭脊髓束的背方，起于中脑的上丘和下丘，纤维发出后立即交叉，下行止于前角细胞。此束参与完成视觉和听觉的防御反射活动，一般此束只达到上胸段。

顶盖脊髓束起于中脑顶盖、下降至脊髓的下行运动传导束。分顶盖脊髓内侧和外侧束。内侧束下行止于颈髓，兴奋对侧颈肌，抑制同侧颈肌。与头旋转以完成视听反射有关；外侧束向后可达腰脊髓，与黑暗中瞳孔扩大反应等有关。

（6）内侧纵束：此束位于前索，皮质脊髓前束的背侧。在脑干由上、下行纤维组成，在脊髓主要由下行纤维组成。此束纤维始自前庭内侧核、网状结构、上丘、中介核、连合核等；大部分由前庭神经核向中线两侧发出纤维。内侧纵束纤维主要来自同侧，部分来自对侧，终于灰质板层，继后到达前角运动神经元。该束在颈髓上部明显，少量纤维可到腰髓。其功能可能参与头颈肌的共济活动和姿势反射，其作用主要是协调眼球的运动和头颈部的运动。

三、脊髓的血液供应

（一）脊髓的血管

1. 脊髓的静脉

（1）脊髓前静脉：在脊髓正中裂内走行，位于动脉的深面，由许多大小不等的前根静脉构成。

（2）脊髓后静脉：行于脊髓后正中沟内，较粗大，由数条后根静脉汇合形成。

（3）椎管内静脉丛：位于硬膜外腔内，接受脊髓及其被膜以及椎骨的静脉，可分为前丛和后丛两组。

2. 脊髓的动脉

（1）脊髓前动脉：自两侧椎动脉颅内段发出，于枕骨大孔上方、延髓锥体交叉处汇合成一干，在脊髓前方下行并向中线靠拢，沿前正中裂下行至脊髓末端。

（2）脊髓后动脉：两侧椎动脉颅内段各发出一条动脉沿脊髓全长后外侧沟平行下行至末端。

（3）根动脉：是脊柱外最邻近区域的动脉，自上而下依次有椎动脉、甲状腺下动脉的颈升支、肋间动脉、腰动脉（背支）、髂腰动脉和骶外侧动脉。各节段根动脉从相应椎间孔入椎管，分前、后根动脉，其与相应脊髓前、后动脉分支相互联结，在脊髓表面构成冠状动脉，再分布到脊髓内。

（二）脊髓的血液供应

1. 脊髓前动脉　供应脊髓前三分之二的区域，主要分布于脊髓前角、侧角、灰质联合、后角基部、前索和后索。

2. 脊髓后动脉　供应脊髓后三分之一的区域，分布于脊髓后角除基部之外的其余部分和后索。

3. 脊髓血供特点

（1）Adamkiewicz 动脉：为腰脊髓主要的供血动脉之一，是脊髓下段腰膨大处一粗大的前根动脉，如血供中断将导致相应脊髓的缺血坏死及液化。

（2）脊髓血供"分水岭"：脊髓血供呈节段性，有些部位，特别在 $T_1 \sim T_4$ 及 L_1 脊髓最薄弱，手术操作时需要尽量保护根动脉，避免损伤。

（3）椎管内静脉丛：无瓣膜，血流呈双向性，当椎管内静脉丛血液淤积，静脉压增高时，脊髓前、后静脉及椎管内静脉前、后丛扩张迂曲。

四、脊髓反射和损伤表现

功能表现在两方面：上、下行传导径路的中继站；反射中枢。

（一）脊髓反射

脊髓反射是指脊髓固有的反射，其反射弧并不经过大脑。完成反射的结构为脊髓灰质、固有束和前后根。脊髓反射可分为躯体反射和内脏反射。躯体反射指骨骼肌的反射活动，如牵张反射、屈曲反射、浅反射等，内脏反射是指膀胱排尿反射、直肠排便反射等。

1.单突触反射　单突触反射指传入冲动在中枢只经过一次突触传递即转变成传出冲动至效应器而实现的简单的反射活动，只由两个神经元完成反射活动。只有极少数的牵张反射（如膝反射、跟腱反射）属于单突触反射，大多数的反射都是由多个神经元参与的多突触反射。

深反射（腱反射）：肌肉、肌腱→脊神经后根→α运动神经元→脊神经前根→肌肉收缩。

2.牵张反射　当骨骼肌受到外力牵拉时，该肌就会产生反射性收缩，这种反射称为牵张反射，包括深反射和肌张力反射。牵张反射主要维持躯体的基本姿势，也能反射性地增加肌肉力量，如投掷的引臂动作、起跳前的膝屈动作等都是利用了牵张反射的原理。

牵张反射可以被下行纤维束（网状脊髓束）的冲动所抑制，也可被锥体束、前庭脊髓束等的冲动所易化。在正常情况下，这种易化和抑制保持着平衡，以维持正常的肌张力。当某些疾病时，这种平衡受到破坏，就会出现深反射亢进、肌张力增高，或者深反射和肌张力减退。

（1）动态牵张反射：快速牵拉肌肉时引起，感受器是肌梭，通过Ⅰa传入，兴奋α运动神经元，产生一次性相位收缩，效应器是快肌纤维。发生交互抑制。

（2）静态牵张反射：缓慢持续牵拉肌肉时引起，感受器是肌梭，通过Ⅰa传入，兴奋α运动神经元，效应器是慢肌纤维。抵抗肌肉牵拉。

3.屈曲反射　屈曲反射是一种保护性反射，属于多突触反射，也就是至少有3个神经元参与。如当肢体某处皮肤受到伤害性刺激时会迅速缩回肢体即属于此种反射，由于肢体收缩要涉及成群肌肉，故受到兴奋的α运动神经元常常是多节段的。

屈曲反射：皮肤→脊神经后根→后角→中间神经元→α运动神经元→脊神经前根→肌肉收缩。

4.内脏反射　自主神经活动的基本形式是内脏反射，包括躯体内脏反射、内脏内脏反射和内脏躯体反射，竖毛反射、膀胱排尿反射、直肠排便反射等。机体对内外环境的自主神经性调节就是通过这些反射完成的。

（二）脊髓损伤的一些表现

1.脊髓全横断　脊髓休克（spinal shock）表现为脊髓突然完全横断后，横断平面以下全部感觉和运动丧失，反射消失，处于无反射状态，称为脊髓休克。数周至数月以后，各种反射可逐渐恢复，但由于传导束很难再生，脊髓失去脑的易化和抑制作用，因此恢复后的深反射和肌张力比正常时高，离断平面以下的感觉和运动不能恢复。

2.脊髓半横断　布朗-塞卡综合征（Brown-Séquard syndrome）指由于外部的压迫和脊髓内部的病变等原因引起的脊髓病损，导致病损平面以下同侧肢体上运动神经元瘫，深感觉消失，精细触觉障碍，血管舒缩功能障碍，对侧肢体痛温觉消失，双侧触觉保留的临床综合征，主要发生于颈椎。

3. **脊髓前角受损** 弛缓性瘫痪（flaccid paralysis）又称为下运动神经元瘫痪、周围性瘫痪，是由于下运动神经元（lower motor neuron），即脊髓前角细胞或脑干脑神经运动核及其发出的神经纤维病变所致。脊髓前角是接受锥体束、锥体外系统和小脑系统各种冲动的最后共同通路，经前根、周围神经传递到骨骼肌的运动终板。脊髓前角受损特点：瘫痪肌肉的肌张力降低，腱反射减弱或消失（下运动神经元损伤使单突触牵张反射中断），肌萎缩早期（约数周）出现（前角细胞的肌营养作用障碍），可见肌束震颤，无病理反射。肌电图显示神经传导速度减低和失神经电位。

4. **中央灰质周围病变** 病变侵犯了白质前联合，则阻断脊髓丘脑束在此的交叉纤维，引起相应部位的痛温觉丧失，而本体感觉和精细触压觉无障碍（后索完好），这种现象叫感觉分离。其表现为双侧痛温觉纤维受损而触觉及深感觉保留，出现双侧节段性分布的分离性感觉障碍，多见于脊髓空洞症或髓内肿瘤。

五、脊髓仿生研究进展

2021 年，中科院纳米技术与纳米仿生研究所张智军团队利用生物 3D 打印技术，构建了一种具有脊髓仿生结构的神经支架，为神经干细胞的存活及向神经元分化提供了良好的微环境，引用于 SD 大鼠的脊髓损伤治疗。

（周劲松　倪铭泽）

第三节　脊柱的功能

脊柱是人体的中轴骨，上端脊柱承托头颅的重量，胸段脊柱与肋骨共同构成胸廓。上肢借助肱骨、锁骨和肋骨、肩胛骨和肌肉与脊柱相连。脊柱具有支撑、减震、保护和运动等功能。

一、骨架的支撑作用

脊柱是人体躯干的支柱。直立站立时，在上部，重心穿过齿突；至骨盆，则位于第 2 骶椎前方约 7cm 处，膝、踝关节的前方。脊柱位于近躯干和骨盆的背面正中，起着支撑头颅的作用，还有支撑胸腔、腹腔、盆腔脏器的作用。

二、安全保护作用

脊椎的结构使得脊椎既具有坚韧的弹性，又有较灵活的运动能力。脊柱有 4 个生理曲度，即颈曲、胸曲、腰曲、骶尾曲。健康的脊柱如一个弹簧，能增加缓冲震荡的能力，加强了稳定性，在跳跃或剧烈运动时，椎间盘可吸收震荡，减少冲击力。可防止颅骨、大脑受到损伤，对胸廓和骨盆脏器起到重要的保护作用。

三、运动平衡作用

在相邻 2 个椎骨之间的活动很小，但就整个脊柱而言，运动幅度很大，而且能做各种方向的运动。脊柱的运动可分为 5 种：①冠状轴上的前屈和后伸运动；②矢状轴上的侧屈运动；③垂直轴上的旋转运动；④在矢状轴和冠状轴运动的基础上，也可以做环转运动。脊柱调节上下肢的各种活动，保持身体平衡稳定性。

四、神经保护功能

脊柱中间的解剖结构称为椎管和椎间孔，整个脊髓在椎管里，对脊髓和神经根起保护作用。

（张振兴）

第四节　脊柱的生物力学

脊柱生物力学是一门以物理和机械原理研究脊柱及其附属结构生物特性和力学规律的学科。脊柱功能单位是脊柱的基本构成单位，包括两个邻近的椎体、椎间盘、关节突关节和椎骨间的韧带。研究脊柱功能单位各部分结构的解剖学描述和生物力学性质，对于认识脊柱整体功能具有重要的意义。随着脊柱内固定技术在临床上越来越广泛的应用，脊柱生物力学同时也是脊柱手术方式、内固定器械设计与评估的决定性手段。

一、脊柱相关基本解剖结构的生物力学

（一）椎体的生物力学

椎体是椎骨受力的主体，70%～90% 轴向静载荷由椎体承担。椎体主要由多孔的松质骨构成，周围的皮质骨较薄。椎体呈短圆柱状，中部略细，两端膨大，上、下面粗糙，可分为 2 个区域：中心部凹陷由软骨板填充至边缘的高度；边缘部突起且为密质骨与椎间盘牢固附着。

在轴向载荷作用下，椎体内同时产生压应力及张应力。同此种力学环境相适应椎体内有分别承受压应力和张应力的两种骨小梁，呈 90° 交叉。压应力最大部位的骨小梁垂直方向排列，厚度最大的称为垂直柱。承受张应力的水平柱很薄，呈极度各向异性。椎体内骨小梁分布不均匀的增加会导致内部剪切力的增加，从而导致骨强度的下降，通过微计算机断层扫描检测结果显示随年龄的增加，其非均质性增加；在胸$_{12}$、腰$_1$ 的非均质性最明显，所以椎体骨折在这两个部位发生率最高。

椎体皮质骨呈薄壳样结构，具有承重以及分散应力的作用，并且通过形成封闭腔室加强松质骨的硬化效应。骨性终板最坚强的部分是外围的骺环。这一结构使得该区域特别适于承受轴向载荷，当椎体融合器置于骺环时能最好地抵抗下沉。

椎体生物力学性能指标中最重要的是椎体的压缩强度和刚度。压缩强度反映椎体的载荷能力，刚度是指椎体在轴向载荷作用下抵抗变形的能力。当椎体所受压缩负荷超过其压缩强度时即发生椎体压缩骨折。影响椎体压缩强度的因素主要有椎体的骨矿物质含量、骨小梁的疏密及排列情况、周围皮质骨的完整性等。而椎体的骨矿物质含量主要表现在椎体的骨密度（BMD）值的大小。

椎体压缩强度和刚度与 BMD 呈显著的正相关关系。正常椎体骨小梁较厚，能提供足够的强度和弹性；当骨量减少、BMD 降低出现骨质疏松时，骨的微观结构退化，表现为骨小梁变薄、变细，出现断裂，骨的脆性增加，这种疏松而脆弱的椎体受压很容易出现骨折，因此 BMD 是预测椎体塌陷和压缩性骨折的重要指标。

（二）椎间盘的生物力学

椎间盘的主要生物力学功能是承受和对抗力载在脊柱上的载荷并连接相邻两个椎体，维持椎间隙高度，将相邻两椎体的运动限制在生理活动范围内。正常成熟椎间盘构成脊柱 20%～30% 的高度，是脊柱功能单位的负荷中心，在脊柱运动及承载、传递、吸收各种负荷中具有重要作用。正常

髓核为含水量丰富、具有黏弹性的胶冻样物质，这一兼顾固体及液体物理特性使髓核具备使加载在椎间盘上的压力向各个方向传递并重新分布并保持稳定，同时可吸收大部分暴力冲击，保护椎体避免不可逆性变形损伤，甚至疲劳性骨折。脊柱进行扭转动作时在纤维环径向平面产生较大剪切力，纤维环应变的各向异性和黏弹性特征保证椎间盘可对抗这种剪切力，维持脊柱稳定性。

椎间盘为人体中最大的无血器官，主要依靠两套系统获取营养供应，分别是软骨终板的渗透作用以及浅层纤维环的血管供应，其中软骨终板渗透作用尤为重要，人体处于不同姿势会导致椎间盘内的压力变化，站立时椎间盘内静水压升高挤压椎间盘内液体向终板表面血管及淋巴管流动，平卧时压力下降，营养物质回流至髓核，从而发生物质交换，维持氧气及营养物质供应。软骨终板随着年龄增加而逐渐钙化，阻碍营养的输送，从而导致椎间盘随着年龄逐渐退变。

生物力学因素是椎间盘退变的重要因素，可通过影响椎间盘组织的生物学特性，导致椎间盘细胞代谢紊乱。当人体保持坐姿时腰椎间盘内压约为人体体重的 3/5，当人体姿态变为 20° 前屈站姿时，椎间盘髓核内压可达到自重的 2 倍左右，而当负重 20kg 的重物时，则达到人体自重的 3 倍。单纯的椎间盘内压力变化即可对椎间盘细胞代谢产生显著影响，当椎间盘内压力增高时，纤维环、髓核含水量不断下降软骨终板钙化，物质交换通道丧失，使椎间盘内营养供应被阻断，髓核细胞的凋亡率明显增加，活力细胞数量减少，蛋白多糖、Ⅱ型胶原合成减少。

椎间盘退变也会影响运动节段。由于椎间盘高度的降低和轴向载荷传导能力的显著变化，关节突关节失去协调性，并受到过量载荷，在这种情况下，如同其他活动关节，会逐渐产生关节退变增生。同时，椎间盘高度的降低会诱发韧带松弛、运动过量以及节段刚度损失。经较长时间，当椎间盘几乎完全塌陷、骨桥形成时，会造成节段运动度降低及刚度增加，最终运动节段会自发融合。

（三）脊柱韧带的生物力学

脊柱韧带包括前纵韧带、后纵韧带、棘间韧带、棘上韧带和黄韧带。韧带主要用于维持脊柱的静态稳定性。由于只传递拉伸载荷，所以它们限制着运动不能超过一定的范围。脊柱的韧带富含胶原纤维，同时也含有一些弹性纤维、蛋白多糖和水分。胶原的排列方向基本与韧带的轴向一致，但是较宽的韧带如棘间韧带具有更多变的胶原结构，同时脊柱韧带本身具有痛疼感受器。脊柱韧带内具有力学感受器，因此推断韧带本身并不仅仅是脊柱的一个弹性稳定器，而很可能也扮演着主动的角色。

脊柱韧带就像身体其他软组织一样，是天然的黏弹性材料，具有非线性黏弹性力学行为。脊柱韧带的生物力学性质会随时间以及韧带所承受的载荷而变化。前纵韧带强度与其邻近椎骨 BMD 相关。在颈椎和腰椎，韧带强度随年龄增长而降低。与脊柱固定器械平行的韧带刚度和强度都有所减少，推测与废用性萎缩有关。

脊柱韧带通常在接近失效强度的生理环境下工作，这一点与骨骼不同。韧带的拉伸强度为 10～20MPa。极致弯曲时，韧带轴向旋转的应变可达 20%。激素浓度可影响韧带的松弛度。例如，怀孕可提高脊柱韧带的松弛度。

（四）关节突关节的生物力学

关节突关节是个双关节，具有滑液润滑的滑动软骨表面。关节突关节囊有丰富的神经支配，是腰背痛的原因之一。关节突关节主要承载脊柱后部的轴向应力，限制脊柱的过度运动，保护椎管内结构。同时，关节突关节也在加强脊柱扭转强度、限制移位、防止关节分离中具有重要作用。在直立情况下，关节突关节承受 10%~20% 的轴向载荷。在过度后伸的状态下，关节载荷可增加至30%。在弯曲状态下，关节突关节承担高达 50% 的向前的剪切载荷。

关节突关节的解剖学特点，尤其是关节面的角度，是椎体耦合运动的重要因素。关节突关节面的轴位成角在颈椎为 20°~78°、胸椎为 55°~80°、腰椎为 82°~86°。关节面在颈椎呈近似水平，使颈椎及上胸椎有很好的轴向旋转能力及侧弯能力；下胸椎及腰椎关节面成角逐渐倾斜，腰椎近似垂直，使下胸椎及腰椎活动受到限制，从而保护了椎间盘及椎管内容物，减小了非生理状况下的损害。矢状面成角在颈椎、胸椎、腰椎分别为 70°~96°、85°~120°、15°~70°。由于关节突关节在矢状面及冠状面均成角，导致椎体侧屈时伴有轻度轴向扭转，而轴向扭转的同时又能产生轻度侧屈。

关节突关节可出现不对称性改变。关节突关节不对称是指关节突的角度的不对称，即一个关节相对于另一个更倾向于冠状面。研究表明椎间盘退变人群的关节突不对称发生率较正常人群高。当关节突不对称出现后，在轴向载荷情况下，脊柱节段易于朝着较大角度的斜面旋转。这种因为关节不对称而产生的旋转会给纤维环带来更大的扭转应力，从而导致椎间盘的损伤退变。

二、脊柱运动的生物力学

（一）脊柱运动特点及参数

脊柱节段运动主要是由于椎骨间软组织变形所形成，椎骨本身变形很小，可以忽略，故在脊椎三维运动分析中，将椎骨视为不变形体，即刚体。椎骨间的相对位移表示了节段间的运动，根据刚体运动学理论，刚体上任意不共线的 3 个点的运动就可以代表整个刚体的运动（图 6-4-1）。节段运动可用该节段上、下椎骨 3 个不共线点的相对运动来代表。椎骨的三维运动有前屈 / 后伸，左 / 右侧弯和左 / 右旋转 6 个方向的角度以及上 / 下、前 / 后和左 / 右的位移。在离体脊柱运动分析时，Panjabi 等将脊柱动范围分为中性区（neutral zone，NZ）和弹性区（elastic zone，EZ）两部分。中性区代表零载荷时的脊柱位置与中立位之间的脊柱运动范围，弹性区表示从零载荷至最大载荷的脊柱运动范围。脊柱节段运动常采用脊柱运动范围（range of motion，ROM）即节段间的角度变化来表示。

除了运动范围参数外，脊柱平均旋转中心（mean center of rotation，MCR）位置也常用来描述脊柱的三维运动。从矢状面上看，正常脊柱从过伸到过屈，存在着平移和旋转两种运动形式，在这个运动过程每一瞬间并不都是围绕着同一个轴转动，而是有许多个轴，这些轴被称为瞬时转动中心（instantaneous center of rotation，ICR）或转动中心（rotation center，RC）。因整个运动的瞬时旋转中心不是一个点，而是许多点的集合。因此，脊柱运动并不存在一个固定的中心作为旋转轴，而只存在平均旋转中心。

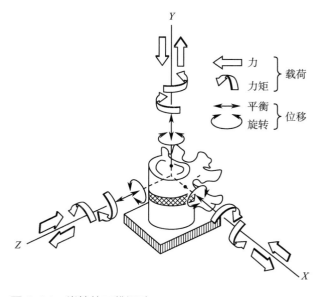

图 6-4-1 脊柱的三维运动

（二）脊柱的稳定性

在生理载荷下，运动节段不会出现异常

应变，因而保证了脊柱的稳定（图 6-4-2）。Pope 及 Pajabi 于 1985 年提出，脊柱的稳定性反映了载荷与其作用下所发生位移之间的关系。在同样的载荷下，位移越小，稳定性就越强。因此，脊柱的不稳意味着在正常载荷下即出现了异常活动、应变和变形。1987 年，White 等提出了临床稳定（clinical stability）和临床不稳（clinical instability）这一概念。认为在生理载荷下，脊柱各结构能维持其与椎体之间的正常位置关系，不会引起脊髓或脊神经根的损伤或刺激，故称为临床稳定；当脊柱丧失这一功能时，就称为临床不稳。

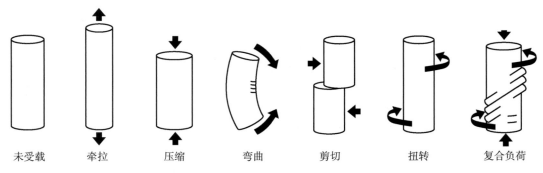

| 未受载 | 牵拉 | 压缩 | 弯曲 | 剪切 | 扭转 | 复合负荷 |

图 6-4-2　脊柱的载荷形式

"脊柱不稳"目前尚无统一的定义。但多数学者认为，这一概念主要应包括以下两方面的内容：①在生物力学上，脊柱不稳是指运动节段的刚度下降、活动度增加，与正常结构相比，不稳的脊柱在同样载荷作用下发生更大的位移；②在临床上，不稳脊柱的过度活动可导致疼痛，潜在的脊柱畸形可能导致脊髓及脊神经组织受压损伤。也有学者提出，上述两方面的含义可以分别命名为"脊柱不稳"和"脊柱不稳征"。生物力学的实验表明，正常人体脊柱的稳定性系由两大部分来维持。一是内源性稳定，包括椎体、椎弓及其突起、椎间盘和相连的韧带结构，为静力性平衡；二是外源性稳定，主要为脊柱两侧肌肉的调节与控制，它是脊柱运动的原始动力，为动力性平衡。上述任何一个环节遭受破坏，均可能引起或诱发脊柱正常结构及平衡功能的丧失，从而导致脊柱不稳。

三、脊柱内固定的生物力学

（一）腰椎内固定生物力学

过去 20 年来椎体融合术被越来越多地用于治疗腰椎间盘突出、椎体滑脱、椎管狭窄等腰椎疾病。包括后路腰椎椎间融合术（posterior lumbar interbody fusion，PLIF）、经椎间孔腰椎椎间融合术（transforaminal lumbar interbody fusion，TLIF）、前路腰椎椎间融合术（anterior lumbar interbody fusion，ALIF）、极外侧椎体融合术（extremelateral interbody fusion，XLIF）和斜外侧腰椎椎间融合术（oblique lateral interbody fusion，OLIF）等。

PLIF 和 TLIF 这两种手术方式在临床上应用最为广泛。Sim 等对 14 具人体标本在 400N 跟随载荷加载下屈伸、左右侧屈及旋转时椎体运动情况及 ROM 进行观察，并根据实验结果对每个伴有双侧椎弓根螺钉固定的融合节段及邻近节段稳定性进行比较。结果显示，与 PLIF 相比 TLIF 具有更好的稳定性，尤其是在左右侧屈时。Huang 等使用三维有限元模型模拟腰椎全椎板切除术和 TLIF，在 400N 跟随载荷下，应用 7.5N·m 弯矩模拟屈伸、侧向弯曲和扭转，计算椎间盘内压

（intervertebral disc pressure，IDP）、韧带张力和 ROM。结果显示，TLIF 相比于全椎板切除术式，在屈曲运动时邻近节段 ROM、IDP 及韧带张力显著减少，推测原因是 TLIF 中保留了后方韧带复合体所致。因此，在腰椎内固定手术中保留后方韧带复合体，可有效预防术后的相邻椎间盘退变。

XLIF 由于保留了前纵韧带和后纵韧带，仅切开一侧纤维环以及切除椎间盘，对脊柱稳定性的影响小于其他入路。Heth 等研究发现，侧方入路切除 $L_4 \sim L_5$ 椎间盘后，$L_4 \sim L_5$ 节段前屈、后伸和轴向旋转 ROM 分别增加到 8°、3° 和 3°；前方入路后，前屈、后伸和轴向旋转 ROM 分别增加到 12°、5° 和 4°，说明侧方入路对脊柱 ROM 的影响较小。Laws 等在防腐人体标本的生物力学研究中发现，XLIF 单独椎间融合器固定分别显著地减少了在屈、伸、侧弯和轴向旋转工况下 55%、38%、49% 和 26% 的 ROM。Basra 等研究发现，侧方入路单独椎间融合器减少了 $L_3 \sim L_4$ 节段在屈伸、侧弯、轴向旋转工况下 34%、38%、71% 的 ROM。侧方入路单独植入椎间融合器 $L_4 \sim L_5$ 节段 ROM 也显著减少，屈伸、侧弯、轴向旋转 ROM 分别为完整节段的 68%、67%、31%。

Cappuccino 等比较 XLIF 椎间融合器联合单侧或双侧椎弓根螺钉固定、侧方钢板固定的生物力学性能，结果表明这 3 种附加固定相较于完整脊柱，都显著降低了屈伸（分别为 20%、13%、33%）、侧弯（分别为 22%、14%、16%）、轴向旋转（分别为 51%、41%、53%）运动 ROM，其中椎弓根螺钉对于屈伸 ROM 的限制最大，且双侧螺钉相比单侧螺钉在 3 个运动工况下稳定性均更高。Nayak 等在人标本 $L_4 \sim L_5$ 节段比较了 XLIF 椎间融合器联合双侧椎弓根螺钉和侧方钢板的稳定性，联合双侧椎弓根螺钉固定的屈伸、侧弯、轴向旋转 ROM 分别减少了 86%、91% 和 61%，而联合侧方钢板固定的屈伸、侧弯、轴向旋转 ROM 相应减少了 50%、67% 和 48%，证实 XLIF 椎间融合器联合双侧椎弓根螺钉固定能提供更高的稳定性。其他类似研究也支持侧方入路椎间融合器联合双侧椎弓根螺钉固定比侧方钢板更加稳固的结论。

腰椎椎间盘置换在减少椎间盘源性腰痛的同时又能保持脊柱的运动。Demetropoulos 等完成了10 具人腰椎（$L_3 \sim L_5$）标本 $L_4 \sim L_5$ 椎间盘置换。在 200N 跟随载荷、$-10 \sim 10$N·m 扭矩条件下完成屈伸、侧屈及轴向旋转运动，记录其 ROM、$L_3 \sim L_4$。结果表明，人腰椎标本置换节段 ROM 和其相邻节段 ROM 被植入的人工椎间盘装置保留下来。与此同时，纤维环前部切除可能导致椎间隙松弛，但椎间隙高度及生理前突的恢复抵消了这一现象。

（二）颈椎内固定生物力学

前路颈椎间盘切除椎间融合术（anterior cervical discectomy and fusion，ACDF）是颈椎常用手术方式，但手术同时会减少颈椎的有效运动节段，增加邻近节段活动度。Bell 等运用电磁追踪技术观察 ACDF 手术前后颈椎 ROM 变化。与正常对照组相比，颈椎 ROM 随着 ACDF 手术节段数量的增加而减少。与术前相比，单节段融合病人颈椎 ROM 在术后逐渐增加，至术后 150 天达到正常对照组水平。双节段融合病人术后颈椎 ROM 高于术前，但 150 天后呈下降趋势。Bechara 等用相同的方法观测到多节段融合患者 ROM 显著低于正常对照组，5 节段融合患者颈椎 ROM 较 4 节段融合患者更低。

Anderst 等采用三维追踪技术比较 $C_5 \sim C_6$ 融合病人与正常人颈椎动态屈伸活动差异。研究发现，$C_5 \sim C_6$ 融合不会改变邻近节段总的 ROM，但是会使上、下邻近节段的后伸 ROM 增大 3.8°，上位节段屈曲活动减少 $-2.9°$，也使邻近节段在活动过程中向后移位程度增加（$C_4 \sim C_5$：0.8mm，$C_6 \sim C_7$：0.4mm）。$C_5 \sim C_6$ 融合后，邻近手术节段的 $C_6 \sim C_7$ 对术后整个颈椎屈伸活动的贡献度平均增加 5.1%，$C_6 \sim C_7$ 的贡献度增加达 8.9%，$C_2 \sim C_3$ 和 $C_3 \sim C_4$ 的贡献度无显著改变。作者认为：$C_5 \sim C_6$ 融合术后 $C_6 \sim C_7$ 比 $C_4 \sim C_5$ 更容易发生退变。

颈椎间盘置换术（cervical disc arthroplasty，CDA）能够保留手术节段的运动能力，但临床上对其能否恢复正常颈椎运动、防止邻近节段退变仍存在争议。Rabin 等报道 CDA 术后 2 年手术节段 ROM 大于 ACDF 患者，但两种手术后邻近节段 ROM 无明显差异。Hou 等报告接受 ACDF 手术的患者术后邻近节段 ROM 明显高于 CDA 组。Anderson 等对研究 ACDF 和 CDA 术后邻近节段运动改变的临床报告进行系统回顾和 Meta 分析，包括 7 项随机对照研究、4 项队列研究和 1 项病例对照研究。随访 2 年后发现两组病人手术邻近节段屈伸 ROM 和冠矢状面移位程度均无显著差异，但术后 1 ~ 2 年 CDA 组病人手术邻近节段在矢状面上的前凸角度要明显大于 ACDF 组。

然而有临床研究表明，CDA 并不比 ACDF 在预防邻近节段退变方面更具有优势。Verma 等对 6 项随访时间 2 年以上的前瞻性临床研究进行 Meta 分析后发现，ACDF 和 CDA 两组病人邻近节段疾病发生率没有显著差异。Ren 等对 5 项美国食品药品监督管理局批准的临床随机对照研究资料进行 Meta 分析的结果也支持这一结论；但这份随访时间为 4 ~ 6 年的中长期报告同时指出，与 ACDF 相比，CDA 能降低再手术率和获得更好的功能恢复。

（张振兴）

第五节　脊柱外科仿生治疗的类型与内容

一、脊柱外科仿生治疗的概念

人类脊柱是骨骼系统乃至整个人体的力学轴心，其结构复杂，由 32 或 33 块椎骨通过关节、椎间盘及韧带连接而成。整个脊柱在矢状面上形成颈、胸、腰 3 个生理弯曲。椎管内包含脊髓和马尾神经。人体脊柱可完成复杂的运动功能、力学功能、保护功能和控制功能。当伤病累及脊柱，造成以上一个或多个功能受损，需要外科干预时，即是脊柱外科治疗研究的范畴。脊柱外科仿生治疗的内涵是指应用仿生学理念，通过模仿人类脊柱的自然解剖结构和生理功能，应用各种现代科技、材料和设备治疗脊柱外科疾病，使脊柱获得最大限度的修复，甚至恢复至伤病前的解剖和功能状态，是骨科仿生治疗在脊柱外科疾病治疗中的体现。

二、脊柱外科仿生治疗的内容

从研究的主要内容看，脊柱外科仿生治疗包括解剖仿生和功能仿生两个方面。解剖仿生主要包括形态仿生、结构仿生、组织仿生和细胞仿生四部分；功能仿生主要包括运动功能仿生、力学功能仿生、保护功能仿生和控制功能仿生四部分。脊柱外科仿生治疗的力学仿生主要包括力学稳定仿生、力学强度仿生和力学平衡仿生等。

仿生理念对脊柱外科治疗手段的进步可以起到很好的指引作用。例如，治疗颈椎间盘突出症的经典术式即前路颈椎间盘切除减压植骨融合内固定术，仅实现了部分力学功能的仿生，尚存在加速相邻节段退变等较多不足。后来出现的人工颈椎间盘置换术则保留了一定的椎间盘运动功能，除了力学功能仿生还实现了运动功能的仿生，可在一定程度上避免邻椎病。但是，目前使用的人工颈椎间盘假体的上下面设计与骨性终板不匹配，手术操作必定会对后者造成损伤，即没有达到理想的解剖仿生，由此会引起假体下陷、移位等并发症。郝定均团队以仿生学的理念作为指导，将解剖仿生融入现有人工颈椎间盘的设计当中，研制出了 3D 打印个体化人工颈椎间盘，并将其应用于临床。由于该假体上下面与人体相邻椎体终板达到解剖匹配，操作时保留了骨性终板的完整性，且其邻接面采用仿松质骨结构具有骨孔隙利于骨长入，可实现假体的长期稳定，有效地预防了内固定后相关并发症。该假体同时实现了力学功能仿生、运动功能仿生、形态仿生和结构仿生，具有良好的应用前景。

三、脊柱外科仿生治疗的类型

从治疗手段的角度进行分类，脊柱外科仿生治疗可分为脊柱外科仿生替代治疗和脊柱外科仿生自然治疗两大类型。

（一）脊柱外科仿生替代治疗

脊柱外科仿生替代治疗是指采用仿生学的理念和技术研制出可以替代脊柱脊髓损伤或病变部分的替代品，对脊柱脊髓损伤或病变的结构进行替代，以恢复其解剖及功能。例如，采用"脑机接口"的技术，有望通过机器设备替代损伤的脊髓将外周神经信号传入大脑，并识别来自大脑的信号，再将信号传出至肢体，使肢体完成指令性活动，最终达到使脊髓损伤患者修复神经功能的目的。采用人工椎体和关节替代损伤严重的脊柱节段是保留损伤脊柱节段运动功能的一种方向，也符合仿生替代修复的理念。近年来，有学者在这方面做了一些尝试性研究。

（二）脊柱外科仿生自然治疗

脊柱外科仿生自然治疗是指使损伤或病变脊柱的解剖形态和结构恢复至伤前或病前自然状态。例如，对于不稳定性寰椎骨折脱位，如果采用传统的寰枢椎固定融合术（图 6-5-1）治疗，只达到了力学稳定功能，无法做到运动功能仿生和解剖形态仿生，因而存在寰枢椎旋转功能丧失、加速相邻节段退变等弊端。如果使用郝定均团队发明的后路寰椎复位固定器治疗不稳定寰椎骨折，在对骨折实现复位固定恢复其稳定性的同时，仅对寰椎进行单椎节固定（图 6-5-2），恢复了寰椎的解剖形态，保留了寰枢椎之间的运动功能，使其较大限度恢复至受伤前的解剖生理状态，避免了上述弊端。

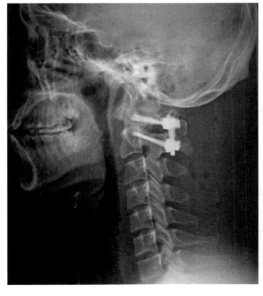

图 6-5-1　寰枢椎固定融合

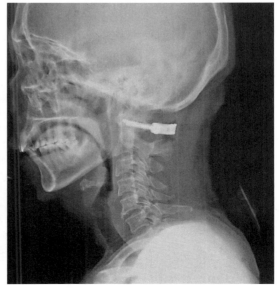

图 6-5-2　寰椎单椎节固定

这实际上就是在脊柱创伤治疗当中功能仿生和解剖仿生的体现，该方法已被中国医师协会和德国骨科与创伤外科学会推荐应用。再如，对于完全性脊髓损伤和空洞形成的患者，郝定均团队也通过仿生学理念指导研究，利用精原干细胞作为种子细胞可诱导分化成神经元，激活态嗅鞘细胞可吞噬坏死神经碎片、分泌营养因子，自组装水凝胶生物支架可负载神经元穿越空洞。进一步仿生研究，从组织工程角度将三者联合移植，即"仿生脊髓"，有望成为治疗空洞性完全性脊髓损伤的有效手段。

四、脊柱外科仿生治疗的未来和展望

脊柱外科仿生治疗是骨外科学仿生治疗的重要组成部分，是仿生科学在脊柱外科治疗中的应用。其既是一门学科，也是一种治疗理念，更是利用现代技术攻克脊柱疾患治疗难题的正确方向。人类经历了 500 万年漫长的进化，其正常的解剖结构和生理功能必定最适合人类生存，其性能也是最优状态。应用仿生理念对脊柱疾患进行治疗，患者伤前或病变前的解剖结构和生理功能就是最好的仿生对象。脊柱外科仿生治疗理念的应用、发展及推广必定会更有利于脊柱疾患的治疗，更大限度地恢复患者的解剖及生理功能，对解决脊柱疾患治疗难题起到关键作用。就脊柱外科仿生治疗的两个类型而言，脊柱外科仿生自然治疗最接近自体脊柱的结构和功能，是治疗的终极目标；而脊柱外科仿生替代治疗是由于种种原因无法实现仿生自然治疗时的另一种有效治疗方式。随着相关新材料的研发和新技术的应用，脊柱疾患的仿生治疗终将会实现由"仿生替代治疗为主"转变为"仿生自然治疗为主"的转变。

（黄大耿）

第六节　脊柱的仿生治疗功能评价

骨科仿生治疗学（orthopaedic bionic treatment，OBT）学科的建立，旨在以一个全新的概念，启发并引导以新材料、新技术、新理念、新标准等去修复骨骼肌肉系统的失能状态，从而催化新的治疗方式或优化现有方案，达到结构 - 功能的平衡与稳定，甚至恢复至伤病前的解剖结构和功能状态。临床上常常受限于疾病特征以及技术本身的不足，往往需要对结构和功能进行取舍，而 OBT 的理念则是尽量保留机体自身解剖结构的同时，尽可能地恢复功能。因此，对于脊柱仿生治疗的效果评价尤为重要，它关系到某种治疗方式是否符合脊柱仿生的理念，以及评价脊柱结构 - 功能乃至机体全身心功能的恢复状态，是脊柱仿生治疗的追求目标。

一、日本骨科协会（Japanese Orthopedic Association，JOA）评估治疗分数

（一）颈椎 JOA 评分

颈椎 JOA 评分是由日本骨科协会于 1975 年制定，可对脊髓神经的感觉、运动及括约肌功能进行综合评价，而且适合亚洲人群，其评价的客观性也能被人接受，是国内较常应用的评价指标。颈椎 JOA 评分目前在临床上被广泛应用于评估和量化脊髓型颈椎病患者功能残疾等级，应用最为广泛的是 1994 年修订版，对肩部及肘部功能进行了评估。JOA 评分越低，显示其神经损害越严重，脊髓功能越差。相较于其他评分，JOA 评分更适合于术后疗效的评估。

1. 上肢运动功能（4 分）

0 分：自己不能持筷或勺进餐；

1 分：能持勺，但不能持筷；

2 分：虽手不灵活，但能持筷

3 分：能持筷及一般家务劳动　但手笨拙；

4 分：正常。

2. 下肢运动功能（4 分）

0 分：不能行走；

1 分：即使在平地行走也需用支持物；

2 分：在平地行走可不用支持物，但上楼时需用支持物；

3 分：平地或上楼行走不用支持物，但下肢不灵活；

4 分：正常。

3. 感觉（6 分）

A. 上肢

0 分：有明显感觉障碍；

1 分：有轻度感觉障碍或麻木；

2 分：正常。

B. 下肢与上肢评分相同

C. 躯干与上肢评分相同

4. 膀胱功能（3 分）

0 分：尿潴留；

1 分：高度排尿困难，尿费力，尿失禁或淋漓；

2 分：轻度排尿困难，尿频，尿踌躇；

3 分：正常。

治疗后神经功能恢复率 =（术后 JOA 分 − 术前 JOA 分）/（17− 术前 JOA 分）×100%；得分 0～20% 效果为差，25%～49% 效果为中，50%～74% 效果为良，75%～100% 为优。

（二）腰椎 JOA 评分

腰椎 JOA 评分即日本骨科学会下腰痛评分系统（Japanese Orthopaedic Association scores-29，JOA-29）。

1. 主观症状（9 分）

A. 下腰背痛

a. 无任何疼痛　3

b. 偶尔轻微疼痛　2

c. 频发的轻微疼痛或偶发严重疼痛　1

d. 频发或持续的严重疼痛　0

B. 腿痛和 / 或麻刺痛

a. 无任何疼痛　3

b. 偶尔的轻微疼痛　2

  c. 偶尔的轻微疼痛或偶发严重疼痛 1

  d. 频发或持续的严重疼痛 0

 C. 步态

  a. 正常 3

  b. 即使感觉肌肉无力，也可步行超过 500 米 2

  c. 步行小于 500 米，即出现腿痛，刺痛，无力 1

  d. 步行小于 100 米，即出现腿痛，刺痛，无力 0

2. 临床体征（6分）

 A. 直腿抬高试验（包括加强试验）

  a. 正常 2

  b. 30°~70° 1

  c. <30° 0

 B. 感觉障碍

  a. 无 2

  b. 轻度障碍 1

  c. 明显障碍 0

 C. 运动障碍

  a. 正常（肌力5级） 2

  b. 轻度无力（肌力4级） 1

  c. 明显无力（肌力0~3级） 0

3. 日常活动受限度（14分）

 A. 平卧翻身

  a. 正常 2

  b. 轻度受限 1

  c. 明显受限 0

 B. 站立（大约1小时）

  a. 正常 2

  b. 轻度受限 1

  c. 明显受限 0

 C. 洗漱

  a. 正常 2

  b. 轻度受限 1

  c. 明显受限 0

 D. 前屈

  a. 正常 2

  b. 轻度受限 1

        c. 明显受限 0

    E. 平卧翻身

        a. 正常 2

        b. 轻度受限 1

        c. 明显受限 0

    F. 坐位

        a. 正常 2

        b. 轻度受限 1

        c. 明显受限 0

    G. 举重物

        a. 正常 2

        b. 轻度受限 1

        c. 明显受限 0

    H. 行走

        a. 正常 2

        b. 轻度受限 1

        c. 明显受限 0

4. 膀胱功能（-6~0分）

    A. 正常 0

    B. 轻度受限 -3

    C. 明显受限（尿失留，尿失禁） -6

腰椎 JOA 总评分最高为 29 分，最低 0 分。分数越低表明功能障碍越明显。改善指数 = [治疗后评分 – 治疗前评分] / 治疗后评分，治疗后评分改善率 = [（治疗后评分 – 治疗前评分）/（29-治疗前评分）] × 100%。通过改善指数可反映患者治疗前后腰椎功能的改善情况，通过改善率可了解临床治疗效果。改善率还可对应于通常采用的疗效判定标准：改善率为 100% 时为治愈，改善率大于 60% 为显效，25%~60% 为有效，小于 25% 为无效。

二、美国脊髓损伤协会（American Spinal Injury Association，ASIA）分级

1982 年，美国脊髓损伤协会制定了关于脊髓损伤神经功能评定标准，明确了神经损伤平面和基于肌节并使用关键肌描述的运动平面定义，以及基于皮节图描述的感觉平面定义以及运动评分。目前被公认且应用最广泛的是 ASIA 2000 年修订版，此版本在原有基础上进一步明确运动不完全性损伤的定义，成为脊髓损伤最常用的量化标准。

（一）ASIA 分级评分标准

1. 感觉评分标准　常用的是 28 个关键点（也就是相应神经支配的皮节中的某一点）。根据 ASIA 建议，对脊髓损伤患者进行神经平面分类时通常第一步先评感觉。感觉包括两部分：轻触觉、针刺觉。每种感觉评分满分 2 分（0 分：感觉丧失。1 分：感觉受损 / 减退。2 分：正常。NT：无法检查），左右分别评定，故轻触觉满分 28 × 2 × 2=112 分，针刺觉也是 112 分，总分 224 分。

2. 运动评分标准   常用的是 10 块关键肌，上肢 5 块，分别为 C_5（肘屈）、C_6（腕伸）、C_7（肘伸）、C_8（指屈）、T_1（小指外展）；下肢 5 块，分别为 L_2（屈髋）、L_3（伸膝）、L_4（踝背伸）、L_5（姆伸）、S_1（踝跖屈）。每块肌肉评分满分 5 分（0、1、2、3、4、5 级），1 级 1 分。所以，每块肌肉满分 5 分，上下各 5 块，左右各评，故上肢左右 10 块共计 25×2=50 分；下肢同理，也是满分 50 分，总分 100 分。关键肌肌力达 3 级及以上的最低平面定为运动平面。

（二）ASIA 分级评定策略

在 ASIA 分级评定中，神经平面定义为感觉平面和运动平面两者中的最低平面。推荐先判断感觉平面，再判断运动平面；若损伤区域无相应肌节，那么运动平面和感觉平面一致。不完全损伤须有自主肛门括约肌收缩或骶段的感觉保留以及运动平面以下存在三个肌节的运动功能残留；若肛周"无随意运动与收缩"且"S_4 ~ S_5 感觉得分为 0"或"肛周无感觉"，脊髓就是完全性损伤；最后判断 AISA 分级。

（三）ASIA 损伤分级

A：完全损伤，在骶段（S_4 ~ S_5）无任何感觉、运动功能保留。

B：不完全性损害，在神经平面以下包括骶段（S_4 ~ S_5）存在感觉功能，但无运动功能。

C：不完全性损害，在神经平面以下存在运动功能，大部分肌的肌力小于 3 级。

D：不完全性损害，在神经平面以下存在运动功能，大部分肌的肌力大于或等于 3 级。

E：正常，感觉和运动功能正常。

三、疼痛相关评分

（一）数字分级评分法（numeric rating scale，NRS）

NRS 由 0 ~ 10 共 11 个数字组成，病人用 0 ~ 10 这 11 个数字描述疼痛强度，数字越大疼痛程度越来越严重。0 无痛，1 ~ 3 轻度疼痛（疼痛不影响睡眠），4 ~ 6 中度疼痛，7 ~ 9 重度疼痛（不能入睡或者睡眠中痛醒），10 剧痛。应该询问患者疼痛的程度，作出标记，或者让患者自己画出一个最能代表自身疼痛程度的数字。此方法在临床上较为常用。NRS 具有较高信度与效度，易于记录，适用于文化程度相对较高的患者。NRS 的刻度较为抽象，在临床工作中向患者解释 NRS 的使用方法比较困难。

（二）视觉模拟评分法（visual analogue scale，VAS）

主要用于患者对疼痛的自我评估，通常采用 10cm 长的直线，两端分别为"0"分端和"10"分端，"0"表示无痛，"10"表示难以忍受的最强烈的疼痛，患者通过感受自己的具体疼痛程度，通过视觉模拟的方法，在直线上相应部分标上记号，医护人员再根据患者所标位置为其评出疼痛分数，分数为 0 ~ 10 分，分数越高代表疼痛的程度越强。0 分为无痛；3 分以下为轻度疼痛，不影响睡眠；4 ~ 6 分为中度疼痛，轻度影响睡眠；7 ~ 10 分为重度疼痛，导致不能睡眠。

四、健康相关生存质量指数（health-related quality of life，HRQoL）

（一）健康调查量表 36（36-Item short form health survey，SF-36）

仿生治疗的最终目的不仅仅是疾病或创伤后骨骼肌肉系统失能的恢复，同样涉及心理应激的恢复，使患者重新返回社会角色，以及自我角色的认可，因此需要一个全面的评估系统。自 1988 年开始应用以来，SF-36 是目前全球应用最广泛的生命质量测量工具之一，可以较为客观地反映患者的生命质量状况，具有较好的信度、效度。研究表明 SF-36 针对脊柱术后患者心理及身体健康状态的评估是可靠的。

SF-36 量表共包括 36 个条目，分为心理健康与生理健康两大部分，评估了被认为受疾病和治疗干预影响的 8 个与健康相关的概念：躯体活动功能（physical function，PF）、躯体角色功能（role-physical，RP）、疼痛（body pain，BP）、总体健康（general health，GH）、活力（vitality，VT）、社会功能（society function，SF）、情绪角色功能（role emotional，RE）、心理健康（mental health，MH）。计算可得两个总结性评分：心理评分（mental score，MCS）和生理评分（physiological score，PCS），可用于分析评估结果，评分越高代表相应部分生活质量越高。

（二）Oswestry 功能障碍指数（Oswestry disability index，ODI）

ODI 是一种常用于评价腰痛（low back pain，LBP）功能障碍的量表。由 10 个问题组成，包括疼痛的强度、生活自理、提物、步行、坐位、站立、干扰睡眠、社会生活、旅游、性生活等 10 个方面的情况，询问患者他们目前的功能状态。每个问题 6 个选项，每个问题的最高得分为 5 分，较高的得分值代表更多的残疾。选择第一个选项得分为 0 分，依次选择最后一个选项得分为 5 分，假如有 10 个问题都做了问答，记分方法是：实际得分 /50（最高可能得分）×100%，假如有一个问题没有回答，则记分方法是：实际得分 /45（最高可能得分）×100%，如越高表明功能障碍越严重。ODI 评分改善率 =（术前 ODI 评分 – 术后 ODI 评分）/ 术前 ODI 评分 ×100%，术后 ODI 评分以末次随访评分为准。

（三）欧洲五维生存质量量表（European five dimensions questionnaire，EQ-5D）

欧洲五维生存质量量表（EQ-5D）是由欧洲生命质量小组开发的一种多维度健康相关生命质量测量表，在全世界范围内得到广泛应用，其特点是简单、方便，中国版的 EQ-5D 也已得到信度和效度的检验。

EQ-5D 是一种通用型健康测量工具，该量表最初版本为欧洲五维三水平生存质量量表（European five-dimensional three-level health scale，EQ-5D-3L，简称 3L 量表），各维度包含没有任何困难、有些困难、有极度困难三个水平。3L 量表已在许多疾病领域被证明是有效可靠的测量工具，但也有研究表明该量表对于较微小的健康变化识别程度不高，并且在疾病人群和普通人群中存在较为严重的天花板效应（受访者在量表各维度均选择完全健康状态的比例）。基于此，欧洲生命质量小组在 3L 量表基础上将各维度由三水平增加到五水平，即欧洲五维五水平生存质量量表（European five-dimensional five-level health scale，EQ-5D-5L，简称 5L 量表），其相比 3L 量表额外增加第二水平（有轻微困难）和第四水平（有严重困难），可以更好地区分受访者的健康状态。

EQ-5D 量表包括 5 个维度：行动能力（mobility，MO）、自己照顾自己的能力（self-care，SC）、日常生活能力（usual activities，UA）、疼痛 / 不适（pain/discomfort，PD）、焦虑 / 抑郁（anxiety/depression，AD）。每个维度分五个水平，分别是没有困难、有一点困难、有中度困难、有严重困难、有非常严重的困难。EQ-VAS 通常被称为"欧洲五维度健康温度计"，设计为一个长 20cm 的垂直视觉刻度尺，顶端 100 分代表心目中最好的健康状况，底端 0 分代表心目中最差的健康状况，由被调查者根据自我感觉给调查当天的自身总体健康状况打分。

五、颈椎功能障碍指数评分（neck disability index，NDI）

1991 年，Vernon 在 Oswestry 和 Roland-Morris 腰痛指数问卷的基础上改编形成 NDI，全面评

估患者颈部疼痛及相关症状，分析对患者日常生活的影响。2008 年，美国物理治疗学会骨科分会将 NDI 的评价方法列为循证医学中的一级证据，并且广泛用于测评颈痛患者的功能障碍。目前 NDI 被翻译成多国语言版本，在全世界范围内广泛应用，具有良好的效度和信度。NDI 包括颈痛及其相关症状以及日常生活能力两个部分；涉及睡眠、疼痛强度、注意力、头痛、个人护理、阅读、工作、驾驶、娱乐、提重物等。每个项目的得分为 0～5 分，颈椎功能受损指数（%）=（每个项目总得分 / 完成项目数 ×5）×100%。0%～20% 为轻度功能障碍；20%～40% 为重度功能障碍；40%～60% 为重度功能障碍；60%～80% 为极重度功能障碍；80%～100% 为完全功能障碍。

六、腰椎僵硬功能障碍指数（LSDI）

以往对于腰椎术后疗效评价常用方法主要关注疼痛和神经功能对生活质量的影响，而很少关注术后腰椎僵硬对生活质量的影响，仅有 SF-36、JOA-29 和日本骨科协会腰背痛调查问卷 JOABPEQ 中的部分指标，能够在一定程度上反映腰椎僵硬对日常活动能力的影响。2013 年，Hart 等为探究术后腰椎僵硬对患者日常活动能力的影响，率先设计制作了 LSDI，弥补了既往以疼痛为主要指标的术后疗效评估体系的不足，也引起了更多研究者对腰椎僵硬评估的关注。LSDI 是首个专门评估腰椎僵硬相关功能障碍的量表，其评价指标包括：弯腰穿裤子袜子、厕后会阴区清理、弯腰捡小东西、清洗下半身、坐椅子和从椅子上起身、上床睡觉和起床、进出小汽车、骑电动车、性生活等 10 项易受腰椎僵硬影响的日常活动。

早期的 LSDI 量表具有一定的局限性，2016 年日本学者 Kimura 等在 LSDI 的基础上设计了一份关于术后腰椎僵硬对日常活动能力影响的调查问卷；2018 年，Choi 等对 LSDI 进行了跨文化适应改编，并将各条目选项由 5 项增加为 6 项，改良编制了 K-LSDI。其中，日本学者设计制作的调查问卷无评分，不作为量表使用。因此，目前专用于评估腰椎僵硬相关功能障碍的量表仅有 LSDI 及其韩国改良版 K-LSDI。

随着对"自然修复、功能至上"治疗理念的不断追求，仿生治疗学已在脊柱创伤、退变、畸形、肿瘤等领域不断进展及应用。仿生自然修复最接近自体脊柱的结构和功能，故也是治疗的终极目标；仿生替代治疗是不可仿生自然修复情况下的另一有效治疗方式。借助 3D 打印、计算机辅助、内镜等技术以及新型生物材料的研发，仿生治疗学的发展将有力推动脊柱脊髓"仿生替代治疗"到"仿生自然治疗"模式的转变，从而实现最大程度的脊柱脊髓功能恢复，开启"量化评估、精准施治、仿生重建"的新纪元。每一种标准、评分或者量表都不是完美的，当某种评价标准应用于不同语言的国家时，由于文化的差异及调查者对问题的理解不同，以及文化背景、医疗体制和价值体系的不同，需要对其进行适当的调整及信度、效度评价，才能真实反映患者的生活质量。

（赵元廷）

参考文献

[1] 郭光文，王序. 人体解剖彩色图谱 [M]. 北京：人民卫生出版社，2017：138-173.

[2] 蓝蓝，房岩，纪丁琪，等. 仿生学应用进展与展望 [J]. 科技传播，2019，11（22）：149-150，153.

[3] 祁海鸥，沈潘洋，胡子昂，等. 胸腰椎骨折后路手术失败后前路人工椎体重建内固

定的临床效果 [J]. 中华创伤杂志，2019，35（4）：308-313.

[4] Solomin LN. Ilizarov 技术基本原理及应用 [M]. 康庆林，张长青，柴益民，译. 北京：人民军医出版社，2012.

[5] 中国医师协会骨科医师分会，成人急性寰椎骨折循证临床中国医师协会骨科医师分会. 中国医师协会骨科医师分会循证临床诊疗指南：成人急性寰椎骨折循证临床诊疗指南 [J]. 中华外科杂志，2015，53（8）：564-570.

[6] 郝定均，贺宝荣，黄大耿. 脊柱创伤仿生治疗新理念 [J]. 中华创伤杂志，2021，37（2）：97-100.

[7] 郝定均，杨俊松，刘团江，等. 骨科仿生治疗学：骨科学发展的永恒追求 [J]. 中华创伤杂志，2021，37（10）：876-880.

[8] 张心灵，袁磊，曾岩，等. 退变性腰椎侧凸长节段矫形固定术后腰椎功能评估的研究进 [J]. 中华外科杂志，2019，57（5）：397-400.

[9] Liu X, Hao M, Chen Z, et al. 3D bioprinted neural tissue constructs for spinal cord injury repair[J]. Biomaterials, 2021, 272: 120771.

[10] Liu Y, Li Q, Zhang B, Ban DX, Feng SQ. Multifunctional biomimetic spinal cord: New approach to repair spinal cord injuries[J]. World J Exp Med, 2017, 7(3): 78-83.

[11] Brinckmann P, Biggemann M, Hilweg D. Prediction of the compressive strength of human lumbar vertebrae[J]. Spine, 1989, 14: 606-610.

[12] Zhu Q. Influences of nutrition supply and pathways on the degenerative patterns in human intervertebral disc[J]. Spine, 2016, 41: 568-576.

[13] Huang YP, Du CF, Cheng CK, et al. Preserving posterior complex can prevent adjacent segment disease following posterior lumbar interbody fusion surgeries: A finite element analysis[J]. PLoS One, 2016, 11: e0166452.

[14] Hou Y, Liu Y, Yuan W, et al. Cervical kinematics and radiological changes after discover artificial disc replacement versus fusion[J]. Spine J, 2014, 14: 867-877.

[15] Anderson PA, Sasso RC, Hipp J, et al. Kinematics of the cervical adjacent segments after disc arthroplasty compared with anterior discectomy and fusion: A systematic review and meta-analysis[J]. Spine, 2012, 37: S85-95.

[16] Verma K, Gandhi SD, Maltenfort M, et al. Rate of adja-cent segment disease in cervical disc arthroplasty versus single-level fusion: Meta-analysis of prospective studies[J]. Spine, 2013, 38: 2253-2257.

[17] Ren C, Song Y, Xue Y, et al. Mid-to long-term outcomes after cervical disc arthroplasty compared with anterior discectomy and fusion: A systematic review and meta-analysis of randomized controlled trials[J]. Eur Spine J, 2014, 23: 1115-1123.

[18] Rudolf B. Bionics: Learning from nature's example in order to solve engineering problems[N]. BerliNews, 2004-06-01.

[19] Biomimetics. Greating material from natare'sblueprcints[J]. The Scientist, 1991, 5(14): 14.

[20] Mannoor MS, Jiang Z, James T, et al. 3D printed bionic ears[J]. Nano Lett, 2013, 13(6): 2634-2639.

[21] Noor N, Shapira A, Edri R, et al. 3D Printing of Personalized Thick and Perfusable Cardiac Patches and Hearts[J]. Adv Sci (Weinh), 2019, 6(11): 1900344.

[22] Laffranchi M, Boccardo N, Traverso S, et al. The Hannes hand prosthesis replicates the key biological properties of the human hand[J]. Sci Robot, 2020, 5(46).

[23] Yu CC, Liu P, Huang DG, et al. A new cervical artificial disc prosthesis based on physiological curvature of end plate: a finite element analysis[J]. Spine J, 2016, 16(11): 1384-1391.

[24] He B, Yan L, Zhao Q, et al. Self-deigned posterior atlas polyaxial lateral mass screw-plate fixation for unstable atlas fracture[J]. Spine J, 2014, 14(12): 2892-2896.

[25] Schleicher P, Scholz M, Kandziora F, et al. Recommendations for the Diagnostic Testing and Therapy of Atlas Fractures[J]. Z OrthopUnfall, 2019, 157(5): 566-573.

[26] Chen B, He J, Yang H, et al. Repair of spinal cord injury by implantation ofbFGF-incorporated HEMA-MOETACL hydrogel in rats[J]. Sci Rep, 2015, 5: 9017.

[27] Zhang LL, Huang LH, Zhang ZX, et al. Compatibility of olfactory ensheathing cells with functionalized self-assembling peptide scaffold in vitro[J]. Chin Med J (Engl), 2013, 126(20): 3891-3896.

[28] Ganzer PD, Colachis ST, Schwemmer MA, et al. Restoring the Sense of Touch Using a Sensorimotor Demultiplexing Neural Interface[J]. Cell, 2020, 181(4): 763-773.

[29] Zang QJ, Liu YM, Wang DF, He XJ. An Experimental Biomechanical Study on Artificial Atlantoodontoid Joint Replacement in Dogs[J]. Clinical spine surgery, 2017, 30(1): E1-E6.

[30] Ishibashi Y, Adachi N, Koga H, et al. Japanese Orthopaedic Association (JOA) clinical practice guidelines on the management of anterior cruciate ligament injury-Secondary publication[J]. J Orthop Sci, 2020, 25(1): 6-45.

[31] Haro H, Ebata S, Inoue G, et al. Japanese Orthopaedic Association (JOA) clinical practice guidelines on the management of lumbar disc herniation, third edition-secondary publication[J]. J Orthop Sci, 2022, 27(1): 31-78.

[32] Khorasanizadeh M, Yousefifard M, Eskian M, et al. Neurological recovery following traumatic spinal cord injury: a systematic review and meta-analysis[J]. J Neurosurg Spine, 2019, 15: 1-17.

[33] Kirshblum S, Snider B, Rupp R, et al. International Standards Committee of ASIA and ISCoS. Updates of the International Standards for Neurologic Classification of Spinal Cord Injury: 2015 and 2019[J]. Phys Med Rehabil Clin N Am, 2020, 31(3): 319-330.

[34] Karcioglu O, Topacoglu H, Dikme O, et al. A systematic review of the pain scales in

adults: Which to use?[J]. Am J Emerg Med, 2018, 36(4): 707-714.

[35] Thong ISK, Jensen MP, Miró J, et al. The validity of pain intensity measures: what do the NRS, VAS, VRS, and FPS-R measure?[J]. Scand J Pain, 2018, 18(1): 99-107.

[36] Herdman M, Gudex C, Lloyd A, et al. Development and preliminary testing of the new five-level version of EQ-5D (EQ-5D-5L)[J]. Qual Life Res, 2011, 20(10): 1727-1736.

[37] Emrani Z, Akbari Sari A, Zeraati H, et al. Health-related quality of life measured using the EQ-5D-5L: population norms for the capital of Iran[J]. Health Qual Life Outcomes, 2020, 18(1): 108.

[38] Boczor S, Daubmann A, Eisele M, et al. Quality of life assessment in patients with heart failure: validity of the German version of the generic EQ-5D-5L™[J]. BMC Public Health, 2019, 19(1): 1464.

[39] Fleck SK, Langner S, Rosenstengel C, et al. 3-Tesla Kinematic MRI of the Cervical Spine for Evaluation of Adjacent Level Disease After Monosegmental Anterior Cervical Discectomy and Arthroplasty: Results of 2-Year Follow-Up[J]. Spine (Phila Pa 1976), 2017, 42(4): 224-231.

[40] Vernon H, Mior S. The Neck Disability Index: a study of reliability and validity[J]. J Manipulative Physiol Ther, 1991, 14(7): 409-415.

[41] Vernon H. The Neck Disability Index: state-of-the-art, 1991-2008[J]. J Manipulative Physiol Ther, 2008, 31(7): 491-502.

[42] Fairbank JC, Pynsent PB. The Oswestry Disability Index[J]. Spine (Phila Pa 1976), 2000, 25(22): 2940-2952, 2952.

[43] Lins L, Carvalho FM. SF-36 total score as a single measure of health-related quality of life: Scoping review[J]. SAGE Open Med, 2016, 4: 2050312116671725.

[44] Ware JE Jr. SF-36 health survey update[J]. Spine (Phila Pa 1976), 2000, 25(24): 3130-3139.

[45] Laucis NC, Hays RD, Bhattacharyya T. Scoring the SF-36 in Orthopaedics: A Brief Guide[J]. J Bone Joint Surg Am, 2015, 97(19): 1628-1634.

[46] Cook CE, Garcia AN, Wright A, et al. Measurement Properties of the Oswestry Disability Index in Recipients of Lumbar Spine Surgery[J]. Spine (Phila Pa 1976), 2021, 46(2): E118-E125.

[47] Ulger O, Demirel A, Oz M, et al. The effect of manual therapy and exercise in patients with chronic low back pain: Double blind randomized controlled trial[J]. J Back Musculoskelet Rehabil, 2017, 30(6): 1303-1309.

[48] Hart RA, Gundle KR, Pro SL, et al. Lumbar Stiffness Disability Index: pilot testing of consistency, reliability, and validity[J]. Spine J, 2013, 13(2): 157-161.

[49] Kimura H, Fujibayashi S, Otsuki B, et al. Effects of Lumbar Stiffness After Lumbar Fusion

Surgery on Activities of Daily Living[J]. Spine (Phila Pa 1976), 2016, 41(8): 719-727.

[50] Choi JH, Jang JS, Yoo KS, et al. Functional Limitations Due to Stiffness After Long-Level Spinal Instrumented Fusion Surgery to Correct Lumbar Degenerative Flat Back[J]. Spine (Phila Pa 1976), 2018, 43(15): 1044-1051.

第七章
脊柱疾病的外科仿生治疗

第一节　寰枢椎脱位的仿生治疗

寰枢椎位于颅颈交界区，上接颅骨下连颈椎，其椎管内容纳高位颈脊髓和延髓。寰枢关节复合体是脊柱运动最灵活的区域，提供了大约 50% 的颈椎旋转活动度，对维持人体颈部的正常活动具有重要意义。累及寰枢椎的严重创伤、炎症、肿瘤、先天发育畸形及手术等原因可导致寰椎与枢椎骨关节面失去正常对合关系，造成寰枢椎脱位或失稳，从而压迫脊髓，引起四肢麻木、无力、括约肌功能障碍、呼吸循环功能障碍等。需要注意的是，寰枢椎失稳是指寰枢椎在活动状态下的动力性脱位，是寰枢椎脱位的一种特殊表现形式。由于寰枢椎部位深在，功能特殊，周围解剖结构复杂，手术难度较高，风险较大，因此如何实现寰枢椎脱位治疗的解剖仿生、力学结构仿生和功能仿生一直是脊柱外科手术的难点和焦点。

一、寰枢椎脱位的分型

（一）按病因分类

1.外伤性　在我国较为常见，多因齿突骨折和横韧带损伤所致。

2.先天畸形性　多因齿突发育异常、先天性寰枕融合、Klippel-Feil 综合征、颅底凹陷症等疾病所致。

3.病理性　相对少见，常因脊柱结核、脊柱肿瘤等破坏寰枢椎正常结构所致。

（二）按脱位方向分类

1.前脱位　最为常见，多因寰椎横韧带断裂引起。

2.后脱位　相对少见，多合并齿突骨折。

3.旋转脱位　一种特殊类型的脱位，为寰枢椎的轴向旋转移位。根据寰枢椎旋转脱位程度以及是否合并侧块关节交锁固定及寰枢椎的前后脱位，将其进一步细分为不同亚型（Fielding 分型）：

Ⅰ型，寰椎一侧侧块向前部分移位，另一侧为轴的侧块无移位，寰齿关系不变，寰齿前间隙（atlas-dens interval，ADI）<3mm；

Ⅱ型，寰椎一侧侧块向前移位，另一侧为轴的侧块无移位，3mm≤ADI≤5mm；

Ⅲ型，寰椎两侧侧块向前移位，ADI>5mm；

Ⅳ型，寰椎向后移位。

（三）按脱位时间分类

1.新鲜脱位　3周以内获得确诊的脱位。

2．陈旧性脱位　超过 3 周才获得确诊的脱位。

（四）按复位的难易程度和能否复位分类

1．可复性　经过牵引即可复位的寰枢椎脱位，其又可分为颈椎后伸位可复易复型和牵引后可复型。

2．难复性　双向颅骨牵引无法复位，经口前路寰枢椎松解手术后再做牵引可复位的寰枢椎脱位。

3．不可复性　脱位的寰枢椎关节之间有大量骨痂形成，即使进行前路松解，也无法通过牵引实现复位的寰枢椎脱位。

二、寰枢椎脱位的影像学检查和诊断

（一）X 线检查

1．颈椎张口位 X 线片　主要观察：

（1）寰椎轴线与齿突轴线的关系：寰椎轴线为通过寰椎两侧下关节突最外缘连线中点的垂线，正常时与齿突轴线重叠或轻度分离（一般不应超过 3mm），有侧方移位和旋转脱位时出现分离。

（2）寰椎两侧侧块正常时大小、形状基本对称，寰枢椎旋转脱位时失去对称性。

（3）寰齿侧间隙：正常情况下齿突两侧缘与寰椎侧块内缘间距等宽或略有差别，若差距明显增大，且临床有明显颈部旋转受限时，则表示有侧方移位和旋转脱位。

（4）寰椎两侧缘与枢椎体两侧缘正常情况下相连续，若同向不连续则表示寰椎侧方移位；若两侧离心分离之和＞7mm，则可能有寰椎骨折合并寰椎横韧带断裂。

2．颈椎侧位 X 线片　主要观察寰枢椎是否存在骨折、是否有前后脱位以及寰枢椎的前后位置关系。主要测量指标包括：

（1）ADI，即寰椎前结节后缘与齿突前的间隙，正常成人 ADI＜3mm，过屈过伸时无变化；小儿＜4mm，过屈过伸时差值＜1mm，若 ADI 超过 5mm 则考虑为寰枢椎脱位。

（2）SAC，即枢椎齿突后缘与寰枢椎后弓前缘之间的距离，18mm 以上者不产生脊髓受压症状，14～17mm 者有脊髓受压的可能，13mm 以下者可出现脊髓受压症状。

3．颈椎过伸过屈侧位 X 线片　观察颈椎过伸过屈运动过程中寰枢椎位置变化情况，明确是否存在寰枢椎脱位，以及脱位是否可复位，为手术方式的选择提供依据；测量寰枢椎不稳定指数（instability index，Ⅱ）。

$$Ⅱ=（A–B）/A × 100\%$$

其中，颈椎过伸侧位测量枢椎椎体后缘至寰椎后弓前缘的距离为最大径 A，过屈侧位测量上述距离为最小径 B。

Ⅱ＞30% 有脊髓压迫症状。

Ⅱ＞40% 时有手术指征。

（二）CT 检查

应常规行连续薄层 CT 扫描检查，并行矢状位、冠状位及横断面三维重建，除可清晰显示寰枢椎的结构、位置关系外，还可明确枢椎椎动脉孔的解剖变异情况，为选择合理的螺钉植入方式提供参考。

（三）MRI 扫描

观察寰枢椎区域是否存在病理性变化，明确颈脊髓受压形态、位置、程度、范围及脊髓信号异常与否；测量脊髓受压指数以判断脊髓受压情况；判断术后脊髓压迫解除的情况。其中脊髓受压指数 =（拟正常颈髓矢径 – 最窄段颈髓矢径）/ 拟正常颈髓矢径，而拟正常颈髓矢径 =（受压上端正常矢径 + 受压下端正常矢径）/2。

总之，根据影像学检查结果对寰枢椎脱位进行诊断并不困难，临床工作中应对寰枢椎脱位的临床表现及影像学检查结果进行综合、详细的了解，以免出现漏诊和误诊。

三、寰枢椎脱位的仿生治疗

寰枢椎复合体是连接颅骨和下颈椎的重要结构，毗邻重要神经组织和血管，其旋转功能占整个颈椎旋转活动度的 50%，在整个中轴骨的功能和结构稳定性中占据着重要的地位。近几十年，随着对寰枢椎脱位的发病机制、局部解剖的深入研究，以及医疗器械和手术技术的不断改进，其治疗获得了长足的进步。其治疗理念经历了从最初力求完美的解剖和结构仿生治疗，到近几年，逐步有学者尝试功能仿生治疗的顺序演变。寰枢椎融合内固定术是目前临床上常用的手术方式，包括后路手术和经口前路手术，其优点在于可以对寰枢椎进行有效的解剖复位、减压、固定及融合。通过这种仿生自然治疗，实现了寰枢椎脱位的解剖和结构仿生治疗。然而，这种治疗方式没有实现功能仿生的治疗目的，使患者丧失了全部的寰枢关节运动功能，严重影响了患者术后的生活质量，同时也导致了患者颈椎相邻节段退变加速。因此，有学者尝试仿生替代治疗的手段，运用人工寰齿关节置换，重建寰枢关节稳定性的同时保留寰枢关节的运动功能，从而实现寰枢椎脱位的解剖和功能仿生治疗。

（一）寰枢椎脱位的仿生治疗原则

1. 仿生治疗的牵引原则 有效的牵引不仅可以使寰枢椎达到解剖复位，还能实现间接减压的目的，简化手术流程，更有利于实现解剖和结构仿生治疗。针对寰枢关节脱位本身的治疗，一般首先作头颅牵引。Glisson 颌枕带牵引适用于儿童，也可试用于成人的急性脱位或轻度慢性脱位。成人或 10 岁以上的儿童则使用颅骨牵引，采用 Crutchfield 颅骨牵引弓或 Halo 头环牵引器作持续牵引。陈旧性脱位和严重的慢性脱位常难以整复，需采用大质量牵引，成人可用 8~10kg；牵引时间有时需要延长到 2~3 周以上。在牵引期间，定期床旁拍摄侧位 X 线片，了解脱位是否已有整复；每日作神经系检查，了解脊髓受压症状有无改变或是否消失。

2. 仿生治疗的减压原则

（1）复位减压寰枢椎脱位：从形态学来看，是寰椎和枢椎发生相对位移，两椎骨的椎管相重叠的面积减小，脊髓受压，同时还使头颅和寰椎重心前移，偏离身体力线。如果用手术或者牵引的方法实现寰枢椎复位，既能使两椎骨的椎管相重叠的面积增加，使受压脊髓得到减压，同时还能使前移的头颅和寰椎重心恢复到身体力线上，达到解剖和力学结构的仿生。

（2）原位切除致压物减压：由结核、强直性脊柱炎、类风湿性关节炎和严重寰枢椎创伤骨折等因素造成的寰枢椎关节破坏，关节突关节已畸形骨性融合，这类寰枢椎脱位经牵引和手术松解均不可复位，应选择切除脊髓前方的致压物减压，或者对畸形愈合的齿突和 / 或部分枢椎椎体切除减压，为实现解剖仿生治疗创造条件。

3. 仿生治疗的固定融合原则 坚持短节段固定融合，或临时固定、不融合的原则，尽可能多的保留头颈部的活动功能。

（1）枕颈固定融合寰枢椎脱位患者：因先天性寰枕融合，感染，结核，强直性脊柱炎和严重损伤造成寰枕关节功能丧失，应该选择枕骨钉板和枢椎椎弓根螺钉技术的 $C_{0~2}$ 枕颈固定融合术式。

（2）临时固定不融合：因为寰椎侧块螺钉和"椎弓根"螺钉技术不损伤寰枢关节，可以用于不需融合的寰枢椎创伤脱位的治疗，临时固定寰枢椎，待骨折愈合后，拆除内固定，保留寰枢椎的活动功能，从而实现解剖和功能仿生的治疗目的。新鲜齿突骨折还可选择前路齿突螺钉固定，不融合，保留寰枢椎的活动功能，亦能实现功能仿生的治疗目的。

4. 手术适应证

（1）寰枢椎脱位，有脊髓神经功能障碍者。

（2）寰枢椎脱位，虽无脊髓神经功能障碍，但持续颈部疼痛不减轻、有交感神经症状（如头晕、视物不清、睁眼无力、胸前憋闷而心电图正常等）者。

（3）寰枢椎脱位，ADI≥5mm 或非手术治疗中发现 ADI 增加，亦应积极手术治疗。

（4）不可修复的寰枢椎脱位，不稳定系数为 25%~40% 的年轻、运动剧烈者为相对手术适应证。

（5）不稳定指数为 40% 以上者，因预料日后将出现慢性脊髓病症状，为减少致残，须手术治疗。

（二）仿生自然治疗技术

寰枢椎脱位治疗的最终目的是实现解剖仿生、力学结构仿生和尽可能的功能仿生。术前、术中颅骨牵引和前路经口咽的松解、减压都是实现解剖仿生的先决条件。为了实现力学结构的仿生以长期维持寰枢椎的解剖仿生，最优的内固定方式又是必要条件。从早期经典钢丝固定技术，到钛缆、椎板夹、椎板钩等非坚固固定技术，再到经寰枢椎侧块螺钉（Magerl 螺钉）技术，直至目前临床上常用的寰枢椎椎弓根螺钉固定技术，从技术上实现了二维稳定向三维稳定的跨越。这种固定方式的发展，也逐步实现寰枢椎脱位治疗上的解剖仿生和力学结构仿生。

1. 后路手术技术

（1）传统后路钢丝及椎板夹固定技术：经典的寰枢椎后路固定技术包括 Gallie 融合术和 Brooks 融合术等。该技术可用于寰枢椎后方结构完整，且不合并齿突骨折的寰枢椎脱位。这两种技术操作简便，但由于钢丝穿过寰枢椎椎板的操作具有较高的风险，有学者对其进行改良，发明了寰枢椎椎板夹技术，如 Apofix 椎板钩系统，利用椎板钩加压紧钩住椎板，达到稳定病变节段的目的。这些技术理论上均属于二维固定，可提供良好的屈伸稳定性，但旋转稳定性非常有限，无法完全实现力学结构仿生治疗的目的，手术失败率较高。

（2）寰枢椎经关节螺钉固定术：又称 Magerl 技术，采用 2 枚穿越寰枢椎侧块的螺钉实施固定。即使是寰椎后弓或部分枢椎后弓缺损的患者仍可应用该技术实施固定。其固定强度明显高于寰枢椎钢丝及椎板夹固定，尤其是抗旋转能力有很大提高，在一定程度上实现了三维固定，能较好实现寰枢椎脱位的解剖和力学结构的仿生治疗。但是对于寰枢椎无法复位或者枢椎椎动脉高跨畸形者，该类患者不建议采用该技术。

（3）寰枢椎后路椎弓根（侧块）钉-棒（板）内固定术：寰枢椎后路经椎弓根螺钉技术的出现和广泛应用是后路手术技术发展真正成熟的标志，该术式是目前寰枢椎后路固定手术的"金标准"。谭明生等首先建立寰枢椎后路椎弓根置钉方法并将其应用于临床，取得了良好效果。随着研究的深入，认为对寰椎后弓高度<4mm 的患者仍可采用寰椎椎弓根螺钉固定技术。该技术和侧块螺钉技术相比，避免了对 C₂ 神经根和静脉丛的激惹和损伤，置钉通道更长，螺钉与骨接触界面更大，具有可靠的三维稳定性，固定更加牢靠，而且还可通过钢板或连接棒实现提拉复位。采用该技术可以很好地实现寰枢椎脱位的解剖仿生和力学结构仿生的治疗目的。由于其坚强的力学稳定性，可以明显减少固定节段，尤其是在行颈枕融合固定时，只需固定至 C₂ 节段，避免了大范围的固定与融合，尽可能保留了下颈椎的活动功能，实现了治疗仿生化的目的。

理想的寰枢椎后路固定模式是寰枢椎双侧均应用椎弓根螺钉固定，但实际上，由于椎动脉在寰枢椎区域存在较多变异，许多情况下寰椎或枢椎并不满足椎弓根螺钉植入的条件，因此又衍生了一些改良的技术，如枢椎侧块螺钉技术、枢椎椎板螺钉技术、寰椎后弓螺钉技术等。

2. 前路手术技术

（1）经口咽前路松解技术：经口咽前路松解技术是处理难复性寰枢椎脱位的基本技术之一，是实现解剖仿生治疗的先决条件。此类患者寰椎前弓与齿突之间及寰枢椎侧块关节之间大量瘢痕组织增生，甚至有骨性骨痂和骨桥形成，是限制复位的主要因素，必须通过经口咽技术予以清除和松解，然后再行牵引复位，为实现解剖仿生创造条件。松解手术要求彻底清除寰椎前弓与齿突间阻挡复位的增生组织，高速磨钻清除增生骨痂并截断骨桥，彻底打开寰枢椎侧块关节间隙，为复位创造条件。

（2）经口咽前路减压技术：对于部分不可复性寰枢椎脱位，如寰枢椎侧块关节已发生骨性融合者，即使松解也无法复位，是寰枢椎脱位仿生治疗的最为棘手的问题之一。此时需要采取经口咽齿突切除或含齿突的枢椎椎体扩大切除减压。术前应对患者行上颈椎 MRI 检查和 CT 矢状面重建，以确定减压范围，判断齿突及枢椎椎体的切除范围等。郝定均等采用一期前路经口咽松解，齿突部分截骨，后路寰枢椎椎弓根螺钉固定技术治疗不可复性寰枢椎脱位，实现了解剖仿生和力学结构仿生，取得了良好的效果（图 7-1-1）。

（3）经口咽前路寰枢椎复位钢板（TARP）技术：对难复性寰枢椎脱位实施经口咽松解后，除了改变体位实施后路寰枢椎复位与固定融合手术外，也可直接实施经口咽前路复位与固定。尹庆水等发明经口咽前路寰枢椎复位钢板

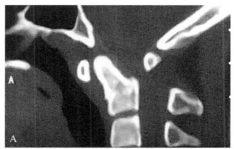
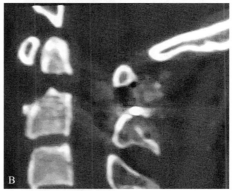
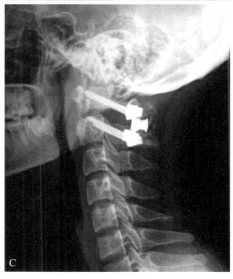

图 7-1-1 不可复性寰枢椎脱位的手术病例

A. CT 检查提示齿突畸形愈合，寰椎向前滑脱，为不可复型；B. 可见经口采用磨钻行齿突部分截骨，彻底松解；C. 寰枢关节解剖复位，生理曲度恢复，寰枢椎椎弓根螺钉内固定位置良好。

（transoral atlantoaxial reduction plate，TARP）系统，该系统由中央设有开槽的蝶形钢板、固定在枢椎椎体上的临时复位螺钉以及特制的复位钳构成，三者配合使用即可实现寰椎的向上、向后复位，实现解剖仿生治疗。其枢椎螺钉可采用逆向椎弓根螺钉技术，可获得与寰枢椎后路椎弓根钉棒系统大致相同的力学性能，从而实现力学结构仿生的目的。与传统后路手术相比，TARP技术具有"一个切口、一个体位、一次性完成手术"的仿生治疗优势。

（三）仿生替代治疗技术

寰枢椎位于颅脊交界区域，不仅起到维持枕颈结构稳定的作用，而且具备伸屈、左右侧屈和大角度的旋转功能。仿生自然技术治疗寰枢椎脱位，虽然可以获得良好的解剖仿生和力学结构仿生，但是无法很好地实现功能仿生治疗的目的，常导致患者术后上颈椎功能的完全丧失，影响生活质量。因此寰枢椎仿生替代技术目前日益受到重视和关注。

2007年，胡勇等设计了人工寰齿关节并对其进行了生物力学评估，但这种人工寰齿关节仅仅能保留患者的寰齿关节旋转功能，而无法保留患者寰齿关节的前屈、后伸、侧屈功能。2009年有学者在50例成人寰枢椎解剖学研究的基础上设计出一种具备旋转功能的人工寰齿关节，生物力学测试结果显示其既可维持寰枢关节的稳定性，又具备一定的旋转运动功能，还可通过经口咽入路的手术方式进行安装，这也是由仿生自然治疗转向仿生替代治疗的积极探索和初步尝试。

整体而言，我国寰枢椎脱位的手术治疗水平在近十年的时间已经获得了突飞猛进的发展，在某些方面取得的成就已居于国际领先水平。治疗理念也随着解剖的深入研究和技术、器械的改进逐步发生变化，由最初的仿生自然逐步向仿生替代演变，以适应时代的发展和潮流。

（许正伟）

第二节 颈椎间盘突出症的外科治疗

颈椎间盘突出症（cervical intervertebral disc herniation，CDH）是颈椎间盘退变的一种病理过程，常见于颈椎病中。主要是指在颈部创伤、退行性改变等因素作用下，颈椎间盘变性、压缩、纤维环破裂及髓核脱出，刺激或压迫脊髓、神经根、椎动脉等，引起颈部酸胀、活动受限、四肢无力、眩晕等症状和体征，严重时发生高位截瘫危及生命。

一、病因与分类

（一）病因

颈椎间盘突出症多发生于40～50岁，并有年轻化的趋势。突出部位以 $C_{4、5}$、$C_{5、6}$ 为最多，常见发病原因如下：

1. **椎间盘退变** 椎间盘退变是椎间盘突出的基础病因，生物力学改变、椎间盘组织的营养供应减少、自身免疫、细胞凋亡等因素促成椎间盘退变，进而导致突出。

2. **慢性劳损** 长期保持固定姿势的人群，如办公室职员、电脑操作员、司机等患病率较高。另外，超过正常范围的过度活动，如不适当的体育锻炼也会增加发病率。

3. **外伤** 在椎间盘退变、慢性劳损的基础上，头颈部的急性外伤容易诱发颈椎间盘突出的产生与复发。

（二）分类

根据临床病理解剖学，椎间盘压迫部位的不同，受压组织也不尽相同，所表现出的临床症状也不一致。因此临床上将其分为中央型、侧方型和旁中央型三种类型。中央型颈椎间盘突出症主要表现为脊髓受压的症状，早期以感觉障碍或运动障碍为主，晚期则表现为不同程度的痉挛性瘫痪；侧方型颈椎间盘突出症主要导致单侧神经根刺激或受压，表现为与神经根支配区相一致的感觉、运动及反射障碍；旁中央型颈椎间盘突出症可以同时具有脊髓压迫症状和同侧神经根压迫症状，由于神经根压迫主要以剧烈疼痛为主，早期容易掩盖脊髓压迫症状。

二、临床表现

（一）症状

1. 中央型颈椎间盘突出症　主要表现为四肢肌力降低、深浅感觉障碍、步态笨拙、走路不稳，严重者可出现呼吸困难、大小便失禁。

2. 侧方型颈椎间盘突出症　主要表现为颈部僵硬、活动受限、疼痛可放射至肩部和枕部，轻者出现患侧上肢的麻木感，重者可出现剧烈疼痛，如刀割样或烧灼样，同时伴有针刺样或过电样窜麻感，疼痛症状可因咳嗽而加重。

3. 旁中央型颈椎间盘突出症　主要表现兼有中央型和侧方型的症状，比较常见的有 Brown-Sequard 综合征（脊髓半切综合征），即同侧肢体的运动功能丧失，本体感觉障碍，对侧肢体的痛、温觉障碍或消失。

（二）体征

1. 一般体征　主动或被动活动颈部、肩部受限，肢体肌力降低、感觉减退，四肢肌张力增高，腱反射活跃或亢进，病理征（霍夫曼征和巴宾斯基征）阳性等。

2. 特殊体征　椎间孔挤压试验（Spurling test），患者头略后仰或偏向患侧，用手向下压迫头部，患侧上肢出现放射痛者为阳性；臂丛神经牵拉试验（Eaton test），一手扶持颈部做对抗，另一手将患肢外展，反向牵拉，出现患侧上肢放射痛或麻木者为阳性。

（三）影像学检查

1. X 线检查　颈椎间盘突出症的基本检查，包括颈椎正位、侧位、过伸位、过屈位、左斜位和右斜位的 X 线片。通过 X 线检查可以观察颈椎生理曲度变化、椎间稳定性、骨质增生及椎间隙狭窄情况，也可以除外骨质破坏性病变。

2. CT 检查　颈椎间盘突出症的常用检查，可清晰地显示骨组织结构及其轮廓，但对脊髓、神经根、椎间盘的影像显示较差，是鉴别其余颈椎疾病诊断重要依据。

3. MRI 检查　可以直接显示脊髓、神经根、椎间盘、韧带等"软性"组织的形态轮廓和受压程度，对诊断颈椎间盘突出症具有重要价值。

4. 电生理检查　肌电图、神经传导速度与诱发电位，可辅助确定神经损害的范围和程度，观察治疗效果。实验室检查主要用于推断颈髓神经受损的节段、排除一些疾病，起到鉴别诊断作用。

三、诊断与鉴别诊断

（一）诊断

颈椎间盘突出症的诊断，主要依靠病史、临床表现与影像学检查综合诊断。患者突然遭受外力作用或颈椎突然快速屈伸旋转运动，立即出现颈脊髓或颈神经根受压临床症状，此前多无任何症状的患者或仅轻微颈部不适，再结合影像学检查（主要为 MRI）即可诊断颈椎间盘突出症。

（二）鉴别诊断

1. 颈椎椎管内或髓外肿瘤　颈椎原发或继发性肿瘤侵入椎管可压迫颈髓和神经根，出现颈椎间盘突出症类似表现，需要影像学检查予以鉴别。颈椎 X 线、CT 检查可观察肿瘤特征性表现，而 MRI 检查对疾病鉴别有决定性意义。

2. 颈椎病　严格区分二者是困难的，二者都可造成神经根和脊髓的压迫，鉴别要点：①病理特点，一旦颈椎病出现临床症状，病情多逐渐加重，缓解期不明显；早期的颈椎间盘突出可引起颈部不适，少有脊髓压迫。②发病年龄，颈椎病多见于中老年，平均年龄＞50 岁，而椎间盘突出患者年龄偏低。③起病特点，颈椎间盘突出症起病急，发展快；外伤或头颈持久非生理姿势可诱发。

3. 胸廓出口综合征　是由于多种原因导致胸腔出口处狭窄，压迫邻近神经和血管引起的临床综合征。胸廓出口综合征试验（患肢过度外展，监测桡动脉音，出现减弱或消失为阳性）可用于鉴别。

4. 周围神经卡压　指周围神经受到周围组织压迫引起的疼痛、感觉障碍、运动障碍及电生理学改变，如肘管综合征、腕管综合征等。仔细的体格检查和电生理检查有助于鉴别此病。

5. 肩周炎　为慢性劳损性疾病，与长时间的不良姿势和年龄有关；表现为非特异性的肩臂部疼痛，可通过细致的体格检查，神经根性的疼痛及感觉异常鉴别。

四、治疗

颈椎间盘突出症应依据病人的临床症状、体征和影像学表现等决定治疗方案。对于神经根压迫症状为主者，先采取非外科治疗，包括适当休息、卧床、颈部牵引或理疗，应用脱水药、止痛药和神经营养药。大多数颈椎间盘突出症患者可通过非外科治疗缓解症状。若非外科治疗无效，疼痛加重，甚至出现肌肉瘫痪等症状时，应及时行外科治疗。

（一）外科治疗的适应证

1. 临床表现以脊髓或神经根受压症状为主，且持续发作，经非外科治疗无效者；

2. 脊髓受压症状明显，且呈进行性加重无法缓解者；

3. 影像学表现有明显的椎间盘突出，与临床表现一致者；

4. 颈椎间盘突出患者，出现颈椎某一节段明显不稳，颈痛明显，经正规非外科治疗无效，即使无四肢的感觉运动障碍，亦应考虑外科治疗以终止可以预见的病情进展。

（二）外科治疗的入路选择

颈椎间盘突出症依据手术入路的不同，分为：前路手术、后路手术、后－前路联合手术及经皮微创技术。

1. 颈椎前路手术　颈椎间盘突出症的脊髓压迫主要由髓核和破碎纤维环组织所致，即软性压迫。前路手术对于脊髓腹侧的软性压迫视野较好，效果也最直接，适用于中央型和旁中央型椎间盘突出症患者。对单节段或二节段的颈椎间盘突出，前路手术取得了良好的临床效果。而对于病变范围在三节段以上者，如何选择手术方法尚有争议。多数专家认为对三节段及以下的病例采用前路减压，而四节段及以上病变最好采用后路外科治疗。从仿生学角度来说，颈椎前路手术更有利于恢复颈椎椎间隙高度、颈椎生理曲度及椎管内径，更容易实现解剖结构的仿生自然。因此，对于三节段及以下颈椎间盘突出，建议前路手术，采用分节段减压技术可以取得较好的临床疗效。颈椎前路手术方式主要有两大类：以仿生自然为理念的融合术，包括椎间盘切除减压植骨融合内固定术（ACDF）和椎体次全切除减压植骨融合术（ACCF）；和以仿生替代为理念的置换术，包括人工颈椎间盘置换术（ACDR）等。

以仿生自然为理念的融合术，其核心就是减压和融合。对于减压而言，术前应根据 MRI 对致压物体积、位置进行估计，以便术中评估是否减压彻底；术中通过摘除椎间盘或者切除目标椎体相邻椎间盘，从而解除神经压迫；减压后用剥离子进行探查，确保减压彻底，同时刮除相邻椎体终板，为融合准备植骨床。所谓融合，即植骨融合，就是通过椎间融合器或者钛网重建颈椎正常曲度、高度和力学结构，实现力学功能的仿生。但是这种融合术是以牺牲颈椎正常的运动单元，丧失颈椎的部分活动度换来的，这也导致邻近节段应力分布改变与邻近节段退变加速的潜在风险。

以仿生替代为理念的置换术，其代表是人工颈椎间盘置换术。这是近年来开始应用的一种新型手术。其目的是切除病变的椎间盘，植入可以活动的人工椎间盘来代替传统的融合术，实现保留运动节段，减少相邻节段椎间盘退变的运动功能仿生。人工颈椎间盘置换术的适应证为：由于椎间盘突出造成神经根或脊髓受压，不伴有明显的椎间隙狭窄、局部后凸畸形和节段性不稳定。

2000 年 1 月，第一例 Bryan 颈椎间盘置换术开始应用于临床试验。我国的人工颈椎间盘置换术开始于 2003 年左右。目前在我国可以使用的人工颈椎间盘系统有很多，例如 Bryan disc、Prodisc-C、Discover、Mobi-C、Prestige-LP 等。近 20 年的应用实践发现，人工颈椎间盘置换术并未完全达到人们的预期。相邻节段退变发生率仍然不低，严重的异位骨化并不能保留颈椎活动度，限制了人工颈椎间盘的使用寿命。其原因可能与假体设计存在一定关系。第一，材料仿生不够，正常的人体间盘弹性模量不大，但是人工颈椎间盘多是钛合金等金属材料，缺乏更接近人体组织弹性模量的材料；第二，解剖仿生不够，目前使用的人工颈椎间盘假体的上下终板设计与骨性终板不匹配，手术操作必定会对后者造成损伤，没有达到理想的解剖仿生；第三，结构仿生不够，如何实现颈椎在运动中的力学稳定性及结构功能仍是研究的重点。郝定均教授团队以仿生学的理念作为指导，将解剖仿生融入现有人工颈椎间盘的设计当中，研制出了 3D 打印个体化人工颈椎间盘，并将其应用于临床（图 7-2-1）。由于该假体上下面与人体相邻椎体终板达到解剖匹配，操作时保留了骨性终板的完整性，且其临界面采用仿松质骨结构，利于骨长入，可实现假体的长期稳定，有效预防了假体植入的相关并发症。该假体同时实现了力学功能仿生、运动功能仿生、形态仿生和结构仿生，具有良好的应用前景。

2. 颈椎后路手术　绝大多数颈椎间盘突出症可以采用前路直接减压得到很好的治疗，因此颈椎后路手术很少应用于颈椎间盘突出症的治疗。当颈椎间盘突出伴有严重的颈椎椎管狭窄、合并椎板骨折、多节段颈椎间盘突出且致压物较大，以及合并颈椎过伸性损伤时，可酌情加以使用。从仿生学角度来看，椎板切除对前柱致压物无减压效果，而且会对颈椎椎管完整性和力学稳定性造成较大的影响，原则上应行侧块或椎弓根螺钉固定植骨融合等手术，但会影响颈椎的运动功能。

3. 后—前路联合手术　对于椎管前方压迫广泛、脊髓前方及后方均受压且压迫过重，或合并颈椎畸形的患者，根据病情可选择后—前路联合手术。需要指出的是，由于该术式创伤较大，手术

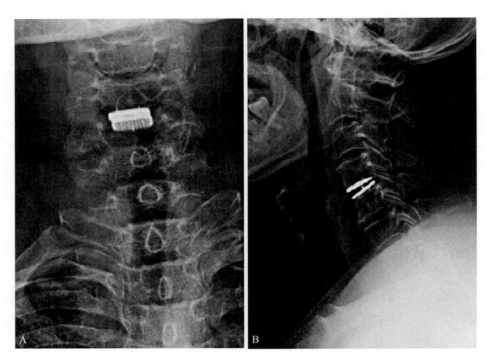

图 7-2-1　3D 打印个体化人工颈椎间盘术后正侧位 X 线片

风险较高，因此应谨慎采用。

4. 经皮微创技术　包括经皮内镜下颈椎间盘切除术、经皮微创颈椎间盘射频消融术、经皮微创颈椎间盘激光减压术等。术前应根据患者的症状、体征以及影像学资料进行仔细分析、综合判断，以做到准确定位。

（闫亮）

第三节　腰椎间盘突出症的仿生治疗

由于腰椎间盘内部压力的作用，髓核组织使变性的纤维环凸起或通过破裂的纤维环疝出，压迫和刺激邻近的神经根和硬膜囊，产生腰腿痛等症状，称为腰椎间盘突出症。腰椎间盘突出症是脊柱外科常见疾病。正常人群发病率为 0.1%～0.5%，男性稍多于女性，与男性从事的劳动强度大有关，左侧突出者比右侧多左右之比约 1.5∶1，高发年龄为 20～40 岁，约占 80%。

一、腰椎间盘突出症分型

（一）椎间盘的解剖及生理功能

椎间盘是人体内没有血管供应的最大解剖结构，人类有 5 个腰椎间盘，超过 95% 的椎间盘突出发生在 L_4、L_5 和 L_5、S_1 间隙。椎间盘位于椎骨之间，由髓核、纤维环和软骨终板组成，具体的作用如下：

1. 连接上下椎体　椎间盘连接上下相邻的两个腰椎椎体，并使两个腰椎椎体之间具有一定的活动度，形成所谓的"功能单位"。

2. 保持脊柱腰段的高度　正常情况下，所有椎间盘的高度之和占整个脊柱高度的 1/5，因此腰椎间盘维持了脊柱腰段的高度。

3. 维持脊柱腰段的生理曲线　由于腰椎间盘具有前方厚、后方薄的特点，因此脊柱腰段呈现生理性前凸。这种生理性前凸具有较重要的生物力学意义。

4. 保持椎间孔孔径、容积大小及关节突关节的间距　正常情况下，腰椎间盘高度可使腰椎间孔与其间穿行的脊神经保持良好的空间关系，此时腰椎间孔的孔径通常为脊神经根直径的 3～10 倍。但是椎间盘突出时，腰椎间孔的孔径和容积变小，导致椎间孔内神经根受压或受刺激而出现腰腿痛等一系列症状。另外，腰椎间盘变窄后，关节突关节的间距也会发生相应的改变，并逐渐出现关节突的松动和骨质增生。

5. 缓冲减震作用　椎间盘的弹性以及良好的形变，使其具有缓冲减震效应。在人体跳跃、高处跌落等身体垂直运动或肩、背、腰部突然负荷重物等活动时，髓核的流体力学能将上部体重均匀地传至下位椎体表面，因此可产生吸收震荡及逐渐减压的作用，以达到缓冲的目的。

（二）椎间盘突出的病理生理改变

腰椎间盘退行性变是腰椎间盘突出症发生的病理基础，分为三个主要阶段：

1. 突出前期　此期髓核因退变和损伤变成碎块状物，或呈瘢痕样结缔组织，变性的纤维环坚固性降低，变薄变软，甚至产生裂隙。此期患者临床上表现出腰部不适或疼痛，无下肢的放射痛。

2. 突出期　在各种诱因下，变性的髓核便可以从纤维环薄弱处或破裂处突出，压迫神经产生腰腿痛等一系列临床症状，分三种类型：①膨出型，纤维环完整，膨出的髓核在相邻椎体后缘之间，可不引起临床症状；②突出型，突出的髓核为仅剩的很薄的纤维环外层所约束，一般会压迫相应的神经根而产生严重的临床症状；③脱出游离型，纤维环完全破裂，突出的髓核穿过纤维环和后纵韧带，髓核碎片游离于椎管内，甚至远离原间隙，可导致广泛的马尾神经刺激、受压症状。

3. 突出晚期　病程较长者，突出的髓核逐渐纤维化或钙化。

（三）临床表现

1. 症状

（1）腰痛：大部分病人诉腰痛，痛的程度与活动有明显关系，与体位亦有明显关系，卧床休息时疼痛减轻。但有部分病人直至确诊时仍无腰痛症状。大部分病人，检查时还是可以发现腰部体征的。

（2）下肢痛：沿坐骨神经走行的放射疼痛，是绝大部分病人的主要症状。

（3）下肢麻木感：主诉下肢麻木者少，但疼痛伴有麻木感者甚多。

（4）跛行：由于疼痛病人出现跛行步态。

（5）马尾综合征：巨大的中央型腰椎间盘突出可出现会阴部麻木，尿潴留及足下垂等症状。其恢复常是不完全的。

2. 体征

（1）站姿和步态：重症患者站立时骨盆倾斜，躯干侧倾如板状僵硬，常有跛行步态。

（2）腰椎生理前凸减小甚至消失，少数有后凸；40% 以上患者腰椎有轻度侧弯，侧弯常是防御性的，立位时存在，卧位时多可消失。

（3）腰肌紧张：为防御性反射性肌痉挛，重症者均较明显。

（4）腰部压痛：压痛点位于患病的棘突间隙和椎板间隙，并可引起患侧的坐骨神经放射痛。

（5）坐骨神经路径上的压痛：包括臀部、腘窝，腓骨小头等。

（6）直腿抬高试验：仰卧床上，膝伸直位屈髋关节至一定角度产生沿坐骨神经走向的疼痛和腘绳肌痉挛为阳性，阳性示坐骨神经痛，此检查为腰椎间盘突出症最常用的检查。

（四）腰椎间盘突出症分型

郝定均等对 1 127 例资料完整的腰椎间盘突出症病历进行系统分析后建立了新的分型方法（表 7-3-1）。图 7-3-1 是对各型腰椎间盘突出症的举例。对 Ⅰ 型、Ⅱ 型病人采取保守治疗；Ⅳ 型、Ⅴ 型进行外科治疗；Ⅲ 型先行保守治疗，无效转外科治疗。

表 7-3-1　腰椎间盘突出症评分分型方法

名称		1分	2分	3分
临床表现	疼痛	腰腿痛较轻，不需服镇痛药，可忍受	疼痛较重，需服止痛药方可忍受	疼痛严重，服止痛药仍不可忍受
	直腿抬高试验	阳性（≤70°）	阳性（≤60°）	阳性（≤50°）
CT 表现	中央型突出	突出＜椎管矢状径的 30%	突出＞椎管矢状径的 30%	突出＞椎管矢状径的 50%
	偏旁突出	突出物使侧隐窝狭窄＜50%	突出物使侧隐窝狭窄＞50%	突出物完全填塞侧隐窝
	极外型	突出物使椎间孔狭窄＜50%	突出物使椎间孔狭窄＞50%	突出物完全填塞椎间孔
MRI 表现		突出物使硬膜囊呈 C 形压迫	突出物移行至相邻椎体的后方	突出物游离，或使椎管完全堵塞
椎管造影		硬膜囊呈 C 型压迫，椎管狭窄＜30%	椎管狭窄＜50%	椎管狭窄＞50%

* 分型时，只选一项明显的临床症状和一项最清晰且最严重的影像学表现进行评分和分型

* Ⅰ 型 =2 分；Ⅱ 型 =3 分；Ⅲ 型 =4 分；Ⅳ 型 =5 分；Ⅴ 型 =6 分

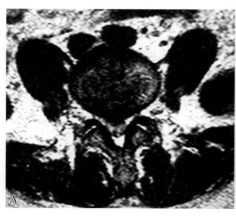
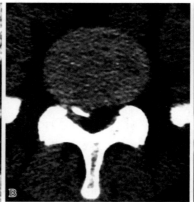
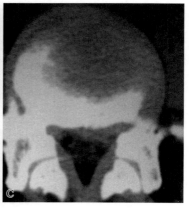

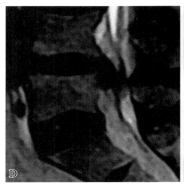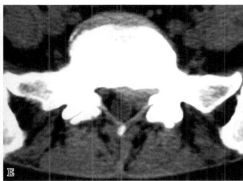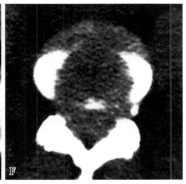

图 7-3-1 腰椎间盘突出症评分分型举例说明

A. Ⅰ型，男，50 岁，双下肢抽痛 25 天（1 分），L$_4$-L$_5$ 中央突出＜30%（1 分），2 分；B. Ⅱ型，女，56 岁，右下肢抽痛一年，不服药可忍（1 分），L$_4$~L$_5$ 右侧隐窝狭窄＞50%（2 分）3 分；C~D. Ⅲ型，男，48 岁，左小腿外侧疼痛麻木 1 月（2 分），CT 示 L$_4$~L$_5$ 突出侧隐窝狭窄＞50%（2 分），MRI 示 L$_4$~L$_5$ 突出向下"拉尾巴"（2 分），4 分；E. Ⅳ型，女，44 岁，2 年前曾有腰痛并左下肢痛，再发作 1 月（2 分），CT 见 L$_5$~S$_1$ 左侧隐窝完全填塞（3 分），5 分；F. Ⅴ型，男，36 岁，双股后痛 10 天，发作较剧烈（3 分），L$_4$~L$_5$ 中央突出＞50%（3 分），6 分。

二、腰椎间盘突出症诊断与鉴别诊断

腰椎间盘突出症做出诊断后可以进行评分分型，以明确治疗方法。由于引起腰腿疼的疾病很多，所以腰椎间盘突出症需要和以下疾病做出鉴别。

（一）梨状肌综合征

梨状肌综合征是引起急慢性坐骨神经痛的常见疾病，没有腰部症状和体征，发病率低。梨状肌综合征所引起的坐骨神经痛与腰椎间盘突出症的坐骨神经痛之间有明显的区别，前者臀部点压痛明显，有时可触到梨状肌部软性团块，直腿抬高试验均可为阳性，但挺腹试验阴性，可以鉴别。

（二）腰椎管狭窄症

椎间盘突出症大多突然发病，一般仅累及一根神经根，具有明显的定位体征。腰椎管狭窄一般为多个节段的狭窄，病程较长。很少有下肢放射痛，其典型表现是间歇性跛行。

（三）腰骶椎肿瘤

肿瘤侵犯坐骨神经后可引起下肢疼痛，要予以鉴别。

三、腰椎间盘突出症的仿生治疗

传统的腰椎间盘突出症的治疗分为保守治疗、外科治疗，以及介于两者之间的介入治疗。80% 以上的病例采用保守治疗。既往的外科治疗，没有仿生治疗的理念，造成腰椎后部解剖结构的破坏较重，影响了临床效果。在仿生治疗理念的指导下，近 20 年来出现的内镜下髓核摘除术，对正常结构破坏较少，临床效果大为改善。腰椎间盘突出症以腰痛为主要症状时，常常采用椎间融合的术式进行治疗，但融合使椎间活动度丧失，容易产生邻近节段病，需要二次手术，在仿生治疗学的理念下，人工腰椎间盘置换术既去除了病变的椎间盘组织，又恢复该节段的稳定性和活动功能，是仿生治疗学在腰椎间盘突出症治疗上一个很好的例子。

（一）外科治疗

经后正中切口，切开椎管后壁，绕过硬膜囊，处理突出的椎间盘。首先行椎管切开术式，具体

的方法有:

1.**开窗法**　适用于单一节段后外侧椎间盘突出。在椎板间隙开窗时，只切除黄韧带即可，间隙窄时则需切除上位椎板下缘或下位椎板上缘。

2.**半椎板切除术**　若两节段椎间盘突出，虽然可以分别施行两处开窗术，但亦可施行半椎板切除术，使暴露过程时间缩短。自两突出节段之间的椎板棘突基底至上、下关节突内线，切除椎板及其上、下位的黄韧带，即可充分显露两节段椎间盘的后外侧部。

手术并发症：文献曾有多种并发症报道：感染，重者可导致椎间盘炎、脊椎骨髓炎。神经根或马尾神经损伤甚至可发生截瘫，多为出血、椎管内积血压迫所致。亦有大出血、硬膜破裂等报道。

（二）椎间盘突出症的微创治疗

目前国内开展较多，方法较多，均有各自的适应证，读者可参阅本书的相关章节。

（三）腰椎人工间盘置换术

当患者以腰痛为主要症状，MRI 显示为"黑间盘"，且表现为膨出改变时，经过 6 个月以上保守治疗无法缓解，国外学者将其一般称为"盘源性腰痛"。间盘切除椎间植骨融合内固定手术是治疗的金标准。但近 20 年以来，在仿生治疗学的指导下，国际上腰椎人工间盘置换手术逐步开展，该技术既能去除病变的间盘组织，又可以恢复腰椎的稳定性和活动功能，作为一项新技术，对其还没有达成共识，但其应用的良好前景是可以期盼的。

腰椎人工间盘置换手术采用前路经腹膜外入路显露椎间盘的前方，然后完整切除椎间盘，植入人工假体，即完成手术；只需住院 2 ~ 3 天，早期可下地活动，无须外固定。图 7-3-2 为 SB Charite 人工间盘置换术前术后的 MRI 和 X 线片。

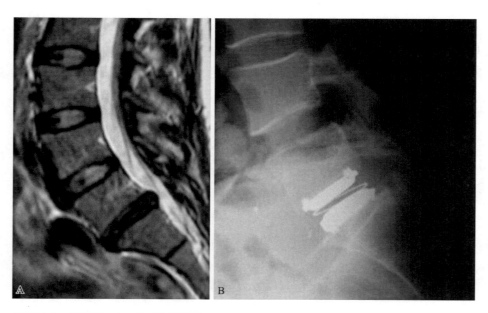

图 7-3-2　SB Charite 人工间盘置换

A. SB Charite 人工间盘置换术前 MRI；B. SB Charite 人工间盘置换术后的 X 线片。

（刘团江）

第四节　腰椎滑脱症的仿生治疗

腰椎滑脱是指上位腰椎相对于下方椎体发生了向前或向后或者侧方移位的病理改变。如果患者的腰腿痛为腰椎滑脱所导致，患者所患疾病即为腰椎滑脱症，是脊柱外科常见疾病。腰椎正侧位片、斜位片、过伸过屈位片、CT 检查可确诊。尽管腰椎滑脱比较常见，但最佳治疗策略仍存在争议。

一、腰椎滑脱的分类和治疗选择

（一）腰椎滑脱的分类

腰椎滑脱的分类方法很多，目前广泛应用的有以下 2 种。

1. 按基于病因的 Wiltse 分类法

（1）先天性：也称发育不良性，指的是骶$_1$上关节突和腰$_5$下关节突发育异常引起的腰骶段滑脱，发病率相对较低。

（2）峡部裂性：各种原因导致的椎弓峡部断裂、不连引起的滑脱。

（3）退变性：由于脊柱退变致腰椎不稳或应力增加引起的滑脱。

（4）病理性：各种疾病引起脊柱骨组织、椎间盘、韧带结构病变，破坏局部稳定性，造成的继发性滑脱，如附件肿瘤、结核等。

（5）创伤性：由于各种严重的急性创伤造成的腰椎后部结构的骨折导致的滑脱，常伴有内脏损伤，极其少见。

（6）医源性：由于广泛的减压手术导致腰椎后部稳定结构丧失导致的滑脱。

2. 基于滑移程度的 Meyerding 分类法

Meyerding 分级根据上位腰椎相对于下位椎体的滑移程度分为四度：滑脱椎体向前移位为下位椎体前后径的 25% 以内为Ⅰ度；滑脱椎体向前移位为下位椎体前后径的 25%~50% 为Ⅱ度；滑脱椎体向前移位为下位椎体前后径的 50%~75% 为Ⅲ度，滑脱椎体向前移位大于下位椎体前后径的 75% 为Ⅳ度。有人将上位椎体与下位椎体完全分离定义为Ⅴ度。一般将重度腰椎滑脱定义为 Meyerding Ⅲ、Ⅳ级；轻度腰椎滑脱定义为 Meyerding Ⅰ、Ⅱ级；绝大多数（75%）的病例属于 Meyerding Ⅰ级。

（二）腰椎滑脱症的外科治疗

1. 对于保守治疗不能缓解的顽固性腰腿痛　对生活影响较大的，影像学证实滑脱进展，症状加重的程度和腰椎滑脱程度和椎间盘退变程度相符的应采取手术治疗。

2. 根据滑脱的严重程度选择适当的手术方式　需综合考虑患者的年龄、基础疾病、滑脱类型及程度、椎间盘及椎管的状态、医生减压技术和医院设备，选择适当的手术方式。

二、腰椎滑脱症的仿生治疗

与非手术治疗相比，腰椎滑脱的手术治疗具有更好的临床疗效。腰椎滑脱手术治疗的目的是消除症状、获得腰椎永久的稳定。腰椎滑脱症手术治疗的原则为神经减压、滑脱椎体复位、内固定及植骨融合。

（一）退变性腰椎滑脱的仿生治疗

退变性腰椎滑脱 85% 发生于 L$_4$~L$_5$ 节段，好发于 50 岁以上人群，女性发病率高，常伴有椎管狭窄，导致腰腿痛、间歇性跛行等临床症状。对于保守治疗 3 个月以上无效，神经损害症状持续性加重，大小便功能障碍的患者可积极采取外科治疗。

1. 单纯减压术 神经减压是治疗腰椎滑脱伴椎管狭窄或神经根管狭窄的基础。2021 年，北美脊柱外科协会（NASS）推荐的单纯减压适应证是：有神经痛症状而腰痛症状不显著的稳定性腰椎滑脱。2016 年 NASS 的指南里指出：对于有症状的单节段退变性腰椎滑脱患者，如果滑脱程度为轻度（<20%）且无侧隐窝狭窄，保留中线结构的单纯减压术可以达到和减压融合术相当的疗效。对于年龄较大，基础疾病较多，临床表现以根性痛为主的椎间隙严重狭窄、腰椎稳定性尚好的轻度滑脱患者来说，单纯减压术是一种比较好的选择。

（1）椎板开窗减压术：具有更高的减压针对性，又能适度保留腰椎后部结构，对于提高术后腰椎长期的稳定性有一定的意义；但由于椎板间开窗的操作范围有限，对于重度腰椎滑脱难以进行充分减压。单纯减压术手术及住院时间短，花费少，但有腰椎滑脱加重的风险。

（2）微创减压术：目前有椎间孔内镜减压术（PTED）和单侧双通道内镜（unilateral biportal endoscopy，UBE）减压术。对于已排除腰椎失稳的 Meyerding I 度滑脱采用 UBE 技术单侧开窗双侧减压不会导致滑脱进展，有利于保护后方韧带结构，也适用于老年和肥胖的患者。2015 年，Soliman 首次报告了利用灌注式内镜采用双通道技术对 104 例腰椎管狭窄症患者行椎管减压的治疗结果：每节段失血量约为 60mL；术后 90% 的患者获得了长达 28 个月随访，其中 87% 的患者术后恢复满意（改良 MacNab 标准）。经皮脊柱内镜减压技术具有手术创伤小、出血少、术后功能恢复快等特点，是一种微创、有效的方法，是合并椎管狭窄或根性疼痛的腰椎滑脱患者的一种好的选择。

2. 减压内固定非融合 对腰椎滑脱症患者采用减压加经椎弓根动态固定技术既能稳定滑脱节段，防止滑脱进一步加重，又提供了腰椎一定的活动度，且不需要植骨，为力学功能仿生和运动功能仿生的完美结合。代表产品为 Dynesys 动态稳定系统（捷迈邦美，美国）、富乐脊柱动态固定系统（北京富乐科技开发有限公司）。西安市红会医院使用聚醚醚酮（PEEK）棒术后效果良好（图 7-4-1）。

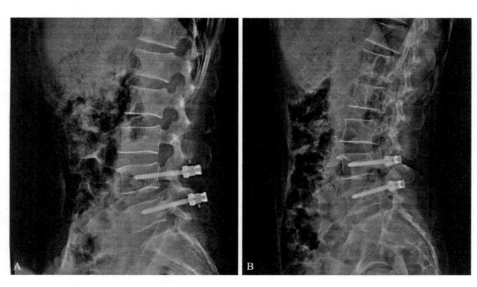

图 7-4-1 腰₄退变性滑脱术后

A. 术后 1 月；B. 术后 2 年。

Kanayama 等对使用人工韧带系统治疗的 64 例退变性腰椎滑脱患者进行了长达 5 年余的随访，证实人工韧带在缓解症状的同时，不会增加滑脱加重，也能维持腰椎前凸，其中 80% 的患者保留了节段运动，并提出了该方法的适应证：轻度退变性滑脱（Ⅰ度），关节面倾向于冠状位，椎间隙轻度退变。尽管多数文献报道的临床效果良好，但学者对于退变性腰椎滑脱采用非融合固定的适应证还没有达成共识。对于Ⅱ度以上的滑脱动态固定难以满足稳定所需的强度；腰椎滑脱在前后方向上的不稳可能给金属弹性棒带来很大的断裂风险；对于重度骨质疏松症，内固定容易松动，所以对于合并骨质疏松的病人谨慎使用，因此此类病人仿生治疗有待进一步探索。

3. 融合内固定术

（1）前路腰椎椎间融合术（ALIF）：符合脊柱力学仿生要求，但前方入路及其相应器械对腰椎滑脱复位较为困难，仅适用于轻度腰椎滑脱对椎管或神经根产生压迫的、后路广泛减压术后难以再做后路融合者。优点是可以间接减压，且可减少对后纵韧带的进一步破坏；但前路手术创伤大、损伤血管神经风险较高，近年来应用日趋减少。

（2）后路融合内固定：退变性腰椎滑脱引起症状的主要原因为椎管狭窄和神经根卡压，后方入路具有减压充分的优势，能同时处理侧隐窝、增生的骨赘；后路椎弓根螺钉技术的发展，从根本上改变了腰椎滑脱不复位的传统观念，具有较强的复位能力、可靠的固定作用，极大地提高了腰椎滑脱的治疗效果。后入路是目前较常用的入路。

1）后路腰椎融合术（PLF）：适用于不合并重度椎管狭窄或椎间盘突出的Ⅰ度退变性滑脱，可椎板间开窗减压椎间孔、去除黄韧带，手术简单创伤小。传统椎板减压术对后方结构的过多破坏会减少植骨面积，会加大骨性融合的困难；结合 UBE 技术可能是一种好的选择。

2）后路腰椎椎间融合术（PLIF）：适用于腰椎滑脱病程长，合并椎间盘退变、突出以及椎管狭窄需要进行神经减压的患者，是目前国内应用最为广泛的腰椎椎间融合术。腰椎 80% 的压应力在前柱，PLIF 椎间融合率高，能够使腰椎获得永久的稳定性，同时由于内固定的使用能够恢复椎间隙的高度及腰椎的生理曲度，PLIF 符合脊柱结构仿生、力学仿生的理念，但也存在着后方结构的破坏、局部活动度丧失、相邻节段退变加速的缺点，没有实现完全的结构和功能仿生，有待进一步研究。

3）经椎间孔腰椎椎间融合术（TLIF）：适用于轻度滑脱单侧侧隐窝狭窄的患者，也适用于既往单侧椎板减压、椎间盘切除、单侧椎管狭窄的腰椎滑脱翻修术；不适用于中央管狭窄和双侧侧隐窝狭窄患者。手术创伤相对较小，对椎管内硬脊膜及神经根干扰小，术后并发症少；但术野较小，存在神经根损伤、减压不充分、间盘残留等风险。从仿生治疗来说对后方结构损伤小，更能实现结构仿生。

（3）微创减压融合：适用于轻度腰椎滑脱，不适用于重度腰椎滑脱以及合并中央管狭窄的患者。与传统手术相比微创手术具有创伤小，出血少，术后疼痛轻，住院时间短，恢复快等优点，特别是在保持腰背部中线结构方面，如在脊柱稳定性重建中起重要作用的多裂肌，对帮助重建脊柱稳定性有着传统手术无法比拟的优势，能够更完美地实现腰椎结构仿生重建。目前手术入路有微创前路腰椎椎间融合术（MIS-ALIF）、侧方入路腰椎椎间融合术（DLIF）、极外侧入路腰椎椎间融合术（XLIF）、经骶前入路轴向椎间融合术（AxiaLF），以上临床应用不多；另外还有目前应用较多的微创经椎间孔腰椎椎间融合术（MIS-TLIF）、斜外侧腰椎椎间融合术（OLIF）。

1）MIS-TLIF：目前发展迅速远超于其他微创手术，且对其治疗退变性滑脱的疗效已经得到了广泛的认同。杨俊松等采用机器人辅助下经皮植钉联合 MIS-TLIF 治疗 Meyerding Ⅰ、Ⅱ度滑脱 56 例取得了良好的效果，精准的植钉提供了足够的把持力，为滑脱复位创造了有利条件。朱雷等将 MIS-TLIF 与传统 TLIF 对腰椎滑脱症的临床效果及对脊柱相关参数影响做了对比分析，结果显示术后在维持腰椎前凸角和改善脊柱生物力学稳定性方面，MIS-TLIF 更显著。笔者认为 MIS-TLIF 适应证应以 Meyerding Ⅰ度为主。

2）OLIF，适用于 $L_4 \sim L_5$ 及以上节段轻度腰椎滑脱。作为新近出现的微创技术，可植入更大的椎间融合器、骨性接触面较大，椎间高度、腰椎前凸恢复更好；可结合后方经皮椎弓根螺钉技术实现滑脱复位、提高矢状面冠状面平衡度，提高中远期疗效。但存在对大血管、输尿管、腰丛神经等的损伤风险。

（二）峡部裂性腰椎滑脱的仿生治疗

峡部裂性腰椎滑脱，又称真性滑脱，是青年人腰痛常见原因之一，可引起下腰痛、臀部抽痛，坐骨神经痛。对于保守治疗 3 月以上无效的，影响正常生活的，X 线片、CT 等影像学检查证实腰椎椎弓峡部裂并滑脱，且存在神经受压或腰椎不稳，腰椎滑脱进展的应积极采取手术治疗。

1. 峡部修补术　对于仅腰痛的峡部裂型Ⅰ度滑脱的青少年可采用峡部植骨修补术，合并隐性脊柱裂、椎间盘退变严重为禁忌证。峡部修补术只是单节段修复了缺损的峡部，能够最大限度的保留腰椎活动功能，既结构仿生又功能仿生。手术创伤小，操作简单。可采用 Buck 螺钉（峡部螺钉）固定法，峡部过小过窄可能是峡部螺钉固定的禁忌证；也可采用改良 Morscher 椎弓根 - 椎板勾法。Ivanic 等应用椎弓根钉 - 椎板勾技术对 113 例腰椎峡部裂滑脱患者治疗，通过长达 11 年的随访发现，术后假关节的发生率是 13.3%，且患者年龄越大，融合率越低。西安市红会医院采用峡部植骨峡部螺钉内固定（图 7-4-2）、峡部修补联合单节段临时钉棒内固定术治疗Ⅰ度峡部裂滑脱均取得了良好的效果。

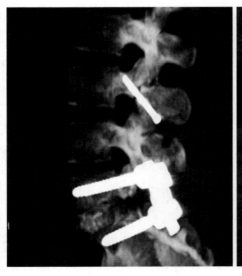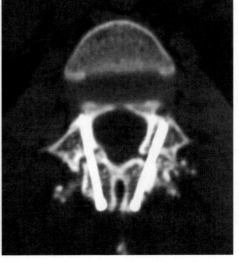

图 7-4-2　L_3 峡部裂行峡部植骨峡部螺钉内固定

2.单纯减压术 适用于有根性症状的Ⅰ度峡部裂型稳定型腰椎滑脱。可采取的手术方式有椎板间开窗、椎板回植成形术。Kotil等通过一系列的前瞻性和回顾性研究发现，椎板回植成形术是一种简便易行，术后并发症少，骨性融合率高的手术方式。由于本身存在峡部裂，加之减压破坏了腰椎稳定性，存在滑脱加重的风险，目前已经很少单独使用。

3.减压复位植骨融合内固定术

（1）前路腰椎椎间融合术（ALIF）：仅适用于轻度腰椎滑脱及后路广泛减压术后难以再通过后路融合者。优点是能够更好地保留腰椎前凸，对椎旁软组织损伤较小；但前路手术创伤大、损伤血管神经风险较高，近年来应用较少。

（2）后路融合：对于有神经压迫症状者，后入路是目前较常用的入路。

1）后路腰椎椎间融合术（PLIF）：适用于多节段滑脱、重度腰椎滑脱、合并椎间盘突出及侧后凸畸形的患者。

2）经椎间孔腰椎椎间融合术（TLIF）：最适用于轻度滑脱单侧侧隐窝狭窄的患者，也适用于既往单侧椎板减压、间盘切除、单侧侧隐窝狭窄的腰椎滑脱翻修术。术后并发症少；但术野较小，存在神经根损伤、减压不充分间盘残留等风险。从仿生治疗来说对后方结构损伤小，更能实现结构仿生。

（3）微创融合术：适用于轻度腰椎滑脱。对帮助重建脊柱稳定性有着传统手术无法比拟的优势，能够更完美的实现腰椎结构仿生重建。目前应用较多的为MIS-TLIF、OLIF。除此之外，还有临床应用不多的MIS-ALIF、DLIF、XLIF、AxiaLIF。

（三）重度腰椎滑脱的仿生治疗

重度腰椎滑脱是指滑脱程度超过下位椎体上缘前后径的50%，为MeyerdingⅢ级及以上的滑脱。重度腰椎滑脱临床较为少见。男性多见，多发生于$L_5 \sim S_1$节段，多伴有神经症状，下肢疼痛、感觉运动异常，少数有大小便功能障碍，常表现为翘臀。多为先天性峡部发育异常，X线片多表现为骶$_1$椎体上终板不规整，呈圆弧状，L_5椎体楔形改变，CT检查能更进一步明确局部的结构。进展的重度滑脱多有高的骨盆投射角（可达76°，正常人48.2°），也与滑脱程度、滑脱角有关。保守治疗常导致病情恶化，治疗难度大，风险性高。

1.最新分类 2006年Mac-Thiong和Labelle根据大量关于腰椎滑脱矢状面平衡的研究，提出了新的分类。国际脊柱畸形研究组于2011年根据上述分类、腰椎滑脱程度、骨盆投射角PI、骶骨倾斜角SS、骨盆倾斜角PT、C_7铅垂线的位置（位于股骨头后方矢状面整体平衡，位于股骨头前方矢状面整体失衡）对$L_5 \sim S_1$节段滑脱作出了最新分类。若低SS/高PT为骨盆失衡型，表现为骶骨垂直而骨盆后倾；若高SS/低PT为骨盆平衡型。轻度腰椎滑脱根据PI值分为三型：若PI<45°，为Ⅰ型钳夹型；若PI为45°~60°，为Ⅱ型正常型；若PI>60°，为Ⅲ型剪切型。对于重度腰椎滑脱分为三个亚型：Ⅳ型，骨盆平衡型；Ⅴ型，骨盆失衡但矢状面平衡型；Ⅵ型，骨盆及矢状面均失衡型。新分类反映了滑脱的严重程度与预后。

2.手术治疗 重度腰椎滑脱手术治疗的目的是解除神经受压，纠正畸形和重建腰椎稳定性，防止滑脱进展。

（1）手术入路：后路切开复位椎间植骨融合结合椎弓根螺钉固定术在国内开展较为广泛，适用于绝大多数Ⅲ度和Ⅳ度腰椎滑脱，可完成神经充分减压，尽可能地复位，增大 $L_5 \sim S_1$ 椎间植骨面，有利于腰骶部力学稳定性仿生重建，临床效果良好。

前后路联合手术：适用于Ⅴ度腰椎滑脱，可先前路切除脱垂的第5腰椎椎体，再后路切除第5腰椎椎体附件，行 $L_4 \sim S_1$ 椎间融合。

（2）复位：重度腰椎滑脱是否需要复位，新分类法认为主要看手术后能否保持正常的脊柱 - 骨盆矢状面平衡。指导意见为：Ⅳ型滑脱不需要强行复位、原位融合；对于Ⅴ型滑脱首选复位融合内固定，对于Ⅵ型腰椎滑脱必须行滑脱复位融合内固定术。

有研究显示：在充分减压基础上的原位融合固定可获得良好的长期疗效；而术中复位则可能增加神经根损伤等并发症的发生率。但也有学者认为，对重度腰椎滑脱进行复位并不会增加神经损伤等并发症的发生率，且可以获得腰椎生理曲度、纠正畸形，使腰椎生物力学环境更接近生理水平，而原位融合长期疗效不可靠。笔者认为，重度腰椎滑脱本身的剪切力很大，复位能够将剪切力变为压应力，恢复椎管形态，增加椎管容积，减少畸形进展，改善融合的生物力学环境，能够实现脊柱力学稳定性仿生重建。

（3）内固定：重度腰椎滑脱由于局部椎体的形态异常，短节段固定可能存在复位力不足、局部承受应力大容易内固定松动断裂，所以内固定可向头侧延长 $1 \sim 2$ 节段，除了 $S_1 \sim S_2$ 椎弓根螺钉，西安市红会医院使用髂骨螺钉长节段固定腰骶部重建取得了良好的疗效。

（宋宗让）

第五节　脊柱侧凸的仿生治疗

脊柱侧凸畸形是指在脊柱的任何节段出现的侧方弯曲，可以在一个节段也可以在多个节段。脊柱侧凸畸形是三维立体的脊柱畸形，定义为侧方弯曲大于10°。脊柱侧凸会随着生长发育而进展，特别是在生长发育高峰期会出现加速进展。脊柱侧凸畸形可能是结构性或者非结构性的，后者一般多见于下肢疾病导致的不等长，髋关节发育不良、发育性下肢不等长或者较大年龄儿童的椎间盘突出症等。

脊柱侧凸畸形根据病因可以被分为特发性或者继发性脊柱侧凸。特发性脊柱侧凸又可以根据发病年龄分为婴儿型、幼儿型、青少年型脊柱侧凸。或者根据发病时间分为早发性、青少年型脊柱侧凸和成人型脊柱侧凸。继发性脊柱侧凸可以分为先天性脊柱畸形、神经肌肉型脊柱侧凸、肿瘤、外伤后以及综合征型脊柱侧凸畸形。也可以根据主弯向左或者向右分为左弯型或右弯型。流行病调查中的发病率在8岁以下儿童中性别比例是相似的，在8岁以上儿童中女性显著多于男性。

脊柱侧凸有原发弯和继发弯的区别，原发弯更加僵硬。侧弯会根据顶椎区所在冠状位的位置分为颈弯、胸弯、腰弯。交界性弯（颈胸弯、胸腰弯、腰骶弯）是顶椎区位于两个节段的交界区。顶椎（apical vertebra，AV）是弯曲中旋转最严重、最水平的椎体或者椎间盘。端椎（end vertebrae，EV）是弯曲中头侧和尾侧最倾斜向弯曲凹侧的椎体。弯曲的大小程度是通过测量Cobb角度评估的，一般在凹侧测量（图 7-5-1）。通过垂直上端椎上终板和下端椎下终板的延长线相交所得角度即是Cobb 角（图 7-5-1）。Cobb 角用来评判初始角度，随访中侧弯角度的变化，帮助判断什么时间手术治疗对患儿最有益。

脊柱侧凸畸形的成功的治疗很大程度上依赖于理解脊柱功能及脊柱侧凸的自然史。脊柱侧凸的自然史取决于脊柱侧凸畸形的类型，不同类型有不同的自然史表现。正常脊柱功能分为两部分：支撑身体；维持体形、体态，保护内脏如心脏、肺、脊髓、血管及腹腔各种脏器功能。脊柱同时也是运动系统的一部分，既柔韧又能屈伸，可以帮助躯体完成各种日常动作。脊柱侧凸畸形多见于儿童，有可能伴随整个脊柱生长发育的全过程，这也使得脊柱侧凸不只是三维立体的畸形，而是四维畸形，随着生长时间有不同的变化。从仿生学的角度来看脊柱畸形的治疗，首先需要考虑脊柱生长发育的需要，即脊柱矫形中生长仿生功能的要求。其次是脊柱解剖结构恢复正常序列，做到结构仿生，恢复支撑及保持生物力学平衡。但目前的治疗仍不可能达到恢复完全的运动功能仿生，一些较新技术的应用，使脊柱生长仿生有了一定可能。

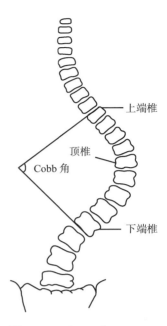

图 7-5-1　Cobb 角

垂直上端椎上终板和下端椎下终板的延长线相交所得的角度即是 Cobb 角。

一、自然病史

脊柱侧凸畸形在兄弟姐妹间及其子女中出现概率增加。在初次就诊时，主要关注点通常在于区分特发性和非特发性病因。非特发性病因往往出现症状较早，进展更快，并可能出现神经系统症状。

最常见于患者、亲属或朋友在生活中发现的畸形：可能是脊柱、肋骨的突出或肋骨、骨盆、肩部的不对称。青春期女性患者可能会出现乳房不对称。

在大多数患者中，疼痛通常不是首发原因，首发表现为背部或肋骨隆突。存在疼痛、特别是如果同时存在发热，应排除脊柱感染。少见的固定区域的夜间疼痛，应做影像学检查以排除脊柱肿瘤。其他重要特征是躯干平衡能力和步态障碍，肠道和膀胱控制功能损害或任何其他神经功能损害，提醒医生排除其他病理原因，包括肿瘤（硬膜内和硬膜外）和其他中枢性病因如脊髓空洞症等。

需要仔细监测脊柱侧弯进展。侧弯进展的风险取决于发病时间、距快速生长发育高峰期的时间，即患者存在的生长潜力。在年幼的儿童（特别是 10 岁以下的儿童）中，未经治疗的严重或进行性加重的脊柱侧凸可导致胸腔容量受限制，甚至慢性限制性呼吸道疾病。

患者外观也是治疗计划中的一个重要因素，因为对外观的不满可能导致患者心理障碍。

脊柱侧凸的长期结果主要基于不同病因患者的观察性研究，结论仍有争议。在这些患者中，脊柱侧凸超过 90° 会导致死亡率和并发症发病率增加。在先天性或早发性脊柱侧凸中，如果不及早治疗，后果可能是致命性的。成人脊柱侧凸可从正常成人继发于退行性疾病发展而来，或由未经治疗或遗漏的青少年脊柱侧凸畸形等原因引起。所有病例的治疗目的都是为了防止侧凸进展。

1. 先天性脊柱侧凸畸形　导致先天性脊柱侧凸的异常出生时就存在，但可能需要很多年才能变得明显。畸形可以分为椎体形成障碍、分节不全和混合型。根据病变部位（图 7-5-2），它们进一步细分可以分为前方、后方、侧方、前外侧和前中央形成障碍。该分类为先天性脊柱侧凸的自然史提供了依据。作为一般原则，分节不全具有相对良性的预后，而形成障碍和混合型的预后较差。交界区的脊柱畸形，如胸腰椎交界处，往往更严重。通常，最严重的脊柱侧凸会发生在脊柱单侧分节

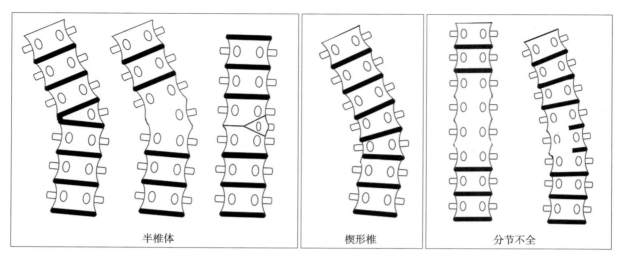

| 半椎体 | 楔形椎 | 分节不全 |

图 7-5-2　先天性脊柱畸形可以分为形成障碍，分节不全和混合型三种类型

不良合并对侧有完全分节性半椎体畸形的位置，其他因素包括脊柱畸形的类型、部位和发病时的年龄。先天性脊柱侧凸应该尽早转诊以获得专科治疗，在产前超声检查中常发现合并神经系统、心脏和泌尿生殖系统畸形。畸形的范围从几乎无症状到致命损害，具体取决于脊柱侧凸进展能力（如脊柱后凸畸形中，引起脊髓压迫和瘫痪）。先天性脊柱侧凸患者应做脊髓和大脑的磁共振成像，大约20%合并脊髓和神经系统的异常。小脑扁桃体下疝、脊髓空洞和脊髓栓系与先天性和早发性脊柱侧凸相关。

需要注意的是，流行病学相关疾病包括产妇年龄较大会导致先天性心脏病、髋关节发育不良和学习障碍发病率增加。其他重要关联包括脊髓纵裂畸形和 VACTERLS 综合征。

2. 婴儿和少儿型特发性脊柱侧凸　分别用于描述从 0～3 岁和 4～10 岁进展性的特发性脊柱侧凸。最近，"早发性脊柱侧凸"的术语已被用于 10 岁之前形成的脊柱侧凸畸形诊断。因为支气管和肺泡发育可能持续到 8 岁，在 10 岁时，胸腔容积达到预期成年的 50%。这种划分有助于识别那些易发生呼吸系统并发症的儿童。早发性脊柱侧凸儿童肺部发育受损的风险最高。反过来又对预期寿命产生影响。

通过测量肋脊角差（rib vertebral angle difference, RVAD）可以识别脊柱侧凸的进展性（图 7-5-3）。这是通过垂直于顶椎的垂直线，及其与相应凸侧和凹侧肋骨的颈部到头部中点间绘制一条线形成的角度。如果双方之间的差异超过 20°，表明脊柱侧凸进展可能性大。测量值反映了胸腔旋转和不对称，因此表明对肺功能损害的潜在风险。测量这些患者的 Cobb 角和 RVAD 非常重要。Cobb 角小于 25° 和 RVAD 角小于 20° 的脊柱侧凸患者应每 4～6 个月行 X 线检查。如果患

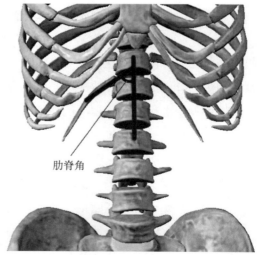

肋脊角

图 7-5-3　肋脊角差

通过垂直于顶椎的垂直线，及其与相应凸侧和凹侧肋骨的颈部到头部中点间绘制一条线形成的角度之间的差值即肋脊角差。

者 Cobb 角增加 5°～10° 伴或不伴 RVAD 改变，推荐治疗。早期干预旨在管理脊柱和胸腔畸形，以增加肺部发育，促进脊柱正常生长并防止脊柱畸形进展。

3．青少年特发性脊柱侧凸　临床实践中最常见的类型，占临床病例近 80%。侧弯度数小的患病率在男女性别中是相等的，值得注意的是，在较大度数的侧凸患者中女性占大多数（10∶1）。

家人多注意到患者出现肩膀，腰部或背部不对称。有几个因素可以帮助预测侧凸进展的风险。通常发现时的侧弯越大，进展的可能性就越大。双弯比单弯更有可能进展。侧弯进展的速度随着生长速度特别是生长高峰期增加。因此，月经前期、骨骼状态不成熟（使用 Risser 等级评估）会增加侧弯进展的可能性。随着女孩月经初潮后生长减速和男孩青春期后，进展的可能性降低。

在 20 世纪 80 年代初，King 和 Moe 对青少年特发性侧凸进行了分类（图 7-5-4）。基于脊柱站立位 X 线片的类型，描述了五种截然不同的脊柱侧凸畸形。该分类的目的是确定一种可靠的方法选择融合区域。侧凸类型分为 Ⅰ～Ⅴ型，其中Ⅱ和Ⅲ型是最常见的类型。Ⅱ型是胸腰椎弯曲，而Ⅲ型是胸椎弯曲。这种分型的观察者个人及不同观察者之间可靠性不佳，只评估了冠状面的侧弯畸形，没有涉及腰弯／胸腰弯、双弯及三弯型，也没有考虑到畸形的三维变化。

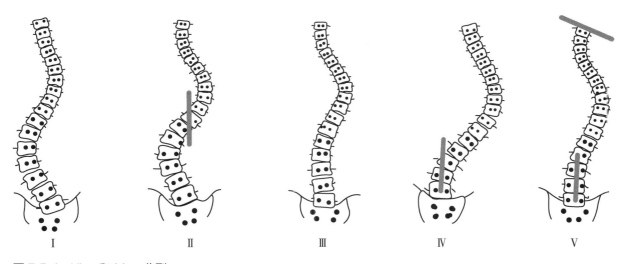

图 7-5-4　King 和 Moe 分型

Lenke 利用三维分型开发了新的分型，该系统将六种侧弯类型与冠状面和矢状面修正参数结合，可分为次要和主要结构弯。主弯定义为最大的侧弯，结构性侧弯是应力位 X 线片不小于 25° Cobb 角的侧弯。该分型基于手术计划目的，将所有结构性弯都包含在融合范围内，缺点是并非所有侧弯类型都被包括在分类中。

4．神经肌肉型脊柱侧凸　由神经或肌肉疾病引起的，其中对大脑、神经或肌肉的损害使脊柱不能保持正常的序列或支撑能力。过去脊髓灰质炎是神经肌肉脊柱侧凸的主要原因，目前脑瘫（CP）和脊柱裂是最常见的病因。神经肌肉性脊柱侧凸也见于进行性神经肌肉疾病，包括迪谢内肌营养不良（Duchenne muscular dystrophy）和脊髓性肌萎缩症。诊断和治疗延迟可加重这些儿童合并的限制性肺病。

患者通常不出现疼痛，但出现肌肉不协调和坐姿困难。随着躯干肌肉变弱，脊柱逐渐开始塌陷，形成一个长长的 C 形塌陷型脊柱侧凸（图 7-5-5）。这些侧弯通常是渐进性的，在生长高峰期进展速度增加，因此这些侧弯易在青春期恶化。

脑瘫越严重，脊柱侧凸在儿童期出现的可能性就越大。粗大运动功能评估量表（gross motor function classification，GMFC）评分 4～5 分的患儿需要儿科医生和物理治疗师的密切检查，以发现脊柱侧凸。专科医生使用坐姿姿势（或尽可能站立）的 X 线片来观察侧凸的进展。依赖轮椅和不能行走的儿童更易患脊柱侧凸，渐进性的侧凸会使他们难以舒适地坐着。严重的畸形患者（尤其是胸弯≥80° 的患者）最常出现肺部问题，包括胸腔容量减少导致反复肺部感染等。

5. 综合征型脊柱侧凸　脊柱侧凸是许多综合征的常见表现之一，包括骨骼发育不良、结缔组织疾病和神经肌肉疾病等，最常见的是神经纤维瘤病和马方综合征。其他常见的还有 Rett 综合征（雷特综合征）、Pradere Willi 综合征（普拉德 - 威利综合征）、成骨不全症和 Ehler-Danlos 综合征（埃勒斯 - 当洛综合征）。与特发性脊柱侧凸患儿相比，综合征型脊柱侧凸患者的临床合并症和手术并发症发生率显著增加。

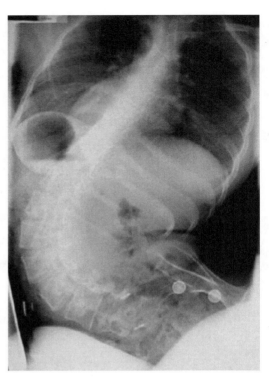

图 7-5-5　C 形塌陷型脊柱侧凸

20 岁男性脑瘫患者，坐位片，提示脊柱塌陷，形成一个长长的 C 形塌陷型脊柱侧凸，伴有骨盆严重倾斜。

神经纤维瘤病（NF）：脊柱侧凸在Ⅱ型 NF 中非常罕见，在Ⅰ型 NF 患者中发病率约 10%～40%。Ⅰ型 NF 患者中有两种类型的侧弯：①营养不良性侧弯，通常是一种短而严重的弯曲且伴有明显的脊柱后凸。②非营养不良性侧弯，类似于特发性侧弯。需要 MRI 以排除营养不良侧弯中椎管内神经纤维瘤可能。因为假关节是常见的术后并发症，因此可能需要联合手术入路治疗。

二、临床评估——病史和体格检查

对于脊柱侧凸患者，了解详细病史很重要，其中包括出生史、发病日期、患者月经和青春期性特征出现时间、发病以来的进展史、患者的疼痛史和活动能力以及患者的家族史。记录患者出生史用以排除先天性或综合征性病因。女性月经初潮的开始时间和男性青春期性特征用于预测侧凸进展的可能性和干预的时间。青少年是最常见的脊柱侧凸受累群体，常出现背部、腰部和肩部的不对称，影响身体形象。特发性脊柱侧凸患者很少出现疼痛或者排尿 / 肛门功能异常，而长期的疼痛或者排尿 / 肛门功能异常可能表明存在潜在的病理改变，如肿瘤、神经系统异常或综合征疾病（比如小脑扁桃体下疝或脊髓栓系综合征）。同时需要关注因脊柱侧凸畸形导致的身体功能继发改变，比如日常生活的活动受限可能表明存在神经异常或心肺问题。应仔细询问家族史，因为近 36% 的患者有一级亲属脊柱侧凸畸形病史。

临床检查应包括身高和体重测量。骨骼发育不良中的身高不成比例与脊柱侧凸有关。必须注意皮肤斑点，如咖啡牛奶斑、毛发斑块或皮肤凹陷。还应注意小腿对称性和足部畸形等下肢异常，以及变形性面部特征。在冠状平面上，除了脊柱弯曲外，还需要观察是否存在肩部或骨盆不对称。在正常的躯干平衡下，C$_7$铅垂线应该平分背部。在有躯干失衡的地方，这条线会将背部分为不对称的两部分。通过 Adam's 试验，更容易评估背部的不对称，判断是否结构性畸形。侧弯的柔韧性可以通过应力位片来评估，有助于治疗计划矫正率评估。在矢状面中，正常胸椎后凸变小并不少见。严重后凸或胸椎后凸减少可能提示先天性病医。

触诊是否有压痛和脊柱活动范围评估，观察步态，进行全面的神经系统检查，包括腹壁反射。腹壁反射不对称可能提示神经系统异常。在年幼的孩子中，可能无法完成全面的检查。可以通过悬吊的方法，评估脊柱柔韧性以及骨盆倾斜度。检查正常的功能活动（如步行和下蹲）也很有用。必须检查下肢是否有畸形或长度差异。

三、治疗前影像学及功能、营养状态评估

1. X 线平片　脊柱侧凸患者就诊时，除体格检查外，普通脊柱全长站立位 X 线平片是评估的基础。普通 X 线平片价格便宜且方便可用，对于侧弯检测也很有用。首次就诊需要拍摄脊柱全长站立位后前位片和侧位片。侧位片可评估矢状位特征，有助于先天性畸形的诊断。对于无显著矢状位畸形的患者，后续随访只需要后前位片。其他 X 线平片检查包括俯卧位侧弯应力位片和牵引位片，以评估患者的侧弯柔韧性。极度后仰片可用于评估后凸畸形的柔韧性。其他少见的 X 线平片检查包括弗格森（Ferguson）位可以评估 L$_5$～S$_1$ 的结构。在坐轮椅的患者中，坐位片可显示骨盆倾斜和脊柱畸形。

X 线平片了解内容：

1）端椎——最大程度地倾斜到侧弯凹侧的顶部和底部的椎体。

2）顶椎——侧弯内最水平的椎体。

3）侧弯位置——颈胸段，胸段。

4）侧弯方向——用向右或左侧凸来标记。

5）侧弯大小——由 Cobb 角测量。

6）Risser 等级——评估成熟度。

侧弯的大小及其随时间的变化是通过 Cobb 角来测量的。从前到后的髂骨骨骺骨化可以预估骨骼成熟度。按照 Risser 分级 0～5 进行分级（图 7-5-6）。

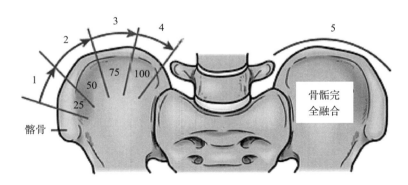

图 7-5-6　Risser 分级

Risser 5 代表骨骼成熟（没有进一步的生长性），0～2 级的进展风险最高。

2.磁共振成像（MRI）　建议对所有重度或进展性的婴儿和幼儿型侧弯患者进行包括颅颈交界处在内的全脊柱 MRI 检查，因为该类患者中约 1/4 有神经系统异常，如阿诺德 - 小脑扁桃体下疝畸形、脊髓空洞、肿瘤和脊髓栓系。对于青少年特发性脊柱侧凸患者，由于 MRI 异常的发现率非常小，MRI 检查有争议。MRI 的其他适应证包括：胸椎左侧侧凸、疼痛、侧弯快速进展、先天性脊柱侧弯、神经纤维瘤病等。

3.计算机断层扫描（CT）　对复杂病例制定术前计划了解脊柱解剖结构非常有用。在一些儿童中，放置脊柱螺钉所需的椎弓根很小或根本不存在，提前了解这些信息非常有用，方便为其他固定方式做准备。

4.其他检查　先天性脊柱畸形患者肾脏和心脏畸形的发生率很高，作为术前检查的一部分，这部分患者都应进行心脏和肾脏超声检查。支气管 - 肺泡发育持续到 8 岁，评估年幼儿童的呼吸功能非常重要。在年龄较大能合作的患者中，肺活量是肺功能简单有效的判断标准。

运动功能评判：尽早确定术后恢复的要求，是否需要适应轮椅以改变家庭环境，帮助术后恢复，确保治疗顺利进行。

饮食支持：手术前应评估营养需求，营养状况在感染控制中起着重要作用。如有必要，手术前调整营养状态。

四、治疗

1.治疗适应证　总体原则，超过 20° 的任何节段侧弯都需要进一步的随访。6 个月内侧弯角度增加 5° 或 1 年内增加 10°，可认为发生明显进展。有明显进展的证据或初次就诊侧弯较大时，必须开始治疗。预测具有严重后果的进展可能，例如先天畸形，手术可能是首选的初始治疗方法。对于侧弯在 20°～40° 之间的年龄较大的儿童，观察或支具治疗。

脊柱侧凸可能进展的危险因素：生长发育高峰期、生长潜力（年龄、月经初潮前状态、Risser 征小于 2 级）、侧弯模式（双弯多于单弯）、侧弯大小（较大的侧弯更有可能进展）、不寻常的侧弯模式，即左胸弯、胸椎严重后凸畸形、女性患者等。

2.治疗目的　①防止侧弯进展；②在冠状面和矢状面上实现良好的矫正；③改善外观；④实现脊柱融合；⑤预防长期残疾可能。

3.石膏和支具　目前是最接近仿生治疗目的治疗方法，如果能够治愈，可以达到脊柱生长、脊柱序列及脊柱运动功能的恢复。目标是控制侧弯，减缓侧弯进展，推迟手术时间，尽可能接近骨骼成熟。在柔韧性好的年幼患者，首先应用石膏（全身麻醉下）治疗，需要定期更换（每月 3～4 次），序贯治疗，以跟上生长发育需要，达到控制侧弯的目的通常需要 12～18 个月，可以在骨骼接近成熟时停用或改用支具治疗。然而，石膏、支具的结果不如手术可以预测，并且与患者依从性直接相关，必须每天佩戴长达 20 小时。在支具治疗失败的情况下应进行手术。

4.手术　脊柱侧凸是一种与生长相关的疾病，患者发育越不成熟，治疗策略应越积极。某些侧凸，如先天性、神经肌肉和综合征型脊柱侧凸，更有可能需要手术治疗。

手术目的是阻止侧弯进展并纠正冠、矢状面畸形。重要的是要考虑融合对脊柱生长潜力的影响，分别进行短节段融合、各种非融合或长节段融合治疗。既往的骨骺阻滞技术的应用因为并发症及治疗效果的不确定性，目前应用逐渐减少。脊柱快速生长有两个时期，即 0～5 岁和 10～16 岁。

介于两者之间是脊柱生长相对稳定期。有专家设计了一个公式来确定脊柱融合术后潜在脊柱受影响的量（厘米为单位，公式为 0.07× 融合节段数 × 剩余增长年数），可以粗略估计融合对脊柱缩短影响的程度。

（1）早发性脊柱侧凸非融合手术：

1）传统生长棒的非融合手术。

2）磁控撑开生长棒可以使用磁控技术在门诊进行撑开。

3）Shilla 系统允许脊柱自然生长，同时适当矫正。

4）垂直可扩展钛肋装置（VEPTR）适合胸部和脊柱的后部放置的特制金属装置，分为肋骨-肋骨、肋骨-脊柱、肋骨-髂骨三种，可以随着患者生长而撑开。

5）侧前方椎体栓系/骑缝钉（Tethering/Stapling）根据骨骺阻滞的原理，在脊柱侧凸的凸侧安置压力装置以减少凸侧骨骺生长，使用 Tethering/Stapling 可随时间增加脊柱侧凸的凸侧椎体骨骺间的压应力，增加侧弯矫形效果。

6）融合手术：对于骨骼发育尚不成熟的患儿，应慎行融合手术，仅用于角状畸形的短节段融合治疗（如半椎体切除短节段融合），且一般融合范围在 4 个运动节段以内。其他患儿应尽量使用非融合技术到达青春期后再行脊柱融合手术。

（2）青少年期脊柱侧凸：治疗方法以融合治疗为主。入路选择：①前路融合；②后路融合；③前后路联合融合治疗。决定前路还是后路融合取决于侧弯的位置、大小和僵硬度。当然，外科医生的经验也决定如何治疗侧凸畸形。前后路技术各有优缺点：前路技术可减少失血量，通常可以比后路少融合一到两个节段；后路技术可以避免损伤胸腔和内脏。

目前脊柱侧凸最终手术目的是为患者提供序列正常、解剖仿生的脊柱，恢复脊柱生物力学平衡，尽可能恢复患者正常生活方式，避免出现与进行性脊柱畸形进展相关的并发症。但由于目前医疗技术的限制，仍不能做到畸形节段内的脊柱运动功能的恢复，期待脊柱仿生治疗的进步带来脊柱功能的改善。

（惠华）

参考文献

[1] 尹庆水，王建华．寰枢椎脱位的治疗进展 [J]．中华骨科杂志，2015，35（5）：586-594．

[2] 许正伟，郝定均，贺宝荣，等．前后路联合手术治疗齿状突骨折畸形愈合伴难复性寰枢椎脱位 [J]．中国脊柱脊髓杂志，2012，22（6）：505-509．

[3] 尹庆水，昌耘冰，夏虹，等．寰枢关节脱位的综合分型及临床应用 [J]．中华外科杂志，2008，46（4）：280-282．

[4] 郝定均，贺宝荣，许正伟，等．寰椎椎弓根螺钉和侧块螺钉技术的临床疗效比较 [J]．中华骨科杂志，2011，31（12）：1297-1303．

[5] 尹庆水，艾福志，章凯，等．经口咽前路寰枢椎复位钢板治疗难复性寰枢椎脱位疗效观察 [J]．中华骨科杂志，2008，28（3）：177-181．

[6] 顾一飞，陈华江，袁文. 人工颈椎间盘置换术的问题与展望 [J]. 中国脊柱脊髓杂志，2020，30（12）：4.

[7] 郝定均，刘团江，吴起宁，等. 腰椎间盘突出症评分分型方法的建立及临床应用 [J]. 中国矫形外科杂志，2004（Z4）：13-15.

[8] 郝定均，刘团江，吴起宁，等. 腰椎间盘造影在椎间盘源性腰痛诊治中的应用 [J]. 中华外科杂志，2006（24）：1675-1677.

[9] 郝定均，马建生，姚建锋，等. 简明临床骨科学 [M]. 北京：人民卫生出版社，2014：932-940.

[10] 万大地，袁野，范鑫超，等. 腰椎滑脱症的分类及治疗进展 [J]. 中国医药导刊，2021，23（3）：190-194.

[11] 周强. 科学认识和规范应用腰椎经椎弓根动态固定技术 [J]. 中华骨科杂志，2021，41（17）：1175-1179.

[12] 朱雷，拓源，郝定均，等. 两种入路 TLIF 手术方法治疗腰椎滑脱症的临床效果及对脊柱相关参数影响的比较 [J]. 临床医学研究与实践，2021，6（14）：1-3, 8.

[13] 杨俊松，郝定均，刘团江，等. 脊柱机器人与透视辅助下经皮植钉治疗腰椎滑脱症中植钉精度的对比研究 [J]. 中国修复重建外科杂志，2018，32（11）：1371-1376.

[14] 屈巍，黄云飞，宋宗让，等. 峡部植骨修补联合临时单节段钉棒固定治疗青少年腰椎峡部裂 [J]. 中国组织工程研究，2017，21（11）：1707-1711.

[15] 杨惠林，李茂，王根林. 青少年腰椎滑脱若干重要问题的探讨 [J]. 中国脊柱脊髓杂志，2015，25（5）：387-388.

[16] 王超，杨长伟，石志才. 腰椎滑脱症的新分类及治疗进展 [J]. 骨科，2018，9（6）：498-500.

[17] 邵珂，吉立新. 峡部裂性腰椎滑脱症的手术治疗进展 [J]. 中国骨伤，2019，32（3）：283-287.

[18] 徐波，赵杰，赵长清. 重度腰椎滑脱研究进展 [J]. 国际骨科学杂志，2013，34（6）：409-411.

[19] 许正伟，郝定均，郭华，等. 骶管减压腰髂固定后外侧植骨融合治疗 Denis Ⅲ型骶骨骨折伴腰盆分离 [J]. 中国脊柱脊髓杂志，2012，22（5）：428-432.

[20] Genitiempo M, Perna A, Santagada DA, et al. Single-level Bryan cervical disc arthroplasty: evaluation of radiological and clinical outcomes after 18years of follow-up[J]. European Spine Journal, 2020, 9(11): 2823-2830.

[21] Wei X, Zhao D, Wang B, et al. Tantalum coating of porous carbon scaffold supplemented with autologous bone marrow stromal stem cells for bone regeneration in vitro and in vivo[J]. Experimental Biology & Medicine, 2016, 241(6): 592-602.

[22] Zhao S, Hao D, Jiang Y, et al. Morphological studies of cartilage endplates in subaxial cervical region[J]. European spine journal, 2015, 25(7): 2218-2222.

[23] Dasenbrock HH, Juraschek SP, Schultz LR, et al. The efficacy of minimally invasive discectomy compared with open discectomy: a meta-analysis of prospective randomized controlled trials[J]. J Neurosurg Spine, 2012, 16(5): 452-462.

[24] Hussain I, Kirnaz S, Wibawa G, et al. Minimally Invasive Approaches for Surgical Treatment of Lumbar Spondylolisthesis[J]. Neurosurgery Clinics of North America, 2019, 30(3): 305-312.

[25] Soliman HM. Irrigation endoscopic decompressive laminotomy. A new endoscopic approach for spinal stenosis decompression[J]. The Spine Journal, 2015, 15(10): 2282-2289.

[26] Reitman CA, Cho CH, Bono CM, et al. Management of degenerative spondylolisthesis: development of appropriate use criteria[J]. The Spine Journal, 2021, 21(8): 1256-1267.

[27] Chan AK, Sharma V, Robinson LC, et al. Summary of Guidelines for the Treatment of Lumbar Spondylolisthesis[J]. Neurosurgery Clinics of North America, 2019, 30(3): 353-364.

[28] Karsy M, Bisson EF. Surgical Versus Nonsurgical Treatment of Lumbar Spondylolisthesis[J]. Neurosurgery Clinics of North America, 2019, 30(3): 333-340.

[29] Haleem S, Nnadi C. Scoliosis: a review[J]. Symposium: Surgery and Orthopaedics, 2018, 28(5): 209-217.

第八章
脊柱疾病常用仿生治疗技术

第一节　寰枢椎脱位复位融合固定技术

寰枢椎脱位（atlantoaxial dislocation，AAD）是指多种病因造成的寰椎与枢椎骨关节面失去正常的对合关系，发生关节功能障碍和/或神经压迫的解剖学改变，不是一个独立的临床疾病。因此，在寰枢椎脱位的治疗原则上除针对原发疾病与损伤之外，更应强调矫正脱位，解除压迫，重建稳定。除部分仅需非外科治疗的情况外，复位固定植骨融合技术已成为治疗 AAD 的重要手术方法。

目前 AAD 的外科治疗适应证主要有：①合并脊髓神经功能障碍的 AAD，或虽无脊髓神经功能障碍，但持续颈部疼痛不减轻、有交感神经症状（如头晕、视物不清、睁眼无力、胸前憋闷而心电图正常等）者。②寰齿前间距≥5mm 或非外科治疗中发现寰齿前间距增加，亦应积极外科治疗。③不可修复的寰枢椎脱位，不稳定系数为 25%～40% 的年轻、运动剧烈者为相对手术适应证。④不稳定系数为 40% 以上者，因预料日后将出现慢性脊髓病症状，为减少致残，需要外科治疗。

一、牵引技术

牵引治疗成为寰枢椎脱位重要的治疗办法，儿童枕颌带牵引质量从 1～2kg 开始，成人或 10 岁以上少年则使用颅骨牵引，质量从 2～3kg 开始，逐渐增加质量，陈旧性脱位和严重的慢性脱位常难以复位，成人可用到 8～10kg 的大质量牵引，牵引时间可延长至 1～2 周以上。给予牵引治疗时，需要定期进行床旁拍摄侧位 X 线片检查，了解脱位是否已有复位，同时神经系统检查也是每天必要的查房项目，以判断患者神经症状的变化。术者需要根据牵引复位的结果决定外科治疗的方案。

二、减压松解技术

对于单纯牵引及松解后牵引可以复位的手术病例，如复位后寰椎椎管容积得到有效的扩大，复位即可达到减压目的，手术操作仅需要进行有效的固定及植骨融合即可。固定尽可能选择诸如 C_0～C_1、C_1～C_2、C_0～C_2（先天性寰枕融合病例）单一运动单元复位、固定融合，保留更多的上颈椎活动功能。

如果复位仍不能达到减压目的，由结核、强直性脊柱炎、类风湿性关节炎和严重 C_1～C_2 创伤骨折等因素造成的寰枢椎关节破坏，三维 CT 显示 C_1～C_2 关节突关节已骨性融合，这类寰枢椎脱位经牵引和手术松解均不可复位，应选择切除脊髓前方的致压物减压，行经口齿突切除术：术前 1 周检查、治疗口咽部疾患；复方硼砂含漱液漱口，或超声雾化行口咽部净化处理 4～5 天；术前 1 天或术中气管切开，术中先行颅骨牵引。全身麻醉，仰卧，头高足低位，中立位插管，留置胃管。先行经口咽前路减压术，术毕更换体位，俯卧位再行后路枕颈融合术，或术后 2～3 周再行寰枢椎或枕颈融合术。术者头戴耳科灯，坐患者头顶侧，用 McGarver 开口器张开口腔，口咽部用碘伏消毒，以示指在咽后壁触及寰椎前结节，以此为中心做咽后壁纵切口，电凝止血，行骨膜下剥离，双侧软组织各缝一针，向两侧牵开，高速气钻切除齿突，若后纵韧带向前膨出，则减压满意；若后纵韧带瘢痕或钙化，未向前膨出时，需切除后纵韧带。经口入路，因感染风险大，技术要求高，尚未广泛使用。也可行经乳突后枕颈外侧入路齿突切除术（1998 年宋跃明率先报告），该入路为理想的术式。患者侧卧位，并向腹侧倾斜约 15°，保持术中枕颈部的相对稳定。自乳突与枕外隆凸连线中点向下做纵切口，切开皮肤皮下组织后，于胸锁乳突肌后缘与斜方肌之间分别切断头颈夹肌、头半棘肌、头后大小直肌和头上下斜肌，电凝止血。需注意先天性畸形和损伤后解剖结构改变，勿伤及椎动脉。显露枕外隆凸、颅底外侧和寰椎后弓，行骨膜下剥离。将手术侧寰椎后弓向前切除至横突后方，颅底外侧以磨钻磨削扩大，轻轻将硬脊膜向后牵，即可见 C_2 椎体、齿突后外侧及颅底斜坡，用气钻向对侧磨削齿突直到切除。$C_1 \sim C_2$ 脱位可复位者，行 $C_1 \sim C_2$ 固定植骨术；$C_1 \sim C_2$ 脱位不能复位时，行 C_1 后弓切除＋枕颈融合术，用颈托，或 Halo-vest 架固定，或颈胸石膏固定 12 周。

对于牵引无法复位的 AAD 则需要外科手段进行松解，随后才可进行有效复位。如果术前三维CT 显示寰枢椎侧块关节没有骨性融合者，最好采用经口咽前路手术完全切断、松解阻碍复位的组织结构，为提高手术的安全性，可仅做寰枢椎前方的表浅软组织松解，不切除齿突，大大简化了手术的复杂性，缩短手术时间，降低了并发症发生率。

如果发现寰枢椎侧块关节已经形成骨性融合者，则需要对侧块关节进行松解后方可复位，目前主要是单纯后路侧块关节松解这一方法。关节间松解、撑开、加压、过伸复位技术是单纯后路复位技术的关键。在松解侧块关节时需要注意保护侧块后方的静脉丛，同时尽量保护 C_2 神经根，如已经损伤 C_2 神经根，则可以对该神经根进行离断。

三、固定技术

内固定是保证复位成果的有效措施，往往分为前路及后路固定方法。为了减少损伤，复位与固定融合尽量选择同一入路。

（一）前路手术

适用于难复性寰枢椎脱位。前路松解复位后使用前路钢板进行固定，内固定系统由尹庆水等发明。该前路手术术前 1 周检查、治疗口咽部疾患；复方硼砂溶液漱口，或超声雾化行口咽部净化处理 4~5 天。需要气管切开进行全身麻醉，在颅骨牵引下进行手术。口腔常规清洁处理后，碘伏彻底消毒面部、口腔及咽部，沿中线纵行切开咽后壁 3~4cm，分开头长肌和颈长肌并向两侧牵开，显露寰枢椎前部结构和侧块关节，必要时可使用高速磨钻切除宽约 1~1.5cm 的寰椎前弓及齿突，清除周围瘢痕组织，切除侧块关节关节囊及周围瘢痕组织，处理关节软骨。于寰枢椎前面安装上合适大小的钢板，在钢板上方的螺钉孔内将两枚螺钉固定于寰椎侧块上。在钢板滑槽上临时固定一枚螺钉，螺钉根部留 2~3mm。使用复位器远端的上臂向上持住钢板上方横梁，向下持住枢椎上的临时固定钉，撑开复位器远端的上臂和下臂就可将临时固定螺钉与钢板分开（临时固定螺钉可沿钢板上的骨槽向下滑动），这样使两个整体分开，从而达到将向前下脱位的寰椎向上撑开的目的。旋转寰枢椎复位器上端的旋钮即可从前向后旋拧推进钢板，直至将寰椎向后复位。使用另外两枚螺钉将钢板固定于枢椎体前表面的两侧锁紧并去除临时螺钉。复位后固定前取自体髂骨行侧块关节间植骨。

（二）后路手术

后路手术患者术前需行枕后至颈部备皮处理，头发至少剃至枕骨以上。采用全身麻醉下经口气管插管，患者取俯卧位，使用普通颅脑手术头架。手术在牵引下进行。常规消毒铺单后行后正中纵向切口，长度约 $10\sim15cm$，切口自枕外隆凸下 $1.5cm$ 至 C_3 棘突下缘，纵向切开各层，电凝止血，剥离后方软组织，以寰椎后结节为中点，成人其左右后弓露出 $15mm$、小儿 $10mm$ 较安全，若超出上述范围，有伤及椎动脉的危险。自动拉钩牵开术野软组织后，行寰枢椎固定植骨术。

1. 钢丝固定法和椎板夹固定法 Gallie 法（1939）于 C_1 后弓下穿钢丝由 C_2 棘突下穿出，将 $C_1\sim C_2$ 椎板上植骨块进行固定。与此类似的手术方法目前仍为专科医生选用，如 Alexander 法（1958）、McGraw 法（1973）、Fielding 法（1976）、Brooks 法（1978）、椎板夹固定法（Tucker 法）。1975 年，加拿大 Tucker 报告用椎板夹具 Halifax 治疗 C_2 以下的脱位，20 世纪 80 年代用于寰枢椎固定，上下夹分别钩住寰椎后弓和枢椎椎板，两夹间由螺杆相连，植骨块置于左右椎板夹于寰椎后弓和枢椎椎板之间。与此类似的手术方法还有 Apofix 夹。上述两类术式是经典的 $C_1\sim C_2$ 椎板固定术式，但椎板下穿钢丝或椎板夹进入椎管，有伤及脊髓的危险，应予重视。对齿突不完整的病例固定效果不好，拧紧此钢丝或夹子，可引起不稳定的 C_1 椎体向后移位，最后融合在一个脱位的位置，近年发展起来的寰椎椎弓根螺钉固定技术弥补了这一缺点。术后使用 Halo 支架、石膏或颈胸矫形器制动，通常需要制动 12 周。

2. 寰椎"椎弓根"螺钉技术 C_1 侧块螺钉首先由 Goel 和 Laheri 于 1994 年提出，直到 2001 年 Harms 和 Melcher 使用后才逐渐引起重视。2002 年谭明生等人改良了 C_1 侧块螺钉技术，首先提出了经寰椎后弓侧块螺钉技术，即寰椎"椎弓根"螺钉技术。由于它比经关节突螺钉安全，在某些因解剖结构的限制而不适合使用经关节突螺钉和钢丝固定的病例，却可以使用"椎弓根"螺钉技术。该技术较目前常用的其他内固定方法有如下优点：①在寰枢关节复位前植入螺钉，具有术中平稳地提拉复位寰枢椎的功能；②螺钉不会破坏 $C_1\sim C_2$ 关节，因此可用于临时固定；③且不需要在 C_1 后方绑钢丝，这尤其适用于寰椎后弓有缺损的病例。

由于 C_1 与 C_2 处于颅、椎连接区域，解剖位置深在，结构复杂，与延髓、椎动脉、颈内动脉、咽喉和食管等重要结构相比邻，一旦 $C_1\sim C_2$ 运动单元失去稳定性，发生脱位，有可能累及延髓生命中枢，造成严重残废，甚至威胁生命。所以，长期以来被临床视为外科手术的"禁区"。随着对解剖学、生物力学和外科技术的深入研究，临床在寰枢椎脱位的外科治疗观念、技术与方法等方面都有了很大的进步。尤其是寰椎"椎弓根"螺钉内固定技术，这是目前临床治疗寰枢椎脱位最好的复位、固定和融合技术之一。

（1）Currier 和 Melcher 将 C_1 侧块螺钉的植入分为两种基本技术：① Harms、Melcher、Gupta 和 Goel 建议进钉点为侧块后方中心，钉道由术前薄层 CT 及术中侧位片共同决定。钻头在矢状面上（与后弓下表面平行）朝向 C_1 前弓，钉头向内成角。②谭明生等人改良了 Goel、Harms 和 Melcher 的技术，将进钉点设计在寰椎后弓，该技术可允许长螺钉的植入寰椎的后弓和侧块，提供类似 C_1 椎弓根螺钉固定的效果。同时，经后弓置钉，进钉点位置表浅，不必过多剥离 $C_{1,2}$ 之间硕大的静脉丛和神经根，可避免操作过程中，汹涌出血的可能性（图 8-1-1）。

（2）寰椎"椎弓根"螺钉技术具有三柱三维固定和术中提拉复位的功能：可用于寰枢椎单纯后

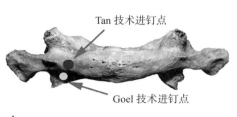
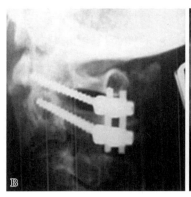
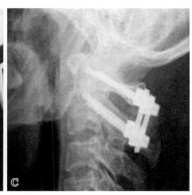

图 8-1-1 寰椎置钉技术

A. 两种进钉点的示意图；B. Goel 技术；C. Tan 技术。

路固定融合，更是治疗 I b 型（手术复位型）$C_1 \sim C_2$ 脱位最好方法。具体操作方法：①患者俯卧位，局部麻醉或全身麻醉，颅骨固定架固定于轻度屈曲位。②后正中切口，沿后弓后下方，紧贴骨膜显露寰椎后弓至旁开中线 20mm 范围。③根据术前测量参数，用量规测量寰椎后结节至两侧进针点的距离约 20mm，确定进针点。使用小型骨膜剥离器剥离后弓上下骨膜，使用神经剥离子在骨膜下将椎动脉横部向头侧牵开，将 C_2 神经根和静脉丛等向远侧牵开，完全暴露后弓。进钉点位置在中线旁开 20～22mm 与后弓的后下缘交汇处，进钉方向在冠状面上保持内倾 10°～15° 进钉，矢状面上钉头向头侧倾斜约 5°～10°。但应注意个体化操作，因为后弓侧块在解剖学上存在着个体间的差异。④在后弓进针点处用磨钻或咬骨钳去除少量支质骨，将开路锥置于进针点，保持内倾 10°～15°，头倾 5°～10° 方向钻孔。⑤将直径 1mm、长度 30mm 的克氏针植入已显露的椎弓根管孔内，C 形臂 X 线机透视，证实进针位置和方向正确后，按导针方向用扩孔锥扩孔，攻丝，植入螺钉。⑥根据需要决定是否进行经口腔前路松解复位，或枕骨大孔和寰椎后弓减压。⑦用骨刀或磨钻将后弓及枢椎椎板皮质造成粗糙面，取髂骨植骨。⑧轻度后伸头颈，恢复颈椎曲度，安装钢板或钛棒，完成矫形固定。⑨再次透视或拍片确定内固定及矫形满意后，缝合切口。

3. 枢椎螺钉技术 枢椎螺钉有两种常用的植入法。①枢椎峡部螺钉法：用神经剥离器将 C_2 神经根和静脉丛挑起，显露出枢椎椎弓峡部的上面和内缘，推测出进针点，用手锥穿破骨皮质，直视下沿椎弓峡部的上面和内面皮质下逐渐深入达到椎弓根。这种方法的进钉点及进钉方向强调个体化，可明显减少螺钉突破椎弓根内壁及损伤椎动脉与神经根的可能性。一般情况下进钉点位于距 C_2 椎板上缘 5mm 与 C_2 峡部内侧缘 7mm 的交点处，进针方向应与患者的矢状面呈 10°～20° 夹角，与人体纵轴的横切面呈 30° 夹角。②枢椎峡部螺钉法：进钉点位于 C_2 侧块中央垂直线的中点，螺钉向头侧倾斜 25°，向中线倾斜 15°～25°（图 8-1-2）。

关于 C_2 峡部的解剖学研究以及螺钉植入的方法在一些文献

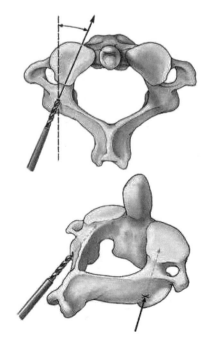

图 8-1-2 枢椎植钉技术

中有报道。大多数 C_2 峡部粗大，容易放置螺钉。但是少数人，尤其枕颈区先天畸形者，很容易合并 C_2 峡部发育细小、异常，其周围的椎动脉和椎静脉丛很可能同时存在变异，这样的病例勉强手术，植入螺钉时容易导致腔窦内椎动脉和椎静脉丛的损伤，严重时可引起椎动脉和椎静脉系统的血栓性疾病。Roy Camille 和 Smith 报道 C_2 峡部螺钉固定可以发生神经血管损伤等并发症，建议 C_2 峡部螺钉走行应向内倾斜 15°，向上倾斜 35°。Ludwing 认为直接探及 C_2 峡部内界，使手术医生直观感觉 C_2 峡部对准确植入螺钉是非常必要的。Karaikovic 测量 53 例尸体颈椎，结果 8.4% 的 C_2 峡部宽度 <4mm，而高度都 >4mm。Xu 测量 50 例 C_2 骨标本，结果峡部轴线投影于 C_2 椎板上缘水平线下方 5.4mm 与椎管外界垂线外侧 7.2mm 处（即入钉点）。其 C_2 峡部的测量结果如下：男性宽度 8.6mm（6~12mm），女性宽度 6.9mm（6~10mm）；男性高度 7.7mm（5~10mm），女性高度 6.9mm（4~10mm）；男性长度 25.6mm（23~31mm），女性长度 25.5mm（23~29mm）。经验证明峡部螺钉的位置应该位于峡部中央，并在侧块和椎体内的行程尽可能地长，以增加固定强度。术者需要熟悉 C_2 椎弓根、侧块以及邻近椎动脉、神经根的应用解剖，术前需仔细研究 CT 三维重建片及 MRI 影像资料，术中需要仔细显露 C_2 侧块、椎弓根内侧缘及峡部。

4. 枢椎椎板螺钉技术　2004 年，Wright 首先提出了枢椎椎板螺钉固定技术，虽然枢椎侧块技术已非常成熟，但特殊病例固定术往往面临一些难题，即枢椎椎弓根发育畸形、椎板发育畸形进行椎弓根固定时正常解剖标志消失，进针点难以确定，部分患者椎动脉行走异常，横突孔在枢椎侧块内形成一个硕大窦腔，进行椎弓根固定时容易损伤椎动脉。Wright 介绍的经枢椎椎板交叉螺钉固定技术可避免以上不足。

具体操作：患者取俯卧位，头部使用三钉 Mayfield 头部固定器固定颈椎保持在中立位。以常规方式暴露 C_2 的棘突、椎板。使用高速钻在 C_2 棘突和椎板的交界处打开一个小的"入口"皮质窗口。同样，使用高速钻在 C_2 侧块和椎板的交界处打开一个小的"出口"皮质窗口。使用手钻，沿其长度小心地钻孔对侧椎板，使钻头瞄准"出口"点。

西安市红会医院发明的螺钉植入导向器能更有效避免钻头或螺钉没有侵犯椎板的内部皮质，甚至可以达到双皮质螺钉固定，并且能够测量螺钉长度。一般情况下，我们能够放置长度为 20~30mm、直径为 3.5mm 或 4.0mm 的螺钉，从而获得生物学稳定性（图 8-1-3）。

枢椎椎板螺钉的发明解决了少数骨质疏松病例枢椎螺钉无法植入固定的问题，但是因为适用范围窄，只能作为补充方法，较少使用。临床使用中需要根据情况灵活选用固定方法，如寰椎椎板钩联合枢椎椎弓根钉技术等，不同的固定方法相结合使用。

5. Magerl 螺钉固定术　1972 年 Roy Camille 和 Saillint 介绍了侧块螺钉钢板固定治疗颈椎骨折的经验。1987 年 Magerl 将侧块螺钉技术应用于 C_1~C_2 侧块关节固定，

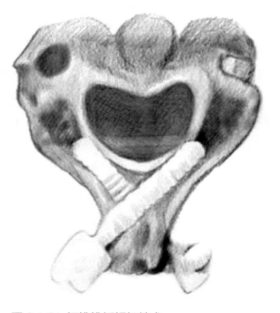

图 8-1-3　枢椎椎板螺钉技术

称为 Magerl 融合术。该技术步骤如下：全身麻醉俯卧位，自枕外隆突至颈棘突连线作切口，显露枢椎椎弓峡部、$C_1 \sim C_3$ 椎板及双侧块，枕外隆突处尽量做到少剥离或不剥离，以防出现枕寰融合。第一步行 Magerl 术：寰枢椎复位，C 形臂 X 线机侧位透视显示复位满意，显露并验证寰枢椎关节突关节面，以枢椎椎板与侧块移行处外侧 2mm，枢椎下关节突上方 3mm 坐标点作为进钉点，进钉方向在冠状面上钉尖向内成角 0°~10°，在矢状面上钉尖对准寰椎前弓（透视监控方向）。导针自进钉点经枢椎峡部近后、内侧面，进入寰椎侧块，C 形臂 X 线机显示导针穿越寰枢椎关节突，未钻透对侧皮质，2.7mm 空心钻攻丝，近端稍扩孔，在导针指引下拧入直径 3.5mm 全螺纹螺钉，检查寰枢椎固定牢固程度。第二步行改良 Gallie 法：于中线处小心剥离寰椎后弓下方，自寰枢间隙紧贴寰椎后弓插入钢丝，于寰椎后弓上方穿出椎管，拉出钢丝，将钢丝尾端从 $C_{2,3}$ 棘间韧带穿出，绕过枢椎棘突，拉紧钢丝，完全拧紧关节突螺钉并锁紧钢丝。将适量颗粒状松质骨植于寰枢椎板间隙，将髂骨块置于其上并固定之。最后将 C_2 棘突打孔，将颈后肌肉、筋膜缝合在棘突上，常规引流。术毕拆除颅骨牵引，颈托制动 12 周（图 8-1-4）。

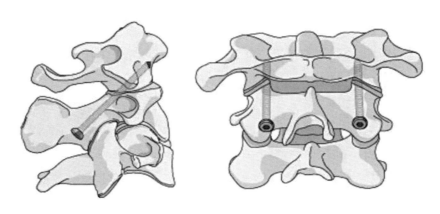

图 8-1-4 Magerl 螺钉固定技术

6.**枕颈固定术** 枕颈融合术融合颈椎范围虽无限定，但因融合脊柱节段越多，生理运动丢失就越多，邻近节段代偿性应力增加，可加速颈椎退变与不稳，因而在不影响手术效果的前提下，脊柱融合的节段应尽可能地少。

颈枕部稳定性重建的内固定术式很多，传统术式以钢丝加植骨块固定和钢丝结合棒固定较为常见，但由于固定提供的力学稳定性较弱，手术需要固定融合的节段较多，部分病人术后尚需坚强的外固定支持。近年来提倡的螺钉和棒或钢板内固定术，可获得较强的生物力学稳定性，并且不依赖于枕骨及上位颈椎椎板的完整，有利于术中彻底减压，保证治疗效果。

由于解剖的特殊性及手术的风险较高，椎弓根内固定在颈椎的应用较少。早在 1964 年，法国的 Leconte 对 1 例创伤性寰椎脱位患者首次进行了 C_2 椎弓根的螺钉植入，开创了人类颈椎椎弓根内固定的先河。随着寰枢椎椎弓根螺钉技术的发展，近年来美国的 Currier、Goel、Harms 和国内的谭明生、郝定均等学者把颈椎椎弓根螺钉技术与枕骨钉板技术结合起来，充分应用椎弓根螺钉技术三维内固定和术中复位的优越性，尽可能地实现了诸如 $C_0 \sim C_1$、$C_1 \sim C_2$、$C_0 \sim C_2$（先天性寰枕融合病例）单一运动单元复位、固定融合，保留更多的上颈椎活动功能。手术方法和术后处理参见寰枢椎椎弓根螺钉固定技术（图 8-1-5）。

四、融合技术

（一）寰枢椎后弓棘突间融合技术

寰枢椎后弓棘突融合技术：寰枢椎是脊柱活动量大，活动形式复杂的部位，寰枢椎脱位治疗的远期疗效好坏取决于植骨融合能否保持住手术复位和内固定的成果。一般植骨床选择为寰椎后弓及枢椎椎板棘突，此处植骨量不大，骨性融合质量要求高，建议选用自体髂骨植骨。植骨技术要点：①要充分显露植骨床，并用磨钻或咬骨钳处理 $C_1 \sim C_2$ 后弓和椎板的皮质骨；②寰枢椎植骨量不大，骨性融合质量要求高，建议选用自体髂骨植骨，在植骨床和髂骨块接触面之间填充松质骨泥，提高植骨融合率；③选用 10 号丝线、钢丝或其他合适的方法将植骨块固定在钢板上，以免植骨块移位。植骨融合的成功是手术远期效果的重要保证。

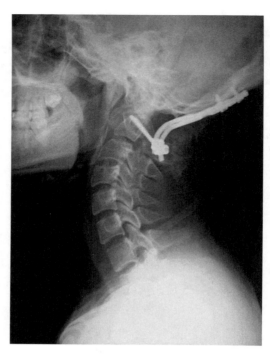

图 8-1-5　颈枕固定技术

（二）寰枢侧块关节融合

寰枢侧块关节也是理想的植骨床，侧块关节植骨量要求低，同时具有很高的融合率，可以与后方植骨联合使用，也可以在后方结构缺如的情况下单独作为植骨床。采用上颈椎后路常规体位及暴露方法。暴露寰枢椎侧块关节，使用神经剥离子分离寰枢关节后方周围的组织，沿着枢椎椎板及关节骨面分离周围软组织，将这些软组织向寰椎方向牵拉。C_2 神经根复合体周围的硬膜外静脉丛通常容易破裂出现。为了避免静脉丛出血，术中不需要暴露 C_2 神经根。必要时使用双极电凝止血。为了保护 C_2 神经根，在 C_2 神经根和牵开器之间放置一小块明胶海绵，为保护神经根，在牵拉 5 分钟后至少释放 30 秒。打开关节后通过高速磨钻及小刮勺广泛去除关节软骨。关节处理完成后使用自体骨或同种异体骨进行植骨。

随着手术技术的不断进步，寰枢椎侧块关节作为植骨床已经不再有技术屏障，同时不少病例需要恢复寰枢侧块关节高度，由此寰枢椎侧块关节融合器开始逐步应用。

既往设计的寰枢侧块关节融合器存在易导致关节面塌陷、在外力干扰下容易导致融合器在关节间隙内滑动等问题，最终导致融合失败。郝定均发明的 3D 打印多孔钛合金寰枢侧块关节融合器，基于大量寰枢侧块关节的解剖测量数据，以仿生理念设计。融合器上贴骨面整体凸起呈弧形，下面呈平面，符合人体寰椎椎关节面固有生理曲度，能够与关节面良好吻合，侧壁与上、下贴骨面分别呈 85° 和 105° 夹角，植入寰枢椎椎间关节时融合器侧壁保持纵向竖直方向、与脊柱纵轴平行，此时融合器上、下贴骨面与水平面（垂直脊柱纵轴平面）呈 15° 夹角，此夹角正好与寰枢椎椎间关节与水平面夹角相吻合，因而能够更加适应关节面生理结构、与关节面更加匹配。融合器中空留有植骨床，上下面留有倒齿，可防止其移位。采用 3D 打印方法构建出具有三维立体结构、相互贯通的多孔钛合金孔隙，立体孔隙结构能诱导植骨颗粒与上下椎体终板的骨组织交织生长，同时利于新生骨组织血管化，从而加速实现关节间隙骨性融合（图 8-1-6）。

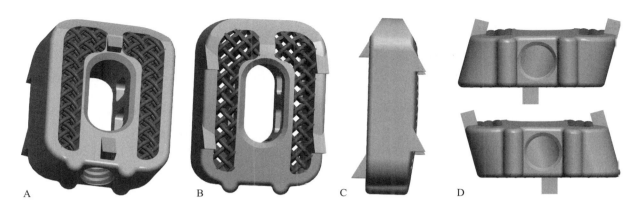

图 8-1-6　3D 打印解剖型寰枢侧块关节融合器

A. 上面观；B. 下面观；C. 矢状位观；D. 额状面观。

　　该种新型寰枢侧块关节融合器符合寰枢关节解剖结构，且可以定制打印，能做到最大程度的结构仿生，同时稳定性良好，不易脱出；并且植骨床大且有 3D 打印多孔钛合金孔隙，有利于骨长入，为上颈椎仿生治疗又提供了新的方法。

（贺欣）

第二节　人工颈椎间盘置换术

　　自 20 世纪 50 年代以来，颈椎前路减压融合固定术（anterior cervical discectomy and fusion，ACDF）广泛应用于外伤、炎症、颈椎退变性疾病等多种疾病，目前已作为外科治疗脊髓型及神经根型颈椎病的金标准。"融合"已成为判断手术是否成功的主要标准之一，融合术在神经组织减压或者矫形以后能重建脊柱稳定性与维持脊柱的序列，这也是它应用数十年仍经久不衰的原因所在。然而，颈椎融合以后虽然能够实现解剖仿生、力学结构仿生的目的，但是改变了脊柱融合节段的正常生理功能及生物力学行为，导致应力异常集中于相邻节段的椎间盘和关节突关节，没有实现功能仿生，许多问题接踵而至，如邻近节段的退变、继发性失稳、生理活动的丧失等。虽然有学者认为融合手术可能并不是增加相邻节段退变的主要原因，但有研究发现术后 10 年影像学相邻节段退变的发生率是 50.7%，因退变再次手术的为 24.6%，术后 15 年则上升至 37.5%。因此，能否采用仿生替代技术实现减压节段功能、力学和解剖的多重仿生至关重要，许多研究认为采用人工颈椎间盘置换术（cervical artificial disc replacement，CADR）既能保持减压节段的活动功能，又能很好地维持局部运动单元的生物力学性能，可以很好地规避这些问题。通过历经 40 余年的临床实践，人工颈椎间盘置换术获得了令人鼓舞的临床数据的支持，并且吸引着更多的学者着重于这一领域的研究。

一、适应证与禁忌证

（一）适应证

1. 颈椎间盘突出症；

2. 颈椎病；

3. 椎间隙高度丢失≤50%；

4. 椎间活动幅度≥2°；

5. 相对适应证：颈椎间盘源性颈痛。

（二）禁忌证

1. 颈椎外伤性骨折脱位；

2. 颈椎感染性病变；

3. 椎间隙高度严重下降；

4. 椎体前后缘骨赘形成、椎间隙活动幅度明显丢失；

5. 颈椎肿瘤；

6. 全身存在不可控制的活动性感染；

7. 有明确的对人工椎间盘组成材料过敏病史的患者；

8. 身体其他疾病不允许进行手术者；

9. 相对禁忌证：

（1）颈椎后纵韧带骨化症；

（2）骨质疏松症；

（3）发育性颈椎管狭窄症；

（4）颈椎不稳定；

（5）颈椎畸形；

（6）术后难以配合康复训练者。

二、术前评估

（一）病史及体格检查

手术前应详细询问患者病史，详尽地进行包括颈椎局部和全身的体格检查。

（二）实验室检查

与脊柱外科常规手术术前检查一致。

（三）影像学检查

人工颈椎间盘置换术前的影像学检查应包括颈椎正侧位、颈椎过屈过伸位 X 线片、颈椎 CT、颈椎 MRI。部分患者可能还需要颈椎间盘造影、颈椎管造影、颈椎神经根封闭等检查完善术前诊断。

术前影像学评估除了判定责任间隙和测量手术节段终板大小外，还应该仔细评估手术节段运动功能单位的退变程度，这和人工颈椎间盘置换术后异位骨化的发生率密切相关，包括椎间盘退变程度、钩椎关节退变程度、关节突关节退变程度。

1. 椎间盘退变程度的评估

（1）椎间隙的高度：美国食品药品监督管理局（FDA）和欧洲的一些研究项目中将 CADR 的手术适应证限定为椎间隙高度丢失≤50%。

（2）椎间活动幅度：美国 FDA 和欧洲的一些研究项目将 CADR 的手术适应证限定为椎间活动幅度≥2°。

（3）椎体前后缘骨赘的严重程度从一个方面反映出椎间关节退变的严重程度。我国学者对长期随访病例的回顾性研究发现，椎间关节退变级别（Kellgren-Lawrence 分级）越高，术后发生异位骨化和假体周围骨形成的概率也越高。

2. 钩椎关节退变程度的评估　孙宇教授提出了基于颈椎正位 X 线片和 CT 冠状面重建的钩椎关节退变分级的评价方法：分别标记出钩突的起始部和钩突的最外侧缘，将两点之间的钩椎关节间隙进行三等分，即钩椎关节间隙的外侧 1/3、中间 1/3 和内侧 1/3。根据钩椎关节是否存在关节间隙狭窄和骨赘及严重程度分为 0～3 级：0 级，钩椎关节全部间隙正常，两侧对称，未见骨赘形成；1 级，钩椎关节外侧 1/3 关节间隙狭窄或有骨赘形成；2 级，钩椎关节中、外侧的 2/3 关节间隙狭窄或有骨赘形成；3 级，钩椎关节内、中、外侧关节间隙均明显狭窄或有骨赘形成。若双侧钩椎关节退变不一致，以退变较重一侧为准。对于钩椎关节退变 0～1 级者可考虑 CADR 手术。

3. 关节突关节退变程度的评估　韩国学者通过 CT 观察关节突关节退变，并根据退变程度建立了退变分级评价方法，1 度为正常，4 度为融合。采用这种评价方法进行 CADR 术后异位骨化（HO）发生率与小关节退变相关性分析，结果发现术后 HO 的发生与术前小关节退变呈正相关。因此，术前对关节突关节退变进行评估是非常重要的。

（四）颈椎人工间盘的选择

颈椎人工间盘的选择应基于患者本身的情况和假体设计的特点，同时兼顾手术医生本人的临床经验。

郝定均教授团队对国人下颈椎终板的形态进行详细研究后，研发了 3D 打印人工颈椎间盘假体。该假体可以很好地和颈椎上下终板进行贴服，术中无须对终板进行过多的处理，保留了骨性终板极大降低了术后假体移位、松动、下沉等并发症的发生，很好地实现了功能仿生和解剖仿生的理念（图 8-2-1）。

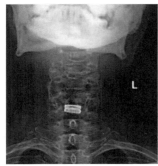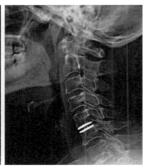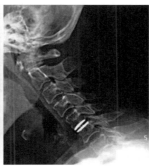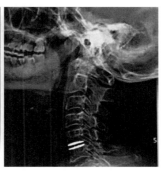

图 8-2-1　3D 打印人工颈椎间盘假体

3D 打印人工颈椎间盘置换术后 1 年，可见假体位置良好，颈椎曲度维持良好，活动度可。

三、手术室要求和麻醉方式

（一）手术室要求

人工颈椎间盘置换术应于层流空气净化手术室内施行。

（二）麻醉方式

一般选择全身麻醉的方式。

（三）术中影像设备

进行人工颈椎间盘置换手术，应具有清晰的术中 X 线透视设备，以及时获取术中影像。

四、手术操作流程

（一）测量假体大小

根据术前行 CT 或 MRI 扫描，确定手术间盘相邻上、下终板中较小的终板。需要注意的是终板的实际大小不要包括骨赘。根据测得的图像放大率选择对应的植入物模板，根据模板上的提示，选择合适大小的假体。

（二）体位

1. 患者取仰卧位，颈后部垫物，保持头、颈部中立位（图 8-2-2）。

2. 患者颈部体位应与术前站立位 X 线侧位像一致，并且在整个手术过程中体位要固定。如果不一致，可能导致假体位置植入不佳，以及手术节段在矢状面上失平衡。

3. 下拉肩部并固定，以便在术中不影响 C 形臂透视。

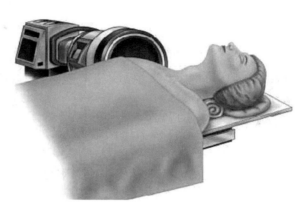

图 8-2-2　保持头、颈部中立位

（三）切口

一般采用横切口，其优点在于符合颈部皮纹的走行，较为美观，术后不易形成瘢痕、挛缩。切口通常以胸锁乳突肌中点至颈中线对侧 1cm，$C_{6、7}$ 间隙常位于胸骨柄上 2 ~ 3cm 处，$C_{5、6}$ 间隙则在胸骨柄上 3.5 ~ 4.5cm 处。

（四）显露

1. 切开　沿计划切开皮肤、皮下，之后沿切口切开颈阔肌。

2. 游离深筋膜　深筋膜结构致密，松解不彻底会影响对椎体的显露。因下方为重要血管、脏器，游离操作时应轻柔。由术者和助手分别提起颈阔肌，用脑膜剪小心剪开深筋膜并逐步深入。至胸锁乳突肌后沿肌肉内侧缘剪开结缔组织，即可显露内脏鞘和血管鞘的间隙。

3. 分离内脏鞘与血管鞘间隙　松解深筋膜后，以手指轻柔地钝性分离内脏鞘及血管鞘，逐步深入，当手指接触到坚硬的骨性结构时，即至椎体前方。

4. 分离椎前筋膜　椎体前有 2 ~ 3 层疏松结缔组织膜，显露至椎前时，术者和助手用长止血钳逐层提起，以尖刀开口、脑膜剪剪开直达前纵韧带，骨膜剥离器上下松解。

（五）定位

到达椎体后，应行术中 C 形臂透视，以确定施术节段。

（六）减压

1. 切开前纵韧带及纤维环　尖刀贴近病变椎间盘两侧终板切开前纵韧带及纤维环，以便髓核钳摘除髓核。撑开器稍撑开间隙。

2. 摘除髓核　使用髓核钳由浅入深逐步清除髓核，注意把握深度，避免突破后纵韧带或在后纵韧带上加压。对于髓核脱出患者，术前应根据影像学和临床表现判断髓核脱出方向和位置，术中沿其脱出轨迹寻找并摘除。

3.切除后纵韧带　后纵韧带完整，无韧带下髓核脱出的病例是否切除后纵韧带尚有争议。但对髓核突破后纵韧带、脱出至椎管者，应切除。后纵韧带钩沿椎体边缘小心提起并切断后纵韧带，薄型枪钳咬除韧带后摘除脱出的髓核。对髓核脱出至椎体后缘者，可用神经探子于椎间隙向上下椎体后缘小心探查，确定脱出髓核的位置，进而摘除髓核。

4.恢复椎间隙高度和扩大减压　使用椎体撑开器，适度撑开椎间隙，恢复正常高度。撑开程度的控制有赖于术者的临床经验。撑开器的椎体螺钉应位于上下椎体的中线。用高速磨钻、刮匙、薄型枪钳沿椎间隙潜行扩大减压，去除椎体后缘骨赘、肥厚的后纵韧带等。椎体前缘的骨赘和软组织可用高速磨钻一并磨除，确保椎体前缘平整。需要注意的是应避免椎体前缘骨质的过多切除。

（七）处理终板

减压完成后，去除椎体撑开器。用磨钻平行打磨上下终板，并确保最终终板是一平面，并且上下终板平行。再选择合适大小的骨锉进一步处理终板。尽可能保留骨性终板，终板后部也需处理，以确保假体和终板有最大的接触面。

（八）假体的选择

用试模确定终板的大小，试模的大小和终板的植入面应完全吻合。在椎间隙没有撑开的状态下测量椎间高度和深度。若需用力敲击才能植入试模，就应该选择小一号的试模或再进行终板处理。最终植入试模的后缘应达到椎体的后缘。

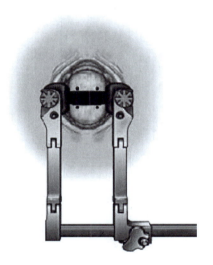

图 8-2-3　在上下终板上制备 4 个平行的孔道，以备开槽

（九）钻孔和终板开槽

在保证上下终板平行的前提下，安装导向器，在上下终板上制备 4 个孔道，并确保上下终板的孔道是平行的（图 8-2-3）。将切割器的四个刀刃沿着四个孔道敲入，直至前端的限深器抵住椎体前缘。

（十）安装假体

沿着终板上已经切割好的四条孔道，将合适大小的假体植入。轻击直至假体前缘四个凸起和椎体前缘贴合（图 8-2-4）。如果椎体前缘不是非常精确地在同一平面，植入物的凸起和椎体之间可能存在小的间隙，这是可以接受的。透视确认假体最终的位置，冲洗，缝合伤口。

五、CADR 的注意事项

结合临床实践经验，CADR 如下要点必须注意：①术前应仔细评估手术节段运动功能单位的退变程度，包括椎间盘退变程度、钩椎关节退变程度、关节突关节退变程度。

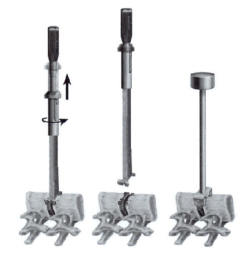

图 8-2-4　沿着开好的槽，植入假体，可以轻击直至假体前缘四个凸起和椎体前缘贴合

以预防术后异位骨化和假体周围骨形成的发生；②手术的体位非常重要，必须保证颈椎和头部维持中立位，并尽可能和术前站立位 X 线侧位片一致，避免假体植入位置不佳，或者手术节段矢状位失衡；③保持颈椎处于比较小的前凸状态下更有利于植入椎间盘假体；④椎体前方软组织的暴露范围应该比一般的固定融合手术广泛，特别是颈长肌的内缘应暴露好，并充分止血；⑤颈椎间盘切除应该宽广，达到双侧钩椎关节；⑥减压时不能把椎间隙过度撑开，否则会造成假体松动；⑦植入假体前应充分冲洗，去除磨钻使用过程中的骨屑，预防术后的异位骨化。

（许正伟　郝定均）

第三节　腰椎间盘突出的内镜治疗技术

一、脊柱内镜的发展历史

20 世纪 70 年代腰椎内镜技术开始应用于临床，大大减少了对椎旁肌及后方韧带复合体的损伤。1997 年 Foley 等首先应用内镜下椎间盘摘除术（microendoscopic discectomy，MED），取得了近似于开放手术的疗效。而脊柱同轴内镜系统 YESS（yeung endoscopic spine system）技术和 THESYS（Thomas hoogland endoscopy spine systems）技术的出现，是腰椎内镜技术发展的里程碑。然而，对于高髂嵴或椎间孔狭小者，经椎间孔入路实施该技术存在解剖限制。2004 年 Rutten 应用完全内镜经椎板间入路进行腰椎间盘切除术，该技术弥补了经椎间孔入路技术操作空间小、髂嵴解剖限制及反复透视等不足，对复杂的腰椎间盘突出可获得满意的疗效。在镜下动力器械辅助下，全内镜进行腰椎管狭窄的减压成为可能。1996 年 De Antoni 首次提出并报道了单侧双通道脊柱内镜（unilateral biportal endoscopy，UBE）技术。2013 年以后，在 Soliman 及 Kim 等学者不断摸索、改进及完善下，成功将 UBE 技术应用范围从腰椎间盘突出症拓展到涵盖腰椎、颈椎和胸椎的各种脊柱相关疾病中，并取得了较为满意的临床疗效。

二、脊柱内镜的种类及技术介绍

（一）MED 系统

1.系统的构成　MED 系统由手术器械、手术通道及固定装置、椎间盘镜、摄像光源系统及其他装置组成。

（1）手术器械：为椎板开窗及髓核摘除的专用显微器械，包括椎板咬钳、髓核钳、刮匙、长柄刀、球形探头、神经解剖器、神经牵引器、神经钩、拉钩、吸引管等。

（2）手术通道及固定装置：手术通道为一长 10cm 直径 1.8cm 圆形金属管道，通过自由臂将其与手术床边上的条形轨连接并锁紧固定。

（3）椎间盘镜、摄像光源系统：由椎间盘镜、摄像主机、摄像头及接口、液晶监视器、冷光源、光纤等组成，镜头可调节焦距、视野方向。

2.MED 适应证与禁忌证

（1）适应证：

1）腰椎间盘突出，经系统保守治疗 3 个月无效者。

2）腰椎管狭窄包括侧隐窝、神经根管狭窄。

3）相邻两节段同侧椎间盘突出（可同一皮肤切口）、两节段双侧突出（可同时行双侧MED手术）。

（2）禁忌证：

1）合并后纵韧带骨化者，既往曾接受手术局部粘连较重者。

2）突出合并广泛腰椎管狭窄者（即中央管狭窄）。

3）合并Ⅱ度以上腰椎滑脱者。

3．MED手术操作与并发症

（1）麻醉及体位：MED可以选择局部麻醉、硬膜外麻醉和气管插管全身麻醉。俯卧屈髋屈膝位，并确认手术节段能够被X线透视到，腹部悬空，尽量减少腰椎前凸，使椎板间隙张开。

（2）手术步骤：患侧棘突旁开1cm，切口约1.8cm，C形臂确定定位针位置位于病变间隙上位椎板下缘，沿定位针插入扩张管顺序扩张后放置工作通道连接自由臂并固定。将镜头插入工作通道，调节好视野方向和焦距后暴露椎板间隙，刮除椎板间隙处的软组织。用小刮匙、椎板咬骨钳去除黄韧带并行椎板间开窗，显露硬膜囊和神经根，松解粘连。扩大神经根管，牵开神经根，摘除髓核。确认神经完全减压，放置引流，缝合切口。术毕（图8-3-1）。

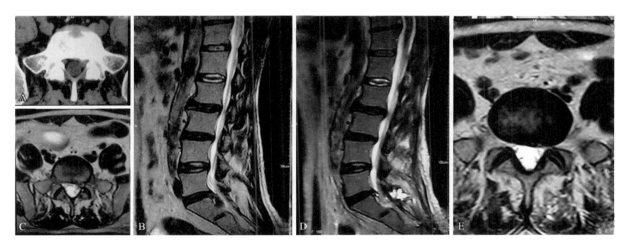

图 8-3-1　MED 术前术后图示

A. 术前 CT 横断面；B、C. 术前 MRI；D、E. 术后 MRI。

（3）MED手术的并发症及处理：

1）硬脊膜破损及脑脊液漏：脑脊液漏在MED手术并发症中发生率较高，文献报道发生率为0.3%～18%。大多由于镜下解剖不熟悉、手、眼配合不熟练或硬膜与黄韧带粘连严重、分离困难所造成，因此手术操作是关键。在切除黄韧带时应首先将上位椎板的椎板下缘部分咬除，以显露和咬除黄韧带的附着部。然后用刮匙将黄韧带从椎板附着处刮除，使止点游离。再用神经剥离器分离黄韧带，并用咬骨钳咬除。对于局部粘连严重者，应仔细分离粘连后，再用咬骨钳咬除黄韧带和侧隐窝的骨质，不能撕拉。当出现较小的硬膜破裂，可采用棉片保护后尽快完成手术，放置引流以及术后头低脚高位卧床等方法处理，如破损较大应及时转为开放手术修补。

2）椎间隙感染：椎间隙感染是 MED 术后严重并发症，文献报道其发生率为 0.46%～0.63%，而开放手术感染率为 0.5%～2%。常见原因包括无菌观念不强、器械消毒不完全、操作不当、出血以及引流不畅等。其主要临床表现多为剧烈腰背肌疼痛和痉挛，可以给患者的生理和心理带来极大伤害。因此术中应严格遵守无菌原则，彻底止血、不留死腔，反复冲洗，术后合理应用抗生素。发生椎间隙感染首先应制动，同时予足量、敏感抗生素治疗。保守治疗后如症状改善不明显，血沉和 C 反应蛋白持续不降或继续增高，MRI 显示椎间隙脓肿形成，则往往需手术减压、灌洗、引流甚至行椎间融合手术。

3）神经根及马尾神经损伤：神经根及马尾神经损伤是 MED 手术最为严重的并发症，发生率报道为 0.45%。其损伤的原因可以是操作失误器械误穿破黄韧带进入椎管误伤神经根，或粘连、突出使神经根张力过大强行分离、牵拉神经根所致。为防止术中损伤神经，必须规范操作，术中应充分显露，探清神经根位置，松解粘连，牵拉硬脊膜应轻柔，牵拉时间不应太长；术中应明确解剖关系，仔细止血，保持清晰的术野，必要时及时转为开放手术，切忌在镜下盲目操作。

4）椎管内出血与大血管损伤：术中出血是造成 MED 失败的主要原因之一。在直径仅为 1.8cm 工作通道中，少量的出血都将严重影响手术操作，术中出血主要来自椎管内静脉丛的破裂，切除椎间盘时应轻轻分离和显露，预先用双极电凝止血，将静脉丛烧灼、凝固后显露并切除突出的椎间盘。也可采用可吸收速凝纱和明胶海绵止血。如遇到难以控制的出血，应及时转为开放手术。此外，内镜下操作要注意掌握深度，如发现椎间隙内突然有大量血液涌出或患者血压迅速降低，应考虑血管损伤，立即将患者翻转行介入治疗，必要时剖腹探查和修补。

5）定位及通道放置错误：定位错误将导致手术失败，MED 术中 C 形臂定位十分关键，确保工作通道位于病变椎间隙水平。如发现手术部位椎间盘髓核突出与影像学表现不符，应立即行 C 形臂透视确定是否定位错误。通道最佳位置是上方在上位椎板下 1/3，内侧位于棘突根部。如椎间盘髓核脱出游离，可根据情况，调整工作通道的位置。

（二）椎间孔镜系统

1. 椎间孔镜系统设备组成

（1）手术器械：穿刺针和导丝、软组织扩张系统、椎间孔扩大系统、专用抓钳、椎板咬钳等，亦可配备匹配的动力系统。

（2）手术通道：手术通道为一直径 7.0～10.5mm，圆形金属管道，长短依据需要而定。

（3）内镜、摄像光源系统：由物镜、冷光源、光纤、进水通道以及器械通道集成为一体的同轴内镜，摄像主机，摄像头及接口，液晶监视器等组成。镜头可调节焦距、视野方向。

2. 椎间孔镜手术适应证与禁忌证

（1）适应证：

1）腰椎间盘突出症经过正规保守治疗无效者。

2）椎间盘源性腰痛。

3）复发性腰椎间盘突出症。

4）腰椎感染性疾病。

5）手术技术成熟可扩展适应证，包括椎管狭窄等。

（2）禁忌证：

1）症状、体征与影像学不一致。

2）马尾综合征。

3）合并严重中央椎管狭窄、腰椎节段性不稳。

4）穿刺部位、路径、椎间隙有感染（治疗椎间盘术后感染或结核除外）。

5）伴有脊柱畸形的病例。

6）骨折和肿瘤的患者。

7）凝血功能障碍的患者。

8）精神异常的患者。

3. 椎间孔镜手术操作与并发症

（1）麻醉及手术体位：

1）麻醉：局部麻醉或全身麻醉。

2）体位：俯卧位或侧卧位。

（2）手术步骤（图 8-3-2）：

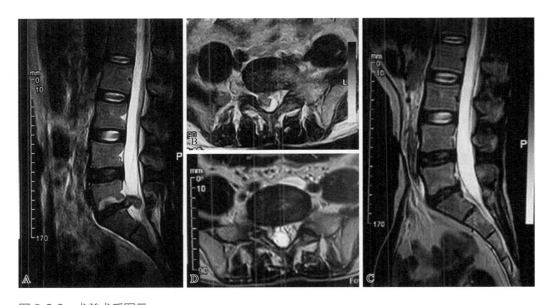

图 8-3-2　术前术后图示

　　A、B. 术前 MRI 可见突出椎间盘；C、D. 术后 MRI。

　　1）穿刺：麻醉后正中线旁开 12～14cm，C 形臂透视引导，穿刺针从椎间孔 Kambin 三角刺入椎间盘内，以碘海醇 8mL＋亚甲蓝 2mL 混合液行椎间盘造影。将穿刺针退至椎间孔，顶于下位椎体上缘后壁，取出穿刺针内芯，植入导丝。取长约 1cm 的皮肤切口，沿导丝逐级扩张放入工作套管。

　　2）椎间孔成形：植入椎间孔镜。镜下可见下位椎体的上关节突。用镜下环锯、磨钻或超声骨刀根据需要去除下位椎体上关节突腹侧部分骨质。

　　3）椎间孔镜下椎间盘摘除：术中根据椎间盘突出部位可以适当调整工作套管末端位置。椎间孔镜可以经过扩大的椎间孔直接进入椎管内、硬膜外腔进行探查。内镜监视下摘除脱出髓核组织，并经纤维环破孔摘除椎间盘内松动及游离的髓核组织。使用射频刀头对纤维环破裂口进行射频热凝纤维环成形。

4）探查神经根充分减压，撤除工作套管，缝合伤口，术毕。

（3）并发症及处理：

1）髓核部分残留：经皮内镜下腰椎间盘切除（PELD）术后髓核的残留大都发生在开展手术的初期，与椎间盘突出位置的判断、手术方式的选择和技术熟练程度密切相关。术前准确判断突出椎间盘的位置，是否存在游离髓核及其位置，合理选择技术，髓核摘除后行椎管内彻底探查，熟悉手术结束的标准对于防范术中髓核遗漏非常重要。

2）硬脊膜撕裂：脊柱外科常见的手术并发症，其发生率为 1.8%～17.4%。PELD 手术是在水介质下进行，因此术中硬脊膜撕裂往往很难发现，且硬脊膜撕裂发生后多数可无任何症状。但如果神经根疝出破口，术后可出现剧烈神经根性疼痛，坚持盲目操作可能会导致马尾神经损伤。其原因常常是由于术野不清，操作不规范，或复发突出的椎间盘组织与硬脊膜粘连严重，在分离时造成硬膜囊破裂。术中硬脊膜撕裂发生重在预防。无症状的硬脊膜撕裂，通过严密缝合伤口，加压包扎，静卧即可恢复。对于症状明显，脑脊液漏无法控制者，需要再次手术进行修补。

3）神经功能障碍术后感觉异常：主要包括神经根性痛觉过敏和烧灼样神经根痛，是 PELD 术后最常见的并发症，发生率高达 8%～17%。保守治疗症状大多可恢复。永久的运动或感觉功能损伤，原因可能是手术操作过程中置管或器械过度刺激或损伤神经根和背根神经节，Choi 等定义神经根损伤为术后感觉减退或肌力下降，发生率为 1.0%～6.7%。术前需在 X 线片、CT、MRI 影像中充分评估，选择合适术式，术中保持术野清晰，正确辨识神经结构，术后予以神经营养药、康复锻炼。

4）血肿：术后血肿很少报道。Ahn 等报道 412 例行 PELD 患者中，共有 4 例出现腹膜后血肿，发生率为 0.97%。主要表现为术侧腹股沟区疼痛和大腿前方不适等。术中椎间孔附近进行穿刺操作损伤节段血管分支、远旁开穿刺、角度偏腹侧易损伤腹膜后位器官或腹腔脏器，是形成腹膜后血肿或腹腔积血的原因。硬膜外血肿可能与椎管内炎性增生血管和静脉丛损伤、骨面渗血有关。多数是自限性且没有明显的临床表现。术前仔细阅读 X、CT 和 MRI 图像，术中 C 形臂正侧位透视，及时判断穿刺针位置并做出相应调整以避免损伤，镜下规范操作，可以降低发生术后血肿的概率。

5）术后椎间隙感染：传统髓核摘除术后椎间隙感染的发生率为 1%～5%。PELD 手术是在持续无菌水环境冲洗进行，术后椎间隙感染的发生率明显低于传统开放手术。Ahn 等报道 9 821 例行 PELD 患者的椎间隙感染发生率为 0.12%，术中反复穿刺、穿刺针进入肠管或腹腔以及器械污染等是造成术后椎间隙感染的主要原因。开展 PELD 手术初期的椎间隙感染与操作不熟练、反复穿刺等相关。严格器械清洗与消毒、提高穿刺成功率、避免器械污染等是预防椎间隙感染的重要措施。椎间隙感染典型的症状是术后出现严重的腰痛，可伴有或不伴腿痛。在早期，血沉、C 反应蛋白等实验室指标升高及磁共振对于判断感染尤为重要。主要治疗包括足量、敏感抗生素应用及限制活动。如果治疗后效果不佳，应及时切开清创行植骨融合术。

6）术后复发：Kim 定义复发为术后 MRI 检查证实减压彻底，病人术后至少有 2 周的腰腿痛症状缓解，而之后在同节段同侧再次发生突出，并被影像学检查证实。大多学者认为，髓核摘除术后症状完全缓解 6 个月后，再次出现同一间隙同侧或对侧腰椎间盘突出症表现，并经影像学证实，即为腰椎间盘突出症术后复发。文献报道复发率为 0～12%。PELD 术后，椎间盘组织退变，在应力下髓核经薄弱的纤维环及后纵韧带再次突出，是造成复发的主要原因。术中减少对纤维环的破坏可以避免术后复发。术后加强腰背肌锻炼，避免腰部过度受力非常重要。Suk 等认为剧烈的腰腿疼痛、明显的神经根压迫体征及影像表现，经保守治疗 6～8 周无效是腰椎间盘突出症术后复发的手术指征，可行 PELD 或融合手术。

（三）UBE 系统

1. UBE 系统设备组成

（1）手术器械：包括常规的脊柱外科器械，包括骨刀、椎板咬骨钳、髓核钳、神经拉钩、磨钻、等离子射频等；超声骨刀、气动或电动摆锯、镜下刨刀、专用磨钻、水压平衡系统等。

（2）手术通道及固定装置：观察通道、操作通道。

（3）关节镜（0°、30°、70°）、摄像光源系统：由关节镜、摄像主机、摄像头及接口、液晶监视器、冷光源、光纤等组成。

2. UBE 手术适应证与禁忌证

（1）适应证：

1）各种类型的腰椎间盘突出症。

2）腰椎管狭窄症，包括中央管狭窄、侧隐窝狭窄。

3）Ⅰ～Ⅱ度腰椎滑脱症。

4）复发性椎间盘突出症、邻椎病等。

5）条件成熟同样可以用于颈胸段疾患。

（2）禁忌证：

1）多节段椎间盘突出。

2）穿刺部位、路径、椎间隙有感染（治疗椎间盘术后感染或结核除外）。

3）伴有脊柱畸形的病例。

4）骨折和肿瘤的患者。

5）凝血功能障碍的患者。

6）精神异常的患者。

3. UBE 手术操作与并发症

（1）麻醉及手术体位：

1）全身麻醉；

2）俯卧位。

（2）手术步骤：

手术区域及周围贴防水膜，X 线透视下再次确认病变节段。在正位 X 线片上取患侧的上位椎板下缘与同侧棘突外侧 1cm 的交点为穿刺靶点，于其正上方切开 7mm 切口，在透视引导下沿导丝由切口经肌间隙逐级扩张放置工作通道（图 8-3-3），再于切口头侧 2～3cm 处做 1cm 切口，放置 0°

或 30° 关节镜。放置通道过程应沿竖脊肌及多裂肌的肌肉间隙探及椎板，将多裂肌自椎板上钝性分离，在多裂肌与棘突间可获得一个空腔以创造镜下工作空间，放置通道完毕后，连接灌洗系统将生理盐水经内镜通道流入术区，保持水流通畅，维持镜下操作视野清晰。通过内镜及手术器械交叉定位后，用射频刀头在内镜下显露椎板间隙黄韧带组织，由中央向外侧切除黄韧带，显露椎管内硬膜囊、神经根及突出的椎间盘组织，摘除突出椎间盘组织完成单侧椎管减压。UBE 亦可以行单侧椎板间入路下双侧减压，减压范围应达对侧走行根外侧并使其充分显露。术后酌情放置引流。

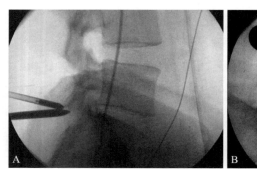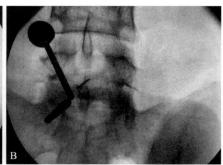

图 8-3-3　工作及观察通道建立

（3）并发症及处理：

1）硬脊膜撕裂：单侧双通道脊柱内镜手术中硬脊膜撕裂的发生率为 4.5%。常见原因是手术开展初期、镜下视野不清、操作不熟练。对于粘连或合并钙化者分离不慎也易撕裂硬膜，还有行对侧减压时，处理连接硬脑膜背侧与椎板及黄韧带的脊膜韧带时撕裂硬膜。神经损伤的主要原因是早期术者对双通道三角操作结构不适应和对内镜下放大的距离和深度不熟悉，手术过程中不规范的操作和射频的热损伤。避免硬膜撕裂要点还是要规范操作，保持术野清晰。UBE 手术操作空间有限，修复难度较大，应保护好神经尽快结束手术或更改手术方式。

2）术后硬膜外血肿：Kim 等的研究提示，UBE 手术中硬膜外血肿的发病率为 23.6%，但最终出现显著神经症状的患者分别仅占 1.2%～1.9%。出现硬膜外血肿后处理不当会导致马尾综合征甚至下肢瘫痪等严重后果。因此，早发现和早处理极为重要。术中止血不彻底或术后引流不畅可能是其发生的主要原因。与开放手术不同，UBE 手术持续的水压灌注可减少术中出血。同时水介质下清晰的手术视野也有利于寻找和发现微小出血点，应在退出工作通道过程中，于内镜下仔细观察、严密止血，必要时可放置细负压引流管，避免血肿形成。大多情况下硬膜外血肿无临床症状出现，经过积极的治疗和康复后血肿可吸收，血肿过大时需行手术清除。

3）减压不充分：与椎间孔镜相比，UBE 手术操作灵活，可使用常规手术器械及磨钻、超声骨刀，探查范围广，减压效果往往较为确切。减压不充分主要发生严重的椎管狭窄症病例。Choi 等报告 58 例单边双通道内镜手术患者中有 4 例椎管狭窄症患者术后症状缓解不彻底。Kim 等报告 60 例患者中 3 例减压不彻底。认为术前评估的增生狭窄范围与术中减压范围的位置判断偏差导致了减压不完全。因此，对病例选择至关重要。UBE 手术开展早期，术者对镜下减压所到达位置判断不准确，往往难以达到广泛和充分的减压。随着技术成熟，则适应证逐渐增宽。

4）早期复发：UBE 手术的早期的椎间盘突出复发率为 0.8%，低于传统显微内镜手术（13.7%～15.0%），大多数复发病例因减压不足或椎间盘再突出需要再次手术。这可能是因为相比传统技术，单侧双通道内镜技术手术窗口较小，技术不熟练导致手术不彻底所致。

5）腹腔积液：UBE 是在持续高压灌洗下进行，极少发生感染，但若出水不畅，会形成积液。Chio 等报告 1 例腰椎手术时高速高压的灌洗液穿透腰肌层进入腹膜后形成腹部积液，表现为术后腹部疼痛。卧床休息、镇痛等保守治疗后自行吸收。

三、展望

上述内镜技术在治疗腰椎间盘突出症的应用上，均具有切口小、出血少、恢复快、术后无明显瘢痕或粘连形成等优点，对椎旁肌及后方韧带复合体、骨性结构破坏小，能较好维持脊柱和运动系统稳定性。已成为治疗腰椎间盘突出的新趋势。内镜的放大功能，使得手术视野更清晰、结构辨认更加方便，增加了手术的安全性。

每一种内镜技术各有优缺点，都有一定的学习曲线，MED 和 UBE 是腰椎间盘摘除术的微创化和内镜化，符合开放手术的习惯，二者术中对 C 形臂透视依赖小，MED 由于相对固定的工作通道以及高昂的设备和要求术者拥有较高的触觉敏感性和空间辨别能力，能够具有"手 - 眼分离"的操作能力等缺点，使得其适应证明显变窄，尤其是在单侧入路对侧侧隐窝减压以及镜下椎间融合的拓展上有着难以克服瓶颈限制，因此发展前景并不看好。UBE 技术使用关节镜和常规脊柱手术器械，在水介质下操作，视野更清晰，大大减少了感染的风险，没有工作通道的限制，操作非常灵活。除了进行椎间盘摘除外，配备上磨钻、超声骨刀，使得其在腰椎管狭窄症治疗采用同侧入路对侧侧隐窝、神经根管的减压以及镜下融合的应用户，显示出了精准、有限、高效减压的优势，最大限度地保留了脊柱的解剖结构，减少了副损伤，保留了脊柱的功能，技术掌握成熟后，可以拓展到颈、胸椎疾病的治疗，设备经济负担小，学习曲线平坦，易于推广掌握，有着很好的发展前景。同轴脊柱内镜系统也是在水介质下操作，其入路是从正常的解剖结构—椎间孔进入，在摘除突出的椎间盘时，几乎不需要切除黄韧带和关节突，对组织和解剖结构的损伤更小，尤其在极外侧椎间盘突出和已经通过后路做过的复发性椎间盘突出的治疗上优势更加明显。而对于高髂嵴或椎间孔狭小者，可以采用椎板间入路实施。随着大通道的应月以及镜下动力的配备，在治疗腰椎椎管狭窄症时手术视野受限、对侧减压困难等问题都迎刃而解，对存在严重椎管狭窄或需要双侧侧隐窝减压完全可以做到精准充分地减压及镜下融合，亦可以拓展到颈胸椎疾患的治疗。随着对操作技术和手术操作器械的进一步改进，脊柱微创内镜技术还会有更飞速发展，但我们在采用微创内镜技术时要严格掌握各种技术的原理、适应证及禁忌证，对患者采取个体化的治疗方案，不能盲目扩大手术适应证。

（王晓东）

第四节　腰椎椎间融合技术

脊柱的退变、外伤、感染、畸形，最终均会破坏脊柱原有的结构，丧失其原有的功能。医学发展至今，呈现各种各样的外科技术用来脊柱融合以实现仿生性恢复脊柱原有的结构为目的，使得结构失常、功能失能的脊柱再次获得最大限度的修复。椎间融合的发展史同时也是"仿生自然治疗"

的不断探索史，成功的椎间融合不仅可以仿生性恢复人体脊柱的生理曲度和矫正畸形，达到平衡维持与稳定，而且可以根据入路不同实现神经的直接或间接减压。不同的入路对仿生性恢复脊柱力学维持和稳定性有区别，根据手术入路不同，主要包括后路腰椎椎间融合术（PLIF），经椎间孔腰椎椎间融合术（TLIF），外侧/极外侧入路腰椎椎间融合术（LLIF/XLIF），斜外侧/腰大肌前方入路腰椎椎间融合术（OLIF/ATP）及前路腰椎椎间融合术（ALIF）等，这些椎间融合手术入路还可以采用微创方式进行。

选择合适的椎间融合技术就必须了解脊柱融合的仿生生物学特点，无论是选择哪种入路方式，最终到达需要融合的责任椎间隙。椎间融合的关键技术包括椎间盘切除及植骨床的精细制备与处理，这是确保脊柱融合成功的基础。此外，融合器的材质、形状，植入位置的选择及植骨材料的选取，是实现融合的关键。术者通常依据自身丰富的临床经验来做出选择，但往往难以明确其依据。因此，我们将通过系统地应用脊柱的仿生学理论来解答并阐述融合技术中的这些问题，从以下入路和技巧两方面进行阐述：

一、前路腰椎椎间融合术（anterior lumbar interbody fusion，ALIF）

（一）优点和缺点

1. 优点　该技术可更直接彻底地切除病变椎间盘，消除椎间盘源性疼痛，恢复椎间高度，进而对后方神经根管起到间接减压，并且避免后路手术对椎旁肌的破坏及失神经支配，且有不破坏后方张力带结构，力学稳定性好，椎间植骨床大，融合率增高，创伤小、恢复快、不易损伤神经根等优点。

2. 缺点　不能直接减压，并且多数骨科医生不熟悉显露途径，并且包括术中易损伤大血管及内脏神经，术后出现腹胀、逆向射精等。

（二）适应证以及禁忌证

1. 适应证　主要有椎间盘造影阳性的盘源性中下腰痛，腰椎失稳，腰椎滑脱（Ⅰ、Ⅱ），腰椎后路术后翻修，腰骶椎畸形，后路肿瘤切除术后行前路稳定。

2. 禁忌证　多节段间盘源性背痛，椎管疾病，融合责任椎间隙高度严重丢失，严重骨质疏松，腰椎滑脱（Ⅲ、Ⅳ），术前腹主动脉CTA检查存在血管结构变异，以及既往有腹部手术史者。

（三）手术方法

1. 体位　仰卧于透光手术台。

2. 麻醉　全身麻醉。

3. 定位　在C形臂X线机透视下定位手术节段并标记，常规消毒，铺巾。

4. 手术步骤　首先沿标记线皮肤纹理横形切口纵向切开皮肤、皮下，切口长约6cm，辨认及切开腹直肌鞘，沿左侧腹直肌内侧缘切开腹直肌鞘，向外推开腹直肌，沿腹膜外间隙进入，将腹膜连同腹腔脏器推向右侧，将左髂总动脉分离并牵拉向右侧，显露直达责任融合椎间盘前方，再次定位，然后装配SynFrame拉钩系统，在直视下切除椎间盘、处理椎间隙、植入腰椎前路椎间融合器最好带有螺钉锁定装置，术中透视植入物位置满意。生理盐水冲洗，止血，留置负压引流，逐层缝合。

5. 术后处理　术后常规预防性使用抗生素24小时，引流管一般留置至术后48小时，且24小时引流量＜40mL 后拔除，拔管后佩戴支具保护下常规下床进行康复训练，术后密切观察引流是否通畅，引流颜色以及患者腹部情况。

6. 并发症及发生率　逆行射精占 0.5%～10%，感染占 1%～2%，动脉损伤占 1.2%，静脉损伤占 0.7%，深静脉血栓占 1.03%，硬膜损伤占 1%，疝占 0.5%，肠梗阻占 1.03%。

（四）仿生推荐

该术式近乎于完全的椎间盘切除术，能具有最大程度仿生性恢复融合椎间的前凸，可使用的更大的融合物与终板接触，置于脊柱的承重轴，将负荷直接通过椎体，使脊柱恢复到最为理想的生物力学结构，即刻稳定性高，融合率好，且能最大程度保留了更多的脊柱侧方及后方稳定结构，是最佳的力学与结构仿生。

二、斜外侧腰椎椎间融合术（oblique lumbar interbody fusion，OLIF）

（一）优点和缺点

1. 优点　OLIF 入路与 ALIF 相比，减少了腹膜后血管、腹部脏器及椎体前方神经的损伤；与 PLIF 和 TLIF 相比，减少了对椎旁肌、硬膜囊及神经根的损伤，而且 OLIF 保留了关节突，创伤更小，生物力学更优，对脊柱本身稳定性保护较好；与 LLIF 相比，避免了对腰大肌和腰骶神经丛的损伤，且术中不需要进行神经电生理监测。

2. 缺点　OLIF 入路无法解除来源于黄韧带及关节突增生造成的压迫，显露间盘时有可能对腹膜及血管造成损伤，对于具有神经根性症状的患者，术者无法进行神经根探查及充分减压。

（二）手术适应证以及禁忌证

1. 适应证　腰椎间盘退变性疾病、椎间盘源性腰痛、腰椎滑脱（＜Ⅱ度）、邻近节段退行性改变、退行性脊柱侧弯、脊柱畸形、腰椎后路手术失败假关节形成以及脊柱感染。

2. 禁忌证　腰椎滑脱症（＞Ⅱ度）、中重度腰椎管狭窄、骨性中央椎管狭窄、中重度退变性腰椎后凸以及血管、腰大肌解剖条件不佳、中重度骨质疏松和过度肥胖者。

（三）手术方法

1. 体位　患者取右侧卧位，显露左侧腰段皮肤。

2. 麻醉　全身麻醉。

3. 定位　在 C 形臂 X 线机定位融合间隙，腋中线偏前 2～4cm 做斜标记，常规消毒，铺巾。

4. 手术步骤　首先沿标记线皮肤纹理横形切口切开皮肤、皮下组织，切口可依据融合节段及范围来确定切口长短，在腰大肌前缘和腹主动脉之间间隙小心钝性分离，把腰大肌牵向后方，显露融合椎间盘左侧，打入定位针，透视位置满意，逐级扩张套管，植入工作通道，并固定牢固，冷光源照明良好。切除间盘，处理软骨终板后，小心打透对侧纤维环，逐级撑开间隙，植入融合器试模，透视其位置良好，尺寸位置适中；取人工骨植入椎间融合器内，可吸收线固定牢固，植入融合椎间隙，透视见撑开高度满意。用大量生理盐水冲洗，严密止血。给予碘伏、生理盐水冲洗切口，留置负压引流，逐层缝合各层肌肉及深筋膜，缝合皮肤关闭伤口，无菌敷料予以包敷。

5. 术后处理　应用脱水、消肿、止痛、营养神经、头孢类预防感染等治疗，48 小时内拔出术口引流管，复查腰椎正侧位 X 线片及 CT，康复科指导患者腰背部肌群锻炼及下肢肌群功能锻炼，腰部佩戴支具保护下可下床行走，10～14 天根据伤口愈合情况拆除缝线，告知患者出院后尽量休息，避免外伤及重体力活动，继续腰背部肌群锻炼，出院后定期复查。

6.并发症　神经损伤，终板骨折，血管损伤等。

（四）仿生推荐

该术式是最佳恢复脊柱解剖仿生的术式，因其最大程度保留了脊柱原有的稳定结构如前、后纵韧带及后方关节突关节及肌肉韧带。

三、后路腰椎椎间融合术（posterior lumbar interbody fusion，PLIF）

（一）优点和缺点

1.优点　该术式使得后侧关节突关节保持完整以获得稳定，融合双侧减压，并同期作椎弓根螺钉系统固定并行 PLF，获得更为坚强的 360° 融合，提高融合率，恢复或重建椎间隙高度。同一切口可行椎间融合术和椎管减压术。

2.缺点　双侧减压手术时间长，且硬膜囊牵拉需要过中线，过度牵拉可能造成神经根和硬膜囊的损伤，而且在 L_3 及以上节段，硬膜囊活动度和牵拉空间较小，更易损伤，因此建议 L_3 及以上的节段的融合慎重。其次可能存在显著椎旁肌肉萎缩，PLIF 可能很难纠正冠状位失衡和恢复前凸。

（二）手术适应证以及禁忌证

1.适应证　主要有盘源性腰疼，腰椎退变性疾病（$L_3 \sim S_1$），腰椎滑脱，后外侧融合失败、假关节形成翻修手术，需融合的节段横突较小或横突缺如无法行横突间融合术，复位伴有后凸畸形的滑脱，腰椎失稳。

2.禁忌证　主要有严重的骨质疏松，病变节段超过三个，Ⅲ度以上腰椎滑脱，严重的硬膜外瘢痕，腰椎高位水平（L_2 以上）病变者。

（三）手术方法

1.体位　俯卧位于透光手术台。

2.麻醉　全身麻醉。

3.定位　在 C 形臂 X 线机透视下定位手术节段并标记，常规消毒，铺巾。

4.手术步骤　沿标记线取腰椎后正中切口，切口可依据融合节段及范围来确定切口长短，切开皮肤、皮下组织及深筋膜，紧贴椎板剥离棘突旁肌肉，直至显露关节突关节。切除融合间隙的椎体的上下椎板各 1/2 左右，向两侧切除小关节内侧 1/2 部分，显露并切除椎板间黄韧带，显露硬膜囊及神经根。于融合间隙上下椎体拧入椎弓根螺钉，用神经拉钩将硬膜囊及神经根轻轻牵开，显露出椎间盘，切开纤维环并切除椎间盘，用刮匙刮除椎间盘上下软骨终板，显露出骨性终板。用椎间融合器试模确定合适型号椎间融合器，将切除的椎板去除软组织咬碎填入椎体间隙前部，分别将填入碎骨的融合器植入椎体间隙内，融合器距离椎体后缘 3～5mm，或取合适高度的自体骨块植入椎间隙中。于椎弓根螺钉间进行加压锁紧，术中透视植入物位置满意，生理盐水冲洗，止血，留置负压引流，逐层缝合。

5.术后处理　术后常规预防性使用抗生素 24 小时，引流管一般留置至术后 48 小时且 24 小时引流量＜40mL 后拔除，拔管后佩戴支具保护下常规下床进行康复训练。

6.并发症　神经根损伤，内植物移位等。

（四）仿生推荐

该术式为仿生替代治疗且大多数脊柱外科医生熟悉此入路，该入路不仅能实现对间盘的切除和椎间融合，还可以行后方的固定增强了脊柱稳定性恢复了腰椎曲度。此外，PLIF 也允许通过单个切口实现 360° 脊柱融合。

四、经椎间孔腰椎椎间融合术（transforaminal lumbar interbody fusion，TLIF）

（一）优点和缺点

1. 优点　　TLIF 入路可减少神经根的损伤，更适合处理 L_2 以上病变，更好地保护了后柱结构，这有助于增强脊柱稳定性。可以采用微创 TLIF 形式，缩短手术时间、术后恢复时间和减少术中出血量，且降低了并发症发生率。

2. 缺点　　TLIF 入路无法显露对侧椎间孔和神经根管而难以直接减压，且 $L_5 \sim S_1$ 操作困难，椎管后方减压受限。和 PLIF 一样伴有明显的椎旁肌肉损伤。很难纠正冠状位失衡以及恢复脊柱前凸。与前路相比，终板处理彻底可能比较困难。

（二）手术适应证以及禁忌证

1. 适应证　　严重的腰椎管狭窄症，Ⅱ度以下腰椎滑脱，椎间盘源性腰痛、巨大椎间盘突出伴椎间隙塌陷以及多次复发的腰椎间盘突出症。

2. 禁忌证　　感染、硬膜外瘢痕严重粘连、严重的终板破坏及严重的骨质疏松。

（三）手术方法

1. 体位　　俯卧位于透光手术台。

2. 麻醉　　全身麻醉。

3. 定位　　在 C 形臂 X 线机透视下定位手术节段并标记，常规消毒，铺巾。

4. 手术步骤　　沿标记线作后路正中切口。可依据融合节段及范围确定切口长短。切开皮肤，皮下组织及深筋膜，小心保护棘上和棘间韧带，紧贴椎板剥离棘突旁肌肉，直至显露横突。在病变间隙上下按常规植入椎弓根螺钉，然后完全切除该间隙的上一椎体的下关节突和下一椎体的上关节突，清除下方的黄韧带及硬膜外脂肪，此时应保护好经椎弓根下缘穿出椎间孔的神经根。若有出血，可用双极电凝止血。可清楚显露外侧 1/3 的椎间盘、硬膜囊和神经根，此时无须牵拉神经根即可进行椎间盘摘除。常规切除椎间盘后，彻底清除上下软骨终板，在椎弓根螺钉之间安装连接杆，适当撑开椎间隙，分别将填入碎骨的融合器植入椎体间隙内斜行或者横向放置，融合器距离椎体后缘约 3～5mm，或取合适高度的自体骨块植入椎体间隙中。再次透视显示椎间融合器位置良好后，将椎弓根螺钉之间加压锁紧。

5. 术后处理　　术后常规预防性使用抗生素 24 小时，引流管一般留置至术后 48 小时，且 24 小时引流量 <40mL 后拔除，拔管后佩戴支具保护下常规下床进行康复训练。

6. 并发症　　神经根损伤，内植物移位等。

（四）仿生推荐

该术式为腰椎仿生替代治疗，在当前综合考虑各方面的优劣，仍是目前最常用最经典的腰椎椎间融合术，因其有能最大程度保留腰椎骨性结构的完整性、减轻对神经的干扰或损伤、提高椎间融合率、减少出血并发症等一系列优势。

五、外侧入路腰椎椎间融合术（laterallumbar interbody fusion，LLIF）

（一）优点和缺点

1. 优点   LLIF 入路避免了 ALIF 的大血管损伤、逆行射精等并发症的发生，还避免了对椎管内结构的侵犯以及对神经根的牵拉。LLIF 采用了较小的手术切口，加快了患者的术后恢复，且可对椎间隙实现充分的撑开，与后路相比可切除较多的退变间盘组织。此外，LLIF 对后方稳定结构破坏较少，维持了生物力学的稳定，减少了对相邻节段的影响。

2. 缺点   LLIF 入路在腰大肌做椎间穿刺以及套管植入时，可能对腰骶神经丛及重要血管造成损伤，无法解除黄韧带及关节突增生等造成的后方压迫，术中需使用神经电生理监测，增加了患者的费用负担。

（二）手术适应证以及禁忌证

1. 适应证   腰椎间盘退变性疾病合并脊柱不稳，复发性腰椎间盘突出症，退行性腰椎滑脱症（＜Ⅱ度），退行性脊柱侧弯以及后外侧融合失败需二次融合。

2. 禁忌证   严重骨质疏松症、来源于后柱的腰椎管狭窄、先天性椎管狭窄、具有腹膜后手术史且伴有严重的瘢痕形成、退行性腰椎滑脱症（＞Ⅱ度）、极低的 $L_4 \sim L_5$ 椎间隙以及椎间隙感染。

（三）手术方法

1. 体位   患者取右侧卧位，固定髋部，膝关节屈曲，手术床在腰部屈曲约 20° 显露左侧腰段皮肤。

2. 麻醉   全身麻醉。

3. 定位   在 C 形臂 X 线机定位融合椎间隙，腋中线偏前 2 ~ 4cm 做斜标记，常规消毒，铺巾。

4. 手术步骤   首先沿标记线皮肤纹理横形切口切开皮肤、皮下组织，切口可依据融合节段及范围来确定切口长短，沿肌纤维方向逐层分离腹外肌肉，将腹膜及腹膜后脂肪推向前方，暴露腰大肌，在前后 1/3 交界处沿肌肉方向分离，显露深层椎间盘，放入工作通道。切除椎间盘及病变组织，充分减压椎管，测量椎间高度，放入融合器，用大量生理盐水冲洗，严密止血。给予碘伏、生理盐水冲洗切口，留置负压引流，逐层缝合各层肌肉及深筋膜，缝合皮肤关闭伤口，无菌敷料予以包敷。

5. 术后处理   应用脱水、消肿、止痛、营养神经、头孢类预防感染等治疗，48 小时内拔出术口引流管，复查腰椎正侧位 X 线片及 CT，康复科指导患者腰背部肌群锻炼及下肢肌群功能锻炼，腰部佩戴支具保护下可下床行走，10 ~ 14 天根据伤口愈合情况拆除缝线，告知患者出院后尽量休息，避免外伤及重体力活动，继续腰背部肌群锻炼，出院后定期复查。

6. 并发症   肠梗阻，神经损伤，血管损伤等。

（四）仿生推荐

该术式是一种微创侧方腰椎体间融合技术，经腹膜后入路到达脊柱前柱。与前方腰椎间融合相比，LLIF 可以放置更大的融合物，即刻稳定性仿生较高。

六、腰椎椎间融合关键技术

（一）腰椎椎间融合责任间隙的植骨床处理

无论是前、侧、后手术入路最终都会聚焦为责任间隙的处理，多数从症状重的一侧进入椎间隙，对侧适度撑开椎间隙，切开纤维环，用各种髓核钳清理游离及突出髓核组织。当椎间隙塌陷较为严重时，可以用椎间撑开器试模，逐一扩张进行松解椎间，注意保护骨性终板，使用铰刀时平行椎间隙。若术者为早期开展无经验时可以利用透视观察椎间隙的方向，这样避免医源性损伤骨性终板。若想获得满意的融合，要有充足的植骨空间，使用弯头的刮匙或刮刀，处理切除对侧椎间盘组织可以增加有效的植骨空间，将软骨终板刮除后出现粗糙面，注意老年患者多数合并有骨质疏松以及前纵韧带较为松弛，减少铰刀的使用及刮除终板时注意其力度，应用髓核钳夹取组织注意其深度，以免突破松弛的前纵韧带损伤前方的大血管。

（二）仿生治疗椎间植骨种类及仿生推荐

自体骨拥有骨传导性和骨诱导性能够自体成骨，是最能接近"仿生自然治疗"，然而自体骨后期会出现吸收和支持力不足等问题，才出现椎间融合器，它可以仿生性恢复椎间隙高度，维持脊柱生理曲度。但为了获得最佳的融合效果，在融合器内以及椎间隙内部需要植入具备理想的成骨性、骨传导性和骨诱导性的植骨材料来实现融合的目的。植骨材料主要包含自体骨、异体骨和人工骨等。目前自体骨被认为是骨移植材料的金标准，异体骨主要包括冷冻干燥骨、新鲜冷冻骨、松质骨条骨、脱钙骨基质等，但骨诱导较自体骨差，同时还有传播疾病及免疫排斥的风险。也有研究认为，异体骨单独使用时存在很高的骨不融合、假关节形成的风险。人工骨材料主要包括羟基磷灰石（HA）和β-磷酸三钙（β-TCP）、硅酸盐、硫酸钙等。这些材料具有理想的组织相容性，但机械强度差、降解或吸收所需要时间较长等，其促进融合速度及自身降解速度等方面仍需改进。其他生物材料用于椎间融合的主要为重组人骨形态发生蛋白-2（rhBMP-2），rhBMP具有诱导膜内骨化和软骨内骨化的作用，融合率高，但其成本明显高于自体髂骨。除此之外，植骨量也是促进骨融合需考虑因素，有研究表明腰椎椎间融合的植骨量越大，越有利于早期植骨融合，并提出植骨量不应少于5mL，否则不融合的风险会增加。也有人推荐植骨总体积不应少于12mL，以保证成功的植骨融合。增加融合器的接触面积不仅可以促进植骨融合，也可以有效避免终板下陷，融合器下沉。

仿生推荐：目前椎间融合植骨种类较多，仍以自体减压所得骨粒或取髂骨移植占主导地位，自体骨具有成骨诱导和骨传导等多方面特性，是最能接近"仿生自然治疗"，因此也成为融合材料的金标准。但其承重能力相对较差单纯应用自体植骨早期即刻稳定性不能得到良好保证，因此发明了"仿生替代治疗"的椎间融合器（cage），可结合两者优点，既可保留其原有的生物学优势，亦可增强脊柱早期即刻稳定性，提高植骨的融合率。

（三）仿生替代治疗椎间融合器形态及仿生推荐

仿生自然治疗的椎间自体植骨，无法满足早期即刻的稳定性及中后期椎间高度的维持，因此诞生了仿生替代治疗的椎间融合器，应用腰椎融合器的主要目的是撑开椎间隙，稳定相邻椎体，直到实现骨性融合的生物学稳定。腰椎融合器的设计是基于"牵张-压缩稳定"原理，植入的融合器通过撑开椎体椎间隙，完成椎间隙高度的恢复并重建腰椎曲度，切除的椎间盘实现受压神经的直接减压，扩张的椎间孔可以完成神经根的间接减压，此外后方的黄韧带的伸展也可以实现椎管的扩大。

椎间融合器形态经历了从圆柱形、螺旋形和垂直网形到盒形融合器的变化阶段。盒形椎间融合器目前临床应用较为广泛，其中子弹头形或肾形设计具备更加仿生的腰椎椎间解剖学形态，相比圆柱形和垂直网形融合器能更好完成椎间隙高度的恢复并重建腰椎曲度，与椎体终板有更佳的匹配度，为骨融合发生提供较好的稳定环境。曾有研究发现：当融合器联合后路钉棒固定时，融合器的不同几何形状（包括子弹头形或肾形），长度或表面轮廓（双凸或平坦）并不会影响腰椎术后的稳定性。作为对比，有其他临床研究发现：子弹头形融合器的移位发生率是 3.11%，而肾形融合器移位发生率是 0.28%，两组差异具有统计学意义。笔者开展的临床研究也发现子弹头形融合器与肾形融合器可以获得相似的临床疗效，且肾形融合器在提高椎间融合率及降低并发症方面具有显著优势。因此，可以认为具备解剖仿生形态的融合器是腰椎融合术中的融合器种类的良好选择。此外，随着 3D 打印技术的发展，3D 打印个性化椎间融合器可以更好地匹配椎间形态，其内部设计的孔隙结构仿生人体的骨小梁，有利于骨质早期的长入来达到骨性融合来实现内部结构的仿生效果。

仿生推荐：当前椎间融合器形状设计也更符合腰椎椎间解剖学形态，出现解剖仿生，也能更好地满足腰椎生物力学特点出现力学仿生，生物力学证实肾形融合器相比子弹头形融合器，终板应力分布更为均匀，然而在融合器在植入过程中，其旋转敲入若阻力过大可导致椎间隙上终板后部损伤；我们设计改良了肾形融合器变为可变向融合器纠正了上述缺点，是当下不错的仿生选择。

（四）仿生替代治疗椎间融合器的材料发展及仿生推荐

理想的椎间融合器材料应具备足够强度、与仿生骨相似的弹性模量，以维持脊柱稳定并能防止沉陷发生和减少应力遮挡现象。此外，还有材料的骨传导性、评价融合过程中的放射线显像情况等。椎间融合器材料的演变经历了自体骨、不锈钢、钛合金以及聚醚醚酮（PEEK）、生物材料的变化阶段，材料弹性模量逐步接近腰椎皮质骨，具备更加仿生的弹性模量，可更有效的减少应力遮挡现象。钛合金具备良好的生物相容性及足够的强度，取代了自体骨材料和不锈钢材料等发展起来，但其缺点是其弹性模量较高（110GPa）与骨的弹性模量（3～20GPa）并不匹配，可导致植入物产生应力屏蔽现象，并伴有局部炎症发生，进而导致骨萎缩、融合器下陷，骨整合失败，最终植入物失效。20 世纪 90 年代，PEEK 被提出可作为一种替代钛合金制备融合器的材料，具有接近皮质骨的弹性模量（3.5GPa），可有效减少应力遮挡现象。PEEK 与钛合金相比具有可透射线的特性，可在术后影像学上更准确地评估融合发生情况。此外，为进一步提高生物学性能，提高骨整合能力，开发各种复合材料的融合器成为了研究热点。其中，应用具备成骨能力的生物可降解材料腰椎融合器也开始应用于临床。现在临床上应用较多的可降解材料是聚乳酸和聚乙醇酸，但仍处于起步阶段，在融合器降解过程中可能存在如降解产物刺激发生骨溶解和局部炎症反应的风险，此外融合器可能存在强度不足问题，存在植入后破碎的风险等问题。因此，理想的椎间融合器材料应具备仿生的弹性模量、足够强度、良好骨传导和诱导性、良好放射线显像情况等。

仿生推荐：开发可降解材料融合器是"仿生替代治疗"向"仿生自然治疗"转变，临床应用需满足以下条件：①要有良好的生物相容性，材料或降解产物不会引起组织的免疫排斥反应，且不会引发炎症反应；②材料具有骨诱导性，降解的速率要与体内新骨生成的速率相一致；③要与骨组织有相似的弹性模量，降低应力遮挡现象的发生；④要有足够的机械力学强度，如具有良好抗压缩、抗扭转、抗疲劳性能。

（五）根据仿生力学融合器植入位置及仿生推荐

腰椎终板的中央区域力学强度显著低于终板周围环形区域，提示了椎间植入物不应只依托于椎体终板中央区域进行支撑，应当植入或覆盖终板皮质更厚的边缘部位以提供更好的支撑作用，即植入位置仿生。因此融合器的植入椎间隙的位置立考虑偏向终板外周的区域以提高融合器与骨刚度的匹配，减少终板骨折、融合器沉陷的发生率。融合器植入位置也会对后方钉棒系统应力产生影响，生物力学结果显示，当把融合器植入椎间隙侧方时，其后方钉棒系统所受应力明显大于前方和中间位置的融合器，这与临床结果发现一致，当融合器植入位置不佳时，后方钉棒系统发生断钉现象的病例明显增加。

仿生推荐：融合器放置偏前可仿生性恢复腰椎融合节段的生理曲度，放置中后方可恢复椎间隙及椎间孔的高度最佳，如存在脊柱侧凸畸形应根据需要将椎间融合器置于左侧或右侧，矫正仿生性恢复腰椎冠状位平衡较佳。根据患者不同的临床特点来选择具体位置。

（张海平）

第五节　腰椎滑脱复位融合固定技术

腰椎滑脱症（lumbar spondylolisthesis）是指由于先天、创伤或退变的因素导致上位腰椎相对于下位腰椎的滑移，常伴有一定程度的神经根管和中央管狭窄，导致腰痛、下肢放射痛、或伴间歇性跛行等症状的疾病。1854 年，Kilian 首先描述并且命名了此疾病。据报道欧洲腰椎滑脱症的发病率为 4%～6%。据统计，西安市红会医院下腰痛的患者中，腰椎滑脱症的发生率约为 5.3%，其中发育不良型滑脱占 33%（多见于青少年），峡部裂引起的滑脱（真性滑脱）占 15%，退变性滑脱（假性滑脱）占 52%。其中退变性腰椎滑脱多发生在 50 岁以上的中老年女性，85% 发生在 $L_4 \sim L_5$、$L_5 \sim S_1$ 节段。

一、腰椎滑脱症的分型

腰椎滑脱症有多种分型方法，目前国内外广泛应用的主要有以下四类。

（一）Whiltse-Newman-Macnab 分型

1976 年，Whiltse 等三位学者以滑脱的病因为基础，将腰椎滑脱分为 6 型。

Ⅰ型，即发育不良性腰椎滑脱，指 S_1 上关节突和 / 或 L_5 下关节突先天发育异常，骶岬发育缺陷导致的 S_1 椎体上终板呈穹隆样改变等引起的腰骶段滑脱，常伴有脊柱裂及神经系统畸形；

Ⅱ型，即各种因素导致峡部解剖结构异常引起的腰椎滑脱，又可分为 2 个亚型，ⅡA 型峡部断裂及ⅡB 型峡部延长；

Ⅲ型，即退变性腰椎滑脱，指由于腰椎间盘和小关节退变导致腰椎不稳或应力增加，引起的上位腰椎向前滑脱；

Ⅳ型，即创伤性腰椎滑脱，指由于严重的创伤造成腰椎后部结构骨折导致的滑脱，常伴随其他脏器的联合损伤；

Ⅴ型，即病理性腰椎滑脱，指各种疾病引起骨性结构、椎间隙、韧带结构病变，破坏局部稳定性，造成的继发性腰椎滑脱，如附件肿瘤、结核或非特异感染导致的滑脱；

Ⅵ型，即手术后腰椎滑脱，也称为医源性腰椎滑脱，指由于广泛的减压和手术造成的后部稳定结构丧失所导致的腰椎滑脱。

（二）Marchetti-Bartolozzi 分型

1994 年 Marchetti 和 Bartolozzi 根据腰椎滑脱不同病因提出了 Marchetti-Bartolozzi 分型，该分型将腰椎滑脱分为发育不良性及获得性滑脱。发育不良性腰椎滑脱指任何形式的下腰椎和骶骨上端骨发育不良引起的腰骶段滑脱。依据椎体以及椎间隙形态特征又分为高度和低度发育不良性滑脱；获得性滑脱包括创伤性滑脱、手术后滑脱、病理性滑脱及退行性滑脱。

（三）Meyerding 分型

1932 年 Meyerding 提出按滑脱椎体相对于下位椎体向前滑移的程度的 Meyerding 分度方法。该方法将滑脱分为 Ⅰ ~ Ⅳ度：Ⅰ度为滑脱椎体向前移位为下位椎体前后径的 25% 以内；滑脱椎体向前移位为下位椎体前后径的 25% ~ 50% 为Ⅱ度；滑脱椎体向前移位为下位椎体前后径的 50% ~ 75% 为Ⅲ度，滑脱椎体向前移位大于下位椎体前后径的 75% 为Ⅳ度。其中Ⅰ ~ Ⅱ度为轻度滑脱，Ⅲ度及以上为重度滑脱。此方法简单客观，临床实际应用较广。

（四）CARDS 分型

2015 年，Kepler 等针对退变性腰椎滑脱提出了 CARDS 分型，该分型依据是基于三个影像学参数和一个临床参数。三个影像学参数包括：椎间隙高度（hight of disc，HOD）、滑脱角（spondylolisthesis angle，SA）、滑脱位移（spondylolisthesis degree，SD）。先根据影像学参数分为四型：若 HOD 消失，相邻椎体终板骨质相贴记为 A 型；HOD 未消失，滑脱节段不存在后凸，此时若 SD≤5mm，记为 B 型；若 SD>5mm，记为 C 型；若 HOD 未消失，滑脱节段存在后凸角，记为 D 型。临床症状则根据患者有无下肢症状进行分类，下肢无症状记为 0，单侧下肢症状记为 1，双侧下肢症状记为 2。因此，CADRS 分型共有 12 个亚型，即 A0、A1、A2、B0、B1、B2、C0、C1、C2、D0、D1、D2。

二、腰椎滑脱症的外科治疗

（一）手术指征

手术指征主要包括：①滑脱Ⅲ度及以上，处于生长发育期的青少年，合并顽固性下腰痛；②进行性滑脱者；③明显脊柱畸形伴步态异常者；④保守治疗不能缓解腰痛者；⑤下肢出现神经症状且经保守治疗无效者；⑥马尾神经压迫综合征者（需急诊手术）。

（二）手术原则

依据郝定均教授脊柱仿生治疗的理念，手术原则是采用恰当的手术入路，尽量减少软组织的剥离损伤，将滑脱的椎体复位至正常的解剖位置，恢复正常的脊柱力线及腰椎曲度，尽量短节段坚强固定，充分的神经减压，可靠的脊柱融合，为远期的功能恢复创造条件，同时降低远期邻近节段退变的发生率。主要包括减压、复位、内固定、融合等几个手术步骤。

1. 减压　减压是缓解症状的最重要手段，而椎体的滑脱复位是减压的基础，对于Ⅲ度以内的滑脱可先复位再减压，对于Ⅲ度及以上的滑脱应先减压再复位，减压范围应当包括椎板、黄韧带、椎间盘、增生的关节突、侧隐窝等。对于Ⅱ度以上的滑脱，减压应充分显露入口及出口神经根。

2. 复位　对于Ⅲ度以内的滑脱，目前大部分学者认为应争取解剖复位，解剖复位有利于恢复腰骶段的生理曲度及脊柱的矢状位平衡，利于缓解腰痛；复位是减压的重要部分，有利于恢复椎管容积，解除神经受压；复位可增加植骨床，有利于远期的植骨融合。重度腰椎滑脱常合并解剖变异，包括骨性结构发育不良和神经结构的变异、手术操作区域深在、神经变异（可能由于神经结构长期处于慢性牵拉、压迫和炎症反应的过程中而出现神经高敏感性），术中强行复位可能会造成马尾口神经根的损伤。目前在重度腰椎滑脱的外科治疗决策中，完全复位与部分复位、复位与纠正腰骶后凸优先级、复位与神经损伤这些争议尚无定论。根据我们的经验，对于重度腰椎滑脱患者，建议先减压再复位，不强求解剖复位。对于重度发育不良性腰椎滑脱，当 S_1 上终板穹隆样改变时，应该切除穹隆部分降低 S_1 椎体的高度以利于复位，避免神经根牵拉损伤，术中可以辅助神经电生理监测以降低神经损伤的发生率。

3.内固定　坚强的内固定有助于提高早期的稳定性，目前最常使用的是后路椎弓根螺钉。为了坚强的复位固定，应选择尽量粗及尽量长的椎弓根螺钉。置钉时避免螺钉进入近端小关节突，螺钉的方向尽量平行椎体终板，螺钉的位置应深一些，下方的螺钉位置应浅一些，上下螺钉钉尾形成一高度差，高度差的大小取决于滑脱的程度，依靠适当撑开椎间隙、拧紧螺帽的过程实现复位。术中尽量避免反复调整钉道，反复调钉会造成钉道松弛，复位过程中可能有拔钉、损伤神经的风险。建议初次置钉时先插入定位针，定位针位置理想后再拧入椎弓根螺钉。对于椎弓根细小的病例，建议导航或机器人辅助置钉，保证一次置钉的成功率。如果需要调钉，应植入直径更粗的螺钉或骨水泥强化螺钉以增加螺钉把持力。对于骨质疏松的患者，应行可靠的钉道骨水泥强化。

4.融合　依据融合方式有前路融合、后路融合、前后路联合融合。依据融合部位可划分为后外侧横突间融合、椎间融合以及 360° 环形融合。为了提高融合率，必须彻底处理终板软骨。目前椎间融合器的选择非常多样化，由郝定均教授设计的可变向腰椎肾形融合器（Dica），相比较传统的融合器，植入时能够旋转变向，更容易植入椎间隙前中部，可避免敲击融合器时损伤椎体后上缘及终板，同时可显著减少术中透视次数及放射量。另外，三维有限元分析结果表明，融合器放置在椎体前中部可以获得最佳生物力学稳定性，应力分布最为均匀且最小。

（三）手术方法

1.后路单纯融合术　适用于峡部裂早期、不伴随椎间盘退变、Ⅰ度滑脱的年轻患者。1953 年 Walkins 首先采用后外侧横突间植骨融合术治疗腰椎滑脱，由于植骨融合率低，后由学者进行改良，融合范围扩大至椎板棘突表面。文献表明既往单纯后路融合因融合率低、卧床时间长、并发症较多，故目前已很少适用。

2.峡部修补固定术　适用于单纯峡部裂Ⅰ度滑脱、腰椎 MRI 证实椎间盘无退变的患者。手术以病椎为中心采用后正中切口，显露病椎及下位椎体的棘突、椎板及椎间小关节。在病椎按照"人字嵴"法植入万向椎弓根螺钉。咬除附着于椎板的软组织，暴露峡部裂所在位置，清除峡部裂之间的纤维瘢痕组织，并修复峡部裂隙，切除峡部硬化骨至断面渗血。在髂后上棘取两枚骨块留取植骨用。在病椎棘突下方根部用刮匙分离骨与棘间韧带并制作一洞口，然后弯曲模棒，两端连接椎弓根钉，匹配棒端与两侧钉尾之间的宽度，棒底端穿过病椎棘突下方。取 5.5mm 直径的棒，按照模棒形状弯棒，将棒于病椎棘突根部穿过，保留棘间韧带，两端植入钉槽，拧入螺帽。将修剪后的植骨块植入峡部裂隙中，分别用大力钳固定一侧棒上，另一端与同侧钉尾加压后锁紧螺帽固定。根据内固定装置的不同，峡部修补固定术有多种方法，包括 Scott 接线法、Buck 螺钉法、Louis 的蝶形板、钉钩技术及 U/V 形棒等术式。近年来，有学者利用椎板空心螺钉对此类患者行峡部螺钉直接修复，其方法是在下关节突内侧 2~3mm 为进钻点，在导航或机器人引导下拧入峡部螺钉，将峡部直接固定，再进行峡部植骨。所有患者术后 1 年均获得了临床愈合。

从临床角度看，上述技术均是用刚性植入物固定断裂的峡部，并沿椎板方向施加作用力，有效稳定峡部，这对于达到更好的骨性愈合至关重要。上述手术不涉及椎间融合，没有牺牲原来的运动节段，峡部愈合之后患者的生活不受影响，更符合生物力学，治疗理念更仿生。

3. 前路腰椎椎间融合术（anterior lumber interbody fusion，ALIF） 适用于Ⅰ度及Ⅱ度滑脱、腰椎间隙塌陷引起的椎间孔狭窄以及腰椎后路术后翻修的患者。1932 年，学者 Capener 率先报道了此种手术方式，在 1940 年由 Lane 进一步发展并被骨外科临床医生所接受。

（1）术前准备：ALIF 术前需要行 MRI 检查以明确前路生理解剖关系，确定血管毗邻和血管窗是否满足手术需要，观察腰大肌形态及腹膜后情况；行 CT 血管造影＋三维重建检查判定腹部血管条件，动脉/静脉与腰椎的毗邻关系，评估腹主动、静脉及髂血管的钙化情况；术前针对神经、血管损伤及腹膜撕裂、腹腔脏器（输尿管）医源性损伤制定相应预案。术晨清洁灌肠以预防及减轻术后腹胀。

（2）术中操作：手术采取仰卧位，腰部垫软枕并折叠手术床，保持腰椎轻度过伸位。透视定位病变椎间隙并于体表做标记线。取左侧腹直肌旁纵向切口，切口长 5~8cm，于腹直肌外 1/4 处切开腹直肌前鞘，显露腹直肌，将其牵向对侧，沿腹直肌后鞘纵向切开显露腹膜。将腹膜从腹壁深层肌肉表面分离，手指沿腰大肌表面向中部腰椎表面钝性分离，直至手指触摸到腰椎前纵韧带及腹主动脉，将腹膜、输尿管用"S"拉钩牵向右侧，显露腰椎前大血管及腰大肌。沿腰椎前大血管与腰大肌之间的间隙（术前腰椎 MRI 可预判血管窗情况），将椎前大血管、腹膜及其内脏器、输尿管牵向右侧，尽量将腰大肌牵向左后外侧，钝性剥离前纵韧带及椎体表面的疏松结缔组织，显露责任椎间隙。小尖刀切开椎间盘前外侧纤维环，用终板处理器、刮匙清除椎间盘髓核及软骨终板。如需要减压神经根则切除后纵韧带，经神经钩分离硬脊膜囊后进行神经根减压。安置前路内固定以重建椎间隙的高度，恢复椎体排列及后侧韧带结构的张力来达到椎管的间接减压。

（3）术后处理：探查术野内无明显活动性出血，腹膜外术腔内留置一根引流管，逐层牢固缝合腹直肌后鞘及前鞘，以防肌疝及腹壁疝的发生，逐层缝合皮下组织及皮肤，关闭切口。

据报道，ALIF 可达到与 PLIF/TLIF 相当的临床效果，同时 ALIF 不破坏脊柱后路稳定结构，避免对椎管的骚扰，手术时间短、出血少、术后恢复快、患者能早期返回工作岗位。但 ALIF 在临床开展并不广泛，主要由于大多数脊柱外科医生不熟悉腰椎前路解剖，恐术中损伤大血管和神经。熟知腰椎前路应用解剖，熟练掌握手术技巧，深入了解前路手术可能的风险及处置预案并正确选择手术适应证，是取得 ALIF 良好手术效果的关键。

4. 后路复位、减压、植骨融合内固定术 从 20 世纪 70 年代开始，随着脊柱三柱学说的创立和椎弓根螺钉技术的发展，从根本上颠覆了腰椎滑脱的治疗理念。椎弓根螺钉技术具有较强的复位能力及可靠的固定作用，极大提高了腰椎滑脱的治疗效果。从 1990 年至今，西安市红会医院先后采用 Dick 钉、RF 钉、TSRH、USS、CDH、Lengacy 以及国产北京富乐、奥斯比利克、长城等椎弓根螺钉内固定系统治疗腰椎滑脱，均取得了很好的临床效果，现重点介绍常用手术方式及手术适应证。

（1）后路腰椎融合术（posterior lumbar fusion，PLF）：适用于病程短、继发性退变较轻、不合并腰椎间盘突出的年轻患者以及单纯腰椎不稳，不合并腰椎管狭窄的 I 度滑脱的患者。该手术采用常规后正中入路，植骨床范围为横突间、断裂的峡部、椎板以及棘突根部，使用椎弓根螺钉进行复位，内固定的使用有助于提高早期融合率。该手术不进入椎管，依靠椎弓根螺钉进行滑脱椎体的复位，辅以后外侧较大范围的植骨，既复位了滑脱椎体，解决了患者的症状，同时保留了双侧小关节突的活动度，未牺牲原来正常的运动节段，符合脊柱仿生治疗的理念（图 8-5-1）。

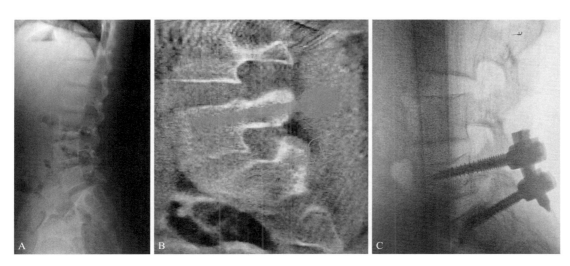

图 8-5-1　13 岁 L$_5$ 峡部裂 I 度滑脱患儿在天玑机器人辅助下行 PLF

A. 术前侧位片显示 L$_5$ 峡部裂 I 度滑脱；B. 术中计划钉道；C. 术后侧位片显示滑脱复位良好。

（2）后路腰椎椎间融合术（posterior lumbar interbody fusion，PLIF）：适用于病程长、合并椎间盘严重退变或腰椎管狭窄需要进行神经减压的患者。手术取俯卧位，常规暴露病椎及下位椎体的棘突、椎板及双侧小关节突。用鹰嘴咬骨钳及刮匙清除所有软组织以显露进钉点。应特别注意保护横突根部及小关节突附近的小血管，否则会导致难以控制的出血。按照"人字嵴"法植入椎弓根螺钉。依据腰椎滑脱的程度，对于轻度滑脱，不存在严重椎管以及侧隐窝狭窄的患者，可先行撑开复位，尽量恢复椎间隙正常高度及正常的腰椎曲度，再进行椎间盘切除减压、椎间融合。对于重度滑脱及合并椎间隙塌陷、边缘增生的病例，可先进行后方棘突、椎板减压及后方韧带复合体的松解，再进行钉棒复位、椎间盘切除减压、椎间及后外侧 360° 植骨融合（图 8-5-2）。进行 PLIF 时，减压的范围包括椎板、黄韧带、关节突关节内侧部分，棘突可依据椎管狭窄状态决定是否保留。另外，对于重度腰椎滑脱，复位完成后需探查双侧侧隐窝及椎间孔区域，因为复位的过程可能会引起椎间孔继发狭窄，造成神经根卡压。

（3）经椎间孔腰椎椎间融合术（transforaminal lumbar interbody fusion，TLIF）：TLIF 的手术适应证与 PLIF 相似。该术式最早在 1998 年由 Harms 描述，最初仅针对合并单侧神经受压症状的患者，该手术仅切除症状侧上下关节突，保留了对侧关节突及后方韧带复合体，保留了更多的植骨面积，减少了对脊柱稳定性的影响，同时可避免 PLIF 引起的双侧手术瘢痕，为以后可能的翻修手术提供了良好的机体环境。此外，该术式可避免对硬膜囊及神经根的过度牵拉，减少硬膜瘢痕产生及术中硬膜撕裂的可能性。随着手术技术及手术器械的改进，对于合并单侧神经受压症状的患者，建议采取肌间隙、小切口、经通道或脊柱内镜下融合，可最大程度减少对肌肉软组织的医源性创伤，为远期的功能仿生奠定基础（图 8-5-3）。

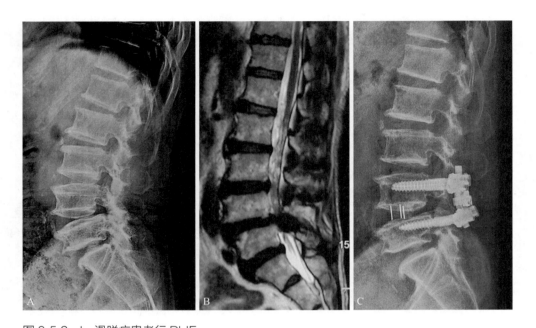

图 8-5-2 L₄ 滑脱症患者行 PLIF

A. 术前侧位片显示 L₄ 退变性 Ⅰ 度滑脱；B. MRI 显示 L₄～L₅ 节段椎管严重狭窄；C. 术后侧位片显示滑脱复位良好。

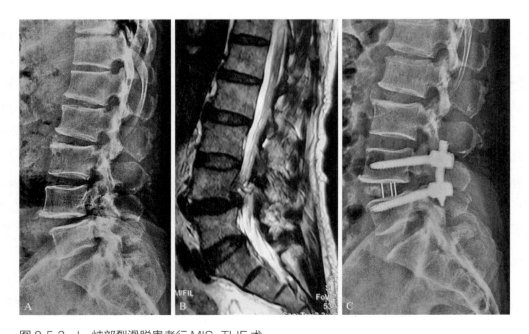

图 8-5-3 L₄ 峡部裂滑脱患者行 MIS-TLIF 术

A. 术前侧位片显示 L₄ 峡部裂型 Ⅰ 度滑脱；B. MRI 显示 L₄～L₅ 节段合并椎间盘突出；C. 术后侧位片显示滑脱复位良好。

（4）斜外侧腰椎椎间融合术（oblique lumbar interbody fusion，OLIF）：适用于Ⅰ度及Ⅱ度滑脱、合并腰椎间隙塌陷、失稳及/或侧弯的患者。OLIF 是经腹膜后入路，在腹段大血管与腰大肌之间的软组织间隙进行手术，是一种全新的微创术式。手术时患者取右侧卧位，左侧入路，因为腹主动脉在左侧，容易辨别，而且血管壁很厚，不容易损伤。透视定位责任椎间隙，在其中央向腹侧约 5cm 处作一 3cm 长纵向切口，钝性分离软组织进入腹膜后间隙，用手指沿间隙向后触及腰大肌，钝性分离腹膜组织并向后拉开腰大肌，显露责任椎间隙，安装扩张套筒序贯撑开后选择合适长度的可扩张通道撑开固定。使用铰刀、刮匙等专用工具去除椎间盘及软骨终板，突破对侧纤维环及韧带组织，试模确定椎间融合器型号，将融合器植入责任间隙，再辅以内固定，可以进行侧方螺钉固定或翻身后路经皮内固定。西安市红会医院的研究结果表明，OLIF 联合侧方固定比 OLIF 联合后路经皮固定具有麻醉、手术时间更短、术中失血量更少、术中透视次数更少、术后腰痛症状更轻的优势。

OLIF 相较于传统的 PLIF 或 TLIF 具有天然的入路优势，其通过腰大肌和腹部血管的生理间隙进入，无须剥离椎旁肌肉并打开椎管，不破坏脊柱后方结构就可直达滑脱节段，通过侧方撑开椎间隙恢复脊柱的序列。相较于 ALIF、PLIF 及 TLIF，OLIF 手术时间更短、术中出血量更少、术中并发症更少，患者术后可以更早的进行术后康复，更符合仿生治疗的理念。

（何立民　葛朝元）

第六节　非融合技术在早发性脊柱侧凸治疗中的应用

一、早发性脊柱侧凸的治疗进展

近年来，早发性脊柱侧凸（early onset scoliosis，EOS）在治疗理念和技术上发生了翻天覆地的变化。EOS 的最初定义为 5 岁之前因各种原因导致的脊柱畸形。2015 年，国际脊柱侧凸研究会（Scoliosis Research Society，SRS）将 EOS 的定义正式修改为 10 岁之前因各种原因导致的脊柱畸形，包括先天性脊柱侧凸、婴儿和幼儿特发性脊柱侧凸、神经肌肉型脊柱侧凸以及其他脊柱畸形综合征等。EOS 的新定义将患儿的年龄从 5 岁之前延长为 10 岁之前。在 EOS 治疗理念上，从短而直的脊柱逐渐转变为长而弯的脊柱，长而弯的脊柱更符合患儿生长发育的需求。在 EOS 治疗方法上，从最大程度矫正脊柱侧凸的融合手术转变为允许脊柱、胸廓和肺动态生长的脊柱非融合手术，在 EOS 内固定器械上，从 Harrington 首次报道的哈氏棒不断发展为生长棒、Shilla 生长棒、纵向可撑开人工钛肋、磁控生长棒以及骑缝钉等。为什么 EOS 治疗理念会发生如此大的改变，是什么力量推动 EOS 的治疗方法不断进步？一系列研究表明，0~5 岁时 T_1~S_1 节段生长速度为 2 厘米/年，5~10 岁时，T_1~S_1 节段生长速度约为 1 厘米/年；新生儿、5 岁和 10 岁时的胸廓体积分别为骨骼成熟时最终胸部体积的 6%、30% 和 50%。此外，在 8 岁之前，通过肺泡增殖，肺大小约为预期成人肺的 50%。正是前人对 EOS 解剖、自然病程以及生长发育等相关知识的深入探索，使 EOS 的治疗理念向着脊柱仿生治疗的方向不断发展，在控制、矫正脊柱畸形进展的同时，维持脊柱的生长，保持胸廓和肺的发育进而改善肺功能。EOS 的外科治疗包括短节段融合技术、非融合技术以及混合技术。短节段融合技术适用于短而锐的 EOS 畸形，通过半椎体切除或其他截骨方式，去除致畸因素并进行短节段固定融合。而对于长节段的脊柱畸形，因为在控制和矫正脊柱畸形的同时，还需要兼顾脊柱和肺的生长发育，所以短节段融合技术并不适用。在脊柱仿生治疗理念下，非融合技术应运而生，下面我们将从这一角度重点阐述非融合技术在 EOS 治疗中的应用。

二、非融合技术

EOS 患儿是否需要外科治疗不仅取决于 Cobb 角的大小，还取决于脊柱侧凸和胸廓畸形的进展程度。对于骨骼未发育成熟、累及范围长的脊柱畸形，早期行融合手术会导致短躯干以及胸廓功能不全综合征（thoracic insufficiency syndrome，TIS）。Karol 等人研究表明，脊柱融合节段的数量与肺活量下降的程度密切相关。为了防止成年期出现肺功能受限，患儿在骨骼成熟时的胸椎高度不应该低于 22 厘米。为了遵循脊柱仿生治疗的理念，对于此类患者需要采用非融合技术，对侧凸的脊柱实行动态矫正，保障患儿胸廓以及肺的发育。目前有多种可用于治疗 EOS 的非融合技术，选择时需要考虑患儿的年龄、畸形的类型以及自然史。常用的非融合技术可以分为：撑开系统、加压系统及混合型技术等。其中以撑开系统中的传统生长棒应用最为普遍。

（一）撑开系统

撑开系统是通过内植物顶、尾端的固定点对脊柱侧凸节段施加撑开力，以矫正脊柱侧凸，同时允许脊柱、胸廓和肺的动态生长。常见的撑开系统包括传统的生长棒、VEPTR 以及磁控生长棒等。

1. 传统的生长棒技术　1962 年 Harrington 首次通过椎板钩将单棒固定在脊柱侧凸的凹侧，通过撑开技术矫正脊柱侧凸。随后一些学者使用 Harrington 棒或 Luque 棒技术对患儿的脊柱侧凸进行撑开矫形。所有患儿在使用单棒固定术后必须佩戴胸 - 腰脊柱支具（thoracic-lumbar spinal orthosis，TLSO）。待患儿达到合适年龄（女孩 10 岁，男孩 12 岁）和身高后行最终脊柱融合术。尽管单棒技术在控制脊柱畸形进展的同时保留了脊柱和胸廓的生长潜力，然而，单棒技术的生物力学性能不稳定，上下固定点和单棒所承受的应力集中，导致内固定相关的并发症较多，例如脱钩、断棒和脱棒等。由于治疗效果有限，单生长棒技术在 EOS 的治疗中并未得到广泛应用。

随着内固定技术的不断发展和改进，双生长棒技术具有更好的生物力学性能，在 EOS 的治疗中得到了广泛应用。2005 年，Akbarnia 等人使用双生长棒技术治疗 23 例 EOS 患儿。通过 2 年以上的随访，患儿平均 Cobb 角从术前 82°（50°~130°）改善为最后一次随访或终末融合时的 36°（4°~53°），T_1~S_1 长度从术前的 23.01cm（13.80~31.20cm）增加为最后一次随访或终末融合时的 32.65cm（25.60~41.00cm），T_1~S_1 长度平均每年增加了 1.21cm（0.13~2.59cm），肺可用空间比率从 0.87（0.7~1.1）提高到 1.0（0.79~1.23），治疗期间，11 名患儿出现了 13 次并发症。作者认为双生长棒技术治疗进行性 EOS 安全有效，不仅能维持脊柱矫正效果和生长潜力，而且显著改善了肺可用空间比率。同样在 2015 年，Thompson 对比了单棒和双棒技术治疗儿童脊柱畸形的治疗效果。接受生长棒手术的 28 名患儿分为 3 组，第 1 组（n=5）为单生长棒和顶椎融合，第 2 组（n=16）为单生长棒，第 3 组（n=7）为双生长棒。每 6 个月行脊柱延长手术，所有患儿至少随访 2 年。研究结果表明：第 3 组患儿总体治疗效果最好，而第 1 组患儿的治疗效果最差。作者认为：双生长棒比单生长棒更加坚固，可以提供更好的初次矫形效果，在矫形效果的维持方面也优于单生长棒。尽管双生长棒具有明显优势，但是术者应该根据患儿的具体情况来选择合适的生长棒。那么如何选择单棒或者双棒技术呢？如果患儿脊柱侧凸角度不大，脊柱柔韧性较好，可以选择单生长棒技术；反之，如果患儿脊柱侧凸角度较大，脊柱柔韧性较差，则选择双生长棒技术。

目前一般建议 EOS 患儿每 6~12 个月进行撑开延长手术。然而研究表明平均每增加 1 次撑开手术，并发症的发生率增加 24%。内固定并发症在 EOS 术后常见，包括脱钩、脱棒、断棒以及螺钉松动等。仉建国研究了 48 例先天性 EOS 内固定相关并发症及其危险因素。48 例患儿至少接受 2次生长棒撑开治疗且随访 2 年以上。研究结果表明：23 例患儿出现了 49 次内固定相关并发症（脱钩 15 例、螺钉拔出 12 次、棒断裂 8 次、尾帽松动 2 次，近端交界性后凸 12 次），术前 T_{10}~L_2 后凸 ≥10° 是内固定相关并发症的独立危险因素。除了内固定并发症外，自发性融合也是一种常见的并发症。多次撑开延长使脊柱过度剥离暴露，支质骨破坏，脊柱自发性融合的发生率升高，脊柱柔韧性降低，不仅可能引起曲轴现象，而且导致每次撑开的长度减少，所需的撑开力增加。选择合适的 EOS 患儿行生长棒治疗可以降低并发症的发生率，适应证主要包括：①佩戴支具或石膏治疗效果欠佳，脊柱侧凸 Cobb 角 >50°，近一年侧凸进展超过 10°；②脊柱具有明显的生长潜力，年龄在 5~10 岁之间；③脊柱侧凸的柔韧性良好；④长节段的 EOS 患儿。

2. 纵向可撑开人工钛肋（vertical expandable prosthetic titanium rib，VEPTR）　2004 年 Robert Campbell 首次报道了 VEPTR 技术，用于治疗因肋骨融合和先天性脊柱侧凸而继发胸廓功能不全综合征（TIS）的患儿。虽然 VEPTR 技术最早用于治疗 TIS，但是鉴于 VEPTR 器械设计特点和临床疗效，该技术已经被扩展到 EOS 的治疗中。根据不同的锚定点，VEPTR 技术可分为肋骨-肋骨固定、肋骨-腰椎固定以及肋骨-骨盆固定等不同类型。肋骨-肋骨固定可有效增加患儿胸腔容积和肺功能。肋骨-腰椎或者肋骨-骨盆固定不仅控制脊柱畸形进展，而且保持脊柱的生长功能。Campbell 等人使用 VEPTR 技术治疗 27 例先天性 EOS 患儿。在随访 5.7 年后，患儿的 Cobb 角从术前 74° 减小到术后 49°。Samdani 等人使用该技术治疗 11 例 EOS 患儿。在末次随访时，患儿的 Cobb 角从术前 81.7° 减小到 56°。邱勇等人也使用该技术治疗 11 例 EOS 患儿。从术前至末次随访，主弯 Cobb 角从 78° 减小到 55°，胸椎高度从 13.3cm 增加到 17.2cm，T_1~S_1 长度从 24.4cm 增加到 32.5cm，有 6 例患儿发生了并发症（肋骨包钛移位、感染、胸膜破裂以及腰椎螺钉松动）。作者认为 VEPTR 技术可有效控制 EOS 患儿的脊柱畸形进展，并能保持脊柱和胸廓的生长。由于 VEPTR 技术手术相关并发症的发生率较高，因此应该严格控制适应证。该技术不适用于严重营养不良、肋骨纤细以及背部软组织覆盖少的患儿。

3. 磁控生长棒（magnetically controlled growing rod，MCGR）　MCGR 为一个带有磁性延长装置的生长棒，通过体外磁力遥控装置对生长棒进行撑开操作。MCGR 最初由 Ellipse TechnologiesInc 开发，随后被 NuVasiveInc 收购。2012 年 Akbarnia 等人通过对动物模型的初步研究，认为外部磁铁可以安全有效地撑开生长棒。同年，Cheung 等人首次对 5 例 EOS 患儿使用了 MCGR 技术。初步研究结果显示：患儿的 Cobb 角从术前 67 度减少为 29 度，生长棒在每次撑开后可延长 1.5~2.0 毫米/月，所有病例均未见相关并发症。然而，随后的相关研究证实 MCGR 并发症并不少见。一项研究表明，在 29.7 个月的随访中，MCGR 并发症的发生率高达 44.5%，非计划二次手术发生率高达 33%。与传统生长棒类似，MCGR 仍然存在与内植物相关并发症，例如椎板钩脱出、断棒和近端交界性后凸等，但是可能会降低感染率的发生。尽管如此，MCGR 不需要反复对生长棒进行撑开延长，这对社会和患儿心理层面（包括患者满意度）具有显著优势。MCGR 目前还尚未在国内使用。

（二）凸侧压缩系统

压缩系统通过在脊柱侧凸的凸侧施加压缩力，可阻止凸侧椎体的进一步生长，同时允许凹侧椎体继续生长，达到逐步矫正脊柱侧凸的目的。压缩系统的治疗原理来源于 Hueter-Volkmann 定律，即骨骺的生长速度可因压缩力而降低，或者因撑开而增加。这个定律同样适用于脊柱，在动物模型中通过施加压缩力可以产生或者改善脊柱侧凸。压缩系统主要包括骑缝钉和椎体栓系系统。

1. 骑缝钉技术　1954 年有学者首次使用骑缝钉治疗儿童脊柱侧凸，但临床效果不佳。2003 年 Betz 等人对 21 例特发性 EOS 患儿使用了骑缝钉技术。作者认为该手术技术安全有效，临床效果与其他非融合手术类似。2010 年 Betz 等人又对 28 例特发性 EOS 患儿使用了这项技术。其中 26 例为胸椎侧凸，15 例为腰椎侧凸，平均手术年龄为 9 岁。研究结果表明：对于 10 岁以下且侧弯<35°的患儿，胸部侧凸的矫正率为 79%，而腰部侧凸的矫正率为 87%。该技术的并发症包括过度矫正、肠系膜上动脉综合征、椎间盘退变和肺不张等。此外，经前路的骑缝钉技术会导致脊柱后凸增加或者前凸减少，但是临床意义尚不清楚。

2. 椎体栓系技术（vertebral body tethering，VBT）　椎体栓系装置是由椎体螺钉和系绳组成，固定在凸侧椎体之间的一种内植物。通过系绳对凸侧椎体施加压力，一方面限制凸侧椎体生长，另一方面促进凹侧椎体进一步生长，以控制脊柱畸形的进展，尽量避免脊柱融合手术。2002 年 Newton 等人在动物模型中首次使用 VBT，并取得了良好的实验结果。2010 年 Crawford 和 Lenke 等人首次对 1 例胸椎侧凸患儿使用 VBT。患儿为 8 岁男孩，胸椎 Cobb 角术前为 40°，使用椎体螺钉固定 $T_6 \sim T_{12}$ 节段，螺钉之间使用 4.5mm 聚丙烯系绳进行连接并对凸侧椎体施压压力。研究结果表明：胸椎 Cobb 角从术前 40° 减少为术后即刻 25°，术后 4 年进一步减少为 6°。随后又有很多学者对 VBT 进行了相关研究。2020 年 Miyanji 等人采用该技术治疗 57 例脊柱侧凸患儿。研究结果显示：术前、术后即刻、术后 1 年、最终随访的主弯角度分别为 51°、24.6°、16.3°、23°。2021 年 Rushton 等人采用 VBT 治疗 112 例骨骼未成熟特发性脊柱侧凸患者。患儿的手术平均年龄为 12.7 岁 ±1.4 岁（8.2 ~ 16.7 岁），Risser 征为 0.5±0.9（0 ~ 3 级），随访时间大于 2 年。研究结果显示：栓系椎的术前、术后即刻、术后 1 年以及最终随访 Cobb 角分别为 50.88°±10.2°、26.68°±10.1°、23.18°±12.4° 以及 25.78°±16.3°。25 例患儿出现了 28 次并发症。作者认为在骨骼未成熟的患儿中应用 VBT 可以获得满意的矫形效果。然而，相应的并发症和翻修率表明 VBT 内植物还需要进一步改进，同时需要严格选择合适的患儿。VBT 适应证目前还存在争议，多数学者认为满足以下条件可以行 VBT 治疗：骨骼发育不成熟且为进行性发展的主胸弯和 / 或主腰弯≥40°。骨骼发育不成熟的评价指标包括 Risser 征为≤3 级和 Sanders 分级<5 级。VBT 的优点是不需要反复行撑开手术，经胸腔镜微创手术可以帮助患儿尽快恢复日常生活。VBT 的并发症主要包括：过度矫正、系绳断裂、螺钉拔出等。

（三）生长诱导系统

生长诱导系统是将多个椎体（通常包括顶椎）固定在连接杆上，但螺钉与固定棒之间并不锁死，因此锚定点螺钉可以在棒上相对自由滑动，允许脊柱纵向生长，并避免畸形进一步加重。该系统可以避免反复撑开而增加的手术次数和相关并发症。生长诱导系统包括 Shilla 技术和 Luque Trolley 技术。

1. Shilla 技术　Shilla 生长棒是由 McCarthy 等人设计的一种自动滑移型生长棒。Shilla 技术的原理是在脊柱侧凸的顶椎区给予 3～4 个节段的固定融合，上下端椎使用带滑槽的椎弓根钉，允许钛棒在滑槽内相对自动滑动，以达到随着脊柱生长而自行延长的目的。2010 年 McCarthy 等人首先在动物模型中验证了 Shilla 生长棒的效果。2014 年 McCarthy 等人随后对 10 例 EOS 患儿使用 Shilla 生长棒，患儿的平均年龄 7 岁，至少随访 2 年。研究结果显示：患儿的 Cobb 角从术前 70° 减少为术后即刻 27°，在 2 年随访中矫正度数未丢失。然而，这种技术的并发症的发生率为 50%（5/10），为此进行了 5 次翻修手术，其中 3 次因为内植物问题，2 次因为感染。2017 年 Luhmann 等人对比了 Shilla 生长棒和传统生长棒治疗 EOS 患儿的临床疗效。在 25 例患儿中 19 例行 Shilla 生长棒，6 例行传统生长棒。研究结果表明：Shilla 组的 Cobb 角从术前 70.3° 减少为 22.4°，矫正率为 68.1%。传统生长棒组 Cobb 角从术前 68.3° 减少为 32.2°，矫正率为 52.9%。在 4 年随访期间，Shilla 组的矫正率从 40.5% 增加为 53.4%，而传统生长棒组矫正率从 40.9% 增加为 56.9%。在最后一次随访中 Shilla 组 T_1～S_1 长度从术前 28.7cm 增加为 32.9cm，而传统生长棒组 T_1～S_1 长度从术前 29cm 增加为 34cm。此外，Shilla 组有 12 例（63.2%）患儿进行了 29 次再手术，传统生长棒组所有患儿（100%）进行了 40 次再手术。作者认为，与传统生长棒相比，Shilla 生长诱导系统在主弯矫正、脊柱生长以及矢状面平衡方面更具有优势，再次手术率大幅降低，这些特点使 Shilla 生长棒成为一种更有优势的替代方案，可以最大程度减少手术相关并发症。然而，使用 Shilla 生长棒仍存在 2 个缺点：①矫正率丢失；②可能需要截骨。为了解决这个问题，Agarwal 等人 2020 年提出了一种改良的 Shilla 技术——顶椎区主动矫形（active apex correction，APC），在顶椎区凸侧 3～4 个节段置钉并加压，凹侧不置钉。在对 20 名患儿进行了改良 Shilla 技术后，作者认为改良 Shilla 技术有助于减轻由于曲轴和附加现象（adding-on）导致的长期矫正丢失。与传统的生长棒相比，这种技术的优点是避免了重复的撑开手术，缺点包括断钉断棒、自发性融合和撑开长度较短等。目前关于 Shilla 或改良 Shilla 技术的临床应用病例报道较少，且随访时间较短，需要大量的临床研究充分验证其有效性。

2. Luque Trolley 技术　Luque 等人于 1976 年在 Harrington 棒的基础上提出了 Luque Trolley 技术。该技术的原理是采取节段内固定，通过椎板下钢丝，对椎体进行牵拉平移矫形，使矫形的力量分散到每个椎体，依靠钢丝与棒的自动滑移而保留脊柱生长。Luque 等人最初将该技术用于治疗 8 例特发性 EOS 患儿。研究结果表明该技术不仅可以减少 Cobb 角，而且可以维持脊柱的持续生长。然而，在后续研究中证实该技术的并发症并不少见。Mardjetko 等人对 9 例患儿使用了 Luque Trolley 技术，研究结果表明：9 例患儿均出现了脊柱自发融合和大量纤维组织增生，变薄的椎板使翻修手术变得更加困难。此外，固定节段内脊柱生长的长度只达到正常脊柱生长的 35%。因此作者认为在未成年患者中使用 Luque Trolley 技术不能有效控制脊柱畸形，也不能使固定节段的脊柱得到预期生长。Luque Trolley 技术在椎板下穿入钢丝时容易损伤脊髓，若钢丝出现断裂，脊髓损伤的风险更高。该技术的矫形效果也不如椎弓根螺钉。因此，Luque Trolley 技术目前在临床使用较少。

（四）混合技术——截骨联合双侧生长棒技术

对于顶椎区成角畸形同时伴有长弧状侧凸的 EOS 患儿，采用双侧生长棒技术容易出现内固定相关并发症，不能获得良好的治疗效果。为了解决这一难题，仉建国等人提出了一种新的手术方式，即在侧凸顶点处进行截骨和短节段固定融合以控制角状畸形，同时加用生长棒控制代偿性胸弯畸形。允许胸段脊柱及胸腔的继续生长发育。仉建国等人对 7 名先天性脊柱侧凸的患儿采用该手术方法，其中男 2 例，女 5 例，年龄 2~10 岁，Risser 征均为 0 度，通过撑开次数、并发症以及影像学测量分析等方法进行评估。研究结果表明：7 例患儿随访时间平均为 59.4 个月，冠状面主弯度数术前为 81.4°，术后为 40.1°，末次随访为 41.1°。T_1~S_1 从术前 23.7cm 增加至 27cm，末次随访为 32.8cm，平均年增长率为 1.12cm/ 年，末次随访时无一例相关并发症。截骨联合双侧生长棒技术在治疗严重且僵硬的先天性脊柱侧凸方面安全有效，然而该技术创伤较大，手术难度较高，随访时间较短，尚需长期随访进一步验证。

三、总结

早期对婴幼儿脊柱畸形采用融合术并不是一种明智的选择，违背了脊柱生长发育的要求，并没有达到仿生治疗的理念，因为它会限制脊柱、胸廓以及肺的生长，严重时可危及患儿生命。本章阐述了多种不同类型的脊柱内植物，其设计理念是矫正脊柱畸形，同时最大限度地促进脊柱和胸廓的生长，这符合脊柱仿生治疗理念，对于早发性脊柱侧凸患者，短而直的脊柱已经不是术者追求的目标。根据内植物对脊柱施加的不同矫形力，内植物可分为撑开系统、凸侧压缩系统以及生长诱导系统。此外还有短节段截骨联合双侧生长棒技术。每种类型的内植物都有自身的优缺点。了解这些系统所依据的基本原则可能有助于帮助临床医生为患者选择个体化的治疗方案。

（惠华 曾文）

第七节 特发性脊柱侧凸全椎弓根钉矫形术

特发性脊柱侧凸仅表现为脊柱序列的异常，而无椎体骨发育异常，多表现为水平面上脊柱旋转和矢状面上前、后凸增加或减少、肋骨和骨盆的旋转倾斜畸形以及椎旁韧带肌肉的异常。特发性脊柱侧凸是侧凸畸形中最常见的类型，约占侧凸畸形总量的 75%~80%。病因未明，它好发于青少年，尤其是女性。目前认为，其发病机制可能与下列因素相关：遗传因素；生长发育不对称因素；结缔组织发育异常；神经 - 平衡系统功能障碍；神经内分泌系统异常等。特发性脊柱侧凸可发生在生长期的任何阶段，但多发生在两个生长发育的高峰时期，根据其发病年龄分为婴儿型（0~3 岁），少儿型（4~10 岁），青少年型（10 岁~骨骼成熟），成年型（20 岁后）。本节重在阐述青少年型特发性侧凸（AIS）的手术治疗，其他类型不作赘述。通过半个世纪的实践及大样本的病例总结，国际脊柱侧凸研究会（SRS）指出，通过对符合手术适应证的患者长期随访后发现，手术组患者平均身高明显高于非手术组，同时手术组患者生活质量、身心健康都明显高于非手术组，许多病人手术后，在生理和心理上都明显改善。因此，适时手术器械矫形固定融合仍然是目前脊柱侧凸治疗的有效方法。在脊柱侧凸矫形手术的历史演变中，有三个较为明确的里程碑：1955 年，Harrington 研制使用的撑开系统阻止侧凸进展，开创了脊柱侧凸内固定治疗的历史；20 世纪 70 年代以后，Luque 推广了一种用椎板下钢丝与 Harrington 棒相结合的固定方式，即他所称的节段性脊柱内固定系统；1984 年，Cotrel 和 Dubousset 研制了 C-D 系统，以椎板钩、关节突钩、椎弓根钩及椎弓根螺钉为基础的节段性矫形系统，标志着脊柱侧凸的矫形进入了一个崭新的阶段，由最初上下两点的应力分配，发展到现在与脊柱解剖相适配的节段性应力分配，由单一平面的轴向撑开矫正，发展到三维空间内去旋转矫正。对于脊柱侧凸畸形的治疗，恢复冠状、矢状序列及纠正椎体旋转是基础；制定合理的手术方案，选择合理的手术技术是手段；力求躯干平衡，保留脊柱运动节段，恢复脊柱生理功能是目的，这些无不体现了脊柱仿生治疗理念，而解剖仿生、力学仿生、功能仿生则渗透在治疗过程中。

一、AIS 分型发展史

对 AIS 进行临床分型已有近一个世纪的历史。1983 年出现的 King 分型是对 AIS 分型最具革命性的探索，这一分型主要基于第一代 Harrington 和 Luque 矫形技术，属于单平面分型系统。随着三维矫形技术的使用，King 分型无法满足三维矫形新的需求。

2001 年，Lenke 等人提出了 Lenke 分型系统（表 8-7-1），以指导手术方案为目的。包含三个组成部分：侧凸类型（1~6 型）、腰弯修正型（A、B、C）与矢状面胸椎后凸修正型（−，N，+）。分型首先将脊柱分为三部分：上胸弯（PT）冠状面上顶椎为 $T_2 \sim T_5$；主胸弯（MT）冠状面上顶椎为 T_6 到 $T_{11,12}$ 椎间盘之间；胸腰弯/腰弯（TL/L）冠状面上顶椎位于 $T_{12} \sim L_1$ 之间（胸腰弯 TL），顶椎位于 $L_{1,2}$ 椎间盘到 L_4 之间（腰弯 L）。每部分的脊柱侧凸均需要测量 Cobb 角。侧凸畸形分为主弯和次弯，最大的 Cobb 角被认为主弯。次弯可以通过侧凸畸形的柔韧性及矢状位后凸分为结构性弯和非结构弯。做出以下定义：结构性上胸弯为侧方 Bending 像上 Cobb 角≥25°或胸椎后凸（$T_2 \sim T_5$）≥20°；结构性胸弯为侧方 Bending 像上 Cobb 角≥25°；结构性胸腰弯/腰弯为侧方 Bending 像上 Cobb 角≥25°或胸腰椎后凸（$T_{10} \sim L_2$）≥20°。根据主弯和结构性次弯的不同，脊柱侧凸分为 6 型，分别为：1 型主胸弯（MT）；2 型双胸弯（DT）；3 型双主弯（DM）；4 型三弯（TM）；5 型胸腰弯/腰弯（TL/L）；6 型胸腰弯/腰弯-主胸弯（TL/L-MT）。在 1~3 型中，主胸弯是主弯；在 5 型和 6 型中胸腰弯/腰弯是主弯；在 4 型中，主胸弯和胸腰弯/腰弯均可能是主弯。根据本分型系统，脊柱固定融合只需包含主弯和结构性次弯。

腰弯的冠状位畸形程度以腰弯修正型（A、B、C）来评估。如果骶骨中垂线（CSVL）在腰弯顶椎的椎弓根之间，定义为 A；如果 CSVL 在顶椎凹侧椎弓根内缘到凹侧椎体边缘之间，定义为 B；如果 CSVL 在顶椎凹侧不接触顶椎，定义为 C。矢状面畸形程度以胸椎后凸修正型（−，N，+）评估，这基于 $T_5 \sim T_{12}$ 站立位侧位片的 Cobb 角的测量。$T_5 \sim T_{12}$ 后凸角在 10°~40°，定义为 N；小于 10°，定义为 −；大于 40°，定义为 +。在不同的观察者之间或同一观察者不同时期评估 Lenke 分型系统的可靠性，证实其可靠性是良好到优秀。这使得该分型系统在全球范围内得到了广泛应用。

Lenke 分型 = 弯曲类型（1~6）+ 腰椎修订（A，B，C）+ 胸椎矢状位修订（−，N，+）

Lenke 分型根据侧凸类型指导 AIS 手术治疗：

1 型侧凸畸形是需要手术治疗的患者中所占比例最高的类型，约占 50%。治疗方案包括前路或者后路融合主胸弯。单纯后路矫形内固定手术作为手术治疗 1 型侧凸的金标准超过 40 年，任何腰椎冠状位修正类型或胸椎的矢状位修正类型，都可以进行主胸弯的后路固定融合手术。后路手术在以下几种情况具有优势：胸椎矢状位后凸在正常范围或后凸畸形增大、体重超重均是后路矫形固定的适应证。后路手术不侵扰胸腔，有益于肺功能受损患者的恢复。对脊柱外科医生而言，更加熟悉脊柱后路融合手术。适合前路手术治疗的 1 型侧凸畸形包括以下几种：胸椎矢状位修正类型为 +，腰弯修正类型为 B 或者 C 可以争取到最优的腰弯自发性矫正，骨骼发育未成熟有可能出现曲轴现

表 8-7-1 Lenke 分型系统

弯曲类型				
类型	上胸弯	主胸弯	胸腰弯 / 腰弯	弯曲类型
1	非结构性	结构性	非结构性	主胸弯（MT）
2	结构性	结构性	非结构性	双胸弯（DT）
3	非结构性	结构性	结构性	双主弯（DM）
4	结构性	结构性	结构性	三主弯（TM）
5	非结构性	非结构性	结构性	胸腰弯 / 腰弯（TL/L）
6	非结构性	结构性	结构性	胸腰弯 / 腰弯 - 结构性主胸弯（TL/L-MT）

结构弯标准		顶椎位置	
上胸弯：侧屈像　Cobb 角 ≥ 25°		（SRS 标准）	
$T_2 \sim T_5$ 后凸角 ≥ +20°		弯曲部位	顶椎
主胸弯：侧屈像　Cobb 角 ≥ 25°		胸椎	$T_2 \sim T_{11、12}$ 椎间盘
胸腰弯 / 腰弯：侧屈像　Cobb 角 ≥ 25°		胸腰段	$T_{12} \sim L_1$
$T_{10} \sim L_2$ 后凸角 ≥ +20°		腰段	$L_{1、2}$ 椎间盘 $\sim L_4$

修订				
腰椎修订	CSVL 与腰椎顶椎关系		胸椎矢状位轮廓（$T_5 \sim T_{12}$）	
A	CSVL 在两侧椎弓根之间	8-7-X	-（负）	<10°
B	CSVL 触及顶椎椎体		N（正常）	10° ~ 40°
C	CSVL 位于弯曲内侧		+（正）	>40°

象的患者，或者前路手术可以减少固定节段的患者。前入路手术可以通过开放性的手术利用单棒或者双棒系统矫形，也可以通过胸腔镜下的入路应用单枚螺钉及单棒系统矫正侧凸畸形。由于后路椎弓根螺钉强大的三维矫形力足以满足矫形需要，前路松解融合联合后路内固定融合术在特发性脊柱侧凸治疗中不作常规的推荐。尽管 1 型侧凸是最常见的亚型，目前仍不能就远近端融合椎的范围达成一致意见。

2 型青少年特发性侧凸畸形是第二常见的类型，约占手术患者的 19% 左右。双胸弯的患者需要接受后路手术治疗，固定融合上胸弯及主胸弯。上胸弯的大小和僵硬度以及患者双肩高低的临床表现决定后路固定至 T_2 或 T_3。远端固定椎取决于主胸弯下端椎的位置及冠状位腰弯修正类型，类似于 1 型。

3 型青少年特发性侧凸畸形需要同时后路固定融合主胸弯（主弯）及胸腰弯 / 腰弯（次弯）。位于主胸弯和胸腰弯 / 腰弯之间的胸腰段的后凸畸形各不相同，在内固定手术时应该充分恢复矢状位平衡。

4 型侧凸并不多见，仅占手术患者的 3% 左右。患者的侧凸畸形常常比较大，并且术前的外观畸形较其他类型更差。患者的 3 个弯均为结构弯，可以是主胸弯，也可以是胸腰弯 / 腰弯是主弯。手术需要固定融合 3 个结构弯，通常需要后路手术固定融合治疗。

5 型侧凸仅胸腰弯 / 腰弯为结构性弯曲,允许进行选择性的前路或者后路胸腰弯 / 腰弯部位融合。可以采用前路的双棒固定和椎体间支撑获得最佳的矢状位序列并使内固定稳定。然而,更推荐一期后路手术治疗。

6 型侧凸主弯是胸腰弯 / 腰弯,次弯是胸弯。两种弯曲均需要后路固定融合手术。

二、AIS 手术指征

1. 侧凸的度数 Cobb 角超过 50° 的青少年侧凸应当手术治疗;40° 以上的侧凸经非手术治疗后仍发展,应当考虑手术治疗;40°~50° 之间无明显发展的应当进行个别分析。

2. 骨骼发育成熟程度 骨骼发育越不成熟,畸形越严重,则越需要尽早手术。例如,月经初潮以后,Risser 征 3 级或 4 级,侧凸度数为 45° 的 14 岁女孩可以观察。然而同样大小的侧凸发生在一个月经初潮未至,Risser 征 0 或 1 级的女孩,因为我们知道后者侧凸的自然史提示侧凸持续发展,而支具对此类侧凸无治愈作用,所以应该手术治疗。

3. 矢状面畸形 考虑手术治疗青少年特发性脊柱侧凸时,必须仔细分析矢状面的变化。有一部分患者伴有胸椎生理后凸减少甚至胸椎前凸畸形。当胸椎前凸加大或前凸为 -10° 时,这一部分病人的冠状面 Cobb 角无论是否大于 40°,都应考虑手术治疗。

4. 心肺功能 心肺症状虽然不常见,但胸弯超过 60° 的病人可能发生,对于胸弯侧凸大于 60° 的患者应行脊柱融合术。随着内植物技术的发展,采用椎弓根螺钉替代椎板钩或椎板下钢丝优势很多,如三柱固定提供了更大的抗拔出力,因轴向力、弯曲力和旋转力的稳定性增强,其对冠状面、矢状面和旋转面的控制更佳。

三、AIS 手术常用矫形技术

1. 旋棒矫正技术 1984 年,Cotrel 和 Dubousset 提出了三维旋转矫正,将病理弯曲转变为生理弯曲的理论,在其重新排列的过程中,椎体的旋转、冠状面和矢状面的畸形同时得到矫正。

2. 平移技术 平移力量分为矢状面的平移和冠状面的平移,主要是依靠固定棒的本身和固定的椎弓根钉之间的应力直接的矫正,其本身也是三维的矫正。在矢状面矫形时,有人将其称为悬梁臂技术。

3. 撑开和压缩技术 在凹侧撑开,在凸侧加压,主要作用力点在于矫正冠状面的力。

4. 经椎弓根钉椎体直接旋转技术 近些年来开展的经椎弓根钉椎体直接去旋转的技术,其矫正脊柱的冠状面畸形和恢复胸廓的对称性方面力量更大。

5. 矫形棒的预弯 对于主胸弯类型的侧凸,预弯凹侧棒(矫形棒)时,弧度应稍大于胸椎生理后凸(由于在矫形过程中平移或旋棒时,棒所承受的应力会将棒拉直从而影响胸椎后凸的重建),将顶椎向后提拉,矫正顶椎前凸减小;预弯凸侧棒(固定棒)时,弧度应稍小于凹侧棒,这样可以使椎体前移,实现凸侧矫形并减少肋骨突起。而对于胸腰弯 / 腰弯类型的侧凸,预弯凸侧棒(矫形棒)时,弧度应稍大于腰椎生理前凸,利于恢复腰椎生理前凸;预弯凹侧棒(固定棒)时,弧度则应稍小于凸侧棒。

6. 矫形操作 对顶椎区进行去旋转操作时,可借助去旋转工具连接于椎弓根钉尾部,同时由助手推挤顶椎区以达到良好的去旋转效果。再使用撑开和压缩技术(在凹侧撑开,在凸侧加压)进一步矫正冠状面畸形,可反复多次操作以达到最佳的矫形效果,逐步锁紧螺钉。在操作时,应缓慢对螺钉施力，切忌暴力操作。一般而言，去旋转操作失败可能导致凸侧螺钉从内壁切出，进入椎管，损伤神经；而凹侧螺钉会切出外壁，损伤横突、肋椎复合体及主动脉，均应尽量避免。

四、AIS 手术入路的选择

（一）前入路手术

前路手术治疗胸段及胸腰段青少年脊柱侧凸由来已久，并且被视为一种常规的手术方式。前路手术又可分为开放术式、胸腔镜下微创术式。前路手术切除椎间盘组织与终板，增大了脊柱的活动度，通过内植物及适当的矫形，仅行侧凸节段内端椎 - 端椎融合便可使三维畸形得到理想的矫正。运用单棒或双棒系统可构建高强度内固定构架，而且前路内固定系统的应用极大地提高了脊柱的融合率，并能重建矢状面的稳定性。前路内固定最显著的优势是能够节省远端的融合节段，同时由于腰椎节段的保留，可显著减少远期腰痛的发生。

通常认为前路内固定矫形术是治疗单弯侧凸畸形的选择，包括 1 型和 5 型侧凸。根据腰椎修订情况，1 型可进一步分为 A、B、C 3 个亚型。一般而言，A、B 两型都是前路内固定的适应证，对于 C 型则应根据患者的畸形程度而个体化选择治疗方案。5 型侧凸只包含 5C 型，融合节段选择端椎 - 端椎融合，远端固定节段不够则可能发生畸形进展或附加现象（adding-on）。图 8-7-1 为 1 例脊柱侧凸类型为 1BN 的患者，对该患者进行前路手术。

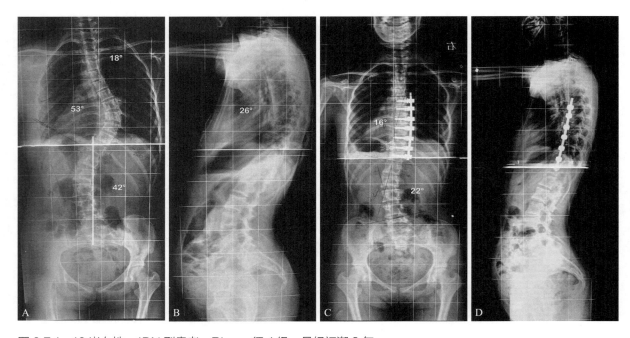

图 8-7-1　16 岁女性，1BN 型患者，Risser 征 4 级，月经初潮 3 年。

A. 术前后前位片；B 术前侧位片；C. 术后 1 年，后前位片；D 术后 1 年，侧位片。

（二）后入路手术

适应于各种类型的特发性侧凸，主要采用选择性椎弓根螺钉固定技术，由于其贯穿脊柱三柱的控制力可以很好地对畸形实施矫形，随着全椎弓根钉系统的应用，后路矫正几乎可以完成任何形式的脊柱侧凸矫正手术。实施后路手术的关键是固定融合节段的选择，以维持躯干和肩关节的平衡。

早期的非选择性融合，固定融合范围包含侧凸的上、下端椎，由于固定节段长，所以可最大程度地矫正畸形。然而，非选择性融合也有它的不足，过长的固定融合节段让脊柱丧失了过多的活动节段，同时可能加速远端节段的退变，引起腰背痛等问题。相比于非选择性融合，选择性融合可保留更多的脊柱运动功能，减少手术暴露时间，避免远端邻近节段退变，越来越多地被应用于 AIS 的治疗中；但是近端、远端融合椎选择不当则会导致肩部失衡、交界性后凸、附加现象（adding-on）等失代偿情况。所以针对不同类型的 AIS，近端和远端融合椎的选择仍是讨论的热点。

1. 近端融合椎的选择　关于选择上融合椎的讨论主要集中于以胸弯为主的 AIS 病人（Lenke 1、2、3、4 型），这类病人上胸弯的结构性特点和肩部平衡是讨论的要点，尽管手术医师在术前制定融合策略时非常谨慎，但出现术后双肩失衡的现象仍十分常见，其发生率为 7%～31%，其中术后新发率可高达 9%。近端融合椎的选择从理论上讲相对简单，但选择不当会导致双肩失平衡的问题。决定近端融合椎时，需要考虑双肩位置、柔韧性、上胸弯的大小以及对主弯预期的矫正度。一般情况下，当肩膀抬高与主弯方向一致时，近端融合至 T_4 即可；当双肩基本等高时，近端需融合至 T_3；而当肩膀抬高与主弯方向相反时，近端则需要融合至 T_2。Lenke 指出，若上胸弯为结构性弯，无论冠状位侧凸角度如何，都应该包含在融合范围内。Suk 认为上胸弯大于 25°，术前双肩水平或左肩高的病人应考虑行双弯融合。Cil 通过试验观察认为 Lenke 分型能较好地指导上胸弯融合。既往通过多种影像学参数预测术后肩部平衡，如 T_1 倾斜、喙突高度差、斜方肌高度、锁骨角（水平线与锁骨两端最高点连线的夹角）等。Kuklo 对大样本量病例进行了回顾分析，发现锁骨角是预测术后肩部平衡的最佳影像学参数，他们建议锁骨角为正值（锁骨左端高）的 AIS 病人应部分或全部融合上胸弯。对于 Lenke 5 型病人，其近端融合椎常为上端椎，但应注意避免止于胸椎后凸顶点。此外，对于骨龄较小的 AIS 病人，选择上融合椎时，除了考虑肩部平衡外还应避免发生"附加现象"。

2. 远端融合椎的选择　远端融合椎是融合节段和未融合活动节段的转换椎体，将直接影响到侧凸矫形的远期效果，所以选择合适的远端融合椎十分重要，固定过多的腰椎节段会明显影响病人术后活动功能，并有可能加速邻近节段椎间盘退变，而过多保留腰椎活动节段可能会导致"脊柱失平衡""远端交界性后凸""附加现象"等不良后果。远端融合椎的选择，应该根据病人的具体情况进行分析，尽量减少腰椎固定节段，并保证矫形效果。原则上，固定在弯曲应力位像上主弯远端第一个被骶骨中线平分的椎体上（稳定椎，stable vertebra，SV）。目前，多数术者选择固定至稳定椎以上 1～2 个节段，取得的满意的疗效。关于远端融合椎的选择，目前讨论热点主要是腰椎修正指数为 C 的 Lenke 1、2、3、4 型 AIS 病人选择性融合问题以及以腰弯为主的 Lenke 5、6 型 AIS 病人远端融合椎的选择问题。对于 Lenke 1C、2C、3C 及 4C 型 AIS 病人，选择性胸弯融合既可保留较多的腰椎活动节段，又可使较小的腰弯自发矫正，但并非所有上述类型的 AIS 病人均可行选择性胸弯融合。选择性胸弯融合的先决条件主要包括三方面：病人意愿、影像学参数及病人的一般状况。对一些术后运动需求高的病人，如舞蹈运动员等，可能会要求行选择性胸弯融合。对于这类病人，应告知其术后有可能出现腰椎侧弯进展、交界区后凸等问题。Lenke 提出，选择性胸弯融合的影像学指标主要包括胸弯和腰弯的顶椎偏移（apical vertebral translation，AVT）、顶椎旋转度（apical vertebral rotation，AVR）、Cobb 角以及胸腰交界区的矢状面参数。胸弯的 AVT 是指顶椎中心点到 C_7 中垂线的水平距离，而腰弯的 AVT 是指顶椎中心点到骶骨正中线的水平距离。行选择性胸弯融合首先应满足胸弯 AVT 与腰弯 AVT 的比值大于 1.2。其次，胸弯和腰弯的 AVR、Cobb 角比值均应大于 1.2。近年来，有学者提出远端触及椎（lowest touching vertebra，LTV）和远端实质触及椎（last substantially touching vertebra，LSTV）的概念，试图保留更多的脊柱运动节段。LSTV 定义为 CSVL 与一侧椎弓根相交或位于两侧椎弓根之间的主弯最远端椎体，LSTV-1 则为 LSTV 近端一个椎体。目前学界普遍认为，对于 AIS 患者行选择性融合手术的远端融合椎选择远端实质触及椎（LSTV）最为合适，而对于某些类型的侧凸则甚至可以将远端融合椎选择到 LSTV-1 节段。手术方案制定中，应针对每一病人的个体情况来选择远端融合固定的节段，既要避免过度矫正，尤其是过度的冠状位矫正，又要避免融合固定于矢状面的后凸交界处，以免术后矢状位失代偿的发生。图 8-7-2 为 1 例脊柱侧凸类型为 6CN 的患者，进行选择性融合手术，在保证矫形效果的同时，保留更多的脊柱运动节段。

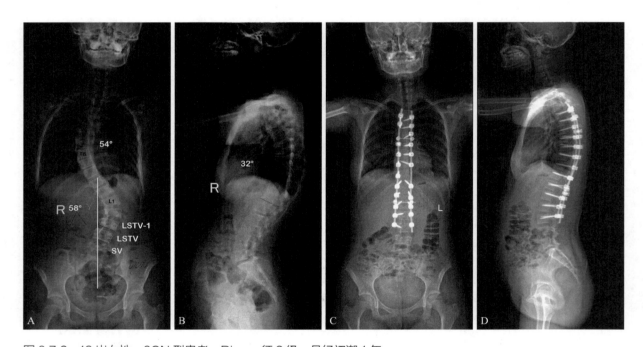

图 8-7-2 13 岁女性，6CN 型患者，Risser 征 2 级，月经初潮 1 年

A. 脊柱后前位片；L₄为 LSTV；L₃为 LSTV-1；B. 术前脊柱侧位片；C. 术后 1 年后前位片，近端融合至 T₄，双肩平衡良好，远端融合至 L₃（LSTV-1）；D. 术后 1 年侧位片，矢状面平衡良好。

3. 后路全椎弓根置钉技术的优缺点 后路全椎弓根螺钉技术有以下优点：①由于大多数脊柱外科医生能够熟练掌握椎弓根植入技术，所以后路全椎弓根螺钉手术操作相对简单；②相对于椎板钩及椎弓根钩，椎弓根螺钉具有抗拔力强、抗扭转力强，固定可靠的特点，能提供更佳矫形力；③能维持腰椎生理性前凸；④全椎弓根螺钉能节约固定椎体、有效地保留患者活动节段，可取得与前路手术相同的矫形效果。后路全椎弓根螺钉技术有以下缺点：①后路固定节段相较于前路手术长，且螺钉植入密度较前路高，费用昂贵；②由于术者技术个体化差异，椎弓根钉植入过程中，神经及血管损伤无法完全避免；③可能造成胸椎后凸减小；④选择性融合可能造成肩部失衡、交界性后凸、附加现象（adding-on）等失代偿情况。

特发性脊柱侧凸畸形的治疗，经历了由 Harrington 系统的两点支撑矫形，到 Luque 系统的节段性内固定矫形，再到 C-D 系统的三维空间矫形，是治疗手段的进步，也是治疗理念的进步。现阶段由于全椎弓根螺钉系统的广泛应用，使得畸形脊柱能够最大程度接近于正常的脊柱结构，基本实现了结构仿生。而如何通过对现代科技、材料和设备的更深入研究，使畸形的脊柱恢复正常脊柱的生理功能、力学特性仍是脊柱仿生治疗永恒追求的目标。

（惠华　高林）

第八节　脊柱侧后凸畸形的截骨治疗

一、脊柱侧后凸畸形的常见病因

正常人体脊柱在矢状面上，颈段和腰段呈生理性前凸，胸段和骶段呈生理性后凸，整个脊柱呈 S 形弯曲，使得人体得以维持平衡，保证头部正直和双目平视。其中胸段后凸一般为 20°~40°。临床上常依据后凸畸形的形态以及病因进行分类。

（一）根据发病原因分类

1. 先天性脊柱侧后凸畸形；

2. 强直性脊柱炎脊柱后凸 / 侧后凸畸形；

3. 感染性脊柱后凸；

4. 创伤性脊柱后凸；

5. 脊柱肿瘤引起的脊柱后凸；

6. 骨代谢障碍性脊柱后凸；

7. 麻痹性脊柱后凸；

8. 姿势不良性脊柱后凸。

（二）根据脊柱后凸形状分类

1. 脊柱弓状后凸

（1）先天性脊柱后凸 / 侧后凸：由于椎骨局限性先天发育畸形或者全身性骨化紊乱导致。椎骨先天性畸形的发病原因不明，随着脊柱的发育，脊柱后凸程度逐渐加重。在儿童期，可以没有腰痛或者腰背肌痉挛，但至成年则会出现骨性关节病变化。有 1/4 的患者可并发脊髓或马尾神经压迫症状，常见的病变部位在 T_{10}~L_2。畸形种类可以是椎体缺如、小椎体畸形、椎体分节不全、楔形椎等。

（2）强直性脊柱炎引起的后凸 / 侧后凸：弓形脊柱后凸畸形最常见的类型，以全身多发关节周围侵袭性炎症为病理特点，常累及骶髂关节。至晚期，受累关节发生骨性融合，韧带钙化，脊柱呈强直性后凸。该病的病理改变为关节的骨质增生、关节软骨和软骨下皮质骨破坏，伴有纤维性或骨性融合；关节周围组织变性和钙化，脊柱前纵韧带先受到影响，在椎体之间形成骨桥，X 线片上呈竹节样改变。

（3）迟发骨骺骨软骨病性脊柱后凸：即 Scheuermann 病，病理变化为椎体上下骺环发生的骨软骨病，导致椎体楔形改变，从而增加胸椎的生理后凸，形成圆背。一般多累及 3~5 节椎体，多见于中胸、下胸段。

（4）老年人脊柱后凸/侧后凸：受累多节椎体呈楔形变，椎间盘形态正常，病理变化集中在椎体前缘，包括前缘纤维变性、坏死、相邻椎体的前缘骨性融合，病变多见于上、中胸段。常见于长期弯腰干活的老年人，因椎体和间盘前缘承受较大的应力，使纤维环前部撕裂，椎间盘前缘消失，长期的压力引起骨质吸收，椎体逐渐成楔形。以逐渐加重的慢性胸背痛、活动受限，并脊柱后凸、身高短缩、头向前倾等畸形为特征。

（5）原发性骨质疏松症所致的脊柱后凸/侧后凸：发生在老年和绝经期后妇女的骨质疏松合并脊柱后凸/侧后凸，致病原因尚未完全明了。

（6）佝偻病性脊柱后凸：发生于小儿的骨软化病，其发病原因与成人相同，是由于紫外线照射时间短、食物中钙和维生素 D 的缺乏所致。其最显著的病理改变是骨骺和干骺端的软骨大量增殖，血管不规则地侵入软骨区，软骨细胞大量增生，但在软骨钙化带内钙化不足或形成不规则钙化，骨骺也增宽，脊柱椎体发育障碍，形成弓状后凸畸形。

（7）瘫痪性脊柱后凸/侧后凸：常见于脊髓前角灰质炎。瘫痪性脊柱后凸是由于神经的病变引起躯干肌力失平衡所致，脊柱呈长"C"形，有较大的活动度。畸形程度和严重性取决于瘫痪的范围以及患儿年龄。

2. 脊柱角状后凸

（1）先天性脊柱畸形角状后凸/侧后凸：由于先天性椎体发育不全形成的角状后凸，即单节椎体骨骺中心发育障碍，致使椎体前柱缺如形成楔形椎体，造成后凸。

（2）脊柱结核椎体破坏形成的角状后凸/侧后凸：1779 年，Pott 首次描述由于结核导致椎体破坏而形成的脊柱后凸畸形合并瘫痪综合征，此后被称为 Pott 畸形。脊柱由于承重大，易损伤且松质骨较多等特点，脊柱结核发病率很高。在整个脊柱中，以腰椎结核的发病率最高。脊柱结核波及相邻两个椎体，可导致角状后凸畸形。

（3）椎体骨折形成的角状后凸：此种畸形最常发生于胸腰段（$T_{10} \sim L_2$），因该位置是活动少的胸椎和活动多的腰椎移行交界处。在脊柱过屈或垂直压缩时，可造成楔形骨折，由于脊柱后方的椎弓及其附件完整，故伤后可形成角状后凸畸形。

（4）椎体肿瘤破坏形成的角状后凸：脊柱椎体骨肿瘤无论是原发或转移，都能使椎体破坏。原发性骨肿瘤可源于软骨、骨和骨膜，以及骨附属组织；继发性脊柱肿瘤常见为肺部、消化系统或者前列腺的转移瘤。

（5）畸形性骨炎形成的角状后凸：原因不明的慢性骨骼疾病，表现为骨骼的增厚及畸形，并可发生病理性骨折和恶变。病变发生在椎体，则可使骨小梁变粗、脱钙、软化而发生压缩性骨折，形成角状后凸，引起脊髓受压，产生截瘫。

（6）医源性角状后凸：由于治疗不当或治疗其他疾病后所导致的畸形。例如，脊柱结核病灶清除术后，若椎体缺如而又不做植骨内固定，则可导致日后的角状后凸畸形。

二、脊柱后凸畸形的临床表现和诊断

（一）症状和体征

1. 症状　常有慢性持续性腰背痛病史。强直性脊柱炎往往有对称性四肢关节疼痛病史，Pott 畸形患者有既往脊柱结核病史，可伴有结核中毒症状。脊柱骨折有外伤史，还须详细询问发病时间、治疗经过等。

2. 体征

（1）外观检查：脊柱后凸畸形，身材清瘦、矮小，胸腹壁距离缩小，重者胸廓与骨盆相抵触，强直性脊柱炎患者合并髋关节病变时可出现髋关节屈曲内收畸形，髋、膝关节有时肿胀。

（2）胸腹检查：呼吸音增强，呼吸频率增加，腹壁内陷有深褶皱，甚至褶皱内皮肤可有感染。

（3）脊柱检查：脊柱呈角状或弓状后凸，棘突隆起连成较高的"驼峰样"骨嵴。

（4）神经系统检查：检查浅、深感觉，注意有无感觉分离、感觉障碍，检查肌力及括约肌功能，检查生理反射及病理反射，必要时行诱发电位检查。

（二）实验室检查

测量心、肺功能，化验检查包括：血常规、尿常规、血沉、抗"O"、类风湿因子测定，肝肾功能检查、离子测定等。

（三）影像学检查

1. X线片检查　常规拍摄脊柱正侧位片、动力位片，以确定疾病性质，从侧位片上确定后凸角度，称 Cobb 角。正位片用以评估脊柱是否合并侧凸畸形，注意有无骨质疏松和腹主动脉钙化。如有骨质疏松，手术时应减少截骨量；有腹主动脉钙化时，慎行前柱需要撑开的矫形手术。另外还应注意原发疾病，如脊柱结核是否静止、肿瘤为良性或恶性等，以便确定手术方法。进行动力位 X 线片检查以便确定手术融合节段。对于存在神经损伤的患者，动力位 X 线片检查应该慎重，以免加重神经损伤。

2. CT、MRI、CTA　术前常规进行 CT 及 MRI 检查以便明确脊柱畸形的详细情况、了解神经走行情况与骨结构关系，是否有神经畸形等，对制定手术计划、选择手术入路有重要相关。对于畸形严重，截骨区涉及前柱，邻近前方重要血管的患者，术前应行 CTA 检查，明确血管与截骨区的解剖关系。

3. 诱发电位检查　术前检查有无脊髓或周围神经损伤，并留取基线，便于术中监护及术后疗效评估。

三、脊柱侧后凸畸形的手术治疗

（一）手术适应证

1. 脊柱侧后凸畸形逐渐加重，危及神经功能。长期保守治疗疼痛不缓解或者脊柱畸形严重影响日常生活，患者有手术意愿。

2. 引起脊柱畸形的原发病已静止或近于静止，如强直性脊柱炎，血沉在 40mm/h 以下，患者积极要求手术者。

3. 合并髋关节屈曲挛缩畸形的强直性脊柱炎后凸畸形者，行矫形术后，髋关节活动恢复正常者。

4. 脊柱后凸伴有椎管狭窄者，需要进行减压，可同时行脊柱截骨矫形术，以利于减压。

5. 脊柱后凸畸形严重，影响外观，要求手术者。

（二）手术禁忌证

1. 年老体弱，脊柱严重骨质疏松者。

2. 主要脏器如心、肺、肝、肾功能不全者。

3. 原发病尚在活动期，不能用药物控制者。

4. 全身状况不佳，如贫血、发热、疼痛严重、血沉快等。

5. 腹主动脉广泛钙化者。

（三）截骨术治疗

目前，在脊柱的侧后凸畸形治疗中，主要以全后路手术治疗为主，包括后柱截骨术（SPO、Ponte）、经椎弓根截骨（PSO、BDBO）或全脊椎切除截骨（VCR）等截骨技术，再辅以强有力的椎弓根内固定系统，能获得良好的矫形效果。目前对于此类侧后凸畸形的截骨治疗，仍以最终的融合治疗为主要目的。在仿生学上，只能做到使畸形的脊柱序列得以尽可能恢复到近似正常的位置，避免脊柱畸形对周围脏器、神经系统的压迫，恢复脊柱的生理曲线及生物力学平衡。

2013 年，Schwab 教授基于解剖学，将脊柱截骨术分为 6 级，以便记忆及应用（图 8-8-1）。1级：关节突部分切除，代表术式 SPO 截骨。2 级：全关节突切除，代表术式 Ponte 截骨。3 级：部分椎体和椎弓根切除，代表术式 PSO 截骨。4 级：部分椎体、椎弓根和椎间盘切除（BDBO）。5 级：椎体及其上下椎间盘完全切除，VCR 截骨。6 级：多椎体及上下椎间盘切除，多节段 VCR 截骨。

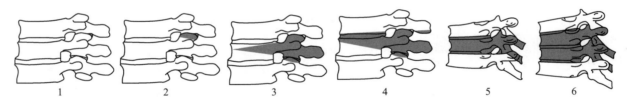

图 8-8-1　Schwab 截骨分级示意图

截骨技术的选择取决于畸形的严重程度、柔韧性及后凸的类型（长节段、弓状圆滑后凸或者短节段、角状锐利后凸）。

Smith-Petersen 等学者于 1945 年首次将后路截骨应用于脊柱矢状面畸形的矫正术中。SPO（1级）需要切除矫形区域内脊柱的后部结构及邻近节段的棘突。然后通过内固定进行后部加压来矫正矢状面的畸形。通常一个节段的 SPO 能获得大约 10° 的矫形或 1mm 的截骨能够获得大约 1° 的矫形。Ponte 截骨（2 级）是 Ponte 于 1987 年发表，完全切除胸椎关节突和部分椎板、全部黄韧带的术式，用于治疗胸椎后凸畸形，一个节段的 Ponte 截骨能获得大约 20° 的矫形。1、2 级截骨切除的都是椎体后方结构，也叫后柱截骨术（PCO）。PCO 通常应用于 SVA（sagittal vertical axis，C_7 铅垂线至骶骨上终板后上缘的垂直距离）<8cm、椎间隙有一定活动度的长节段圆滑型后凸，如 Scheuermann 病的青年圆背畸形，而不宜用于僵硬的畸形（图 8-8-2）。术前准备应仔细阅片，评估拟截骨节段前方骨桥形成的情况。总体的截骨效果是短缩后柱、延长前柱致脊柱过伸，从而减少后凸、增加前凸。van Royen 等应用 SPO 治疗 21 例强直性脊柱炎（AS）引起的胸椎后凸畸形患者，每个节段平均获得 9.5° 的矫形，未发生严重并发症；徐辰等研究发现，在治疗 AS 引起的后凸畸

形时，3～5个节段的SPO手术能取得同PSC同样的截骨效果。Geck等采用Ponte截骨术治疗了17例Scheuermann病后凸畸形患者，顶椎区域每节段平均矫正9.3°，固定融合节段整体矫形率为61%。同三柱截骨术相比，PCO具有手术时间短、出血少、神经损伤风险小且能够同时应用于多个节段的优点；但其缺点在于畸形矫正程度有限，对于锐利的角状后凸、前方骨桥形成或椎间隙活动度差的畸形矫形效果不佳，而且对于老年血管硬化的患者，要谨防血管意外。

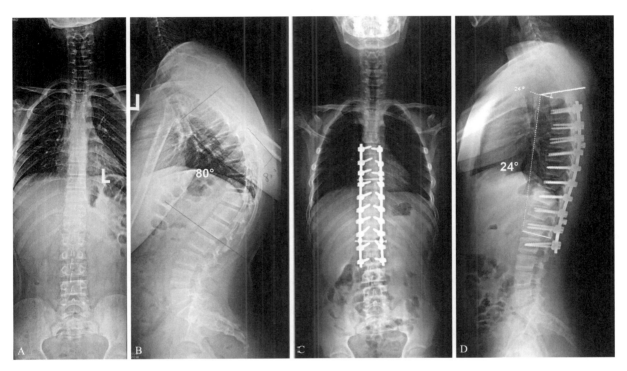

图8-8-2　18岁男性，Scheuermann病患者

A. 患者术前正位片；B. 患者术前侧位片；C. 术后正位片；D. 术后侧位片。

"蛋壳"截骨术或PSO截骨术（3级）是一种用于严重矢状面畸形矫正的、经后路通过楔形闭合实现三柱截骨的术式，其铰链点位于椎体前方的骨皮质。应用PSO的指征包括锐利的角状后凸、SVA（sagittal vertical axis，C_7铅垂线至骶骨上终板后上缘的垂直距离）＞8cm、获得性或医源性腰椎平背综合征，以及因前方柔韧性差不宜行SPO的患者，该术式在缩短后柱的同时并未延长前柱。操作时需要切除矫形节段脊柱所有的后方结构，包括椎弓根和上下关节突。继而从后方楔形切除部分椎体，包括椎体的后壁和侧壁以允许截骨区的闭合。PSO术中出血较多，主要是来自椎管内静脉丛及松质骨的渗血。通常一个节段的PSO能够实现30°左右的矫形。由于PSO术中对硬脊膜的侵扰且截骨的闭合有损伤神经的风险，一般将该术式用于脊髓圆锥平面以下，但也有学者报道将PSO应用于胸椎甚至颈椎。Cho等使用PSO技术治疗了41例患者，平均矫正31.7°。Heary等应用PSO治疗创伤后后凸畸形，平均矫正51°，无严重并发症发生。Xi等针对局部Cobb角＞40°的创伤后后凸畸形患者，通过PSO技术，获得了平均47°的矫形效果。Kim等报道了PSO治疗的41例僵硬性脊柱畸形患者，其中SVA改善（11.2±7.2）cm，冠状位偏移改善（0.48±1.40）cm。经改良的 PSO 能够提供更好的矫形效果，改良的 PSO 截骨术包括传统的 PSO 截骨区域，但头侧截骨区扩大至椎体上终板及椎间盘（4 级，BDBO），闭合时头侧椎体的下终板直接同截骨椎体的松质骨接触利于骨愈合。另外，术中可将椎间融合器置于椎间隙的中部或前 1/3，椎间融合器能够作为一个支点，在避免椎间孔过度降低的同时获得相同或更优的矫形效果，另一方面也能促进截骨闭合区域的融合。Domanic 等报道了 32 例重度僵硬性脊柱后凸畸形患者 BDBO 术后的疗效，发现可获得平均 49° 的矫形效果。Ozturk 等对 12 例脊柱后凸或侧后凸畸形患者行 BDBO 治疗，随访 2 年结果显示，在矢状位上可获得平均 38° 的矫形效果，且没有神经损伤及假关节形成。

重度僵硬性后凸畸形可能需要应用 VCR 技术（5 级或 6 级）。由于操作风险高，只有对严重僵硬的矢状面失平衡或 / 和有严重冠状面畸形的患者，才考虑应用 VCR。作为矫形能力较强的术式，VCR 早期操作时是前后路联合的，出血量大、手术时间长、神经损伤等并发症发生率较高。为了更好地降低 VCR 手术的并发症，缩短手术时间，减少术中出血，提高手术整体的安全性，同时保留该术式强大的矫形能力，Suk 等提出了单纯后路 VCR（PVCR）技术。PVCR 操作时需要切除角状畸形区计划截骨的椎体所有的后方结构、全部椎体以及头尾侧的椎间盘，造成脊柱稳定性改变，继而通过内固定器械实现远近端脊柱的闭合连接。多数情况下，需应用椎间融合器进行前方的融合以恢复前柱的高度，增加前凸并增加后凸矫形效果。Lenke 等应用 PVCR 技术治疗了 43 例儿童和成人严重脊柱侧凸患者，其中侧凸畸形的矫正率为 69%，后凸畸形矫正率为 54%，角状后凸畸形矫正率为 63%，侧后凸畸形矫正率为 55%。解京明等应用 PVCR 技术治疗 105 例重度僵硬性脊柱畸形患者，冠状位主弯畸形角度由术前 108° 改善至术后 36°，矢状位节段性后凸由术前 88° 矫正到术后 29°，所有病例未出现永久性神经功能损伤。Gum 等采用 PVCR 技术治疗重度腰骶部椎体滑脱的 3 例患者，分别使 SVA 矫正了 6.1cm、12.0cm 和 21.1cm，均获得了满意的临床功能评分。Oktay 等报道采用 PVCR 技术治疗脊髓栓系松解术后进行性脊柱后凸患者，不但获得了理想的矫形效果，还缩短了脊柱长度，避免了脊髓的牵张性损伤。VCR 一般用于胸段或胸腰段锐利的角状后凸、先天性畸形或脊柱肿瘤的治疗。该技术的优点在于显著的三维矫形，以及整体的脊柱短缩，这能够缓解脊柱前方血管及神经结构的张力。该技术能够实现对冠状面高达 60° 和矢状面 45° 的矫形。VCR 是三维矫形技术中最有效的方法，但是该技术对于术者的要求很高，而且容易出现操作时间长、术中出血多、神经损伤、矫形失败等并发症。

（四）全椎体切除术操作过程

患者俯卧于手术床上，确定后凸顶椎并进行充分暴露，包括近端、远端、两侧及肋骨周围。切除横突和顶椎周围两侧 5cm 的肋骨，并将胸膜壁层向椎体前方推开。确定节段血管并结扎，将主动脉从椎体前方仔细分离开。胸段的神经根必要时可以考虑切断，但是腰椎发出的神经根必须予以保护。至少在截骨部位的上下三个节段进行固定，最好使用椎弓根螺钉固定。截骨包括椎板切除及椎体的切除，应该实施广泛的椎板切除，包括顶椎的椎弓根及其上下邻近节段的椎弓根。在切除椎体的过程中，用预弯好的临时连接棒固定在一侧的椎弓根钉上来保证脊柱的稳定。在另一侧用骨刀、咬骨钳和刮匙切除椎体；如果骨头和硬脊膜粘连，则应使用高速磨钻或超声骨刀进行处理，并且要保留前纵韧带。在截骨完成后，硬脊膜的四周都会暴露在术野中。

矫正畸形：用预弯好的棒反复更换临时棒直到获得理想的矫正度，也可以通过调整手术床获得满意的体位。为了避免神经牵拉，在实施任何矫形操作前，需要先进行加压来缩短脊柱，部分闭合截骨部位。在这一步应注意避免脊髓从后面扶起而发生损伤（褶皱），必要时需要进行椎板扩大切除。自体髂骨可作为移植骨用于截骨区域的前部融合。对于大的前柱缺损，应进行结构性植骨，首选装有自体骨的钛网，并且应进行加压以确保其不移位。截骨部位后部也可以植骨。

需要注意的是，脊髓神经功能监护是必不可少的，便于术中及时发现脊髓神经功能异常；在进行截骨操作时，由于对脊髓节段性血管的破坏，血压过低可能无法保证脊髓正常的血液灌注量而造成脊髓损害，所以在截骨时避免血压过低。图 8-8-3 为 1 例结核性后凸畸形的患者，对该患者进行后路 6 级截骨矫形融合内固定术，术中严密监护脊髓神经功能，矫形效果满意，未发生神经损伤并发症。

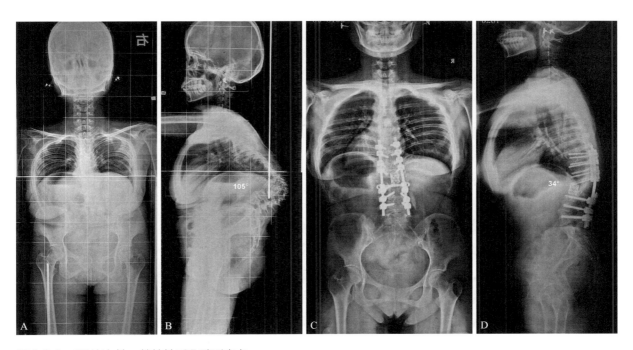

图 8-8-3 25 岁女性，结核性后凸畸形患者
A. 为术前正位片；B. 术前侧位片，后凸角 105°；C. 术后正位片；D. 术后侧位片，行 6 级截骨（VCR，$T_{11} \sim L_2$），后凸角减小为 34°。

（五）截骨术的并发症

作为相对安全的 PCO 截骨术（SPO 和 Ponte），也不能避免硬膜外出血、神经损伤等并发症的发生。硬膜外出血可发生在截骨的任何时候，通常情况下，双极电凝能帮助止血，还可以使用明胶海绵进行填塞止血，明胶海绵切不可填塞太多，以免压迫硬膜。PCO 通过短缩后柱获得矫形效果，短缩后柱可能造成后方椎间孔变窄，从而导致神经根压迫，通常扩大椎板切除范围能够解决该问题。与 PCO 相比，PSO 操作更复杂，因此术中出血、神经损伤及假关节形成等并发症应引起足够的重视。闭合截骨区时，要密切关注脊髓神经监测，同时避免截骨节段脊柱偏移也可降低脊髓损伤发生的概率。PSO 术后，松质骨的紧密闭合往往能让脊柱前中柱获得很好的融合，而脊柱后路由于植骨有限，可能会出现假关节，所以要重视植骨床的处理。VCR 截骨属于截骨术中操作难度最高的，所以无论是术中出血量还是神经损伤发生率，都是截骨术中最高的。为了减少术中出血，术前评估局部血管情况、术前良好的手术体位摆放、术中使用止血药、术中严密止血等操作，均是减少出血的有效手段；脊柱截骨区前后移位、截骨时损伤节段血管脊髓血液灌注差、矫形后脊髓褶皱等情况，均可能造成脊髓神经损伤，甚至瘫痪。为了避免上述情况，通常在椎体切除时，应用临时棒固定来提高局部稳定性；截骨时控制性降压不宜过低，甚至可以升高平均动脉压保证脊髓灌注压；而在椎体切除完成后，在脊柱前柱放置高度合适的钛笼或者大型号的椎间融合器，提高局部稳定性。

综上所述，椎体截骨术作为治疗脊柱畸形的有效技术，有各自的适应证和并发症，在制定手术方案时，需根据患者的不同情况确定截骨节段、截骨数量及矫形度数，个性化制定手术方案。1级和2级截骨适用于中度的矢状面失衡（SVA<8cm），长节段圆滑性脊柱后凸畸形，同时要求前方的椎间隙具有一定的活动度。3级和4级截骨适用于重度的矢状面失衡，短节段锐利的角状后凸畸形。5级或6级截骨适用于严重的僵硬的同时合并有冠、矢状面失衡的后凸畸形。

（惠华　高林）

第九节　肿瘤椎体整块切除与人工椎体置换术

一、脊柱肿瘤的分期与外科治疗

（一）肿瘤椎体整块切除概念的提出

手术彻底切除脊柱肿瘤的历史或许可以追溯到20世纪60—70年代。1971年，Stener首先描述了全脊椎切除治疗胸椎软骨肉瘤，提出了全脊椎切除的概念。至90年代，Tomita等报道了改良的全脊椎整块切除技术。然而对脊柱肿瘤彻底性切除技术及相关治疗进行专题性较大规模研究的时间可能不过20年，即从20世纪90年代起，有些学者才真正开始对脊柱肿瘤的彻底性切除技术进行系统性研究。在过去短短的十几年里，脊柱肿瘤外科治疗理念得到更新，手术技术显著提高，这些变化使脊柱肿瘤临床治疗不理想的状况显著改观。采用彻底性切除方式实施脊柱肿瘤手术，已使一些患者获得比以往更好的疗效。

肿瘤椎体整块切除是指将病变节段脊柱的椎体、椎板、椎弓、棘突一并切除，要求椎体肿瘤部分为整块切除。此手术方式具有肿瘤切除较为彻底的优点，但对术野显露、肿瘤切除方式及脊柱稳定性的重建等要求高。目前已选择性应用于部分脊柱转移瘤患者，取得良好效果。肿瘤椎体整块切除术的问世颠覆了那种认为脊柱肿瘤因解剖结构所限只能分块切除的传统观念，使脊柱肿瘤手术切除理念发生了根本性转变，也使手术技术水平得到了巨大飞跃。

（二）脊柱肿瘤外科分期、分级及切除原则

1980年，Enneking提出的骨肿瘤外科学分期对四肢骨与软组织肿瘤产生广泛影响，该分期系统虽难以完全适用于脊柱肿瘤的评估与治疗，但在一定程度上仍具有临床参考和借鉴作用。1997年意大利学者Boriani等提出了胸腰椎脊柱肿瘤外科分期，即WBB分期。该分期将脊椎的横断面划分为钟表样的12个区域，提出根据肿瘤所侵及的范围不同，分别进行相应的椎体切除、矢状半脊椎切除或全脊椎切除的理念。WBB分区系统包括三部分内容：①脊椎横断面上按顺时针方向呈

辐射状分 12 个扇区，其中 4～9 区为前部结构，1～3 区和 10～12 区为后部结构；②组织层次从椎旁至椎管内共分成 A～E 5 层，A 为骨外软组织，B 为骨性结构浅层，C 为骨性结构深层，D 为椎管内硬膜外部分，E 为椎管内硬膜内部分；③肿瘤涉及的纵向范围（节段）。每例分期记录其肿瘤的扇形区位置、侵犯组织层次及受累椎体。WBB 分期对指导脊柱肿瘤手术方式的合理选择起到了积极作用。

同时期日本学者 Tomita 等提出的针对转移性脊柱肿瘤的评分方法。Tomita 评分系统是由原发肿瘤病理分级、脏器及骨转移情况 3 种预后因素组成。依据上述 3 种因素对患者进行评分，根据患者的总评分制定治疗策略及目标：评分为 2～3 分者生存期长，需长期局部控制，行广泛切除或边缘切除；评分为 4～5 分者生存期中等，需中期局部控制，行边缘或病灶内切除；评分为 6～7 分者生存期短，仅需短期局部控制，行姑息性外科治疗；评分为 8～10 分者为终末期，仅行非手术支持治疗。Tokuhashi 等也建立了一项评分系统，该系统包括 6 方面的内容：原发癌部位、是否合并瘫痪、体力状况评分（卡氏评分，百分法）、脊柱外骨转移肿瘤数目、椎体转移肿瘤数目及内脏转移肿瘤情况。依据上述 6 项内容，患者从预后差到预后良好的总评分为 0～15 分。评分为 12～15 分者应行手术切除肿瘤，9～11 分者应行姑息性手术，而≤8 分者应行保守治疗。

上述外科分期、分级方法的提出使脊柱肿瘤的外科治疗从个案经验积累和探索阶段进入到在一定理论指导下的系统性治疗和研究阶段，并在一定程度上规范了脊柱肿瘤诊断治疗方案或术式的选择。当然，现行脊柱肿瘤的外科分期、分级系统还存在诸多不尽人意之处，有待进一步补充和完善。

二、肿瘤椎体整块切除的适应证

肿瘤椎体整块切除术是一项复杂的手术技术，对于患者而言要承受较大的手术风险。因此，在应用该技术时一定要采取更为审慎的态度。肿瘤椎体整块切除属于广泛性切除术，切除部位包括肿瘤组织、周边反应区以及反应区外部分正常组织。肿瘤椎体整块切除手术近年来备受推崇，以延长无瘤生存期为目的，主要适用于孤立性脊柱转移瘤患者。Tomita 将脊柱解剖分为 5 个区，再根据肿瘤侵犯的区域将肿瘤分为 7 型。基于此外科分级系统，对于 2～5 型患者推荐采用肿瘤椎体整块切除，1 型和 6 型为肿瘤椎体整块切除相对适应证，7 型则为禁忌证。总的来说，肿瘤椎体整块切除术的适应证主要为：①预计生存期大于 6 个月；②孤立性脊柱转移瘤，并且转移灶不超过邻近的两个椎体范围；③肿瘤导致脊柱不稳与畸形，和 / 或压迫脊髓、马尾神经及神经根引起进行性神经功能损害；④顽固性疼痛经非外科治疗无效；⑤脊柱转移瘤病灶没有侵及硬膜囊、主动脉或者下腔静脉等重要组织；⑥患者耐受手术。

三、肿瘤椎体整块切除的技术操作要领

肿瘤椎体整块切除术是一种手术技能要求较高的技术。手术时间和出血量与肿瘤类型、侵袭程度、累及范围、具体手术方式和手术技能等因素有关。肿瘤椎体整块切除手术入路的选择取决于肿瘤的生长侵犯程度、所累及的脊柱节段水平等。目前通常有三种入路可供选择。①单一后方入路：以 Tomita 报道的方法为代表，术中需切断病椎的双侧神经根，一般来说只适用于 T_3～L_3 节段。少数 L_4 肿瘤也可单纯后路完成切除。Tomita 提出的肿瘤椎体整块切除术需要多种特殊的手术器械，手术技术要求高，有较长的学习曲线。②前后联合入路：基于前路分离松解肿瘤与周围重要结构，切除前纵韧带及椎间盘，然后通过后路的方法将病椎旋出。当脊柱肿瘤侵犯前方大血管或节段血管时可先前路进行分离松解，再经后路行肿瘤椎体切除，主要适用于 Tomita 分型的 5、6 型肿瘤。③后前联合入路：首先行俯卧位，经后方途径切除后方结构并固定，再经前方入路完成病椎整块切除及前方重建，主要适用于肿瘤向椎体前侧方侵袭范围较广泛的病例，如 Tomita 分型 6 型。对于前后联合入路而言，主要用于腰椎肿瘤（L_3 以下）及颈椎肿瘤的整块切除外科治疗。前后路手术的入路顺序与肿瘤部位和解剖特点相关，应根据具体情况来决定。上述方法各有利弊，除肿瘤范围等因素外，术者经验也影响手术入路的选择，选择术者熟悉的手术入路，可能是最明智的。

脊柱肿瘤椎体整块切除和重建的技术操作要领如下所述。在脊柱肿瘤整块切除术前选择性的进行血管栓塞，可以有效减少术中出血。文献报道，脊柱肿瘤术前选择性动脉栓塞术相对安全，术前动脉栓塞不能减少外科切除手术的失血量，但对外科术式加以区分后，术前栓塞可显著减少接受椎体切除手术患者的失血量，而椎板切除手术的患者无明显受益。为了便于分离椎体的动脉与头尾侧血管，通常对切除脊椎水平的双侧节段动脉进行栓塞。该方法将有效减少因术中有意或无意的经瘤操作而引起的出血。三个节段的血管栓塞比仅栓塞受累节段的单节段血管更能有效地减少术中出血。

（一）显露

患者行全身麻醉，取俯卧位。通过术前影像学资料以及术中 C 形臂 X 线机透视定位。行后正中切口，经后正中入路切开皮肤及皮下组织，充分暴露手术视野，节段应包括肿瘤所在节段及其邻近至 2～3 个节段。用线锯沿双侧椎弓根处切除肿瘤所在脊椎节段后方附件，需要分离该节段头侧节段的棘突、下关节突和尾侧节段的棘突和上关节突。在胸椎，需要切除肋椎关节以远 3～4cm 的肋骨以显露椎弓根。切除肋骨之前应先游离甚至结扎肋骨下方的神经血管束。为了保证经椎弓根截骨的安全，应沿关节突与椎弓根之间的峡部进行骨膜下游离。

如果需要首先分离肿瘤与重要胸腔或腹腔结构，那么在后方入路之前应先行开胸手术、腹膜后入路（$L_2 \sim L_4$）或经腹膜入路（L_5）。前方入路的选择取决于手术医师的经验、喜好和所在医院的具体情况。

（二）切除

在切除节段上下各 2～3 个节段进行椎弓根内固定，先临时固定一侧的纵向连接棒，随后在对侧将整块切除的椎体旋转取出。截骨工具可以选择超声骨刀、线锯、骨刀等。当椎弓根被截断且受累的后方结构被从相邻阶段分离后，就可以将受累的椎弓根、横突、椎板和棘突一起整块切除。术中显露切除节段的节段动脉十分重要。该动脉通常位于椎弓根外侧。应仔细辨认节段动脉的脊髓支并进行结扎。在胸段，为了方便椎体的环形显露，可结扎切断 T_1 以下的神经根。双侧节段动脉自走行于椎体左前方的主动脉发出。钝性分离椎体周围的胸膜和髂腰肌时需特别注意，避免损伤节段动脉。为了避免血管壁撕裂至主动脉，可钳夹并结扎节段动脉。向头尾侧继续分离椎体与周围结构，直至椎体可被整块取出。为了保护椎体周围重要结构，先用手进行钝性分离，也可以使用有弹性的大拉钩将椎体隔离。头尾侧的椎间盘是限制椎体肿瘤向头尾侧扩散的重要屏障。通常使用线锯或者骨刀将椎间盘切除。切断前纵韧带和后纵韧带以完全松解肿瘤椎体，注意控制椎体后方的硬膜外静脉丛以减少术中失血。最后，用成角的剥离子小心钝性分离椎体与硬膜表面的 Hoffman 韧带。

至此，肿瘤椎体被完整游离并可以绕过脊髓旋转取出。

（三）重建

肿瘤椎体整块切除后的重建是手术的关键问题。肿瘤椎体切除后应进行前后柱的脊柱内固定重建，以维持脊柱稳定性。后柱重建主要通过椎弓根螺钉内固定系统实现，前柱重建可使用钛网、聚醚醚酮椎间融合器或3D打印人工椎体等，前柱内固定的稳定性通过后外侧椎弓根螺钉加压来实现。重建前后柱结构时使用自体肋骨植骨以最大限度地提高融合率。

对于颈椎肿瘤患者而言，因多数患者术前即已经出现颈椎后凸成角畸形，故一般先行前路松解手术，同时撑开椎间高度。麻醉满意后，患者取仰卧位，颈部轻度过伸牵引。取颈前横行切口入路，行前路手术咬除受累的全椎体及邻近上下椎间盘、软骨板，显露病椎双侧椎动脉孔，注意保护，如有附近颈长肌受累也应一并切除。根据肿瘤的性质，选用整块自体髂骨、填充自体骨的钛网或3D打印人工椎体进行前路椎体重建，并行前路钢板内固定，注意恢复椎间隙的高度。前路手术结束后，患者取俯卧位经后方入路切除受累节段全椎板及双侧侧块。于邻近上、下方脊椎行椎弓根螺钉固定，重建脊柱矢状面生理曲度及稳定性。术中椎管静脉丛出血可通过止血纱布、明胶海绵等压迫止血，如术中短时间内出血速度快，血压下降，可用止血纱布等填塞，同时补充容量，待生命体征平稳后再行手术操作。

颈椎肿瘤整块切除时有以下几点注意事项。①一期与分期治疗的选择：对于颈椎肿瘤整块切除术的手术分期的选择本身就存在争议，由于二期手术一般于第一次手术后2～3周后再次手术，在此时间段内肿瘤进展情况不详。同时，一期手术还能缩短病人的住院时间及降低手术费用。所以目前更主张在严格把握适应证的条件下进行一期手术，但术前应评估患者的全身状况及手术耐受程度。②手术入路和内固定重建方式：一般先行前路手术，切除肿瘤椎体后重建椎体，恢复椎间隙的高度和生理曲度。然后再行后路手术，切除脊椎后方结构，通过椎弓根钉棒固定系统重建颈椎后路稳定性并植骨融合。与单纯前路或后路手术相比，尤其是累及颈椎椎体及附件的肿瘤患者，前后联合入路手术能实现肉眼下彻底切除肿瘤、更加彻底地椎管减压和恢复脊柱稳定性。建议在所有肿瘤病例采用前后联合内固定，因为轴向负荷通过椎体，前路重建必须有足够的强度承受轴向负荷和扭转应力，后方拉伸力较为突出，应采用短节段加压内固定。③椎动脉的处理——颈椎肿瘤整块切除时，应非常注意对椎动脉的处理。术前通常行颈部血管CT造影检查，通过术前3D打印模型，以了解椎动脉的走行与病灶的关系。术中应预先暴露病变椎节，切除双侧横突孔前壁，显露近端椎动脉，尽量避免损伤。④出血的控制——对于颈椎肿瘤要完成全脊椎切除应特别注意控制出血，尤其是对于已有术前病理明确或术前判断易出血的肿瘤类型，如动脉瘤样骨囊肿等病例，更应作好充分的术前准备，如备血、止血纱布等。术中应仔细分离，避免盲目地切除肿瘤。一旦出现椎动脉、椎静脉损伤大出血时，应注意准确结扎或堵塞止血，避免颈髓损伤。

四、人工椎体置换术在肿瘤椎体整块切除后重建中的应用

（一）仿生人工椎体的选择

肿瘤椎体整块切除后，前柱的重建是恢复脊柱稳定性和功能的重要环节。目前用于前柱重建的假体多种多样，总的来说尽可能选择即刻稳定性好、耐腐蚀性较佳的人工椎体，不宜选择可降解材质的假体，以避免术后假体松动、移位等并发症的发生。由于脊柱本身复杂的解剖关系，以及个体

差异的存在，传统的替代材料并非针对患者的个性化设计，需要临床医师根据术中情况临时塑形，在手术时间、术中出血、并发症的控制方面难以把握。因此，如何实现人工椎体个体化设计是脊柱外科医生急需解决的临床难题。

随着 3D 打印技术被逐渐应用于临床，其独特的加工方法，具有个体化定制、不受结构限制等优点，使个性化脊柱重建得以实现，该技术可定制符合患者脊柱力学分布特点的个性化人工椎体。术前将 CT 扫描数据整合后，通过 3D 打印技术构建病灶模型，有利于术前规划和指导术中操作，同时通过 3D 打印技术设计、打印个体化人工椎体，用于肿瘤椎体整块切除后脊柱前柱的重建（图 8-9-1）。总体来说 3D 打印人工椎体更符合仿生骨外科学理念，有广阔的发展前景。但是，3D 打印材料的生物相容性、生物力学性能等仍需不断探索。

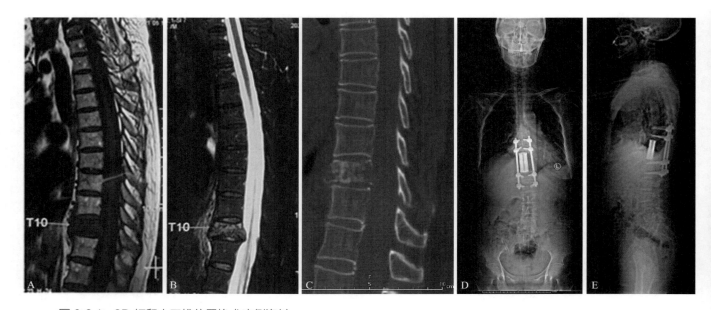

图 8-9-1　3D 打印人工椎体置换术病例资料

A、B. 术前 MRI T_1、T_2 加权像相提示 T_{10} 椎体骨破坏，硬膜囊受压；C. 术前 CT 示 T_{10} 椎体骨破坏明显，椎体后方骨缺损；D、E. 术后 1 个月脊柱全长正、侧位片示胸椎内固定稳定、3D 打印人工椎体稳定。

（二）仿生人工椎体的生物力学优势

脊柱内固定装置的设计和运用，除了要考虑内固定装置自身的材料性能外，更要考虑其生物力学评价。仿生人工椎体的生物力学优势主要有：①个性化设计，使不同患者置入的人工椎体与其生理力线相吻合，实现仿生替代；②弹性模量与椎体骨相近，同时具有良好的耐腐蚀及耐磨性能；③具有术后的即刻稳定性；④注重其对脊柱生理曲度的恢复；⑤仿生人工椎体通过材料表面改性或设置成网状结构，有利于骨细胞攀爬和骨长入，从而实现远期的融合功能。

五、肿瘤椎体整块切除与人工椎体置换术的并发症

脊柱肿瘤椎体整块切除与重建是一种具有挑战性的脊柱外科手术，常伴有多种围手术期并发症。术中并发症有：①血管损伤；②大出血；③脊髓损伤；④硬膜撕裂；⑤神经根牵拉损伤；⑥淋巴管破裂；⑦输尿管损伤等。术后并发症有：①胸腔积液；②伤口感染；③脑脊液漏；④人工椎体

移位；⑤内固定失败；⑥肿瘤复发等。通常前后路联合手术或后前路联合手术比单纯后路手术并发症发生率高。严格把握手术的适应证，选择合适的手术入路，术中仔细操作，及时应对，术后积极治疗是减少该手术并发症发生的重要因素。

六、展望

肿瘤椎体整块切除术可有效控制局部肿瘤复发，但手术创伤大、手术难度高、并发症发生率较高。因此对脊柱转移瘤患者而言，应权衡术后并发症的风险和术后有限生存期内长期控制局部肿瘤的收益，严格把握手术指征，并根据具体情况选择合适有效的治疗措施。

肿瘤椎体整块切除手术术后重建仍是目前的难题，经典的重建方式为前柱钛网植骨联合后柱内固定植骨，但是存在固定节段长、松动断裂移位、钛网切割下沉，术后部分患者需要行返修手术。随着 3D 打印技术在医学领域中的应用，术前行肿瘤病灶 3D 打印模优化了脊柱肿瘤的手术规划和术中辅助应用，提高手术成功率，降低并发症发生的风险。随着骨外科仿生学理念的提出，对于肿瘤椎体整块切除后的重建方法也开启了"量化评估、个体设计、仿生重建"的新纪元。3D 打印人工椎体是根据不同患者的具体情况，通过个体化设计，构建的重建假体。3D 打印人工椎体基于仿生学的理念，实现了结构仿生、功能仿生、力学仿生，有效解决了肿瘤椎体整块切除术后重建难的临床问题。

当前，组织过度替代成为世界范围内骨外科学发展受到大众质疑的主要原因。仿生自然修复最接近自体骨骼的结构和功能，故也是治疗的终极目标，仿生替代治疗是不可仿生自然修复情况下的另一种有效治疗方式。相信随着仿生理念的进一步发展，相关新材料的研发和新技术的不断涌现，将进一步推动脊柱肿瘤的治疗由"仿生替代"向"仿生自然"模式的转变。

（单乐群　糜宝国）

参考文献

[1] 潘军伟，黄大耿，郝定均，等. 寰枢椎失稳症的外科治疗研究进展 [J]. 中国骨与关节损伤杂志，2014，29（3）：2-5.

[2] 艾福志，夏虹，莫少东，等. 寰枢关节 360° 松解在经口寰枢椎复位钢板内固定术治疗僵硬难复性寰枢椎脱位中的应用 [J]. 脊柱外科杂志，2018，16（2）：71-75.

[3] 黄大耿，郝定均，潘军伟，等. 与寰椎侧块螺钉相关的 C_2 神经功能障碍 [J]. 中华骨科杂志，2013，33（12）：1236-1239.

[4] 周非非，孙宇，赵衍斌，等. 颈椎人工椎间盘置换术患者选择与异位骨化形成的相关性分析 [J]. 中华骨科杂志，2015，35（4）：362-367.

[5] 孙宇. 加强颈椎人工间盘置换术适应证研究降低异位骨化发生率 [J]. 中华医学杂志，2021，101（9）：611-614.

[6] 韩骁，田伟，刘波，等. 颈椎人工间盘置换术治疗退行性颈椎管狭窄症的长期随访研究 [J]. 中华骨科杂志，2019，39（4）：234-242.

[7] 赵寅，周盛源，孙延卿，等. 椎间盘 Pfirrmann 退变评分对人工颈椎间盘置换术后异位骨化量化的价值 [J]. 中华骨科杂志，2020，40（18）：1245-1254.

[8] 郝定均，刘团江，贺宝荣，等. 颈椎人工间盘置换术治疗单节段颈椎邻椎病的疗效观察 [J]. 中华医学杂志，2020，100（45）：3590-3595.

[9] 初同伟，周跃，王建，等. 显微内窥镜下椎间盘切除术治疗腰椎间盘突出症的并发症及其处理 [J]. 中国脊柱脊髓杂志，2010，20（1）：81-82.

[10] 孟海，杨雍，孙天胜，等. 腰椎后路手术椎间融合器应用的专家共识 [J]. 中国脊柱脊髓杂志，2021，31（4）：379-384.

[11] 张海平，郝定均，贺宝荣，等. 可变向腰椎融合器在经腰椎间孔椎体间融合术中的应用 [J]. 中国修复重建外科杂志. 2019，33（4）：25-30.

[12] 郝建学，周斐，钟娜，等. 椎间植骨量对腰椎椎间融合内固定术后融合效果的研究 [J]. 实用骨科杂志，2016，22（3）：205-208.

[13] 唐强，廖烨晖，唐超，等. 椎间融合器的置入方式对腰椎融合效果的影响 [J]. 中国脊柱脊髓杂志，2019，（12）：1071-1079.

[14] 张廷鑫，陈天天，赵伟，等. 腰椎椎体间融合术中不同手术入路的研究进展 [J]. 医学综述，2020，26（2）：301-305.

[15] 郝定均，贺宝荣，黄大耿. 脊柱创伤仿生治疗新理念 [J]. 中华创伤杂志，2021，37（02）：97-100.

[16] 郝定均，杨俊松，刘团江，等. 骨科仿生治疗学：骨科学发展的永恒追求 [J]. 中华创伤杂志，2021，37（10）：876-880.

[17] 朱磊，许鹏，王冬冬，等. 青少年腰椎峡部裂单椎体内固定研究进展 [J]. 脊柱外科杂志，2019，17（3）：211-215.

[18] 闫鹏，刘金辉，崔京福，等. 钉棒系统固定结合峡部植骨融合治疗青少年腰椎峡部裂远期疗效 [J]. 中国骨伤，2019，32（12）：1156-1159.

[19] 崔尚斌，刘少喻，苏培强. 应用 Smiley face rod 固定系统治疗 L5 椎弓峡部裂的疗效分析 [J]. 中国脊柱脊髓杂志，2017，27（10）：878-882.

[20] 杨俊松，郝定均，刘团江，等. 脊柱机器人与透视辅助下经皮植钉治疗腰椎滑脱症中植钉精度的对比研究 [J]. 中国修复重建外科杂志，2018，32（11）：1371-1376.

[21] 钱选昆，黄合飞，武成聪，等. 计算机导航微创经椎间孔腰椎椎间融合治疗腰椎滑脱 [J]. 中国组织工程研究，2021，25（24）：3790-3795.

[22] 陈意磊，朱志海，王玉康，等. 斜侧方椎间融合术与经椎间孔椎间融合术在腰椎退变性疾病中前凸矫正效果的对比研究 [J]. 中华医学杂志，2018，98（25）：1990-1995.

[23] 张海平，郝定均，孙宏慧，等. 可变向腰椎融合器在腰椎融合术中位置变化的生物力学研究 [J]. 陕西医学杂志，2020，49（9）：1062-1066.

[24] 黎庆初，闫慧博. 前路椎体间融合术治疗腰椎退变性疾病 [J]. 中国矫形外科杂志，2020，28（1）：41-46.

[25] 王胜东，成鹏，杜少文，等. 斜外侧入路和经椎间孔入路椎间融合术治疗单节段腰

椎滑脱的近期疗效的比较 [J]. 西安交通大学学报（医学版），2021，42（6）：802-807.

[26] 万大地，袁野，范鑫超，等. 腰椎滑脱症的分类及治疗进展 [J]. 中国医药导刊，2021，23（3）：190-194.

[27] 陈峰，滕乐群，秦永超，等. 单纯腰椎峡部裂的治疗进展 [J]. 中华骨与关节外科杂志，2019，12（10）：816-820.

[28] 王银歌，闫康，廖博. 斜外侧椎间融合术联合不同内固定方式的研究进展 [J]. 中国脊柱脊髓杂志，2021，31（7）：648-653.

[29] 沈俊宏，王建，刘超，等. 斜外侧腰椎间融合术治疗退变性腰椎疾病的并发症和早期临床结果 [J]. 中国脊柱脊髓杂志，2018，28（5）：397-404.

[30] 钟华璋，田大胜，周云，等. 斜外侧椎间融合技术的研究进展 [J]. 中华骨科杂志，2018，38（1）：46-52.

[31] 杨阳，仉建国，王升儒，等. 传统双生长棒技术治疗先天性早发性脊柱侧凸的内固定相关并发症及其危险因素分析 [J]. 中国脊柱脊髓杂志，2021，31（5）：402-407.

[32] 陈志达，蔡弢艺，林斌，等. 全脊椎整块切除术治疗原发性胸腰椎肿瘤的并发症分析 [J]. 中国脊柱脊髓杂志，2018，28（7）：600-606.

[33] 邱奕云，杨思振，张莹，等. 一期后路全脊椎整块切除术治疗下腰椎转移性肿瘤 [J]. 中华骨科杂志，2020，40（19）：1309-1317.

[34] 王传卓，刘兆玉，王海瑞，等. 脊柱肿瘤术前选择性动脉栓塞术的临床价值 [J]. 中华放射学杂志，2020，54（2）：140-144.

[35] 吴家昌，李修往，方国芳，等. 3D 打印人工椎体在脊柱肿瘤手术中的设计及初步应用 [J]. 中华创伤骨科杂志，2020，22（10）：855-861.

[36] 施剑雄，叶峰，周跃. 主胸弯型特发性脊柱侧凸后路选择性胸弯融合术后远端叠加现象的危险因素分析 [J]. 中国修复重建外科杂志，2016，30（10）：1258-1263.

[37] 徐亮，孙旭，史本龙，等. 远端固定椎 - 矢状面稳定椎位置关系对特发性胸椎侧凸矫形术后远端交界性后凸发生率的影响 [J]. 中国脊柱脊髓杂志，2017，27（6）：524-531.

[38] 王春国，胡文浩，王岩，等. 治疗脊柱畸形常用后路截骨术式研究进展 [J]. 脊柱外科杂志，2018，16（6）：368-374.

[39] 高博，吴继功，马华松，等. 后路三柱截骨矫形术治疗先天性颈胸段脊柱畸形的安全性及并发症分析 [J]. 中国脊柱脊髓杂志，2019，29（7）：604-612.

[40] Zhou F, Ju KL, Zhao Y, et al. Progressive bone formation after cervical disc repalcement: minimum of 5-year follow-up[J]. Spine (Phila Pa 1976), 2018, 43(3): E163-E170.

[41] Pointillart V, Castelain JE, Coudert P, et al. Outcome of the Bryan cervical disc replacement: fifteen year follow-up[J]. Int Orthop, 2018, 42(4): 851-857.

[42] Findlay C, Ayis S, Demetriades AK. Total disc replacement versus anterior cervical

discectomy and fusion: a systematic review with meta-analysis of data from a total of 3160 patients across 14 randomized controlled trials with both short-and medium-to long-term outcomes[J]. Bone Joint J, 2018, 100-B(8): 991-1001.

[43] Kim HS, Patel R, Paudel B, et al. Early outcomes of endoscopic contralateral foraminal and lateral recess decompression via an interlaminar approach in patients with unilateral radiculopathy from unilateral foraminal stenosis[J]. World Neurosurg, 2017, 108: 763-773.

[44] Park HJ, Kim SK, Lee SC, et al. Dural Tears in Percutaneous Biportal Endoscopic Spine Surgery: Anatomical Location and Management[J]. World Neurosurg, 2020, 136: 578-585.

[45] Kim JE, Choi DJ, Park EJ. Evaluation of postoperative spinal epidural hematoma after biportal endoscopic spine surgery for single-level lumbar spinal stenosis: clinical and magnetic resonance imaging study[J]. World Neurosurg, 2019, 126: e786-e792.

[46] Park HJ, Kim SK, Lee SC, et al. Dural tears in percutaneous biportal endoscopic spine surgery: anatomical location and management[J]. World Neurosurg, 2020, 136: e578-e585.

[47] Kim SK, Kang SS, Hong YH, et al. Clinical comparison of unilateral biportal endoscopic technique versus open microdiscectomy for single-level lumbar discectomy: a multicenter, retrospective analysis[J]. J Orthop Surg Res, 2018, 13(1): 22.

[48] Holger J, Heiko R, Sarah H, et al. Introducing Interlaminar Full-Endoscopic Lumbar Diskectomy: A Critical Analysis of Complications, Recurrence Rates, and Outcome in View of Two Spinal Surgeons' Learning Curves[J]. Neurol Surg A Cent Eur Neurosurg, 2016, 77(5): 406-415.

[49] Jenkins NW, Parrish JM, Khechen B, et al. Outcomes of Expandable Interbody Devices in Lumbar Fusion: A Systematic Review and Meta-analysis[J]. Clin Spine Surg, 2020, 33(6): 230-243.

[50] Nedela O, Slepicka P, Svorcik V. Surface Modification of Polymer Substrates for Biomedical Application[J]. Materials (Basel), 2017, 10(10): 1115.

[51] Makanji HS, Schroeder GD, Vaccaro AR, et al. What is the Best Material for an Interbody Cage?[J]. Clin Spine Surg, 2020, 33(4): 137-139.

[52] Wanderman N, Sebastian A, Fredericks DR, et al. Bullet Cage Versus Crescent Cage Design in Transforaminal Lumbar Interbody Fusion[J]. Clin Spine Surg, 2020, 33(2): 47-49.

[53] Miscusi M, Ramieri A, Forcato S, et al. Comparison of pure lateral and oblique lateral inter-body fusion for treatment of lumbar degenerative disk disease: a multicentric cohort study[J]. Eur Spine J, 2018, 27(Suppl 2): 222-228.

[54] Mills ES, Treloar J, Idowu O, et al. Single position lumbar fusion: a systematic review and meta-analysis[J]. Spine J, 2021, 21: 972-974.

[55] Xu X, Li X, Yang T. A systematic review and meta-analysis of the clinical efficacy of

anterior lumbar interbody fusion in the treatment of orthopedic spondylolisthesis[J]. Annals of palliative medicine, 2021, 10(12): 12607-12617.

[56] Moufid AY, Cloche T, Ghailane S, et al. Mismatch between rod bending and actual post-operative lordosis in lumbar arthrodesis with poly axial screws[J]. Orthopaedics & traumatology, surgery & research: OTSR, 2019, 105(6): 1143-1148.

[57] Liu J, Feng H. Oblique Lateral Interbody Fusion (OLIF) with Supplemental Anterolateral Screw and Rod Instrumentation: A Preliminary Clinical Study[J]. World neurosurgery, 2020, 134: e944-e950.

[58] Zhang H, Hao D, Sun H, et al. Biomechanical effects of direction-changeable cage positions on lumbar spine: a finite element study[J]. American Journal of Translational Research, 2020, 12(2): 389-396.

[59] Zhang H, Miao Q, Hao D, et al. Direction-changeable cage reduces X-ray exposure in treating isthmic lumbar spondylolisthesis: a retrospective study[J]. American Journal of Translational Research, 2019, 11(2): 1066-1072.

[60] Inose H, Kato T, Sasaki M, Matsukura Y, et al. Comparison of decompression, decompression plus fusion, and decompression plus stabilization: a long-term follow-up of a prospective, randomized study[J]. Spine J, 2021, 21: 1096-1102.

[61] Guo Y, Wang X, Li Y, et al. Oblique Lateral Interbody Fusion with Anterolateral Screw Fixation Is as Effective as with Posterior Percutaneous Pedicle Screw Fixation in Treating Single-Segment Mild Degenerative Lumbar Diseases[J]. Med Sci Monit, 2022, 28: e934985.

[62] Thakar C, Kieser DC, Mardare M, et al. Systematic review of the complications associated with magnetically controlled growing rods for the treatment of early onset scoliosis[J]. Eur Spine J, 2018, 27: 2062-2071.

[63] Miyanji F, Pawelek J, Nasto LA, et al. Safety and efficacy of anterior vertebral body tethering in the treatment of idiopathic scoliosisa multicentre review of 57 consecutive patients[J]. Bone Joint J, 2020, 102-B(12): 1703-1708.

[64] Rushton PRP, Nasto L, Parent S, et al. Anterior Vertebral Body Tethering for Treatment of Idiopathic Scoliosis in the Skeletally Immature: Results of 112 Cases[J]. Spine, 2021, 46(21): 1461-1467.

[65] Luhmann SJ, McCarthy RE. A Comparison of SHILLA GROWTH GUIDANCE SYSTEM and Growing Rods in the Treatment of Spinal Deformity in Children Less Than 10 Years of Age[J]. J Pediatr Orthop, 2017, 37: e567-e574.

[66] Agarwal A, Aker L, Ahmad AA. Active Apex Correction With Guided Growth Technique for Controlling Spinal Deformity in Growing Children: A Modified SHILLA Technique[J]. Global Spine J, 2020, 10(4): 438-442.

[67] Lee CS, Hwang CJ, Lee DH, et al. Five major controversial issues about fusion level selection in corrective surgery for adolescent idiopathic scoliosis: a narrative review[J]. Spine J, 2017, 17(7): 1033-1044.

[68] Bai J, Chen K, Wei Q, et al. Selecting the LSTV as the lower instrumented vertebra in the treatment of Lenke types 1A and 2A adolescent idiopathic scoliosis: a minimal 3-year follow-up[J]. Spine, 2017, 43(7): E390-E398.

[69] Gum JL, Lenke LG, Mohapatra A, et al. Posterior-onlyvertebral column resection for fused spondyloptosis[J]. Spine Deform, 2018, 6(1): 84-95.

[70] Oktay K, Ozsoy KM, Gezercan Y, et al. Progressive kyphosis associated with tethered cord syndrome treated by posterior vertebral column resection in a pediatric patient[J]. PediatrNeurosurg, 2017, 52(5): 323-326.

[71] Westbroek EM, Ahmed AK, Pennington Z, et al. Hypervascular Metastatic Spine Tumor Angiographic Relationships with the Artery of Adamkiewicz and Other Radiculomedullary Arteries[J]. World neurosurgery, 2019, 126: e480-e485.

[72] Reitz Ma, Mende KCa, Cramer Cb, et al. Surgical treatment of spinal metastases from renal cell carcinoma-effects of preoperative embolization on intraoperative blood loss[J]. Neurosurgical Review, 2018, 41(3): 861-867.

[73] Xinran J, Song W, F Cumhur O, et al. Surgical Management of Enneking Stage 3 Aggressive Vertebral Hemangiomas With Neurological Deficit by One-stage Posterior Total En Bloc Spondylectomy: A Review of 23 Cases[J]. Spine, 2020, 45(2): E67-E75.

[74] Lee CH, Min WK. Cervical subtotal en-bloc spondylectomy of C6 mesenchymal chondrosarcoma[J]. European Spine Journal, 2016, 25(7): 2117-2123.

[75] Liebscha C, Aleinikovb V, Kerimbayevb T, et al. In vitro comparison of personalized 3D printed versus standard expandable titanium vertebral body replacement implants in the mid-thoracic spine using entire rib cage specimens[J]. Clinical biomechanics (Bristol, Avon), 2020, 78: 105070.

[76] Demura S, Kato S, Shinmura K, et al. Perioperative complications of total en bloc spondylectomy for spinal tumours[J]. The bone & joint journal, 2021, 103-B(5): 976-983.

第九章
脊柱骨折仿生治疗

第一节　寰枢椎骨折的仿生治疗

寰枢椎毗邻生命中枢，寰枢椎骨折是上颈椎损伤中较常见的一种情况，手术难度大、风险高，术中及术后并发症发生率高，近年来随着仿生学理念的深入，寰枢椎骨折的治疗获得长足发展，各种手术内固定方法的开发和应用使寰枢椎骨折的治疗提高到了新的水平。

一、寰枢椎骨折的分类、损伤机制及分型

（一）寰椎骨折

寰枢椎骨折多由高处坠落或车祸引起，是较为常见的上颈椎损伤，最早在 1822 年由 Cooper 进行了描述，寰椎因其结构特殊而使其具有特殊功能，此外，寰椎骨折损伤机制也与其特殊的解剖有关。这种特殊的结构形成了几个明显的薄弱部位，即前后弓，特别是与侧块交界处，因其骨性结构较细且骨质相对疏松，骨折多发生于此。一般损伤机制主要为以下几点：①寰椎侧块较厚，前后弓相对薄弱，侧块与前后弓交界处较细，骨质疏松，是寰椎薄弱的部位，易发生骨折。②暴力向颈椎轴向传递，作用在侧块上的垂直压力转化水平向外的应力，导致寰椎前后弓与侧块连接处发生骨折和移位。③三维有限元模型：垂直作用于寰椎骨环的瞬间纵向暴力导致侧块或寰椎前后弓交界处发生骨折。④另外在合并横韧带损伤时，常与受伤时颈椎位于屈曲、伸展位置相关。

1919 年，Jefferson 首次回顾了其收集的寰椎骨折病例，随着对寰椎骨折的认识愈发深刻以及越来越多学者对寰椎骨折的关注，为了更好地治疗寰椎骨折，对其进行系统性分型，比较著名的有：Gehweiler 等提出的 5 分类法（图 9-1-1）、Dickman 等根据横韧带损伤的部位分类法、Landells 分型、Levine 和 Edwards 分型（图 9-1-2），以及我国学者杨惠林等根据前、后弓的骨折线数量对寰椎骨折的分型。

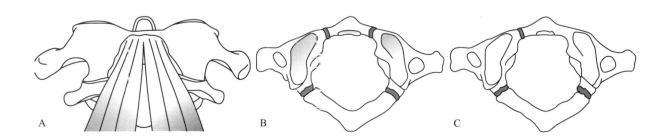

A　　　　　　　　　　　B　　　　　　　　　　　C

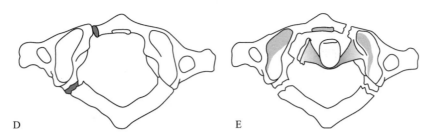

图 9-1-1 Gehweiler 分型

A. Ⅰ型，单纯前弓骨折；B. Ⅱ型，单纯后弓骨折；C. Ⅲ型，前弓联合后弓骨折；D. Ⅳ型，侧块骨折；E. Ⅴ型，横突骨折。

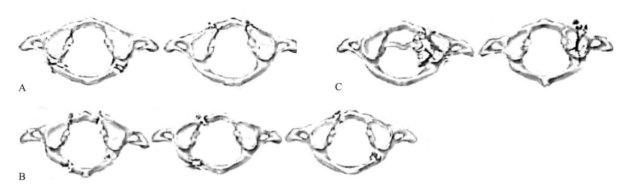

图 9-1-2 Landells 分型

A. Ⅰ型，孤立性的前弓或后弓骨折；B. Ⅱ型，前后弓双骨折（Jefferson 骨折）；C. Ⅲ型，侧块＋前弓（或后弓）骨折。

（二）枢椎骨折

最常见的枢椎骨折类型为齿突骨折，其他常见的骨折类型几乎都累及峡部，如 Hangman 骨折。枢椎骨折常合并其他颈椎损伤，但枢椎骨折也经常独立出现，常见的损伤机制是低能量撞击，多见于老年人。齿突骨折分型最常应用的分型系统是齿突骨折的 Anderson 和 D'alonzo 分型：Ⅰ型，齿突尖部骨折；Ⅱ型，齿突颈部骨折；Ⅲ型，穿过枢椎椎体的骨折。Hangman 骨折的分类主要依据 Levine-Edwards 改良分型：Ⅰ型，C_2 和 C_3 之间无成角且骨折位移＜3mm；Ⅱ型，骨折成角＞11°，骨折位移大于3.5mm；Ⅱa型，无位移或小位移、大成角（大于11°）的骨折；Ⅲ型，严重骨折成角、移位合并单侧或双侧 $C_2 \sim C_3$ 关节面脱位。

（三）寰枢椎骨折

寰枢椎骨折是上颈椎损伤中较常见复合骨折，与单独的寰椎或枢椎骨折相比，有着更高的神经损害率，常见的复合骨折类型有：Jefferson 骨折 / Ⅱ型齿突骨折、前弓 / Ⅲ型齿突骨折、后弓 / Ⅱ型齿突骨折、后弓 / Ⅲ型齿突 / Ⅲ型 Hangman 骨折、Jefferson 骨折 / 枢椎椎体骨折、侧块 / 枢椎椎体骨折等，其中 Jefferson 骨折 / Ⅱ型齿突骨折是最常见的复合骨折类型。

二、寰枢椎骨折仿生治疗

尽管对寰枢椎骨折的诊断相对容易，但是其治疗方法并不统一。近年来，由于对上颈椎解剖学和生物力学认识的不断提高，对寰枢椎骨折的治疗也有了长足的进步，其中共识就是针对寰枢椎骨折的治疗应恢复颈椎的稳定性、并最大限度地保留颈椎的活动度。

（一）寰枢椎骨折治疗

治疗可以分为外固定治疗和手术治疗，随着治疗上颈椎骨折经验的增多，影像学检查的改进，内固定效果更为可靠且术后并发症减少，对寰枢椎复合骨折，越来越多的医师提倡早期手术治疗。当外伤致上颈椎不稳时，应考虑早期手术治疗，手术原则是骨折复位，保持颈椎的序列，重建稳定，达到骨性愈合，保存颈椎活动度、减压及保护神经结构功能，其中临床医师最为常用的方法有枕颈融合术、寰枢椎融合术。

（二）寰枢椎骨折治疗的进展

随着科学技术的发展，仿生固定理念地不断深入，有学者为了更大程度的保留运动功能、满足力学功能而研制出新的寰枢椎固定技术，生理学固定就是其中之一，它主要用于不伴有横韧带损伤的不稳定寰椎骨折，即仅固定骨折的寰椎，而不对枕骨或枢椎进行内固定，故而对寰枕关节和寰枢关节没有影响，最大限度保留了上颈椎活动度。生理性固定技术是可以兼顾寰椎稳定性恢复与活动性保留的手术方法，其中包括了前路手术和后路手术。国内外学者设计了一种经口寰椎前弓骨折固定术，术中将前弓固定钢板经口腔通过口咽部植入，再用螺钉固定寰椎前弓骨折处，该技术虽然完全保留了上颈椎活动度，但经口咽手术存在技术要求高、入路复杂、骨折处显露困难、术后感染率高及早期进食困难等难题，使得该技术难以广泛开展。

除了前路技术，颈后路单纯固定寰椎的术式也为众多学者尝试使用。相关生物力学研究结果显示，万向螺钉易于与连接棒结合，但对骨折的复位和稳定效果较差。如果螺钉与连接棒结合不紧密可引起内固定松动，有导致手术失败的风险。

基于此，国内也有学者设计后路钉板系统治疗寰椎不伴有横韧带断裂的情况，使 $C_1 \sim C_2$ 旋转运动范围得到很好的保留，并且骨融合没有出现不稳定或并发症的迹象，均取得满意的效果。对于伴有横韧带损伤的不稳定寰椎骨折是否适用该技术目前仍在探讨阶段。廖穗祥等提出，寰椎爆裂骨折为轴向暴力所致，翼状韧带可保持完整，翼状韧带及关节囊仍可部分代偿横韧带限制寰椎前脱位的功能。我们收集了 22 例这类患者，并应用设计寰椎多轴侧块螺钉钢板来治疗横韧带损伤伴不稳定寰椎骨折，它较之前单节段固定寰椎骨折，这种螺钉是一种自螺纹顶部加压多轴钛螺钉，钉板器械通过固定的螺母将压力传递到螺钉上将爆裂的骨折扣紧。明显优势在于可以用于寰椎侧块骨折的固定、可以减少侧块的横向扩散。也可以直接修复骨折弓和前路的美观问题、具有贴附良好，着力强，小巧的钉螺可以减少对 C_2 根部刺激，长期随访发现该技术的疗效和安全性值得肯定。对此类寰椎增加了佐证（图 9-1-3）。

对于齿突骨折，在 Anderson 和 D'Alonzo 的分型中，

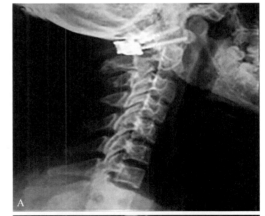
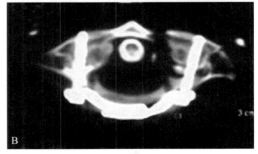

图 9-1-3　经后路寰椎多轴侧块螺钉钢板固定术

A. 手术后的侧位 X 射线成像确定了 $C_1 \sim C_2$ 相对良好的对齐；B. 术后 CT 显示在寰椎侧块中有足够的螺钉放置。

只有Ⅱ型骨折才是真正意义上的齿突骨折。在复合骨折中，如果枢椎是Ⅱ型齿突骨折且移位超过5.0mm或6.0mm，因其具较高的骨不连发生率，应考虑早期行手术治疗。齿突螺钉固定术因其在保留寰枢关节活动度的同时对骨折有即刻的稳定性，是较理想术式。寰椎骨折的类型决定了寰枢椎是否是手术唯一的节段，在寰椎为稳定性骨折时，可行齿突固定和Halo架治疗。当横韧带完整或是粉碎性骨折序列较好，寰椎的环形结构在单独使用外固定的情况下有可能愈合。因此，对那些涉及较小移位或双侧前弓骨折但横韧带完整的Jefferson骨折的寰枢椎复合骨折，齿突螺钉固定加Halo架固定或后路临时内固定是较为合适的选择。在单侧前弓骨折，后弓骨折或是侧块骨折合并齿突骨折，齿突螺钉固定加硬质围领制动是可接受的选择。横韧带自我修复能力较差，当横韧带断裂且在某些寰椎爆裂骨折（典型的Jefferson骨折）合并侧块张开的情况下，经关节螺钉固定和后路寰枢椎融合术是较为理想的方案，枕颈融合是最后的选择。

在Hangman骨折的寰枢椎复合骨折中，治疗选择包括外固定或手术固定，如果骨折可以充分复位并保持稳定，Halo架固定就可以达到满意的效果，但当序列不能恢复或仍旧存在明显失稳时，建议手术治疗。一般地Ⅱa和Ⅲ型Hangman骨折适合手术治疗，因骨折后椎体的稳定性与$C_{2/3}$椎间盘、前纵韧带、后纵韧带的完整性关系密切，尤其是椎间盘的因素更为重要。由于椎间盘组织无自我修复能力或自我修复能力较差，建议行融合术。手术包括前路椎间盘切除植骨融合术和后路椎弓根固定术，因前路和后路治愈率相似且寰枢椎复合骨折需要考虑寰椎骨折的特征，故后路椎弓根螺钉固定治疗Hangman骨折较为适宜。如果合并有Ⅱa或Ⅲ型齿突骨折则应融合$C_2 \sim C_3$，该方案可以为损伤节段提供足够的稳定性并保留寰枢椎的活动度。尽管也可行$C_1 \sim C_3$融合，但因其导致寰枢椎的活动度丧失而不推荐。前路行$C_2 \sim C_3$融合和稳定术在防止后凸畸形方面不如后方入路，但其在保留寰枢椎活动度方面有优势。在枢椎椎体骨折的寰枢椎复合骨折中，Fujimara等根据放射学表现将枢椎椎体骨折分为撕脱型、水平型、爆裂型和矢状骨折4类。其中爆裂骨折有较高的不愈合率，其他类型保守治疗效果较好。对合并有枢椎椎体骨折的复合骨折的手术治疗适应证为保守治疗症状无改善或改善后停滞以及不能复位者，为防止不稳、畸形愈合和寰枢椎关节退变应行$C_2 \sim C_3$的融合手术。

寰枢椎复合骨折是一种严重的，危及生命的损伤，因其表现多样性，需个性化治疗。其治疗目的是达到早期最大程度的稳定和尽可能保留责任节段的活动度，这常常是个矛盾。其核心应根据$C_0 \sim C_1$和$C_1 \sim C_2$及$C_2 \sim C_3$关节的特征并尽量恢复其稳定性和活动度。手术的指征包括较高的不融合率、骨折不能复位、复位不能维持、非手术治疗失败、横韧带断裂。当横韧带完整时，齿突螺钉固定与坚强固定是较好的选择；如不完整，融合则是较好的选择。大部分寰枢椎复合骨折可通过外固定得到治疗。对于手术病例，我们倾向于使用具有最少的固定节段和尽量保留寰枢椎活动度的早期手术治疗，在一些病例中，行临时内固定并早期拆除内固定不失为一种选择。

三、仿生治疗的未来

仿生是经过反复的术前模拟、计算和分析而设计的一种符合人体生理学的固定理念，以能达到最小的生理学丢失且最稳固贴合度保证手术的准确性，同时减少手术时间和出血量。随着医疗技术的进步和发展，未来医疗将逐步走向"数字化微创""精准化""个体化"，而仿生学理念也符合这种理念，并为此提供技术指导。与传统治疗方案相比，仿生学治疗更加注重遵循生物学力学的恢复，且能满足患者要求的高愈合率和更高质量生活。目前该理念已被大量学者研究并应用于临床，尤其在口腔科、骨科以及整形外科等。近年来越来越多基于仿生学理念设计出的钉板问世，也取得了优于传统手术方法的效果，由此可见仿生学理念由此诞生的技术在骨科以及整个医疗领域都有可观的发展前景。

（杨小彬）

第二节　下颈椎骨折的仿生治疗

随着交通运输业的发展以及人口老龄化，近年来脊柱创伤发病率呈上升趋势，每百万人中每年新增 11 ~ 131 例不等，其中颈椎创伤约占 46%。交通事故伤、高空坠落伤、重物直接打击等高能量暴力或跌倒等低能量损伤均可导致下颈椎损伤，不同的损伤机制可使损伤呈现不同的形态。从解剖上看，下颈椎的侧块关节由上位椎体侧块的下关节面与下位椎体侧块的上关节面共同组成，表面较为平坦且有关节软骨覆盖，周围有关节囊包裹。由于关节囊较为松弛，且关节面的走行与水平面呈约 45° 夹角，在为下颈椎提供较大活动度的同时，外界暴力也极易导致侧块关节的半脱位，甚至绞锁脱位。下颈椎损伤约占所有颈椎损伤的 81%，其中以 C_5 ~ C_7 最为常见，约 65% 的颈椎骨折和 75% 的颈椎脱位都位于此区域。下颈椎骨折脱位是下颈椎损伤最严重的类型，约占下颈椎损伤的 6.7%，四肢瘫痪的发生率高达 87%。影像学表现上，下颈椎骨折脱位多伴有创伤性椎间盘突出，后方侧块、椎板、棘突等骨性结构及关节囊、黄韧带、棘间韧带、棘上韧带等韧带结构不同程度受累，表现为一侧或双侧侧块关节的绞锁。

一、下颈椎损伤的分型

分型的建立在于便于学术交流并指导临床决策。随着近年来影像学检查技术、外科手术技术的不断发展以及下颈椎损伤研究的不断深入，下颈椎损伤的分型也由早期的基于损伤机制推演建立分型如 Holdsworth 分型、Allen 分型、Harris 分型及 AO 分型为代表的骨折形态分型，逐步转向以下颈椎损伤分型（subaxial cervical spine injury classification，SLIC）为代表的骨 - 软组织损伤与局部功能综合评估的分型。这一演变也提示下颈椎损伤的治疗目标由单一的解剖重建朝着更加仿生的功能重建逐渐转换。

（一）AO 分型

1994 年提出的 AO 分类系统，将脊柱骨折分为压缩型（A 型）、分离型（B 型）、旋转平移型（C 型）三个大类，并细分为 53 个亚型。虽然该分型几乎涵盖了所有脊柱骨折的形态类型，但分型较为复杂，难以完全掌握并推向临床。此外，该分型侧重椎体的损伤情况，而下颈椎损伤除了椎体损伤外，侧块关节的损伤也同样重要，因此该分型更适用于胸腰段损伤，而非下颈椎损伤。随着对下颈椎损伤认识的不断深入，学者们逐渐认识到理想的下颈椎损伤分型不应仅重视骨结构的稳定性，还须涵盖脊髓神经功能，椎间盘韧带复合体连续性及侧块关节完整性的评价。因此，2015 年国际脊柱创伤研究学组参考 AO Spine 胸腰椎损伤分型及严重程度评分（TLICS），进一步提出了新的 AO Spine 下颈椎损伤分型。新的分型中不仅纳入了神经损伤评价，与 TLICS 评分具有良好的延续性；还将侧块关节的损伤形态进行了细分，同时还针对特殊的病例给出了 4 个修正参数，更为细致、合理；由于该分型纳入了关节突关节损伤，也体现了下颈椎损伤与胸腰椎损伤的不同之处。在损伤形态方面，虽然 C 型损伤并无亚型，但是 A 型损伤细分为 A_0 到 A_4 共计 5 个亚型，B 型损伤细分为 B_1 到 B_3 共计 3 个亚型。侧块关节损伤方面，进一步细分为 F_1（稳定性骨折）、F_2（不稳定性骨折）、F_3（浮动侧块）、F_4（侧块关节绞锁）共计 4 种亚型。神经功能评价方面，细分为 N_0（无神经功能障碍）、N_1（一过性神经功能障碍）、N_2（神经根损伤）、N_3（不完全性脊髓或马尾神经损伤）、N_4（完全性脊髓损伤）及 N_x（意识不清、神经损伤情况不明）共计 6 个亚型。在修正参数方面，细分为 M_1（后方韧带复合体损伤但未完全撕裂）、M_2（创伤性椎间盘突出）、M_3（合并 DISH 或强直性脊柱炎等代谢性骨病）、M_4（椎动脉损伤）共计 4 型。

（二）SLIC 分型

2007 年，脊柱创伤工作组提出的 SLIC 分型，涵盖了骨折形态、椎间盘韧带复合体以及神经功能评估三个评价参数（表 9-2-1）。基于不同影像学检查手段的成像优势，指向性选择影像评价方法。采用 CT 对骨折形态进行观察描述，而韧带结构损伤的评估则推荐 MRI。SLIC 分型的骨折形态主要分为压缩型、爆裂型、旋转移位型及分离型损伤。从 Allen 分型损伤机制的角度来描述，SLIC 分型的压缩型损伤主要包括 Allen 分型屈曲压缩型损伤的 I 到 III 型及伸展压缩型损伤的 I 到 III 型，爆裂型损伤即 Allen 分型垂直压缩型损伤。旋转移位型损伤主要涵盖屈曲牵张型损伤的 II 到 IV 型，伸展屈曲型损伤的 IV 型及 V 型，伸展牵张的 II 型损伤以及伸展压缩的 IV 型及 V 型损伤。而屈曲牵张型损伤的 I 型损伤及伸展牵张的 I 型损伤均归为 SLIC 分型的分离型损伤。

表 9-2-1 下颈椎损伤评分

下颈椎损伤评分	分数
骨折形态	
无形态改变	0
压缩	1
爆裂	+1=2
分离（侧块关节绞锁、过伸）	3
旋转、移位（侧块关节移位、泪滴样骨折、严重的屈曲压缩损伤）	4
间盘韧带复合体	
完整	0
部分断裂（棘突间隙张开，MRI 可见棘突间隙高信号）	1
完全撕裂（棘突间隙张开，侧块关节绞锁或移位）	2
神经功能	
无神经功能损伤	0
神经根损伤	1
完全性脊髓损伤	2
不完全性脊髓损伤	3
持续的脊髓受压伴有神经功能障碍	+1

二、下颈椎损伤的治疗

（一）手术指征把控

下颈椎损伤后局部稳定性是外科治疗与保守治疗重要的考量指标。在下颈椎损伤的各种分型中，同时兼顾骨 - 韧带结构及神经功能评估的 SLIC 分型一致性及可重复性较好，认可度较高。该分型为下颈椎手术指征的把控提供了量化的参考标准，SLIC 评分＜4 分的下颈椎损伤无须手术干预；SLIC 评分 =4 分虽无确切的手术指征，但接诊医师可根据自身的经验及条件，结合患者的一般状况及诉求，酌情选择外科治疗或保守治疗；而 SLIC 评分＞4 分是手术干预的绝对指征。因此，SLIC 分型通过对骨结构稳定性、韧带损伤情况及神经功能进行评分，为手术与非手术治疗的决策提供了重要的参考依据，是目前最受认可的下颈椎损伤分型。但是，对下颈椎损伤手术指征明确的患者，仍缺乏分型能像胸腰椎损伤中的胸腰椎骨折载荷分享评分一样量化地指导手术入路的选择。此外，对于无骨折脱位型脊髓损伤，根据 SLIC 评分（脊髓的不完全性损伤且存在持续压迫，3 分 +1 分，总计 4 分），这部分患者是否需要手术干预是具有争议的。虽然早期的研究发现手术干预的获益不大，但是后续的大量研究在权衡围手术期风险及患者的临床疗效后，证实早期手术减压明显优于保守治疗。此外，部分无骨折脱位型脊髓损伤患者，多为中老年患者，颈椎均存在不同程度的退变。对于颈椎存在一定生理前凸且合并多节段颈椎管狭窄的患者，单纯的后路手术是有效的；而对存在颈椎后凸的患者，前路手术减压并重建颈椎的生理曲度，一定程度上可恢复颈椎的"弓弦"效应，随着脊髓向后方的漂移，进一步增大脊髓腹侧的代偿空间。

（二）AO Spine 下颈椎损伤分型指导下颈椎损伤的仿生治疗

1. AO Spine 下颈椎损伤分型 A 型及 B 型的仿生治疗　基于不同的损伤特点以及暴力的严重程度，AO Spine 将下颈椎损伤分型分为 A 型、B 型及 C 型，以 C 型损伤最为严重，伤后局部稳定性最差。A 型损伤的患者多表现为椎体的塌陷或碎裂，由于椎间盘韧带复合体连续性尚可维持，因此患者骨结构的局部稳定性及神经功能状况是手术决策的主要参考依据，可结合 SLIC 评分决定是否需要手术干预。一旦患者出现明显的脊髓损伤，SLIC 评分多大于 4 分，由于骨折位于颈椎的前中柱，其治疗决策主要考虑结构仿生，单纯前路减压重建是合理且足够的。B 型损伤的患者多为前侧或后侧张力带的损伤。B₁、B₂ 型损伤系屈曲型损伤所致。由于后方韧带复合体断裂，而前纵韧带完整，表现为后方"张口"。当椎间盘后方纤维环和后纵韧带同时撕裂时，可合并创伤性颈椎间盘突出。部分患者可能同时出现一侧或双侧侧块关节的绞锁。对于不合并创伤性颈椎间盘突出的患者，单纯的后路手术可重建后方的张力带，部分实现后方张力带的结构仿生重建，由于内固定位于骨折的张力侧，从生物力学上符合力学仿生。对于合并创伤性颈椎间盘突出的患者，基于对髓核处理方式以及重建理念的不同，不同学者采用了单纯前路及后路手术方式进行下颈椎的减压及重建。B₃ 型损伤系过伸型损伤，由于仅有前纵韧带和椎间盘前侧纤维环的损伤，后方韧带复合体是连续的，此型患者表现为前方"张口"，颈椎间盘多向椎体前方突出，极少情况脱入椎管内。仅仅从骨折形态及椎间盘韧带复合体损伤情况来看，B₃ 型损伤的 SLIC 评分＞4 分。此外，由于过伸时黄韧带处于褶皱状态，椎管容积明显减小，极易合并脊髓中央型损伤，因此手术指征明确。在不考虑颈脊髓损伤的情况下，单纯的前路重建更符合内固定置于骨折张力侧的原则，具有力学仿生的优势，且前路手术对软组织的损伤明显小于后路手术。由于 B₃ 型损伤多见于强直性脊柱炎、弥漫性特发性骨肥厚症及骨质增生严重的老年患者，而过伸型颈脊髓损伤常见于颈椎存在不同程度退变的老年患者或存在发育性颈椎管狭窄的中青年患者。对于这部分患者，在手术方案制定时，应同时兼顾损伤节段稳定性的重建以及颈脊髓的彻底减压。前路单节段的固定，仅涵盖了颈椎的前中柱，对于强直性脊柱炎或合并严重骨质疏松的老年患者，其稳定性可能不够，力学仿生性较差；而后路手术可彻底去除皱褶的黄韧带，扩大中央椎管的容积。虽然后路手术需对肌肉进行广泛剥离，损伤较大，但从术后即刻的稳定性及颈脊髓神经功能的恢复来看，跨过损伤节段的长节段固定更具有力学仿生的优势。

2. AO Spine 下颈椎损伤分型 C 型的仿生治疗　C 型损伤即下颈椎骨折脱位，是最严重的下颈椎损伤，约占颈椎外伤的 6.7%，约 87% 的患者可能存在不同程度的神经功能障碍。随着椎间盘韧带复合体的完全断裂，患者可出现明显的颈椎错位。除了前侧椎体形成台阶外，后方的侧块关节可能存在一侧或双侧的绞锁。除了上述特点外，创伤性颈椎间盘突出也是此型患者不可忽视的问题。据报道，下颈椎骨折脱位多合并创伤性颈椎间盘突出，单侧侧块关节脱位发生率为 40%，双侧侧块关节脱位高达 80%。单纯从骨折形态及椎间盘韧带复合体的完整性来看，此型患者的 SLIC 评分为 6 分，其手术指征明确。而在手术方案的制定中，颈脊髓的减压，绞锁侧块关节的复位以及局部稳定性的重建是三大关键点。在手术入路的选择方面，单纯前路、单纯后路、前后路联合等多种组合入路均有各自的优势。因此，下颈椎骨折脱位手术入路的规划是目前研究的热点。从入路方向来看，前路手术为肌肉间室内操作，组织创伤小，对于解除颈脊髓腹侧的压迫，恢复椎管的有效容积，尤其对于摘除脱出于椎管内的髓核组织具有明显的优势。此外，前路手术固定节段较短，保留了颈椎的运动功能，对颈椎正常椎间高度及生理曲度的恢复更佳。后路手术便于绞锁侧块关节的解锁，一方面可通过去除褶皱的黄韧带，甚至是椎板碎裂的骨块，直接解除颈脊髓背侧的压迫；另一方面通过扩大椎管容积对髓内可能存在的水肿、出血可提供充分的减压窗，同时结合硬脊膜和/或软脊膜切开术，释放髓内压力，继而促进颈脊髓神经功能的恢复。然而后路手术创伤较大，手术相关并发症发生率高于前路手术，在后路复位过程中可能因前方脱出髓核及骨块的移位导致医源性神经损伤或原有脊髓压迫加重。前后路联合手术，可实现脊髓腹侧及背侧的环形减压，并通过内固定的重建，实现颈椎的 360° 融合，术后即刻及远期的稳定性较好，几乎可适用于所有类型的下颈椎骨折脱位，然而前后路联合手术时间长，术中失血量多，手术创伤大，花费较高，术中体位变换存在原有脊髓功能恶化的风险，手术相关并发症的风险更高。

在下颈椎骨折脱位入路选择方面，侧块关节的复位是重要的考量要素。下颈椎骨折脱位主要源于头颈部所承受的屈曲、压缩、牵张、伸展等暴力。当上位椎体侧块突破关节面与关节囊的约束，导致上位椎体前向滑移。由于椎体、侧块、椎板、棘突等骨性结构及椎间盘、前后纵韧带、黄韧带、棘间韧带、棘上韧带等韧带结构稳定性的丢失，仅靠颈项部肌肉收缩产生的弹性固定维持局部稳定性。侧块关节上、下关节突轻度移位形成"尖对尖"的对顶状态，严重的暴力可导致上、下关节突形成"背靠背"的绞锁状态，即发生侧块关节的脱位。侧块关节单侧脱位与双侧脱位所承受暴力机制存在差异，双侧脱位主要由双侧承受的屈曲暴力所致；单侧脱位主要由偏侧的屈曲暴力及旋转外力叠加所致。充分了解损伤机制，逆损伤机制进行复位对于颈椎序列的仿生重建是至关重要的。

按照是否手术可分为闭合复位与手术复位，后者按照复位的入路进一步分为前路复位、后路复位两种。闭合复位的主要方法为手法牵引和颅骨牵引两种。牵引时应根据患者的脱位特点适时改变牵引方向，对于单侧侧块关节脱位，可使患者头部向脱位侧旋转；对于双侧侧块关节脱位，可使患者颈部适当屈曲。通过持续的牵引，直至脱位节段的上、下关节突呈"尖对尖"的对顶状态时，适当后伸即可实现脱位侧块关节的复位。由于下颈椎骨折脱位三柱损伤极不稳定，闭合复位过程中可因突出间盘的移位导致医源性脊髓损伤，因此应在闭合复位前，完善颈椎 MRI 评估局部骨结构与软组织的损伤情况。若患者清醒且能配合实时监测神经功能，颈椎 MRI 提示后纵韧带等限制间盘后突出的结构完整，可尝试闭合复位。一旦闭合复位失败，应争取手术时间，尽快进行手术复位减压。对于意识模糊或损伤严重难以配合的患者应首选手术复位，手术前可在神经电生理监测下尝试闭合复位。前路手术复位主要包括椎体螺钉提拉撑开复位，椎弓根螺钉提拉撑开复位、椎间撑开器撑开复位、骨剥撬拨复位以及经前路下位椎体关节突尖部切除复位等几种方法（图 9-2-1）。后路复位技术主要包括钳夹提拉复位、撬拨复位、关节突截骨复位及钉棒提拉复位等几种术式（图 9-2-2）。

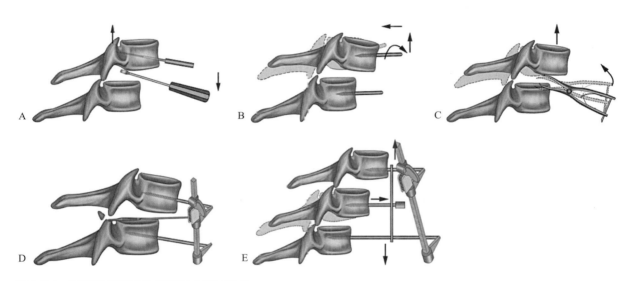

图 9-2-1　下颈椎骨折脱位前路手术复位技术

A. 骨剥撬拨复位；B. 椎体螺钉提拉撑开复位；C. 椎间撑开器撑开复位；D. 经前路下位椎体关节突尖部切除复位；E. 悬臂梁提拉复位。

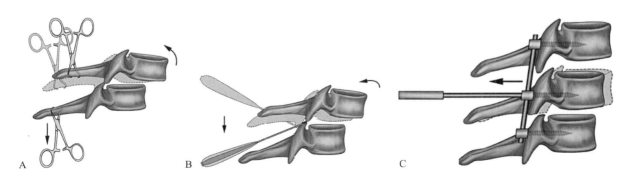

图 9-2-2　下颈椎骨折脱位后路手术复位技术

A. 钳夹提拉复位；B. 撬拨复位；C. 关节突截骨提拉复位。

得益于下颈椎骨折脱位复位技术的突破，后路解锁复位不再是下颈椎骨折脱位治疗的唯一选择。因此，越来越多的术者倾向于采用单纯前路手术来实现下颈椎骨折脱位的减压、复位与重建。虽然单纯前路手术整体临床疗效满意，但仍有部分患者在术后出现内固定失败及迟发性颈椎后凸畸形，其发生率最高可达 19.4%。单纯前路术后内固定失败影响了患者神经功能恢复，多需二次手术翻修，增加了患者的经济负担。对于后柱损伤严重的患者，单纯前路固定力学稳定性欠佳，为确保手术效果，可能需要额外的后路固定。研究发现单纯前路复位固定治疗下颈椎骨折脱位，后方侧块关节的完整性对术后稳定性的维持至关重要，对有侧块关节损伤的患者需辅以后路固定。因此，如何建立分型量化地指导手术入路决策，在保证手术疗效的前提下，尽可能降低手术的损伤与风险，最大限度保留颈椎的运动功能进而实现下颈椎骨折脱位的仿生重建，提升患者的生活质量，是亟待解决的问题。

下颈椎的后方存在着三柱结构，即左、右侧柱（侧块关节及关节囊）及后柱（椎板、棘突、棘上及棘间韧带）（图 9-2-3）。

由于下颈椎骨折脱位损伤机制不同，下颈椎后方三柱的骨 - 韧带结构会呈现不同的损伤形态，如何准确识别单纯前路固定可靠的患者，可避免二次的后路固定手术，具有显著的社会经济学价值。因此，我们基于国内外最大样本量的病例观察，对下颈椎后方三柱结构的骨 - 韧带结构不同的损伤形态进行加权评分，首创了后方骨 - 韧带复合体损伤分级和严重程度（posterior ligament-bone injury classification and severity, PLICS）评分（图 9-2-4、表 9-2-2），界定 PLICS 7 分是

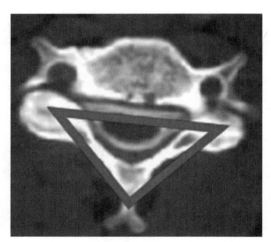

图 9-2-3　下颈椎后方三柱结构示意图

单纯前路固定失败的阈值。PLICS 评分"筋骨并重"，一方面兼顾了双侧侧块、棘突及椎板等骨性结构，另一方面韧带结构评估更为全面，涵盖了侧块关节囊等韧带结构。由于侧块关节对下颈椎力学稳定性的维持极其重要，因此将侧块关节纳入评分，更能全面地反映下颈椎后方骨 - 韧带结构的损伤程度。下颈椎后方所承受的外力会同时作用在后方的三柱结构上，累及骨骼与韧带，并通过骨性三角分担载荷；每个维度均为 3 分，相同的评分权重也体现颈椎后方三角结构的关联性及整体性。PLICS 评分为下颈椎骨折脱位术前入路决策及规划提供重要的参考依据，开启了下颈椎骨折脱位"量化评估、精准施治、仿生重建"的新纪元。

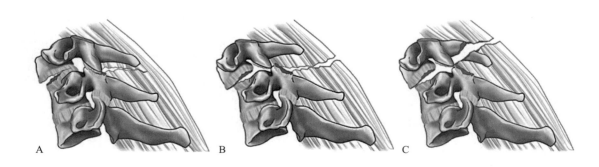

A　　　　　　　　　　　B　　　　　　　　　　　C

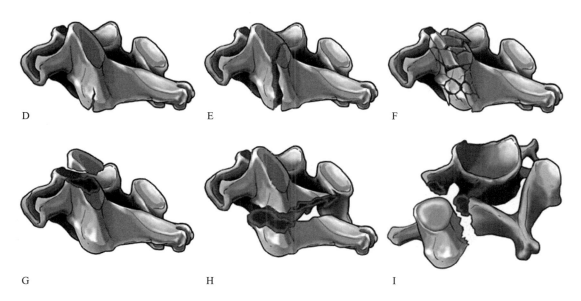

图 9-2-4 PLICS 评分示意图

A. 后柱轻度损伤；B. 后柱中度损伤；C. 后柱重度损伤；D. 以上下一侧关节面劈裂为特征的轻度侧柱骨折；E. 以撕脱骨块小于侧块体积 40% 为特征的轻度侧柱骨折；F. 以累及上下两侧关节面劈裂骨折为特征的中度侧柱骨折；G. 以撕脱骨块大于侧块体积 40% 为特征的中度侧柱骨折；H. 以侧块粉碎性骨折为特征的重度侧柱骨折；I. 以椎弓根完全离断为特征的重度侧柱骨折。

表 9-2-2 PLICS 评分系统的具体标准

后柱损伤严重程度评分		侧柱损伤严重程度评分			
分级	评分	韧带结构	评分	骨性结构	评分
无后柱损伤	0 分	侧块关节对位正常	0 分	不合并侧块的骨折	0 分
轻度后柱损伤	1 分	侧块关节半脱位	1 分	轻度侧块骨折	1 分
中度后柱损伤	2 分	侧块关节脱位或绞锁	2 分	中度侧块骨折	2 分
重度后柱损伤	3 分			重度侧块骨折	3 分

三、总结

下颈椎损伤的仿生治疗，标准化诊断及量化的评价指标是规范治疗的前提。2015 版 AO Spine 下颈椎损伤分型所提出的 "C_2，A/B/C，F/N/M" 诊断方法，能够较为全面地反映患者骨 - 韧带结构的损伤情况及神经功能，值得临床推广。在下颈椎损伤的诸多分型中，SLIC 分型以及 2015 版 AO Spine 下颈椎损伤分型目前认可度最高。前者对于手术还是非手术的选择具有指导意义；而后者对于手术入路的选择具有一定的参考价值，但难以提供量化的指标准确地指导手术入路的决策。PLICS 评分为下颈椎骨折脱位术前入路决策提供可量化评估的重要参考依据。解剖复位，彻底减压、有效固定以及远期稳定性的维持，直接决定着下颈椎损伤的手术疗效。单纯前路、后路以及前后路联合手术均有各自不同的优势，鉴于下颈椎损伤机制的多样性，术者手术技术水平的差异性，以及患者合并状况以及自身诉求的复杂性，其手术方案的制定也存在着诸多不确定性，但是如何在保证一定手术疗效的前提下，尽可能降低手术的损伤与风险，最大限度保留颈椎的运动功能，提升患者的生活质量，是下颈椎损伤仿生治疗所追寻的目标。

（杨俊松　刘团江　郝定均）

第三节　胸腰椎骨折的外科治疗

脊柱胸腰椎作为人类直立行走后脊柱胸椎后凸与腰椎前凸的交界区，脊柱生物力学最薄弱区域，易发生外伤性骨折，此节段椎管壁与脊髓或马尾神经之间的有效间隙相对较小，损伤后容易造成脊髓或马尾神经压迫。

一、胸腰椎骨折的原因及分型

1.间接暴力　绝大多数由间接暴力所致，如高处坠落，足部、臀部着地，重物打击肩背部致躯干屈曲型损伤，高处坠下时腰背部被阻挡致脊柱过伸致伸直型损伤。

2.直接暴力　工伤或交通事故时直接损伤或枪弹损伤。

3.肌肉突然收缩引起的损伤　如横突骨折或棘突撕脱性骨折等。

4.其他　如脊柱肿瘤或其他骨病，导致脊椎骨强度差，造成病理性骨折。

二、胸腰段脊柱脊髓损伤的表现

（一）症状和体征

胸腰段脊柱脊髓损伤部位、程度、范围及个体特性各不相同，临床症状和体征有相当大的差别，临床医师须仔细检查，做出正确的诊断方能采取恰当的治疗方法。

检查前应详细询问外伤史、受伤原因、受伤当时的姿势、直接受到暴力的部位、伤后有无感觉和运动障碍、现场抢救情况等。分析直接暴力和间接暴力可能引起损伤的部位，有目的地进行检查。患者有腰背部疼痛、翻身困难等症状。伴有腹膜后血肿者肠蠕动减慢，常出现腹胀、腹痛、便秘等症状。检查时应有重点，要注意以下事项：

1.在检查脊柱时，沿脊柱中线用手指自上而下逐个按压棘突可发现伤区的局部肿胀和压痛，胸腰椎损伤者常可触及后突成角的畸形。

2.系统的神经检查包括对运动功能、感觉功能、反射功能、括约肌功能以及自主神经功能的检查，脊髓和马尾神经损伤其主要症状是损伤平面以下的感觉、运动和膀胱、肛门括约肌功能障碍，其程度随脊髓损伤的程度和损伤平面而异，可以是不完全性或完全性，也可以是单纯马尾神经损伤。

（二）影像学表现

1.X线检查　X线检查对确定脊柱损伤部位、类型和骨折脱位情况，以及在指导治疗方面有极为重要的价值。在侧位片上可见到椎体前上部有楔形改变或整个椎体被压扁，椎体前方边缘骨的连续性中断，或有碎骨片；粉碎骨折者，椎体后部可向后呈弧形突出；骨折合并脱位者，椎体与椎体间有前后移位，关节突的解剖关系有改变，或后上方有关节突骨折。在正位片上可见椎体变扁，或一侧呈楔形，其两侧的骨连线中断或有侧方移位。还可见到椎板的，关节突的或横突的骨折等变化。

2. CT 检查　CT 可测量椎管横截面和矢状径，明确椎管的狭窄程度，显示骨折的特征，尤其对爆裂性骨折以及骨折片进入椎管者的诊断，为临床施行紧急手术提供了依据。

3. 磁共振成像（MRI）检查　MRI 能清楚显示脊椎骨折和脊髓损伤的程度，如脊髓软化、创伤后水肿等，有助于脊髓损伤预后的评估。

4. 体感诱发电位（SEP）检查　SEP 用于早期判断脊髓损伤后的脊髓功能状态及其预后、手术疗效以及各种脊髓病的辅助诊断。

三、胸腰椎骨折的分型

目前国内外尚无统一的胸腰段脊柱骨折分类方法，一般根据损伤机制、损伤受累范围和椎管受压情况分类。

（一）按损伤机制分类

1. 屈曲压缩损伤　最常见，由于压缩暴力导致椎体高度丧失，最常见的部位为 T_{12} 和 L_1。轻者椎体前楔形压缩，重者发生骨折脱位，椎体前部压缩<50%，前纵韧带大多完整，后柱承受张力，椎体后侧皮质完整，高度不变；压缩>50%，后柱的棘上、棘间韧带可断裂。

2. 屈曲分离损伤　严重屈曲暴力产生通过椎体的水平骨折，在张力作用下，三柱均发生损伤，表现为小关节脱位，椎间隙和棘突距离均增宽，后柱连续性分离。可分为 4 个亚型：Chance 骨折（经椎体、椎弓根、椎板和棘突水平面的劈裂）；经韧带、椎间隙的损伤；后柱损伤通过骨组织，而前、中柱的损伤通过椎间隙；后柱损伤通过韧带组织，而前、中柱的损伤经椎体。

3. 垂直压缩　如重物作用于头部或肩部，或高处落下、足着地或臀部着地，脊柱受垂直方向的压力，椎间盘髓核突入椎体中致椎体发生骨折如爆炸状，故称为爆裂骨折。

4. 旋转及侧屈　脊柱由小关节及椎体等连接，由于小关节的方向不同，侧屈时常伴有旋转、旋转侧屈或前屈发生单侧关节脱位，侧屈可导致椎体侧方压缩骨折。

5. 伸展损伤　常无骨折或脱位，有时可见棘突挤压骨折或椎体前下缘撕裂小骨折片。

上述损伤暴力亦可为复合性的，如屈曲合并垂直压缩，屈曲旋转等。

（二）按照脊椎损伤的部位分类

如棘突骨折、椎板骨折、关节突骨折、横突骨折、椎体骨折及骨折脱位等。

（三）Denis 分类

1983 年 Denis 提出三柱分类的概念，三柱分类即将胸腰椎分成前、中、后三柱，前柱包括前纵韧带、椎体前 1/2、椎间盘的前部；中柱包括后纵韧带、椎体后 1/2、椎间盘的后部；后柱包括椎弓、黄韧带、椎间小关节和棘间韧带。脊柱的稳定性依赖中柱的完整性，而非决定于后方韧带复合结构。当前柱遭受压缩暴力，产生椎体前方压缩者为稳定性骨折，而爆裂骨折、韧带损伤及脊椎骨折脱位，三柱均损伤则属于不稳定性骨折。

Denis 分类将胸腰段骨折分为压缩型骨折、爆裂型骨折、屈曲牵张型损伤（安全带损伤）、骨折脱位型 4 大类。

（1）压缩型骨折：主要涉及椎体前柱，中柱和后柱无损伤。椎体前方压缩骨折，压缩程度以椎体前缘的高度占后缘高度的比值进行计算。其再分为四个亚类。A 型，骨折累及上下终板；B 型，骨折单纯累及上终板；C 型，骨折单纯累及下终板；D 型，骨折不累及上下终板，为椎体前方的压缩。

（2）爆裂型骨折：骨折累及中柱，椎体后壁骨折可向两侧移位，导致两侧椎弓根间距增宽，严重的爆裂骨折可伴有后方椎板的骨折，爆裂的骨折块可突入椎管对神经结构形成压迫。其分为5个亚型。A型，爆裂骨折，累及上下终板；B型，爆裂骨折，仅累及上终板；C型，爆裂骨折，仅累及下终板；D型，爆裂骨折同时伴有旋转损伤，造成一定程度的椎体侧方移位或椎体间的倾斜；E型，由于侧方应力的存在，中柱爆裂骨折的同时合并椎体两侧非对称性的压缩。

（3）屈曲牵张型（安全带损伤）：最常见于车祸导致的安全带损伤，以前柱作为支点，造成后柱和中柱的牵张型损伤，可分为累及单节段和双节段。其可再分为4个亚型：A型，累及单节段，且损伤完全经过脊椎的骨性结构，也就是常说的Chance骨折，此类型骨折移位不大，脊髓损伤较少见；B型，累及单一节段，仅经过椎间盘和韧带结构；C型，累及两个节段，累及中柱的骨性结构；D型，损伤经过两个节段，累及中柱的椎间盘韧带结构。

（4）骨折脱位型：骨折脱位是由压缩、牵张、旋转、剪切等暴力机制造成了三柱断裂，形成了椎体间的相对移动，引起脱位，此型极不稳定，常伴有神经结构的损伤，绝大多数患者需要手术治疗。此型包括3个亚型。A型，受伤机制为屈曲牵张型，损伤可经过骨性结构也可经过椎间盘，三柱完全断裂，常常仅残留前纵韧带，前纵韧带常常打折并扭曲在损伤节段以下。此型损伤常伴有下方脊椎上关节突的骨折。B型，受伤机制为剪切损伤。比如伐木工人坠落时腰部横亘于树干造成的剪切损伤。上位椎体向前移位时，可造成关节突的骨折，而向后移位时往往不会造成关节突的骨折。C型，屈曲牵张应力引起的双侧关节突脱位，三柱完全断裂，前柱断裂可发生在椎间盘也可发生在椎体。

（四）AO分类

1994年，Magerl等基于两柱理论提出了脊柱骨折的AO分型。根据损伤机制，影像学表现和是否伴发的脊柱软组织损伤，分为三个大类，每个大类中又分三个亚型。A型为轴向的不稳定，B型增加了矢状面的不稳定，C型骨折为三个方面的不稳定，分别是根据骨性和软组织结构损伤的程度进行逐级分类，故其可以评估脊柱的稳定性，故对临床的指导意义较大。但较烦琐，记忆困难、可重复性差。

2012年修订的AO分型去除了烦琐的次亚型，把A型分为A_1、A_2、A_3和A_4型，B型分为B_1和B_2型，C型分为C_1、C_2和C_3型。B型不再定义为"牵张型骨折"（elongation injuries），而是定义为"后方张力带损伤"（injuries to posterior constraints）；重新定义C型为"可识别的移位型损伤"（discernible displacement），而不是"旋转性损伤"（rotational injuries）。

（五）胸腰椎损伤的评分系统

胸腰段脊柱脊髓损伤程度的评分系统（thoracolumbar injury classification and severity score，TLICS）。从骨折形态、后方韧带复合体（posterior ligamentous complex，PLC）的完整性、神经功能状态3个方面分项目评分后算总分。PLC包括棘上韧带、棘间韧带、黄韧带及小关节囊，其损伤容易造成脊柱的不稳定，且由于其愈合能力较骨性结构差，往往需要手术干预。损伤后的典型表现为棘突间距增宽和小关节脱位或半脱位，可通过触诊棘突间隙、X线片或三维CT重建来判断；MRI T_2脂肪抑制像呈高信号可说明后方韧带复合体损伤。当缺乏后方韧带复合体完全断裂的征象（棘突间隙增大），但 MRI 又存在损伤表现时可定义为不确定性损伤。TLICS 最大的优点在于将神经损伤和后纵韧带复合的状态融入评估本系，试图用具体分值来回答"保守还是手术"的问题；最大的难点在于 PLC 损伤状态的判断，在临床应用时，要注意修正，如骨折部分明显的后凸畸形，椎体明显的塌陷，并发多根肋骨骨折、胸骨骨折、有强直性脊柱炎、弥漫特发性骨质增生（DISH）、骨质疏松等情况，同时注意年龄、心肺功能等全身情况，选择合适的治疗。

四、胸腰段脊柱损伤的仿生治疗

脊柱的解剖和功能复杂，相较于其他部位，脊柱创伤具有其特殊性。脊柱创伤主要包括 2 个部分：一是脊柱骨与骨连接组织的损伤即脊柱骨折；二是脊髓损伤。脊柱骨折的手术治疗内容主要包括：①复位，使骨折复位，恢复脊柱的正常解剖序列；②固定，对不稳定节段进行固定，维持复位状态，使不稳定的脊柱获得即刻稳定；③融合，使不稳定的脊柱获得长期的稳定性；④解除压迫，解除脊柱创伤所致神经等组织的压迫。目前，依然存在复位不满意、融合固定失败、并发症发生率高等棘手问题。为解决这些棘手的问题，郝定均教授尝试从仿生学的角度寻找解决思路，提出了脊柱创伤仿生治疗学（spinal trauma bionic therapy，STBT）理念，即采用仿生学理念，研发与使用现代技术与新型材料或器械，使损伤的脊柱最大限度恢复到损伤前的解剖结构和生理功能。脊柱创伤的力学仿生主要包括力学稳定仿生、力学强度仿生和力学平衡仿生等。从治疗手段来分，STBT 主要分为脊柱创伤仿生自然修复和脊柱创伤仿生替代修复两大类，主要依托仿生学理念、现代技术及先进材料或器械的研发与使用。

（一）稳定性骨折的仿生治疗

可选择保守治疗。

（二）无神经损伤的不稳定性骨折的治疗

该节段的稳定因素严重破坏，如不经过完善固定有移位倾向，可能加重脊柱畸形或造成继发性脊髓和马尾神经损害，治疗的重点是恢复脊柱的稳定性。

手术治疗 随着脊柱后路内固定器械的改进、脊柱微创技术的提升以及加速康复外科理念的兴起，越来越多的医生对 TLICS 4 分的胸腰段骨折患者采取手术治疗。脊柱微创内固定手术可以使患者更快地恢复正常的日常生活，取得比保守治疗更好的治疗效果。

目前多数学者主张早期采用坚强内固定，保证脊柱具有足够的稳定性，预防脊髓继发性损伤，并能满足早期下床活动要求，减少并发症。Denis 主张对无神经损伤的爆裂骨折作预防性内固定和融合手术，以预防晚期不稳定所致继发性脊髓和马尾神经损伤以及脊柱畸形带来的一系列并发症，认为手术有明显的优越性。传统的切开复位内固定术，通过后正中入路暴露椎弓根进针点后进行短节段螺钉内固定、撑开复位椎体，临床疗效满意，但是在长期随访中，病人常诉腰部僵硬、酸胀、疼痛等残留症状，严重者甚至需长期服用药物治疗。Wiltse 入路可规避暴露过程中的肌肉分离步骤，规避血管、神经损伤的同时确保良好的手术视野，有效规避因肌肉创伤引发的瘢痕增长等，具有操作简单、创伤小、无神经损伤等优点。经皮椎弓根螺钉复位固定避免了椎旁肌肉的剥离，具有创伤小、出血少等优点，保留骶棘肌的附着及与棘上韧带、棘间韧带的连续性与完整性，脊柱后方结构不受干扰，手术时间短、术后恢复快、椎弓根螺钉误置率低，是一种安全、有效、微创的脊柱内固定方式。郝定均设计的新型经皮自撑开复立螺钉单平面螺钉（自带 0°、3°、6°、9° 的复位角度），可以根据椎体压缩程度的不同而选择合适角度的复位螺钉实现个体化及精准化。在撑开复位的过程中，螺帽锁紧力通过独特的角度设计转换为螺钉复位力，强大的复位推力有助于伤椎高度的恢复和 Cobb 角的改善，治疗无神经损伤胸腰椎骨折是安全有效的。智能化导航机器人问世，大大提高了手术的精确性与安全性，减少了医师和患者在反复透视下造成的伤害。郝定均研发的Kumafix 内固定系统，通过夹头将椎弓根钉和连接棒连成整体，可以分别锁钉、锁棒。夹头分为0° 和 7° 两种，后凸 Cobb 角<10° 者头侧夹头为 7°、尾侧为 0°，完全可以满足复位的需要；后凸Cobb 角在 10°~20° 者，采用头、尾侧均为 7° 的夹头，拧紧螺母后可获得渐进、平稳、可控的复位。连接棒偏向放置，位于关节突的内侧，在固定复位后不会对伤椎椎弓根穿刺造成阻挡，无须拆除连接棒可进行伤椎经椎弓根椎体内植骨，实现椎体渐进、平稳复位，有利于经伤椎椎弓根植骨，既符合力学性能仿生，又可通过外侧的椎弓根进行前中柱植骨，对于椎体缺损较大的严重爆裂骨折完成椎体的结构仿生重建。

（三）并发脊髓和马尾神经损伤的治疗

胸腰段脊柱骨折脱位合并脊髓和马尾神经损伤的患者其神经功能能否恢复，除与原发性受伤程度有关外，还与受累的脊髓和马尾神经被移位骨片和脱出的椎间盘所致的持续压迫有关，如若压迫不解除也同样影响神经功能恢复。因此，应早期复位、减压与固定，以免脊髓继发损伤。

1. 手术治疗

（1）手术治疗目的：①清除压迫脊髓、圆锥与马尾神经的骨折片、脱出的椎间盘或血块，以减轻或阻止脊髓和马尾神经的继发性损害；②清除局部坏死组织和毒性代谢产物；③探查脊髓，了解神经损伤程度；④重建脊柱的稳定性；⑤预防各种并发症。

（2）手术治疗指征：①急性胸腰段脊柱损伤伴有脊髓损伤者；②保守治疗过程中，脊髓损伤症状未缓解，反而逐渐加重者；③ CT 或 MRI 显示椎体骨折片、椎间盘突出物或凹陷性椎板骨折压迫脊髓者；④小关节突交锁者；⑤开放性脊柱脊髓损伤；⑥各型不稳定性新鲜或陈旧性脊柱骨折。

（3）手术入路的选择：手术方式的选择取决于脊柱骨折的水平、骨折类型、椎管受累的程度和术者的经验，主要为侧前方入路及后侧入路。文献报道未证实哪种手术入路更有优势。通常认为，胸腰椎的暴力骨折前路减压直接彻底，可同时重建稳定，但手术创伤大。相当一部分学者认为多数的胸腰椎骨折脱位可通过后路手术达到减压、复位和固定，并且创伤小，但存在减压不彻底、后凸畸形矫正丢失等问题。影响胸腰椎骨折手术入路选择最重要的两个因素是 TLICS 三大因素中的椎体后韧带复合结构的完整性及神经系统功能状态，基本原则是：对有不完全神经功能损伤且影像学检查证实压迫来自椎管前方者，通常需要前路减压；对有椎体后方韧带复合结构破坏者，通常需要后路手术；对两种损伤均存在者通常需要前后路联合。

2. 前路手术　前路手术在对伴有不全性脊髓损伤的患者治疗中广泛采用。能够对椎管进行直接而充分的减压，获得很高的神经功能改善率，还可以重建前方的椎体。爆裂骨折前柱和中柱均已破坏，在前路减压的不造成后柱的附加损伤，结合支撑骨块移植和内固定可以重建前柱和中柱，使脊柱达到即刻稳定。前路手术创伤大，手术操作难度高，对脊柱的抗旋转能力较差，限制了运用。近年来腔镜外科的发展，胸腔镜辅助下前路减压和稳定性重建切口小、组织剥离范围小，术中还借助胸腔镜光源照明和放大成像相结合，术野显露更清晰，操作更方便，尤其在椎管内减压过程中对硬膜外组织的鉴别更容易，较少产生静脉丛损伤，显著降低出血量和术后引流量，能取得与传统手术相一致的疗效，且可以缓解术后患者的不适．缩短手术时间，克服了传统前路手术切口长、创伤大、术后恢复慢和胸腔镜下操作口过小、学习曲线陡峭、不易推广等缺点。

3. 后路手术　后路手术具有安全简单、创伤小、并发症少、容易探查脊髓等优点。前方椎体骨折复位通过间接牵拉实现，可能存在椎体高度恢复不足，前中柱椎体内出现空壳现象，脊柱序列恢复不佳，后凸畸形，同时前方支撑不足，远期可能出现内固定断裂、失败等；不能直视下神经减压能够探查解除脊髓前方压迫等缺点。对于胸腰椎骨折脱位，郝定均通过前瞻性随机对照研究发现单纯后路复位减压经椎间孔植骨融合能够实现重建脊柱稳定性，达到与前后路联合相同的手术疗效，单纯后方入路减压复位经椎间植骨融合内固定术操作简单且创伤较小，临床疗效满意。对于椎体损伤严重需要切除椎体者，后路手术可通过后外侧减压技术，采用"蛋壳技术"完成伤椎次全切。该方法在脊柱胸腰段手术时的风险较大，对术者技能要求高，不可向中线过度牵拉硬膜，以免造成或加重神经损伤。

4. 前后路联合手术　前后路联合手术因手术时间长、创伤大、并发症多，所以很少应用，只有在单纯前路或是后路不能充分减压、复位，并且无法获得脊柱生物力学稳定的情况下，才考虑前后路联合手术，以最大程度恢复椎体高度、复位骨折脱位及脊柱畸形；对椎管进行充分减压从而为神经功能恢复提供良好机会。但这种手术方式比起单一入路创伤更大时间更长、手术难度更高，因此在临床运用上受到限制。

5. 微创手术　随着微创化、数字化、精准化手术理念的提出，机器人辅助、智能计算机导航得到了迅猛的发展，胸腰椎骨折的微创技术得到了长足进步。随着内镜的发展，经皮脊柱内镜辅助下能够从椎管中取出爆裂性骨折碎片，结合经皮内固定术达到良好的椎管减压和脊柱的稳定性重建，有利于脊髓神经功能的恢复。

胸腰椎骨折治疗的研究从未停止过，从最初的简单骨折固定、神经减压，到坚强固定、彻底解压，再到现在学者们关注的能否完全恢复椎体高度、前方得到足够支撑、神经功能挽救、远期高度维持的方法。目前的研究虽然能够初步解决椎体高度、前方支撑等问题，但还有其弊端。如果应用仿生理念对脊柱创伤进行治疗，患者损伤之前的解剖结构和生理功能就是最好的仿生对象，最有利于脊柱创伤治疗，最大限度恢复患者的解剖和生理功能，对于解决脊柱创伤治疗难题必定起到关键作用，希望未来在这些方面的研究可以取得跨越式的进步。

（王文涛　郝定均）

第四节　骨质疏松性胸腰椎骨折的外科治疗

骨质疏松是一种全身性代谢性骨病，以骨量减少，骨的微结构破坏为特征，导致骨的脆性增加、易于发生骨折。骨质疏松症按发病机制分为原发性与继发性两种，原发性包括绝经后骨质疏松（Ⅰ型）、老年性骨质疏松（Ⅱ型）与特发性骨质疏松三型，继发性主要由内分泌疾病、恶性肿瘤及药物等原因引起。双能 X 射线吸收测定法是目前骨质疏松最准确的诊断方法，同时任何部位发生脆性骨折也可诊断骨质疏松症。

一、骨质疏松性胸腰椎骨折的分型

骨质疏松性胸腰椎骨折（osteoporotic thoracolumbar fracture，OTLF）是最为常见的骨质疏松性骨折，往往无明显诱因或由轻微外伤引起，可导致明显的腰背痛、局部后凸畸形以及神经损害等症状。如果治疗方式选择不当可严重影响患者的生活质量，导致失能，甚至死亡等。

国内外既往发表的 OTLF 临床分型主要包括以下几种：①欧洲骨质疏松脊柱研究组分型，该分型忽略了患者的临床症状，因此不利于指导临床决策。②中华医学会骨科学分会分型，分型过于简单，未考虑分期，也未考虑临床症状，临床实用性较低。③ Genant 半定量分型，该分型仍然仅涵盖了 X 线放射学表现，未结合 MRI 及临床症状，对于指导临床决策价值同样有限。④ Heini 分型，虽然考虑到骨折分期及出现神经症状等情况并提出相应治疗方案，但是各型之间存在较多交集，且将急、慢性症状性骨质疏松胸腰椎骨折一起纳入分型，临床实用性不强。⑤德国骨科及创伤外科协会分型，其按照形态学分为 5 型，考量纳入了郝定均等提出的骨质疏松性胸腰椎骨折评分系统以决定是否手术，但是该分型仍未考虑椎体骨折的分期。⑥郝定均等在其评分系统的基础上，根据病史及骨折特征，将骨质疏松性胸腰椎骨折分为急性症状性及慢性症状性两类。其中，急性症状性骨质疏松性胸腰椎骨折分为 4 型，分别为 Ⅰ 型隐匿型（患者 X 线及 CT 未见椎体明显的形变，但是 MRI 检查可见 T_1、T_2 像长信号，抑脂像高信号的特征性改变）、Ⅱ 型压缩型（又分为 3 个亚型，骨折累及上终板而下终板完好的为 ⅡA 型，上、下终板完好的椎体体部骨折为 ⅡB 型，而下终板骨折、上终板未损伤的为 ⅡC 型）、Ⅲ 型爆裂型（又分为 2 个亚型，骨折累及椎体后壁，其中除局部疼痛外无神经症状的为 ⅢA 型，因骨折引起神经症状的为 ⅢB 型）和Ⅳ 型不稳定型（为较特殊的三柱损伤，影像学检查可发现后方骨和 / 或韧带复合体损伤，症状主要为明显背部疼痛及体位改变症状加重，同时可以存在因骨折引起的神经症状）（图 9-4-1）。将慢性症状性骨质疏松性胸腰椎骨折分为 5 型，分别为 Ⅰ 型骨不连型、Ⅱ 型不稳定型、Ⅲ 型椎管狭窄型、Ⅳ 型后凸型与 Ⅴ 型混合型（图 9-4-2，表 9-4-1）。在以上分型的基础上根据不同的类型提出不同的手术方案。该分型体系对于临床治疗方法选择具有一定的指导意义。但此类患者多为高龄且合并症较多，治疗方式选择不可拘泥，应根据患者的具体情况进行分析选择，以保证手术在安全的情况下实施。

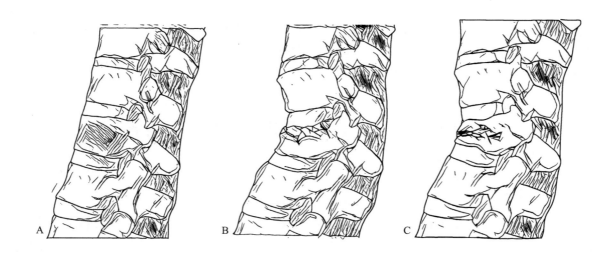

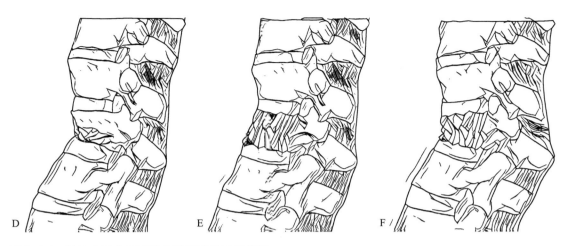

图 9-4-1　急性症状性骨质疏松性胸腰椎骨折分型

A. Ⅰ型隐匿型；B、C、D. 均为Ⅱ型压缩型，其中 B 为ⅡA 型，C 为ⅡB 型，D 为ⅡC 型；E. 为Ⅲ型爆裂型；F. 为Ⅳ型不稳定型。

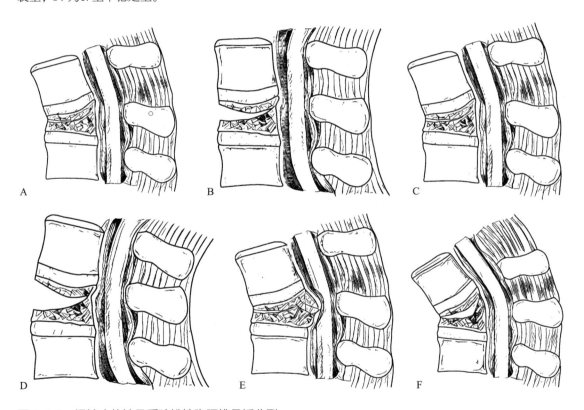

图 9-4-2　慢性症状性骨质疏松性胸腰椎骨折分型

A、B. Ⅰ型骨不连型；C、D. Ⅱ型不稳定型；E. Ⅲ型椎管狭窄型；F. Ⅳ型后凸型。

表 9-4-1　慢性症状性骨质疏松性胸腰椎骨折分型特点

类型	定义特点
Ⅰ型	影像学检查示椎体内真空征、椎体内隙裂和 / 或假关节。X 线或 CT 测量椎体后凸角，直立位与平卧位差值≤11°
Ⅱ型	X 线或 CT 测量椎体后凸角，直立位与平卧位差值＞11°

续表

类型	定义特点
Ⅲ型	CT 及 MRI 显示椎管内骨性占位，导致椎管狭窄和神经功能障碍
Ⅳ型	屈曲和后伸侧位 X 片的后凸角均大于 30°
Ⅴ型	在上述 3 种从Ⅱ型到Ⅳ型的形态变化中，至少存在 2 种类型。

二、骨质疏松性胸腰椎骨折的仿生治疗

椎体骨折后出现骨小梁断裂，骨的连续性丢失，椎体的解剖形态发生改变，甚至有些病例出现三柱损伤的情况。因为结构的变化导致脊柱正常的力学功能改变，患者出现疼痛、活动受限，甚至出现骨块压迫导致的神经症状。治疗主要分为保守治疗及手术治疗。治疗选择上可根据郝定均等提出的骨质疏松性胸腰椎骨折评分系统，评分＜4 分的可采取保守治疗，评分为 4 分的可以保守治疗，也可以外科治疗，而评分＞4 分的则建议外科治疗（表 9-4-2）。

表 9-4-2　骨质疏松性胸腰椎骨折评分系统

评估项目	分值
形态学改变	
正常	0
压缩骨折	1
爆裂骨折	2
MRI 检查	
正常	0
长 T_1 长 T_2 信号改变	1
椎体内真空现象或积液征	2
骨密度检查	
T＞-2.5	0
-2.5＞T≥-3.5	1
-3.5＞T	2
临床表现	
无明显疼痛	0
腰背痛（体位改变诱发痛）	1
持续明显痛 / 神经损伤	2
总分	0 ~ 8

（一）外科治疗

1. 经皮椎体成形术与经皮椎体后凸成形术　经皮椎体成形术（percutaneous vertebroplasty，PVP）与经皮椎体后凸成形术（percutaneous kyphoplasty，PKP）均通过向骨折椎体注入骨水泥，达到椎体强化的目的。通过球囊复位而恢复椎体形态，使用骨水泥填充断裂骨小梁间隙以维持恢复

的椎体结构，达到解剖仿生的目的。同时，利用骨水泥加强了骨折椎体的力学性能，提供了可靠的力学稳定性及力学强度，以达到功能仿生的目的。

（1）适应证：

PVP 适应证：①急性症状性 OTLF 中 Ⅰ 型和 Ⅱ 型骨折（Ⅱ 型采用体位复位 + PVP 治疗）；②慢性症状性 OTLF 中 Ⅰ 型骨折。

PKP 适应证：急性症状性 OTLF 中 ⅢA 型骨折。

（2）手术方法：

PVP，患者取俯卧位，C 形臂下透视定位伤椎两侧椎弓根投影位置并标记。给予常规消毒铺单后，选取左侧椎弓根投影 9 点或右侧椎弓根 3 点位置旁开约 1.5～3cm（根据患者局部软组织厚度及体重指数决定，表皮距离骨面越长则旁开距离越长）作为穿刺点。使用 0.5% 盐酸利多卡因给予穿刺点表皮、皮下软组织及骨面进行局部浸润麻醉。麻醉满意后，使用尖刀切一 0.5cm 切口，深度以切开深筋膜为宜。使用穿刺针于椎弓根投影外缘或横突及关节突移形部骨皮质进行锚定，锚定深度不宜超过 0.5cm。给予 C 形臂透视以确定进针点正确，正确位置为：正位片见针尖位于左侧椎弓根投影 9 点或右侧椎弓根 3 点方向外缘或横突及关节突移形部，侧位片可见针尖位于横突及关节突移形部骨皮质表层，对应于椎弓根的中间位置。进针点正确无误后给予穿刺针约 15°～25° 内倾角，与终板平行方向逐步进针（对于急性症状性 OTLF 中的 Ⅱ 型骨折及慢性症状性 OTLF 的 Ⅰ 型骨折穿刺针方向应指向骨折线区域进针，但是要确保穿刺针方向在椎体内的延长线不穿过上、下终板）。待穿刺针进入约 2cm 左右，给予 C 形臂正侧位透视，确保侧位片针尖位于椎弓根与椎体交界处时正位片穿刺针不超过椎弓根投影的内侧缘。确保位置准确无误后，继续植入穿刺针 1cm 后更换导丝及通道，通道前方植入深度为椎体后 1/3 处。通道放置好后植入钻子以制作推杆通道，深度约通道前方 2cm，但不能穿透椎体前壁，此步骤需要 C 形臂侧位片透视以保证未损伤椎体前壁。待骨水泥进入拉丝期后逐步注入骨水泥，采用少量多次、逐步后退的方法进行推注，每次推注后均进行 C 形臂侧位片透视，以降低骨水泥渗漏引发的严重并发症的风险。待骨水泥于面团期后期时拔除通道及推杆，皮肤伤口消毒后压迫止血，给予无菌辅料包扎。对于急性症状性 OTLF 中的 Ⅱ 型骨折的治疗需增加体位复位。体位复位方法为：术前给予肌内注射非甾体类镇痛药物后患者于病房在骨折位置棘突后方放置一厚约 20 厘米的棉垫，至少平卧 4 小时。术中胸骨下及髂前各放置一厚约 20 厘米的棉垫保持患者过伸体位，在患者可耐受的情况下，消毒前术者可给予进一步手法过伸复位，注意动作轻柔。

PKP，该手术方法与 PVP 相似，需要在使用钻子制作推杆通道后置入球囊，给予椎体内复位，术中应注意球囊应逐步缓慢扩张，压力不应超过器械警戒值，防止球囊在椎体内破损。椎体复位后给予骨水泥逐步注射即可。为防止球囊撑开造成的骨块向椎管移动，球囊需放置于椎体前 1/2～2/3 处，在复位的基础上利用球囊在椎体内形成的低压区，降低骨水泥渗漏的风险。

根据手术节段及伤椎椎弓根大小，在确保骨水泥在冠状位的弥散，选用椎弓根双侧或横突 - 关节突移行部单侧穿刺技术进行 PVP 或 PKP 手术。根据患者个体情况可选择局部麻醉、局部麻醉 + 静脉复合麻醉及全身麻醉等进行手术。

（3）注意事项：①骨水泥注入量以 3～4.5mL 填充骨折区域为宜，如骨折区域已经形成血肿机化，则局部压力较高，难以在注射初期达到满意填充，需持续注射至骨水泥分布弥散区域覆盖骨折区域，以保证治疗效果；②术后患者仍需佩戴支具 4 周，降低椎体进一步塌陷的风险；③术后第 3 周起循序渐进锻炼腰背肌肉，增加核心肌群力量。

2. 后路手术　开放手术（或经皮内固定术）通过体位及内固定复位骨折椎体以达到解剖复位的目的，恢复脊柱的稳定性，对于合并神经症状的给予减压，尽力恢复神经走行通道的解剖结构，以达到解剖仿生的目的。同时，利用内固定增加了局部的力学性能，提供了可靠的力学稳定性及力学强度，以达到功能仿生的目的。但是椎体骨质疏松已成为导致椎弓根螺钉固定失败的重要原因，因此通过向骨折椎体注入骨水泥强化钉道已经成为降低内固定失败的重要措施。通过骨水泥的填充，加强了骨折椎体松质骨的力学性能，提供了可靠的力学稳定性及力学强度，有效的改善固定界面，增加了螺钉的把持力。

（1）适应证：

后路切开复位、植骨融合、钉道强化内固定术适应证：①急性症状性 OTLF 中无神经症状的Ⅳ型骨折；②慢性症状性 OTLF 中Ⅱ型、全身麻醉下可复位Ⅳ型及Ⅴ型骨折。

后路切开复位、减压、植骨融合、钉道强化内固定术适应证：①急性症状性 OTLF 中的ⅢB 型及合并神经症状的Ⅳ型骨折；②慢性症状性 OTLF 中Ⅲ型及合并神经症状的Ⅴ型骨折。

后路切开复位、截骨矫形、植骨融合、钉道强化内固定术适应证：全身麻醉下无法复位的慢性症状性 OTLF 中Ⅳ型及Ⅴ型骨折。

（2）手术方法：

后路切开复位、植骨融合、钉道强化内固定术：患者全身麻醉后取俯卧位，C 形臂透视定位骨折椎体，取骨折椎体上下各 1 个椎体为固定节段进行常规中线暴露切口。制作伤椎及上下各 1 个椎体的椎弓根螺钉钉道，使用定位针在 C 形臂确认钉道正确后植入骨水泥椎弓根螺钉（螺钉直径及长度根据患者术前 CT 测量结果规划确定）。螺钉植入后在 C 形臂监视下于正常椎体的各个螺钉注入骨水泥，每颗螺钉注入量约 1.5mL 左右。使用高速磨钻处理固定节段的两侧关节突关节及椎板，磨除皮质骨及软骨，制作植骨床。待骨水泥凝固后，选取合适长度纵向连接棒安装后进行撑开复位。C 形臂透视见复位满意后交替去除单侧纵向连接棒，C 形臂监视下进行伤椎螺钉骨水泥推注。最后安装纵向连接棒并锁紧各顶丝。冲洗伤口后行自体骨或同种异体骨植骨。留置引流管后常规关闭伤口。

后路切开复位、减压、植骨融合、钉道强化内固定术：在上述手术操作的基础上需在术中内固定安装完毕后进行骨折椎体后方的椎板减压，减压后探查椎管前壁，必要时需从侧后方向前推挤占位骨块，以保证椎管有效扩大。

后路截骨矫形、植骨融合、钉道强化内固定术：在上述手术的操作基础上需于术中进行截骨矫形操作，同时固定阶段为伤椎上下各两个椎体。根据伤椎的楔形变形程度和脊柱后凸的程度，可选择 Smith-Petersen 截骨、经椎弓根椎体截骨术或全椎体切除术等截骨矫形方法。截骨术方法详见第八章第八节。

（3）注意事项：①根据实际情况，内固定也可以使用皮质骨通道螺钉或膨胀式椎弓根螺钉。②对于单椎体骨折，采用固定范围为两至四组钉固定，骨折椎体可采用骨水泥强化，对于多椎体骨折的情况，如在固定相邻 1～2 节段发生骨折，无论骨折类型如何，建议同时做固定。对于骨质疏松严重的长节段内固定病例，可在内固定邻近的完整椎体行适当的骨水泥强化，以增强邻椎的力学强度，降低邻椎骨折概率。③术后除积极抗骨质疏松治疗外，患者还需佩戴支具固定 6～8 周，术后第 4 周起循序渐进锻炼腰背肌肉，增加核心肌群力量。

（二）骨质疏松性胸腰椎骨折仿生治疗的展望

从体位复位、骨水泥强化、内固定复位到椎管减压，OTLF 的治疗处处体现着仿生治疗的理念，但是仍然有着由仿生替代治疗改进为仿生自然治疗的需要。目前不论是椎体强化技术还是内固定技术，均主要使用了仿生替代的治疗理念。已经广泛使用的聚甲基丙烯酸甲酯（PMMA）虽然可以获得满意的即时稳定性，但是其存在着弹性模量大及不可吸收等缺点，术后局部应力变化明显，与骨界面胶连不佳引起如骨水泥移位、松动及椎体再骨折等并发症。随着新型促成骨、可吸收、仿生弹性模量骨水泥研发的不断成熟，其将替代 PMMA 作为填充材料，治疗将由仿生替代向仿生自然改进。届时，将不必在椎体内非骨折区进行无效填充即可获得满意的临床疗效，单纯骨折区域的骨水泥定向填充因降低了骨水泥注射量而降低了渗漏风险。同时，随着内固定材料的研发进步，内植物的吸收与骨折椎体骨结构的可靠重塑均可一起实现。那么，部分需要使用内固定的 OTLF 也会在不久的将来实现仿生自然的治疗。

三、骨质疏松性胸腰椎骨折的仿生治疗的并发症

PVP 及 PKP 的并发症不容忽视。除过穿刺伤等可以通过技术熟练避免的并发症外，最为常见的并发症是骨水泥渗漏。虽然发生率较高，但所幸绝大部分骨水泥渗漏都是无症状性的。临床中应密切关注椎管内渗漏及引起肺栓塞的情况，少量多次注射可降低骨水泥渗漏引发严重后果的发生率。高黏度骨水泥、网袋及明胶海绵填塞等技术均被报道具有减少骨水泥渗漏的效果，可根据条件选择不同的方式。同时，既往多个研究也表明低剂量、精准的骨水泥注射可以在达到满意疗效的同时降低骨水泥渗漏的风险。PKP、PVP 术后椎体高度轻度丢失是常见情况，这在内固定复位、非外科治疗复位后均为常见，但是椎体高度明显塌陷，甚至造成后凸畸形是需要术者关注的。

钉道强化技术因为骨水泥的使用，仍然存在骨水泥渗漏的风险，少量多次注射仍是控制风险的重要措施。虽然钉道强化技术极大改善了骨质疏松患者螺钉把持强度，但是内固定松动失败的情况仍然较正常骨质的患者多见。因此，术后严格的抗骨质疏松治疗是必要的，同时术中螺钉的植入尽量保证一次成功，避免反复穿刺，进一步降低内固定失败的概率。

（张嘉男　郝定均）

参考文献

[1] 陈诚，王新伟. 寰椎骨折的诊断与治疗进展 [J]. 中国脊柱脊髓杂志，2017，27（1）：75-78.

[2] 刘继军，刘鹏，郝定均，等. 后路复位椎间植骨融合内固定治疗完全性胸腰段椎体骨折脱位 [J]. 中华骨科杂志　2017，37（9）：541-546.

[3] 王彪，陈建，张海平，等. 经皮自撑开复位螺钉系统治疗椎体高度严重丢失的胸腰椎骨折 [J]. 中华骨科杂志，2019，39（24）：1514-1521.

[4]　郝定均，张嘉男，杨俊松，等. 急性症状性骨质疏松性胸腰椎骨折分型及其可信度检验和临床应用效果评价 [J]. 中华创伤杂志，2021，37（3）：250-260.

[5]　郝定均，杨俊松，拓源，等. 慢性症状性骨质疏松性胸腰椎骨折的影像学分型及其信度检验 [J]. 中国矫形外科杂志，2020，28（2）：97-102.

[6]　中国医师协会骨科学分会脊柱创伤专业委员会. 急性症状性骨质疏松性胸腰椎压缩骨折椎体强化术临床指南 [J]. 中华创伤杂志，2019，35（6）：481-489.

[7]　杨惠林，刘强，唐海，等. 骨质疏松性椎体压缩性骨折患者抗骨质疏松规范治疗专家共识 [J]. 中华医学杂志，2018，98（2）：803-807.

[8]　袁伶俐，徐文弟，耿春辉，等. 精确穿刺小剂量骨水泥在 PVP 术中的应用 [J]. 中国骨与关节损伤杂志，2018，33（1）：13-16.

[9]　赵刚，王许可，禚汉杰，等. 仿真优化手法复位结合经皮椎体成形术与经皮椎体后凸成形术治疗骨质疏松性胸腰椎骨折的疗效比较 [J]. 中华创伤杂志，2019，35（10）：888-895.

[10]　高长虹，张庆国，张涛. 骨质疏松椎体爆裂骨折椎体后凸成形术与非手术治疗比较 [J]. 中国矫形外科杂志，2017，25（24）：2218-2223.

[11]　唐冲，吴四军，刘正，等. 高粘度骨水泥经皮椎体成形术治疗骨质疏松性椎体压缩骨折的疗效分析 [J]. 中国脊柱脊髓杂志，2017，27（08）：720-726.

[12]　文豪，贺园，郑博隆，等. 骨质疏松性椎体压缩骨折经皮椎体成形术中使用明胶海绵降低骨水泥渗漏的可行性 [J]. 中华创伤杂志，2019，35（1）：38-43.

[13]　尹新华，郝定均，刘仲凯，等. 单侧穿刺经皮椎体成形术治疗Ⅰ型陈旧性症状性骨质疏松性椎体压缩骨折 [J]. 中华创伤杂志，2021，37（4）：326-332.

[14]　Shatsky J, Bellabarba C, Nguyen Q, et al. A retrospective review of fixation of C1 ring fractures-does the transverse atlantal ligament (TAL) really matter?[J]. Spine J, 2016, 16(3): 372-379.

[15]　Zileli M, Osorio-Fonseca E, Konovalov N, et al. Early Management of Cervical Spine Trauma: WFNS Spine Committee Recommendations[J]. Neurospine, 2020, 17(4): 710-722.

[16]　Kumar R, Lim J, Mekary RA, et al. Traumatic Spinal Injury: Global Epidemiology and Worldwide Volume[J]. World Neurosurg, 2018, 113: E345-e363.

[17]　Zhang Z, Liu C, Mu Z, et al. Anterior Facetectomy for Reduction of Cervical Facet Dislocation[J]. SPINE, 2016, 41(7): E403-E409.

[18]　Lee W, Wong CC. Anterior-Alone Surgical Treatment for Subaxial Cervical Spine Facet Dislocation: A Systematic Review[J]. Global Spine Journal, 2021, 11(2): 256-265.

[19]　Vaccaro AR, Koerner JD, Radcliff KE, et al. AOSpine subaxial cervical spine injury classification system[J]. Eur Spine J, 2016, 25(7): 2173-2184.

[20]　Divi SN, Schroeder GD, Oner FC, et al. AOSpine-Spine Trauma Classification System: The Value of Modifiers: A Narrative Review With Commentary on Evolving Descriptive

Principles[J]. Global Spine J, 2019, 9(1 Suppl): 77S-88S.

[21] Aarabi B, Oner C, Vaccaro AR, et al. Application of AOSpine subaxial Cervical Spine Injury Classification in Simple and Complex Cases[J]. J Orthop Trauma, 2017, 31(Suppl 4): S24-S32.

[22] Anissipour AK, Agel J, Baron M, et al. Traumatic Cervical Unilateral and Bilateral Facet Dislocations Treated With Anterior Cervical Discectomy and Fusion Has a Low Failure Rate[J]. Global Spine J, 2017, 7(2): 110-115.

[23] Theodotou CB, Ghobrial GM, Middleton AL, et al. Anterior Reduction and Fusion of Cervical Facet Dislocations[J]. Neurosurgery, 2019, 84(2): 388-395.

[24] Yang JS, Liu P, Liu TJ, et al. When is the circumferential stabilization necessary for subaxial cervical fracture dislocations? The posterior ligament-bone injury classification and severity score: a novel treatment algorithm[J]. Eur Spine J, 2021, 30(2): 524-533.

[25] Yang JS, Liu P, Liu TJ, et al. Posterior Ligament-Bone Injury Classification and Severity Score: A Novel Approach to Predict the Failure of Anterior-only Surgery for Subaxial Cervical Facet Dislocations[J]. Spine (Phila Pa 1976), 2021, 46(4): 209-215.

[26] Yan L, He B, Guo H, et al. The prospective self-controlled study of unilateral transverse process-pedicle and bilateral puncture techniques in percutaneous kyphoplasty[J]. Osteoporosis International, 2016, 27(5): 1849-1855.

[27] Clark W, Bird P, Gonski P, et al. Safety and efficacy of vertebroplasty for acute painful osteoporotic fractures (VAPOUR): a multicentre, randomised, double-blind, placebo-controlled trial[J]. Lancet, 2016, 388(10052): 1408-1416.

[28] John SK, Blattert TR, Patrick H, et al. Classification of Osteoporotic Thoracolumbar Spine Fractures: Recommendations of the Spine Section of the German Society for Orthopaedics and Trauma (DGOU)[J]. Global Spine Journal, 2018, 8(2_suppl): 46S-49S.

[29] Hao DJ, Yang JS, Yuan T, et al. Reliability and application of the new morphological classification system for chronic symptomatic osteoporotic thoracolumbar fracture[J]. Journal of Orthopaedic Surgery and Research, 2020, 15(1): 348.

[30] Diamond T, Clark W, Bird P, et al. Early vertebroplasty within 3 weeks of fracture for acute painful vertebral osteoporotic fractures: subgroup analysis of the VAPOUR trial and review of the literature[J]. European Spine Journal, 2020, 29(7): 1606-1613.

[31] Zhang JN, Fan Y, He X, et al. Is percutaneous kyphoplasty the better choice for minimally invasive treatment of neurologically intact osteoporotic Kümmell's disease? A comparison of two minimally invasive procedures[J]. International Orthopaedics, 2018, 42(6): 1321-1326.

[32] He X, Li H, Meng Y, et al. Percutaneous Kyphoplasty Evaluated by Cement Volume and Distribution: An Analysis of Clinical Data[J]. Pain Physician, 2016, 19(7): 495-506.

第十章
脊髓损伤的仿生治疗

第一节　脊髓损伤的类型

一、脊髓损伤的类型

脊髓损伤是由于各种原因引起的脊髓结构、功能的损害，造成损伤平面及以下脊髓神经功能的障碍。在我国，脊髓损伤多见于创伤，继发于脊柱损伤；以中青年为主，男性多于女性。临床中伤情常复杂，多伴有多发伤、复合伤，因而导致诊治难度大，引起并发症多，常导致长期肢体功能障碍。给患者带来极大的身心损害的同时，亦造成不可忽视的社会经济负担。

脊柱外科中涉及脊髓治疗的疾病包含脊髓直接损伤与脊髓压迫性疾病，分布于脊柱创伤、退变、肿瘤、感染、畸形等各亚方向中，都导致了脊髓神经功能损害，而诊治方案及预后各不相同。脊柱脊髓损伤发生后，现对于脊柱结构的仿生治疗已有较为成熟可靠的手段，包括复位、减压、融合、固定等手术技术。然而如何借助更多学科理念，进一步实现脊髓功能修复再造则是学界持续追求的目标。本节则着重从脊髓损伤基础出发，依照损伤部位、损伤原因、损伤病理、损伤程度以及特定的损伤类型顺序，介绍脊髓损伤的类型。

二、损伤部位

脊髓被依照脊神经后根进入脊髓的位置被分为 31 个节段，临床上通过脊髓功能异常的平面，可判断损伤的脊柱节段，用于指导损伤评估及治疗。在胚胎发育阶段，脊髓与脊柱的发育速度不同，体现为胚胎中期之后脊柱生长加速，导致脊髓末端的位置逐渐相对上移。在青春期后，脊柱与脊髓的相对关系达到稳定。成人的脊柱脊髓相对位置关系大致推算原则为：$C_1 \sim C_4$ 节段与同序脊柱相对应，$C_5 \sim T_4$ 节段高于同序 1 个椎体，$T_5 \sim T_8$ 节段高于同序 2 个椎体，$T_9 \sim T_{12}$ 节段高于同序 3 个椎体；而 $L_1 \sim L_5$ 节段一般平对 $T_{10} \sim T_{12}$ 椎体，骶尾段平对 L_1 椎体。

（一）颈段脊髓损伤

上颈髓（$C_1 \sim C_3$）损伤由于累及膈肌功能而多立即死亡，下颈髓（$C_4 \sim C_7$）损伤患者腹式呼吸尚存。颈髓损伤患者的感觉平面多在胸骨柄平面水平，主要依据运动及反射功能判断损伤平面，症状多累及四肢。颈部脊髓损伤以下颈段多见，占急性脊柱脊髓损伤的 15.2%，致残致死率高，值得临床尤为重视。

（二）胸段脊髓损伤

胸段脊髓功能的节段性分布最为典型，且往往呈重叠支配，损伤平面以感觉改变平面为准，高于感觉消失平面。$C_7 \sim T_4$ 椎体骨折可能导致上胸段脊髓损伤，$T_4 \sim T_8$ 椎体骨折易导致 $T_6 \sim T_{10}$ 节段损伤，$T_8 \sim T_9$ 椎体多对应 $T_{11} \sim T_{12}$ 节段的下段胸髓。总体而言，胸段脊髓损伤可保留上肢功能。平面越靠下，呼吸功能存留越多，总体较颈髓损伤对中枢功能影响小，但常合并胸部损伤。

（三）腰段脊髓损伤

腰段脊髓平对 $T_{10} \sim T_{12}$ 椎体，是胸腰段骨折高发区域，损伤后临床表现常为复杂多样的多节段混合型。

（四）骶段脊髓损伤

骶段脊髓位于脊髓最下端，大致位于 T_{12} 至 $L_{1,2}$ 椎间盘之间，易继发于胸腰椎损伤。对于大多数成人，脊髓末端平对 L_1 椎体下端，脊髓过短时其末端高于 L_1 椎体；脊髓过长时，$L_2 \sim L_3$ 椎体骨折也可能造成脊髓损伤。骶段脊髓损伤由于结构因素，常伴马尾神经损伤，而较马尾损伤难恢复，体现了其复杂性。

（五）马尾神经损伤

马尾神经位于腰骶膨大部下端、脊髓圆锥及终丝周围，在硬膜囊内按节段发出。腰椎、骶骨骨折、严重的椎管内占位性疾病都可导致马尾神经受压损伤。

三、损伤原因

（一）外伤性

创伤是脊髓损伤的主要发病因素，主要包含交通伤、工业事故伤、运动损伤、高处坠落、暴力损伤及摔伤等。流行病学调查显示，欧美发达国家的主要致伤类型为交通事故，以我国为主的发展中国家则以高坠伤为主，而跌倒则与年龄密切相关。创伤因素常伴不确定性，可伴有其他部位复合伤及多发伤，加重早期救治的难度。急性创伤性脊髓损伤主要由骨折、移位的骨折块、突出的椎间盘和椎体脱位导致；慢性退变性疾病遭受轻微外伤时可导致无骨折脱位型脊髓损伤。

（二）非外伤性

非外伤性脊髓损伤主要指各种因素导致的脊髓炎、脊髓或椎管内占位、血肿、脊髓动脉血栓等。病情可为急性或慢性表现，如肿瘤、脊髓炎；也可以由外伤直接或间接导致，如椎管内血肿、外伤性椎间盘突出压迫。非外伤性脊髓损伤病情复杂易掩盖，易漏诊、误诊须与神经内科、神经外科疾病相鉴别。

（三）医源性

医源性损伤包含医疗活动及操作过程中对脊髓及神经的损伤。可包含脊柱牵引、体位摆放不恰当、手术中螺钉误置、其他操作损伤，以及各项经皮穿刺技术误损伤等。近年来，放射性脊髓损伤也见于报道，是指肿瘤放疗过程中引起照射野内脊髓脱髓鞘、轴索变性甚至坏死等病变，该类病变发病较迟，一般预后较差。

四、损伤病理

从病理学的角度，可按损伤阶段将脊髓损伤分为原发性损伤和继发性损伤。原发性损伤是指受伤瞬间的机械力学损伤，包括神经及血管组织的挤压、牵拉及剪切，使细胞直接损伤；继发性损伤是指脊髓损伤后一段时间内的水肿、缺血缺氧、再灌注、轴突生长抑制等损伤，可构成一系列生化级联反应，造成进一步损伤。近年来针对脊髓的继发性损伤病理机制研究集中在免疫损伤、自由基损伤及脂质过氧化损伤，将在下一节内容中描述。

（一）原发性损伤

依照损伤程度依次分为脊髓休克（震荡）、脊髓挫伤及脊髓断裂。

1. **脊髓休克**　亦称脊髓震荡，是指脊髓在受到机械性打击后即刻出现的暂时功能性抑制，表现为损伤平面以下所有反射及感觉消失，肢体呈软瘫。主要机制为高级中枢与脊髓之间的联系中断，其过程可持续数小时至数周。传统观点认为，球海绵体肌反射的出现代表休克期开始恢复。

2. **脊髓挫伤**　可分为挫伤、挫裂伤及碾挫伤。常伴严重的脊柱骨折、脱位，髓内可见点片状或局灶性出血，常合并脊髓水肿、液化坏死及蛛网膜下腔出血（图 10-1-1A）。病变可累及多个节段，严重者脊髓可部分断裂。脊髓挫伤属于较严重的病理类型，平面以下功能难以完全恢复。

3. **脊髓断裂**　断裂是脊髓最严重的损伤病理类型。中央灰质区内出现明显出血，并扩大融合累及白质，同时伴损伤范围内神经组织的缺血坏死，神经轴索组织失去传导功能（图 10-1-1B）。水肿、炎性浸润在伤后 72 小时达到高峰，可持续 2～3 周。

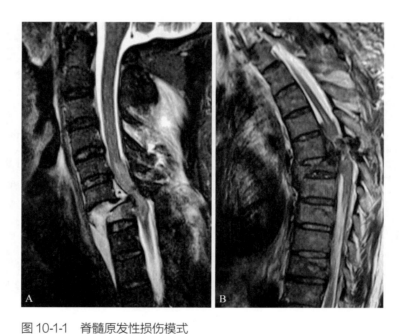

图 10-1-1　脊髓原发性损伤模式

A. C_6～C_7 椎体骨折脱位伴颈部脊髓挫裂伤；B. T_6～T_7 骨折脱位伴胸部脊髓断裂。

（二）继发性损伤

脊髓损伤的继发性、进展性机制往往在原发性损伤之后数分钟内开始，并在数小时内进展。神经元和神经胶质细胞发生破坏和生化变化，导致功能障碍，并在数小时至数周内最终导致细胞死亡。在临床上有时会表现为起初呈不完全性脊髓综合征的患者在头 8～12 小时内即出现神经功能恶化。

脊髓损伤的初期难以控制，而亚急性的继发损伤机制给予医师积极干预及管理的机会，也是仿生治疗学限制脊髓损伤程度的契机。

1. **脊髓水肿**　广泛的脊髓水肿在损伤后数小时内出现，在伤后第 3 日至第 6 日之间达到最大程度，第 9 日后开始消退，并逐渐被中央出血性坏死所取代。由于受到椎管的骨性限制、硬脊膜及软脊膜的束缚，神经压迫及髓内水肿可进一步加重，导致脊髓与椎管之间的硬膜外静脉、脊髓动静脉的循环障碍，引起脊髓缺血、水肿、出血及坏死（图 10-1-2A）。另外，脊髓水肿导致蛛网膜下腔粘连、狭窄甚至阻塞，影响脑脊液正常的生理循环及脊髓的生理代谢。

2. **脊髓受压**　与骨筋膜室综合征的病理损伤机制类似，脊髓水肿和 / 或髓内血肿出现后会导致髓内压力增高，由于受到软脊膜、蛛网膜、硬脊膜的束缚以及骨性椎管的限制，会出现缺血 - 水肿 - 缺血的恶性循环。部分患者甚至可能由于水肿范围的不断扩大，出现上升性脊髓炎，最终导致呼吸抑制、肺部感染、呼吸循环衰竭而死亡。

3. **椎管内出血**　椎管内出血是继发于损伤之后的硬脊膜内外小血管破裂出血（图 10-1-2B），较大的出血量对脊髓造成压迫，使得症状进行性改变。外伤性（如脊柱骨折）椎管内出血须与自发性出血相鉴别，后者常见于脊髓血管畸形与椎管内肿瘤。

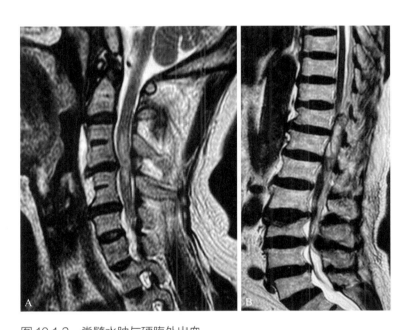

图 10-1-2　脊髓水肿与硬膜外出血

A. 颈部过伸伤致中央脊髓综合征，多节段脊髓水肿信号；B. $T_{11} \sim L_4$ 节段硬膜外出血。

五、损伤程度

脊髓损伤严重程度现依照美国脊髓损伤协会（ASIA）进行分级，分为完全性损伤与不完全性损伤。

A 级为完全性损伤，骶段（$S_4 \sim S_5$）无任何运动及感觉功能保留；B 级为不完全性损伤，在神经损伤平面以下，包括骶段（$S_4 \sim S_5$）存在感觉功能，但无任何运动功能；C 级为不完全性损伤，在神经损伤平面以下有运动功能，保留一半以上的关键肌肌力＜3 级；D 级为不完全性损伤，在神经损伤平面以下有运动功能，保留至少一半的关键肌肌力≥3 级；E 级为正常，感觉和运动功能正常。

是否完全性损伤的评定以最远端骶节（$S_4 \sim S_5$）有无残留功能为准：残留感觉功能时，刺激肛门皮肤与黏膜交界处皮肤有反应；残留运动功能时，肛门指检时肛门外括约肌有自主收缩。

（一）完全性损伤

如果没有肛门的自主收缩，$S_4 \sim S_5$ 感觉评分为 0，且无任何肛门感觉，损伤则为完全性脊髓损伤（指最低骶段的感觉和运动功能完全消失）。骶部感觉包括：肛门黏膜皮肤交界处和肛门深部的感觉。骶部运动功能检查时通过肛门指检发现肛门外括约肌有无自主收缩。常见的反射有球海绵体肌反射（bulbocavernosus reflex）和肛门反射（anal reflex）。

（二）不完全性损伤

$S_4 \sim S_5$ 节段有感觉或运动功能的判定为不完全损伤，其中的一些特定的神经功能损害类型将在以下单独描述，包括中央脊髓综合征、Brown-Séquard 综合征（布朗 - 塞卡综合征）、前脊髓综合征、后脊髓综合征、圆锥综合征及马尾综合征。

六、特定损伤类型

（一）中央脊髓综合征

亦称脊髓中央管综合征，约占成人脊髓损伤的 9.0%。其特征为：上肢运动功能受损较下肢更严重、膀胱功能障碍以及损伤平面以下不同程度的感觉丧失。易发生于颈椎管狭窄的病理基础上的相对轻微创伤，多为过伸性损伤。

皮质脊髓束的排列是从中央向外依次为颈、胸、腰、骶，而锥体外束更多控制下肢及上肢近端，因而常出现上肢受累重而下肢受累轻的现象。脊髓损伤局限于皮质脊髓外侧束的白质，而中央灰质却很少受累；皮质脊髓外侧束中弥漫性损伤，以水肿为主，出血很少。

几乎所有患者均会出现不同程度的神经功能自发恢复，神经功能恢复的顺序：下肢、膀胱、上肢、手部，手部感觉运动往往是最后恢复的，也是恢复较差的。

（二）Brown-Séquard 综合征

亦称半脊髓综合征或脊髓半切综合征，病损累及脊髓的一半。穿透性创伤、钝性损伤、脊髓缺血、脊髓肿瘤、硬膜外血肿为常见原因。退变性疾病致脊髓半切综合征往往多见于胸腰椎，而脊髓型颈椎病表现为脊髓半切综合征者近年亦见报道。皮质脊髓束损伤而出现同侧上运动神经元瘫痪，后柱损伤导致同侧本体感觉和振动感丧失。脊髓丘脑束的损伤会导致对侧失去粗触觉、疼痛和温度感觉。此类患者恢复往往显著，多数可恢复肠道及膀胱功能及下肢活动能力。

（三）前脊髓综合征

亦称前索综合征，病损累及脊髓的前三分之二，是不完全性脊髓损伤中预后最差类型。最常见的病因为脊髓血管梗死，导致脊髓前动脉综合征。此外还可见于外伤后椎间盘突出，多发性硬化等。脊髓前角和皮质脊髓束受累导致病灶平面以下完全的运动丧失；累及脊髓丘脑束导致痛温觉和粗触觉障碍，体位性低血压、膀胱和 / 或肠失禁和性功能障碍。如痛感存在，常表示该束前方的脊髓仍有功能，运动的恢复有望。

（四）后脊髓综合征

又称后索综合征，病损累及脊髓的后三分之一，与前索综合征相反，引起精细触觉、振动觉、位置觉障碍。主要表现为感觉性共济失调、行走不稳感、踩棉花感，夜间严重，查体可见 Romberg 征（龙贝格征）阳性。患者难以正常步态走路，但预后亦较好。

（五）圆锥综合征

严格意义上的脊髓圆锥为 $S_3 \sim S_5$ 脊髓和尾节。圆锥损伤的表现为肛门及会阴区感觉减退，肛门反射和性功能障碍，可出现真性尿失禁。但无下肢无力，也无锥体束征。

（六）马尾综合征

马尾综合征（cauda equina syndrome，CES）和圆锥综合征临床表现相似，但是马尾损害的症状和体征呈单侧或不对称。会阴部，股部和小腿可出现根性疼痛或感觉障碍，下肢可出现下运动神经元瘫，最重要的特征是膀胱功能障碍。

最常见的原因是急性腰椎间盘突出，其次是创伤、肿瘤或感染所致。临床上由于脊髓损伤范围难以清晰界定，常将圆锥、马尾损伤与腰髓损伤相混淆提及，而单纯的腰髓损伤而无圆锥、马尾损伤较为少见。

（赵勤鹏　张正平　赵赫）

第二节　脊髓损伤的病理改变

脊髓损伤（spinal cord injury，SCI）往往因为受到巨大且迅速的暴力导致，巨大的冲击力导致了椎体或一些骨折片进入椎管内，造成了脊髓齐压伤或挫伤。脊髓损伤后具有极其复杂的特点和丰富的病理改变等特异性，这些是导致对脊髓损伤治疗认识的不足和治疗失败的主要原因。目前的治疗及干预措施对脊髓损伤仅能起到短期和有限的作用，并不能做到完全克服脊髓损伤带来的有害影响。因此，充分了解脊髓损伤的病理改变有助于进行合适的脊髓损伤干预措施。本节将就脊髓损伤的病理改变进行介绍。

脊髓损伤的病理改变包括一系列相互关联的改变，每个改变都是另一个改变的促进者。在某些情况下，多个改变同时发生，导致更为复杂的改变，从而使这种疾病难以治疗（图 10-2-1）。

一、血管损伤、缺血和缺氧

脊髓损伤发生后，最常见的病理学改变是脊髓血管供应中断、低血压和低灌注。创伤出血以及神经源性休克引发的血流动力学紊乱导致血容量降低，从而进一步影响脊髓血液供应和灌注。临床上，患者常表现为低血压、神经源性休克和心率下降。损伤后较大的血管（如脊髓前动脉）通常

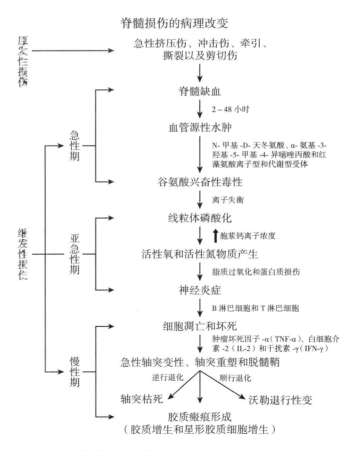

图 10-2-1　脊髓损伤的病理改变

保持完整，而易受外伤损伤的较小的髓内血管和毛细血管破裂会促进白细胞和红细胞的外渗。损伤部位免疫细胞的外渗对受伤的脊髓组织施加破坏并导致进一步缺血，从而产生血管痉挛。与白质相比，灰质更容易发生缺血性损伤，因为它的毛细血管床密度比白质高 5 倍，并且包含具有高代谢需求的神经元。受伤后，白质血流量通常会在受伤后 15 分钟内恢复到正常水平，而灰质中会出现多处出血，因此在最初的 24 小时内通常不会发生再灌注。血管损伤、出血和缺血通过多种机制最终导致细胞死亡和组织破坏，包括缺氧、三磷酸腺苷（ATP）损失、兴奋性毒性、离子失衡、自由基形成和细胞坏死。

二、离子失衡、兴奋性毒性和氧化损伤

脊髓缺血引起细胞毒性、离子性和血管源性水肿。在病理状态下，细胞内溶质和水之间的平衡受到干扰，从而导致细胞肿胀和细胞骨架完整性丧失，并促进细胞死亡。离子性水肿的发生是由于血脊髓屏障的通透性增加，这增加了跨内皮离子转运并导致离子和水从间质空间中丢失。内皮损伤和炎症随后会增大孔径，从而允许大分子物质通过细胞膜丢失，导致血管源性水肿。这种急性继发性损伤阶段从损伤后第 2 小时持续到第 48 小时。持续出血、水肿和炎症阶段导致大量细胞坏死发生，表现为特定炎症细胞增加或生物标志物的产生，例如脑脊液中的胶质纤维酸性蛋白或白细胞介素 -6（IL-6）增多。这些过程会引发自由基形成、谷氨酸介导的兴奋性毒性和神经毒性（图 10-2-2）。

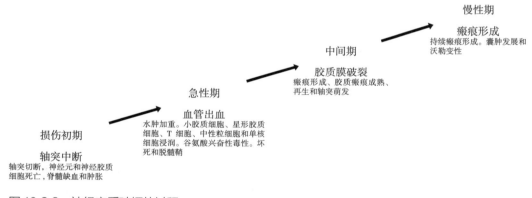

图 10-2-2   神经实质破坏的过程

机械应力、细胞凋亡、坏死细胞形成、轴突膜中质子泵的失效和脂质过氧化等改变会导致谷氨酸异常增加。谷氨酸是一种兴奋性神经递质，在中枢神经系统中释放并与离子型受体（N- 甲基 -D-天冬氨酸、α- 氨基 -3- 羟基 -5- 甲基 -4- 异恶唑丙酸和红藻氨酸）和代谢型受体结合（图 10-2-1），这些受体的过度激活会导致细胞内高钙高钠，从而进一步促进细胞凋亡和坏死。脊髓损伤期间谷氨酸受体的激活大大增加了谷氨酸浓度并产生持续的兴奋性毒性以至于发生细胞死亡。

脊髓损伤后离子稳态的丧失导致细胞内高钙血症，胞质溶胶、线粒体或内质网中钙离子浓度的长期异常升高会对细胞造成不利影响。线粒体在钙依赖性神经元死亡中起核心作用。在神经元中，在谷氨酸诱导的兴奋性毒性期间，N- 甲基 -D- 天冬氨酸受体过度活跃会导致线粒体钙超载，从而导致细胞凋亡或坏死。高细胞溶质钙超载的积累导致膜透化并增加线粒体通透性转换孔的开放。线粒体通透性转换孔的开放扰乱了质子梯度，使细胞能量产生失活，并增加了线粒体基质内水和其他

成分的流入，并导致细胞肿胀并最终死亡（图 10-2-1）。钙超载还会促进蛋白激酶和磷脂酶，从而导致与钙蛋白酶相关的蛋白质降解和氧化损伤。大脑所需的能量大部分由线粒体提供，神经元生存需要足够的能量；因此，线粒体功能障碍可能导致神经元死亡。

钙离子失调不仅会导致线粒体功能障碍，还会促进炎性细胞释放活性氧和活性氮，这会导致脂质过氧化、蛋白质氧化和 DNA 氧化损伤。脂质和蛋白质的氧化是脊髓损伤后继发性损伤的关键机制之一。当活性氧与细胞膜中的多不饱和脂肪酸相互作用并产生反应性脂质即标志着脂质过氧化开始，然后在与游离超氧自由基相互作用时形成脂质过氧自由基。每个脂质过氧自由基可以与相邻的脂肪酸反应，将其转化为活性脂质并开始链式反应，该链式反应一直持续到不再有不饱和脂质可用或在反应性脂质与另一个自由基淬灭时终止。脂质过氧化这个"终止"步骤的最终产物是 4- 羟基壬烯醛和 2- 丙烯醛，这些物质对细胞有剧毒。脂质过氧化也是通过破坏细胞膜（例如细胞质膜和内质网）导致离子失衡的根本原因。此外，脂质过氧化会导致钠钾泵功能障碍，从而加剧细胞内钠离子过载。除了活性氧相关的脂质过氧化外，氨基酸在脊髓损伤后还会受到明显的氮物质相关的氧化损伤。氮物质可以硝化氨基酸的酪氨酸残基，形成 3- 硝基酪氨酸，最终导致过氧亚硝酸盐介导的蛋白质损伤。脊髓损伤后的脂质和蛋白质氧化在细胞水平上会产生许多严重的后果，包括线粒体呼吸和代谢衰竭以及最终导致细胞死亡的 DNA 改变。

三、脊髓损伤中的细胞死亡

细胞死亡是脊髓损伤后神经元和神经胶质的继发性损伤机制中的主要事件，响应于各种损伤诱导的介质，细胞死亡可以通过各种机制发生。坏死和细胞凋亡最初被确定为脊髓损伤后的两种主要细胞死亡机制。然而，最近的研究发现了其他形式的细胞死亡。2012 年，"细胞死亡命名委员会"定义了 12 种不同形式的细胞死亡，例如坏死性凋亡、细胞焦亡、自噬和网状坏死。

细胞凋亡和坏死是脊髓损伤中重要的细胞死亡过程。在细胞凋亡过程中，细胞收缩，随后发生吞噬作用（图 10-2-1）。细胞凋亡是脊髓损伤后研究最多的细胞死亡机制。细胞凋亡代表了一种程序化的、能量依赖的细胞死亡模式，它在原发性损伤后数小时内开始。这个过程发生在细胞中，这些细胞在原发性损伤中幸存下来，但所受损伤足以激活它们的凋亡途径。在细胞凋亡中，细胞收缩并最终被吞噬，而不会诱导炎症反应。细胞凋亡通常在距离损伤部位较远的区域以延迟的方式发生，并且最频繁地影响少突胶质细胞。在大鼠脊髓损伤中，细胞凋亡最早在损伤后 4 小时发生，并在 7 天达到峰值。在损伤部位，大部分少突胶质细胞在脊髓损伤后 7 天内丢失。然而，在脊髓损伤后数周内，可以观察到细胞凋亡率降低。同时，小胶质细胞和星形胶质细胞也会发生凋亡。有趣的是，在大鼠、猴子和人类 SCI 模型中，慢性损伤的脊髓发生细胞凋亡，这被认为是由于退化的轴突失去了营养支持。细胞凋亡基于触发机制，并通过外在和内在途径诱导产生。外在途径由死亡受体，如 FAS 和 TNFR1 的激活触发，最终激活半胱天冬蛋白酶 8。然而，内在途径通过细胞内促凋亡蛋白和抗凋亡蛋白之间的平衡进行调节，并由线粒体释放细胞色素 C 和激活胱天蛋白酶 9 触发。在脊髓损伤病变中，细胞凋亡主要是由于损伤诱导的钙离子流入，它激活了参与细胞蛋白质分解的胱天蛋白酶和钙蛋白酶。此外，由于来自病变内受损细胞的钙离子几乎无法到达较远的区域，因此可以通过肿瘤坏死因子（TNF）-α 等细胞因子、自由基损伤和兴奋性毒性介导远离病灶中心的神经元和少突胶质细胞的死亡。Fas 介导的细胞死亡已被认为是 SCI 后细胞凋亡的关键机制。对急性和慢性人类脊髓损伤和动物模型的尸检研究表明，Fas 介导的细胞凋亡在脊髓损伤急性和亚急性阶段的少突胶质细胞凋亡和炎症反应中发挥作用。Fas 缺陷小鼠表现出细胞凋亡和炎症反应的显著减少，这已经通过脊髓损伤后巨噬细胞浸润和炎性细胞因子表达获得证明。有趣的是，Fas 缺陷小鼠在 SCI 后表现出显著的功能恢复，表明抗凋亡相关的方法有望用于脊髓损伤。

介导细胞死亡的另一个主要过程是自噬，它通过促进自噬体和溶酶体途径对不需要的蛋白质和细胞器进行降解。自噬过程始于在标记为自噬的蛋白质和细胞器周围形成自噬体。随后自噬体与溶酶体的融合形成自噬溶酶体，开始循环过程。为了应对细胞损伤和内质网的应激作用，自噬被激活并限制细胞损失。目前的证据表明脊髓损伤后自噬具有神经保护作用。自噬一旦发生失调则会导致神经元丢失。在脊髓损伤后急性检测到自噬体在腹角运动神经元中的积累。自噬失调的神经元表现出更高的胱天蛋白酶 12 表达，并且更容易发生细胞凋亡。自噬通过消除有毒蛋白质和受损线粒体来促进细胞存活。有趣的是，自噬在细胞骨架重塑中至关重要，通过降解一种参与微管分解的蛋白质来稳定神经元微管。在小鼠脊髓损伤的半切片模型中，自噬的药理学诱导与脊髓损伤后神经突生长和轴突再生的改善有关。尽管需要进一步研究来支持，但自噬目前还是被视为脊髓损伤的一种有益机制。

四、脊髓损伤中的免疫反应

神经炎症是与脊髓损伤相关的关键过程，涉及多种细胞类型，如中性粒细胞、小胶质细胞、巨噬细胞、星形胶质细胞、树突细胞、B 细胞和 T 细胞，以及细胞因子和前列腺素等分子成分。脊髓损伤后的复杂炎症反应会产生神经毒性或神经保护作用，具体取决于反应的持续时间。巨噬细胞、小胶质细胞、T 细胞和中性粒细胞等炎症细胞由于血脊髓屏障的破坏而渗入损伤部位。这些细胞触发炎性细胞因子的释放，如 TNF-α、白细胞介素（IL）-1α、IL-1β 和 IL-6，这些细胞因子的组织水平在损伤后 6 到 12 小时达到峰值，并在损伤后 4 天保持升高。早期炎症细胞和巨噬细胞等介质也可能通过协助炎症和促进修复而发挥有益功能。

T 细胞和 B 细胞在脊髓损伤后的适应性免疫反应中起关键作用。淋巴细胞在损伤的第一周内急性浸润受伤的脊髓，并在脊髓损伤中长期存在。与其他免疫细胞类似，T 细胞和 B 细胞采用不同的表型，并有助于响应微环境信号的损伤和修复过程。脊髓损伤在 T 细胞和 B 细胞中引发中枢神经系统特异性自身免疫反应，该反应长期保持活跃。自身反应性 T 细胞可以对神经元和神经胶质细胞产生直接的毒性作用。此外，T 细胞可以通过促炎细胞因子和趋化因子的产生（例如 IL-1β、TNF-α、IL-12、CCL2、CCL5 和 CXCL10）间接影响神经细胞功能和存活。T 细胞的基因消除（在无胸腺的裸鼠中）或 T 细胞的药理学抑制（使用环孢素 A 和他克莫司）可改善脊髓损伤后的组织保存和功能恢复，表示 T 细胞在脊髓损伤病理改变和修复中的影响。与 T 细胞不同的是，脊髓损伤对全身 B 细胞反应的影响是有争议的。证据表明，脊髓损伤可以抑制 B 细胞活化和抗体产生。对小鼠脊髓损伤的一项研究表明，B 细胞功能似乎受损伤程度的影响。虽然上胸脊髓（T_3）的损伤会抑制抗体的产生，但胸中段（T_9）的损伤对 B 细胞抗体的产生没有影响。发现血清中皮质酮水平的升高以及脾脏去甲肾上腺素的升高是脊髓损伤后急性 B 细胞功能抑制的原因。皮质酮和去甲肾上腺素升高会导致淋巴细胞 β2 肾上腺素受体上调，从而引发淋巴细胞凋亡。这表明外周淋巴组织的交感神经支配在调节中枢神经系统损伤后的 B 细胞反应中起关键作用。尽管它们具有负面作用，但 B 细胞还通过其免疫调节 B_{reg} 表型促进损伤后的脊髓修复。B_{reg} 细胞通过产生 IL-10 来调控抗原特异性 T 细胞自身免疫反应。

中性粒细胞在受伤后的最初几个小时内从血流中渗入脊髓。它们的数量在受伤的脊髓组织中急剧增加，并在受伤后 24 小时内达到峰值。中性粒细胞的存在主要限于脊髓损伤的急性期，因为它们很少在受伤脊髓中的亚急性期发现。中性粒细胞在脊髓损伤的病理改变中的作用是有争议的。有证据表明，中性粒细胞有助于吞噬和清除组织碎片。它们释放炎性细胞因子、蛋白酶和自由基，从而降解细胞外基质、激活星形胶质细胞和小胶质细胞并引发神经炎症。但是总体来说，尽管中性粒细胞通常与组织损伤有关，但它们的消除会损害愈合过程并阻碍功能恢复。

中性粒细胞入侵后，小胶质细胞 / 巨噬细胞在脊髓损伤后 2 ~ 3 天内填充受伤的脊髓。巨噬细胞群来源于侵入的血源性单核细胞或来源于位于脑膜和蛛网膜下腔血管周围区域的中枢神经系统常驻巨噬细胞。小胶质细胞 / 巨噬细胞的数量在小鼠脊髓损伤后 7 ~ 10 天达到峰值，随后在亚急性期和慢性期下降。虽然巨噬细胞和小胶质细胞共享许多功能和免疫标记，但它们有不同的起源。小胶质细胞是中枢神经系统的常驻免疫细胞，在胚胎期起源于卵黄囊。巨噬细胞来源分化于血液中的单核细胞，而单核细胞来源于骨髓中的髓系祖细胞。受伤后，脑脊髓屏障的急性破坏使单核细胞能够浸润脊髓组织并转化为巨噬细胞。巨噬细胞主要聚集在损伤的中心区域，而常驻的小胶质细胞主要分布于病灶周边区域。一旦被激活，巨噬细胞和小胶质细胞在形态学和免疫组织学上无法区分。巨噬细胞和小胶质细胞在中枢神经系统再生中发挥着有益作用。它们通过表达生长促进因子如神经生长因子、神经营养因子 -3 和血小板反应蛋白来促进修复过程。巨噬细胞和小胶质细胞对脊髓损伤后的伤口愈合过程很重要，因为它们具有吞噬和清除脊髓损伤后受损细胞和髓鞘碎片的能力。

星形胶质细胞本身不被认为是免疫细胞，然而它们在中枢神经系统损伤和疾病的神经炎症过程中发挥着关键作用。它们在中枢神经系统中的组织解剖定位使它们处于参与中枢神经系统生理过程和病理生理过程的枢纽位置。在正常的中枢神经系统中，星形胶质细胞在维持中枢神经系统稳态中起主要作用。它们有助于血脑屏障的结构和功能，为神经元提供营养和生长因子，并从突触间隙和细胞外微环境中去除多余的液体、离子，以及谷氨酸等神经递质。星形胶质细胞还通过调节和重建血脑屏障通透性以及调控免疫细胞活性和迁移，在病理性中枢神经系统中发挥关键作用。星形胶质细胞通过其细胞内信号通路响应微环境信号的差异激活来促进脊髓损伤后的先天性和适应性免疫反应。

五、脊髓损伤中的一些其他表现

急性轴索变性（图 10-2-3）是早期急性脊髓损伤阶段的另一个重要临床表现。该过程诱导其他效应物质，如巯基蛋白酶、钙蛋白酶和沃勒变性（Wallerian degeneration），进一步促进轴突变性。急性轴索变性由高钙流入轴突引发。高钙沉积会增加轴突中急性轴索变性的风险。这种现象分两个阶段发生，早期阶段发生在受伤后 15 分钟内，后期阶段称为沃勒变性，发生在几个小时后（24 ~ 48 小时）。沃勒变性表现为回缩球的形成，这是一种抑制轴突再生的微管网络。轴突顺行退行性机制称为沃勒退行性变，轴突的逆行退行性机制被称为轴突枯死。

当髓磷脂（神经细胞的保护层）受损时，就会发生脱髓鞘。这个过程减慢了沿轴突发送的信息，并使轴突和少突胶质细胞退化。少突胶质细胞是髓鞘细胞，可促进轴突的增殖和髓鞘形成，并且对由于多种谷氨酸受体的过度活化而发生的谷氨酸兴奋性毒性敏感。脊髓损伤后，损伤细胞释放兴奋性神经递质，如谷氨酸和天冬氨酸。兴奋性氨基酸受体的过度激活产生兴奋性毒性，并通过坏死和

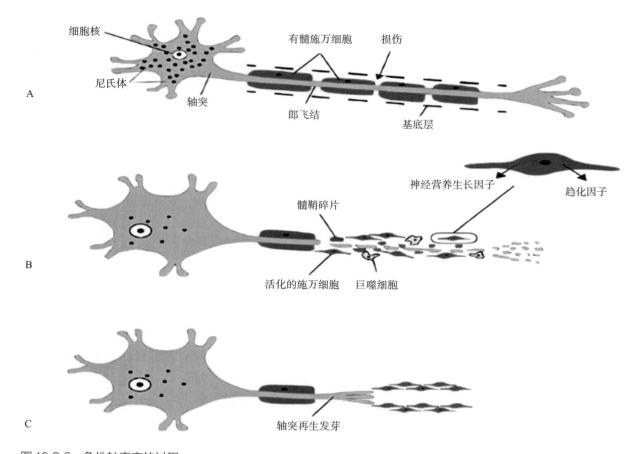

图 10-2-3　急性轴索变的过程

A. 急性轴索变性损伤；B. 损伤后修复；C. 轴突再生。

凋亡的细胞死亡机制进一步扩大神经元和胶质细胞的丢失。由于少突胶质细胞易发生凋亡，并且中性粒细胞和小胶质细胞产生活性氧会触发促炎细胞因子如 TNF-α、IL-2 和干扰素 -γ（IFN-γ）和蛋白酶的释放，从而进一步促进少突胶质细胞凋亡。促炎细胞因子如 TNF-α 的形成在少突胶质细胞的炎症和凋亡过程中起着至关重要的作用。少突胶质细胞的凋亡极易导致轴突脱髓鞘，并导致轴突功能和稳定性的丧失。

　　胶质瘢痕形成（胶质增生）（图 10-2-1）是一种由星形胶质细胞促进的反应性细胞机制，发生在脊髓损伤的慢性继发性阶段。星形胶质细胞的瘢痕形成（星形胶质细胞增生）是机体的自然过程，它保护并启动脊髓损伤后的修复。星形胶质细胞是神经系统的重要组成部分。星形胶质细胞对基因表达、肥大和兴奋等变化很敏感。瘢痕组织的其他主要成分是周细胞和结缔组织。在正常生理情况下，脊髓实质中星形胶质细胞的数量是周细胞的十倍。然而，受伤后两周，周细胞是星形胶质细胞数量的两倍。

　　病变部位不断扩大并形成囊肿是脊髓损伤的标志性特征。囊肿的形成揭示了正在进行的细胞凋亡反应，而星形胶质细胞通过 TLR4（Toll 样受体 4）/MyD88（髓系分化初级反应蛋白质 88）信号转导进行坏死性凋亡使细胞死亡。大约三分之一的脊髓损伤患者的囊肿形成导致脊髓空洞症。脊髓空洞症是一种囊肿（空洞）或空腔在脊髓内发育，随着时间的推移而进展并损害脊髓的疾病。脊髓空洞症的脊髓损伤可能导致背部、肩部和四肢感觉丧失、瘫痪、虚弱和僵硬。脊髓空洞症相关的并发症经常在脊髓损伤中观察到，但对脊髓空洞形成的病理改变知之甚少。

脊髓损伤的病理改变一直以来都是研究的重点，虽然近年来对脊髓损伤的病理研究有很大的进展，但是还是有很多机制尚未明确甚至尚未发现。脊髓损伤迄今仍然没有切实有效的治疗手段。尽管目前一些治疗手段可以实现神经元再生和神经系统修复及功能恢复，但这些手段无法恢复由于神经元退变缺失而导致的神经系统功能障碍。结合脊髓损伤的病理改变也有利于进行脊髓损伤的仿生治疗研究。郝定均教授的团队已经基于脊髓损伤的病理改变进行了仿生治疗的研究，精原干细胞独具的功能特性——干细胞特性、无可比拟的遗传放大效应以及本身的优点（来源容易，转分化潜能强，无致瘤性、免疫原性低等特点）使其有望成为最具有临床应用前景的治疗细胞。在其研究中发现，胶质细胞源性神经营养因子修饰的嗅鞘细胞条件培养基和维 A 酸、3- 异丁基 -1- 甲基黄嘌呤等小分子能有效地诱导大鼠精原干细胞及其干细胞系 C18-4 细胞转分化为脊髓神经元。并且在研究中以大鼠精原干细胞为切入点，采用胶质细胞源性神经营养因子修饰的嗅鞘细胞联合限定性小分子维 A 酸、音猬因子、3- 异丁基 -1- 甲基黄嘌呤、FGF4（成纤维细胞生长因子 4）、TGFβ3（转化生长因子 β3）等可将其成功诱导转分化为脊髓神经元。随后对分化产生的神经元进行细胞形态特征和生化表型鉴定，并结合体外和在体生物功能进行检测和评估，从而建立了高效诱导精原干细胞转分化为功能性脊髓神经元的技术平台。郝教授团队还探讨了精原干细胞转分化为脊髓神经元的过程中相关分子调控机制及下游分子靶位的调控作用，并表示这一转分化过程可能与 PI3K/AKT/Wnt 及 Smad1/5/8 激活及下游通路调控因子 Cip1 及细胞周期退出的靶分子 Nolz1 和 Smurf2 的变化密切相关。这一系列工作为临床上治疗脊髓损伤和仿生治疗提供重要的细胞来源及新思路。

（王彪）

第三节　创伤性马尾神经硬膜疝概述

一、马尾神经硬膜疝定义

1989 年 Cammisa 首次描述了"合并椎板骨折的腰椎骨折，术中减压发现马尾神经根丝自硬膜囊裂口脱出"这一现象。1996 年郝定均教授将该现象命名为创伤性马尾神经硬膜疝，其定义为：腰椎爆裂骨折，骨块呈放射状移位，碎骨块刺穿硬膜囊，部分马尾神经根丝从硬膜囊撕裂口挤压而出形成疝（图 10-3-1）。损伤机制为轴向载荷超过脊柱的抗压缩能力，终板表面因应力集中而破裂，椎间盘进入椎体，椎体呈放射状爆裂，导致椎体垂直高度的丧失和轴间距增大，骨和软组织碎片进入椎管（图 10-3-2）。下腰椎（腰 $_3$ ～腰 $_5$）骨折合并马

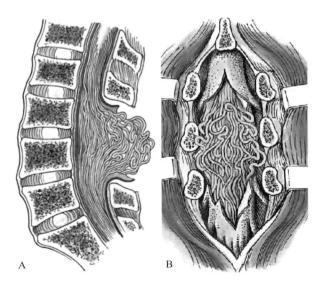

图 10-3-1　马尾神经硬膜疝

A. 矢状位；B. 正后位。

尾神经损伤者约为 60.3%。其中，大多数为不全损伤，完全损伤占 2.7%，显著低于胸腰段。其原因除腰椎管径较大及神经血供丰富外，更重要的是腰$_2$以下为马尾神经，游离程度较胸腰段（圆锥马尾混合结构）大，因而对外伤性椎管狭窄的耐受性更好。

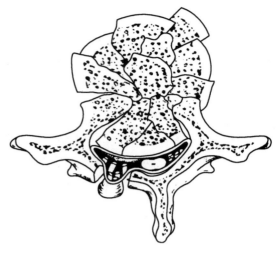

图 10-3-2　马尾神经硬膜疝机制

二、创伤性马尾神经硬膜疝的分型

作者分析 1988 年 1 月至 2016 年 12 月，29 年间收治的腰椎爆裂骨折 11 045 例患者，其中 1 789 例合并马尾神经硬膜疝，发生率为 16.2%。合并马尾神经硬膜疝的患者 90% 表现为神经功能障碍，膝关节以下肌群受累，步态不稳；大小便失禁；损伤平面以下感觉减退或丧失；肛门反射和跟腱反射消失，病理反射不能引出；阴茎勃起障碍。根据硬膜破口的位置及其临床特征将其分为三型：腹侧型、侧方型和背侧型。

（一）腹侧型

通常由椎体后缘碎骨块向椎管后方移位致使硬脊膜囊破裂所致。此型约占马尾神经硬膜疝的 24.3%。主要表现为双下肢麻木、肌无力，常伴有肠道或膀胱功能障碍。影像学检查椎体爆裂骨折，骨块向后突入椎管，椎管狭窄。

（二）侧方型

硬膜破口位于硬脊膜侧方。硬膜破裂及疝的原因多为椎体后缘的游离骨块、骨折的椎板或骨折的关节突刺破硬膜，使马尾疝出。此型约占马尾神经硬膜疝的 51.3%，其临床特征主要以一侧下肢症状为主的肌力减退和感觉障碍，其中多表现为感觉过敏，也可表现为感觉减退。圆锥损伤较轻。影像学检查可见椎体爆裂或椎板骨折或椎间关节骨折，同时合并较重的椎管狭窄。

（三）背侧型

疝口位于硬脊膜背侧近中线，多由椎板后缘骨折块刺破硬脊膜所致。临床特征为双下肢肌力减退，感觉障碍，伴圆锥部损伤者较侧方型为多。骨折多表现为椎体爆裂型骨折，椎管常高度狭窄。

三、创伤性马尾神经硬膜疝的诊断与处理

本症如诊断处理不及时，疝出的马尾神经功能恢复受阻，而且因瘢痕束缚马尾而产生长期顽固的下肢痛疼。因而早期诊断并及时手术处理很重要。

（一）创伤性马尾神经硬膜疝的诊断

1. 形态学检查　其表现和临床表现不一致，即形态学检查显示骨折和椎管狭窄较重而临床症状相对较轻。这是由于马尾在骨折的瞬间硬脊膜破裂，马尾神经疝出到硬膜外自动减压，使神经逃脱了损伤。

2. 影像学检查　提示有椎板骨折、关节突骨折，尤其是 CT、MRI 扫描呈椎体爆裂骨折块突入、椎管高度狭窄者，要想到本病的可能。当出现下列征象要高度怀疑马尾神经疝出的可能。椎板骨折超过 1 级；椎弓根间距 >28mm；中央管狭窄率 <46%；骨折节段形成角度 <135°；伴随神经压迫的椎板骨折，CT 或者 MRI 显示后方脂肪垫信号消失（图 10-3-3）。

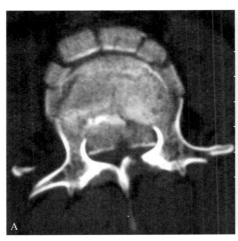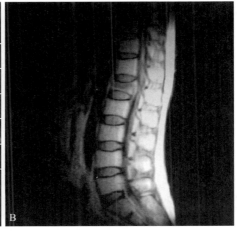

图 10-3-3 创伤性马尾神经硬膜疝影像学

A. CT 示椎体爆裂骨折，椎管狭窄；B. MRI 显示狭窄，硬脊膜囊严重受压。

（二）创伤性马尾神经硬膜疝的手术要点

在显露出疝后，对新鲜骨折（伤后两周之内），将疝口上下两端各扩大 2～3mm 以降低马尾神经张力，游离硬脊膜破口边缘和马尾神经，找到骨折碎块或游离关节突，在保护好神经的同时去除骨折块，梳理并还纳马尾神经。对于陈旧损伤，疝出的马尾神经有粘连，用 2% 利多卡因 2mL 将其分离、松解，将断裂马尾神经尽量理顺，以前有学者主张吻合马尾神经根，但经过大量观察，吻合的马尾神经后期会出现顽固性的疼痛，因此目前的观点认为断裂神经不需要吻合。但是，应最大限度地修补硬脊膜，修补材料可以是人工硬脊膜也可以是腰背筋膜，以降低脑脊液漏，便于患者早期康复，体现加速康复理念。应用筋膜修补时注意：光面朝向马尾，用无创线间断缝合修补硬脊膜，对于腹侧型硬膜疝难以修补者可应用周围骶棘肌瓣填塞。不论是否这一损伤类型的患者都要特别强调严密缝合深筋膜层，减少脑脊液漏的发生。

术后静脉应用甲泼尼龙或者地塞米松，连用 3 日；20% 甘露醇 125mL/ 次，每日两次，连用 1 周，减小脑积液漏发生的概率；同时应用促进神经功能恢复的药物，以促进马尾神经水肿的消退和功能恢复。

（贺宝荣）

第四节　脊髓损伤的仿生治疗研究

一、脊髓损伤仿生治疗的病理解剖基础

脊髓损伤是脊柱外科最常见的危急重症之一，轻症引起部分运动、感觉及自主神经功能障碍，重症则导致机体瘫痪甚至死亡，目前尚无切实有效的临床治疗手段，因此给患者生活质量带来严重影响。然而，无论运动、感觉抑或自主神经功能障碍都由其相关神经环路受损引起。因此，包括仿生治疗在内的所有修复治疗策略均建立在相关神经环路的结构或功能修复与重建基础之上。深刻认识脊髓内相关神经环路的解剖学构筑是理解和有效施行仿生治疗的关键，本节主要阐述脊髓损伤后

相关感觉及运动传导通路的病理神经解剖特点。

（一）感觉信息神经传导通路损伤

脊髓损伤较脑损伤症状明显且严重，部分原因在于脊髓在解剖结构上几乎都为功能区，而脑内存在非功能区。在长轴方向，脊髓是脑干（延髓）的延续，自枕骨大孔出颅至腰$_1$椎体水平结束；脊髓横断面上，灰质位于中央，被白质包围。灰质由中间神经元、传出神经元胞体及树突、传入神经元和神经胶质细胞组成。白质内穿行着包括感觉（上行）及运动（下行）传导纤维在内的多种神经纤维束。

感觉信息传导较运动传导复杂，主要因其复杂的解剖结构：一是感觉信息分深、浅感觉两条通路分别传导，二是感觉传导路由三级神经元介导。深感觉传导通路中感受器分布在肌腱、关节等处，将位置觉、振动觉等信息经背根神经节、薄束核和楔束核（延髓水平）、丘脑腹后外侧核三级神经元传导，其中脊髓内结构为背根节神经元中枢突形成的薄束和楔束，其纤维走行在脊髓后索（图10-4-1），脊髓损伤引起的深感觉障碍与脊髓后索中薄束及楔束损伤相关。

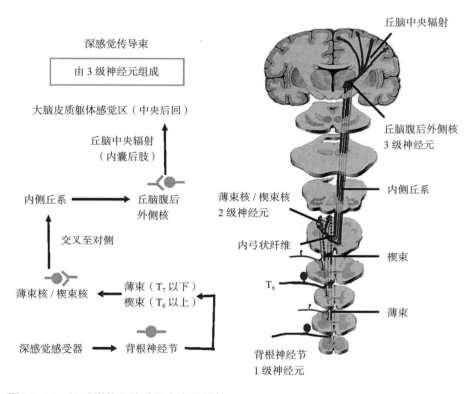

图10-4-1　深感觉传导路（见文末彩图）

浅感觉传导通路的感受器分布于外周皮肤、黏膜等处，将痛温觉、粗触压觉等信息经背根神经节、脊髓后角、丘脑腹后外侧核三级神经元传导，其中脊髓内结构主要有脊髓后角神经元及其轴突形成的脊髓丘系，后者包括脊髓丘脑前束及脊髓丘脑侧束，分别传递痛温觉及粗触压觉信息，其纤维走行于脊髓前索和外侧索（图10-4-2），脊髓损伤引起的浅感觉障碍与脊髓丘系及脊髓后角感觉神经元受损相关。

（二）运动信息神经传导通路损伤

运动信息传导只需2级神经元，第1级神经元为位于大脑皮质锥体神经元，其轴突形成皮质脊

髓束，并支配第 2 级脑干或脊髓前角运动神经元，进而控制四肢骨骼肌的随意运动，其纤维走行于
脊髓外侧索和前索（图 10-4-3），脊髓损伤引起的运动功能障碍与皮质脊髓束和 / 或脊髓前角运动
神经元受损相关。

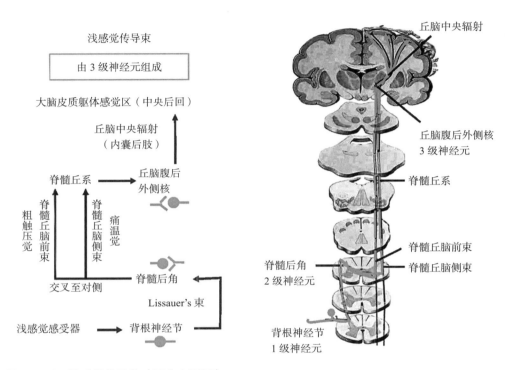

图 10-4-2　浅感觉传导路（见文末彩图）

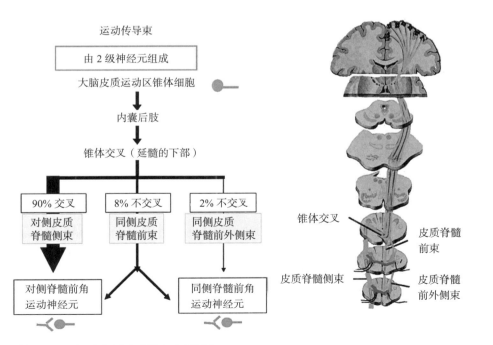

图 10-4-3　运动传导路（见文末彩图）

脊髓损伤虽导致运动、感觉及自主神经功能障碍，但目前脊髓损伤修复策略主要针对运动功能，涉及感觉、自主功能的研究较少，本节所涉及的仿生修复治疗也主要针对运动障碍。除临床试验，脊髓损伤修复研究依赖动物实验，因此深入了解物种间脊髓结构差异性非常重要，如与随意运动密切相关的皮质脊髓束在人和啮齿动物脊髓中存在明显解剖差异。在人类，皮质脊髓束主要位于侧索，而在大鼠则位于背侧索的腹侧部分（图10-4-4），这些基本解剖知识是理解脊髓损伤后症状差异性及评价仿生治疗效果的基础，尤其在行神经示踪实验评估治疗效果时更重要。

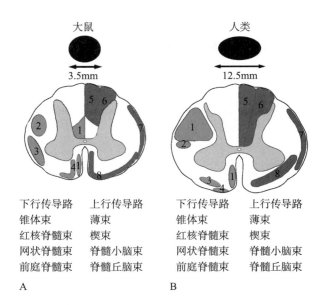

下行传导路	上行传导路
锥体束	薄束
红核脊髓束	楔束
网状脊髓束	脊髓小脑束
前庭脊髓束	脊髓丘脑束

A

下行传导路	上行传导路
锥体束	薄束
红核脊髓束	楔束
网状脊髓束	脊髓小脑束
前庭脊髓束	脊髓丘脑束

B

图10-4-4 人和大鼠脊髓（颈髓）解剖差异（见文末彩图）
A. 大鼠脊髓内神经束路解剖；B. 人脊髓内神经束路解剖。

（三）神经环路重建是脊髓损伤仿生治疗的基石

脊髓损伤引起相应症状的根本原因在于负责上下信息传递神经束路或神经元受损。脊髓损伤后修复策略包括细胞移植、细胞衍生物（外泌体等细胞外囊泡）、生长因子、细胞基质分子、生物材料、脑-机接口技术、基因调控、康复训练等多种方法，而各种修复策略均建立在神经元替代、抑制神经元退变坏死、神经束路修复与重建的基础上，即使是基于脑-机接口技术的功能替代修复策略，其原理也尚未脱离神经传导路重建这一信息传递的神经解剖基础。

二、基于细胞-生物材料移植的解剖仿生治疗

脊髓损伤尤其全横断损伤可造成信息传导及解剖结构上的完全中断，可通过仿生生物工程材料修补解剖结构上的缺失，但单一应用生物工程材料只能填补物理缺损，很难满足促进神经元存活及轴突生长的营养要求，因此需联合细胞及因子等多种手段促进脊髓损伤后神经功能修复。

（一）仿生材料的构架设计及制备

1. 仿生材料的构架设计 仿生材料的设计，既要能为基质重塑和轴突的跨损伤区长距离生长提供正确的导向牵引作用，还需综合考虑材料的理化及生物性质、支架内部结构特性，在理化性质方面，其刚度应与神经组织的机械特性相似；在生物特性方面，其应可降解且能被再生组织取代，降解产物需无毒且无免疫反应；在构架设计上，3D打印仿生材料因具有良好的组织相容性而具有临床应用潜力。

中枢神经系统结构的3D打印尚不成熟，与其结构复杂性密切相关。有研究采用微型连续投影打印方法创建出工程化脊髓，该技术可提供精确的脊髓结构仿生，联合神经干细胞移植，可促进与宿主神经元轴突整合而实现轴突跨损伤区生长，实现神经传导的结构仿生，在解剖上实际上是将运动信息的两级传导变为三级传导。

2. 动态化仿生材料的制备 目前用于脊髓损伤修复的组织工程材料包括天然和合成高分子两种。天然高分子材料包括胶原、透明质酸、壳聚糖、明胶、琼脂糖、藻酸盐、纤维蛋白、自组装多

肽等，每种都具有各自独特的优势及缺点，但该类材料最大问题在于临床灭菌困难，而若采用强效手段灭菌，其生物相容性就会被破坏。高分子材料包括聚己内酯（PCL）、聚乳酸（PLA）、聚乳酸-羟基乙酸共聚物（PLGA）、聚β-羟基丁酸酯（PHB）、聚乙二醇（PEG）、聚甲基丙烯酸-2-羟乙酯（pHEMA）等，其中聚乳酸类因降解性好而应用较多，但其硬度较大、物理性能欠佳；PEG等水凝胶材料有软硬适中、组织相容性好等特点，但工艺上难以制成与脊髓组织相似的微观结构，影响移植细胞的黏附、迁移。因此，可能影响脊髓损伤仿生治疗效果。

脊髓损伤不同时程存在明显病理差异，综合上述不同材料的优势，根据损伤急性期、亚急性期及慢性期设计制备不同构架的生物材料，可能更能基于动态病理进行仿生治疗，如急性期水凝胶材料有利于快速止血并抑制继发性损伤扩大，亚急性期水凝胶联合粒子材料可调节损伤微环境，而慢性期需有利轴突生长的导向材料，使动态化功能性"工程化脊髓组织"变为可能。

（二）细胞-生物材料移植仿生治疗靶向机制

单纯仿生材料难以满足损伤修复需求，细胞-生物材料联合策略可通过多种机制促进损伤修复，有临床潜在应用价值的细胞包括干细胞（包括神经干细胞、精原干细胞、诱导多能干细胞及间充质干细胞）、施万细胞、嗅鞘细胞等多种细胞。其核心机制主要有以下三种：第一，以神经元替代为目的，移植的细胞多为可分化为神经元的干细胞、前体细胞，以补充脊髓前角坏死丢失神经元，即补充运动传导通路中的第2级神经元；第二，以促进神经元存活及轴突生长为靶点，利用移植细胞分泌产生的支持营养物质促进受损神经元的存活轴突的生长，同时可能包含中和损伤局部产生的抑制轴突生长的物质，即促进第1级神经元轴突生长并重新建立靶向调控第2级神经元；第三，以微环境调控为靶点，脊髓损伤后形成的局部微环境是影响神经元存活及轴突再生的重要不利因素，因此，可利用移植细胞的微环境调节作用促进脊髓损伤修复。

（三）细胞衍生物-生物材料移植仿生治疗靶向机制

细胞-生物材料联合策略可通过多种机制有效对接脊髓损伤后动态的病理变化，但细胞来源、移植后免疫反应、伦理以及致瘤性等问题目前也受到广泛关注。目前研究发现细胞的衍生物如：外泌体（exosome）等细胞外囊泡在靶向治疗脊髓损伤也显示独特的临床价值。在损伤区直接注射外泌体或与仿生材料及纳米颗粒交联负载移植，可通过改善微环境（抑炎、免疫调节、支持营养、消融胶质瘢痕等），促受损神经组织再生修复和重塑、重建神经解剖通路和环路、调控和改善神经信号转导，最终实现神经功能修复。目前已有报道，来源于间充质干细胞、神经干细胞、嗅鞘细胞和施万细胞的外泌体中包含许多促进神经元存活以及突起生长的活性成分，为改善脊髓损伤微环境促进神经再生发挥重要作用。

现已有许多研究证实，在啮齿类、灵长类动物脊髓损伤横断模型上，通过生物支架联合细胞移植的策略可有效促进轴突的长距离跨移植物生长，促进功能恢复。虽然基于细胞-生物材料移植的仿生策略在脊髓损伤的治疗中取得了较大的进展，但因移植细胞可能存在免疫排斥、成瘤性等问题，可能影响其在临床转化中广泛应用，但随着细胞衍生物的不断深入研究，细胞衍生产品-生物材料移植的仿生手段可能弥补未来临床细胞治疗转化的缺陷。

三、基于分子-生物材料移植的解剖仿生治疗

鉴于细胞分泌的生长因子是细胞/细胞衍生物-生物材料移植策略的关键机制之一，分子-生

物支架移植的仿生治疗被认为是最具临床应用潜力的仿生治疗手段，因其具有更安全、更可控的优势而得到广泛关注和研究。

（一）分子 - 生物材料移植策略的优势

因未涉及活细胞植入，其安全性的优势显而易见。在可控性方面，因脊髓损伤后的动态病理变化，传统干预策略途径因非局部释放、非持续性作用等原因在脊髓损伤修复方面效果有限，采用分子联合生物支架的仿生策略让局部控释 / 缓释成为可能，其可提供更持续、稳定的因子浓度，最大限度保证神经元轴突生长所需的支持。

（二）分子 - 生物材料移植仿生治疗靶向机制

可选分子具有两方面作用机制：一方面促进神经元存活和轴突生长延伸，另一方面具有中和 / 抑制不利于轴突生长的物质。常见的可促进轴突再生的神经生长因子包括脑源性神经营养因子（brain-derived neurotrophic factor，BDNF）、睫状神经营养因子（ciliary neurotrophic factor，CNTF）、胶质细胞源性神经营养因子（glial cell line derived neurotrophic factor，GDNF）、白血病抑制因子（leukemia inhibitory factor，LIF）、神经生长因子（nerve growth factor，NGF）和神经营养因子 -3（neurotrophin-3，NT-3）、神经营养因子 -4/5（neurotrophin-4/5，NT-4/5）、成纤维生长因子（fibroblast growth factor，FGF）等；其次，还包括细胞黏附分子 L1（cell adhesion molecule，CAM）、神经细胞黏附分子 1（neural cell adhesion molecule，NCAM1）、层粘连蛋白（laminin）、纤连蛋白（fibronectin）、生腱蛋白 C（tenascin-C）。已有临床研究表明，生物支架联合神经营养因子或细胞黏附分子可显著改善急性脊髓损伤患者的神经功能障碍。中和抑制分子的研究在 2000 年左右研究比较热，常见的抑制突起生长的分子包括 Nogo、MAG、OMgp、NI-250 和 NI-220 等，其作用机制是通过破坏生长锥而抑制突起生长延伸，瑞士著名神经生物学家 Schwab 应用中和抗体 IN-1 有效消除了 Nogo 以及 NI-250 和 NI-220 分子对轴突生长的抑制作用。随后也有研究发现，通过应用 MAG 和 OMgp 相应的中和抗体也可实现轴突长距离生长。这些研究在体外研究较多，也取得理想的效果，后因临床效果不确定，近些年研究较少。

上述生物学仿生策略在脊髓损伤动物水平的研究中取得了较大进展，目前部分临床研究也报道了少数脊髓损伤患者的功能改善，但仍缺乏大规模、多中心、可靠性且重复性较好临床证据，可能与人体脊髓结构构筑复杂性、损伤治疗时效以及损伤后特异性病理改变相关。因此，开发非生物学手段可能为脊髓损伤的仿生治疗带来希望。

四、基于脑 - 机接口技术的功能仿生治疗

脊髓损伤虽可导致脑和脊髓的联系中断，但并未影响大脑运动皮质的第 1 级神经元胞体，大脑依然能够发出有目的性的运动指令。鉴于此，人们设想是否可以将皮质发出的命令绕过损伤区而直接与外部设备或与下位运动系统联系成功能上的仿生治疗。近年，随着人工智能、计算机及工程技术的飞速发展，基于脑 - 机接口（brain-machine interface，BMI）技术的修复策略成为脊髓损伤仿生治疗的新风向。

（一）基于脑机接口技术的神经义肢仿生治疗

脑机接口技术建立在脑 - 机交互的理论上，而脑 - 机交互概念最早于 1973 由 Vidal 提出，其基本原理如下：通过电极将大脑与计算机直接连接，采用颅骨电极及皮质电极记录皮质运动信号并解析，进而将其转换为数字信号传输到可执行动作任务的操作输出设备（如机械臂、假肢、轮椅等）。在 BMI 技术发展之初，仅能将简单脑电信号如拼写信息与外部控制设备耦合而完成简单的拼写活动，后逐步可将皮质内电信号、皮质电信号和其他大脑复杂信号解析后完成更复杂的活动。BMI 技术应用于脊髓损伤仿生治疗主要针对运动障碍，其特点是绕过因皮质脊髓束或脊髓前角神经元受损引起的肌肉运动障碍通路，即 BMI 技术不涉及第 2 级神经元及以下运动通路，而是将解析的皮质信号经计算机直接与外部设备相连，由外部设备完成本由肌肉执行的动作。

BMI 技术需要便携、安全的信号采集硬件，且能在所有环境中运行，该技术的核心是解码大脑皮质运动信号并控制外部设备。BMI 技术目前应用较成功的是用于替代高位颈髓损伤四肢瘫患者的上肢运动功能及低位脊髓损伤引起的下肢瘫痪患者的下肢运动功能，但该技术的有效性及广泛应用仍需在严重残疾人群的长期真实世界研究中予以广泛验证并加以改进。

（二）基于视觉辅助的脑机接口技术的仿生治疗

以往基于 BMI 技术的脊髓损伤仿生治疗技术的动作准确度欠佳，且耗时较长，迫切需开发更精准、效率更高的系统，而此仍离不开动作完成的神经解剖基础。虽然机械臂动作的最终完成只需皮质锥体神经元及外部设备参与，但完成时的精准定位需要视觉系统、锥体外系等协调。近期，开发出基于视觉辅助的脑 - 机接口训练系统，其可通过改进目标完成时动作解码性能，提高抓取、伸臂及缩臂动作的精准性，减小预期动作的目标误差。而功能性磁共振成像结果显示，经过视觉辅助系统训练后，大脑皮质激活区域更精准的集中在同侧初级运动、感觉皮质，而此正是动作精准化的神经基础。

（三）基于脑 - 机 - 脊髓接口技术的仿生治疗

对于低位脊髓损伤患者引起的下肢瘫痪患者，除上述基于脑 - 机接口技术的仿生治疗外，基于脑 - 机 - 脊髓接口（brain-machine-spine interface，BMSI）技术应运而生，即将解码的运动意图信号，通过脑 - 脊髓芯片来支配损伤平面以下脊髓前角细胞而控制骨骼肌随意运动。因该技术的运动信号控制患者自身下运动神经元完成动作，因而更贴近生理状态，更易让患者接受，且可减少长期下肢废用而引起的肌肉萎缩、血栓等并发症；其次还可结合意图驱动的神经调控，通过增强活动依赖的神经可塑性而促进神经环路的长时程增强，使其更有助于促进脊髓损伤患者的永久功能恢复。

脑 - 机 - 脊髓接口技术较脑 - 机接口技术复杂，其不但要获取运动皮质第 1 级神经元的指令信息，还要将信息整合后正确传递给损伤平面以下的脊髓前角神经元，即生物 - 机器 - 生物传导通路，目前尚未应用于临床，但已在猴子等灵长类动物脊髓损伤中实现成功应用。

（四）基于脑 - 机 - 肌肉接口技术的仿生治疗

生理状态下运动信息的执行需要两级神经元及肌肉系统协同完成，脊髓损伤可能损伤第 1 级神经元的轴突及第 2 级神经元胞体，因此理论上可将第 1 级神经元的电信息直接与肌肉相连而实现运动功能，脑 - 机 - 肌肉接口技术应运而生，其将脑 - 机接口技术与功能性电刺激（functional electric stimulation，FES）相融合，脑 - 机接口技术负责收集分析运动皮质的脑电信号，FES 技术利用电刺激使瘫痪肌肉收缩，即将第 1 级神经元的指令信息收集解码后耦合到肌肉系统，记录相应肌电信号，将肌电信号重新建模修正后再次附加肌肉。这样，当患者试图控制瘫痪部位时，可允许通过从运动皮质记录的信号连续控制 FES（图 10-4-5），但因缺少神经肌肉接头相关激活和失活通道，使脑 - 机 - 肌肉接口技术在肌肉可调节兴奋性方面仍有待提高。

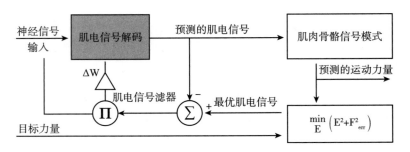

图 10-4-5　脑 - 机 - 肌肉接口仿生技术原理

　　总之，目前基于工程技术的脊髓仿生系统虽有诸多不足，但此技术可通过下行传导系统的解剖或功能替代，部分解决脊髓损伤患者的运动功能障碍。然而，患者往往同时存在感觉及自主神经功能障碍。因此，双向 BMI 技术的发展与成熟是未来同时全方位解决脊髓损伤患者神经功能障碍的关键。感觉系统分为深、浅感觉且由 3 级神经传导，发展难度明显增大。无论单向或双向 BMI 技术，迅速正确解析运动及感觉信息是基于人工智能的脊髓损伤仿生治疗之核心。

（樊洪　杨浩）

参考文献

[1]　郝定均，贺宝荣，闫亮，等. 2018 年中国创伤性脊髓损伤流行病学特点 [J]. 中华创伤杂志，2021，37（7）：618-627.

[2]　张军卫，洪毅，陈世铮，等. 脊髓损伤 ASIA 神经学分类标准在临床应用中存在的问题及原因分析 [J]. 中国脊柱脊髓杂志，2012，22（3）：241-245.

[3]　樊洪，郝定均. 急性脊髓损伤治疗的研究进展 [J]. 中华创伤杂志，2019（4）：340-347.

[4]　张志成，张阳. 中国医师协会骨科医师分会骨科循证临床诊疗指南：成人急性下颈段脊柱脊髓损伤循证临床诊疗指南 [J]. 中华外科杂志，2018，56（1）：5-9.

[5]　翟腊梅，陶伟伟. 腰椎爆裂骨折硬脊膜完整性术前评估指标分析 [J]. 中国矫形外科杂志，2019，27（12）：1083-1087.

[6]　Sweis R, Biller J. Systemic Complications of Spinal Cord Injury[J]. Curr Neurol Neurosci Rep, 2017, 17(2): 8.

[7]　Ropper AE, Ropper AH. Acute Spinal Cord Compression[J]. N Engl J Med, 2017, 376(14): 1358-1369.

[8]　T O'Shea TM, Burda JE, Sofroniew MV. Cell biology of spinal cord injury and repair[J]. J Clin Invest, 2017, 127(9): 3259-3270.

[9]　Quadri SA, Farooqui M, Ikram A, et al. Recent update on basic mechanisms of spinal cord injury[J]. Neurosurg Rev, 2020, 43(2): 425-441.

[10]　Ahuja CS, Nori S, Tetreault L, et al. Traumatic Spinal Cord Injury-Repair and Regeneration[J]. Neurosurgery, 2017, 80(3s): S9-S22.

[11] Azarhomayoun A, Aghasi M, Mousavi N, et al. Mortality Rate and Predicting Factors of Traumatic Thoracolumbar Spinal Cord Injury; A Systematic Review and Meta-Analysis[J]. Bull Emerg Trauma, 2018, 6(3): 181-194.

[12] Yelamarthy PKK, Chhabra HS, Vaccaro A, et al. Management and prognosis of acute traumatic cervical central cord syndrome: systematic review and Spinal Cord Society-Spine Trauma Study Group position statement[J]. 2019, 28(10): 2390-2407.

[13] Joseph A, Moman RN, Hunt T. Degenerative Cervical Myelopathy Presenting with Partial Brown Séquard Syndrome[J]. 2022, 23(1): 213-217.

[14] Kunam VK, Velayudhan V, Chaudhry ZA, et al. Incomplete Cord Syndromes: Clinical and Imaging Review[J]. Radiographics, 2018, 38(4): 1201-1222.

[15] Quaile A. Cauda equina syndrome-the questions[J]. Int Orthop, 2019, 43(4): 957-961.

[16] Cushnie D, Urquhart JC, Gurr KR, et al. Obesity and spinal epidural lipomatosis in cauda equina syndrome[J]. Spine J, 2018, 18(3): 407-413.

[17] Yang R, Guo L, Huang L, et al. Epidemiological Characteristics of Traumatic Spinal Cord Injury in Guangdong, China[J]. Spine (Phila Pa 1976), 2017, 42(9): E555-E561.

[18] Yang H, Liu C, Chen B, et al. Efficient Generation of Functionally Active Spinal Cord Neurons from Spermatogonial Stem Cells[J]. Mol Neurobiol, 2017, 54(1): 788-803.

[19] Ahuja CS, Nori S, Tetreault L, et al. Traumatic Spinal Cord Injury-Repair and Regeneration[J]. Neurosurgery, 2017, 80(3S): S9-S22.

[20] Anjum A, Yazid MD, FauziDaud M, et al. Spinal Cord Injury: Pathophysiology, Multimolecular Interactions, and Underlying Recovery Mechanisms[J]. Int J Mol Sci, 2020, 21(20): 7533.

[21] Alizadeh A, Dyck SM, Karimi-Abdolrezaee S. Traumatic Spinal Cord Injury: An Overview of Pathophysiology, Models and Acute Injury Mechanisms[J]. Front Neurol, 2019, 10: 282.

[22] Tran AP, Warren PM, Silver J. The Biology of Regeneration Failure and Success After Spinal Cord Injury[J]. Physiol Rev, 2018, 98(2): 881-917.

[23] Jha RM, Kochanek PM, Simard JM. Pathophysiology and treatment of cerebral edema in traumatic brain injury[J]. Neuropharmacology, 2019, 145(Pt B): 230-246.

[24] Liu S, Li Y, Choi HMC, et al. Lysosomal damage after spinal cord injury causes accumulation of RIPK1 and RIPK3 proteins and potentiation of necroptosis[J]. Cell Death Dis, 2018, 9(5): 476.

[25] Kapetanakis S, Chaniotakis C, Kazakos C, et al. Cauda Equina Syndrome Due to Lumbar Disc Herniation: a Review of Literature[J]. Folia Med (Plovdiv), 2017, 59(4): 377-386.

[26] Hall R, Jones K. The lived experience of Cauda Equina Syndrome: a qualitative analysis[J]. Spinal Cord, 2018, 56(1): 41-45.

[27] Yan L, Liu Y, He B, et al. Clinical case-series report of traumatic cauda equina herniation:

A pathological phenomena occurring with thoracolumbar and lumbar burst fractures[J]. Medicine (Baltimore), 2017, 96(14): e6446.

[28] Brouwers E, van de Meent H, Curt A, et al. Definitions of traumatic conus medullaris and cauda equina syndrome: a systematic literature review[J]. Spinal Cord, 2017, 55(10): 886-890.

[29] Brouwers E, Meent HV, Curt A, et al. Recovery after traumatic thoracic-and lumbar spinal cord injury: the neurological level of injury matters[J]. Spinal Cord, 2020, 58(9): 980-987.

[30] Lee HD, Jeon CH, Moon SW, et al. Radiological Risk Factors for Neurological Deficits After Traumatic Mid and Low Lumbar Fractures[J]. Spine (Phila Pa 1976), 2020, 45(21): 1513-1523.

[31] Kato S, Murray JC, Kwon BK, et al. Does Surgical Intervention or Timing of Surgery Have an Effect on Neurological Recovery in the Setting of a Thoracolumbar Burst Fracture?[J]. J Orthop Trauma, 2017, 31 Suppl 4: S38-S43.

[32] Shi X, Xiang S, Dai B, et al. Association of the presence and its types of lamina fractures with posterior dural tear and neurological deficits in traumatic thoracic and lumbar burst fractures[J]. BMC Musculoskelet Disord, 2021, 22(1): 300.

[33] Piccone L, Cipolloni V, Nasto L A, et al. Thoracolumbar burst fractures associated with incomplete neurological deficit in patients under the age of 40: Is the posterior approach enough? Surgical treatment and results in a case series of 10 patients with a minimum follow-up of 2 years[J]. Injury, 2020, 51(2): 312-316.

[34] Kohno M, Iwamura Y, Inasaka R, et al. Surgical Intervention for Osteoporotic Vertebral Burst Fractures in Middle-low Lumbar Spine with Special Reference to Postoperative Complications Affecting Surgical Outcomes[J]. Neurol Med Chir (Tokyo), 2019, 59(3): 98-105.

[35] Saruta W, Takahashi T, Kumabe T, et al. Transdural reduction of a bone fragment protruding into the spinal canal during surgical treatment of lumbar burst fracture: A case report[J]. Surg Neurol Int, 2021, 12: 406.

[36] Lorusso S. Disorders of the Cauda Equina[J]. Continuum (Minneap Minn), 2021, 27(1): 205-224.

[37] Joung D, Lavoie NS, Guo SZ, et al. 3D Printed Neural Regeneration Devices[J]. Adv Funct Mater, 2020, 30(1): 1-47.

[38] Squair JW, Gautier M, Mahe L, et al. Neuroprosthetic baroreflex controls haemodynamics after spinal cord injury[J]. Nature, 2021, 590(7845): 308-314.

[39] Capogrosso M, Milekovic T, Borton D, et al. A brain-spine interface alleviating gait deficits after spinal cord injury in primates[J]. Nature, 2016, 539(7628): 284-288.

第三篇
骨创伤外科仿生治疗

第十一章
骨创伤外科仿生治疗基础

第一节　骨折的概念与类型

一、骨折的概念

骨折是指骨结构（主要是指骨小梁）的连续性完全或部分断裂。儿童、老年人及中年人均可发生，儿童及老年人以低能量损伤为主，中年人以高能量损伤为主，病理性骨折多见低能量损伤。病人常为一个部位骨折，少数为多发性骨折，个别伴头颅、胸、腹部复合损伤。经及时恰当处理，多数病人能恢复原来的功能，少数病人可遗留有不同程度的后遗症。

所有骨折都可以导致骨骼及其周围软组织的复合损伤。骨折一旦发生或在修复阶段，局部会出现循环障碍、炎症反应、疼痛及放射性制动。循环障碍、炎症、疼痛可引起关节、肌肉功能障碍及废用性萎缩，造成所谓的"骨折病"。骨折病主要由于缺乏系统康复，骨骼肌肉复合体得不到正常的生理刺激，不能完成有效的血液循环而产生。骨折病常表现为慢性水肿、软组织萎缩和局部骨质疏松。局部软组织水肿可以引起肌肉内部纤维化及肌肉萎缩，使肌肉、骨骼和筋膜发生非生理性粘连，造成邻近关节僵硬，严重者使病人丧失部分或全部工作能力。骨外科学所聚焦的骨骼肌肉系统疾病以"结构失常，功能失能"为特点。如何以最小的代价使骨骼肌肉系统功能获得最大限度修复，是骨外科学研究持续追寻的目标。骨科仿生治疗在治疗理念与技术的革新的前提下，旨在探索攻克创伤骨科治疗难题的新方向。创伤骨科的治疗以恢复骨折解剖位置，系统化康复为一体，多方面、多角度诠释创伤骨科仿生治疗的新方法、新技术。

发生骨折的主要原因主要有三种情况。

（一）直接暴力

暴力直接作用于骨骼某一部位而致该部骨折，使受伤部位发生骨折，常伴不同程度软组织损伤。如车祸伤撞击大腿至股骨干骨折。

（二）间接暴力

间接暴力作用时通过纵向传导、杠杆作用或扭转作用使远处发生骨折，如从高处跌落足部着地时，躯干因重力关系急剧向前屈曲，胸腰脊柱交界处的椎体发生压缩性或爆裂骨折。

（三）积累性劳损

长期、反复、轻微的直接或间接损伤可致使肢体某一特定部位骨折，又称疲劳骨折，如远距离行走易致第二、三跖骨及腓骨下 1/3 骨干骨折。

二、骨折的类型

骨折分类的目的，在于明确骨折的部位和性质，利用临床上正确、完善地诊断和选择合适的治疗方法。在评估外科医生的能力、拥有的设备和资源，以及患者具体情况的基础上，对骨折及伴随软组织损伤的程度和类型进行分类，这可以让医生确定最佳的治疗方案。对骨折类型的分析能揭示肢体损伤暴力的大小和骨折复位后的稳定性，使外科医生对高危损伤类型的有所警惕。分类也可使外科医生能够预测手术的结果，方便并将自己的治疗结果与其他外科医生或研究者的治疗结果进行比较。同时分类也为评估新的治疗方法提供了基础，总之对骨折进行分类可以有效地提高治疗效果。

（一）依据骨折是否和外界相通分类

1. 开放性骨折　骨折附近的皮肤和黏膜破裂，骨折处与外界相通。胫腓骨由于前内侧软组织薄弱，外伤后可以使胫骨刺破软组织，耻骨骨折引起的膀胱或尿道破裂，尾骨骨折引起的直肠破裂，均为开放性骨折。因与外界相通，此类骨折处受到污染。开放性骨折通常为高能量损伤，骨折术后感染率明显增高。

2. 闭合性骨折　骨折处皮肤或黏膜完整，不与外界相通，此类骨折没有污染，通常为低能量或较低能量损伤。

（二）依据骨折的程度分类

1. 完全性骨折　骨的完整性或连续性全部中断，管状骨骨折后形成远、近两个或两个以上的骨折段。横形、斜形、螺旋形及粉碎性骨折均属完全性骨折。

2. 不完全性骨折　骨的完整性或连续性仅有部分中断，如颅骨、肩胛骨及长骨的裂缝骨折，儿童的青枝骨折等均属不完全性骨折。

（三）依据骨折的形态分类

1. 横形、斜形及螺旋形骨折　多发生在骨干部，股骨干、胫腓骨、肱骨干、尺桡骨干多见。

2. 粉碎性骨折　骨碎裂成两块以上，称粉碎性骨折。骨折线呈"T"形或"Y"形时，又称"T"形骨折或"Y"形骨折。

3. 压缩骨折　松质骨因压缩而变形，如椎体压缩骨折、跟骨骨折、距骨骨折等。

4. 星状骨折　多因暴力直接着力于骨面所致，如颅骨及髌骨可发生星状骨折。

5. 凹陷骨折　如颅骨因外力使之发生部分凹陷。

6. 嵌入骨折　发生在长管骨干骺端皮质骨和松质骨交界处。骨折后，皮质骨嵌插入松质骨内，可发生在股骨颈和肱骨外科颈等处。

7. 裂纹骨折　如长骨干或颅骨伤后可有骨折线，但未通过全部骨质。

8. 青枝骨折　多发生在小儿，骨质部分断裂，骨膜及部分骨质未断。

9. 骨骺分离　通过骨骺的骨折，骨骺的断面可带有数量不等的骨组织，是骨折的一种。

（四）依据解剖部位分类

如脊柱的椎体骨折、附件骨折、长骨的骨干骨折、骨骺分离、干骺端骨折、关节内骨折等。

（五）依据骨折前骨组织是否正常分类

1. 外伤性骨折　骨结构正常，因暴力引起的骨折，称之为外伤性骨折。

2. **病理性骨折** 病理性骨折不同于一般的外伤性骨折，其特点是在发生骨折以前，骨本身即已存在着影响其结构坚固性的内在因素，这些内在因素使骨结构变得薄弱，在不足以引起正常骨骼发生骨折的轻微外力作用下，即可造成骨折。

（六）依据骨折稳定程度分类

1. **稳定性骨折** 骨折复位后经适当的外固定不易发生再移位者称稳定性骨折。如裂缝骨折、青枝骨折、嵌插骨折、长骨横形骨折等。

2. **不稳定性骨折** 骨折复位后易于发生再移位者称不稳定骨性骨折，如斜形骨折、螺旋骨折、粉碎性骨折。股骨干虽是横形骨折，因受肌肉强大的牵拉力，不能保持良好对应，也属不稳定骨折。

（七）依据骨折后的时间分类

1. **新鲜骨折** 新发生的骨折和尚未充分地纤维连接，还可能进行复位者，2~3 周以内的骨折。

2. **陈旧性骨折** 伤后三周以上的骨折。三周的时限并非恒定，例如儿童肘部骨折，超过 10 天就很难整复。

以上骨折的类型均为最基本的骨折分类方法，这些简单的骨折分类方法不能完全体现创伤骨科的仿生治疗，但是这是骨折分类的基础。当具体到每个部位骨折时，为了更好地对骨折类型的评价和治疗，还具有其特定的分类方法，比如骨折的 AO/OTA 分型，肱骨近端骨折的 Neer 分型，胫骨平台骨折的 Schatzker 分型等。这些分型常根据骨折的特点、受伤机制和复位方法进行制定，将在接下来的各个章节中逐一介绍。

（张堃）

第二节 骨折仿生外科治疗概念与发展

运动系统创伤，特别是骨折脱位治疗一直伴随着人类历史的发展。在埃及出土的木乃伊中发现了公元前 300 年骨折治疗的证据。公元 100 年，阿拉伯外科医生发明了用面粉和蛋清包裹患肢的方法。中医治疗骨折，据文献记载也有两千余年的历史。公元 130—200 年，在 Galen 早期著作中出现了对骨折进行牵引治疗的描述。19 世纪中叶开始对骨折进行持续的牵引治疗。1767 年，Gooch 介绍了功能性支架。200 年后，Sarmiento 使用了石膏与支架相结合的治疗方法，各种石膏材料和热塑支架开始在临床广泛使用。在现代外科技术发展之前骨折的治疗往往只能起到保存生命和肢体的作用，即使到了第一次世界大战期间股骨开放骨折的死亡率也高达 80%。Joseph Lister 于 1867 年发明了化学消毒剂，外科无菌术得到了长足发展，为骨科内固定手术的发展创造了基本条件。所有骨折都导致骨骼及周围软组织的复合损伤，骨折一旦发生以及骨折在修复阶段中都会出现局部循环障碍和炎症表现，及因此产生的疼痛和反射性制动。循环障碍、炎症和疼痛这三种因素引起的关节肌肉功能废用，即便经长期的理疗症状也难以改善，称之为"骨折病"。1945 年，据瑞士国家保险公司统计，35% 的胫骨骨折和 70% 的股骨骨折存在永久性的功能丧失。为了改善骨折治疗的状况，1958 年内固定研究会（德文 Arbeitsgemeinschaft für Osteosythese；英文 Association for the Study of Internal Fixation，AO/ASIF）在瑞士成立。1960 年，AO 首次提出骨折治疗的四个基本原则：解剖复位与重建；骨片加压与坚强固定；保留骨的血运；早期无痛活动。并将其理论、技术逐渐向全世界推广，使大量的骨折脱位患者在较短的时间内恢复到了伤前的肢体功能状态。总结现代骨折治疗成功的本质就是更加有效的恢复肢体的解剖结构，可靠的固定以及尽早的运动功能恢复，也就是"结构仿生治疗"与"功能仿生治疗"。

一、关节内骨折

对于全身的关节内骨折依照原有的关节结构努力做到解剖复位、坚强固定、早期无痛功能锻炼已经成为所有关节内骨折治疗的共识。由于手术技术、观察设备的限制，在某些解剖复杂、位置深在的关节做到完全恢复原有完整的关节面结构是十分困难的。有研究表明，在髋臼骨折治疗中骨折复位后残留的台阶或间隙移位，可以增加关节局部接触压力，导致创伤性关节炎的发生。McKinley 等报道髋臼顶区残留 2～4mm 台阶，可使髋臼顶压强峰值由正常的（9.55±2.62）MPa 升至（21.30±11.75）MPa，从而导致关节退变。Schreurs 等对臼顶区的研究显示，臼顶区残留 1mm 的台阶移位，压强峰值会显著增高。Li 等研究表明髋臼顶负重区残存的关节面台阶超过 1mm 时可使髋臼顶部最大压力上升约 20%，超过 2mm 可上升 50%，最终导致创伤性关节炎等一系列严重并发症发生。这一现象在老年髋臼顶压缩骨折中表现尤其突出。2003 年 Anglen 发现由于复位时无法明确骨折的具体位置，且骨折块向松质骨中的压缩移位使得复位及固定困难，切开复位内固定的失败率高达 100%。随着对这种特殊类型骨折形态及手术技巧的深入研究，切开复位内固定的疗效得到了明显的提高。Zhuang 等利用单一髂腹股沟入路，前壁骨折翻开、复位、植骨技术，取得了优良率 78% 的结果。近年来，为了达到髋臼关节面更加精准复位，笔者首先采用了移动式 O 形臂 X 线机系统（O-ARM）在术中评估髋臼关节面的复位情况，在一组髋臼顶压缩骨折的病例中取得了良好的效果。

二、干性或干骺端骨折

干性或干骺端骨折通常认为在复位内固定术后残留一部分的成角、旋转畸形是可以接受的。然而，究竟各部位骨折对畸形耐受的程度、对邻近关节的长期影响均没有定论。近年来越来越多的研究表明：骨折复位内固定时，越接近解剖复位就越能获得良好的功能。在下肢骨折中一般认为 5°～10° 的成角畸形和 10°～15° 的旋转畸形对短期功能不会造成大的影响，但长期来说将导致负重关节的负荷改变，这可能会引起创伤后骨关节炎或步态改变，进而可能会传导到另一关节或脊柱，造成过早发生退变。

股骨颈骨折内固定治疗骨不连及股骨头坏死发生率高，一直是骨折治疗中的难题。Garden Ⅱ型的股骨颈骨折往往存在股骨头的外展和后倾压缩移位。传统的概念认为外展、后倾压缩复位后会遗留大小不等的骨缺损区域，进而造成内固定失效及骨不连发生，故多采用原位固定的方法。这种非解剖复位的方法带来的后果是股骨颈短缩，即使毁骨颈骨折顺利愈合也无股骨头坏死发生，由于髋外展肌力臂减小而严重影响到病人步态，甚至进一步加速脊柱退变发生。

近年来，多数学者认为后倾＞20° 及外翻＞15° 是股骨颈骨折内固定术后再手术的危险因素，主张尽可能做到解剖复位，并介绍了复位的方法，同时对内固定器材及植入方式提出了改进。例如，4 枚空心螺钉固定，即在 3 枚倒"品"字空心钉基础上，沿股骨距水平方向，从股骨大粗隆向股骨距垂直于骨折线方向植入 1 枚与前 3 枚不同矢状面的空心螺钉，可以提高空心螺钉的抗剪切及抗旋转能力，进而更好地维持骨折断端稳定性，明显降低内固定失败的风险。空心螺钉锁定钢板固定，在空心拉力螺钉基础上改进的内固定，由解剖型锁定板及锁定空心螺钉组成，结合了锁定钢板与空心螺钉的特点。其解剖型锁定板体积小，空心螺钉在钢板上三孔能立体固定骨折并锁定。3枚不同平面的空心钉能有效防止股骨颈旋转，且能对骨折端进行有效加压。AO组织最近推出的股骨颈内固定系统（FNS），既能微创植入又可以提供稳定的抗旋力，而且很少出现螺钉切割、退钉现象等。经过几年的应用中短期内取得了令人鼓舞的结果。

骨关节在受到自身不能承受外力的作用下解剖结构发生了改变——骨折，在科学发展水平的限制下，骨折的治疗长期处于以骨折顺利愈合为主要目的状态。无论是关节内骨折还是关节外骨折都无法要求达到完全解剖复位。虽然绝大多数患者取得了中期满意的疗效，但仍存在很多尚未解决的问题，一些骨折治疗的长期结果也令人担忧。从仿生学的观点来看：人类进化至今，自体的解剖结构和功能都是最适合生存的，也是最好的仿生对象。随着对各部位、各种类型骨折认识的不断加强、内植物改进以及数字化技术、组织工程技术在骨科领域的应用广泛应用。可以相信在不远的将来，骨折的治疗将会在保证骨折快速愈合的同时更加精准的恢复伤前的结构与功能。

（庄岩）

第三节　骨折仿生复位固定基本原则

一、复位

（一）骨折块移位

骨干部位的骨折将骨干分离成与邻近关节相连的骨折近端和骨折远端。有6种主骨块相对移位的基本方向。3种轴向移位，3种沿着和围绕着矢状轴、冠状轴和水平轴的旋转。大多数骨块移位都是上述移位方式的结合。骨折块的移位方向和程度反映出外力的方向及大小，以及附着在骨块上的肌肉牵拉的方向。年轻人骨干可以在皮质连续性仍存在的情况下发生可塑性畸形（青枝骨折）。在骨骺区由于松质骨嵌插引起外形和内部结构畸形，常伴有单纯的骨折分离。骨干和干骺端的骨折移位，通过至少在两个相互垂直的平面拍摄的常规X线片很容易发现。在干骺端和骨骺区，为了全面评估骨折的粉碎情况，骨折块的移位程度，畸形和嵌插情况，需要拍摄斜位片，有时还要加上CT多平面重组。仔细分析骨折畸形的部位和范围，以及移位的方向和程度，是选择最合适的入路、复位技术，以及内植物和固定装置的基础。

（二）骨折复位

复位是恢复骨折块正常解剖关系和位置，以及包括重建压缩松质骨和关节面骨块的手术过程。因此，复位就是使损伤造成骨折块移位的过程倒转，要求用力与造成骨折移位的外力方向相反。不管选择何种治疗方法（手术或非手术，闭合或开放），分析骨折的移位和畸形，了解肌肉附着和牵拉的部位，都有助于计划复位所需的策略步骤。

1. 复位目的　在骨干和干骺端，连接相邻关节的远近骨折块的正常对线非常重要。这意味着恢复骨骼原有的长度、轴线和旋转。一个涉及关节面的骨折常伴有不可修复的软骨损伤，这是由于外伤时压缩造成的。解剖复位关节面是医生可能做到的防止日后发生创伤性骨关节炎的唯一所为。

最为理想的是没有任何残留移位。不同的关节具有不同的负重条件，对复位的精确度要求也不全相同。一个同心式的关节，如髋关节，具有良好包容性和完整的适合性。这比非同心式的关节如膝关节要求更高。对膝关节而言，恢复整个肢体的对线以及恢复韧带和半月板的稳定，与恢复关节表面同样重要。

多年以前，手术复位质量的放射学评估把残余移位小于关节软骨厚度的一半（1~2mm）定为可以接受的标准，这在某些情况下已经失去其有效性。外科手术是各种风险的平衡：在手术中常出现为了获得更好的复位而不得不另做切口和延长手术时间。尊重机体的生物学原则要比竭力取得完美的复位更有意义。

2.复位技术　复位手法和技术必须是轻柔和无创的。复位时必须保护软组织袖的血供及任何与骨块相连的组织，因为只有有生命的组织才能完成修复。骨愈合将在力学和生物学环境被破坏的情况下发生延迟或停止。

通过固定而取得的稳定（绝对或相对稳定）是为机体反应提供的力学信息，并能决定愈合的形式（直接愈合或骨痂愈合）。愈合过程可以被对骨和周围软组织的额外破坏所影响，如外科暴露、复位操作及固定。有两种最基本的不同骨折复位技术：直接复位和间接复位。

（1）直接复位：使用手或器械直接操作骨折块。在简单的骨干骨折（例如简单前臂骨折），直接复位技术更加直接，复位结果也容易控制。通过对两骨折端的准确对合，骨折的长度、对线和旋转都可取得。在生物学方面，这种简单的骨折道过仔细的外科暴露应不会对骨和周围软组织的血供造成更多损害。然而，只有轻柔地手术，精细处理软组织，骨膜外有限暴露骨骼，才能做到这一点。

在较为复杂的骨干骨折，直接复位技术的操作结果是失去控制。虽然可以暴露、复位和固定每个骨块，但这样做的结果是医生通过剥离骨膜和软组织使骨折片失去血液供应。反复使用持骨钳和其他复位工具可以使粉碎部位骨块完全丧失血供。这将给愈合过程带来灾难性的结果，例如骨折延迟愈合、不愈合、感染或内植物失效。医生只有理解和尊重骨、骨膜和软组织的生物学特性，才能避免切开复位内固定后的失败。

（2）间接复位：通过应用远离骨折处的复位外力，例如牵引或其他方法，间接地操作以取得复位，不暴露骨折端。有一些内植物如髓内钉，它们能作为复位工具，也能作为骨折固定物。在实践中，通过间接复位技术而获得正常位置是很难的，需要精确评估软组织损伤，理解骨折类型、解剖特点（肌肉牵拉），以及详细地术前计划。实际的复位过程要求很高，并且需要影像增强器的辅助。

从生物学方面讲，间接复位有很多优点，应用得当会使已经因骨折而受损的组织遭受很小的外科损伤。所有复位工具的使用都远离骨折处，它们只对未受原始损伤部位的生物学特点有所影响，不会影响骨折愈合。目前大多数使用的器械或内植物都可用作直接或间接复位的工具。要保护好组织的生物学特性，依靠的不是什么特殊的器械或内植物，而是外科医生的技术。

间接复位若沦为直接暴露骨折端，这在 X 线片上无法察觉，且手术室记录上也难以体现，然而最后结果可能是出现很严重的并发症。

3.复位技术详解　复位骨折最重要的机制就是牵引，牵引通常是沿肢体的长轴应用。对于粉碎的关节内骨折，应用跨关节牵引的"韧带牵引复位法"可以取得骨折复位。可以通过人力牵引，也可以通过牵引床或撑开器牵引。使用牵引床的缺点是牵引至少经过了一个关节，肢体无法再被移动，因此手术切口的选择常受影响。撑开器使用固定针于远近骨折端，术中可以随意摆放患肢。撑开器的应用要求较高并需要牵拉力，对成角和旋转的控制较为困难，步骤也稍显烦琐。有生理弧度的骨骼由于牵引而易变直，而且应用于一侧偏心的撑开器会产生其他的移位。外固定架可用于间接复位，但比起撑开器其牵拉延长的力量较弱。通过跨关节的牵引，骨折周围的韧带及软组织可以通过"韧带和软组织牵引复位法"帮助复位。牵引法主要适用于软组织条件或骨折类型不允许切开或直接复位来固定的骨折，例如粉碎的干骺端/关节内骨折以及粉碎多段骨折。

二、固定

（一）拉力螺钉的临床应用

1. 螺钉定位　为使拉力螺钉发挥最大的作用，其方向要么垂直于骨折线，要么在骨折线的垂线和骨骼长轴的垂线中间。这两个方向的选择取决于沿骨骼的长轴是否有作用力。在多数情况下，与骨折线垂直的方向容易做到，并能发挥拉力螺钉的最佳功能。为了提高长螺旋形骨折的固定稳定性，可能要用几枚拉力螺钉，它们的方向必须按照螺旋形骨折线的方向确定。这时可能会引起软组织和骨膜的广泛剥离，因此在使用拉力螺钉时，必须考虑到保护骨膜的血液供应和组织活性。在骨干部位斜行置入拉力螺钉前，必须对钉帽进行埋头处理。

注意：单个拉力螺钉固定通常需要钢板保护，除非骨折位置靠近关节。

2. 螺钉在干骺端和骨骺区域　关节内骨折和邻近关节的骨折需要达到解剖复位并稳定固定，以获得并维持关节面的解剖对位。在这一区域，拉力螺钉固定是主要的固定方法。可以应用大的（6.5mm）或小的（4.0mm）松质骨螺钉和空心钉。为了防止钉帽沉入骨内，常常要用垫片。为了术后康复训练的需要，拉力螺钉固定后多数情况下要用支撑钢板加强固定，断端存在粉碎性骨折时，锁定螺钉结合锁定钢板可以进行固定。为干骺端提供角度稳定性，这些螺钉不是拉力螺钉。

（二）钢板固定

1. 绝对稳定　钢板固定骨折达到绝对稳定需要骨折解剖复位并进行骨折块间加压，可以通过拉力螺钉、钢板轴向加压或联合两种方法获得。两个骨折块之间可以在数周内维持稳定的加压，同时不增加骨折断端的骨吸收或骨坏死。骨折端的解剖对位和加压固定可以使骨折块之间的活动几乎降低为零，骨折端可以直接进行骨塑形（骨折一期愈合，无骨痂形成）。为了达到骨折固定的绝对稳定，骨折端加压必须足以中和整个骨折断面的所有作用力（弯曲力、张力、剪切力和旋转作用力）。

通过钢板获得骨折端加压有 4 种途径：①用钢板进行动力加压。②通过钢板塑形（过度折弯）进行加压。③通过经钢板孔的拉力螺钉进行加压。④通过加压器进行加压。

2. 相对稳定 / 生物学钢板固定 / 桥接钢板固定　手术医生必须研究骨折的形态，仔细计划复位步骤，最后要根据骨折的解剖部位和形态选择合适的内植物。

大多数钢板都可以用作桥接钢板。对于有固定角度的钢板，一种方法就是在骨折复位前先将钢板经肌肉下植入干骺端骨折块。然后就可以用钢板作为复位工具进行骨折复位。所有桥接钢板的共同特征是用一块长钢板作为一个骨骼外的夹板，方式与髓内钉在骨骼内支撑及外固定架在体外跨过骨折把持骨骼的一样。

桥接钢板，在治疗骨折时有 3 个优点：①通过避免与骨骼的接触减小了对骨折端血运的干扰，②为骨折端植骨提供了绝佳的通道。③它使钢板承受单纯牵张作用力。

手术中，桥接钢板的两端都牢固地固定到主要骨折块上，在每个主要骨折块的固定强度应掌握平衡。桥接骨折粉碎区域的长钢板，如果两端只有很短的长度固定到主要骨折块上，会承受很大的应力。由于弯曲应力被长节段的钢板所分担，单位区域承受的应力就降低，这样就减小了钢板断裂的风险。

钢板固定是一种分担骨骼所承受应力的骨折固定方式。钢板固定后肢体功能如肌肉力量、协调性和关节活动度得以保留的程度，依赖于钢板固定所能提供的稳定性。如果固定的生物力学和骨折的生物学合适，骨折即可愈合。

桥接钢板可以看作是髓腔外固定到两个主要骨折块的夹板。实际上复杂的骨折部位并不处理，只是用钢板将其桥接。恢复肢体的长度、对线和旋转，但不是对每个骨折块都要达到解剖复位。桥接钢板固定的理念是：通过钢板固定为骨折提供相对稳定性，同时保持骨折本身的生物学性能，希望骨痂迅速形成，骨折愈合。对所有的复杂性长骨骨折，如果髓内钉或普通钢板固定不合适，都可以选择桥接钢板技术。

目前钢板固定的理念是将骨折的生物学观念放在生物力学观念之前。这一进展使得内固定更灵活，依据每个骨折的"特点"更个体化。在进行复杂粉碎性骨折的外科治疗时，手术医生必须能够在不影响骨折血运的情况下将骨折复位，同时骨折的固定必须能够维持长度、对线和旋转，还需要为骨折愈合提供合适的生物学和力学环境。

（三）髓内钉

1. 扩髓髓内钉　由 Grosse 最早引入在髓内钉上附加锁定螺丝钉，增加了髓内钉的力学稳定性，同时还扩大了髓内钉的适应证，包括更近端和更远端的骨折以及复杂不稳定的骨折等。然而，如果骨折发生在更近端或更远端或骨折类型较复杂，固定的稳定性主要依赖于锁定螺钉而不是摩擦力。由于锁定螺钉可以控制短缩，使得骨的长度仍可得到有效维持。但是管状通用髓内钉的纵行槽沟降低了固定的旋转稳定性，可能会导致旋转不稳定，这在小直径的髓内钉尤为明显。

2. 非扩髓髓内钉　实心可锁定的小直径髓内钉也有广泛用途。由于无纵向槽沟，使得内植物的抗扭转强度明显增强，同时使其适应髓腔形状的能力降低。如果进钉点位置选择不佳，或髓腔的形状和半径与髓内钉不一致，就很难达到合适的固定。在股骨使用小直径髓内钉（如 9mm），髓内钉的强度必须增强，以便使内植物失败的危险降到最低限度。这两个要求（低刚度和高疲劳强度）可以通过改变材料而达到。高强度髓内钉可以使用 4.2/4.9mm 的大直径锁定螺钉（最初直径为 3.2/3.9mm）。横截面为实心的髓内钉其抗折弯强度不会明显增加，但它却有生物学优点。动物实验显示，与内有死腔的管状髓内钉相比，实心髓内钉的感染率相对较低。除此之外，中空髓内钉可使用导针，这可使髓内钉的插入更容易。

（四）外固定架

1. 生物力学方面　外固定架应提供足够的稳定性以维持骨折复位。手术医生应理解其生物力学原则，以正确应用外固定架获得合适的骨折稳定性。在每一个主要骨折块，至少在安全区植入 2 枚固定针，在每一个骨折块上，固定针的间距应尽量宽。如果软组织条件允许，固定针应尽量靠近骨折端，但不应穿入骨折端血肿内。如果计划进行延期内固定，固定针应避开可能的手术切口和手术入路（手术区）。连接杆应尽量靠近骨骼以增加固定稳定性。

2. 外固定架稳定性   取决于以下因素：①固定针距离骨折端的距离，越近越坚强。②植入每个骨折块的固定针的间距，越大越坚强。③外连接杆与骨骼的距离，越近越坚强。④外连接杆的数量，两个比一个坚强。外固定架的构型（强度从低到高）：单边 /V 形 / 双边或三角形。⑤外固定架联合有限内固定（拉力螺钉）；很少采用，因为不推荐混合应用弹性固定技术和坚强固定技术。

不稳定的外固定会延迟骨折愈合过程。但是，太坚强的外固定同样也会延迟骨折愈合过程，尤其是在开放骨折。有时需通过部分或完全负重和 / 或改变外固定架构型对原本非常稳定的固定进行动力化。

（张堃 马腾）

第四节   骨折及固定生物力学

骨是一种坚硬而复杂的材料，其力学特性稳固，承载着大部分身体的载荷并保护机体的器官不受冲击和破坏。生物力学研究主要从骨的材料力学和结构力学性能方面进行。在体外，当应变超过原长度的 2% 时骨皮质即发生骨折，而松质骨则要超过 7% 才骨折。在分析骨折类型时，根据负荷的方式可深入了解损伤的机制和可能伴有的损伤。负荷通常分为张力、压力、弯曲力、剪力、扭曲力或这些力的联合。

通过对外固定或内固定物力学分析可以监测骨折的愈合程度。因为随着愈合的发展，骨痂体积和刚度逐渐增大，分担越来越多的外力。此时在恒定负载下，内置固定物或外固定器承受的外力逐渐减小，形变量也随之减少。用来固定骨骼的装置承受负荷和变形力，很少发生如骨折那样的急性负荷断裂，但是，如果骨没有再生以帮助承受负荷，这些装置就会因疲劳而发生断裂，如图 11-4-1 所示。

骨折的一期愈合是 AO 理论体系的目标，可通过解剖复位后坚强内固定如加压钢板、螺钉及张力带来实现，骨折局部的微动消除，无骨痂形成。而经过长期大量的随访，应力遮挡、牺牲骨周围血运换取解剖复位等影响预后的因素推动了生物性接骨术（biological osteosynthesis，BO）理念的发展和成熟。BO 不强求解剖复位，更注重保护骨折部位血运，骨折的相对稳定。相对稳定下的骨折端在负荷下可发生微小的可恢复的移位，从而刺激骨痂形成。骨折固定的相对稳定固定和绝对稳定固定各有利弊，从骨外科的角度出发，术前计划时必须考虑内固定或外固定将承受的力和植入物的疲劳寿命。这一点对决定术后康复计划也是必需的。

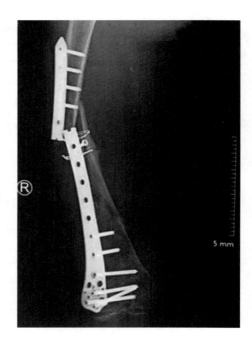

图 11-4-1   内固定断裂

股骨干钢板发生断裂，骨折断端旋转移位。

一、针和钢丝固定的生物力学

骨折固定的针、棒和钉之间具有生物力学差异。针仅能对抗对线变化，棒能对抗对线和移位变化，而钉则能对抗对线、移位和旋转的变化。克氏针和斯氏针通常既可用作临时性骨折固定，也可用作确定性骨折固定，比如克氏针张力带就是外科治疗髌骨骨折的经典方法。但由于它们对抗弯曲负荷的能力很差，当单独应用时并不符合仿生治疗，尤其在骨折断端具有明显再移位趋势时，应辅以支架或石膏。

钢针或钢丝通常适于固定干骺端或骨骺部的小骨折片，以及闭合复位后仍有移位的掌、指骨骨折，这些部位并未附着强大的肌腱，并不承受大量的应力。理论上讲，它能允许最大限度的骨再生。钢丝质软，可良好地贴附于皮质骨表面，钢丝固定可单独应用或与其他植入物联合使用，作为某些干骺端骨折以及一些弧形的骨折表面的确定性固定，以产生沿骨表面分布的张力，维持骨块的稳定（图 11-4-2）。

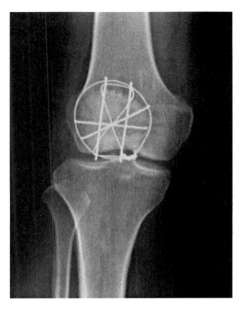

图 11-4-2　髌骨骨折术后利用克氏针和钢丝张力带固定髌骨骨折

二、螺钉固定

螺钉是一种复杂工具，由四部分组成：头、体、螺纹和尖。头部用来与螺丝刀连接，可有六角形、十字形、槽形等设计；头部也可用作螺钉对骨组织加压的对抗力量。体部或钉杆是螺钉头部与螺纹之间的光滑部分。螺纹是由根（芯）径、螺纹（外）径、螺距（两相邻螺纹间的距离）和它的导程（螺钉每转一圈进入骨组织的距离）确定的。骨质疏松的情况下，钉道对螺钉的把持力下降，选用较大的螺纹径的螺钉为宜；若骨组织坚硬而且更关心疲劳问题时，根径较大的螺钉对疲劳断裂有较大的抵抗能力（图 11-4-3）。

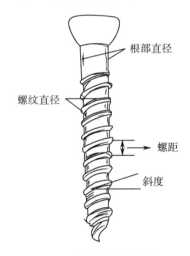

图 11-4-3　螺钉各部位组成

（一）机械螺钉

机械螺钉全长均有螺纹，可以自攻螺纹或需要在旋入前先攻出螺纹。目前绝大多数是自攻螺钉，尖端有一锐槽。当螺钉钻入时，锐槽可切出螺纹。机械螺钉钻孔大小至关重要；如孔太大将导致螺纹不能抓紧；如孔太小，则不能拧入螺钉或拧入时造成骨的碎裂。所选择的钻头应略小于减去螺纹后的螺钉钉杆直径。

（二）AO 螺钉

根据瑞士的 AO 小组发展的接骨技术和原则所设计的螺钉已被广泛应用。它的螺纹比机械螺钉更水平。

1. 皮质骨螺钉　皮质骨 AO 螺钉全长都有螺纹，有下列直径：4.5mm、3.5mm、2.7mm、2mm 和 1.5mm。皮质骨螺钉可用作位置螺钉，也可用作拉力螺钉。全螺纹的设计使得螺钉的抗拔出能力较强，但是其抗弯及抗断裂性能较弱，螺钉的螺纹与骨质的摩擦也会导致折断机会的增加（图 11-4-4）。

2. 松质骨螺钉　松质骨螺钉有 6.5mm 和 4mm 两种直径、螺纹长度有 16mm 和 32mm 两种。空心松质骨螺钉有 6.5mm、7.0mm、7.3mm 三种直径，螺纹长度有 16mm 和 32mm 两种。这类螺钉通常要用塑料和金属垫圈，以便重新连接撕裂韧带或通过为螺钉提供较大的压迫皮质骨的接触面来给骨折块加压。这种螺钉有较大的螺纹外径，可以更牢固地抓住较软的松质骨。但是因其螺纹（外）径较大，使其根（芯）径较小，其抗弯及抗断裂性能较弱（图 11-4-5）。

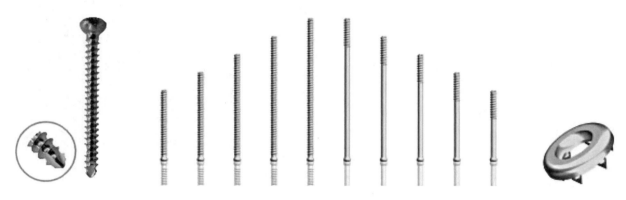

图 11-4-4　皮质骨螺钉　　图 11-4-5　松质骨螺钉及金属垫圈

3. 自攻自钻螺钉　自攻螺钉与皮质骨螺钉的大小相同，这些螺钉的尖端设计成一小的凹槽，利于骨屑的清除。受设计结构的影响，自攻螺钉抗拔出的力量较弱，最好用做外固定针。

4. 锁定螺钉　锁定螺钉是钉帽带有螺纹的自攻螺钉。这些螺钉需要精确的预钻孔，从而与钢板锁定达到紧密的固定，植入时需要特殊的改锥。锁定螺钉与钢板形成一成角固定装置，它的力学原理不是依靠钢板和皮质骨之间的压力，而是利用钢板和螺钉之间的稳定性及螺钉对骨的把持力。锁定螺钉与锁定钢板融为一体，每个螺钉都协调一致，弯曲产生的拔出力，被所有螺钉均匀承担，把持力大为增加（图 11-4-6）。

（三）螺钉固定技术

对于横形骨折或短斜形骨折，螺钉必须与钢板或其他类型的内固定联合使用。使用骨折块间加压技术比螺钉位置固定作用更受医师们的青睐。如果螺钉的全长都有螺纹，则只起螺钉的固定作用，除非近侧皮质扩孔，这样螺纹只抓住远侧皮质，当旋紧螺钉时就形成了经过骨折线的压力。如螺钉仅部分螺纹，靠近钉头的部分没有螺纹，则不用近侧皮质扩孔就可获得经骨折线的加压，但咬合的螺纹部不应跨在骨折线上，否则不可能在骨折块间加压。

1. 空心螺钉　与普通的拉力螺钉技术的最大区别在于用空心钻沿导针钻孔，使其理想的临时固定位置与确定性固定位置相同，空心螺钉导针的植入

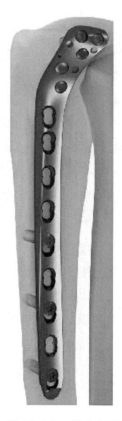

图 11-4-6　锁定螺钉与钢板固定骨折

不熟悉人体结构怎敢当医生！

——几代解剖学家集腋成裘，为你揭示人体结构的奥妙

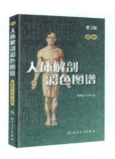

《人体解剖彩色图谱》（第 3 版／配增值）
——已是 100 万$^+$读者的选择
读者对象：医学生、临床医师
内容特色：医学、美学与 3D/AR 技术的完美融合

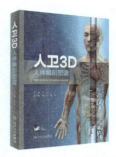

《人卫 3D 人体解剖图谱》
—— 数字技术应用于解剖学出版的"里程碑"
读者对象：医学生、临床医师
内容特色：通过数字技术精准刻画"系解"和
"局解"所需展现的人体结构

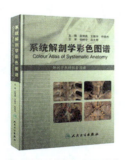

《系统解剖学彩色图谱》

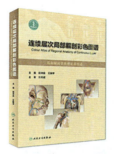

《连续层次局部解剖彩色图谱》
——"系解"和"局解"淋漓尽致的实物展现
读者对象：医学生、临床医师
内容特色：分别用近 800 个和 600 个精雕细刻的标本"图解"
系统解剖学和局部解剖学

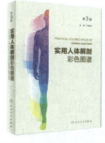

《实用人体解剖彩色图谱》（第 3 版）
——已是 10 万$^+$读者的选择
读者对象：医学生、临床医师
内容特色：通过实物展现人体结构，
局解和系解兼顾

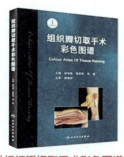

《组织瓣切取手术彩色图谱》
——令读者发出"百闻不如一见"
的惊叹
读者对象：外科医师、影像科医师
内容特色：用真实、新鲜的临床素材，
展现了 84 个组织瓣切取手术入路及
戈管的解剖结构

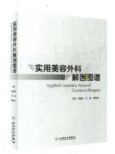

《实用美容外科解剖图谱》
——集美容外科手术操作与
局部解剖于一体的实用图谱
读者对象：外科医师
内容特色：用 124 种手术、176 个术
式完成手术方法与美学设计的融合

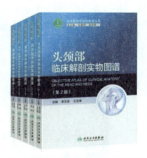

《临床解剖学实物图谱丛书》
（第 2 版）
——帮助手术医师做到"游刃有余"
读者对象：外科医师、影像科医师
内容特色：参照手术入路，针对临床
要点和难点，多方位、多剖面展现手
术相关解剖结构

临床诊断的"金标准"

——国内病理学知名专家带你一起探寻疾病的"真相"

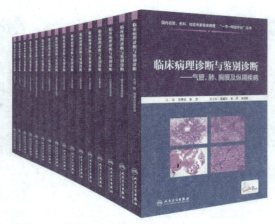

《临床病理诊断与鉴别诊断丛书》

——国内名院、名科、知名专家对临床病理诊断中能见到的几千种疾病
进行了全面、系统的总结，将给病理医师"震撼感"

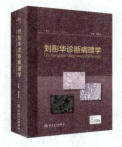

《刘彤华诊断病理学》
（第4版/配增值）

——病理科医师的案头书，二十年
打磨的经典品牌，修订后的第4版在
前一版的基础上吐陈纳新、纸数融合

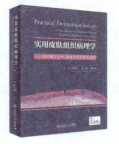

《实用皮肤组织病理学》
（第2版/配增值）

——5000余幅图片，近2000个二
维码，973种皮肤病有"图"（临
床图片）有"真相"（病理图片）

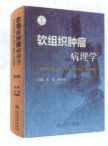

《软组织肿瘤病理学》（第2版）

——经过10年精心打磨，以4000
余幅精美图片为基础，系统阐述各
种软组织肿瘤的病理学改变

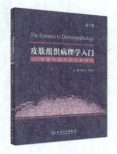

《皮肤组织病理学入门》（第2版）

——皮肤科医生的必备知识，皮肤
病理学入门之选

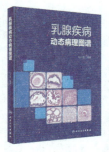

《乳腺疾病动态病理图谱》

——通过近千幅高清图片，系统展
现乳腺疾病病理的动态变化

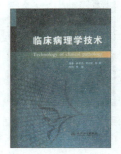

《临床病理学技术》

——以临床常用病理技术为单元，
系统介绍临床病理学的相关技术

第三轮全国高等学校医学研究生"国家级"规划教材

购书请扫二维码

创新的学科体系，全新的编写思路

授之以渔，而不是授之以鱼　　回顾历史，揭示其启示意义

述评结合，而不是述而不评　　剖析现状，展现当前的困惑

启示创新，而不是展示创新　　展望未来，预测其发展方向

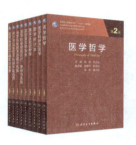

《科研公共学科》

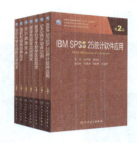

《实验技术与统计软件系列》

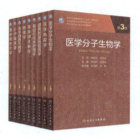

《基础前沿与进展系列》

在研究生科研能力（科研的思维、科研的方法）的培养过程中起到探照灯、导航系统的作用，为学生的创新提供探索、挖掘的工具与技能，特别应注重学生进一步获取知识、挖掘知识、追索文献、提出问题、分析问题、解决问题能力的培养

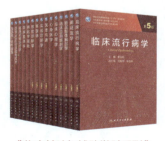

《临床基础与辅助学科系列》

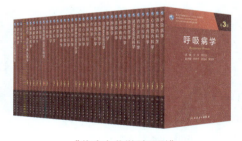

《临床专业学科系列》

在临床型研究生临床技能、临床创新思维培养过程中发挥手电筒、导航系统的作用，注重学生基于临床实践提出问题、分析问题、解决问题能力的培养

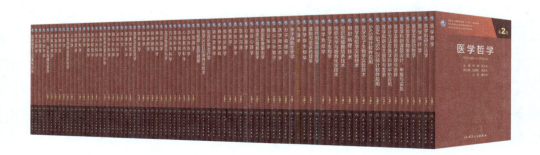

临床医生洞察人体疾病的"第三只眼"

——数百位"观千剑而识器"的影像专家帮你练就识破人体病理变化的火眼金睛

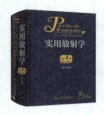

《实用放射学》
第 4 版

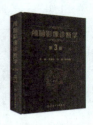

《颅脑影像诊断学》
第 3 版

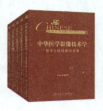

《中华医学影像
技术学》

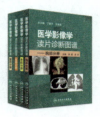

《医学影像学读片诊断
图谱丛书》

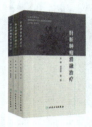

《中国医师协会肿瘤消
融治疗丛书》

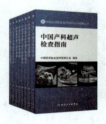

《中国医师协会超声医
师分会指南丛书》

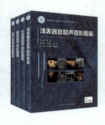

《中国医师协会超声造
影图鉴丛书》

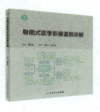

《导图式医学影像
鉴别诊断》

放射好书荟萃

超声好书荟萃

新书速递

书号	书名	定价	作者
34088	影像诊断思维（配增值）	139.00	居胜红，彭新桂
32207	实用肝胆疾病影像学	520.00	李宏军，陆普选
34439	医学影像解剖学（第 2 版／配增值）	89.00	胡春洪，王冬青
33451	同仁鼻咽喉影像学	138.00	鲜军舫，李书玲
32769	主动脉疾病影像诊断与随访	120.00	范占明
32771	腕和手运动损伤影像诊断（配增值）	128.00	白荣杰，殷玉明，袁慧书
33899	妇产经静脉超声造影图解（配增值）	229.00	罗红，杨帆
34787	介入超声用药查手册	159.00	于杰，梁萍
33900	超声引导肌骨疾病及疼痛介入治疗（配增值）	129.00	卢漫
33055	实用产前超声诊断学（配增值）	208.00	吴青青
33079	胰腺疾病超声诊断与病例解析	198.00	陈志奎，林礼务，薛恩生

"临床手绘手术图谱"丛书

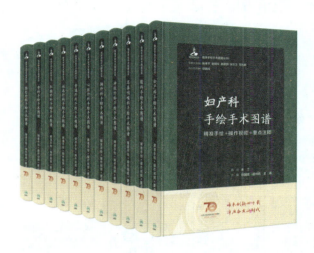

以手绘图为基础，文、图和手术视频相辅相成展现了医学与美学、基础与临床、纸质出版与数字出版的完美结合

书号	书名	作者
33651	泌尿外科手绘手术图谱——精准手绘＋操作视频＋要点注释（配增值）	徐国成，李振华，韩秋生
34375	心脏外科手绘手术图谱——精准手绘＋操作视频＋要点注释（配增值）	徐国成，张　永，韩秋生
33865	胸外科手绘手术图谱——精准手绘＋操作视频＋要点注释（配增值）	徐国成，杨雪鹰，齐亚力
34535	普通外科手绘手术图谱——精准手绘＋操作视频＋要点注释（配增值）	徐国成，罗英伟，韩秋生
33460	整形外科手绘手术图谱——精准手绘＋操作视频＋要点注释（配增值）	郭　澍，韩秋生，徐国成
33430	耳鼻咽喉科手绘手术图谱——精准手绘＋操作视频＋要点注释（配增值）	韩秋生，曹志伟，徐国成
33450	肛肠外科手绘手术图谱——精准手绘＋操作视频＋要点注释（配增值）	徐国成，李春雨
33382	神经外科手绘手术图谱——精准手绘＋操作视频＋要点注释（配增值）	徐国成，梁国标，韩秋生
33429	眼科手绘手术图谱——精准手绘＋操作视频＋要点注释（配增值）	韩秋生，张瑞君，徐国成
34374	骨科手绘手术图谱——精准手绘＋操作视频＋要点注释（配增值）	路磊，徐国成，韩秋生
33446	妇产科手绘手术图谱——精准手绘＋操作视频＋要点注释（配增值）	徐国成，孟祥凯，孟涛

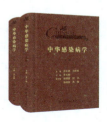

《中华感染病学》

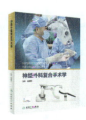

《神经外科复合手术学》

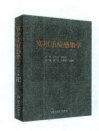

《实用重症感染学》

"治疗-康复-长期护理"服务链的核心

——全面落实《"健康中国2030"规划纲要》所提出的"早诊断、早治疗、早康复"

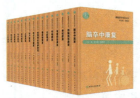

《康复医学系列丛书》

——康复医学的大型系列参考书，突出内容的实用性，强调基础理论的系统与简洁、诊疗实践方面的可操作性

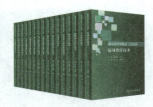

《康复治疗师临床工作指南》

——以临床工作为核心，对操作要点、临床常见问题、治疗注意事项进行重点讲述

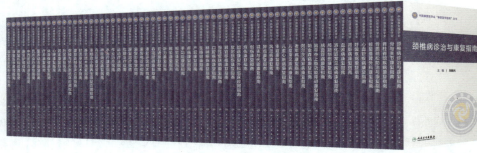

《中国康复医学会"康复医学指南"丛书》

——康复医学领域权威、系统的工作指南

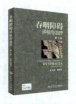

《吞咽障碍评估与治疗》
（第2版/配增值）

——八年酝酿、鸿篇巨制，包含大量吞咽障碍相关新知识、新技术、新理论

《康复科医生手册》

——全国县级医院系列实用手册之一，服务于基层康复医务工作者

《物理医学与康复学指南与共识》

——中华医学会物理医学与康复学分会推出的首部指南，提供规范系统的康复临床思路以及科学的临床决策指导

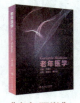

《老年医学》

——体现了老年医学"老年综合征和老年综合评估"的核心内涵，始终注重突出老年医学特色，内容系统权威

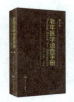

《老年医学速查手册》
（第2版）

——实用口袋书，可方便快捷地获取老年医学的知识和技能

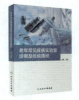

《老年常见疾病实验室诊断及检验路径》

——对老年人群的医学检验进行了严谨的筛查、分析及综合诊断

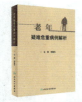

《老年疑难危重病例解析》

——精选老年疑难、复杂、危重病例，为读者提供临床诊治思辨过程以及有益的借鉴

"视触叩听"飞翔的翅膀

——国家行业管理部门和权威专家为你制定的临床检验诊断解决方案

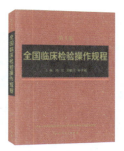

《全国临床检验操作规程》（第4版）

——原国家卫计委医政司向全国各级医院推荐的临床检验方法

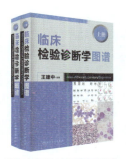

《临床检验诊断学图谱》

——一部国内外罕见的全面、系统、完美、精致的检验诊断学图谱

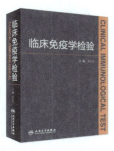

《临床免疫学检验》

——以国内检验专业的著名专家为主要编写成员，兼具权威性和实用性

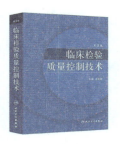

《临床检验质量控制技术》（第3版）

——让临床检验质量控制有章可循，有据可依

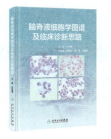

《脑脊液细胞学图谱及临床诊断思路》

——近千张高清细胞学图片，50余例真实临床案例，系统阐述脑脊液细胞学

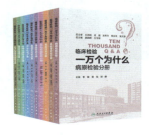

《临床检验一万个为什么丛书》

——囊括了几乎所有临床检验的经典问题

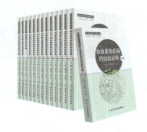

《常见疾病检验诊断丛书》

——临床医师与检验科医师沟通的桥梁

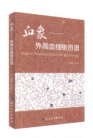

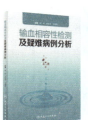

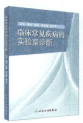

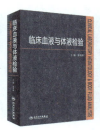

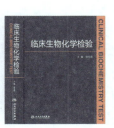

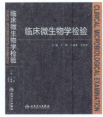

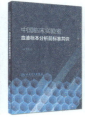

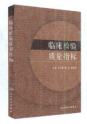

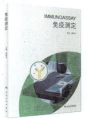

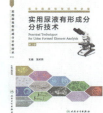

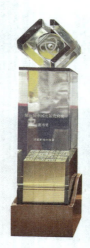

中华影像医学丛书 · 中华临床影像库

第五届中国出版政府奖获奖图书

编写委员会

顾　　问　刘玉清　戴建平　郭启勇　冯晓源　徐　克

主任委员　金征宇

副主任委员（按姓氏笔画排序）

　　　　　　王振常　卢光明　刘士远　龚启勇

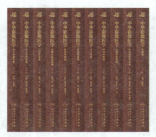

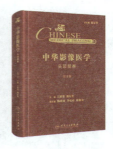

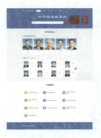

中华临床影像库

分卷	主编
头颈部卷	王振常　鲜军舫
乳腺卷	周纯武
中枢神经系统卷	龚启勇　卢光明　程敬亮
心血管系统卷	金征宇　吕　滨
呼吸系统卷	刘士远　郭佑民
消化道卷	梁长虹　胡道予
肝胆胰脾卷	宋　彬　严福华
骨肌系统卷	徐文坚　袁慧书
泌尿生殖系统卷	陈　敏　王霄英
儿科卷	李　欣　邵剑波
介入放射学卷	郑传胜　程英升
分子影像学卷	王培军

子库	主编
头颈部疾病影像库	王振常　鲜军舫
乳腺疾病影像库	周纯武
中枢神经系统疾病影像库	龚启勇　卢光明　程敬亮
心血管系统疾病影像库	金征宇　吕　滨
呼吸系统疾病影像库	刘士远　郭佑民
消化道疾病影像库	梁长虹　胡道予
肝胆胰脾疾病影像库	宋　彬　严福华
骨肌系统疾病影像库	徐文坚　袁慧书
泌尿生殖系统疾病影像库	陈　敏　王霄英
儿科疾病影像库	李　欣　邵剑波

了解更多图书
请关注我们的公众号

关注公众号
开启影像库 7 天免费体验

位置设计与内固定质量密切相关。手术时，有关螺钉旋入方向、临时性固定及所有螺纹仅把持对侧骨折块或皮质骨等方面的问题，仍必须遵循骨折块间拉力螺钉固定原则（图11-4-7）。

2.髋螺钉　用于固定各种类型的股骨颈骨折。早期髋螺钉的设计，如Jewett钉，是由固定在股骨头为并与固定在股骨上的侧板连接在一起的钉或螺钉构成的。更现代的设计是在侧板上有一套筒，允许钉或螺钉在其内滑动，以适应骨折愈合过程中不可避免的塌陷。加压髋螺钉遵循张力带原则，即螺钉位于张力侧承受张力，在骨折部位的骨承受压力。侧板和螺钉或钉之间的角度决定了这些装置承受的弯曲力矩，以及疲劳强度。生物力学研究显示，角度较大而力臂较短产生的力矩小于角度较小而力臂较长产生的力矩。

三、钢板螺钉固定

对骨折的钢板螺钉固定一直进行着设计上的改良和完善。Pauwels首先在骨折和骨不愈合的固定方面定义和应用了张力带原则。这一技术的原理是偏心负荷下骨的凸侧产生的张力

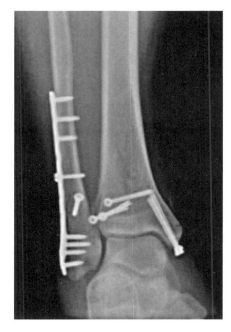

图11-4-7　踝关节骨折术后拉力螺钉技术固定内踝及后踝骨折

转变为压力，其办法是在骨的张力侧（或凸侧）跨过骨折处放置一个张力带（固定钢板）。这样张力受此处张力带的对抗作用而转变为压力。钢板如放置在骨的压力侧（或凹侧）则会弯曲、疲劳和断裂。所以，应用张力带钢板固定的一个基本原则是必须把它放置在骨的张力侧。钢板螺钉应用时，张力带原则和轴向加压原则常联合运用以促进骨折的愈合（图11-4-7）。

钢板按其性能分为普通钢板和加压钢板两种，后者有椭圆孔（静力加压）和自身加压钢板（动力加压）及多种特制规格钢板。现举几种常用的钢板种类如下：①直形长钢板，多用于长骨干骨折。选择钢板的长度应是断骨直径的四五倍。②成角尖形钢板，多用于股骨髁上骨折或股骨转子间切骨。③成角钢板，用于长骨截骨矫形术。④转子钢板，用于股骨颈骨折转子间截骨术后内固定。⑤三叉形钢板，用于髁部Y形或T形骨折。⑥加压钢板，较普通钢板宽厚，使用时配以加压皮质骨螺钉，对骨折端产生加压作用及坚强固定作用。

四、髓内钉固定

髓内钉内固定技术更符合仿生治疗原则。髓内针本身比较坚实牢靠，术后可以少用或不用外固定，有利于伤肢的早期活动锻炼；相较于接骨板等固定方式，无须等待骨折完全愈合即可负重锻炼；皮肤切口较小，骨膜剥离范围有限，损伤较小，髓内钉可以达成闭合复位内固定的效果。对于胫骨等难愈性骨折的固定有较好效果（图11-4-8）。髓内钉嵌入髓腔，可以达到牢靠的内固定，能够避免旋转、侧移及成角移

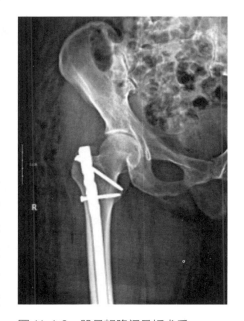

图11-4-8　股骨粗隆间骨折术后

位的发生。髓内钉系统还可以在骨折端愈合缓慢或骨不连时，采取动力化以促使骨折愈合，这是接骨板无法做到的。

髓内钉固定有其局限性，对于干骺端及关节面的骨折无能为力，适应证不及接骨板内固定。髓内钉在固定时可造成髓腔压力增大，脂肪栓塞发生率较一般内固定更高。髓内钉固定对旋转移位的纠正较切开固定更为困难，容易出现旋转移位。老年病人骨质疏松，皮质薄，髓腔大，股骨髓腔直径可达 15 毫米（青年最窄的仅 6～7 毫米），股骨前外方弯度增大，髓内针固定不牢靠，并发症多，须慎用。

髓内钉的选择：必须选择粗细、长短合适的髓内钉，才能发挥充分的固定作用。髓内钉的长度可按健侧骨测量的长度，适当减短 4～6 厘米，宽度则可比 X 线显示的髓腔最窄处的直径小 1 毫米（股骨小 2 毫米）左右。术中可直接将髓内钉插入髓腔狭窄部试验，但遇有阻力不可勉强插入，以免造成骨质劈裂或拔出困难。一般应选择与该段直径一致或稍宽一点的髓内钉，以达到最大的横断面弹性固定作用。

五、外固定

骨外固定器既是固定骨折的装置，其原理是利用平衡力，使钢针形变产生的力作用在骨折断面，使骨折端纵向受力，稳定骨折部位。该法最大的优势是在固定骨折端时又保证了局部的血液循环。为骨折的愈合在生物学及力学角度创造了有利的条件。尤其在治疗开放性骨折时，该法可以有效解决伤口处理和骨折固定这一对矛盾。

1. 单边型　该类型的特点为螺钉只从对侧皮质骨穿出，采用连接杆在肢体一侧把露在表皮外的顶端进行连接并加以固定。常见的类型有 Hoffmann、Judet 等外固定器。从力学角度分析，平行的固定方法不如其他方式稳定；单边构形造成的骨断端的受力为偏心受力，只能满足骨折冠状面上的加压，其抗扭转、抗弯曲力差（图 11-4-9）。

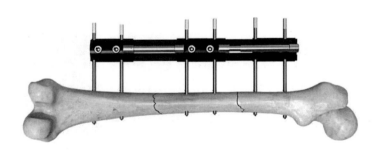

图 11-4-9　单边型外固定架

2. 双边型　该类型的特点是螺钉贯穿骨和对侧皮肤与软组织，用连接杆分别于肢体两侧把钉端加以连接并进行固定。常见的类型包括 Chamley 和 Anderson 外固定器。与单边型相比骨断端两侧的受力呈对称性，骨折断端处的稳定性有所加强。但双边支架的进针要求更高，稍有偏差会造成两侧连接不协调以至于力学稳定性差。

3. 三角型　较单、双平面外架构型稳定，且可通过全针与半针相结合的形式以 2～3 平面固定，此类构型的外固定装置力学稳定性较好，但安装复杂，调节性较差（图 11-4-10）。

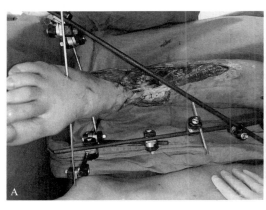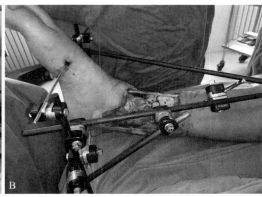

图 11-4-10　三角型外固定架

A. 正位观；B. 侧位观。

4. 全环型　该类型的特点是呈全环包围整个患肢，多针以一定角度组成交叉固定，构成多平面，承受张力的克氏针可提供良好的力学稳定性。其典型为 Ilizarov 外固定器。Ilizarov 技术结合骨搬移治疗使得固定、植骨和组织修复通过一期手术均可实现，且力学性能稳定，可早日促进骨折的愈合；不足之处是体积庞大、繁杂、笨重，且操作较复杂，骨针放置较多（图 11-4-11）。

5. 半环型　该类型的特点是能够从多向穿针，牢固可靠、稳定性高。典型即是半环槽式外固定器。以 Fisher 外固定器为代表。该装置在 Ilizarov 外固定器基础上改进，不仅在力学方面在保证三维方向稳定性，并且简化了模型装配的复杂程度（图 11-4-12）。

6. 混合型　以 Vidal-Adrey 式、夏和桃组合式外固定装置为代表，可根据临床需要自由组合成多种构型，为不同类型的骨折固定、肢体矫形等提供最优解决办法。但构型不同，稳定效果各异，缺点因构型而异（图 11-4-13）。

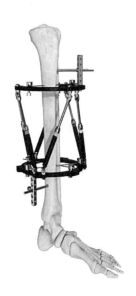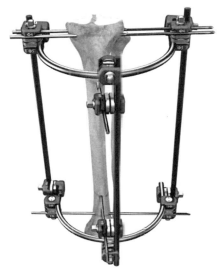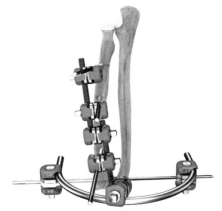

图 11-4-11　全环型外固定架　　图 11-4-12　半环型外固定架　　图 11-4-13　混合型外固定架

（张正平　曹心浩）

第五节　儿童骨折仿生复位固定原则

　　骨折在儿童时期较为常见，文献表明有超过 40% 男孩和 25% 的女孩在 16 岁之前有过骨折的病史，特别是在青春期男孩更为常见。儿童骨折与成人有许多相似之处，但因儿童处于生长发育期，不同年龄段的儿童处于生长发育的不同阶段，因此儿童骨折在诊疗原则及预后均与成人有诸多不同，也就是说"儿童不是成人的缩小版"！和所有骨折的治疗原则一样，终极治疗目标为骨折的解剖复位或者功能复位，也即骨折仿生治疗中的形态仿生与功能仿生，使患者尽快恢复到骨折以前的状态，融入正常的生活学习中去。儿童骨折仿生治疗主要聚焦于骨折的形态仿生与功能仿生，恢复骨与关节正常的解剖形态，避免出现生长发育畸形。

　　近十多年来，儿童骨折复位与固定的理念发生了巨大的变化。对于儿童所有关节内骨折，必须取得解剖复位方可获得良好的治疗效果，达到所谓的功能仿生。而对于关节以外的（干骺端与干部）骨折，采用保守治疗使骨折达到功能复位即无须解剖复位，同样也可以获得功能仿生。但是随着社会的快速发展、骨科固定材料与诊疗技术的日新月异，同时为了使患儿能够更早的进行康复训练、更快的返回学校学习，对于一些骨干部或者干骺端骨折通过系列微创的手术技术同样可达到前述目的。本节将从以下四个方面对儿童骨折的仿生复位固定原则进行阐述。

一、儿童骨骼的解剖与骨折特点

　　儿童长骨由骨骺、骺板、干骺端及骨干部等四部分组成（图 11-5-1）。骨骺为长骨远端的二次骨化中心，通过骺板与干骺端相连，外有肥厚的骨外膜覆盖，接触面呈乳头状结构。有生物力学试验表明通过轴向 2 447N 的外力可使骨骺与干骺端分离，但是如果环形切断肥厚骨外膜的话，使用 529N 的外力便可发生经骺板的骨骺分离，同时也间接证实了骨外膜可靠的固定作用。因此儿童骨外膜较成人肥厚、质韧且不易断裂，骨膜是否完整取决于骨折的移位程度，一旦骨折移位便发生骨膜破裂，同时骨膜的铰链作用有助于或者也可妨碍骨折的复位。

　　骺板也即生长板，系连接骨骺与干骺端之间的软骨层，其是骨骼纵向生长的源动力；骺板微观层面由静止细胞层、增生细胞层、肥大细胞层及软骨内成骨层组成。儿童生长板中富含大量的透明软骨，外伤后会影响生长板的厚度甚至导致经骺板的骨骺分离，生长板的永久性损伤会导致长骨的成角与短缩畸形。儿童长骨干部或者干骺端内哈弗斯管占皮质骨的比例较大，其骨骼呈多孔状，骨骼质地较成人柔韧，因此更能耐受致伤应力所致的损伤；同时皮质骨内的孔状结构可以限制骨折线的延伸与走行，这些骨骼的孔状结构也可减缓长骨的压缩与变形。Poland 等首先通过生物力学实验证实，外力容易导致儿童经骺板的骨折、但是很难造成关节的脱位，因此其认为关节周围韧带的强度明显强于骺板。

　　基于前述儿童骨骼特殊的解剖结构与生物力学特点，使其发生有着不同于成人的骨折类型，比如竹节状骨折、外伤性长骨弯曲畸形、青枝骨折及完全骨折等；因外伤应

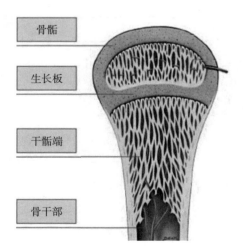

图 11-5-1　儿童长骨组成示意图
由骨骺、生长板、干骺端及骨干部组成。

力方向及大小的不同，可导致螺旋形骨折、斜形骨折、横断骨折及蝶形骨折等。儿童骨骼富含大量的胶原纤维，故少见粉碎性骨折；同时儿童容易发生骨骺分离而非关节的脱位。儿童处于生长发育的活跃阶段、骨骼的重塑能力强大，生长发育在很大程度上为骨骼重塑创造了条件，年龄越小塑形效果越佳，同时若骨折成角的方向与关节平面邻近或者与关节的活动相一致，塑形效果会更好。骨折错位愈合后的隆起部可借助骨外膜的吸收而矫正，凹陷部可借助骨膜的新生成骨而填平。儿童很少有骨不连的发生，与其骨膜成骨活跃且局部血运丰富有关，儿童骨不连的发生多有医源性因素存在。

二、骨骺损伤

儿童骨骺损伤占所有儿童骨折的四分之一左右，骨骺损伤也可继发于感染、肿瘤或者缺血等。骨骺损伤有多种分型系统，最为简单且广泛使用是 Salter-Harris（S-H）分型系统。根据骨折线的走向及是否累及干骺端分为五型，S-H Ⅴ型骨骺损伤较为少见。S-H Ⅰ、Ⅱ型骨骺损伤骨折线通过生长板的肥大细胞层，因此骨骼的生长发育几乎很少受到影响，治疗采用手法复位及石膏外固定便可以达到骨折的结构与功能仿生；S-H Ⅲ、Ⅳ骨骺损伤因骨折线累及骺板的生长细胞层且骨折线通向关节面，因此需要切开复位及空心螺钉固定，以达到骨折的形态仿生，降低日后骺板早闭与骨桥形成的风险，避免长骨成角与短缩畸形的发生。

多数的骨骺损伤可迅速愈合，畸形能够完全塑形，骨骼生长发育正常。大约 1% 左右的骨骺损伤可造成骺板骨桥的形成，导致生长停滞；骨桥面积小于 10% 者，可以自行溶解吸收，不会导致生长发育畸形。与中心型骨桥相比，周围型骨桥易于造成生长停滞；中心型骨桥可以造成长骨远端的鱼尾状畸形，引起生长缓慢而非生长停滞。骨桥形成多继发于 S-H Ⅲ、Ⅳ 及 Ⅴ 型骨骺损伤，预防骺板骨桥形成最好的办法是对 S-H Ⅲ、Ⅳ 骨骺损伤解剖复位，选择切开复位空心螺钉固定；如果必须经过骺板固定，应当选择使用细而光滑的克氏针。骨桥形成后应每间隔 4~6 个月对患侧及健侧进行影像学检查，评估肢体的长度及关节走向角的变化，薄层 CT 扫描可以用来判断骨桥的位置及面积大小。骺板骨桥形成后可能会造成长骨的成角与短缩畸形，给患者生活学习产生严重影响，生长停滞产生的肢体畸形仍是儿童骨折仿生治疗的重要范畴。只有纠正了长骨的成角与短缩畸形，患者才有可能恢复到正常的生活与学习状态，完成骨骼的形态与功能仿生。

对于骨桥面积小于骺板的 50% 且患者有两年以上生长潜力者可行骨桥切除术，骨桥切除术后可能会部分或者完全恢复骨骼的生长潜力。对于成角畸形超过 10° 以上者因单纯骨桥切除无法矫正已有的畸形，应该同时考虑行截骨矫形或者半骨骺阻滞术；截骨矫形术不仅可以纠正已有的成角畸形，同时也使骨桥切除更为容易操作。进行骨桥切除前必须进行详细的术前计划与评估，临床评估包括肢体短缩与成角畸形的程度；利用全长位 X 线片测量患肢较健侧的短缩值，确定患儿的骨龄及通过平片测量畸形的严重程度；利用 CT 或者 MRI 来评估骨桥在矢状面与冠状面大小及位置，或者应用 3D 打印导板技术使得术前评估与矫形更加精准。手术切除前确认骨桥的精确部位和面积大小，根据骨桥的位置选择手术入路。手术中需要空气磨钻、生理盐水、良好的照明以及 C 形臂等。

术中利用 C 形臂标记骺板的部位，如果有截骨术的指征，可通过截骨端或者干骺端开窗直达骨桥部位。C 形臂引导下，利用空气磨钻钻开直径大约 1 厘米左右的骨窗并向骨桥部位延伸，确定骨桥周围正常的骺板，轻柔清除骺板上的松质骨并辨认骨桥周围的正常生长板，确认骨桥并切除，最后取切口周围的皮下脂肪组织填充于骨桥切除术后的缺损区域。关闭伤口行石膏制动并定期随访观察。

三、复位原则

儿童骨折是否必须达到形态仿生或者解剖复位尚存争论、指征复杂，需要精准的判断，同时不同部位的骨折固定复位原则不同。

干骺端 - 骨干部骨折：年龄越小、塑形能力越强，通常 10 岁以下的儿童可以期待明显的畸形塑形；越靠近骨端畸形的塑形能力越强，前臂远端骨折的塑形能力明显优于骨干部。同时矢状面的塑形能力强于冠状面，旋转或者横断面畸形虽有可塑形，但是程度存在争议；与邻近关节活动平面一致的畸形会塑形消失或者耐受性更好，位于生长迅速且潜力巨大的骺板附近的畸形塑形能力惊人，例如肱骨近端骨折拥有强大的塑形能力。骨折塑形一般在 5~6 年之内完成，但是绝大部分发生在骨折后第一二年之内。

骨骺骨折：如前所述，对于 S-H Ⅰ、Ⅱ 骨骺骨折可以按干骺端骨折的治疗原则进行处理；而 S-H Ⅲ、Ⅳ 骨折应该进行解剖复位空心螺钉固定以预防骨桥形成。

关节内骨折：儿童关节富含软骨，弹性较好，与成人相比不易损伤，儿童关节内骨折的治疗原则仍应用 2mm 法则。一般情况下可以接受移位小于 2mm 的关节内骨折，大于 2mm 者考虑切开复位内固定。MRI、CT 检查与普通平片相比，往往会显示更大的关节内骨折移位。

切开复位指征：切开复位的手术适应证随着时间而有所变化，其受到社会发展、医疗条件及经济因素等的影响而大有不同。一般情况下对于所有年龄段的肱骨外髁骨折、S-H Ⅲ 或者Ⅳ骨骺损伤、多发骨折及移位的关节内骨折、生长终末期的三平面骨折、10 岁以上的股骨干骨折及移位的前臂中段骨折等均建议切开复位内固定，以恢复骨折正常的解剖形态进而达到功能仿生。

四、骨折固定

随着社会生活节奏的不断加快，医疗技术的进步以及患者尽快重返学习的愿望等，越来越多的儿童骨折进行了复位内固定；儿童有着与成人不同的内固定应用原则，可以使用石膏结合稀疏内固定，尽量避免经骺板的固定，光滑克氏针除外；当然还有近年来广泛使用的髓内固定技术，包括弹性髓内钉、青少年交锁髓内钉以及系列仿生内固定产品等。

石膏固定：手法复位石膏固定仍然是一些儿童骨折的首选治疗，近年来出现的人工合成材料易于操作且安全性好而广泛使用。石膏固定可以单独使用也可与稀疏内固定联合使用。石膏固定相对安全且廉价，容易为儿童所接受。石膏分为熟石灰石膏及纤维玻璃石膏两种；前者价格便宜、易于塑形，后者相对昂贵但质地较轻，也可防水，放射线容易穿透；当然有时候两者也可以结合使用。骨折复位后固定石膏可以进行满意的塑形，使得石膏更加贴附，也可减少压疮的发生；石膏固定可以有多种形式，比如石膏托或者管型石膏等。

交叉克氏针固定：闭合复位交叉克氏针固定是目前肱骨髁上骨折首选的治疗方法（图 11-5-2），还有一些其他的干骺端骨折也可使用。固定克氏针应该彼此分开，在骨折平面间隔越远相对越稳定；克氏针不应在骨折平面交叉，否则无法控制旋转、固定不牢靠。克氏针固定后均应辅以石膏托或者管型石膏等。克氏针尾部折弯剪断以防止移位，且通常留置于皮肤外面、方便取出。如果必须穿骺板固定时应该使用细而光滑的克氏针。

弹性髓内钉固定：20 世纪 70 年代，弹性髓内钉技术首次用于治疗儿童股骨干骨折获得成功，并逐渐扩大其应用范围用于治疗儿童四肢的长骨干骨折（图 11-5-3）。弹性髓内钉技术的优点是：闭合整复骨折，保护了骨折周围的软组织陈丽和血运，骨折愈合快；利用其弹性和双 C 支架，骨干周围的肌肉构成软组织框架，达到相对稳定的生物学固定；不损伤长骨干两端的骺板，住院时间

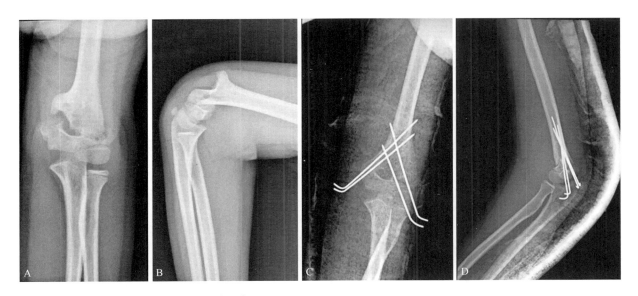

图 11-5-2　10 岁男孩，屈曲型肱骨髁上骨折

A. 肘关节正位示肱骨髁上骨折、骨折断端旋转移位　B. 侧位示骨折远端向掌侧及近端移位；C、D. 闭合复位交叉克氏针固定，基本达到肱骨远端的形态仿生。

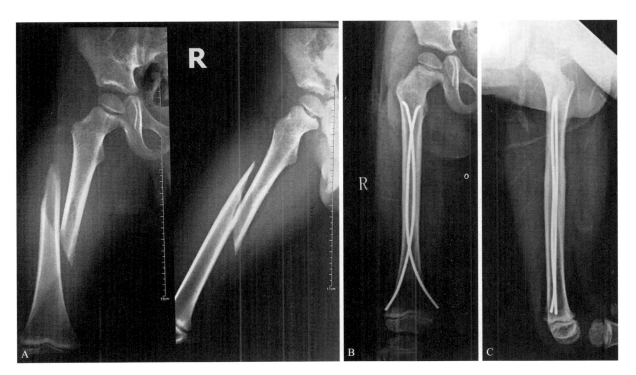

图 11-5-3　7 岁男孩，股骨干中段螺旋形骨折

A. 股骨干中段骨折，断端呈长螺旋形，骨折移位明显；B. 闭合复位后弹性髓内钉固定正位片；C. 术后侧位像，骨折解剖复位。

短、利于早期返校复学。因此，该技术是一种微创、安全、有效、并发症较少的内固定方法。目前弹性髓内钉技术在国内外已成为儿童四肢长骨干闭合性骨折治疗的首选方法。

生物可吸收材料：利用多聚羟基乙酸或者多聚丙交酯等制成的生物可吸收钉（棒）是儿童一些特殊部位骨折的另一种固定选择；其设计精细再配合石膏可以提供牢靠的骨折内固定，对骨折愈合干扰较小且无须二次手术取出。

交锁髓内钉：对于大龄儿童或者青少年股骨干骨折可以选择扩髓的交锁髓内钉技术，其可以避免使用弹性髓内钉带来的骨折再次成角或者移位的风险。最早的髓内钉系统从梨状窝进钉，有可能会导致股骨头的缺血坏死；对于骺板尚未闭合的患者，因其股骨头仅通过开放的骺板供应血运，更易发生股骨头的缺血坏死。目前新一代仿生的股骨髓内钉系统近端设计有 7°~ 12° 的外偏，可经大粗隆外侧植入，完全可以避免损伤环绕股骨颈基底供应股骨头的血运，降低股骨头坏死的风险（图 11-5-4）。

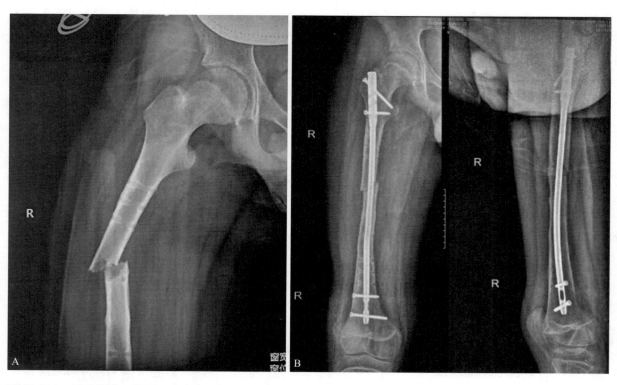

图 11-5-4　13 岁男孩，股骨干中上段骨折

A. 股骨干中上段骨折，骨折横断、外侧成角移位；B. 闭合复位仿生青少年交锁髓内钉固定，骨折解剖复位、内固定物植入标准。

外固定架：对于并发严重软组织损伤的长骨骨折是较好的选择，便于伤口的换药及软组织护理；但是其有并发钉道感染及骨折愈合慢等问题。有时在去除外固定架后应用石膏保护下鼓励患者负重下地活动以预防再骨折的发生，骨折愈合牢靠后可去除石膏。

接骨板：对于儿童多发骨折可以使用钉板系统以稳定骨干骨折。钉板系统的使用多需要较大范围的软组织剥离，较长的手术瘢痕；同时应避免跨生长板固定。当然钢板远端螺钉的应力集中增加了再骨折的风险。对于长骨的粉碎性骨折，经皮肌肉下桥接钢板也可使用，其同样是一种微创技术、软组织损伤较小，无须切开骨膜，间接达到骨折的功能复位与形态的仿生。

因此，儿童骨折复位与固定的仿生治疗是一种新的治疗理念，恢复骨骼正常的解剖形态与生理功能最适合于儿童，肢体功能一般也会达到最佳状态。如果应用仿生理念对儿童骨折进行治疗的话，那么患者骨折以前的解剖形态和生理功能便是最好的仿生对象。但因儿童骨骼肌肉系统处于不断的生长发育中，塑形能力强大，且儿童有其特殊的解剖特点，最佳的仿生治疗方案仍在不断的探索之中。

（颉强　吴永涛）

参考文献

[1] 郝定均，杨俊松，刘团江，等. 骨科仿生治疗学——骨科学发展的永恒追求 [J]. 中华创伤杂志，2021，37（10）：5.

[2] 刘庆军，陈卫，黄国锋，等. 我国创伤骨科发展现状 [J]. 中国骨与关节损伤杂志，2021，36（10）：1117-1120.

[3] 从飞，范金柱，宋涛，等. 切开复位克氏针张力带与闭合复位经皮空心钉内固定治疗髌骨骨折的疗效比较 [J]. 中国骨与关节损伤杂志，2017，32（03）：259-261.

[4] 徐达强，孙培栋，王建，等. AO 松质骨拉力螺钉和组合松质骨拉力螺钉加压固定的生物力学 [J]. 中国医学物理学杂志，2016，33（1）：103-105.

[5] 卿忠，徐超，支力强，等. 以臀大肌止点为参考标识置钉在股骨颈骨折闭合复位空心钉内固定术中的应用 [J]. 中国骨与关节损伤杂志，2021，36（10）：1019-1022.

[6] 蔡成阔，石博文，计国旗，等. 环形外固定架对长骨斜形骨折断端固定效果的生物力学研究 [J]. 中华骨科杂志，2021，41（22）：1640-1646.

[7] Rockwood CA, Green DP, Bucholz RW, et al. Rockwood and Green's Fractures in Adult. 4th ed. Philadelphia New York: Lippincott-Raven; 1996. Returns From the Era of Precision Medicine[J]. Jama, 2020, 323(2): 109-110.

[8] Buckley RE, Moran CG, Apivatthakakul T. AO Principles of Fracture Management[M]. 3rd Ed. Stuttgart: Thieme Medical Publishers, 2018: 5.

[9] Zhuang Y, Lei JL, Wei X, et al. Surgical treatment of acetablum top compression fracture with seagull sign[J]. J Orthop Surg, 2015, 7(2): 146-154.

[10] Sjöholm P, Sundkvist J, Wolf O, et al. Preoperative Anterior and Posterior Tilt of Garden I - II Femoral Neck Fractures Predict Treatment Failure and Need for Reoperation in Patients Over 60 Years[J]. JEJS Open Access, 2021, 6(4): e21. 00045.

[11] Hu H, Cheng J, Feng M, et al. Clinical outcome of femoral neck system versus cannulated compression screws for fixation of femoral neck fracture in younger patients[J]. Journal of orthopaedic surgery and research, 2021, 16(1): 370.

[12] Park KC, Song YS. The Current Concepts in the Management of Open Fractures[J].

Journal of the Korean Orthopaedic Association, 2018, 53(1): 9-18.

[13] Colanese J, Jeremy J. McCormick, et al. Comparison of Total Ankle Replacement and Ankle Arthrodesis During the Recovery Period[J]. Foot & Ankle Orthopaedics, 2017, 2(3): 78-85.

[14] Claireaux H, Goodall R, Hill J, et al. Multicentre collaborative cohort study of the use of Kirschner wires for the management of supracondylar fractures in children[J]. Chin J Traumatol, 2019, 22(5): 569-574.

第十二章
上肢骨折外科仿生治疗

第一节　肩部骨折的复位固定术

一、肩部骨折的应用解剖学和生物力学

肩部主要的骨性结构有锁骨、肩胛骨、肱骨近端。锁骨为 S 状弯曲的细长骨，位于皮下，锁骨可区分为一体两端，中间部分是锁骨体，内侧端粗大，与胸骨柄形成胸锁关节；外侧端扁平，与肩胛骨的肩峰形成肩锁关节。肩胛骨是三角形扁骨，介于第 2~7 肋之间，分为两个面、三个角和三个缘。肩峰与锁骨形成肩锁关节，肩胛盂与肱骨头形成盂肱关节。肩关节为全身最灵活的球窝关节，可作屈伸、内收外展、旋转及环转运动。肱骨近端包括肱骨头、大结节、小结节及干骺端，大小结节形成结节间沟，肱骨头与大、小结节之间的部分称为肱骨解剖颈，大、小结节之下的部分称为肱骨外科颈，肱骨头与肱骨干形成约 130°~135° 的颈干角；而肱骨头向后倾斜与肘关节形成 20°~30° 的后倾角。

肩关节的韧带有喙肩韧带、盂肱韧带和喙肱韧带，各韧带有限制肩关节的活动，阻止肱骨头脱位的功能。肩锁关节的韧带有：肩锁韧带，控制肩锁关节水平方向的稳定；喙锁韧带控制肩关节垂直方向上的稳定。肩关节的血液供应主要来自锁骨下动脉及腋动脉的分支。肩关节为多条神经支配，肩胛下神经分布于关节囊的前面，胸外侧神经主要分布于关节囊的上面，肌皮神经（C_5~C_7）的关节支分布于关节囊的前面，肩胛上神经的关节支分布于关节囊的后面，腋神经（C_5~C_7）的关节支主要分布于关节囊的下面及结节间沟等；另外，来自 C_5~C_7 的多条神经根分支组成的神经支配肩部肌肉的活动。

二、锁骨骨折

（一）损伤机制及分型

锁骨骨折是全身最常见发生的骨折之一，占全身骨折的 5%~12%，各种年龄均可发生，但多见于青壮年及儿童，常为锁骨中段骨折。锁骨骨折常发生于间接暴力，常见的受伤机制是侧方摔倒，手掌、肘部或肩部着地，传导暴力冲击锁骨发生骨折。直接暴力常常从前方或上方作用于锁骨，导致横形骨折或粉碎性骨折，但较少见，粉碎性骨折块向下移位，有引起臂丛神经及锁骨下血管损伤的可能，开放性锁骨骨折少见。

目前常用的锁骨骨折分型为 Allman 分型：Ⅰ组为中 1/3 骨折，Ⅱ组为外 1/3 骨折，Ⅲ组为内 1/3 骨折。Neer 将 Allman 分型的Ⅱ组分为三型：Ⅰ型为骨折位于喙锁韧带近端或远端，骨折无移位，喙锁韧带完整；Ⅱ型为近端的锥状韧带断裂而远端的斜方韧带完整（Rockwood 又细分为Ⅱa

型和Ⅱb型）；Ⅲ型为经肩锁关节的骨折。另外，锁骨骨折还有 AO 分型，不常用。

（二）临床表现

锁骨位置表浅，骨折后主要表现为局部肿胀、皮下淤血、压痛或有畸形，畸形处可触到移位的骨折断端。疑有锁骨骨折时需摄 X 线片确定诊断，必要时行双肩负重时的正位照片，以判断喙锁韧带损伤情况。胸锁关节及肩锁关节内的骨折，有时需进行 CT 及 MRI 检查才能精确的判断。锁骨后方有臂丛神经及锁骨下血管通过，对于锁骨骨折病人，应常规检查患肢神经功能及血供情况，避免漏诊。

（三）锁骨骨折的外科治疗

1. 手术适应证　从仿生治疗的角度来说，手术的目的是使移位的锁骨尽可能恢复到伤前的解剖形态，从而最大限度的恢复患者功能。外科治疗适用于以下情况：①开放骨折；②有穿破皮肤危险的难以复位的骨折；③多次复位后难以维持稳定，影响外观；④骨折移位≥2cm；⑤合并血管神经损伤；⑥陈旧骨折不愈合；⑦有移位的锁骨外 1/3 骨折；⑧合并上肢悬吊复合体（SSSC）损伤；⑨特殊病人不能耐受石膏固定。

2. 内固定方法　锁骨的入路有上方入路和前方入路两种，特殊情况下可使用微创有限切口（如弹性髓内钉固定）。锁骨中段的骨折，常采用钢板固定，尽可能保证两端均有 3 枚螺钉通过 6 层皮质固定（图 12-1-1）。锁骨外 1/3 处骨折时，可采用张力带钢丝或 T 形钢板，并应修复喙锁韧带，也可采用锁骨钩钢板进行固定（图 12-1-2）。锁骨钩钢板常见的并发症有脱钩、翼状肩、肩峰下骨质溶解、肩峰撞击、应力性骨折等。锁骨钩钢板也可用于肩锁关节脱位固定。

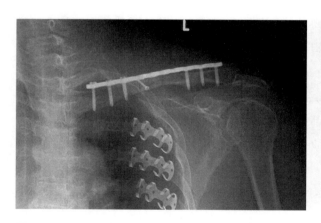

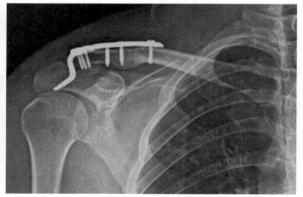

图 12-1-1　45 岁女性患者，因外伤导致左侧锁骨中 1/3 粉碎性骨折并胸部损伤，胸部病情平稳后，给予锁骨钢板桥接固定

图 12-1-2　锁骨远端骨折采用锁骨钩钢板固定

3. 术后处理　锁骨中 1/3 处骨折术后悬吊 7~10 天，锁骨外 1/3 处骨折悬吊时间为 4~6 周，在悬吊期间可进行各关节的功能锻炼，术后 3 月可恢复日常工作和生活。

（四）并发症

锁骨骨折的并发症少见，主要包括骨不连、再发骨折、畸形愈合、创伤性关节炎等。

三、肩胛骨骨折

（一）损伤机制及分型

肩胛骨周围有丰富的肌肉包绕，同时肩胛骨胸壁间处于活动状态，肩胛骨骨折相对少见，约占所有骨折的 0.4%~1%，90% 为高能量机械损伤，青年和中年好发。

目前常用的分型是 Hardegger 等于 1984 年根据损伤部位提出的分型，包括肩胛体骨折、肩胛颈骨折、肩峰骨折、肩胛冈骨折、喙突骨折及肩胛盂骨折（盂缘和盂窝）。肩胛骨骨折好发于肩胛骨的体部。

（二）临床表现和诊断

肩胛骨骨折疼痛明显，有肿胀、青紫和瘀斑，病人因疼痛拒动，上肢处于内收位。骨折可引起冈上肌、冈下肌和肩胛下肌出现痉挛。肩胛骨骨折 80% 伴胸部损伤，肩胛骨骨折应予以高度重视，12.5% 的肩胛骨骨折未能在第一时间发现，造成漏诊。

评估肩胛骨骨折的主要影像学检查包括肩关节前后位片、侧位片（Y 字形）、腋位片，CT 及其三维重建更能评估骨折类型和关节内骨折移位情况。

（三）肩胛骨骨折的外科治疗

肩胛骨骨折患者应进行全面评估，通过影像学检测可明确骨折移位及成角程度。外科治疗目的是尽可能恢复肩胛骨解剖形态，从而使患者能早期功能锻炼，尽可能恢复关节功能，降低术后肩关节僵硬。

1. 手术适应证　以下情况应考虑手术治疗：①移位或成角畸形的肩胛骨体部骨折（侧方移位大于 2cm，在肩胛骨 Y 位片上骨折成角大于 45°）；②不稳定的盂唇骨折；③关节面移位大于 5mm 的肩胛盂骨折；④移位＞10mm 的肩胛骨突起部位的骨折；⑤肩胛体骨折伴锁骨或肩锁关节复合体骨折。

2. 肩胛骨常用的手术入路　①前方入路，即三角肌胸大肌入路，常用于处理盂前下缘骨折或喙突骨折；②后上方入路，用于肩盂上方骨折的固定，以及肩锁关节脱位 / 喙突基底骨折累及关节盂；③后方 Judet 入路，用于处理骨折涉及肩胛盂、肩胛颈及肩胛体、肩胛冈（图 12-1-3A）；④改良 Judet 入路，切开选择同 Judet 入路，肩胛冈上剥离三角肌，从冈下肌和小圆肌的间隙进入，游离冈下肌上、下缘，显露肩胛骨后方及后方关节囊；⑤后方微创入路，根据骨折的具体位置选择具体的微创切口（图 12-1-3B）。

3. 肩胛骨骨折常规固定方法　肩胛骨骨折外科治疗目的是从仿生自然角度尽可能恢复原来解剖形态，早期功能锻炼，由此衍生出根据不同部位骨折有不同的固定方式。

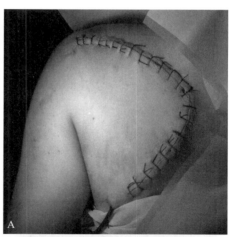

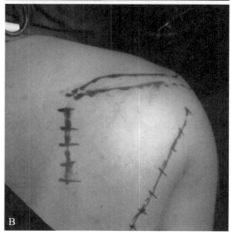

图 12-1-3　肩胛骨骨折常用的手术入路

A. 后方 Judet 入路和改良 Judet 入路皮肤切口；B. 后方微创入路。

常用内固定方法有：①肩胛骨体部骨折，常用钢板固定（图 12-1-4）；②喙突骨折，拉力螺钉或拉力螺钉＋钢板固定；③关节窝和关节盂缘骨折，常用空心螺钉或／和支撑钢板固定（图 12-1-5）。

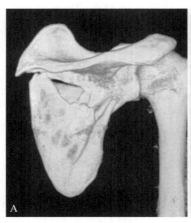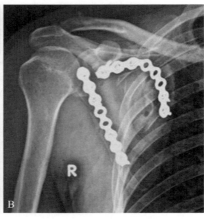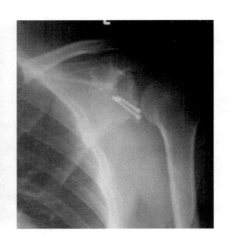

图 12-1-4　肩胛体骨折病例，采用后方微创入路，给予重建钢板固定　　　　图 12-1-5　肩胛盂骨折，螺钉固定
A. 术前三维 CT 成像；B. 术后 X 线片。

4. 术后处理　术后 1～2 周用三角巾悬吊保护伤肢，也可用支架固定患肢于 45° 外展位，术后 2～3 天即可进行摆臂活动；术后 3 周，开始肩关节主动上举；3 个月后可以进行负重全范围活动。

（四）并发症

肩胛骨骨折术后均有不同程度的肩关节功能活动受限，故术后从仿生治疗角度的功能康复训练非常重要。其他的并发症有术后切口感染、异位骨化、创伤性关节炎、肱骨头肩峰撞击等。

四、肱骨近端骨折

（一）损伤机制及分型

肱骨近端骨折是指包括肱骨外科颈在内及以上部位的骨折，临床上比较多见，约占全身骨折的 5%，占肩部骨折的 26%。75% 见于老年骨质疏松患者，25% 见于暴力损伤后的年轻人。肱骨近端骨折可因间接暴力和直接暴力引起，最常见的受伤机制是摔倒时上肢外展，这种损伤在老年人易导致肱骨近端骨折，青壮年肱骨近端骨折常见于高能量损伤，如车祸或直接打击，常为骨折脱位并伴有显著的软组织损伤和多发伤。

临床常用的肱骨近端分型为 Neer 分型。该方法包含骨折的解剖部位、骨折移位程度和不同组合的因素。当肱骨头、大结节、小结节和肱骨干这四个主要成分之一骨折移位超过 1cm 或成角 > 45° 则该骨折块被认为移位；否则，不论骨折数目，统一称为一部分骨折。肱骨近端骨折分型则依据骨折累及的成分和移位程度，分为一至四部分骨折。若同时伴有肱骨头从盂肱关节脱位则称为骨折脱位，按方向分为前脱位或后脱位。AO 分型系统不常用。

（二）临床表现和诊断

肱骨近端骨折常表现为畸形、疼痛、肿胀、青紫和压痛，骨折块活动时产生骨擦感，疼痛剧烈。拍摄肩关节正位、穿胸位及腋位 X 线片可确诊，CT 及三维重建检查对于判断骨折移位及关节面损伤程度较为重要。同时，应详细检查患者肢体血管和神经情况。

（三）肱骨近端骨折的外科治疗

1.**手术目标**　外科治疗目的是即刻稳定，早期功能锻炼，同时尽可能恢复原来的解剖形态，符合仿生治疗理念；同时尽可能保留肱骨头的血液循环供应，避免肱骨头坏死，最大程度做到保护功能仿生和结构仿生。手术的适应证包括：有移位的外科颈二部分骨折，移位大于 5mm 的大结节骨折，移位的三部分骨折，以及年轻移位的四部分骨折。

2.**固定方式**　常用的手术入路为三角肌 - 胸大肌入路和外侧劈三角肌入路。二部分大结节骨折，可采用松质骨螺钉或加压螺钉固定并辅以"8"字张力带钢丝以及大结节解剖钢板固定。对于三部分及四部分骨折，常用的固定方式为肱骨近端锁定解剖钢板（PHILOS 钢板）固定（图 12-1-6），也有学者采用髓内钉固定。对于部分老年患者四部分骨折，骨质差，要求低，可采用人工关节置换术，这也是从仿生替代的角度去恢复肩关节的解剖结构，术中应重建盂肱关节的正常解剖关系（图 12-1-7）。

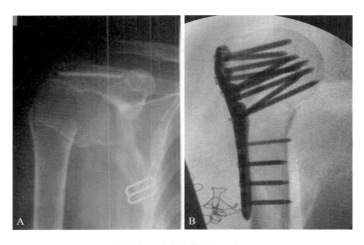

图 12-1-6　肱骨近端锁定固定解剖钢板固定

A. 53 岁患者，肱骨近端骨折术前 X 线片；B. 采用 PHILOS 钢板固定。

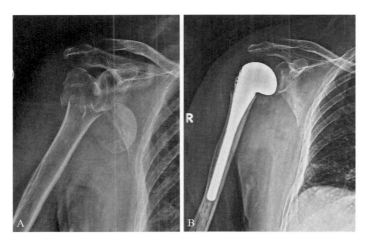

图 12-1-7　77 岁女性患者，肱骨近端四部分骨折脱位。

A. 显示术前骨折状况；B. 显示给予人工半肩关节置换术。

3.术后处理 肱骨近端骨折术后均需早期理疗以避免瘢痕形成和关节僵硬。早期全范围被动活动功能锻炼。3 周内应避免大幅度活动，否则结节、肩袖会再撕脱，为减小已修复的结节张力，可用外展支架固定 4~6 周。术后 6~8 周开始主动功能锻炼，而轻的对抗活动需等 12 周后开始。

（四）并发症

肱骨近端骨折常见的并发症主要为肩关节僵硬，术后早期功能锻炼非常重要。另一常见的并发症为肱骨头缺血性坏死：解剖颈骨折及肱骨头粉碎性骨折易导致肱骨头缺血性坏死，因上肢不负重，即使肱骨头缺血性坏死，部分患者表述无明显的疼痛感，可不予处理，动态观察，严重的关节活动受限和疼痛，需行人工肩关节置换术。其他并发症，如血管神经损伤，骨折畸形愈合较为少见。

（朱养均　冯东旭）

第二节　肱骨干骨折复位固定术

一、肱骨干骨折的应用解剖学和生物力学

肱骨干骨折是指肱骨外科颈下 1~2cm 至肱骨髁上 2cm 范围内的骨折。肱骨干的解剖特点为肱骨上 1/3 为圆柱形，远端变成三角形，髓内管终止于鹰嘴窝近端 2~3cm。在肱骨干上 1/3 处有胸大肌、背阔肌、大圆肌、喙肱肌、三角肌及其他内收肌附着。在肱骨干前群肌肉中，浅层肱二头肌起自盂上粗隆和喙突，喙肱肌止于肱骨中段，深层肱肌起自于肱骨前面下半部，后侧在肱骨干全段为肱三头肌覆盖。

肱动、静脉在肱骨上段位于内侧，中段位于前内方，下段位于前方。肱骨干的滋养动脉在中 1/3 偏下内方处，从滋养孔进入骨内下行。下 1/3 短骨折常使该血管损伤，使得骨折段血供不良，是发生骨延迟愈合或骨不连的原因之一。腋神经在肩峰下 5~6cm 水平自后向前绕过外科颈；正中神经伴随肱动脉行走于肱二头肌内侧沟，在喙肱肌止点处斜跨肱动脉前方至其内侧后，下行至肘窝，在肱骨全段无分支；尺神经在臂上部行走于肱动脉内侧，至肱骨干中点向后穿过肌间隔进入臂后区，全段无分支。肱骨干骨折解剖中最重要的是桡神经，肱骨干骨折容易合并桡神经损伤，发生率约 12%。桡神经由臂丛神经后束发出后经内后方紧贴骨面斜向外前方进入前臂，距离外上髁约 14cm，距离内上髁 20cm，在肱骨干中下 1/3 交界桡神经沟处，桡神经紧贴骨干通过，故此处骨折容易并发神经损伤。1963 年，Arthur Holstein 和 Gwilym Lewis 初次描述肱骨下 1/3 简单螺旋骨折且骨折近端造成桡神经麻痹的骨折类型，此类骨折也称为 Holstein-Lewis 肱骨骨折（图 12-2-1）。

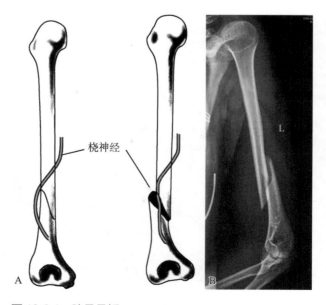

桡神经

图 12-2-1　肱骨骨折

A. 肱骨干下 1/3 骨折和桡神经的关系示意图；B. 显示 Holstein-Lewis 肱骨骨折。

因为肱骨干近端为近似圆柱体，中间段为圆锥体，远端 1/3 逐渐移行为扁平状，至此髓腔逐渐消失，无法进行髓内固定，故在固定肱骨干骨折时需要考虑到骨折部位和有效的内固定形式。

二、损伤机制和类型

（一）损伤机制

肱骨干骨折约占全身骨折的 1%，占肱骨骨折的 14%，呈双峰年龄分布，即主要发生于年轻的高能量创伤患者和低能量创伤骨质减少的老年人患者。直接暴力常由外侧打击肱骨干中段，致横行或粉碎性骨折，多为开放骨折。间接暴力常由于手部着地或肘部着地，力向上传导，加上身体倾倒所产生的剪式应力，导致中下 1/3 骨折。

肱骨干有许多肌肉附着，在骨折时会造成不同方向上的牵引力，因此在不同的骨折线水平，骨折移位亦不相同。在三角肌止点以上骨折时，近端骨折由于胸大肌、背阔肌和大圆肌的牵拉导致内收，远端骨折则受三角肌的作用而向外上方移位；骨折水平在三角肌止点以下时，近端骨折由于三角肌、喙肱肌和冈上肌的牵拉导致前外方移位，远端骨折则受肱二头肌和三头肌作用而向上移位。如前所述，下 1/3 的骨折多为间接暴力所致，骨折的移位可导致桡神经损伤，同时影响滋养动脉，使骨折远端供血减少，影响骨折愈合。

（二）骨折分型

临床肱骨干骨折常用的骨折分型采用 AC 分型。A 型，简单骨折，仅有 1 条骨折线，复位后骨折断端皮质接触面积超过 90%。B 型，楔形骨折，存在 3 个以上骨折块，复位后主要骨折块之间有接触。C 型，存在 3 个以上的骨折块，复位后主要骨折块之间无接触。其中每一型又分为 3 个亚型。A_1 表示骨折预后较好，C_3 预后最差。

三、临床表现与诊断

（一）临床表现

临床表现的评估主要包括患者一般状况和骨折局部表现：①一般状况有患者性别、年龄、身体疾病、心理及生理状况、对治疗的预期、家族遗传病史、不良嗜好等；②患者骨折局部的状况，包括受伤前患肢功能状况，受伤机制；有无并发损伤；肢体血管、神经损伤状况（与健侧对比，必要时使用多普勒动脉超声检查）；骨的质量；骨折分型；邻近部位的损伤状况等，对于开放性骨折，需评估皮肤条件（包括腋窝）。

（二）辅助检查

通常肱骨干骨折正侧位 X 线检查就能满足临床需要。X 线片常规要包含邻近两个关节，以便排除骨干外部位的骨折或伴随肩肘关节损伤（如鹰嘴骨折）。计划行髓内钉固定时，术前要拍摄健侧肱骨全长正侧位片，以决定髓内钉长短及直径。如果前臂肿胀或骨性不稳定，则需拍摄前臂影像学 X 线来确定是否存在漂浮肘损伤。如果考虑病理性骨折，那么就应该行专科检查，如 CT、MRI、发射型计算机断层成像（ECT），甚至穿刺活检等。

四、肱骨干骨折外科治疗及预后

（一）手术目标

从仿生治疗的角度来说，肱骨干骨折的外科治疗是尽可能让其恢复至术前的解剖形态，以求最大限度恢复患肢功能。肱骨干骨折外科治疗取决于多方面因素。适应证包括以下几个方面：

肱骨干骨折外科治疗绝对适应证：①非外科治疗后仍然存在移位（短缩＞3cm，旋转＞30°，成角＞20°）；②开放性骨折；③血管损伤；④桡神经损伤不能判定原发性还是继发性；⑤多发性骨折，如下肢骨折需要上肢负重、合并同侧肢体其他部位骨折；⑥病理性骨折；⑦关节内骨折；⑧节段性骨折。

肱骨干骨折外科治疗相对手术适应证：①神经功能障碍，如帕金森病等；②精神障碍或药物成瘾不能配合治疗者；③肥胖患者；④横形骨折不能维持复位者；⑤骨不连。

（二）入路及体位

外科治疗肱骨干骨折的入路有三种，需根据患者骨折部位和个人具体情况个体化选择。

1. 前外侧入路　最常用的入路，此入路经延长后可以暴露肱骨干全段，在远端可以游离桡神经，常用于肱骨中上 2/3 部位骨折，钢板可以放置于肱骨干中 1/3 的前外侧部分，并应在手术记录中表明神经和钢板的相对位置。

2. 前内侧入路　并不常用，可以暴露肱动脉、正中神经及尺神经，允许在血管损伤的情况下检查肱动脉，优点是此入路远离桡神经，只在外侧软组织条件较差或伴随血管损伤时选用。

3. 后侧入路　即 Henry 入路，可以安全的显露桡神经和腋神经，常用于显露肱骨中下 2/3。

（三）内植物的选择

同治疗方案一样，内植物选择必须个体化。

1. 接骨板　几乎所有的肱骨干骨折都可以使用接骨板固定，肩肘关节功能障碍发生率较低。接骨板在治疗骨不连和骨折畸形矫正方面仍是首选。临床中常用宽或窄的 4.5mm 锁定加压钢板（LCP），远端的干骺端移行区可用双重 3.5mm 钢板固定或者为干骺端专门设计的新型钢板固定。为对抗旋转暴力，锁定螺钉要求双皮质固定。对于螺旋或斜形骨折，理想的构型包括一枚拉力螺钉和一块中和钢板（图 12-2-2），而横形骨折可完美地适用加压钢板技术。在骨折的远近端至少需要 3～4 枚双皮质螺钉固定钢板以避免螺钉拔出。粉碎性骨折或许需要使用桥接钢板技术，相应的增加钢板

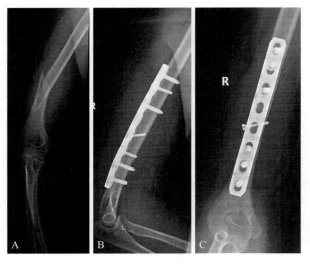

图 12-2-2　肱骨干中下段斜形骨折，拉力螺钉固定断端，后结合中和钢板固定

A. 术前 X 线片；B. 术后侧位片；C. 术后正位片。

长度及螺钉数目，没有必要对每块骨折块进行解剖复位。对于骨质较差的患者，应当选择较长的内植物以加强稳定性。此外，微创钢板技术（minimally invasive percutaneous plate osteosynthesis，MIPPO）在特殊病例中非常有效（图 12-2-3），但要注意避免损伤桡神经。

2. 髓内钉　髓内钉仅适用于外科颈到肱骨干远段有髓腔部位的骨折，病理性骨折则首选髓内钉（图 12-2-4）。髓内钉选择时必须明确直径和长度，顺行髓内钉进钉点位于结节间沟，与髓腔在同一条直线上，避免损伤肩袖；逆行髓内钉针尾应插入肱骨头；近端和远端各锁两枚锁钉能够增加抗扭转力，髓内钉治疗全程在透视监控下进行。

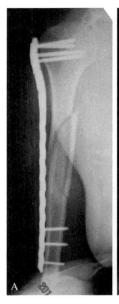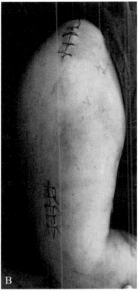

图 12-2-3　肱骨干中段粉碎性骨折，采用 MIPPO，桥接固定

A. 术后 X 线片；B. 术后伤口外观照。

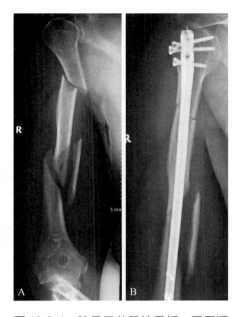

图 12-2-4　肱骨干节段性骨折，采用顺行髓内钉固定

A. 术前 X 线片；B. 术后 X 线片。

3. 外固定架　外固定架并不是常规的选择，仅适用于开放性骨折、感染、大段骨缺损、广泛软组织损伤的病例（图 12-2-5）。

（四）术后处理

术后控制疼痛，通过辅助下被动功能锻炼，逐渐增加频数，直至伤口愈合。4～6 周进行部分功能锻炼，但要防止旋转。术后 6～8 周，当 X 线上出现骨痂桥接骨折断端时，即可开始阻抗练习。

肱骨干内植物取出是不必要的，除非患者不能接受体内异物存留或内植物刺激症状。肱骨干内植物取出时间为术后 12～18 个月，内植物取出后，至少应延迟 2～4 个月进行接触性运动和体力劳动，否则极易引起再骨折。

（五）评估及预后

肱骨干骨折力争从仿生治疗角度去恢复骨骼的原解剖形态，另外一方面上肢骨折肩、肘、腕关节相互之间可以相互代偿，即肱骨干骨折即使存在一定范围的畸形愈合，如术后的仿生功能锻炼系统有效，患者术后也可以得到良好的功能恢复。目前资料显示，钢板固定在并发症和功能方面明显优于钢髓内钉，相对于髓内钉固定，钢板固定术后骨延迟愈合发生率、关节功能受限、肩部撞击、肩部疼痛和再次手术的风险显著降低。由于髓内钉技术的改进，临床中越来越多的使用髓内钉固定肱骨干骨折。

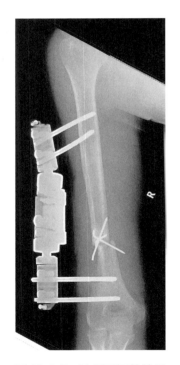

图 12-2-5　肱骨干开放性骨折，软组织条件差，采用外固定架临时固定

（朱养均　冯东旭）

第三节　肘部骨折的复位固定术

一、肘部骨折的应用解剖学和生物力学

肘关节由肱骨远端与尺骨、桡骨上端构成，包括三个关节：肱尺关节、肱桡关节及上尺桡关节。肱骨远端扁而宽，前面凹陷为冠状窝，后部凹陷为鹰嘴窝，内侧为滑车，内髁为前臂屈肌腱附着部；外侧为肱骨小头，外髁为前臂伸肌腱附着点。内髁和外髁联为一体与肱骨干纵轴构成30°~45°的前倾角。从生物力学观点出发，尺骨鹰嘴窝与滑车将肱骨远端分为内侧柱和外侧柱，外侧柱与肱骨干有约20°的成角。内侧柱与肱骨干的成角为40°~45°，外侧柱的远端为肱骨小头，内侧柱的远端为肱骨内上髁。桡骨小头与肱骨小头形成肱桡关节，尺骨上端由尺骨鹰嘴与冠状突形成切迹，半月状关节面与肱骨滑车相咬合构成肱尺关节。桡骨小头侧方关节面与尺骨桡侧切迹形成上尺桡关节，并被附着在尺骨桡侧切迹前缘的环状韧带所包绕。

肘关节的关节囊附着于前方的冠状窝上缘和后部鹰嘴窝的上缘，关节囊两侧肱骨内、外上髁和下方，以及半月切迹的两侧。关节囊在关节的内外侧形成韧带，分别为内侧副韧带和外侧副韧带。内侧副韧带由前束和后束构成，在他们之间有肘横韧带。外侧副韧带复合体包括三部分，尺侧副韧带、桡侧副韧带和桡骨环状韧带，其中尺侧副韧带最重要。

肘关节伸屈运动范围为135°~140°，而伸展为0°。肘关节旋转主要系肱桡关节完成。肘关节的伸屈运动与前臂的旋转往往是联合运动，是一种复杂的生物力学过程。

二、肱骨远端骨折

（一）损伤机制及分型

肱骨远端骨折是青壮年严重的肘部损伤之一，但较为少见，约占全身骨折的2%，占肱骨骨折的33%。其中，肱骨髁间骨折是上肢骨折中最容易产生并发症、治疗比较困难的骨折之一。因为这种骨折常为粉碎性骨折，复位困难，固定后容易发生再移位和关节粘连，对肘关节功能将有严重影响。无论采用闭合手法复位，还是开放手术复位，其最终效果都不尽满意。

直接暴力常见于车祸等高能量损伤，间接暴力常见于运动损伤。当跌倒时，肘关节屈曲位直接撞击地面时，暴力传导至该部时，尺骨鹰嘴犹如楔子撞击内外髁间的滑车沟，造成肱骨髁上骨折或肱骨髁间粉碎性骨折。当肘关节伸直位跌倒时，前臂接受负荷，造成肱骨远端单柱或单髁骨折。

肱骨远端骨折的AO分型主要为A型关节外骨折，B型为部分关节内骨折，C型为完全关节内骨折，每一种分型又分为不同亚型。Bryan-Morrey分型是针对肱骨小头骨折或肱骨远端冠状面骨折的分型。David Ring分型按肱骨远端不同部位骨折分为五型。

（二）临床表现和影像学检查

伤后肘关节剧烈疼痛，压痛广泛，肿胀明显并可伴有畸形。肘关节呈半屈曲状，伸展、屈曲和旋转受限。前臂多处于旋前位。检查时可触及骨折块活动和骨摩擦感。肱骨髁间骨折时肘后三角形骨性标志紊乱。血管和神经有时受到损伤，检查时务必予以注意。

肘部正侧位X线摄片，不但可明确诊断，而且对于骨折类型和移位程度的判断也有重要意义，对合并肘部其他部位损伤亦可显示。CT平扫和三维成像检查可以进一步明确诊断，可以对骨折块的大小、来源、移位的程度和移位方向进行准确的判断。

（三）肱骨远端骨折的外科治疗

随着手术显露技术的进步，内固定器材的不断发展，手术切开复位内固定逐渐流行，特别是对于粉碎并累及关节面的骨折，大多数医生喜欢采用切开复位内固定的方法进行治疗。手术治疗的目的是从仿生自然的角度尽可能恢复原来的解剖形态，同时坚强的内固定可以促使早期功能锻炼，而使得患者获得有力的、无痛的肘关节功能范围。

1. 手术入路　肱骨远端骨折有多种手术入路可供选择，应根据不同类型的骨折选择合适的入路，尽量减少损伤。内侧入路适用于涉及内上髁、内侧髁的简单骨折；外侧入路用于解决涉及外上髁、外侧髁的简单骨折；后侧入路具有可延伸性，可暴露肘关节内外侧及关节面，具体的可行劈肱三头肌显露、经肱三头肌两侧显露或行尺骨鹰嘴截骨显露；"舌"形切断肱三头肌因损伤大，术后三头肌瘢痕愈合，对伸肘装置影响，目前已很少使用。

2. 内固定　对于肱骨小头和滑车的剪切骨折，可用埋头钉固定（图 12-3-1）。采用抗滑移钢板固定肱骨远端关节面剪切骨折（图 12-3-2），效果良好。而对于柱的固定，推荐使用钢板固定。肱骨髁上骨折和肱骨髁间骨折可用肱骨远端平行钢板或垂直钢板固定（图 12-3-3），有生物力学显示平行钢板的力学稳定性更佳，但是临床治疗效果二者无明显差别。通常先将关节面复位用螺钉固定，可用一枚螺钉将其固定使内外髁成为一体，将 C 型骨折转为 A 型骨折，再将骨折远端与骨折近端固定。对于钢板固定，尽可能保证每一枚螺钉均固定至对侧骨块，每一枚螺钉固定尽可能多的关节面骨折块，远端骨折块的螺钉要实现相互交锁，增强稳定性。

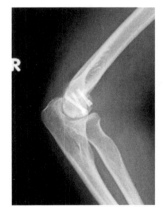 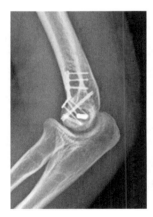 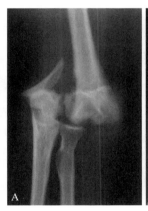

图 12-3-1　29 岁女性，外伤后 8 月，肱骨小头骨折，予以埋头钉固定

图 12-3-2　30 岁男性患者，外伤后肱骨远端关节面剪切骨折，抗滑移钢板固定

图 12-3-3　32 岁女性患者，外伤后肱骨髁间骨折，行鹰嘴截骨，给予肱骨远端双钢板固定

A. 术前 X 线片；B. 术后 X 线片。

有医师对某些不可能完全重建的髁间骨折，使用能早期进行活动的铰链式牵引外固定架治疗，取得了较好的疗效。而对于不能重建并且活动量不大的患者，有医师建议行全肘关节置换术，但要严格掌握适应证。

（四）术后管理

术后尽快开始被动肘关节功能锻炼，术后 6 周根据骨折愈合情况可适当开展抗阻力训练。

三、桡骨头骨折

（一）损伤机制及分型

桡骨头骨折是临床上比较常见的肘部创伤之一，成人多见，青少年少见。据统计资料显示，桡骨头骨折约占全部肘部创伤的 11%、全身骨折的 0.8%，约 1/3 合并肘部其他部位的损伤。桡骨头骨折常常发生在平地跌倒或体育运动伤，常因纵向传导的暴力引起。跌倒时上肢外展，肘关节伸直手掌着地，使肘关节置于外翻位，致使肱骨头撞击桡骨头而致其骨折。此外，任何可引起肘关节脱位的暴力均可引起桡骨头骨折。

目前临床上较为流行的分类方法是改良的 Mason 分型法。Ⅰ型：无移位的桡骨头骨折。Ⅱ型：边缘骨折并有压缩、凹陷、成角移位的桡骨头骨折。Ⅲ型：桡骨头和桡骨颈严重的粉碎性骨折。Ⅳ型：伴肘关节脱位及前臂骨间膜损伤的以上各种类型骨折。

（二）临床表现及诊断

通常桡骨头骨折伤员均有明确的外伤史，主要临床表现是肘外侧局限性肿胀和压痛及肘关节功能障碍，尤其前臂旋后功能受限明显。拍摄肘关节前后位和侧位 X 线片、CT 及三维成像有助于评价关节面骨折及移位情况。必要时可进行双肘对比摄片，以资鉴别。临床上根据外伤史、局部症状体征、影像学改变即可明确诊断。查体时同时检查前臂及腕部的压痛及活动情况，排除是否合并 Essex-Lopresti 损伤。此类损伤为桡骨头骨折，合并下尺桡关节脱位和前臂骨间膜损伤。

（三）桡骨头骨折外科治疗

桡骨头骨折对于肘关节的稳定性非常重要，故主张尽可能最大限度恢复桡骨头的完整性。保守治疗仅限于少数简单无移位的骨折，或非负重区的轻度移位（不超过 2mm，小于关节面的 30%）。既往的手术方式桡骨头切除有比较多的并发症，如肘及前臂活动范围受限、肘关节外翻不稳定、提携角增加、肌力及握力下降、下尺桡关节半脱位等，目前已基本放弃。现在临床上更加重视维持肱桡关节的完整性，即尽最大努力恢复桡骨头的原始解剖形态，以维持肘部稳定性。从仿生角度来说，简单骨折可行内固定，恢复原来的解剖形态。而粉碎的桡骨头骨折，可行仿生替代治疗，行桡骨头置换，恢复肘关节的解剖及稳定性。

1. 手术入路　通过 Kocher 或 Kaplan 入路可以很好地显露桡骨头和桡骨颈，需小心保护肘关节外侧副韧带，在"肘关节恐怖三联征"中，韧带需要在最后重建。

2. 内固定方式　根据骨折情况选用埋头螺钉、Herbert 螺钉或微型"T"或"L"形钢板固定（图 12-3-4），既往使用克氏针的固定方式已逐渐摒弃，因存在二次取出克氏针以及存在克氏针断裂、移位的风险。典型的Ⅱ型骨折 Herbert 螺钉固定可取得极佳的临床效果，固定螺钉的尾部及钢板应置于桡骨头的前外 1/3 的安全区，以免在前臂旋转时撞击尺骨关节面致关节疼痛及旋转受限。术中应注意不要过分暴露桡骨颈远侧或过度牵拉旋后肌，以免损伤骨间背神经。对于单纯的桡骨颈骨折，可用轴向加压螺钉技术固定（图 12-3-5），而对于粉碎桡骨颈骨折，需行钢板固定，必要时植骨（图 12-3-6）。切开复位内固定术禁用于老年患者及潜在骨性关节炎和肱骨小头损伤者。对于 Mason Ⅲ、Ⅳ型桡骨头粉碎性骨折，当骨折块大于 3 块时，切开复位内固定效果不佳，可以选择桡骨头假体置换术。尤其是在不可重建的桡骨头骨折合并肘关节脱位、内侧副韧带损伤、尺骨近端骨折、冠状突骨折的情况下，是金属假体置换的适应证（图 12-3-7）。

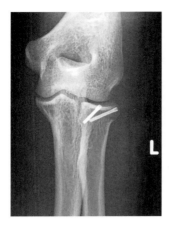 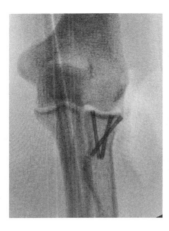 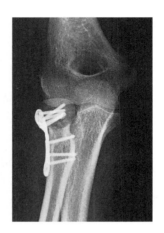

图 12-3-4　33 岁女性患者，外伤后左桡骨头骨折，给予埋头钉固定 | 图 12-3-5　29 岁男性患者，外伤后右侧桡骨颈骨折，行轴向加压螺钉固定 | 图 12-3-6　40 岁男性患者，外伤后右侧桡骨颈骨折，行钢板固定

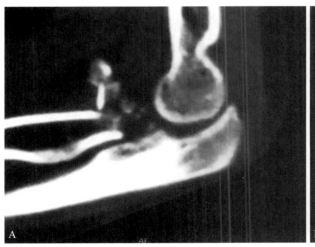 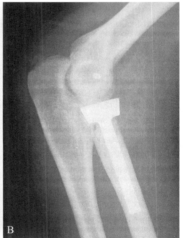

图 12-3-7　23 岁男性患者，外伤后左侧桡骨头粉碎性骨折并肘关节脱位，给予桡骨头置换并行外侧韧带修复

A. 术前 CT 平扫；B. 术后 X 线片。

四、尺骨鹰嘴骨折

（一）损伤机制及分型

尺骨鹰嘴骨折是临床较为常见的肘关节损伤，占肘部损伤的 10% 左右。除少数尺骨鹰嘴尖端撕脱骨折外，大多数病例为骨折线波及半月状关节面的关节内骨折。尺骨鹰嘴骨折可以由直接暴力引起，如跌倒时肘尖部着地，也可以由间接暴力所致，如肘部屈曲位跌倒，肱三头肌收缩的间接力量使得鹰嘴撕脱。

尺骨鹰嘴骨折的分型方法多种，各有其优缺点。改良的 Colton 分类法其将骨折分为四型。① I 型：无移位骨折及稳定骨折。② II 型：移位骨折。II A：小片撕脱骨折。II B：横断或斜形骨折。③ III 型：粉碎性骨折。④ IV 型：骨折脱位型伴有韧带损伤。

Schatzker 根据骨折方式和选择内固定类型时需要考虑的因素将骨折分为 6 型。A 型：横形。

B 型：横形压缩性。C 型：斜形。D 型：粉碎性。E 型：远端斜形。F 型：合并桡骨头骨折和肘关节脱位。

（二）临床表现与诊断

尺骨鹰嘴骨折后肘关节内出血，会有肘后的疼痛和明显肿胀，移位明显的骨折在肘后可扪及骨折断端的空虚感，肘关节不能主动伸直是主要指征。另外要注意是否合并有尺神经损伤，尤其是直接暴力所致的粉碎性骨折可伴有尺神经损伤的出现。X 线片可做出明确的诊断，对于关节面有压缩的尺骨鹰嘴骨折应进行 CT 检查，以明确关节面压缩的大小及程度，以便制定正确的治疗方案。

（三）尺骨鹰嘴的外科治疗

外科治疗适应证为骨折移位明显和经手法复位失败或不宜手法复位者。其目的是恢复其关节面的正常解剖对位并从仿生自然角度给予坚强内固定，以使其早期功能锻炼，获得良好的肘关节功能。如果关节面对合不整齐，日后可能引起创伤性关节炎，导致关节疼痛和功能受限。手术入路通常为肘后正中切口。

1. 张力带钢丝固定　张力带技术的目的是在屈肘时，鹰嘴背侧骨皮质伸展，使鹰嘴关节骨折端可以获得压缩应力。张力带钢丝通常用于骨折块较小无法给予钢板固定的骨折类型，对简单横形骨折很有效，钢丝打结后剪去多余的部分，将残端尽量深埋于肱三头肌深面，否则可能引起肘后侧局部疼痛（图 12-3-8）。

2. 钢板固定　钢板内固定对于粉碎性骨折、远端骨折、骨质疏松患者以及复杂的肘关节骨折脱位可以起到很好的固定作用。通常是中和钢板固定，技术允许拉力螺钉固定冠状突和 / 或鹰嘴以求达到解剖重建尺骨近端（图 12-3-9）。钢板可提供骨折愈合及早期活动度练习所需的所有稳定性，这样可以最大限度地提高功能恢复。要注意自背侧向掌侧钻孔及拧入螺钉时，如果偏斜且螺钉过长则有可能误将桡骨头固定，使患者发生前臂旋转功能障碍。

（四）术后管理

术后尽早开始被动功能锻炼，术后 6 周可抗阻力锻炼。

五、尺骨冠状突骨折

（一）损伤机制及分型

尺骨冠状突是维持肱尺关节稳定的重要结构，对于防止肘关节后脱位非常重要。它还为肘关节前关节囊、肱肌和内侧副韧带提供附着部位。这种骨折较为罕见，尺骨冠状突骨折约占肘部损伤的

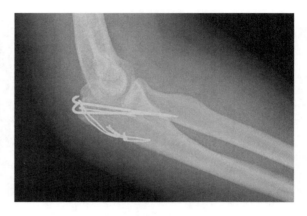

图 12-3-8　44 岁男性患者，外伤后右尺骨鹰嘴骨折，给予张力带钢丝固定

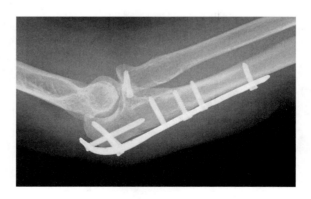

图 12-3-9　76 岁女性患者，外伤后右侧经尺骨鹰嘴骨折脱位合并桡骨头骨折，给予鹰嘴钢板固定，桡骨头埋头螺钉固定

10%～15%，通常合并肘部的其他损伤，如韧带损伤和桡骨头骨折。尺骨冠状突骨折通常发生于间接暴力，当发生高能量损伤中，特别是当肘屈曲 30° 时，由肱骨滑车对尺骨冠状突轴向压力引起。

　　临床常用的尺骨冠状突的骨折分型有两种。Regan 和 Morrey 将冠状突骨折分为三型：Ⅰ型，单纯的冠状突尖部撕脱骨折；Ⅱ型，骨折块高度小于或等于冠状突高度的 50%；Ⅲ型，骨折块高度大于冠状突高度的 50%（图 12-3-10）。O'Driscoll 在 Regan-Morrey 分型基础上，依据 CT 检查，根据骨折部位和大小将冠状突骨折分为三型（共 7 个亚型）。Ⅰ型，冠状突尖部骨折；Ⅱ型，前内侧骨折；Ⅲ型，基底骨折（图 12-3-11）。

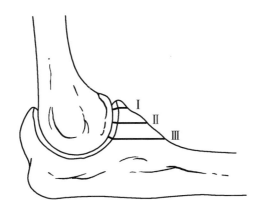
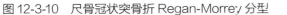

图 12-3-10　尺骨冠状突骨折 Regan-Morrey 分型

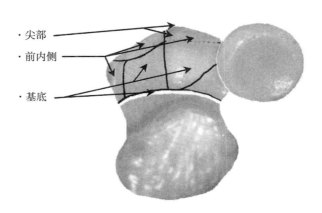

·尖部

·前内侧

·基底

图 12-3-11　尺骨冠状突骨折 O'Driscoll 分型

　　O'Driscoll 分型与受伤机制密切相关。当发生肘关节后外侧旋转移位暴力时，此时肘关节半脱位或者脱位，轴向暴力通过伸直的手传导至尺骨，而这时尺骨相对于肱骨屈曲，并发尺骨冠状突剪切骨折，即 O'Driscoll 分型Ⅰ型骨折，常见于恐怖三联征。当发生肘关节内翻 / 后内侧旋转损伤时，此时肘关节屈曲，肩关节的屈曲外展扭矩引起肘关节内翻（损伤外侧副韧带），同时滑车内侧骑跨至冠状突前内侧，引起剪切骨折，即 O'Driscoll 分型Ⅱ型骨折。O'Driscoll 分型Ⅲ型通常见于更严重的肘关节复杂损伤，如经尺骨鹰嘴骨折脱位，后方孟氏骨折等。

　　（二）临床表现与诊断

　　肘关节肿痛，关节置于半屈曲状，伸屈活动受限。如肘后脱位，则肘后方空虚，鹰嘴部向后明显突出；如侧方脱位，肘部呈现肘内翻或外翻畸形。肘关节脱位时，应注意是否有血管、神经损伤的有关症状及体征，注意检查是否合并侧副韧带损伤。常规 X 线检查可获得初步的诊断，CT 及三维重建可有助于观察关节面的移位情况和判断手术方式。

　　（三）尺骨冠状突骨折的外科治疗

　　由于尺骨冠状突骨折多存在于复杂的肘关节骨折脱位损伤中，故有学者建议 Regan-Morrey 分型Ⅱ型骨折以上均需手术治疗。冠状突前内侧面骨折是肘关节内翻应力导致的损伤，如不及时复位固定，则肘关节很快会并发退行性改变。手术的目的是从仿生自然的角度恢复肘关节骨性结构，早期功能锻炼，促使患者获得良好的肘关节功能。

　　1. 手术入路　当尺骨冠状突骨折合并桡骨头骨折时，外侧入路具有优势。当尺骨冠状突粉碎性骨折和 / 或前内侧骨折时，选用肘关节内侧入路更有优势。我院也从肘关节前方入路治疗单纯尺骨冠状突骨折。

2. 内固定方式　小的冠状突骨折块可用缝合线或钢丝将骨块及其附着的前关节囊固定于冠状突基底。我院采用袢钢板技术治疗冠状突骨折也取得了良好的临床效果。大的骨折块，可用拉力螺钉或埋头钉固定，如 O'Driscoll 分型 Ⅱ 型骨折。更大的骨折块，可用微型钢板固定，如冠状突抗滑移钢板固定（图 12-3-12），以保证冠状突前方支撑阻挡作用，有效地阻止肘关节向后半脱位。对无法内固定的粉碎性冠状骨折有学者提出行骨移植术以重建冠状突。

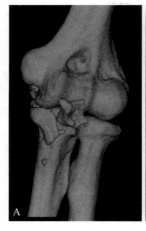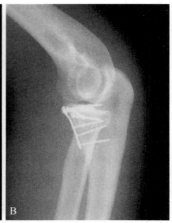

图 12-3-12　32 岁男性患者，外伤后左侧冠状突基底骨折，给予微型钢板固定

A. 术前三维 CT 成像；B. 术后 X 线片。

肘关节恐怖三联征是一种严重的肘关节骨折 - 脱位损伤。1996 年，Hotchkiss 将肘关节后脱位同时伴有桡骨头和尺骨冠状突骨折，称为"肘关节恐怖三联征"（图 12-3-13）。治疗时，在分别恢复桡骨头（内固定或置换）和尺骨冠状突的骨性结构后，如肘关节韧带存在不稳定，则需修复外侧副韧带。对于合并的内侧副韧带损伤，一般将所有的骨折结构及外侧韧带修复后，肘关节会获得稳定，可不做修复，可自行愈合；如经上述治疗后肘关节仍不稳定者则需修补内侧副韧带。

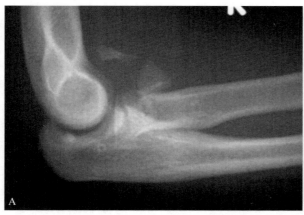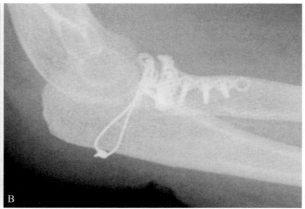

图 12-3-13　35 岁男性患者，外伤后左侧恐怖三联征，冠状突给予袢钢板固定，桡骨予以微型钢板固定

A. 术前侧位片；B. 术后侧位片。

（四）术后管理

术后尽早开始被动功能锻炼，术后如无肘关节不稳，可无须支具固定，如存在肘关节不稳，可佩带支具 3 周，3 周后开始主动功能锻炼。

（朱养均　冯东旭）

第四节　前臂骨折的复位固定术

前臂骨折是日常生活中的常见损伤。前臂的旋转对手部灵巧功能的发挥具有至关重要的作用。前臂骨折不应作为一般骨干骨折来处理，应如关节内骨折一样解剖复位、恢复其仿生形态，以恢复良好功能。闭合复位外固定的方法可用于移位不明显的骨折，对于多数有移位的骨折，采用外科治疗已成为共识。

一、前臂的应用解剖学和仿生学

前臂由尺桡骨组成，两骨全段借骨间膜相连。其近端尺桡骨形成上尺桡关节，远端形成下尺桡关节，是前臂旋转功能的重要解剖基础和仿生学基础。前臂骨间膜除为前臂肌肉提供附着外，也对维持前臂旋转功能、应力传导及稳定上、下尺桡关节起重要作用。前臂上 2/3 肌肉丰富，下 1/3 多是肌腱，前臂的屈肌群、伸肌群、旋前肌群和旋后肌群可使前臂旋转，能够伸腕伸指和屈腕屈指，骨折端的旋转移位主要为旋前或旋后肌群的作用。在前臂骨折治疗中要获得满意的功能结果，不仅要维持骨的长度，也要恢复轴向和旋转对位，以及恢复并维持桡骨弓，恢复前臂原本的解剖形态并达到力学稳定，因此在治疗骨折时，要着重恢复其仿生形态和仿生功能。

二、尺桡骨干双骨折

前臂尺桡骨干双骨折为日常生活及劳动中常见的损伤，如何最大限度地恢复其功能是个至关重要的问题。

（一）损伤机制

1. 直接暴力　打击、碰撞等暴力直接作用在前臂上。

2. 间接暴力　跌倒，手着地等暴力间接传导至桡骨，并经骨间膜传导至尺骨。

3. 扭转暴力　多为工作中不慎将前臂卷入旋转的机器中致伤。

（二）临床表现及诊断

患者有明显的外伤史，受伤后前臂肿胀、疼痛、功能障碍。前臂局部有压痛、畸形、异常活动。诊断依靠临床表现和前臂正侧位 X 线片。注意 X 线片必须包括腕关节和肘关节。Schemitsch 和 Richards 研究出一套评估和分析桡骨弓的影像学方法，桡骨弓是前臂解剖形态的关键，决定了尺桡骨骨间隙。于 0° 旋转中立位时拍摄前臂 X 线片，从桡骨粗隆向桡骨远端尺侧缘画一直线，然后从桡骨尺侧缘至该直线距离最大处画一垂直直线并测量长度可以描述桡骨弓。此种影像学方法也是为求恢复前臂原有的仿生形态。

（三）分型

按是否有与外界交通的伤口分为闭合性和开放性骨折，按骨折的部位分为近段、中段及远段骨折。

（四）外科治疗

1. 手术指征

（1）手法复位失败。

（2）受伤时间较短、伤口污染不重的开放性骨折。

（3）合并神经、血管、肌腱损伤。

（4）陈旧性骨折畸形愈合。

2.手术入路的选择

（1）尺骨的手术入路：皮肤切口沿尺骨嵴走行，通过尺侧腕屈肌和尺侧腕伸肌之间的间隙进入。根据骨折类型及计划放置钢板的位置选择牵开屈肌群或伸肌群显露深层结构。

（2）桡骨的前侧入路（Henry切口）：在前臂前侧做直切口，向远端切开肱桡肌和桡侧腕屈肌之间的筋膜，向近端切开肱桡肌和旋前圆肌之间的筋膜。将桡神经浅支向桡侧牵拉，桡动脉向尺侧牵拉，两者之间的间隙即为入路。

（3）桡骨的背外侧入路：皮肤切口位于肱骨外上髁和桡骨茎突之间，通过桡侧腕短伸肌和指伸肌之间的间隙进入。将桡侧腕短伸肌和桡侧腕长伸肌及肱桡肌一同游离，桡骨近段1/3被旋后肌覆盖，同时旋后肌覆盖着桡神经深支。必须确认桡神经深支的位置以免被损伤。

3.复位器械与技巧　简单骨折最好采用绝对稳定的方法固定。粉碎性骨折可使用相对稳定的桥接钢板固定（图12-4-1），为了恢复前臂的功能，需要维持前臂尺桡骨的长度、旋转对位和对线。可以借助复位钳牵引主要骨折端，也可以使用撑开器牵开骨折断端。

4.内植物的选择　加压钢板的坚强内固定可使骨折断端处于接近零的应力环境，通过直接骨质连接完成初始骨折愈合，加压钢板适用于处理前臂简单的双骨折，对软组织的刺激更小。粉碎性骨折的治疗目的是骨折端应力最佳而不是最小，2%~10%的应力环境有利于产生骨痂形成骨桥，延长钢板长度可以提高内固定的强度，在骨折端较远的位置植入少量的螺钉，使用弹性内固定材料。髓内钉也可以对骨折部位产生可控的应力环境。和有限接触加压钢板和角度稳定钢板等桥接钢板相似，髓内钉承担一定的应力负荷，并且可以更好地保护骨膜血供。

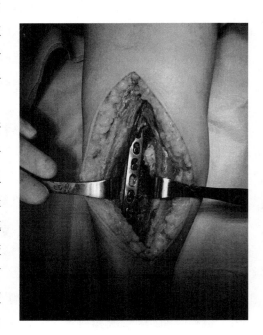

图12-4-1　前臂骨折钢板固定

5.手术过程　当尺桡骨骨折完全显露后，将骨折解剖复位并使用克氏针或复位钳维持复位。对于前臂中段横行或短斜型的骨干骨折，可以使用加压钢板固定。手术中常常需要使用直钢板固定带有一定弧度的桡骨，但应避免将桡骨和钢板完全贴附造成桡骨弓丢失，尽量恢复尺桡骨的仿生形态，因此钢板末端和桡骨之间存在一定缝隙是可以接受的。在固定长斜形桡骨骨折时，需要对标准的加压钢板进行塑形。对于粉碎性骨折，治疗目的仍是恢复前臂骨骼的解剖形态、仿生形态，使骨折在可控的应力环境条件下愈合。在纠正骨折对位对线和桡骨弓以后，使用锁定钢板进行桥接固定（图12-4-2）。优先处理不太粉碎的骨折，当不太粉碎的骨折被固定后，前臂长度得到恢复，并且达到一定强度的稳定，通过骨间膜的影响可以对未复位的更粉碎性的骨折提供间接复位作用。

和切开复位钢板内固定相比，髓内固定具有不少理论上的优势，如：切口较小，避免破坏皮肤及软组织，无须骨膜剥离，内固定激惹和骨折愈合后再骨折的风险更小，扩髓操作促进骨折愈合，

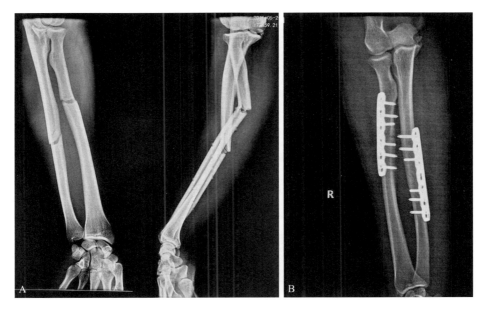

图 12-4-2　前臂骨干双骨折钢板固定术前、术后 X 线片

A. 前臂骨干双骨折钢板固定手术前 X 线片；B. 前臂骨干双骨折钢板固定手术后 X 线片。

在粉碎性的骨折中植入的髓内固定可分担应力。虽然具有理论上的诸多优势，但是髓内钉装置很难控制纠正旋转畸形，而且前臂髓内钉不能提供骨折端加压作用，无法促进一期骨折愈合。髓内固定也很难恢复前臂骨骼的解剖形态，尤其是旋转畸形和桡骨弧度。外固定支架极少被用于前臂双骨折，仅仅适用于严重软组织损伤或污染的病例。一旦软组织损伤情况稳定后，通常需要拆除外固定架改为内固定。

6. 术后处理　术后即刻进行手指的关节运动，支具固定前臂使软组织修复 5～7 天，然后进行前臂的旋转功能锻炼。如果骨折进行了绝对坚强的固定，可以直接使用软敷料包扎以利于进行即刻的关节活动锻炼，使患者尽早恢复前臂的仿生功能。简单骨折愈合时可能不会出现放射学显影的骨痂。通常在术后 3 个月就会达到临床愈合，可以允许患者进行绝大多数的功能活动。

三、尺骨干骨折

单独尺骨干骨折，多系直接打击所引起。骨折可为无移位、侧方或成角移位，因有桡骨的支撑，无明显短缩重叠。不稳定性骨折，采用切开复位钢板固定可更好恢复其解剖形态和仿生形态，固定牢靠，生物力学稳定性强，有利于骨折愈合和功能恢复。

四、桡骨干骨折

单独桡骨干骨折，直接暴力、间接暴力均可引起。因有尺骨的支撑，桡骨骨折的短缩重叠移位甚少，但常有桡骨骨折断端之间的旋转畸形存在。桡骨近 1/3 骨折，因局部肌肉丰满，闭合复位有一定困难，应切开复位，宜用背侧切口进入，钢板内固定置于背侧，恢复其解剖形态和仿生形态，术后早期进行功能锻炼，能获得满意结果。桡骨中下 1/3 骨折掌侧面较平坦，此部位的骨折切开复位宜用掌侧切口，并将钢板置于掌面。

五、孟氏骨折

孟氏骨折（Monteggia 骨折脱位）指尺骨近侧 1/3 骨折合并桡骨头脱位。

（一）Bado 分型

Ⅰ型：尺骨任何水平的骨折，向前侧成角，合并桡骨头前脱位。

Ⅱ型：尺骨干骨折，向后侧（背侧）成角，合并桡骨头后脱位。

Ⅲ型：尺骨近侧干骺端骨折，合并桡骨头的外侧或前侧脱位。

Ⅳ型：桡骨头前脱位，桡骨近 1/3 骨折，尺骨任何水平的骨折。

（二）损伤机制

Ⅰ型可因跌倒，前臂极度旋前所造成，亦可因尺骨背侧的直接打击伤所致。Ⅱ型向后传导的暴力造成桡骨头后脱位，尺肱关节保持完好，而尺骨发生了骨折。Ⅲ型是肘内侧面的直接打击伤所造成的。Ⅳ型在桡骨头脱位后，桡骨又受到第二次创伤所致。

（三）临床表现及诊断

肘关节及前臂明显肿胀、疼痛及压痛。患者不能活动肘关节和旋转前臂。桡神经深支损伤为最常见的合并症，X 线片必须包括肘关节。

（四）外科治疗

近年来随着对前臂旋转功能的认识，对尺骨复位要求更为严格。凡闭合复位不能达到要求时尺骨即应切开复位、坚强内固定，恢复其解剖形态和仿生形态，恢复生物力学稳定性，以期获得更好的治疗效果（图 12-4-3）。合并桡神经深支损伤为一常见合并症，桡骨头在尺骨复位后几乎都能自行恢复，不需手术探查。

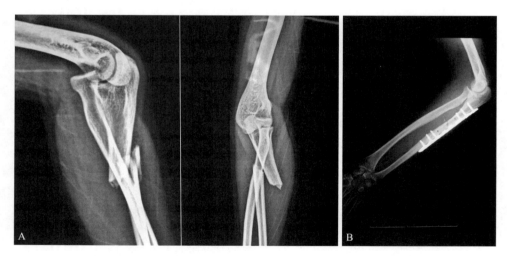

图 12-4-3 孟氏骨折钢板内固定术前、术后 X 线片

A. 孟氏骨折钢板内固定手术前 X 线片；B. 孟氏骨折钢板内固定手术后 X 线片。

六、盖氏骨折脱位

盖氏骨折脱位（Galeazzi 骨折脱位）指桡骨中下 1/3 骨折，合并下尺桡关节脱位。

（一）分型

1. 桡骨远端青枝骨折合并尺骨小头骨骺分离。

2. 桡骨远 1/3 骨折，短缩移位明显，下尺桡关节脱位明显，骨间膜亦有一定的损伤。

3. 桡骨远 1/3 骨折，下尺桡关节脱位，合并尺骨干骨折。

（二）损伤机制

盖氏骨折脱位可因直接打击桡骨远 1/3 段的桡背侧而造成，亦可因跌倒时手撑地的传达应力而造成，还可因机器绞轧而造成。

（三）临床表现及诊断

移位不明显的骨折仅有疼痛、肿胀和压痛。如移位明显桡骨将出现短缩和成角，下尺桡关节压痛，尺骨头膨出。X 线片检查即可明确诊断。

（四）外科治疗

盖氏骨折脱位牵引下复位并不十分困难，但维持闭合复位的位置却颇为困难。为了获得良好的前臂旋转功能，避免下尺桡关节紊乱，桡骨骨折必须解剖复位。因此，切开复位内固定几乎是必选的方法。手术使用加压钢板，手术切口采用 Harry 切口，钢板置于桡骨掌面，恢复其解剖形态和仿生形态（图 12-4-4）。术后支具前后托使前臂旋转中立位固定 4～6 周，以使下尺桡关节获得愈合。

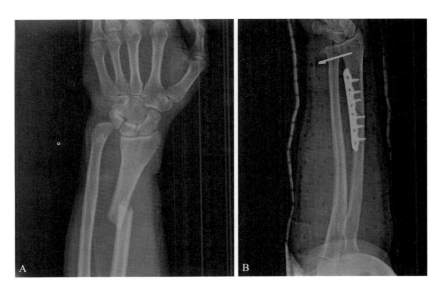

图 12-4-4　盖氏骨折脱位钢板内固定术前、术后 X 线片

A. 盖氏骨折脱位钢板内固定手术前 X 线片；B. 盖氏骨折脱位钢板内固定手术后 X 线片。

七、Essex-Lopresti 骨折脱位

Essex-Lopresti 骨折脱位是前臂骨折伴上下尺桡关节同时脱位。上肢伸直时严重跌倒可造成桡骨头或桡骨颈骨折、远侧桡尺关节破坏和近侧骨间膜撕裂。患者除前臂全长均有压痛和旋转痛外，还有腕关节和肘关节的疼痛。X 线表现典型，易诊断。新鲜 Essex-Lopresti 骨折脱位的治疗原则是恢复前臂的长度，重建前臂纵向稳定性，以期获得良好的仿生功能。具体方法是修复或置换桡骨头，整复下尺桡关节脱位，必要时修复三角纤维软骨复合体，固定下尺桡关节，以保证前臂韧带组织的修复，重获前臂纵向稳定性，而不必直接切开修复或重建骨间膜的中部腱带。

（朱养均　王晓龙）

第五节　腕部骨折的复位固定术

外伤暴力导致腕部骨折较为常见，腕部骨折以桡骨远端骨折及腕舟骨骨折较为常见，此部位的骨折涉及关节构成，因此复位固定要求高，需要尽量恢复关节的生理解剖结构及生理功能。

一、桡骨远端骨折

（一）桡骨远端骨折分型

桡骨远端骨折分型方法有 AO 分型、Melone 分型、Frykman 分型、Mayo 关节内骨折分型等多种分型方法。目前临床采用较多的仍然为 AO 分型。按照 AO 分型，桡骨远端部位编码为 23，具体分为 A，B，C 三型。

1. A 型　关节外骨折：① A1 型：桡骨正常，尺骨损伤在关节外。② A2 型：桡骨单纯压缩或者嵌插骨折位于关节外。③ A3 型：桡骨关节外粉碎性骨折。

2. B 型　部分关节内骨折，关节面部分损伤但关节面完整。① B1 型：Chauffeur 桡骨茎突骨折。② B2 型：背侧 Barton 骨折（巴顿骨折）。③ B3 型：掌侧 Barton 骨折。

3. C 型　完全关节内骨折。① C1 型：关节内及干骺端简单骨折。② C2 型：关节内简单骨折，干骺端粉碎性骨折。③ C3 型：关节内及干骺端粉碎性骨折。

（二）损伤机制

老年患者合并骨质疏松可因低能量损伤导致骨折，年轻患者通常继发于高能量损伤。

人体跌倒时，为保护重要脏器及头部，上肢会惯性伸展，手掌撑向地面吸收倒地所产生的冲击力量，身体重力及地面反作用力作用于桡骨远端，导致桡骨远端骨折。部分患者由于腕部直接受到暴力打击而导致桡骨远端骨折。

（三）临床表现及诊断

1. 临床表现　患侧肢体肿胀、畸形，依据骨折的类型患侧肢体呈现"餐叉手"或者"刀刺手"。腕关节活动受限，活动疼痛加重，可以触及骨擦感，腕关节出现异常活动。部分患者出现桡动脉搏动减弱，手指感觉减退，手指血运障碍。

2. 临床诊断　结合患者外伤史及临床表现，体格检查，常规 X 线片提示做出临床诊断。对于移位不明显，以及可疑骨折可通过 CT 检查做出诊断。MRI 对于桡骨远端无移位的骨折，以及合并腕关节韧带损伤，腕部 TFCC 损伤的诊断具有重要作用。

（四）治疗方法

对于保守治疗效果不理想或无法保守治疗的关节内骨折及干骺端粉碎性骨折，以及骨折保守治疗后骨不连的患者采用外科治疗。手术固定以钢板螺钉固定为主（图 12-5-1）。对于无法采用钢板固定的粉碎性骨折，可采用克氏针固定；粉碎严重患者可采用外固定架结合有限克氏针内固定。

二、腕舟骨骨折

（一）腕舟骨骨折分型

腕舟骨骨折是腕部骨折中最为常见的骨折，舟骨位于近排腕骨桡侧，形态不规则，在维持腕关节稳定性、力量传导中起重要作用。若是早期未及时诊断或是早期治疗方法不恰当，后期容易出现骨折愈合延迟、缺血坏死、骨不愈合、创伤性关节炎等严重并发症。腕舟骨骨折的分型在骨折的

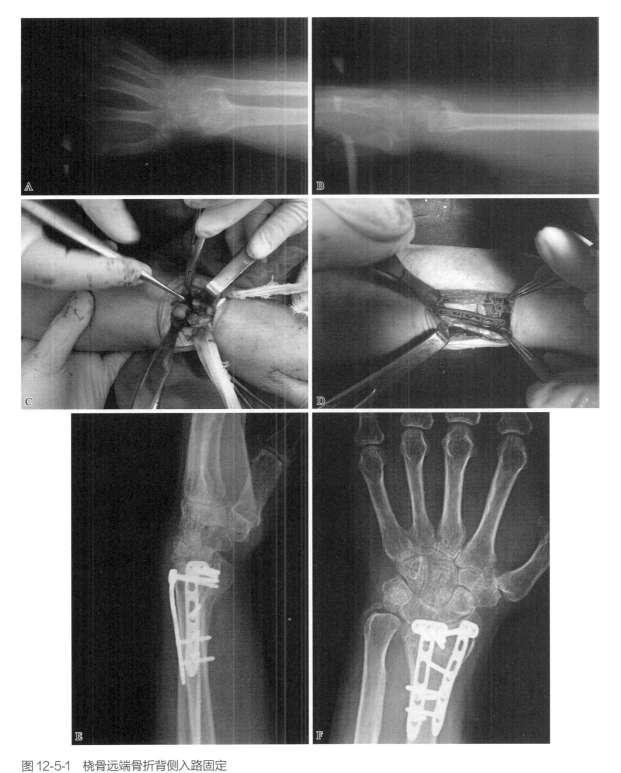

图 12-5-1 桡骨远端骨折背侧入路固定

A. 术前 X 线片正位；B. 术前 X 线片侧位；C. 背侧入路显露骨折；D. 植入双钢板；E. 术后 X 线片侧位；
F. 术后 X 线片正位。

治疗中，起着重要的作用。腕舟骨骨折的分型有 AO 分型、Mayo 分型、Russe 分型、Rock-wood-Green 分型、Herbert 分型及改良的 Herbert 分型，其中 Herbert 分型的实用价值较前几种明显，在临床中应用较为广泛。

最为常用的 Herbert 分型：其中 A 型和 B 型为新鲜骨折，新鲜骨折被定义为骨折时间小于三周。A 型为稳定性骨折，主要包括有两个亚型（A1、A2），依次为舟骨结节骨折，腰部骨折 - 不完全性。B 型为急性不稳定型骨折，包括 4 个亚型（B1~B4），其中 B1 型为远端 1/3 斜形骨折，B2 型为腰部移位骨折，B3 型为近端骨折，B4 型为经舟骨月骨周围脱位。C 型为舟骨延迟愈合。D 型为骨不连，分为两个亚型（D1、D2）。

AO 分型：A 型，结节部撕脱骨折；B 型，简单骨折；C 型，多块骨折或粉碎性骨折。

Russe 分型：根据骨折线所在位置，Russe 将舟骨骨折分为三种——远 1/3 骨折、中 1/3 骨折、近 1/3 骨折。根据骨折线走向，Russe 又将腰部骨折细分为水平斜形骨折、竖直斜形骨折和横形骨折。水平斜形骨折，折线走向水平，不与舟骨长轴垂直；竖直斜形骨折，折线直立，也不与舟骨长轴垂直；横形骨折，折线既不竖直也不水平，但与舟骨长轴是垂直的。

Mayo 分型（Cooney 分型）：根据骨折的移位程度，Cooney 将舟骨骨折分为稳定性骨折和不稳定性骨折两种类型。侧方移位、分离移位幅度小于 1mm，且无背向成角移位者，为稳定性骨折，反之为不稳定性骨折。后者常有月骨过度背伸，桡月角大于 15°。又称中间体 / 嵌体背伸不稳定（dorsal intercalated segment insta-bility，DISI），不愈合和坏死率高达 50%。合并腕骨脱位者，即复合性骨折。如经舟骨月骨周围骨折 - 背侧脱位，多有严重的软组织损伤，属不稳定性骨折的至极表现，诊治略有延后，关节运动功能很难复原。粉碎性骨折，即使检查时移位不明显，也属不稳定骨折范畴，因为不予以内固定，很难阻止移位不加剧。Fernandez 也认为，不管折线走向、部位如何，舟骨骨折只分两种：稳定的和不稳定的。

Rock-wood-Green 分型：①近极骨折；②腰部骨折；③远端体部骨折；④结节骨折；⑤远端关节骨软骨骨折。

（二）损伤机制

舟骨骨折，多由迫使腕关节过度背伸、桡偏及旋前的暴力所致，如跌倒，上肢前伸、腕关节背伸、鱼际部最先着地所承受的地面作用力。骨折时，腕关节背伸角度通常大于 95°，桡偏 10° 左右。此时，舟骨近极受桡骨远端及桡腕掌侧韧带限制不能移动，远极由大、小多角骨及头状骨推向背侧，舟骨掌侧承受张力，背侧承受压力。通常，腰部掌侧先过载，发生分离性断裂，即张力性骨折，接着是背侧分离或者是嵌插性断裂。暴力过后，腕关节会不由自主地从过伸转向掌屈，舟骨也随之恢复到原来的掌屈状态。受力不同，骨折块关联也会不同：受力小，骨折块无分离，无或无明显移位，舟骨保持原形，X 线平片检查甚至见不到骨折线；受力大，骨折块分离或有移位——远侧骨折块受屈肌支持带牵拉常有旋前移位，有时还有尺偏及掌屈移位；严重者，有明显的侧方移位，或桡向成角、背向成角移位。后二者，断面桡侧或背侧缘呈分离状。背向成角移位，成因有三：①骨折线掌侧常有碎折块，即骨缺失，致远侧骨折块掌屈；②由于前臂屈、伸肌收缩力的驱动，大、小多角骨向近侧移位、压迫远侧骨折块掌屈；③近侧骨折块与远侧骨折块分离之后，受月骨、三角骨背伸力控制而背伸—前臂屈、伸肌收缩时，头状骨和钩骨近侧移位，压迫月骨和三角骨背伸。

有学者说，受上述暴力作用者，骨折线位置与腕关节桡、尺偏角度有关联：桡偏角越大，骨折线越偏向舟骨近极；反之，越偏向远极。此外，很少出现严重的粉碎性骨折，原因是腕关节背伸幅度较大、腕中关节可有效地吸收和缓解舟骨掌侧承受的压力。还有学者报道，腕关节于掌屈或中立位遭受轴向暴力，尤其是当手指屈曲握拳时，也可出现舟骨骨折，类型与背伸暴力骨折无显著不同。舟骨结节骨折，多为撕脱骨折，尤其是当腕关节尺偏时。有时，也可是直接暴力或轴向间接暴力作用的结果。舟骨近极撕脱骨折少见，多是舟月骨韧带牵拉所致。舟骨骨折，多是单独发生，但合并腕部其他结构损伤的情形也非少见，如头状骨骨折、月骨周围背侧脱位。舟骨骨折合并头状骨骨折的损伤称为舟头综合征，舟骨骨折合并月骨周围脱位的损伤称为经舟骨月骨周围脱位。新鲜骨折一般不发生移位，两骨折端仅有一条缝隙，出血较少，疼痛较轻。骨折后一个月以上如果未及时处理，发展为陈旧性骨折，此时，骨折断端被吸收，肉芽组织形成，骨折缝隙加宽。3～4个月后，由于缝隙加宽，骨折端边缘化，结缔组织填充，在骨折线中部可出现圆形或者类圆形囊状变。位于舟骨近 1/3 部骨折时，容易发生缺血性坏死。

（三）临床表现及诊断

腕舟骨骨折后，可表现为腕关节局部的肿胀，以鼻烟窝部位的肿胀更为明显，正常情况下，鼻烟窝表现为一个软组织凹陷，在外伤后，该软组织凹陷消失即提示其肿胀。另外，腕关节的疼痛（尤其是桡侧疼痛）也是一个重要的临床表现，部分病人会出现腕关节活动受限。在临床工作中，也有部分病人的肿痛，活动受限的表现不太明显，但体检时在鼻烟窝部位的压痛具有一定的诊断意义。另外，大多数病人 Watson 试验（舟骨漂浮试验）阳性。

舟骨骨折的确诊有赖于可靠的影像学检查。X 线平片是最初的筛查手段，在疑诊为舟骨骨折时，应拍摄多体位的 X 线平片（正位、侧位、斜位、舟骨位等），只要在任何一个体位的 X 线片上明确看到骨皮质或骨小梁影中断，即可确立诊断。如果急性期的 X 线平片未见骨折影，可进一步行 CT 检查以确诊。在条件有限的地方，也可先行腕关节石膏固定 2 周左右，再复查多体位的 X 线平片，此时由于骨折部位的骨质吸收会使骨折线更加明显。磁共振检查对于诊断舟骨骨折并不比 CT 更敏感，所以，一般不作为首选的检查手段，只有在可能合并其他韧带损伤的情况下，才有一定的意义。通常情况下，依据典型的症状、体征和影像学检查，明确诊断应该并不困难。但是，在明确舟骨骨折的诊断的同时，还应该明确骨折的部位，区分是新鲜的骨折还是陈旧的骨折，骨折是否有移位，是否存在骨缺损，是否存在舟骨远端骨折块的掌屈畸形，有无近极的硬化，有无骨关节炎表现，有无其他合并损伤等。因为这些因素都直接决定了进一步的治疗选择。

（四）治疗方法

1. 新鲜稳定性骨折 闭合复位前臂拇指人字管型石膏外固定即可，只要及时、得当，通常愈合良好。

2. 新鲜不稳定性骨折以及陈旧性骨折 以切开复位内固定为宜；移位者，多有骨缺失，常常需要植骨，增进复位的稳定性；陈旧性骨折，包括纤维性愈合，为了促进骨愈合，植骨是必须的，有时还应是带血管蒂或吻合血管的骨移植（图 12-5-2）。但有些手术，技术要求较高，操作不当，反而会加重损伤，应用时需要予以注意。

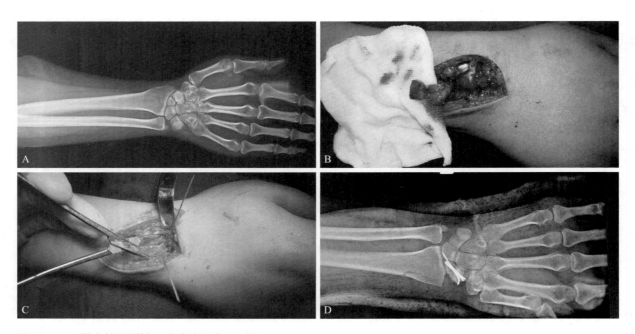

图 12-5-2　带血管骨瓣植入治疗陈旧舟骨骨折

A. 术前 X 线片；B. 手术入路；C. 植入骨瓣；D. 术后 X 线片。

（欧学海　杜晓龙）

参考文献

[1] 米萌，黄东宁，杨凯星，等. 采用改良 Judet 入路治疗肩胛盂骨折的疗效分析 [J]. 中华创伤骨科杂志，2021，23（11）：991-994.

[2] 杨茂赓，刘义，杨浩，等. 半肩关节置换与反式全肩关节置换治疗老年复杂肱骨近端骨折的 Meta 分析 [J]. 中华创伤骨科杂志，2021，23（10）：900-905.

[3] 宋哲，王谦，马腾，等. 涉及尺骨冠状突的复杂肘关节骨折脱位的治疗 [J]. 中华创伤骨科杂志，2016，18（4）：290-294.

[4] 郝定均，杨俊松，刘团江，等. 骨科仿生治疗学—骨科学发展的永恒追求 [J]. 中华创伤杂志，2021，37（10）：5.

[5] 王晗煦. 成人前臂骨干骨折的治疗 [J]. 国际骨科学杂志，2016，37（6）：350-353.

[6] 征华勇，何红英，王晓伟，等. 交锁髓内钉治疗前臂双骨折的疗效分析 [J]. 中华手外科杂志，2021，37（1）：5-8.

[7] 袁梅，孙悦，刘乔，等. 抗骨质疏松及非手术治疗桡骨远端骨折 [J]. 中国矫形外科杂志，2021，29（7）：664-666.

[8] 丁海波，陆芸. 腕关节镜辅助治疗桡骨远端骨折研究进展 [J]. 中国修复重建外科杂志，2020，34（10）：1314-1345.

[9] 郑上团，吴斗，郝海虎，等. 桡骨远端骨折治疗进展 [J]. 中华骨折杂志，2016，（5）：314-320.

[10] Tatro JM, Schroder LK, Molitor BA, et al. Injury mechanism, epidemiology, and Hospital trends of scapula fractures A 10-year retrospective study of the National Trauma Data Bank[J]. Injury, 2019, 50(2): 376-381.

[11] Bi AS, Kane LT, Butler BA, et al. Outcomes following extra-articular fractures of the scapula: A systematic review[J]. Injury, 2020, 51(3): 602-610.

[12] Campbell DH, McKee MD. Operative Fixation of a Displaced Midshaft Clavicle Fracture[J]. J Orthop Trauma, 2020: S3-S4.

[13] Wiesel B, Nagda S, Mehta S, et al. Management of Midshaft Clavicle Fractures in Adults[J]. J Am Acad Orthop Surg, 2018, 26(22): e468-e476.

[14] Kim DW, Kim DH, Kim BS, et al. Current Concepts for Classification and Treatment of Distal Clavicle Fractures[J]. Clin Orthop Surg, 2020, 12(2): 135-144.

[15] Liu J, Srivastava K, Washington T, et al. Cost-Effectiveness of Operative Versus Nonoperative Treatment of Displaced Midshaft Clavicle Fractures: A Decision Analysis[J]. J Bone Joint Surg Am, 2019, 101(1): 35-47.

[16] Fraser AN, Bjørdal J, Wagle TM, et al. Reverse Shoulder Arthroplasty Is Superior to Plate Fixation at 2 Years for Displaced Proximal Humeral Fractures in the Elderly: A Multicenter Randomized Controlled Trial[J]. J Bone Joint Surg Am, 2020, 102(6): 477-485.

[17] Yahuaca BI, Simon P, Christmas KN, et al. Acute surgical management of proximal humerus fractures: ORIF vs. hemiarthroplasty vs. reverse shoulder arthroplasty[J]. J Shoulder Elbow Surg, 2020, 29(7S): S32-S40.

[18] Boesmueller S, Wech M, Gregori M, et al. Risk factors for humeral head necrosis and non-union after plating in proximal humeral fractures[J]. Injury, 2016, 47(2): 350-355.

[19] Feng WL, Cai X, Li SH, et al. Balser Plate Stabilization for Traumatic Sternoclavicular Instabilities or Medial Clavicle Fractures: A Case Series and Literature Review[J]. Orthop Surg, 2020, 12(6): 1627-1634.

[20] Chamseddine AH, El-Hajj OM, Haidar IM, et al. Minimally invasive percutaneous plate osteosynthesis for treatment of proximal humeral shaft fractures[J]. Int Orthop, 2021, 45(1): 253-263.

[21] Huang Q, Lu Y, Wang ZM, et al. Anterolateral approach with two incisions versus posterior median approach in the treatment of middle-and distal-third humeral shaft fractures[J]. J Orthop Surg Res, 2021, 16(1): 197.

[22] Oliver WM, Searle HKC, Ng ZH, et al. Fractures of the proximal-and middle-thirds of the humeral shaft should be considered as fragility fractures[J]. Bone Joint J, 2020, 102-B(11): 1475-1483.

[23] Updegrove GF, Mourad W, Abboud JA. Humeral shaft fractures[J]. J Shoulder Elbow Surg, 2018, 27(4): e87-e97.

[24] Pollock FH, Maurer JP, Sop A, et al. Humeral Shaft Fracture Healing Rates in Older Patients[J]. Orthopedics, 2020, 43(3): 168-172.

[25] Schwab TR, Stillhard PF, Schibli S, et al. Radial nerve palsy in humeral shaft fractures with internal fixation: analysis of management and outcome[J]. Eur J Trauma Emerg Surg, 2018, 44(2): 235-243.

[26] Vicenti G, Bizzoca D, Carrozzo M, et al. Humeral shaft butterfly fractures managed with intramedullary nail: could the third fragment features predict the fracture healing time?[J]. J Biol RegulHomeost Agents, 2020, 34(3 Suppl. 2): 97-104.

[27] Cullen MM, Okwumabua E, Flamant EM, et al. Humeral Shaft Fracture With Placement of an Intramedullary Nail Through an Unrecognized Sarcoma[J]. J Am Acad Orthop Surg Glob Res Rev, 2021, 5(2).

[28] Marongiu G, Dolci A, Verona M, et al. The biology and treatment of acute long-bones diaphyseal fractures: Overview of the current options for bone healing enhancement[J]. Bone Rep, 2020, 12: 100249.

[29] Feng D, Zhang X, Jiang Y, et al. Plate fixation through an anterior approach for coronoid process fractures: A retrospective case series and a literature review[J]. Medicine (Baltimore), 2018, 97(36): e12041.

[30] Lu Y, Fu L, Ma T, et al. Clinical Efficacy of Vertical or Parallel Technique of a Micro-Locking Plate for Treatment of Dubberley B-Type Capitellar Fractures[J]. Orthop Surg, 2021, 13(1): 207-215.

[31] Hoyt BW, Clark DM, Walsh SA, et al. Surgical Elbow Dislocation Approach to the Distal Humerus for Apparent Capitellar and Lateral Condyle Fractures in Adults[J]. J Orthop Trauma, 2021, 35(3): e77-e81.

[32] Song Z, Wang Q, Ma T, et al. Anti-sliding plate technique for coronal shear fractures of the distal humerus[J]. J Orthop Surg Res, 2020, 15(1): 18.

[33] Wang P, Zhuang Y, Li Z, et al. Lasso plate-An original implant for fixation of type I and II Regan-Morrey coronoid fractures[J]. Orthop Traumatol Surg Res, 2017, 103(3): 447-451.

[34] Wang P, Kandemir U, Zhang K, et al. Treatment of capitellar and trochlear fractures with posterior comminution: minimum 2-year follow-up[J]. J Shoulder Elbow Surg, 2019, 28(5): 931-938.

[35] Miyamura S, Lans J, Murase T, et al. Degenerative changes in the elbow joint after radial head excision for fracture: quantitative 3-dimensional analysis of bone density, stress distribution, and bone morphology[J]. J Shoulder Elbow Surg, 2021, 30(5): e199-e211.

[36] Ohl X, Siboni R. Surgical treatment of terrible triad of the elbow[J]. Orthop Traumatol Surg Res, 2021, 107(1S): 102784.

[37] Mulders MAM, Schep NWL, de MuinckKeizer RO, et al. Operative vs. nonoperative

treatment for Mason type 2 radial head fractures: a randomized controlled trial[J]. J Shoulder Elbow Surg, 2021, 30(7): 1670-1678.

[38] Patiño JM, RullanCorna AF, Michelini AE, et al. Olecranon fractures: do they lead to osteoarthritis? Long-term outcomes and complications[J]. Int Orthop, 2020, 44(11): 2379-2384.

[39] Koziarz A, Woolnough T, Oitment C, et al. Surgical Management for Olecranon Fractures in Adults: A Systematic Review and Meta-analysis[J]. Orthopedics, 2019, 42(2): 75-82.

[40] Midtgaard KS, Ruzbarsky JJ, Hackett TR, et al. Elbow Fractures[J]. Clin Sports Med, 2020, 39(3): 623-636.

[41] Colliton E, Leung N. Transolecranon Exposure of Monteggia Variant Fracture-dislocations of the Elbow[J]. Tech Hand Up ExtremSurg, 2020, 25(2): 111-115.

[42] Chin TY, Chou H, Peh WCG. The Acutely Injured Elbow[J]. Radiol Clin North Am, 2019, 57(5): 911-930.

[43] Schulte LM, Meals CG, Neviaser RJ. Management of adult diaphyseal both-bone forearm fractures[J]. Journal of the American Academy of Orthopaedic Surgeons, 2014, 22(7): 437-46.

[44] Dba B, Ib A, Tu A, et al. Intramedullary nailing of adult forearm fractures: Results and complications-ScienceDirect[J]. Injury, November 10, 2020, 19: 49.

[45] Shields CN, Egol KA. Displaced Radial Shaft Fracture: The Dorsal (Thompson) Approach to the Forearm[J]. Journal of orthopaedic trauma, 2020, 34 Suppl 2(2): S13-S14.

[46] Catalano LW, Zlotolow DA, Hitchcock PB, et al. Surgical exposures of the radius and ulna[J]. Journal of the American Academy of Orthopaedic Surgeons, 2011, 19(7): 430-438.

[47] Garala K, Taub N. A, Dias JJ. The epidemiology of fractures of the scaphoid: impact of age, gender, deprivation and seasonality[J]. The bone & joint journal, 2016, 98-B(5): 654-659.

[48] Lee SK, Byun DJ, Roman-Deynes JL, et al. Hybrid Russe Procedure for Scaphoid Waist Fracture Nonunion With Deformity[J]. J Hand Surg Am, 2015, 40(11): 2198-2205.

[49] Clementson M, Jørgsholm P, Besjakov J, etal. Conservative Treatment Versus Arthroscopic-Assisted Screw Fixation of Scaphoid Waist Fractures-A Randomized Trial With Minimum 4-Year Follow-Up[J]. J Hand Surg Am, 2015, 40(7): 1341-1348.

第十三章
骨盆与髋部骨折的仿生治疗

第一节 骨盆骨折

骨盆稳定性结构包括骨性结构以及众多韧带。骨性结构由双侧的髋骨及骶骨、尾骨组成环状形态，以及周围众多强大的韧带相互连接，组成了骨盆较稳定的负重结构。人体行走时，骨盆为脊柱与下肢力学传导的枢纽。人体坐立时，骨盆为躯干直立的支点。常见骨盆骨折及脱位多为高能量损伤，尤其年轻患者，但随着人口老龄化进程，老年脆性骨盆骨折逐渐增多。骨盆骨折约占全身骨折的 3%～8%，其中多为不稳定骨折，往往需要手术治疗。骨盆由于解剖结构复杂、骨折类型多种多样，常伴随大量失血以及其他脏器损伤，手术治疗难度大、风险高，一直是创伤骨科领域的难点。手术治疗骨盆骨折的难点，首先为对于移位不稳定骨盆骨折，手术如未能重建其特殊解剖结构，往往合并较高的致残率，严重影响患者生活及劳动技能；其次，很多类型骨盆骨折后是否需要手术治疗存在争议，较多术者错误为稳定性骨盆骨折选择手术治疗，而盲目地对不稳定性骨盆骨折患者选择保守治疗，存在治疗方案选择错误；再次，骨盆骨折往往累及骨盆前后环，前后环同时存在骨折，手术重建过程中，较多术者错误地理解为骨盆后环在力学传导中占有主导作用，而仅仅重建骨盆后环，忽略了骨盆前环的维持张力及支撑作用。随着现代导航设备的应用以及微创外科技术的进步，较多术者片面追求微创，手术目标仅仅为了稳定骨盆结构，而忽略了骨盆骨折复位不良的生物力学影响，尤其是骶髂关节的复位不良非常常见，造成患者术后慢性疼痛及僵硬。

一、骨盆环解剖特点

骨盆环的骨性结构由双侧髋骨及骶骨构成，而髋骨由坐骨、耻骨、髂骨融合而形成。骨盆后环的骨性结构：在冠状面上，骶骨位于骨盆环顶端，骶骨外观为楔形，上宽下窄，类似于拱门结构，当骶骨承受负重应力时，这一结构可抵抗负重应力。在轴位面上，骶骨外观为颠倒的楔形，前宽后窄，这一结构缺乏骨性稳定性，而由骨盆后环后侧韧带提供稳定性，这一结构类似于悬吊式桥梁，由于这一结构特点，外伤后常见骶髂关节后脱位，而前脱位非常少见。

骨盆骨性结构无内在稳定性，而由周围韧带及软组织连接。人体中，骨盆连接脊柱与下肢，骨盆主要承受负重应力传导，而软组织稳定结构在力学传导中非常关键。维持骨盆环形稳定的后侧韧带包括，骶髂前韧带、骶髂后韧带、骶结节韧带以及骨间韧带，其中骶髂骨间韧带、骶髂后韧带，稳定骶髂关节后侧。骶髂前韧带及骶结节韧带，主要作用为防止骨盆外旋和抵抗剪切应力。

骨盆底部的韧带结构包括骶结节韧带及骶棘韧带，当人站立或坐位时，骨盆后环，双侧髋骨存在向后旋转的应力，此时骨盆底部韧带发挥其抵抗旋转作用。

二、骨盆生物力学特点

骨盆后环由双侧骶髂关节将骶骨与双侧髋骨连接，前环由耻骨联合连接。人体站立时，负重应力，下肢主要通过髋关节、髂骨，通过骶髂关节传递至脊柱，因此骨盆后环为主要稳定结构。骨盆前环主要起支撑作用，当负重时，防止骨盆受到应力时骨盆塌陷，同时耻骨联合能够抵抗髋骨的外旋及分离。

骨盆后环，骶髂关节为非滑膜关节，由真性关节和假性关节两部分构成，前侧真性关节的关节面为透明软骨，后侧假性关节为纤维韧带连接，骶髂关节无内在稳定性，前侧真性关节存在微动。维持骨盆环形稳定的后侧韧带包括骶髂前韧带、骶髂后韧带、骶结节韧带以及骨间韧带，其中骶髂骨间韧带最为强大，连接髂骨结节与骶骨，稳定骶髂关节后侧。

三、骨盆骨折损伤机制

外伤导致骨盆骨折，临床分为高能量及低能量损伤。低能量常见于老年骨质疏松患者，多数为侧方挤压损伤，外力通过大粗隆传递至骨盆，导致前侧耻骨支及髂骨后侧或骶骨翼的骨折，为压缩性损伤，常为重叠移位，主要特征为不同程度的半骨盆内陷（图13-1-1）。年轻患者，可能因交通伤、高处坠落等造成高能量损伤。按照外力作用的部位及方向，分为前后挤压损伤、侧方挤压损伤以及垂直损伤。前后挤压伤，外力可以同时挤压双侧髂后上棘、或直接挤压髂前上棘、或股骨突然外旋等，造成前侧耻骨联合或耻骨支的分离损伤，严重患者合并不同程度的骶髂关节分离或骶骨的分离损伤。侧方挤压伤，外力可能作用于髂骨后侧、髂骨前侧或大粗隆，造成受伤侧的半侧骨盆压缩性损伤，骨盆后环表现为骶骨翼压

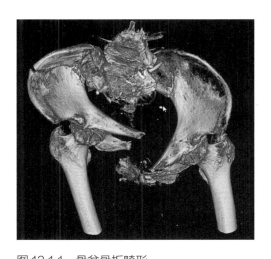

图13-1-1　骨盆骨折畸形

89岁女性患者，骨盆侧方挤压损伤，丧失骨盆支撑结构，可见半骨盆内陷。

缩或髂骨后侧新月形骨折，骨盆前环表现为耻骨支骨折重叠移位或耻骨联合的交锁。侧方挤压损伤，暴力继续传递，严重的可能造成对侧半骨盆的分离性损伤。理解骨盆骨折损伤机制，对于骨盆骨折仿生治疗非常重要。骨盆的垂直损伤，为垂直于骶髂关节的外力造成半骨盆向后上移位，形成半骨盆的分离性损伤，导致骨盆后环稳定结构的完全破坏，表现为骨盆环状结构丧失，以及腰盆力学传递结构的连续性中断，如不复位，可造成畸形愈合及下肢短缩畸形，影响长期临床效果。

四、骨盆骨折物理学评估

根据患者的外伤史及疼痛部位，怀疑骨盆骨折患者，首先评估患者的生命体征，以及是否合并其他脏器损伤，特别是高能量损伤的年轻患者。其次评估骨折本身。骨盆骨折物理检查，应注意排除局部的潜在皮肤软组织剥脱，特别是碾压伤患者。注意评估是否为开放性骨盆，如局部连通骨折的开放性伤口以及尿道、阴道伤口。耻骨联合处的空虚压痛常为分离性损伤。骨盆的挤压分离试验，常提示骨盆损伤。骨盆骨折患者，注意对比双侧髂骨的高低、下肢的短缩外旋畸形。

五、骨盆骨折放射学评估

骨盆骨折的放射学评估，主要包括X线及CT图像。X线片包括骨盆前后位、入口位及出口

位图像。骨盆前后位 X 线为怀疑骨盆损伤的首选检查，可评估大多数病例。骨盆入口位，可以评估前环耻骨支骨折的前后移位、骶骨的压缩损伤程度以及半骨盆的内陷程度、半骨盆的后方移位。骨盆出口位，可以评估耻骨及耻骨联合的上下移位程度、半骨盆的上下移位以及骶骨的垂直移位。CT 检查对于骨盆骨折非常重要，由于 X 线不能准确评估骨盆后环损伤，而 CT 平扫可以评估后环骨折形态及移位程度。特别是 CT 三维图像，可以直观地显示骨折形态及特点，有助于理解受伤机制，有助于指导稳定性的评估，以及术者根据受伤机制复位骨折。对于高度怀疑骨盆骨折患者，如诊室旁存在 CT 检查设备，X 线检查时可同时进行 CT 检查。

六、骨盆骨折分型

目前临床常用的骨盆骨折分型，按照受伤机制分类的有 Young-Burgess 分型，基于稳定性的分类有 Tile 分型。

Young-Burgess 分型分为前后挤压损伤、侧方挤压损伤、垂直剪切损伤、复合型损伤。

前后挤压损伤（APC）：

APC Ⅰ型：耻骨联合分离小于 2.5cm，为稳定性损伤，骨盆后环韧带复合体完整。

APC Ⅱ型：耻骨联合分离大于 2.5cm，为骨盆旋转不稳定，但垂直稳定，骨盆后环前侧韧带损伤，但后方韧带复合体结构完整。

APC Ⅲ型：耻骨联合分离大于 2.5cm，为骨盆旋转不稳定，同时垂直也不稳定，骨盆后环前侧、后侧韧带损伤。

前后挤压损伤，由于患者受伤即刻并不能留存影像学设备，难以预估受伤时耻骨联合分离的距离；其次，获取的影像学可能由于分离断端的回缩或骨盆带等的使用，造成损伤评估错误。作者经验为可通过骨盆后环是否存在疼痛以及患者翻身困难与否而评估是否存在后环损伤。另外如果通过前环的闭合复位可达到后环的解剖复位，可考虑为 APC Ⅱ型损伤，如前环的闭合复位后，后环骶髂关节仍存在复位不良，可考虑为 APC Ⅲ型损伤。

侧方挤压损伤（LC）：

LC Ⅰ型：暴力作用于髂骨后侧，伤侧骶骨压缩骨折，前侧耻骨支压缩骨折，为稳定性损伤。

LC Ⅱ型：暴力作用于髂骨前侧，致伤侧髂骨在骶髂关节外侧骨折，形成新月形骨折，为旋转不稳定性，但垂直稳定。

LC Ⅲ型：侧方挤压损伤，暴力持续传递至对侧半骨盆，造成对侧半骨盆"开书样"损伤。

侧方挤压损伤，为骨盆的旋转不稳定损伤，外伤破坏了骨盆支撑结构。侧方挤压损伤后，稳定性评估是选择治疗方案的关键，作者推荐可以利用超声动态图像技术评估应力下骨折断端的微动，以指导治疗。很多术者手术固定时，单纯的考虑了骨盆后环的力学重要性，而仅做后环固定，忽略了前环的支撑作用。其实，这类患者骨盆后环的垂直稳定性存在，严重侧方挤压损伤造成半骨盆内陷，损伤的主要结构为骨盆的支撑结构，前环支撑结构的完全破坏为这类损伤的重要部分，前环解剖结构的复位及恢复支撑结构尤其重要。

垂直剪切损伤（VS）：轴向暴力作用下产生骨盆向后上方移位，为垂直稳定性损伤，往往骨盆前后环结构均破坏。特别注意的是骨盆后环稳定性的完全丧失，包括半骨盆的分离以及腰盆力学传递结构的破坏。

复合型损伤（CM）：以上描述的受伤机制，其实为了便于理解，对外力做了单一性及方向作了简化。实际上，外力很难如此恒定，临床实践中，往往为上述机制共同作用下形成的骨折类型，常见的形式为 LC 合并 VS。

Tile 分型：基于骨盆骨折稳定性，将骨盆骨折分为三个基本概念，A 型为稳定骨折，B 型为部分稳定骨折，C 型为不稳定骨折。注意其稳定和不稳定为相对程度而言。A 型骨折为稳定性骨折，骨折不累及骨盆后弓，骨盆后环完整。B 型骨折为部分稳定骨折，骨盆后环不完全断裂，如开书样、侧方挤压损伤，骨盆后侧韧带复合体完整。C 型为不稳定骨折，骨折累及骨盆后环，后环为完全骨折或骶髂后韧带等损伤。

七、骨盆骨折仿生治疗

（一）骨盆后环仿生张力带固定技术

骨盆骨折往往合并骨盆后环损伤，研究表明骨盆后环完整性在骨盆稳定性中发挥主要作用，因此骨盆后环的复位与固定是手术成功的关键。目前骨盆后环常用的固定治疗方式包括后路椎弓根螺钉技术、前路接骨板螺钉内固定术、骶骨棒内固定术、骶髂螺钉内固定术，其中骶髂螺钉固定具有较优的生物力学效果及操作微创便利，在临床中广泛应用；但其风险性极高，同时由于骶骨的高变异率、术中需要反复连续高质量透视图像、医疗人员需接触大量 X 射线等缺点使其在基层医院难以广泛开展。目前很多术者通过后侧微创入路 M 形接骨板髂髂固定垂直不稳定性骨盆后环损伤，但不能对于后环骨折起到复位作用，并且结果显示术后均合并较高的感染率及骨折复位丢失，同时术中由于多枚螺钉打入、钢板插入等增加了医源性损伤。作者根据骨盆后环 M 形接骨板髂髂固定的原理以及骨盆解剖结构，将 M 形接骨板更改为脊柱钉棒，髂髂固定骨盆后环，同时复位固定骨盆前环，我们认为脊柱钉棒系统植入方便、操作简单并且螺钉的方向与髋臼上螺钉方向一致，而此处骨质密度高，并且适合较粗较长的椎弓根螺钉的植入，同时可通过脊柱钉棒撑开复位分离性骶髂关节损伤，对于骨盆后环损伤起到坚强固定，其固定原理仿生骨盆后环骶髂后韧带复合体的悬吊稳定作用。

术前准备：当骨盆前环手术结束后，患者取俯卧位，腰骶部消毒铺巾，术前透视确认可获得满意的透视骨盆前后位、双侧髂骨斜位片以及双侧髂骨闭孔入口位片。记住 C 形臂透视的角度并标记，便于术中透视时固定角度节省时间。

骨盆后环复位与固定：固定骨盆前环后，患者取俯卧位，于髂后上棘处使用咬骨钳咬除椎弓根螺钉大小骨质，使打入后的椎弓根螺钉尾部低于髂后上棘骨质。由髂后上棘至髂前下棘方向打入一枚 3.0mm 克氏针，外观上近似由髂后上棘指向同侧股骨大粗隆处，通过髂骨斜位片及闭孔入口位透视确认克氏针位置良好，使用椎弓根螺钉开口器开口，沿着克氏针方向拧入长度为 80～90mm，直径 7.0mm 万向椎弓根螺钉，再次透视确认椎弓根螺钉位置良好。采用血管钳钝性分离皮下组织使两侧切口贯通，建立皮下通道，选择合适长度连接棒折弯后从一侧切口植入到达对侧，跨越两侧骶背，并使连接棒穿过椎弓根螺钉方向螺帽尾端，调整位置满意后使用椎弓根螺钉尾帽锁定连接棒（图 13-1-2）。

（二）骶髂关节仿生解剖复位

骶髂关节是人体最大的轴向关节，在躯体将力量传递到双足的过程中，骶髂关节既是躯体整个力量传递系统的中心枢纽，也是骨盆稳定系统中不可或缺的角色。在其关节面内部，许多互相吻合

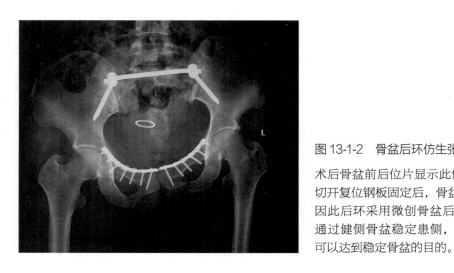

图 13-1-2　骨盆后环仿生张力带固定技术

术后骨盆前后位片显示此例患者通过骨盆前环切开复位钢板固定后，骨盆后环畸形基本纠正，因此后环采用微创骨盆后环仿生张力带固定，通过健侧骨盆稳定患侧，结合前后牢靠固定，可以达到稳定骨盆的目的。

的沟槽和嵴突纵横交错，大大增加了关节面的摩擦系数，使其抗剪切的功能进一步加强。在创伤性骶髂关节损伤中，该生理解剖特点的丧失使得骶髂关节的稳定性明显下降，故对于骨盆环的稳定性及骶髂关节的生物力学作用而言，损伤后骶髂关节的解剖仿生复位极其重要。当骨盆骨折后环损伤时，骶髂关节遭到破坏的发生率仅次于骶骨骨折。

创伤后的骶髂关节结构和形态等解剖方面将发生改变，进一步导致运动与力学等功能方面的改变。针对这一原因，临床骨科医师的处理方案主要是使损伤的骶髂关节的结构和形态恢复至伤前自然状态，亦即创伤的仿生自然修复，使用现代技术与器械，对骶髂关节进行伤前解剖形态仿生和运动功能仿生后，待机体自然修复骶髂关节。目前临床上采用的骶髂关节内固定方式主要包括经皮骶髂螺钉、前路钢板等。经皮骶髂螺钉在获得复位的情况下，可以恢复骶髂关节的稳定性，并且能最好地保留其解剖形态，最大限度同时达成骶髂关节功能仿生和结构仿生的目的，再加上微创等优势，使其成为临床上非常常用的固定手段。施行骶髂螺钉固定前，骶髂关节的复位手段却主要是通过对腿部的牵引，结合内旋力量和直接手动侧向压缩骨盆来实现的，这就导致了受损的骶髂关节在结构仿生修复过程有了一定的限制性，其功能仿生修复也达不到良好的效果。另一方面，很多术者为了片面追求微创，在骶髂关节未达到解剖仿生复位时即经皮打入骶髂螺钉，因此，非解剖仿生复位的情况在骨盆后环骨折术后较为常见。Verma 等人的研究表明，骶髂关节的非解剖复位是影响骨盆骨折手术预后的重要因素之一。Mullis 等人的研究验证了这一观点，在创伤性骨盆后环损伤中，术后骶髂关节移位不到 1cm 可能会导致更好的功能结果。为了追求微创，临床中尽管采用了现代固定技术，但仍有相当多的患者在解剖或接近解剖复位的情况下，仍然有慢性骶髂关节疼痛的结果发生。随着现代外科学技术及医疗设备进步，参照正常骨盆解剖结构的仿生手术广泛应用，骶髂关节高质量复位已普遍存在于骨盆骨折患者中，因此作者建议骶髂关节应该仿生复位，避免患者在非解剖复位的情况下，发生慢性骶髂关节疼痛（图 13-1-3）。

（三）仿生重建骨盆前环支撑作用

骨盆骨折中，侧方压缩型损伤发生率最高，由于骨折形态较多，手术固定方式存在多种组合，目前如何治疗仍存在争议，最大难题为如何进行精准治疗。这种骨折类型通常是侧方应力引起，其特点是耻骨支嵌插骨折和骶骨翼前缘的压缩骨折，不存在垂直不稳定。很多术者对于旋转不稳定的

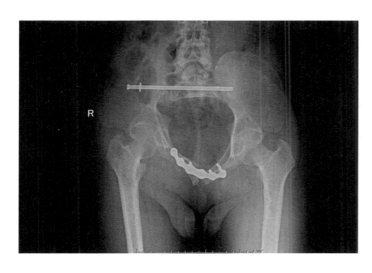

图 13-1-3　骶髂关节复位不良导致螺钉松动

手术治疗后，骨盆入口位可见仍有骶髂关节前后移位，随访可见固定骶髂关节内植物松动退钉。

骨盆侧方压缩型损伤选择手术治疗，但手术方式同样众多。有术者认为，骨盆后环在骨盆力学负重中占有主导地位，建议手术应该固定骨盆后环合并或不合并固定骨盆前环。作者认为这类损伤的根本为半侧骨盆的支撑结构被破坏，损伤的主要部位为骨盆前环，骨盆前环为这类损伤最直接的受力点，手术重建时应该注重恢复前环解剖结构。而后环破坏为边缘损伤，能闭合固定达到全修复更佳（图 13-1-4）。

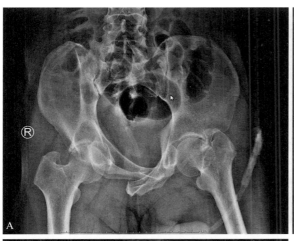
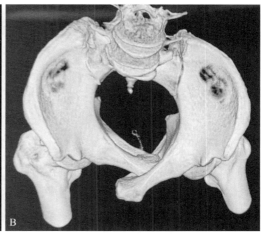
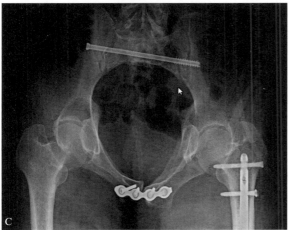

图 13-1-4　骨盆前环支撑结构损伤

A. 骨盆入口位可见骨盆骨折，累及骨盆前后环，主要损伤位于骨盆前环，为耻骨联合损伤并交锁，骨盆后环仅为骶翼压缩损伤；B. 骨盆 CT 三维图像入口位视图可见骨盆为侧方挤压损伤，耻骨联合损伤并交锁；C. 术后骨盆入口位，此例患者通过骨盆前环耻骨联合切开复位钢板固定，耻骨联合为主要损伤，骶骨翼压缩为边缘损伤，骨盆后环骶髂螺钉为非必要措施。

（四）侧方挤压损伤的仿生复位技术

侧方挤压型骨盆骨折属于部分不稳定性骨折，主要表现为垂直稳定，旋转不稳定，伴有骨盆后环的不完全损伤，可选择手术治疗，进行复位内固定，以往多采用切开、直视下复位、钢板螺钉固定。随着骨盆微创技术的发展和应用，以及对受伤机制及骨折的精确评估，闭合复位及固定技术广泛应用于这类患者。

下文介绍仿生复位技术，基于这类骨折的受伤机制，利用牵张复位器，根据受伤外力的矢量，闭合进行反向矢量作用，而达到骨折的功能复位，闭合螺钉固定，重建骨盆前环的支撑作用，恢复骨盆稳定性。

技术步骤叙述如下。①安装牵张复位器：健侧半骨盆髂嵴上，沿内外髂板之间植入一枚外固定针，并指向髋臼顶，进针点的位置选择在髂前上棘后2cm处，方向为内外髂板之间。患侧髋臼上外固定针从髂前下棘植入，并指向髂后下棘，需要注意的是避免股外侧皮神经损伤。外固定针植入完成后，安装操作杆，为了避免术区操作及术中影像的遮挡，可以将操纵杆放置于复位器的近端或者远端。②骨折复位：牵张器安装完成后运用斜向牵张的反作用力进行复位，在影像监测下观察畸形矫正的情况。需要注意的是在植入复位器外固定针时，尽量避免对后续通道螺钉植入产生阻挡，如患侧需植入顺行耻骨支螺钉时，要将植入髋臼上的外固定针位置设置偏外下方，以防侵占耻骨支螺钉的植入通道。复位满意后使用机器人导航系统辅助通道螺钉固定骨盆前环（图13-1-5）。

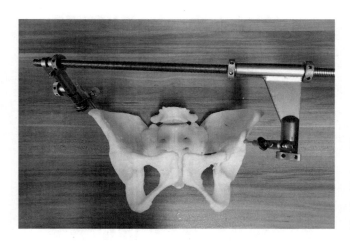

图13-1-5　侧方挤压损伤的仿生复位技术示意图

患者，男，54岁，车祸伤，骨盆Tile B2.1型损伤。利用撑开器进行反向矢量复位示意图，一枚Schanz钉置于健侧髂嵴，另一枚置于髋臼上，撑开复位的矢量与骨盆受伤矢量相反。

（五）骨盆垂直剪切损伤的仿生力学三角固定术

骨盆垂直剪切损伤，尤其是经骶骨损伤，半侧骨盆存在向后上移位，畸形明显，骨盆环的环状连续性破坏以及腰椎骨盆力学传递结构的损伤，为不稳定性损伤，特别的是水平和垂直方向上均不稳定的。基于骨盆后环的解剖结构及力学传导特点，仿生力学的三角固定术，可以允许恢复多平面稳定性，包括腰骶连接处的水平平面和垂直平面。该技术包括一方面使用椎弓根螺钉植入系统，在下腰椎和后髂骨之间进行垂直固定，另一方面使用骶髂螺钉内固定术进行水平固定。该内固定结构内植物在X线投照中形成一个三角形，并且固定原理机制基于骨盆后环解剖及力学特点，因此称呼为仿生力学三角固定术。该固定结构，将通过髂骨施加的垂直负荷转移到下腰椎，增加了额外的保护，防止患侧骨盆环向头侧移位，这可以在一定程度上保护骶骨骨折，免受这些负荷的影响；另外，三角固定的水平部分（如骶髂螺钉）可以更有效地在水平平面稳定骨折，因此抵消了内旋导致的单侧损伤固定失效，恢复骨盆环状结构（图 13-1-6）。

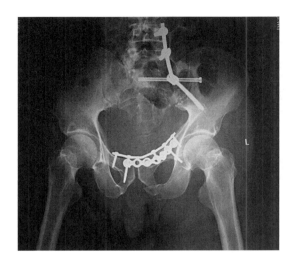

图 13-1-6　仿生力学三角固定术应用

术后骨盆前后位片，此例患者通过骨盆前环耻骨支骨折切开复位固定，到达闭合复位骨盆后环的目的，骨盆后环通过骶髂螺钉完成骨盆闭环固定，利用脊柱椎弓根螺钉系统，将脊柱与伤侧半骨盆连接。

（六）腰盆分离的"仿生三角形结构"骶髂螺钉固定技术

骶骨 U 形、H 形或双侧骨折，常见于高处坠落伤以及老年患者脆性骨折，外伤造成双侧骶骨翼纵行骨折或合并骶$_2$或骶$_3$椎体体部横断骨折，骶骨骨折线形态类似 U 形或 H 形。以上骨折，由于造成腰椎、骶$_1$或骶$_2$椎体与远端骶骨翼及骨盆结构相分离，部分术者称之为腰盆分离损伤，往往需要手术固定以恢复腰椎骨盆生物力学传导的完整性。目前常用的手术方式为后路切开通过椎弓根螺钉及钉棒将腰椎骨盆固定，主要优点为固定牢靠，但存在非常明显的缺点，如手术创伤大、感染率高、软组织坏死及丧失下腰椎椎体间微动。作者前期通过 CT 影像学分析，部分骶骨骨折患者存在骶$_1$、骶$_2$骶髂螺钉骨性通道。随着机器人导航技术的广泛应用，为骶髂螺钉的精准植入创造了条件。作者通过双侧骶$_1$骶髂螺钉、骶$_2$穿双侧骶髂关节螺钉固定治疗骶骨 U 形、H 形或双侧骨折。由于三枚螺钉在力学传导平面组成三角形，而三角形结构具有稳定性，因此我们命名为"仿生三角形结构"骶髂螺钉固定技术，双侧骶$_1$平面骶髂螺钉固定方向与腰椎、骨盆力学传递方向一致，而骶$_2$贯穿螺钉整体稳定了骨盆后环，使双侧力学传递趋于同步协调。"三角形结构"骶髂螺钉固定技术主要优点为能够在机器人导航下经皮置钉，微创操作，降低了手术创伤及并发症，尤其适用于无移位或移位小的腰盆分离损伤（图 13-1-7）。

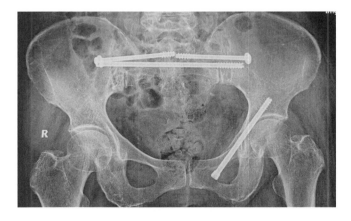

图 13-1-7　"仿生三角形结构"骶髂螺钉固定技术应用

79 岁女性患者，骨质疏松症，自己走路时摔伤，卧床休息 1 周后疼痛不缓解，患者难以翻身。骨盆前后位片显示左侧耻骨支闭合螺钉固定，双侧骶骨翼骨折，采用"仿生三角形结构"骶髂螺钉固定技术。

（庄岩　王虎）

第二节　股骨颈骨折复位固定术

股骨颈骨折是髋部较为常见的骨折，多发生于老年人，常由低能量损伤所致，与老年骨质强度减弱有密切关系，老年骨质疏松及合并的周围血管病变则影响股骨颈骨折的愈合时间和愈合率。青壮年股骨颈骨折发生率不高，多是交通事故、高处坠落等高能量暴力所致，骨折移位大，周围血供破坏严重，严重破坏了股骨颈血液循环及生物力学稳定性，因此容易发生骨不连及股骨头坏死。因此，股骨颈骨折的骨折不愈合率可达 10%～20%，术后股骨头坏死率高达 20%～40%，严重影响伤者的功能，给社会带来很大负担。

一、股骨颈骨折相关的解剖特点

1. 在冠状位上，股骨颈与股骨干形成的角度成为颈干角，约为 130°±7°。颈干角大于正常值为髋外翻，小于正常值为髋内翻。研究发现男性患者的股骨颈干角更大，尽管股骨颈干角和颈长度在不同人群中有变异，但股骨颈在冠状面上中心总在大转子尖端水平。在轴位上，股骨颈相对股骨内外髁连线的平面有一个前倾角度，一般为 10°±7°。

2. 股骨近端骨小梁分布：将股骨头颈沿冠状面剖开后，可见两种不同排列的骨小梁系统。一系统起自股骨干上端内侧骨皮质，向股骨颈上方呈放射状分布，止于股骨头上方 1/4 的软骨下方，此为承受压力的内侧骨小梁系统；另一系统起自股骨颈外侧皮质，沿着股骨颈外侧上行与内侧骨小梁系统交叉，止于股骨头内下方 1/4 的软骨下方，此为承受张力的外侧骨小梁系统。上述两种骨小梁系统在股骨颈交叉的中心形成一个三角形区域——Ward 三角（图 13-2-1），是骨质最薄弱区，在老年人骨量丢失后，该处被脂肪所填充，尤为脆弱。这为股骨颈骨折的复位提供解剖基础，并指导内固定置钉方法以提高固定的稳定性。

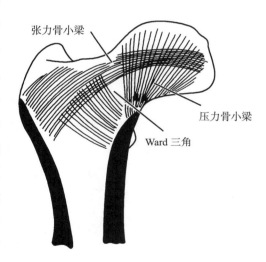

图 13-2-1　股骨颈骨小梁分布

二、股骨颈骨折的分型

目前常用的股骨颈骨折分型主要为 Garden 分型和 Pauwels 分型，其中前者主要用于老年患者的评估，而后者主要用于青壮年患者。

1. Garden 分型　目前临床上最为常用的股骨颈骨折分型系统，是根据骨折移位程度进行分型，与血供破坏程度及股骨头坏死的发生率相关。其基于标准的前后位 X 线片进行分型。Garden 分型标准：Ⅰ型为不完全骨折；Ⅱ型为完全骨折但无移位；Ⅲ型为骨折有部分移位，股骨头外展，股骨颈段轻度外旋及上移；Ⅳ型为股骨颈完全移位，股骨颈段明显外旋和上移。

2. Pauwels 分型　根据 Pauwels 角分为三个等级，Ⅰ型 Pauwels 角＜30°，Ⅱ型 Pauwels 角为 30°～50°，Ⅲ型 Pauwels 角＞50°。一些学者认为 Pauwels 分型适用于青壮年股骨颈骨折，该分型可以提示造成骨折的应力方向和损伤能量的大小，有助于预测维持复位的难度。

Ⅰ型骨折：骨折端主要受压缩应力，可以不用内固定。

Ⅱ型骨折：骨折端存在剪切应力，对骨折愈合存在不良影响。内固定有助于减小剪切应力促进骨折愈合。

Ⅲ型骨折：剪切力占主要作用和髋部肌肉的内翻应力共同造成骨折端的移位和内翻塌陷，必须进行手术。

三、股骨颈骨折的仿生复位内固定治疗

尽管人工股骨头置换术和人工髋关节置换术已是非常成熟的技术，但该技术仅是在一定时间内恢复髋关节的部分功能（功能仿生），仍然存在各种并发症，手术感染及假体失败翻修都会给患者带来灾难性后果。内固定治疗与人工关节置换术相比具有操作简单、手术风险小、手术时间短、创伤较小、出血少等优点，但存在骨折不愈合、股骨头缺血性坏死等并发症风险。

股骨颈骨折的仿生复位内固定是通过外科的方法尽可能恢复骨折的正常解剖对位关系，并最大限度不损害血运及软组织的前提下，按照生物力学的特点，提供坚强的内固定，促进骨折的愈合，以减少股骨头坏死的发生率，恢复骨的解剖结构及功能。

1. **手术指征**　所有青壮年股骨颈骨折及老年的 Garden Ⅰ 型及 Ⅱ 型股骨颈骨折是手术指征。而对老年的 Garden Ⅲ 型及 Ⅳ 型股骨颈骨折，则首选人工股骨头置换或全髋关节置换术。

2. **骨折的复位**　采用闭合复位还是切开复位仍存在争议。目前国内大多数学者是在保证良好复位的前提下，首选闭合复位内固定，一旦出现复位困难，就应采取切开复位。

（1）闭合复位：分为手法复位和经皮撬拨复位。手法复位方法种类繁多，如 Leadbetter 法、Flynn 法、Whitman 法和 Smith 法等。需要注意的是，手法复位过程中动作应轻柔，过于暴力可能会导致骨折块粉碎并会危及周围血供。其次，患者髋部屈曲 90° 的动作（多见于 Flynn 法）会显著增高关节囊内压力，影响股骨头血供，因此不建议在完全移位股骨颈骨折中应用。此外，手法复位 2～3 次仍达不到复位标准，则患者头颈间可能存在嵌插或分离移位，此时再进行手法复位会显著增加血供破坏风险而导致骨不连、股骨头坏死发生率增加，所以应选择穿针复位或者切开复位。

（2）切开复位手术入路：主要有 Watson-Jones 入路和 Smith-Peterson 入路，前者是利用阔筋膜张肌和臀中肌间隙，但是无法良好地暴露骨折区，影响复位效果。目前，临床上常选取直接前侧入路，此入路是改良的 Smith-Peterson 入路，利用缝匠肌和阔筋膜张肌的肌间隙进行暴露，创伤小并可以更好地显露整个股骨颈而有助于更好地复位。

3. **骨折的复位标准**　复位标准通常遵照 Garden 对位指数，即前后位像上，股骨头压力骨小梁的中轴线与股骨干内侧皮质的夹角在 160°～180°；侧位片上，股骨头中心线与股骨干纵轴尽可能为 180°，前倾＜5°、后倾＜10°。复位不良会显著减少骨折断端的接触面积而影响股骨颈应力的传递和血管的长入，易引起骨不连、股骨头坏死等严重并发症的产生。

对于老年的 Garden Ⅰ 型及 Ⅱ 型股骨颈骨折，是否进行复位存在着争议，多数学者认为后倾＞20° 及外翻＞15° 是股骨颈骨折内固定术后再手术的危险因素。为此，Palm 等在术前侧位片上设计了一种新的后倾测量方法，认为该测量方法是可靠的，能够预测未移位（Garden Ⅰ 型和 Ⅱ 型）股骨颈骨折患者的再次手术。但临床上往往很难拍摄到标准的侧位片，故此，Wu 等设计出一种基于 CT 的三维后倾测量方法。Park 等研究发现，对严重外翻嵌插的股骨颈骨折行复位内固定是安全有效的，可成功实现骨愈合并恢复股骨颈长度。对于同时合并后倾和外翻，后倾占主要影响地位，因

为多数后倾成角的病例中，股骨颈后壁不完整，形成粉碎的游离骨块，缺乏骨性支撑，并可能对股骨头滋养血管造成激惹，影响血液供应，导致骨折愈合延迟，增加内固定失效的概率。因此，大多数学者倾向于对骨折进行复位，纠正股骨头的前后成角。对于复位方法选择，切开复位不仅可以对关节囊内压力进行减压，还可以直视下复位，提高复位的效率及精确性，前侧入路不影响股骨头血液供应，视野清楚、操作便利，是目前的首选。

4. 骨折的固定方法

（1）3枚空心螺钉固定：通过在股骨颈下方用1枚螺钉、上方用2枚螺钉呈倒三角形固定，可使股骨颈轴向抗压性能更强，固定强度更高，能降低粗隆下骨折的风险，具有创伤较小、手术耗时短、对股骨头血供破坏较小、术后明显缓解疼痛等优点，是一种微创且费用低的手术方法。缺点是可发生螺钉松动及退钉、股骨颈短缩等情况，可能发生股骨头坏死、骨不连、骨折不愈合等并发症。研究表明螺钉在股骨颈的位置对骨折固定的稳定性有明显的影响，为此，Koldaas等开发的内固定位置评分系统（IMPO），用于评估识别内固定术后再次手术的风险。Shin等认为，用全螺纹螺钉代替后方部分螺纹螺钉，用于Garden Ⅰ或Ⅱ型股骨颈骨折固定，可防止股骨颈冠状面和轴向面塌陷。

近年来空心螺钉置钉方式上得以不断改良创新。其中双平面双支撑固定技术（简称F技术）受到关注，其置钉特点在于其远端钉可选择在股骨干长轴前1/3，大粗隆下方5～7cm处，以较长的螺钉、较陡的角度由前下至内上固定于股骨头处，实现了股骨后部皮质的支撑，中位钉与上位钉相隔2cm在股骨干长轴后1/3处相互平行植入（图13-2-2）。该技术可在两个平面上牢固固定股骨颈骨折，有较好的抗压和支撑作用，同时增强了股骨颈骨折的稳定性，尤其是在活动中的稳定性，术后可立即完全负重，治疗骨质疏松型股骨颈骨折有较好效果。

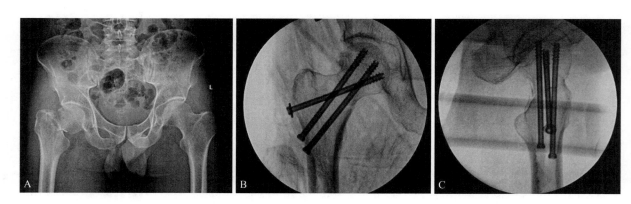

图13-2-2   股骨颈骨折空心螺钉内固定

A. 术前正位；B. 术后正位；C. 术后侧位。

（2）4枚空心螺钉固定：有研究结果表明，在3枚倒"品"字空心钉的基础上，沿股骨距水平方向，从股骨大粗隆向股骨距垂直于骨折线方向植入1枚与前3枚不同矢状面的空心螺钉，可以提高空心螺钉的抗剪切及抗旋转能力，进而更好地维持骨折断端稳定性，明显降低内固定失败的风险。

（3）空心螺钉锁定钢板固定：在空心拉力螺钉基础上改进的内固定，由解剖型锁定板及锁定空心螺钉组成，结合了锁定钢板与空心螺钉的特点。其解剖型锁定板体积小，空心螺钉在钢板上的三孔能立体固定骨折并锁定。3 枚不同平面的空心钉能有效地防止股骨颈旋转，且能对骨折端进行有效加压。Nie 等研究发现，前方螺钉使用跨骨折端的长螺纹螺钉固定能提供更好的抗后倾能力。解剖型锁定板有一孔能平行锁定股骨干，可有效防止空心钉退出和钢板断裂，术中无须预弯，体积小，适合微创手术，且无须显露骨折端和切开关节囊，对股骨头血运干扰较小，能降低术后骨折不愈合及股骨头坏死的发生率。

（4）动力髋螺钉固定：与空心螺钉相比，动力髋固定系统具有静力、动力加压双重功能，可防止骨折块移位和塌陷。动力髋螺钉的滑动螺钉在不破坏关节囊的同时，恢复骨折断端血供，避免股骨头缺血坏死，同时可保持颈干角，有利骨折的解剖复位，加速愈合。但手术创伤较大，力臂较长，应力集中，偏心固定，可能引起钉板断裂、股骨头切割、髋内翻畸形。有研究显示，在动力髋螺钉固定的同时加用 1 枚防旋螺钉，可起到加压及防旋的作用，弥补动力髋螺钉固定的不足。

（5）青壮年 Pauwels Ⅲ型股骨颈骨折：多由高能量垂直暴力引起，骨折端剪切应力大，试验证实单纯 3 枚空心钉内固定，生物力学强度不足，容易出现继发性内翻移位和螺钉松动，导致内固定失效。通过改良的 Smith-Peterson 入路，内侧加用 1 块普通的 1/3 管型钢板发挥支撑作用，并不增加额外的手术创伤。试验表明可显著增加股骨颈骨折端的生物力学稳定性，取得良好的近期临床疗效，尚未发现骨折延迟愈合、骨折不愈合及股骨头缺血性坏死等并发症。

总之，股骨颈骨折内固定治疗仍是存在着很多争议和不完善之处，诸如手术时机、骨折复位率及内固定方式等，随着术中影像及骨科机器人的快速发展，使得骨折复位更有效，固定更精准，手术更微创，疗效更满意。

（庄岩　周凤金）

第三节　股骨转子间骨折复位固定术

股骨转子间骨折是老年人常见的一种骨折类型，发病率约为髋部骨折的 42%，一般多为低能量损伤所导致。随着人口老龄化的到来，它的发病率逐年上升，一年内死亡率可以达到 14%～36%，严重威胁老年人的身体健康。患者一般多合并严重的骨质疏松，骨质条件较差。如何采取有效的固定方式，使得老年人能够早期下床，减少卧床所带来的各种并发症显得至关重要。我们的治疗目的是采取尽可能微创和符合生物学固定的要求，尽可能实现仿生固定，达到一个稳定的固定状态，使老年人可以早期下床活动，改善生活质量。

一、解剖和生物力学

（一）解剖

股骨转子间是指位于大转子及小转子之间的部分。大转子呈长方形，在股骨颈的后上部，位置表浅可以触知，是非常明显的骨性标志，上部为转子窝，大转子上有梨状肌、臀中肌、臀小肌、闭孔内肌、闭孔外肌、股外侧肌、股方肌附着。小转子呈锥状突起，位于股骨干的上后内侧，有髂腰肌附着其上。髋关节囊附着于转子间线。股骨转子部主要为松质骨构成，旋股外侧动脉与旋股内侧动脉在股骨转子间关节囊附着之外沿股骨颈基底形成动脉环，发出四组支持带动脉，供应股骨转子部及股骨头。由于股骨转子部血供丰富，骨折后极少发生不愈合，但是容易发生髋内翻。

（二）生物力学

髋关节为负重关节，生物力学结构复杂，股骨近端的骨小梁交织成网状致密板层且有序排列，形成压力骨小梁和张力骨小梁。股骨近端能承受人体几倍的重量，并能完成髋部各种力学活动。Ward 最早描述股骨颈和转子间骨小梁的支架系统，有助于我们理解骨折复位以及内固定的放置。压力骨小梁起于股骨头，扇形分开止于股骨颈内侧，是股骨近端最致密的松质骨系统，也是重力传导区域，因此内固定放置于此，将增加内固定的把持力，降低内固定切割股骨颈和松动脱出，张力骨小梁起于股骨头凹，弧形止于大转子的远端，次级压力骨小梁和大转子骨小梁分布于股骨颈外侧皮质。根据沃尔夫定律（Wolff law），股骨头内骨小梁并非无序排列，而是根据主要受力状态沿着主应力方向改变。其中主压力和主张力骨小梁系统是影响股骨近端生物力学特性的主要因素。这些骨小梁沿着其承受应力的方向排列，张力骨小梁和压力骨小梁在股骨颈交叉的中心区域形成 Ward 三角和致密骨质纵向构成的股骨矩，共同构建了符合生理需求的负重系统，有效减少冲击并吸收震荡。

二、转子间骨折的受伤机制

转子间骨折常由低暴力引起，多数发生于患侧的滑倒摔伤，老年人行动不便更易摔倒，在摔倒过程中，转子区承受了较大的扭转暴力，同时由于软组织不能恰当吸收或传递能量，以及骨结构强度的不足，剩余的能量在转子间区的释放造成应力集中区的骨折，由于髂腰肌和臀中/小肌的反射性收缩导致大小转子的骨折。

三、转子间骨折的分型

根据骨折部位骨折线的形状及方向、骨折块的数目等情况，转子间骨折的分类方法很多，目前临床广泛应用的分型为 Evans 分型和 AO 分型，其简单实用，可指导治疗并提示预后。

（一）Evans 分型

根据骨折线方向，分为两种主要类型，Ⅰ型即顺转子间骨折，骨折线从小转子向外上延伸，Ⅱ型为逆转子间骨折，骨折线反斜行从小转子向外下延伸，由于内收肌的牵拉股骨干有向内侧移位的趋势。其中Ⅰ型 1 度和Ⅰ型 2 度属于稳定型，占 72%。Ⅰ型 3 度和Ⅰ型 4 度和Ⅱ型属于不稳定型，占 28%。Evans 观察到稳定复位的关键是修复股骨转子区后内侧皮质的连续性，简单而实用，并有助于我们理解稳定性复位的特点，准确地预见股骨转子间骨折解剖复位和穿钉后，继发骨折移位的可能性。1975 年，Jensen 认为，Evans 没有考虑到大小转子，随着大小转子受累骨折数的增加，骨折的稳定程度也随之降低，提出改良 Evans 分型。Ⅰ型：即顺转子间的两部分骨折，ⅠA 为骨折无移位；ⅠB 为骨折移位。Ⅱ型：顺转子间三部分骨折；ⅡA 为三部分骨折，包括一个游离的大转子；ⅡB 为三部分骨折，包括一个游离的小转子。Ⅲ型：即包括大/小转子游离的 4 部分骨折。

（二）AO 分型

1987 年 AO/OTA 提出骨折分型系统，并于 2018 年更新，是目前股骨转子间骨折多种分型中最常用的一种。传统的 AO 分型将股骨转子间骨折分为三型，其中 A_1、A_2 型为顺转子间骨折，但 A_2 型骨折累及股骨近端内侧壁的稳定性，A_3 型为逆转子间骨折，累及股骨近端外侧壁的完整性。

A_1 型：经转子间的简单骨折（两部分），内侧骨皮质仍有良好的支撑，外侧骨皮质保持完好。①沿转子间线；②通过大转子；③通过小转子。

A_2 型：经转子的粉碎性骨折，内侧和后方骨皮质在数个平面上破裂，但外侧骨皮质保持完整。①有一内侧骨折块；②有数块内侧骨折块；③在小转子下延伸超过 1cm。

A_3 型：反转子间骨折，外侧骨皮质也有破裂。①斜形；②横形；③粉碎性。

四、临床表现及诊断

股骨转子间骨折患者多为老年人，伤后髋部疼痛不能站立或行走，下肢短缩及外旋畸形明显，检查时可见患侧大转子升高，局部可见肿胀及瘀斑，局部压痛明显，叩击足跟常可引起患处剧烈疼痛。拍摄标准的双髋正位片和患髋侧位片即可明确诊断。临床高度怀疑者可行 CT 或 MRI 检查，或制动后两周复查 X 线片，但一定需要制动，防止骨折的再移位。

五、治疗

（一）治疗原则

随着医学的发展，内部固定材料及手术方法的改进，以及围手术期治疗水平的提高，内固定手术不仅能降低病死率，减少髋内翻的发生，使手术安全性显著提高，外科治疗适应证相对扩大。早期康复使生存质量明显提高，而且可以使患者早期下床活动，减少因长期卧床引起的各种并发症，因此主张早期积极手术，缩短骨折愈合时间，减少并发症，提高患者生活质量。如无明确手术禁忌证，多主张对转子间骨折行复位及内固定治疗。外科治疗的目的是准确复位骨折、坚强固定，使患者早期离床活动，防止长期卧床引起的致命性并发症，对健康状况允许能耐受麻醉和外科治疗的各种类型的转子间骨折，均应考虑采用外科治疗。

（二）外科治疗

1. 骨折的仿生复位技术

（1）外侧壁：张英琪等使用骨折线分布地图技术分析了外侧壁的骨折线，外侧壁为内固定提供支持，有利于骨块之间的稳定，从而减少螺钉在股骨头内的应力，随着时间推移提供骨性支撑，而不是所有受力都由内固定承担，从而减少了内固定失败率。同时，外侧壁的状态也决定了骨折分型，从而影响固定方式的选择。因此，对于不稳定型外侧壁骨折，应一期重建外侧壁，不仅可以同时达到影像学和生物力学的稳定，而且避免了因为外侧壁没有固定而带来的术后疼痛。尤其是使用动力髋固定时，外侧壁的重建显得尤为重要。

（2）小转子：张世民等认为小转子复位与否，不影响骨折的稳定性，即使钢丝捆扎固定，坚强性不足，容易导致骨块的碎裂，很难获得完全的解剖复位，而且费时费力，增加手术时间和出血量。所以对于粗隆间骨折一般情况下不必刻意进行小转子的复位及固定。

（3）内侧弓的完整性：股骨距内侧，皮质较为坚硬，复位以后可以提供良好的支撑作用，张世民等认为股骨距的完整性决定了骨折的稳定性。手术应尽可能实现解剖复位，或者达到可接受的功能复位。在正位片上，头颈骨块内侧皮质居于股骨干内侧皮质的内上方，一个皮质厚度之内，头颈骨块滑动后，能够获得股骨干内侧皮质的支撑抵着。因此临床应追求内侧皮质的正性或中性对位，不接受正 / 侧位任何一面的负性对位关系，滑动后才能获得前内侧皮质的可靠支撑。复位分为初次加压，稳定固定或者是二期通过滑动加压所获得的二期稳定。

（4）颈干角和前倾角：正常人的颈干角在 125°~135° 之间，前倾角在 15°~20° 之间。术中应该注意维持正常的颈干角和前倾角，防止发生髋内翻，导致应力集中引起内固定失败。

骨折复位的过程就是实现结构仿生的过程，尽可能使骨折恢复或接近原有的正常结构，解剖复位是我们追求的目标，如果无法实现完全解剖复位，我们就要求实现力学仿生，恢复正常的力线，使骨折顺利愈合。

2. 骨折的仿生内固定技术

根据股骨近端的解剖结构和生物力学，设计了不同的内植物来进行结构的重建，目的是实现结构仿生和力学仿生。DHS、DCS、PFP 属于髓外固定，力臂大，是偏心固定，容易产生内侧股骨距的应力集中，因此对内侧股骨距的完整性要求较高。Gamma 钉、PFNA、InterTAN、PFBN 属于髓内固定，是中心固定，可解决外侧应力遮挡和内侧应力集中的弊端，适用于各类型骨折，髓内固定因其更加微创，出血少，手术时间更短，更加仿生，符合生物力学，强度更好，失败率更低，已逐渐取代髓外固定成为转子间骨折治疗的主流。分别介绍如下：

（1）滑动加压螺钉固定（DHS）：具有加压和滑动双重功能，使骨折端自动靠拢并获得稳定，进而减少内固定承受的负荷，对稳定性转子间骨折具有早期活动和负重的优点，成为股骨转子间骨折的常用标准固定方法，缺点是过度滑动造成内外侧皮质得不到支撑，未愈合前负重造成股骨颈内主钉应力过大、切割，最终导致骨折畸形愈合或不愈合、拉力螺钉切出等并发症。随着髓内固定的不断涌现，仅限于外侧壁完整的稳定转子间骨折的固定。Gotfried 指出外侧壁的完整性决定不稳定股骨转子间骨折的疗效，股骨近端骨小梁分布呈现出不同的特点，外侧壁主要分布有张力骨小梁。DHS 通过滑动加压原理使骨折面达到最大接触，促进骨折愈合。负重时，外侧壁对向外滑动的头颈螺钉及骨折块起到阻挡作用。如外侧壁不完整，易发生内固定失败。对于外侧壁粉碎，具有潜在不稳，增加外侧钢板可以阻挡大粗隆向外侧移位，疗效理想（图 13-3-1）。

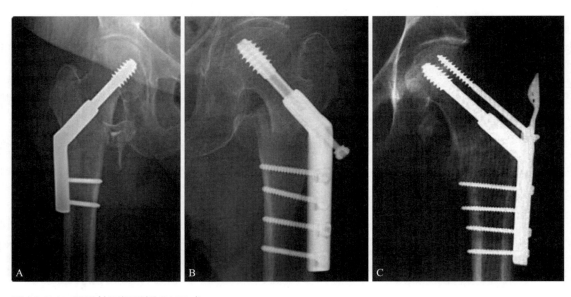

图 13-3-1　股骨转子间骨折 DHS 术

A. 转子间骨折 DHS；B. DHS 后骨折移位，内固定失效；C. 外侧壁粉碎的转子间骨折应用 DHS 时需增加外侧保护钢板。

（2）动力髁钢板（DCS）：DCS颈干角95°，主钉在股骨头的下半部分可减少切出，滑动加压小，当外侧皮质不完整时，张力带作用为外侧壁提供支撑，可用于逆转子间骨折。相对DHS，主钉位置上移，可视为重建外侧壁，能够达到坚强固定，是适用于各种粉碎性的逆粗隆骨折和转间骨折的一种良好的固定方式，但创伤较大，相比其他髓内固定物优点不多（图13-3-2）。

（3）股骨近端锁定钢板（PFP）：PFP属于髓外固定，相对于DHS没有滑动加压作用，故不具有优势，相对于微创固定系统（less invasive stabilization system，LISS）无法MIPPO植入，在巨大的负荷下可能导致股骨头切割松动或者钢板松动断裂，失败率远高于髓内固定，且需要切开复位手术创伤大，出血多，手术时间长，骨不连发生率比较高，稳定性及抗压、抗拉力很差，容易出现内固定松动，髋内翻畸形（图13-3-3）。

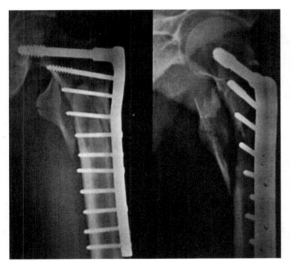

图13-3-2 转子间骨折DCS固定

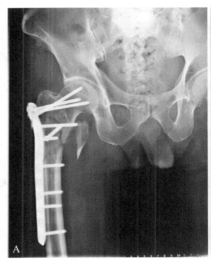
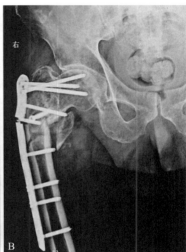

图13-3-3 股骨转子间骨折PFP固定

A. 转子间骨折钢板固定；B. 术后发生钢板断裂，骨折移位。

（4）Gamma钉：Gamma钉（图13-3-4）与DHS相比，具有以下优点：①具有良好的生物力学性能，有良好的抗短缩和抗旋转作用，还可以对骨折端加压；②具有较高的强度和稳定性；③可以采用闭合复位，闭合穿钉，创伤小，出血少；④短节段髓内钉力臂短，便于操作和远端锁定；⑤术后感染率比较低，使其可以应用于各种类型的转子间骨折。但是在治疗中也存在一些问题，例如生物力学研究发现，其近端直径较大，虽然加强了固定，固定后股骨近端所受应力明显减少，而股骨远端所受应力增加，因此靠近钉尾部的股骨远端可发生继发骨折；此外其头钉较为粗大，又只是单枚螺钉，所以抗旋转能力较差，螺钉在股骨头中的切割时有发生。

（5）股骨近端防旋髓内钉（proximal femoral nail anti-rotation，PFNA）：PFNA作为髓内固定系统的代表（图13-3-5），于2008年由Simmermacher等首次报告。PFNA头钉采用了螺旋刀片，对于骨质疏松的转子间骨折生物力学方面显示了满意的效果，与传统内固定比较，主要有以下优点：①只需在打入主钉后在股骨颈打入一枚螺旋刀片，在远端再打入一枚锁钉即可完成操作，大大减少了手术时间，比较Gamma钉和DHS，其操作简便、创伤小、出血少，缩短了手术时间，减少了手术并发症；②打入螺旋刀片的骨质横截面显示的是四边形的骨质隧道，而不是螺钉旋入时的圆形骨隧道，因此具有更好的抗旋转作用，另外由于螺旋刀片可以自动锁定，一旦打入并锁定后，自身不会再旋转，也不会退钉，也防止了股骨头的旋转；③螺旋刀片所致骨量丢失较少，明显提高了刀片周围骨质的密度和把持力，生物力学实验已经证实被压紧的松质骨能够更好地为螺旋刀片提供铆合力，提高其稳定性，更好地防止旋转和塌陷，与螺钉固定系统相比，抗拔出力明显提高；④髓内钉专门设计了适应股骨的前弓，并且近端设计了 6° 的外翻角，插钉更容易；⑤尤其是在骨质疏松的情况下具有更好的把持力，螺旋刀片和骨质贴合紧密增加了稳定性，防止旋转和内翻畸形。需要注意的是 PFNA 术中的隐性失血不容忽视，雷金来等发现使用氨甲环酸可显著降低术中隐性失血。

TAD：螺旋刀片顶点至股骨头顶端的距离。在正位片和侧位片上分别测量内植物顶点与股骨头顶端之间的距离，两者之和即为 TAD，常用毫米表示，当 TAD 超过 25 毫米时，内植物穿过股骨头的风险明显增加。

（6）InterTAN 固定：号称第 4 代髓内钉，该装置使用两枚联合的近端加锁螺钉，允许术中线性加压，髓内钉的几何构型及联合近端交锁，能够提高骨折近端的旋转稳定性。近端 4° 外翻角，大粗隆顶点微创入路，近端梯形横断面设计类似假体柄，增强稳定性和力学性能。联合交锁的双钉模式，既避免了传统重建髓内钉产生的"Z 字效应"，又提供了可控制的滑动加压效果（图 13-3-6）。独创联合交锁钉组合，最佳的稳定性，抗旋转、防切出，拧入加压螺钉时，产生显著的加压效果。远端采用独特的分叉设计，以降低应力集中，避免远端周围骨折，减少疼痛发生。主钉在上，直径较粗，拉力螺钉在下直径较细，防止切割。适用于各种类型的股骨转子间骨折。

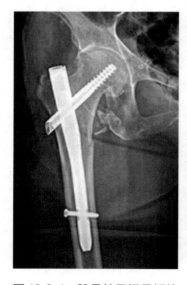
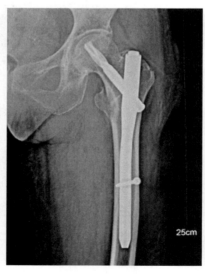
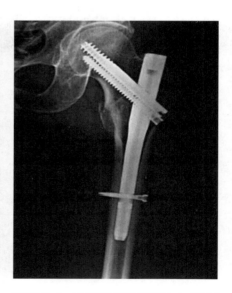

图 13-3-4 股骨转子间骨折的 Gamma 钉固定

图 13-3-5 股骨转子间骨折的 PFNA 固定

图 13-3-6 股骨转子间骨折的 InterTAN 固定

（7）股骨近端仿生髓内钉系统（PFBN）：张殿英基于股骨近端的生物力学特点，提出了骨折之后的"杠杆 - 支点重建"理论，设计出更符合股骨近端生物力学特点内固定物，这样可以避免现有内固定系统的并发症，以重建生理解剖支点、恢复力臂平衡为重，而不是关注股骨近端内、外侧皮质的完整性，并在此基础上初步设计出新式内固定系统——股骨近端仿生髓内钉系统（PFBN）。此固定系统通过 C 钉和 B 钉巧妙地结合在一起，完美的对抗了骨折术后负重时骨折产生张应力和压应力，使得重建的支点（D 点）接近解剖支点，具有良好的稳定性。

（三）围手术期仿生自然理念

所谓仿生自然就是尽快恢复到伤前的自然状态，减少对患者正常生理机能的干扰，无论对患者生理、心理机能的恢复都是十分有利的。应采取多学科、多模式的加速术后康复（ERAS）途径：术前做好健康教育，推荐在入院 48 小时内手术，这时手术效果更好，包括减轻疼痛、减少并发症、缩短住院时间，而延迟手术会增加病死率。术前减少禁食时间，麻醉方式首选椎管内麻醉和神经阻滞麻醉。尽量缩短手术时间，避免导尿，减少导尿管刺激。牵引床微创闭合复位，选择髓内固定方式，术中使用氨基环酸降低隐性失血。术后非甾体抗炎药镇痛，预防深静脉血栓，早期下床行走，增加肠蠕动和肺活量，促进下肢肌力恢复，保持髋关节活动，加速切口部位血液循环，促进切口愈合和下肢静脉回流，保持身心健康，这样住院时间短，功能恢复快。

综上所述，对于转子间骨折，应尽可能实现解剖复位达到结构仿生，即使不能实现解剖复位，也应尽可能地恢复正常力线，获得一个良好的功能，达到功能仿生。同时对于老年患者，要根据自然仿生的理论，注重内环境的稳定，尽早手术、尽早开展功能锻炼，尽可能地缩短手术时间，减少手术并发症，将仿生治疗的理念贯穿始终。

（庄岩）

参考文献

[1] 黄海，张斌飞，张红，等．多普勒超声判断侧方挤压 -1 型骨盆骨折骨盆环稳定性的初步研究 [J]．中华创伤骨科杂志，2019，21（12）：1036-1040．

[2] 徐凯航，纪方．青壮年股骨颈骨折的治疗进展 [J]．中华创伤骨科杂志，2020，22（6）：549-552．

[3] 毕郑刚，徐浩宇，邵玥，等．老年股骨颈骨折手术治疗的基本方式 [J]．中华外科杂志，2020，58（3）：238-239．

[4] Zhang BF, Lei JL, Hong Z, et al. Use of ultrasonography for evaluation of stability of lateral compression type 1(LC-1) pelvic fractures to assist determination of treatment strategy[J]. Journal of Orthopaedic Surgery and Research, 2019, 14(1): 1-8.

[5] Wang PF, Ali SH, Fei C, et al. Management of LC type I (LC-1) pelvic injuries with complete sacral fracture: comparison of solitary anterior fixation with combined anterior-posterior fixation[J]. Biomed Res Int, 2022, 18(1): 1-10.

[6] Deng HL, Li DY, Cong YX, et al. Clinical analysis of single and double sacroiliac screws in the treatment of tile C1 pelvic fracture[J]. Biomed Res Int. 2022, 18(1): 1-9.

[7] Honkanen JS, Ekman EM, Huovinen VK, et al. Preoperative posterior tilt increases the risk of later conversion to arthroplasty after osteosynthesis for femoral neck fracture[J]. J Arthroplasty, 2021, 36(9): 3187-3193.

[8]　van der List JP, El SaddyS, Vos SJ, et al. Role of preoperative posterior tilt on the outcomes of internal fixation of non-displaced femoral neck fractures: A systematic review and meta-analysis[J]. Injury, 2021, 52(3): 316-323.

[9]　Nie SB, Liu JF, Zhu JH, et al. Anterior positioning screw in proximal femoral plating restricts posterior tilt of retroverted femoral neck fractures: a retrospective cohort study[J]. J Orthop Surg Res, 2021, 16(1): 315.

[10]　Shin KH, Hong SH, et al. Posterior fully threaded positioning screw prevents femoral neck collapse in Garden Ⅰ or Ⅱ femoral neck fractures[J]. Injury, 2020, 51(4): 1031-1037.

[11]　Park YC, Um KS, Kim DJ, et al. Comparison of femoral neck shortening and outcomes between in situ fixation and fixation after reduction for severe valgus-impacted femoral neck fractures[J]. Injury, 2021, 52(3): 569-574.

[12]　Morochovič R, Takáčová K, Tomčovčík Ľ, et al. Factors influencing femoral neck fracture healing after internal fixation with dynamic locking plate. Arch Orthop Trauma Surg, 2019, 139(5): 629-638.

[13]　Zhao G, Liu M, Li B, et al. Clinical observation and finite element analysis of cannulated screw internal fixation in the treatment of femoral neck fracture based on different reduction quality[J]. J Orthop Surg Res, 2021, 16(1): 450.

[14]　Sun H, Shu LY, Sherrier MC, et al. Decreased complications but a distinctive fixation loosening mechanism of fully threaded headless cannulated screw fixation for femoral neck fractures in young adults[J]. J Orthop Surg Res, 2021, 16(1): 234.

[15]　Okike K, Hasegawa IG. Current Trends in the Evaluation and Management of Nondisplaced Femoral Neck Fractures in the Elderly[J]. J Am Acad Orthop Surg, 2021, 29(4): E154-E164.

[16]　Kalsbeek J, van Walsum A, Roerdink H, et al. More than 20° posterior tilt of the femoral head in undisplaced femoral neck fractures results in a four times higher risk of treatment failure[published online ahead of print][J]. Eur J Trauma Emerg Surg, 2022, 48(2): 1343-1350.

[17]　Sjöholm P, Sundkvist J, Wolf O, et al. Preoperative anterior and posterior tilt of garden I-II femoral neck fractures predict treatment failure and need for reoperation in patients over 60 years[J]. JB JS Open Access, 2021, 6(4): E21. 00045.

[18]　Nyholm AM, Palm H, Sandholdt H, et al. Risk of reoperation within 12 months following osteosynthesis of a displaced femoral neck fracture is linked mainly to initial fracture displacement while risk of death may be linked to bone quality: a cohort study from Danish Fracture Database[J]. Acta Orthop, 2020, 91(1): 1-75.

[19]　Shin WC, Moon NH, Jang JH, et al. Three-dimensional analyses to predict surgical outcomes in non-displaced or valgus impaction fractures of the femoral neck: A multicenter

retrospective study[J]. Orthop Traumatol Surg Res, 2019, 105(5): 991-998.

[20] Hardy J, Collin C, Mathieu PA, et al. Is non-operative treatment still relevant for Garden Type I fractures in elderly patients? The femoral neck impaction angle as a new CT parameter for determining the indications of non-operative treatment[J]. Orthop Traumatol Surg Res, 2019, 105(3): 479-483.

[21] Stockton DJ, Dua K, O'Brien PJ, et al. Failure patterns of femoral neck fracture fixation in young patients[J]. Orthopedics, 2019, 42(4): E376-E380.

[22] Alizade C, Jafarov A, Alizada F, et al. Efficiency of an implant: new criterion of objective assessment of implants for osteosynthesis of femoral neck fracture[J]. Int Orthop., 2020, 44(3): 569-575.

[23] Su Z, Liang L, Hao Y. Medial femoral plate with cannulated screw for Pauwels type Ⅱ femoral neck fracture: A meta-analysis[J]. J Back Musculoskelet Rehabil, 2021, 34(2): 169-177.

[24] Wu S, Wang W, Zhang B, et al. A three-dimensional measurement based on CT for the posterior tilt with ideal inter-and intra-observer reliability in non-displaced femoral neck fractures[J]. Comput Methods Biomech Biomed Engin, 2021, 24(16): 1854-1861.

[25] Koldaas MIB, Pedersen JN, Højsager FD, et al. Implant positioning (IMPO) in undisplaced femoral neck fractures: Association to reoperation and development of an IMPO scoring system[J]. Injury, 2020, 51(2): 372-379.

[26] Adeyemi A, Delhougne G. Incidence and economic burden of intertroc-hanteric fracture: a medicare claims database analysis[J]. JBJS Open Access, 2019, 4(1): e0045.

[27] Olson SA, Schemitsch G, Morwood M, et al. Hot topics in biomechanics: hip fracture fixation[J]. J Orthop Trauma, 2019, 29(12): S1-S5.

[28] Chang SM, Hou ZY, Hu SJ, et al. Intertrochanteric femur fracture treatment in Asia what we know and what the world can learn[J]. Orthop Clin N Am, 2020, 51(2): 189-205.

[29] Kang Y, Liu JX, Chen HH, et al. Enhanced recovery after surgery_(ERAS) in elective intertrochanteric fracture patients result in reduced length of hospital stay_(LOS) without compromising functional outcome[J]. J Orthop Surg Res, 2019, 14: 209.

第十四章
下肢骨折的仿生治疗

第一节　股骨干骨折的复位固定术

股骨干骨折系股骨髁以上至股骨小粗隆以下股骨骨质连续性和/或完整性中断的医学现象，多发于中青年劳动群体，在全身骨折中的比重已超过 5.0%。近些年，高能量损伤所致的股骨干骨折在全身骨折中的比重逐渐攀升，加之股骨周围肌肉组织丰富，骨折后软组织的牵拉力量大，大部分该类骨折患者存在较为明显的移位，需通过手术来进行救治。无论是通过外固定架、接骨板，还是髓内钉进行固定，本质上都属于仿生自然疗法。近年来，随着 AO 内固定理念的更新，髓内钉、微创接骨术的发展，股骨骨折的治疗正逐渐由结构仿生向着功能仿生的方向发展。

一、股骨干骨折的解剖和分型

在正常成人的管状骨中，股骨干最粗最长，它存在向前外弯曲的弧度且周围包裹有三组丰厚的肌群，包括伸膝肌群、屈膝肌群和内收肌群。由肌肉产生的拉力可使骨折断端发生一定的变形及移位。通常情况下，在发生股骨粗隆下骨折时，骨折端在臀肌的作用下常常呈现为向外成角畸形。在股骨上 1/3 发生骨折时，骨折端在髂腰肌的作用下多表现为屈曲外旋畸形，而内收肌产生的拉力则使骨折端呈短缩、向内成角的状态。在股骨远端骨折形成后，腓肠肌的拉力作用可导致骨折端向后成角。股骨干骨折患者最常用的分型为 AO 分型，股骨在人体的部位定为 32-，依据骨折形态的不同，可将成人股骨干骨折分为 A（简单骨折）、B（楔形骨折）、C（粉碎性骨折）三型，其中每一型又分为三个亚型。

二、固定时机

单纯股骨干骨折患者建议早期固定，通常可在 24～48 小时以内复位固定。早期固定不仅有助于缓解疼痛，降低呼吸系统疾病的患病率，而且能缩短住院时间，降低治疗费用。

股骨干骨折合并多发伤患者并不少见，临床处理颇为棘手。患者可合并有颅内出血、胸腹部脏器损伤等，容易出现低血容量性休克，需要多学科协同治疗。研究表明，ISS 评分＞40 分合并胸部损伤、ISS 评分＞20 分且胸部损伤 AIS 评分＞2 分、多发长骨骨折及躯干损伤并 AIS 评分＞2 分、多发伤合并腹部骨盆损伤并 Moore 评分＞3 分及失血性休克患者，应考虑采用损伤控制手术进行及时救治。早期确定性手术治疗股骨干骨折会加重全身炎症反应，容易引起急性呼吸窘迫综合征（acute respira-tory distress syndrome，ARDS）和多器官功能障碍综合征（multiple organ dysfunction syndrome，MODS），导致较高的病死率及致残率。损伤控制手术在股骨干骨折合并严重多发伤患者治疗中的应用，不仅能减少早期确定性手术引起的负面影响，还能提高患者对手术和麻醉的耐受性。对于股骨干骨折的损伤控制，早期可采用骨牵引、临时外固定架等方法。外固定架固定具有操作简单、手术时间短、术中出血少、并发症少等优点。股骨干骨折最终确定性手术的选择主要取决于患者生理状况能否耐受手术，以及骨与软组织损伤情况等。在全身情况稳定、局部条件具备后，于创伤的 6~8 天后行确定性手术能显著降低并发症发生率和死亡率。

三、术前计划

术前应有高质量的股骨全长 X 线片，远、近端应包括膝、髋关节。股骨干骨折经常会合并有股骨颈骨折，容易漏诊。如果股骨骨折粉碎，无法判断长度，必要时可拍摄对侧股骨全长 X 线片，以方便进行对比。术前可通过 X 线片，测量股骨髓腔的直径，计算术中可能植入的髓内钉的直径。即使获得了这些资料，最好在术中决定髓内钉的直径。可测量股骨不同位置的直径，计算术中植入螺钉的大致长度。可按照手术计划绘图等。术前即预估到术中可能遇到的困难，可以减少手术时间，减少术中意外情况的发生。

髓内钉手术所需植入工具比较常见，都是标准化的工具。不同制造商的工具可能有不同的特征，比如交锁钉植入方式差异。因此，术者必须对可用到的植入工具非常熟悉，以应对术中可能出现的特殊或意外情况。备齐所选用髓内钉的相关器械是最重要的术前准备之一。

四、股骨干骨折的复位技术

（一）牵引床复位技术

牵引床复位技术是最常用的股骨干复位技术，牵引床有显著的优点并且非常有效。牵引床的存在可有效节省手术人力资源。但是，骨骼牵引床的手术准备时间较长。牵引床的牵引力需经踝关节、膝关节传导至股骨骨折端，属于跨关节牵引，牵引力在传导过程中可能出现力线偏移。如果牵引力过大，则可能造成神经、血管等重要结构的牵拉损伤，还可能造成会阴部受压等。若牵引力不足，则无法起到较好的复位作用。

（二）顺势双反牵引复位技术

我国河北医科大学第三医院的张英泽院士自主研制了顺势双反牵引复位器。其通过骨对骨的顺势牵引，将牵引作用力平均分布于骨折两端，进行双向、反向牵引，作用力基本无损耗，效果得到明显提升。顺势双反牵引复位器与股骨干骨折机械轴线高度契合，复位质量可得到明显提升。相对于牵引床，该复位器具有以下几方面优势：其符合生物学作用原理，复位器牵引力与牵拉部位的肌纤维走行基本一致，符合股骨机械轴线与生物力学特性；其牵引力量满足复位需求，复位器采用机械力牵引，力量明显增加，且能够通过作用力与反作用力，使软组织产生对骨折端的加压包夹复位效果；再者，其适用面广，复位器设计了多种角度的侧顶装置，能够开展侧顶、压、提等多方位复位操作，基本满足股骨干骨折复位需求；最后，其可提供有效维持复位效果，且操作简单，有效节省手术室人力、物力资源。

（三）股骨牵开器、人工牵引复位技术

股骨牵开器也是常用的复位器械，其安全、有效，对骨折复位极有帮助，但其技术要求高。术中人工牵引复位，过去在没有牵引床、各种复位器的情况下应用广泛。但是，其要求术前通过牵引维持肢体长度，骨折必须新鲜，且术中需达到足够的肌肉松弛程度。目前其在术中应用明显减少。在国内一些县医院等条件简陋的手术室中，人工牵引仍然常用。

五、手术入路与骨折固定

当前治疗股骨干骨折的方法较多，手术入路依据复位固定方法的不同而异。主要根据患者年龄、骨折类型、合并伤等情况进行综合选择。无论采用哪种复位固定方法，均要做到尽可能保护骨折端血运，尽量符合结构仿生与功能仿生修复的理念。髓内钉内固定目前是治疗股骨干骨折的金标准。其具有中心固定、弹性固定和避免应力遮挡等优点。相对于接骨板内固定，髓内钉固定技术更符合仿生自然修复的理念。而采用接骨板固定时，接骨板是承载负荷的装置。由于股骨本身承受高应力，使用接骨板内固定失败的风险比髓内钉高。

（一）髓内钉

1. 髓内钉进针点　顺行髓内钉的进针点因主钉的不同设计而异。选择正确的进针点非常重要。正确进针可防止复位不良、力线不佳以及插钉时对骨折近端产生的爆裂应力。皮肤切口通常在大转子近端 2~4cm 处。逆行髓内钉的进针点在正位像上应与髓腔中点一致，而侧位像上位于 Blumensaat 线（布鲁门萨线）前方。如需处理关节内损伤可采用标准的内侧髌旁入路，也可采用经皮小切口。

2. 切开与闭合复位　切开复位技术为经大切口进入骨折端，可提供清晰术野，治疗效果确切，但穿钉时损伤较大，术中失血较多，易导致患者术后恢复欠佳，且并发症较多。闭合复位髓内钉内固定能最大限度地保留骨折部位血供，且在穿钉时能避免损伤骨外膜、周围软组织，有效保护血供，有利于促进骨折愈合。因此，相对于切开复位技术，闭合复位更符合功能仿生的理念。

3. 闭合植入髓内钉技术　闭合植入髓内钉是一种要求严格的手术技术，必须准备全套的髓内钉、髓腔锉、拔出器和其他相关器械及影像增强器。也需合适的可透视手术床，允许影像增强器的 C 形臂 X 射线机在显示骨折时能随意旋转。对极度粉碎性骨折，术前应行健侧股骨影像学检查，以便估计髓内钉直径、预计扩髓程度、最终的髓内钉长度。影像学模板可在术前应用。在行闭合髓内固定之前必须通过牵引获得正确的股骨长度、对线和旋转。

4. 扩髓与不扩髓的优劣　在股骨骨折治疗中，扩髓与不扩髓髓内钉固定各有优缺点。扩髓手术时间较长，肺脑栓塞风险高，但患者愈合快、术后锁钉断裂危险性小。而不扩髓手术时间相对较短，方便快捷。股骨干骨折治疗中，扩髓引起的髓内压升高及肺脑栓塞较为常见，而采用高转速及缓慢推进扩髓的方法，可降低髓内压升高幅度，进一步降低肺脑栓塞风险。扩髓将骨干离心血流转化为向心血流，同时局部释放促进骨折愈合的生长因子，使骨折部位成骨作用增强。与非扩髓相比，适度扩髓可植入较大直径髓内钉，提高钉骨接触面积，使整体生物力学稳定性提高。此外，扩髓会导致髓内血运的破坏，但髓外血运将代偿性增生，以此弥补髓内血运的缺失。因此，股骨干骨折由于周围软组织丰富，可提供良好血运，一般选择扩髓髓内钉固定。

5. 逆行髓内钉的适应证　在下列情况下使用股骨逆行髓内钉固定可能更为有益：肥胖患者，难以获得顺行插入髓内钉入口；同侧股骨颈和股骨干骨折，便于采用不同的固定器材分别固定股骨干骨折及股骨颈骨折；浮膝损伤，可经同一个前侧纵向切口固定股骨和胫骨骨折；多发伤患者，不用骨折床，可减少手术时间，便于同时进行消毒铺巾治疗多种损伤，股骨髁间是较好的插钉入口；孕妇，可尽量减少骨盆周围的射线透视量。

（二）接骨板

接骨板固定不像股骨闭合插钉那样需要笨重的骨折床或 X 线透视机。接骨板固定保留了骨内膜的血供，但接骨板下的骨皮质则血供受损。AO 组织设计了新型的低接触型动力加压接骨板（LCP），这种钢板有一个弧形的深面，能更多地保留骨膜的血供。这种动力加压接骨板目前临床应用比较广泛。

对于股骨干简单骨折，过去常采用大腿前外侧入路，劈开股中间肌进入，但是该入路创伤大，感染率高，术后容易发生软组织粘连。目前常采用后外侧入路，自股外侧肌后侧间隙进入，术中显露清楚，对肌肉组织的损伤较小。通过骨折端加压，可获得精确的复位，骨折一期愈合，符合结构仿生、自然修复的理念。

对于股骨干粉碎性骨折，骨折块间加压及钢板螺钉固定虽然可获得非常精确的复位，并允许早期活动，以期获得良好的功能。但有文献报道，其感染率和固定失败率非常高。因此，针对股骨干粉碎性骨折，最好通过闭合复位技术恢复肢体的长度、力线和旋转移位，于骨折远端、近端分别做小切口，建立肌肉下、骨膜外隧道，再插入接骨板桥接骨折端。常用的接骨板（如 LISS、LCP 等）基于微创和仿生自然修复的治疗理念，国内学者熊鹰等设计了在结构、操作性能方面集钢板、髓内钉和外固定支架固定装置优点于一身的桥接组合式骨折内固定装置，其在股骨粉碎性骨折治疗中的优势已经得到验证。粉碎性骨折的骨折端在应力的刺激下产生外骨痂，骨折间接愈合（二期愈合），这符合功能仿生、自然修复的理念。研究表明，微创复位固定技术损伤穿支血管和骨膜血供的可能性更小。经皮桥接接骨板技术所提供的相对稳定性不仅有利于早期骨痂的形成，而且很好地保留了骨折块的血供。但是，微创桥接技术导致骨折畸形愈合的风险高于切开复位术。

（三）外固定

外固定架较多被用于股骨干骨折的临时固定中，如开放性股骨干骨折、多发伤的损伤控制性手术等。用于临时外固定的外固定架，安装时需要做到简单、快捷。固定针要尽可能地远离骨折部位。外固定架一般不作为股骨干骨折的最终治疗方式。最终的内固定应该在 14 天内进行。

六、术后处理

术后应尽早开始髋关节、膝关节功能锻炼。股骨干骨折在匹配良好的交锁髓内钉固定后，无论骨折的粉碎程度如何，均可在患者能耐受的情况下即刻部分负重。而对于接骨板固定的患者，因其为偏心性固定，需要患肢免负重锻炼 6～8 周，依据骨折愈合的情况，再决定肢体负重时间，以最大限度减少接骨板疲劳性断裂的风险。鉴于盆控静脉血栓形成的发生率较高，术后还必须重视对静脉血栓的预防。

（李忠）

第二节　膝部骨折的复位固定术

一、股骨远端骨折复位固定术

股骨远端骨折发病率约为每年每 100 000 人中有 8.7 例，占全部股骨骨折的 4%～6%。发病年龄成双相分布，多见于高能量损伤的年轻患者和低能量损伤的骨质疏松老年患者。股骨远端属于膝关节功能活动的一部分，骨折后治疗方式不当引起关节僵硬、粘连、内外翻畸形等并发症，会严重影响患者的生活质量。

（一）股骨远端的应用解剖

股骨远端粗大并发生旋转，主要由松质骨组成，向两侧延伸为股骨髁，为膝关节的重要组成部分。股骨远端作为负重关节的重要组成部分，同时为肌肉等软组织的附着点，对关节稳定起到了重要作用。股骨髁间为 U 形关节面，内侧髁较外侧髁曲率及长度大，内侧髁在关节伸直过程中引起股骨内旋，外侧髁的突起部分防止髌骨外侧脱位。股骨远端横截面为梯形，髁的后方比前方宽大，在内侧形成约 25° 的倾斜角，外侧为 10° 的倾斜角。髌骨倾角（股骨外侧髁前部到股骨内侧髁前部连线同水平连线夹角）为 10°。股骨远端外侧角（股骨解剖轴同膝关节平面所成夹角，LDFA）为 81°~ 85°。骨折后起自股骨内外侧髁后方的腓肠肌会引起股骨远端屈曲畸形。关节囊、交叉韧带和侧副韧带均起自股骨髁，有助于维持膝关节的功能和稳定性，骨折时股四头肌、筋膜和内收肌群会引起骨折端明显短缩和内翻移位。

（二）诊断分型

股骨远端骨折最常见的分型系统包括 AO 分型和 Seinsheimer 分型。AO 分型为：33-A 型，关节外骨折；33-B 型，部分关节内（单髁）骨折；33-C 型，完全关节内（双髁）骨折。Seinsheimer 分型包括：Ⅰ型髁上骨折（骨折移位<2mm）；Ⅱ型髁上骨折（移位大或粉碎）；Ⅲ型简单髁间或髁上 - 髁间骨折（单髁或双髁分离）；Ⅳ型复杂髁间或髁上 - 髁间骨折（髁部粉碎）。

（三）股骨远端骨折的治疗

股骨远端骨折的治疗是在创伤骨科医生对于骨折愈合相关概念的认识不断加深和不断的探索过程中逐步进展。从最初的非手术治疗到之后围关节周围的角稳定刃钢板的固定，再随着 AO 技术的发展和二期骨折愈合概念的加深，保护软组织的微创技术的改进锁定即钢板和髓内钉的应用逐渐成为主流。从仿生学上理解，即临床骨科医生对于股骨远端骨折仿生自然重建不断探索的过程，治疗过程中解剖仿生即形态结构仿生的不断探索促进了骨折固定理念的更新，功能仿生即力学功能仿生的不断认识促进了内固定物的不断改进，最终依托于仿生的理念和技术材料的进步使患者获得良好的功能康复。

1. 非手术治疗　早期由于缺乏相关的理论知识和合适的内固定物，大多数股骨远端骨折通过保守方式治疗，然而保守治疗的方式往往很难维持骨折的稳定，长期的支具制动也会导致膝关节僵硬的发生率增高。随着对于此类骨折认识的加深，目前非手术治疗仅适用于嵌插、无移位的关节外（A 型）股骨远端骨折或预期无法活动和不能耐受手术患者。其治疗方法包括膝关节屈曲位支具或者石膏固定。

2. 外科治疗　当前主流的观点认为股骨远端骨折手术治疗仍是首选。依据骨折部位、周围软组织情况、骨折粉碎程度选择相应的固定材料，使得解剖复位后的骨折得到坚强的固定，以求患肢早期功能锻炼，从而尽早恢复正常活动。股骨远端骨折手术适应证包括移位的股骨远端骨折，移位的股骨远端关节内骨折，股骨远端力线不良等。目前常用的固定方式包括外固定架、钢板、螺钉、逆行髓内钉、关节置换等，其中锁定钢板适用于绝大多数股骨远端骨折，是临床最常用的固定方式。对于 A 型骨折不累及关节面，手术治疗的目的为恢复股骨的力线，避免股骨发生旋转畸形，钢板、髓内钉等多种固定方式均可；累及髁部位的 B 型骨折常累及关节面，需要解剖复位，此时切开复位常为首选治疗方法；C 型骨折中，C1 和 C2 型骨折可以通过关节面的解剖复位及固定降级为 A 型骨折，因此可选用合适的钢板或者螺钉进行固定，C3 型骨折如果关节面复位困难，可以选择关节置换进行治疗。

（1）外固定架固定：外固定架固定股骨远端骨折可以在不破坏骨折端周围血运的情况下，维持骨折力线，并且早期可以保证邻近关节进行功能锻炼，保护周围血管神经的进一步损伤，促进骨折愈合。骨折愈合除了骨折端的良好对位对线外，其周围软组织的血供在骨痂形成方面具有决定性的作用。然而当股骨远端骨折累及关节面时，常常需要解剖复位同时予以骨折的加压固定，而外固定架无法达到骨折端加压的作用，且术后患者会出现针道感染、骨折复位丢失、畸形愈合等情况，对于患者的术后康复造成不良后果。因此当前外固定架多作为合并软组织损伤较重的骨折的一期固定，待患肢软组织情况稳定后二期行内固定，比如股骨远端开放性骨折，由于软组织损伤较大，创面存在污染甚至往往伴随神经血管损伤，此时外固定架的一期固定可以初步维持股骨力线前提下给予局部软组织充分恢复时间，有效控制感染，挽救神经血管损伤，为后期骨折解剖复位内固定创造条件，外固定架也是自然重建仿生的经典案例。

（2）逆行髓内钉固定（retrograde intramedullary nailing）：髓内固定属于中心性固定，在生物力学和保护骨折周围软组织血供方面更有优势。固定骨折的同时减少了对骨折周围解剖结构的干扰，仿生自然重建的基础上为骨折愈合提供良好的生物学和力学基础。对于关节外 A 型骨折，推荐使用髓内钉固定，而 B 型骨折由于累及股骨髁，往往需要维持关节的稳定性而进行解剖复位和坚强固定，钢板比髓内钉更有优势。对于简单关节内骨折，C1 和 C2 型可以加用螺钉等内固定材料首先复位关节面，之后可以选择髓内固定，在复位固定关节面时必须始终考虑为之后的髓内固定预留位置。有研究表明，骨折端合适的微动是骨痂形成和骨折愈合的关键因素，而逆行髓内钉固定股骨远端骨折，在提供足够稳定的前提下允许骨折端有效微动，且强度满足患者早期下地负重的需求，其力学仿生和功能仿生均能够达到康复锻炼的需求。需要明确的一点是，选用逆行髓内钉固定股骨远端骨折应严格把握其使用范围，对于极远端骨折或者关节内复杂骨折其并不是第一选择。

（3）钢板螺钉固定（plate and screws fixation）：钢板螺钉固定股骨远端骨折时在保证骨折良好复位的情况下，钢板良好贴附于股骨远端，对骨折进行加压，为骨痂的形成提供良好的生物力学环境，外侧锁定钢板是股骨远端骨折最常用的固定方式。然而钢板属于偏心固定，早期设计的 95° 刃钢板（95° angled blade plate），以及动力髁（dynamic condylar screw，DCS）系统，植入的前提是对骨折进行良好的复位，此时往往需要切开对骨折端周围软组织进行大范围的剥离，同时由于单侧钢板对抗剪切力和扭力方面效果欠佳，最终导致骨折端血运不良以及延迟愈合和不愈合。近年来，生物钢板固定，即减少创伤保护软组织的自然仿生重建概念逐渐成为骨折固定的金标准，基于此理念的微创固定系统（less invasive stabilization system，LISS）的应用有效减少了上述问题，其无须剥离骨膜及周围软组织，在维持股骨力线长度的基础上植入钢板，保护了骨折端周围的血供。但同样由于偏心固定，且其同骨质不接触，不具备骨折端加压和绝对稳定的固定作用，对于 C 形伴骨质缺损的骨折固定效果欠佳，而且有报道其力学稳定性不足，内翻应力易导致畸形愈合和内固定失效。Henderson 等报道锁定钢板固定股骨远端骨折的患者术后不愈合率、延迟愈合率、植入失败率分别为 19%、15% 和 20%，且高达 32% 的患者出现愈合问题。因此 Sanders 等报道双钢板固定股骨远端骨折，即于股骨内侧附加钢板，其对于股骨远端骨折固定效果优于单钢板固定。生物力学研究表明 LISS 结合内侧钢板固定股骨远端骨折的整体稳定性和刚度优于单纯外侧 LISS 钢板。双钢板允许早期负重，提高了骨折愈合率并降低了翻修率。除了双钢板外，在外侧锁定钢板的基础上报道的多轴万向锁定钉的设计以及远皮质锁定（far cortical locking，FCL）理念均可以在保证骨折解剖复位稳定固定的前提下更为接近仿生自然的理念，稳定的固定骨折最终使患者能够获得一个良好的骨折愈合和下肢功能（图 14-2-1）。

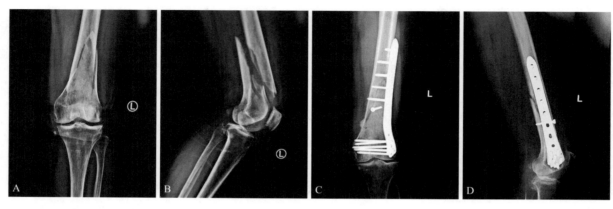

图 14-2-1　钢板固定股骨远端骨折

A. 术前正位 X 线片；B. 术前侧位 X 线片；C. 术后正位 X 线片；D. 术后侧位 X 线片。

（4）股骨远端置换（distal femoral replacement，DFR）：对于股骨远端关节内粉碎性骨折患者，同时合并骨质疏松，不稳定全膝关节假体或者同侧的膝关节骨性关节炎情况下，切开复位钢板内固定或者逆行髓内钉固定此时会有很多的限制，基于仿生替代重建的一期股骨远端置换也是一种选择。DFR 包括切除股骨髁上部分后置换为铰链式膝关节假体。同样 DFR 仅适用于很少的一部分情况，需要术者严格把握适应证。

总之，对于股骨远端骨折患者而言，术前综合考虑股骨远端解剖特点及骨折分型及其亚型，正确选择及应用合适的手术入路和固定材料，对患者早期功能锻炼及预后都有指导意义。对于股骨远端关节外骨折选用逆行髓内钉或钢板固定均可以；对于关节内骨折其基本原则为直视下解剖复位关节面，通过拉力螺钉对关节面骨块进行加压固定，当存在骨缺损时建议采用位置螺钉进行固定，之后根据骨折类型选用不同内固定方式固定关节面和骨干（表 14-2-1）。

表 14-2-1　不同内固定方式固定股骨远端骨折的优缺点

固定方式	优点	缺点
角稳定刃钢板	坚强固定	手术操作要求高
动力髁螺钉	植入容易，允许简单髁间骨折加压	需移除大量骨质保证螺钉植入
外固定架	局部软组织骚扰较少	易针道感染，关节僵硬
逆行髓内钉	局部软组织骚扰较少，扩髓代替植骨	膝前痛，远端骨折块固定欠佳
LISS 锁定钢板	微创植入，多孔锁定	手术操作要求高
关节置换	骨折粉碎严重的老年合并关节炎患者有效	报道较少

（四）术后康复

术后早期、有效的康复锻炼是患者获得良好预后的基础。股骨远端骨折术后早期康复锻炼可以防止骨质脱钙，促进骨折愈合，早期的肌力锻炼能活跃局部的血液及淋巴循环，维持肌肉、骨等组织的正常代谢，帮助钙离子沉积于骨骼。早期的负重可以防止废用性的骨质疏松，最终提高患者的临床疗效。术后早期的康复锻炼也是运动仿生理念的经典应用和尝试。

术后的早期康复计划应该根据骨折类型，复位治疗以及固定的稳定性，是否合并神经血管损伤等并发症个体化实施。对于骨折固定稳定无合并损伤患者，术后即可在 CPM 机的辅助下进行膝关节的功能锻炼，每次达到最大角度后维持 30 分钟，每日酌情增加 5°~10° 屈曲角度；同时应进行股四头肌肌力的训练从而改善患肢的功能，对于骨折粉碎、存在合并损伤的患者，术后进行股四头肌肌力等长收缩锻炼，待 4 周后拆除支具或石膏，再循序渐进开展膝关节屈伸活动的锻炼。

二、Hoffa 骨折复位固定术

Hoffa 骨折是股骨远端一种特殊类型的骨折，由 Hoffa 首次报道描述股骨外侧髁冠状面骨折而命名，目前把股骨远端单髁或者双髁的冠状面骨折均称为 Hoffa 骨折，属于关节内骨折。股骨远端骨折中 Hoffa 骨折的发生率约为 38%，其中单髁 Hoffa 约为 76%，外侧髁多见，可高达 85%。

（一）Hoffa 骨折的应用解剖及损伤机制

股骨远端发生 Hoffa 骨折时，骨折块上常附有股骨外侧髁或者内侧髁后部突起的关节面。外侧髁骨折块常向后外旋转移位，可有膝前交叉韧带和腘肌腱、腓肠肌外侧头附着。腘血管和坐骨神经及其分支位于内外髁之间，骨折粉碎时可以有合并的神经血管损伤；当膝关节侧副韧带、交叉韧带受累及时，可以造成膝关节不稳定。

Hoffa 骨折多为高能量损伤导致。膝关节在高度屈曲时，轴向负荷作用于股骨后髁产生的剪切力骨折。膝关节屈曲，轴向应力集中于股骨髁后侧，同时存在前后向直接暴力及内外翻暴力作用导致 Hoffa 骨折的发生。

（二）诊断及分型

Hoffa 骨折为股骨远端冠状面骨折，往往容易在 X 线筛查时漏诊。因此 CT 扫描及三维重建有助于诊断隐匿性的股骨远端冠状面骨折，对于骨折移位的程度和骨折块的大小判断均有效。AO/OTA 分型中单髁 Hoffa 骨折属于 33-B3.2 型，双髁 Hoffa 骨折属于 33-B3.3 型。Letenneur 等以骨折线的位置和走向作为基本依据将 Hoffa 骨折划分为三种类型：Ⅰ型，骨折线与股骨后侧皮质保持平行，且累及整个后髁的垂直骨折；Ⅱ型，骨折线平行于髁基底部，由前向后再分为三个亚型，即Ⅱa、Ⅱb、Ⅱc；Ⅲ型，股骨后髁斜形骨折。

（三）Hoffa 骨折的治疗

Hoffa 骨折属于关节内不稳定骨折，对于负重关节面的解剖复位和稳定的固定尤为重要。目前手术治疗 Hoffa 骨折是首选，治疗原则为解剖复位关节面，螺钉固定，修复损伤的韧带，早期功能锻炼，减少术后膝关节僵硬以及不稳定等并发症，降低骨折不愈合及畸形愈合的发生。当前多主张微创、生物学原则来固定此类骨折，最常用的内固定方式为拉力螺钉，文献报道空心钉或 Herbert 螺钉可以有效减少手术步骤，缩短手术时间。然而目前对于螺钉的方向由前向后还是由后向前植入仍有争议。对于骨质疏松性单髁 Hoffa 骨折也可以选用支撑钢板进行固定，防止股骨髁向近端移位。在临床中，既要考虑固定的生物力学特点，更需注重骨折的类型、骨折的位置、骨块的大小及伴发损伤等生物学特点，以便合理选择固定方式。

三、胫骨平台骨折内固定术

胫骨平台承载着膝关节的负荷，其骨折为累及关节面的骨折，常见于车祸等高能量损伤，软组织损伤严重，常合并有神经血管损伤、骨筋膜间室综合征、深静脉血栓或局部开放伤，这些均可影响膝关节的功能和稳定性，制订该类骨折的手术策略时需综合考虑以上因素。目前胫骨平台骨折的治疗方向是有限切开、直接或间接复位、生物学固定。无论何种治疗方式，均需尽可能恢复膝关节的解剖结构及下肢力线，力争做到仿生治疗。

（一）胫骨平台骨折的分型及损伤机制

胫骨平台骨折分型比较多，最初由 Hohl 提出，后来由 Moore 和 Hohl 改良，一直沿用至今，Schatzker 分型增加了干骺端与骨干分离的 Ⅵ 型骨折，其余与 Hohl 和 Moore 骨折分型相似，1996年 AO/OTA 分型系统被正式提出，2018年又做了进一步修订。罗从风团队根据多年的胫骨平台骨折治疗经验，提出了胫骨平台三柱分型。各种不同分型系统提出均是为了指导临床治疗，实践操作中，没有任何一个分型系统能够完全指导临床治疗，现分别阐述。

1. Schatzker 分型

Ⅰ型：单纯劈裂骨折，典型楔形非粉碎性骨折块向外下劈裂移位。此型骨折常见于年轻患者。复位后，可用 2 枚平行关节面的松质骨螺钉固定。

Ⅱ型：劈裂合并压缩骨折，侧方楔形骨块劈裂分离合并关节面向下压缩陷入干骺端。此型骨折常见于老年骨质疏松患者，若压缩超过 5mm 或存在膝关节不稳，应切开复位，在干骺端"整块"植骨垫高压缩的平台，用松质骨螺钉和外侧皮质支撑钢板固定。

Ⅲ型：单纯中央压缩性骨折，单纯关节面压缩陷入平台，外侧皮质完整。易发生于骨质疏松患者。如果压缩严重或关节不稳，应植骨垫高压缩的关节面，支撑钢板固定。

Ⅳ型：内侧髁骨折，此型骨折可以是单纯的内侧楔形劈裂、粉碎或压缩骨折，常累及胫骨棘。这种骨折倾向于内翻成角，应行切开复位，通过软骨下骨排筏钢板固定来减少关节面的损伤。

Ⅴ型：双髁骨折，两侧胫骨平台劈裂骨折。其特点是干骺端和骨干仍保持其连续性。双髁都可用支撑钢板及松质骨螺钉固定，术中避免用体积较大的内植物固定，以预防切口并发症。

Ⅵ型：伴有干骺端和骨干分离的平台骨折，除单髁或双髁累及关节面的骨折外，还存在胫骨近端横形或斜形骨折。由于骨干和干骺端分离，该型骨折不适合牵引治疗，大部分应用支撑钢板及松质骨螺钉固定。

2. AO/OTA 分型 AO/OTA 分型系统于 1996年正式被提出，2018年修订。胫骨近端用数字 1 表示（4 表示胫骨，1 表示近段），骨折分为 A 型（关节外）骨折、B 型（部分关节内）骨折和 C 型（完全关节内）骨折。此间，B 型和 C 型骨折为胫骨平台骨折，每型又进一步分为 3 个亚型。

41B1 型为部分关节内单纯劈裂骨折；41B2 型为部分关节面单纯压缩性骨折；41B3 为部分关节内劈裂压缩骨折；41C1 型为完全关节内骨折，关节面简单骨折，干骺端也为简单骨折，胫骨结节和髁间棘完整，或骨折累及胫骨结节或髁间棘；41C2 型为完全关节内骨折，关节面简单骨折，干骺端粉碎性骨折；41C3 型为完全关节内骨折，关节面粉碎性骨折，干骺端粉碎性骨折。

3.胫骨平台骨折三柱分型　传统 Schatzker 分型及 OA/OTA 分型是建立在 X 线片的评估上，容易忽略临床上并不少见后侧平台骨折的评估和诊断，鉴于临床上遇到越来越多的后侧平台骨折的实际情况，急需建立一个更加客观的分型系统，以正确处理这一类型骨折，并使用合适的个性化方案来实施骨折的复位和固定。

罗从风团队根据多年来治疗胫骨平台骨折的经验，提出"三柱分型"的理念，以三维 CT 为基础，对胫骨平台骨折进行立体评估，应用立体思维准确诊断胫骨平台骨折，为临床治疗提供更加科学合理的策略。这个分型是在胫骨近端截面上，以胫骨嵴中点为中心，两侧延线分别向腓骨头前缘、胫骨后内侧嵴和胫骨结节前缘做连线，将胫骨平台分为内、外、后三柱。

三柱分型将胫骨平台骨折分为：零柱骨折、内侧柱骨折、外侧柱骨折、后侧柱骨折（为后内侧柱骨折和后外侧柱骨折）、双柱骨折（包括内侧合并外侧柱骨折、内侧合并后侧柱骨折、外侧合并后侧柱骨折）、三柱骨折。

（1）零柱骨折：损伤机制为伸膝或屈膝时轻度的内翻或外翻暴力。零柱骨折患者手术采取仰卧位，使用微创撬顶技术复位关节面。

（2）内侧柱骨折：损伤机制为伸膝时内翻暴力。内侧柱骨折患者手术采取仰卧位、入路选用改良的前正中切口。

（3）外侧柱骨折：损伤机制为伸膝时外翻暴力。外侧柱骨折患者手术采用仰卧位，选用前外侧切口。

（4）后侧柱骨折：损伤机制为屈膝时垂直暴力或内、外翻暴力。后侧柱骨折患者手术采用俯卧位或"漂浮"体位，入路后内侧倒"L"切口。

（5）双柱骨折（内侧＋外侧）：损伤机制为伸膝时垂直暴力。内侧柱合并外侧柱骨折，患者手术采用仰卧位，入路选用前外侧切口加前内侧切口。

（6）双柱骨折（内侧＋后侧）：损伤机制为屈膝时内翻暴力。内侧柱合并后侧柱骨折，患者手术时采用俯卧位或漂浮体位，入路选用单纯后内侧倒"L"形切口或者前正中切口加后内侧切口。

（7）双柱骨折（外侧＋后侧）：损伤机制为屈膝时外翻暴力。外侧柱合并后侧柱骨折，患者手术采用漂浮体位，入路选用前外侧切口加后内侧倒"L"形切口。

往往胫骨近端受到垂直暴力较大，也可伴有内、外翻暴力。三柱骨折患者手术采用"漂浮"体位，入路选用前外侧切口加后内侧倒"L"形切口。

（二）术前评估

仔细询问病史，包括确切的受伤机制、患者的全身健康状况、年龄及患者对功能和经济方面的要求等。必须进行详细的体格检查，发现有无伴发的韧带损伤和血管、神经损伤及骨筋膜间室综合征等其他损伤。如果患者有明显血管损伤，应立即行血管探查、吻合术。术后可能需要临时的外固定架固定。

为评估骨折情况，需正侧位、斜位 X 线片及 CT 检查。若要评估关节面骨折块的大小及压缩，则必须行常规断层扫描或三维 CT 重建。亚洲人胫骨平台关节面存在 7°~15° 后倾角，故在射线束向尾侧倾斜 7°~15° 拍摄的正位片上可更好地观察胫骨平台的情况。对于膝关节损伤患者，MRI 检查能够更加直观显示半月板，膝关节周围韧带损伤，但并不作为胫骨平台骨折患者的常规检查，只有高度怀疑相关软组织稳定结构损伤时，MRI 可能是最合适的检查项目。

（三）治疗

胫骨近端关节骨折的治疗主要目的就是恢复膝关节原有生理结构，我们采用的各种手术方式均是在仿生理念指导下，重建关节的外形轮廓、轴向对线、稳定性及其活动功能等。

1. **手术方式选择**　既往的传统手术方法为了追求骨折的绝对解剖复位，造成了过多的软组织剥离、广泛的血运破坏和软组织损伤，以至于切口及皮下组织感染、深部感染、骨折不愈合等术后并发症的发生率较高。随着现代医学的发展，胫骨平台骨折的治疗理念不断更新，手术固定方式已转换为生物学固定模式，术者们已经意识到需要更加注重韧带、半月板等软组织结构的保护和治疗，将骨损伤与软组织损伤并重，手术的最终目的是恢复关节的解剖形态、正常的下肢力线、关节的稳定性和屈伸功能等。胫骨平台骨折形态与损伤机制密切相关，因此可根据损伤机制选择不同胫骨平台骨折的内固定方式，以获得最佳的生物学稳定性，达到最佳的仿生学固定。依据罗从风团队经验，可依据暴力传导方向及膝关节损伤位置，选择手术入路及内固定方式。

（1）屈曲内翻型：内侧骨块的尖端多位于胫骨内侧嵴后方，术中伸膝外翻复位，主力支撑钢板放置于胫骨平台后内侧，钢板尽量垂直于骨折面。

（2）屈曲外翻型：多伴有后外侧塌陷及后外侧壁破裂，术中伸膝内翻复位，"排筏"钢板放置于胫骨平台前外侧；若后外侧骨折向后方移位明显，建议附加使用后外侧支撑钢板。

（3）伸直内翻型：手术需要合理处理胫骨内侧嵴位置较大的内侧骨块，术中外翻位复位，主力支撑钢板放置于胫平台内侧嵴；内侧骨块有时劈开分为前方和后方 2 块，内侧双钢板也是选择之一。

（4）伸直外翻型：使用内翻复位，术中复位外侧平台的塌陷和劈裂骨块，主力支撑钢板放置于胫骨平台前外侧。

（5）过伸内翻型：于术中屈膝外翻复位，主力支撑钢板偏前放置于胫骨平台内侧柱、必要时术中需要首先放置后内侧支撑钢板，再放置前内侧支撑钢板。对于前内侧有压缩的类型，需要在行复位的同时结构性植骨，恢复后倾角。

（6）过伸外翻型：手术中屈膝内翻复位，主力支撑钢板偏前放置于胫骨平台外侧柱。于前外侧有压缩的类型，也需要在复位同时行结构性植骨，恢复后倾角。

2. **手术技术**

（1）胫骨平台内髁骨折手术治疗（Schatzker Ⅰ、Ⅱ或Ⅲ型，单柱或双柱骨折）：累及胫骨平台外髁的骨折通常由一个外翻力作用于膝关节所致，而其内侧的肌肉和韧带对抗股骨与胫骨分离。这样，股骨外髁向下撞击胫骨外髁负重面，致使相应的关节面中部塌陷进入干骺端的松质骨内而低于正常的平面。此外，胫骨关节面外侧缘向外崩裂，一条或多条骨折线纵向延伸至胫骨的干骺端，产生外侧骨折块。骨折块较大，从侧面观常呈基底位于近侧的倒三角形。通常，该骨折块因腓骨完整而保持在关节水平。偶尔胫骨外髁骨折造成腓骨颈部骨折，两者作为一整体移位，而仅有轻微的关节面中部塌陷和粉碎。

胫骨平台外髁骨折的切开复位内固定手术技术的典型病例见图 14-2-2。

1）患者仰卧位，患侧臀下垫枕，在止血带的控制下实施手术。

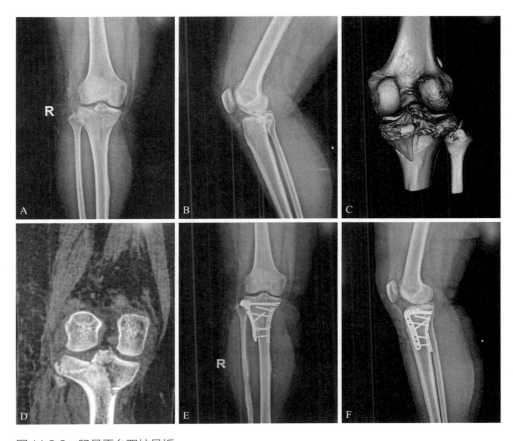

图 14-2-2　胫骨平台双柱骨折

A. 术前膝关节正位 X 线片；B. 术前膝关节侧位 X 线片；C. 术前三维 CT 重建；D. 术前 CT 扫描冠状面；E. 内固定术后膝关节正位 X 线片；F. 内固定术后膝关节侧位 X 线片。

2）外侧髁骨折做一个直的或者稍弯的前外侧切口，近端起自关节线上 2cm，向远端延伸超过骨折部位的下缘，从外侧前方到 Gerdy 结节。该切口在提供较好的显露同时，可避免皮肤的并发症。

3）平行于髂胫束前缘切开筋膜，髌骨前面的剥离应在筋膜下进行，因为筋膜提供髌前皮肤的血供。注意避免皮瓣下软组织不必要的剥离。如果需要，可从 Gerdy 结节前方或后方翻开髂胫束的止点。切开冠状韧带或板胫韧带，向上牵开半月板，显露关节内结构。用不可吸收线缝合标记半月板的关节囊部分。检查和修复半月板撕裂损伤，尽可能多地保留半月板。

4）从外髁的前外侧面剥离伸肌的起点，显露外髁的纵行骨折。向外侧翻开肌肉的起点暴露骨折线。

5）牵开外侧髁骨折块显露胫骨的中央部分，翻书样打开外侧骨块，显露塌陷的关节面及中央塌陷的松质骨。

6）如为 Schatzker Ⅲ 型骨折，需在前外侧骨皮质开窗，以便复位塌陷的骨折块。在塌陷的关节骨折块下方插入骨膜起子，缓慢而小心地加压，将关节骨折块和挤压的松质骨作为一大骨块抬起，临时克氏针固定，直视下或 X 线观察评估关节面复位情况，亦可在关节镜下观察塌陷关节面复位。复位后干骺端形成的空腔，必须植骨填充。如果不植骨，可发生再移位及骨块下沉。移植骨有多种类型，从横向骨皮质支撑到全厚的髂骨植骨，有自体骨、异体骨，亦可植入人工骨。

7）标准的外侧入路仅能观察胫骨平台后外侧的有限范围，不能接近胫骨外侧平台的后壁。因此，某些位于胫骨平台后外侧的骨折需要更易延伸的切口入路。在这种情况下，沿伸肌的附着部位切开筋膜、并延续至腓骨头下。根据需要，向远端作全层剥离。显露腓神经，加以保护后，用摆锯切断腓骨颈。将其上段牵至后侧，甚至可向上翻转腓骨头、这样便能显露胫骨后外侧平台及胫骨近端的外侧和后侧膨大部分。

8）胫骨前外侧用支撑钢板固定，为胫骨平合设计的围关节解剖钢板更方便，特别是 3.5mm 或 4.5mn 的钢板。在安装钢板前根据是否适合可以选择单独的筏状螺钉固定以稳定新复位的关节骨块。特别是单纯的横向髁骨折（Schatzker Ⅰ 型、Ⅱ 型）、非锁定的 3.5mm 的钢板足够。

9）可以通过半月板关节囊缝线，将半月板缝合在钢板或髂胫束上，实现其解剖修复。冲洗后逐层关闭切口。

（2）胫骨平台内侧髁骨折的手术治疗（Schatzker Ⅳ型，单柱或双柱骨折）：胫骨内髁骨折手术技术，与之前所述胫骨外髁骨折的手术方法类似。可经前侧或前内侧直切口显露骨折。对于内侧劈裂压缩性及完全塌陷性骨折，除将骨折块抬高和骨缺损处植骨充填外，还可用一内侧支撑钢板。钢板可预弯成与胫骨干骺端及髁部一致的形状，钢板近端用松质骨螺钉固定，远端用常规的骨皮质螺钉固定。大多数复杂的内侧平台骨折需要广泛的显露，而对于单独的伴有关节面压缩的内侧损伤，可以使用前方髌旁入路来直视下复位关节面。具体手术技术合并在胫骨平台双髁骨折治疗中介绍。

（3）胫骨平台双髁骨折（Schatzker Ⅴ 或者Ⅵ型，双柱或三柱骨折）：对于胫骨平台双髁粉碎性骨折，目前提倡尽量减少创伤的前提下对关节面解剖复位。各种手术固定方法目的是对膝关节达到一个仿生学固定，恢复关节功能。术前 CT 扫描对制定治疗计划非常重要。切开复位内固定最好在损伤当天进行，否则应在 7～10 天以后待水肿及组织反应消退后进行。如果延迟手术，不论是骨骼还是软组织稳定，临时的单平面外固定架跨膝固定都是有效的方法，一直固定到内固定手术时机成熟的时候。

胫骨平台双髁骨折的切开复位内固定手术技术：

1）患者仰卧或漂浮体位于可透视手术台上。扎止血带下手术操作。

2）根据影像学检查、详细的术前计划，标记包括内外侧在内的可能的手术切口，以帮助确认足够的软组织桥，尽量减小潜在的软组织并发症。

3）特别是后正中切口应该按先前画好的执行，便于复位和稳定内侧髁的骨块。有效地将损伤转化成非髁骨折。内侧平台压缩很少见，如有内后髁骨折时，常需首先复位内后髁，用一支撑钢板固定，再于内侧使用主力钢板固定。临时的单皮质锁定螺钉固定非常有效。此技术不能使用较长的螺钉以免影响外侧复位，一旦当外侧复位固定完成后，单皮质螺钉可根据需要更换为更长的螺钉。

4）通过前外侧入路，暴露外侧，像前述方法一样仔细处理软组织。复位关节碎块或压缩骨折，修复有损伤的半月板，临时稳定骨折块。内外间用点状复位钳固定矫正压缩畸形。随后可以放置软骨下骨"排筏"螺钉或钢板。

5）胫骨近端解剖钢板在前外侧进行牢固固定，其可以把持内侧平台骨块。

6）任何复位压缩关节面之后的空隙都可以应用前述方法进行填充。

7）手术完成后，冲洗，关闭切口。

（四）术后处理及康复

术后 24 小时给予预防性抗生素治疗，拔除引流管后，进行被动和主动辅助训练，术后 10 ~ 12 周无负重活动，术后第 4、8、12、24 周及 1 年复查 X 线检查，评骨折愈合情况，并指导术后康复。

（李忠　王超锋　许毅博）

第三节　胫腓骨骨折的复位固定术

胫骨骨折是最常见的四肢骨折之一，发病率约为每年 20/100 000，有 80% 的胫骨骨折伴有腓骨骨折。胫骨骨折发病率呈双峰分布，低能量损伤在 50 岁以上的患者中更为常见，高能量横向和粉碎性骨折多见于 30 岁以下的患者。在年龄 ≥65 岁的胫骨骨折患者中，女性的发病率约是男性的 3 倍。但是年轻患者的高能量胫骨骨折在男性中的发生率大约是女性的两倍。胫腓骨骨折多伴有严重的软组织损伤，由于解剖结构上小腿前内侧软组织覆盖少，约有 24% 的胫腓骨骨折为开放性骨折。该处骨折也最容易发生骨筋膜间室综合征，因为小腿的前筋膜间室十分厚和坚硬，骨折后肿胀、出血、局部贫血以及缺血再灌注损伤，使前侧筋膜间室最容易受累及。

一、解剖基础及分型

胫骨是人体第二个最强壮的骨骼。胫骨、腓骨长度大致相等，胫骨宽大，腓骨细小。胫骨承载着人行走时绝大部分应力，腓骨主要起到稳定踝关节的作用，也承担了人体行走时约 1/6 的应力。与胫骨相关的关节有 4 个，包括膝关节、踝关节、上胫腓关节及下胫腓关节。胫骨可分为胫骨近端、胫骨干和胫骨远端。胫骨近端比较宽大，主要包括胫骨结节以上的胫骨部分，主要有胫骨内外侧髁、胫骨结节、内外侧关节面、胫骨髁间棘。胫骨骨干横截面呈三角形，皮质非常厚，非常坚固。胫骨干前侧、内侧和外侧有 3 个界线分别为胫骨前线、内侧线和骨间线，组成 3 个面，分别为内侧面、外侧面和后侧面，胫骨内侧面软组织覆盖少，外侧面和后侧面有丰富的肌肉软组织覆盖。胫骨前线非常锐利，呈"S"形。胫骨外侧骨间线与腓骨内侧的骨间线之间由坚韧的纤维韧带结构组成，称骨间膜。胫骨远端内侧为内踝，表面软组织少，容易触及。外侧有腓骨切迹与腓骨外踝组成下胫腓关节。腓骨近端由腓骨头、腓骨颈组成，远端组成踝关节的外踝，中间为腓骨干。腓骨头上有膝关节外侧副韧带和股二头肌止点，腓骨颈前外侧有腓总神经经过。腓骨干也由 3 个界线组成 3 个面，分别为前线、骨间线和后线组成内侧面、外侧面和后面。腓骨远端形成外踝，与胫骨远端组成下胫腓关节，起到稳定踝关节的作用。

胫腓骨干骨折最常使用的分型是 AO/OTA 分型，包括：A 型，简单骨折；B 型，楔形骨折；C 型，复杂骨折。每型根据骨折的严重程度可分为三个亚型。AO 也发展了自己的软组织损伤分级系统，主要关注皮肤损伤情况，闭合性骨折分为 IC 1 ~ 5 级和开放性骨折 IO 1 ~ 5 级。其他分型系统有：Oestern 和 Tscherne 分型，适合于闭合性胫骨骨折；Gustilo 分型适合于开放性骨折。

二、外科治疗

外科治疗的指征包括保守治疗失败、开放性骨折、血管损伤、软组织条件不允许石膏固定、患者保守治疗很不可靠、患者不愿意佩戴石膏支具等。外科治疗能提供立即的膝关节、踝关节活动，随访时间更短，早期负重，甚至髓内钉、外固定架治疗能立即完全负重，对患者和医生来说都有很大的吸引力。随机对照临床研究认为，在骨不连、畸形愈合、其他并发症以及回归工作的时间方面，外科治疗都远优于保守治疗。

（一）髓内钉

髓内钉是治疗胫骨干骨折最常用的方法，一项国际调查显示，有 96% 的闭合和低级开放性胫骨干骨折采用髓内钉治疗。多个前瞻性随机试验研究及系统评价也支持髓内钉治疗胫骨干骨折。

胫骨髓内钉包括非扩髓钉和扩髓钉。大多数胫骨干骨折使用扩髓髓内钉。使用软钻扩髓至胫骨皮质发生颤动时，表明扩髓达到胫骨峡部，这样可以改善胫骨髓内钉的"工作"长度。大多数胫骨干在充分扩髓后可使用小 1~1.5mm 的髓内钉。髓内钉提供相对的稳定性，允许骨折部位的可控制性移动。建议用两枚近端和两枚远端锁定螺钉。骨折间存在 2mm 间隙时近端锁定可使用髓内钉近端动态锁定孔。如复位后骨折间隙可能是由骨折旋转不良引起的，必须加以检查，应尽一切努力获得良好的骨折复位，因为横向间隙的存在是骨延迟愈合需要再次手术的一个重要危险因素。另外一种减小骨折间隙的方法是回敲技术，使用该技术是先锁定远端螺钉，通过回敲拉回近侧骨折端，减小或关闭骨折间隙，然后再锁定近端螺钉。目前可用的髓内钉系统有许多锁定选择。在骨折近远端，可以选择使用内外侧标准锁定螺钉和双芯螺钉。这些螺钉增加了胫骨近端骨折固定的稳定性。在骨质疏松症、复杂骨折类型或胫骨远近端骨折中，使用角稳定锁定系统可能增加骨折固定的稳定性。

（二）钢板

对于胫骨干骨折累及近远侧干骺端，髓内钉不能良好固定时，常选用钢板固定。但钢板固定可能达不到髓内钉的稳定性。其他情况如全膝关节置换术后假体周围骨折，胫骨髓腔太细，不能使用最细的髓内钉固定；既往骨折导致的髓腔畸形；或合并同侧的胫骨平台骨折、Pilon 骨折，优先选择钢板固定。有些医生在治疗胫骨长螺旋形骨折时，倾向于选择钢板固定。

胫骨干骨折可使用有限接触动态加压板 4.5 或锁定加压板 5.0/4.5 系统。对于累及近端或远端骨折，或伴有近端和远端延伸的胫骨干骨折，可以使用多种解剖型、预成型干骺端钢板结合 3.5mm 螺钉。对于常规的钢板技术（切开复位内固定），建议在骨折的每侧各实现 6 个皮质固定点。目前桥接钢板治疗粉碎性骨折的趋势是使用更长的钢板（10~14 孔），不一定每个孔都使用螺钉固定。骨折近端 2~3 枚双皮质螺钉，骨折远端 2~3 枚双皮质螺钉就足够了，只要间隔距离合适和固定的骨骼质量良好，不需要更多的螺钉固定。在复杂的 C 型骨折中，桥接钢板的长度应该是骨折区长度的 3 倍左右。螺钉密度（螺钉数除以板孔数）建议为 0.5。根据骨折类型的不同（简单或复杂），螺钉的配置可能会发生变化。对于复杂骨折，建议使用较小的工作长度（最靠近骨折部位的两枚螺钉，每边一个，在接近钢板末端，使用 2 枚或以上螺钉固定），钢板的长度必须是骨折区域范围的 3 倍左右。对于简单的骨折，有可能产生高应变，建议使用更大工作长度的固定，其钢板长度应是骨折部位的 8 倍。

（三）外固定架

外固定架治疗胫腓骨骨折已经证明获得了很好的疗效，尤其对于开放性胫腓骨骨折。用于治疗胫腓骨骨折的外固定架有单边半针式外固定支架、双边式外固定支架、组合外固定支架和环形外固定支架。最新出现的六轴环形空间支架在生物力学及矫形方面具有很大的优势，是外固定架发展的里程碑。6 个可伸缩的柱可以矫正胫骨的冠状面、矢状面及轴位畸形，半针固定增加了结构的刚度，生物力学特性明显优于 Ilizarov 外固定架。近几年来，我们将人工智能应用于胫腓骨的外科治疗，发展了六轴数字化外固定支架及可自动复位骨折的 3D 打印外固定支架。从假骨操作到临床治疗，我们的研究证明，3D 打印外固定架（QF）和数字化外固定架（QSF）治疗胫骨骨折结构上可解剖复位，骨折愈合快，肢体功能好，回归社会快，并且对于下肢严重畸形的矫正也达到了很好的治疗效果。

1. 数字化六轴外固定架治疗胫腓骨骨折　数字化六轴外架不仅固定牢靠，而且无须改变构型即可实现六自由度的骨折复位和畸形矫正。另外，利用计算机软件，可明显提高复位的精度，所以在四肢骨折治疗和肢体矫形领域，具有明显优势。国际上有配套软件的数字化六轴外架较多，其配套软件均基于二维的 X 线数据，所以环的安装位置、X 线片的拍摄角度和放大率、6 个骨折移位参数的测量和 4 个环的参数测量，均会影响最终的复位精度。西安市红会医院应用数字化六轴外架治疗胫腓骨骨折，取得良好疗效。因其软件基于 CT 数据，所以复位精确，操作简单，学习曲线短更易临床推广。现介绍其使用方法和注意事项：

数字化六轴外架（QSF）的主体结构与国际上的其他六轴外架相似，由两个平面环和 6 根长度可调的连接杆组成。当 6 根杆的长度不变时，外固定架的整体具有非常好的稳定性，通过调节连接杆的长度，两个平面环的相对空间位置即发生六自由度改变，从而带动骨块进行骨折复位和畸形矫正。

环的大小和连接杆的长度，有不同规格型号备用。环的大小以环的内缘距离皮肤 2~3cm 为宜，常规选择全环，当靠近膝关节部位时，选择 C 环，避免影响膝关节屈曲。根据骨折类型，选择长度合适的连接杆，然后将两个环与 6 根连接杆交叉排列，连接成为整体备用，为了美观，将六根连接杆的长度调节一致。

仰卧位，两助手对向牵引肢体，纠正较大的移位，利于术后软组织的恢复。然后将组装好的六轴外架套进患肢，尽量让环与骨干垂直，而且皮肤距离环内缘的距离一致，然后用全针或半针将环与骨段连接固定。每个骨段用 4 枚固定针与环连接固定，使用全针时，需要用牵张器牵张，增加稳定性，半针需要固定双侧皮质，检查固定牢靠，固定针的位置、长度合适，然后松开连接杆上的顶丝，再次牵引患肢进行简单复位，矫正较大移位，然后将顶丝拧紧，骨折即得到牢靠的固定。

术后行胫腓骨全段 CT 检查，然后将 CT 数据导入配套软件，计算 6 个杆的调节数据，并根据骨折残留移位大小，决定分几轮次调节到位，制定电子处方。医生根据电子处方逐一调节六根连接杆的长度，骨折即达到复位。X 线片观察骨折复位结果，如复位满意则拧紧顶丝，骨折即达到牢靠固定，患肢可完全负重下地行走，下地时间的长短需根据肢体肿胀程度决定。如骨折复位不满意，则重新调整处方，对骨折进行微调。术后注意针道护理，定期复查，待骨折愈合后拆除外固定架。

我院使用这种方法治疗胫腓骨开放性骨折和软组织损伤严重的闭合性胫腓骨骨折已超过 100 例，取得了良好的结果，典型病例见图 14-3-1。所有胫骨骨折均达到近解剖复位，无骨不连、骨折延迟愈合等并发症。该六轴外架既有自动复位骨折的作用，又能坚强固定骨折，术后可立即恢复完全负重，由于该方法微创，对骨折部位血供干扰小，软组织损伤轻，因此能达到骨折软组织复合体

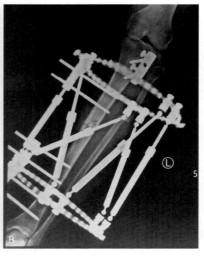

图 14-3-1　患者，男，33 岁，车祸伤，开放性骨折，Gustilo Ⅱ型。给予数字化六轴外架复位固定骨折，术后 5 个月，骨折达到临床愈合，拆除外固定架。

A. 术前胫腓骨 X 线片；B. 术后胫腓骨 X 线片。

的快速愈合，符合现代快速康复理念。整个治疗过程也符合骨科仿生治疗学理念。

以泰勒空间外固定架（TSF）为代表的其他数字六轴外架，需要医生提供 4 个环的安装参数和 6 个骨折移位参数。参数的测量受到环的位置、X 线片的拍摄角度、放大率的影响，很难精确测量。而每一个参数的测量误差，都会影响到最终的复位效果，所以复位精度不高，而且对环的安装有较严格的限制。而 QSF 的软件基于 CT 数据，所以精度更高，而且对环的安装无特殊要求，也不需要医生测量和估算 10 个参数，操作更便捷。

2. 3D 打印可自动复位外固定架　为了实现骨折的自动复位和合理固定，降低对医生经验的要求，避免 X 线的辐射伤害，减少因骨折复位不良或固定不合理造成的骨折不愈合或延迟愈合，我们设计了一种环形外固定架，因其俯视图形似"Q"，为便于描述，我们将其称为 Q-fixator，简称 QF。通过体外骨折模型实验，证实该外固定架具有良好的复位骨折的功能，且复位过程不依赖操作者的经验，也无须透视，复位效果满意。QF 架与 Ilizarov 外固定架结构相似，由近端固定环和远端固定环和 4 根相互平行的连接杆组成，其中固定环的材质为光敏树脂，通过 3D 打印技术加工制作完成。远、近端固定环上分别设计有 3～4 个用来连接固定针的安装孔，并通过 4 根相互平行的螺纹连接杆连接，组成一个整体。通过旋拧调节螺母，调节两个固定环之间的距离，实现对骨折断端轴向应力的调节和固定方式的转换。因为 QF 架与 Ilizarov 外固定架的固定原理相同，所以其固定效果同样牢靠。由于 QF 架的 4 根螺纹杆之间相互平行，而且与胫骨的力线平行，所以可以通过旋拧调节螺母，很好地控制骨折处的应力环境，先后采用早期坚强固定、中期加压固定和后期弹性固定三种不同的固定方式，以适应骨折愈合的不同阶段，从而促进骨折愈合。

手术方法：于骨折的远、近端骨折块上分别植入 1 枚直径 5.0mm 的全针和 1～2 枚直径 6.0mm 的 Shanzs 钉。固定针的植入角度、位置、方向无特殊要求。所有固定针必须双皮质固定。固定针植入后，使用组合式外固定架临时固定，便于护理及搬运。术后给予胫腓骨全长 CT 扫描，根据

CT 数据使用软件进行骨折的建模，图像模拟复位。根据复位后的图像，使用逆向反求软件建模，并利用三维设计软件设计 QF 外固定架；利用 3D 打印技术制作外固定架。将打印好的架体与预先设定好的对应的连接孔连接，逐个拧紧螺母，即完成骨折复位固定。另外，可通过旋拧调节螺母对骨折断端加压或牵张，旋拧螺母一圈，断端加压或牵张 1mm。外固定架连接固定后，摄 X 线片，确保骨折复位满意。

术后处理：患者清醒且肢体肌力恢复后，即扶双拐部分负重下地行走；术后 1 周，健侧扶单拐完全负重行走。术后 4 周，旋拧调节螺母 1 圈，对骨折断端进行轴向加压，使得远、近端两个固定环之间的距离缩短 1.0mm。此时，骨折断端也加压约 1.0mm。术后 8 周，将用于固定近端固定环的调节螺母完全拧松，患者完全负重行走，待 X 线检查示骨折骨性愈合后，去除外固定架。典型病例见图 14-3-2。

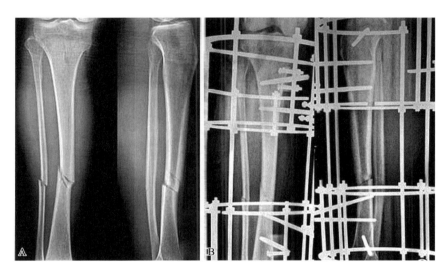

图 14-3-2　患者，男，26 岁，右侧胫腓骨骨折，使用 3D 打印外固定架进行复位固定，术后 5 个月骨折愈合，去除外固定架。

A. 术前胫腓骨正侧位 X 线片；B. 术后胫腓骨正侧位 X 线片。

三、现状和未来

胫骨骨折的治疗目的是恢复解剖结构，通过功能锻炼达到最大程度的功能恢复，最好是恢复到伤前的解剖和功能状态。只重视恢复解剖结构，手术创伤大，局部软组织干扰大，势必会影响到术后功能的恢复。软组织干扰最小、骨折最大程度的解剖复位、达到最佳的功能回归，是骨外科学医生追求的终极目标，从而符合"自然修复、功能至上"的医学仿生治疗理念。近年来，经皮钢板微创技术治疗获得了较大的发展，但技术要求高、挑战性大，而且存在内固定外露等软组织问题。髓内钉治疗闭合性胫骨骨折已经十分成熟，预后良好，6 个月愈合满意，相对于钢板固定，对软组织更友好，但由于开口部位位于膝关节，对膝关节功能有一定的影响。将人工智能应用于胫腓骨骨折的治疗，能显著提高疗效。计算机模拟复位技术与六轴环形外固定支架相结合，解决了复位和固定两个问题，复位过程简单、直接、精确，对软组织损伤最小，固定牢固，接近"自然修复"。术后可立即负重功能锻炼，在骨折愈合的同时，达到肢体功能的最大恢复。已证明使用基于 X 线数据的 TSF 外架治疗胫腓骨中下段骨折较采用钢板内固定治疗愈合时间短，并发症少，可减少骨折治疗周期，有利于患者骨折愈合及肢体功能恢复，相对安全可靠。但是，环形外固定支架体积大，佩戴时间长，对患者术后的生活会带来不便，未来的研究应降低数字化外架的体积，或发展自动复位机器人辅助胫腓骨骨折内固定或外固定治疗。

（乔锋　路玉峰）

第四节　足踝部骨折的复位固定术

人体足踝部结构复杂，是由骨骼、肌肉、筋、腱、韧带、血管、神经和软组织等组成，它们共同作用使足踝部成为具有 34 个关节的复合体，并通过骨性的结构、韧带附着和肌肉收缩，使人体足部形成了特殊的足弓结构和行走步态，不但能够吸收复杂地面的冲击，还能支撑人体平稳的移动。人体双足步行是一个非常复杂的运动，是人区别于其他动物的一个最明显的特征。其中，足踝部在行走过程中与地面直接接触，除了受身体重力和地面反作用力，还包括身体移动所带来的惯性力，为了平衡这些力，维持身体稳定，神经系统有规律的调整着相关肌肉的收缩和舒张，驱动人体下肢有规律的运动。

足踝部主要分为前足、中足、后足三个部分，任一部分或关节都非独立体，而是共同参与足踝部的功能。对于足踝部骨折以后，如果骨折端有明显的移位或者是骨折端粉碎比较重，以及开放性的足部骨折，或者是骨折牵扯到足部的关节，引起了关节面的不平整，这种情况是需要行手术复位内固定的治疗。足踝部骨折约占全身骨折 8%～10%，手术修复以重建骨性结构和恢复生理功能为主。但由于足踝部的解剖结构复杂，而且主要承担着人体负重行走功能，因此足踝部骨折的仿生复位固定治疗应运而生。

仿生学伴随着科学技术的发展而诞生，其内容主要是模仿生物的特点从工程学角度设计机械或设备，解决人们生产和生活中的一系列需求。医学仿生学是生物仿生学在医学领域的应用和发展，主要是通过仿生学技术的研发与使用从而达到修复人体功能的目的，其终极追求是使病变的人体组织和器官得到最大限度修复甚至达到正常的生理状态。足踝部医学仿生涵盖了结构仿生、功能仿生、材料仿生、力学仿生等。结构仿生是模仿足踝部的解剖构造，通过解剖结构相似从而实现功能相近；功能仿生是对足踝部的感知及运动等功能进行模仿；材料仿生是模拟足踝部特征实现仿生材料的研制和开发；力学仿生是从足踝部力学角度研究人体生理功能。

一、结构仿生的复位固定术

（一）足踝部复杂的结构

足踝部解剖结构复杂，具有 34 个关节的复合体，因此足踝部骨折往往涉及关节内骨折，在进行复位固定时往往需要解剖复位。例如，踝关节是既稳定又灵活的负重关节，是人体与地面接触的枢纽。人体能够完成站立行走、下蹲、跑跳等动作，与踝关节的结构及肌肉的动力作用密切相关。因此，治疗踝关节骨折时，应充分考虑踝关节既稳固负重又灵活运动这两种功能，忽视任何一方面都会影响踝关节的功能恢复。

踝关节在结构上的特点：人们在行走跳跃时，踝关节所承受的应力为体重的 2～4 倍，外踝细长，内踝短，腓侧副韧带较胫侧副韧带薄弱，易引起撕裂。由胫腓骨下端所构成的踝关节并非完全坚固，腓骨下端可轻微向下、外及旋转活动。由于以上诸多原因致使踝关节较易损伤，而损伤机制的多样化给治疗造成了一定的困难。

（二）复位不良的后果

踝关节骨折属关节内骨折，其发病率占各关节内骨折的首位。由于胫骨远端关节中央有嵴状隆起，而距骨滑车中央亦有相应的凹槽。随着距骨外移加大，胫骨与距骨接触面积减少，使单位面积承受压力增大，造成关节面负荷不均，踝关节后期发生创伤性关节炎。而且如果外踝有旋转、侧方、前后及外翻角的改变，也均能造成距骨在踝穴内失去稳定，最终导致创伤性关节炎的发生。同样，在跟骨关节内骨折中，倘若跟骨形态及关节面得不到很好的解剖恢复，同样会造成距下关节炎；跖跗关节骨折脱位中，倘若关节匹配未达到解剖位置，同样也会造成创伤性跖跗关节炎，导致疼痛，而影响足的功能。

（三）结构仿生治疗足踝部骨折

由于足踝部骨折解剖复位的重要性，这就要求我们在治疗中应用结构仿生原理，尽可能地使骨折达到解剖复位，并准确固定，恢复骨骼的正常结构，减少创伤性关节炎的发生。因为解剖复位关节面，达到结构仿生，是足踝医生可能做到的防止日后发生创伤性骨关节炎的唯一所为。最为理想的是没有任何残留移位。

二、功能仿生的复位固定术

（一）踝关节的功能仿生应用

足踝关节是人类足部与腿相连的部位，其在人类行走中的主要功能是负重，提供弹性以减轻与地面的冲击，具备柔性以适应不平地面。因此，在治疗足踝部骨折时，足踝医生不仅要使骨折复位后达到结构仿生状态，还要对骨折损伤部位进行功能仿生的治疗。

伴有下胫腓联合损伤的踝关节骨折，在各种踝关节损伤中约占 1%～11%，踝关节不仅是下肢承重的主要关节，同时，还具重要的运动功能。下胫腓联合是踝关节的重要辅助结构，在维持踝关节稳定性和调节踝穴顺应性中起重要作用。若踝关节损伤时，忽略了对下胫腓联合损伤的诊断和治疗，会造成慢性踝关节不稳、踝关节功能退化和创伤性关节炎等。但是，固定下胫腓联合并不像固定骨折那样简单，下胫腓联合是一个复杂的微动弹性关节，生理状态时可辅助踝关节作相应运动，精细调节踝关节位置，其运动发生于三维空间的 X、Y、Z 轴 3 个方向，包括上下、前后、旋转及侧方方向的旋转和平移，其构造和运动极为复杂。

1. Endo-button 技术　螺钉（钛合金）这种刚性固定材料和螺纹钉这种固定方式，限制了下胫腓联合各个方向的微动，踝穴无法根据踝关节运动状态产生相应变化，长时间可导致踝关节面退化，创伤性关节炎等发生。此外，患者术后踝关节负重功能锻炼，也可导致下胫腓螺钉松动、断裂、内固定过早失效等并发症。因此，Endo-button 技术的出现更能顺应功能仿生的复位固定术原则。其在稳定固定下胫腓联合的同时，有效保留了微动功能，使复位后的踝穴仍保持良好的顺应性，减少踝关节早期功能退变。而且，允许患者早期负重功能锻炼，并且在理论上，愈后内固定装置无须取出。多项实验研究已经证实，这一技术在维持下胫腓联合复位稳定性上，与螺钉固定的作用无差异或更为良好（图 14-4-1）。

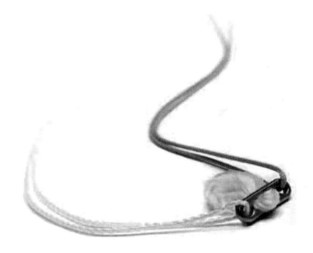

图 14-4-1　Endo-button 固定下胫腓的 Endo-button 展示

2. 可吸收螺钉　可吸收螺钉也是基于功能仿生原理，被大量应用在下胫腓联合固定术中。可吸收螺钉由腓骨侧植入，植入位置在踝关节面上方 2～3cm，植入方向为自腓骨后外向胫骨前内，与冠状面夹角为 25°～30°，模拟下胫腓联合生理结构状态，并对损伤部位进行弹性固定。一方面，它可以通过螺纹结构拉紧下胫腓联合，提高固定强度和稳定性，降低内固定失败的发生率。另一方面，该仿生弹性固定，可以保留关节的微动功能，有利于患者踝关节早期负重锻炼，减少踝关节退化和创伤性关节炎（图 14-4-2）。

（二）足的功能仿生应用

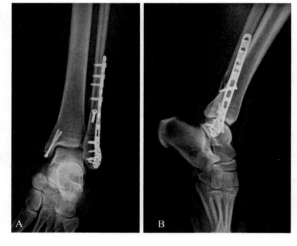

图 14-4-2　可吸收螺钉固定下胫腓术后 X 线片

A. 可吸收螺钉固定下胫腓术后正位 X 线片；B. 可吸收螺钉固定下胫腓术后侧位 X 线片。

人体的足弓主要由内、外侧纵弓和横弓组成。内侧纵弓较高，由跟骨、距骨、舟骨和第 1～3 跖骨骨构成，内侧纵弓弯曲度大、强度大、活动度小，因此具有很好的缓冲支撑作用。外侧纵弓较低，由跟骨、骰骨和第 4、5 跖骨构成，弯曲度较小、柔韧性较强、活动度大，主要起到调节足部平衡的作用。横弓是由五个跖骨底部和跗骨前部组成，成拱桥状。三条足弓构成了一个空间，使足部具有完美合理的站立和行走功能。因此，为了达到功能仿生的效果，足踝医生在进行跗跖关节骨折脱位手术时的原则为：先复位内侧柱、再复位中间柱；外侧柱如果有移位则再复位外侧柱；内侧、中间柱坚强固定；外侧柱弹性固定。内侧柱和中间柱主要构成了内侧足弓，由于内侧足弓有弯曲度大、强度大、活动度小，主要起缓冲支撑作用的特点，为了实现功能仿生复位固定的效果，因此，可以应用钢板进行坚强固定，甚至可以跨关节钢板固定；然而，外侧柱主要构成了外侧足弓，由于外侧足弓柔韧性强，活动度大，为了适应足的功能，采用功能仿生固定方式，外侧柱一般选用 1～2 枚克氏针进行弹性固定（图 14-4-3）。

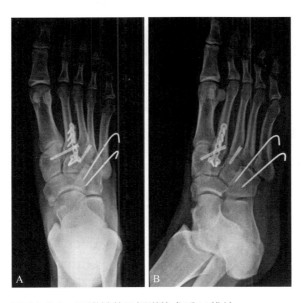

图 14-4-3　跖跗关节骨折脱位术后 X 线片

A. 跖跗关节骨折脱位术后正位 X 线片；B. 跖跗关节
骨折脱位术后斜位 X 线片。

三、材料仿生的复位固定术

目前，足踝部的内植物材料的选择仍主要是金属。金属具有高刚度和高强度以及良好的韧性，而且通常有较好的生物耐受性。内植物的材料包括不锈钢、商用纯钛或钛合金，如钛铝铌合金。陶瓷、聚合物、碳化合物和可降解材料也已经投入使用。伴随着足踝外科的发展，大量的足踝内植物系统也已经非常成熟，于此基础上根据材料仿生原理，制作出了很多新的内植物材料。

（一）高强度合金和形态记忆合金

足踝部作为人体负重量最大的关节，尤其在行走的时候骨骼承受的压力倍增。根据材料仿生原理，为了避免在高机械负荷下内植物断裂，增加强度，可在钛材料中加入新成分（如钒），形成新的合金，如钛钼合金由于其具有良好的缺口敏感性和对抗弯曲应力的特性，因此常常被用在足踝部骨折中。针对老年骨质疏松足踝部骨折的患者，形态记忆合金也得到了广泛的使用。

（二）生物降解性聚合材料内植物

足踝部骨折时，大部分情况下，推荐在骨折愈合后取出内植物。但是对于踝关节骨折需要用下胫腓螺钉或三角韧带断裂需要植入锚定修补时，短时间内取出或无法取出内固定物，对患者来说增加了痛苦、经济负担，因此根据材料仿生原理，制作出了生物降解材料，在植入体内一段时间后，会以其副产品如水和二氧化碳的形式为机体所吸收，而最终又通过正常的新陈代谢从体内排出。聚交酯和聚亚安酯是人工化合物，具有一定的组织耐受性。当然，这类内植物也可以用来固定关节表面的软骨或骨软骨缺损，如关节内的距骨骨折。对于单纯外踝或单纯内踝相对稳定的骨折也可以应用可吸收钢板和螺钉进行固定（图 14-4-4）。

（三）非生物降解性聚合材料内植物

针对踝关节骨折伴有内侧三角韧带或距腓韧带损伤时，往往需要进行韧带的修补，根据材料仿生原理，非生物降解性聚合材料内植物也便应运而生。聚芳醚酮聚合物包括聚醚醚酮（polyether

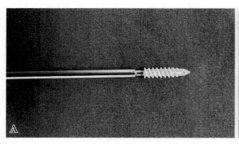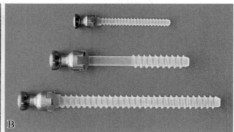

图 14-4-4　生物降解性聚合材料

A. 可吸收锚钉；B 可吸收螺钉。

ether ketone，PEEK）和聚醚酮酮（polyether ketone ketone，PEKK）的热塑性塑料。此类物质被认为和骨组织有较好的生物兼容性，并可通过许多方法包括蒸汽进行消毒。但是当其暴露在 γ 射线中会损失约 5% 的强度。它们可透过 X 线，没有磁性，因此不会被 MRI 加热，不会对 MRI 图像产生干扰。它们不会像金属一样受到腐蚀（图 14-4-5）。

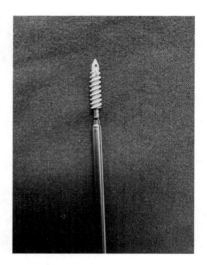

（四）骨缺损填充材料

足踝科医生在临床工作中常需要对骨缺损进行治疗，最常见的如跟骨骨折，严重粉碎的跟骨骨折往往需要进行骨移植。骨移植的金标准仍然是自体松质骨、骨皮质松质和骨皮质移植，虽然自体骨移植效果优于其他任何替代物，但其骨量有限且取骨部位常伴有疼痛。因此在进行跟骨骨折治疗时，常常选用同种异体骨。同种异体骨也是仿生材料的一种，最显著的特点在于骨端可获得牢固的生物愈合以及更容易使重要的肌腱韧带附着，远期功能较好。

图 14-4-5　非生物降解性聚合材料，PEEK 材料带线锚钉

根据材料仿生原理，还有一些最常用的填充骨缺损的人工材料，如磷酸钙化合物，包括羟基磷灰石、β 磷酸二钙等。这些材料具有卓越的骨传导能力。它们也同样是依据材料仿生原理而被制作出来（图 14-4-6）。

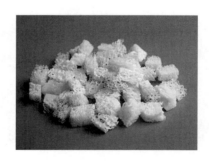

四、力学仿生的复位固定术

（一）足踝部的生物力学特征

图 14-4-6　骨缺损填充材料，同种异体骨粒

1. 后跟触地至后三点触地支撑　足跟触地时，踝关节跖屈，触地之后随着身体重心前移，踝关节迅速背屈。此时足部的力学特性主要受到肌肉作用下的三个空间并联足弓结构的力学特性的影响。在柔性关节和足底韧带的受力变形和肌肉力的共同作用下，足弓自身会根据支撑相位产生不同的变形以获得合理支撑姿态和刚度，实现缓冲震动和吸收冲击、稳定性承重、储存弹性形变能等功能。

2. 全足触地支撑　踝关节逐渐背屈，使身体重心前移。同时对侧足离地，踝关节为了维持单

足支撑时身体的稳定性，主动的外翻调节人体重心向支撑足侧摆动。此时单足独自支撑起人体全部体重，三个空间并联足弓和足底韧带的作用下刚度增大，足部各关节和足弓受载变形较大，踝关节受压较严重。

3. 前三点触地至踇趾单点支撑 踝关节主动的跖屈，对侧足着地支撑，重心前移的同时向对侧足摆动。刚开始，横弓底部端点和踇趾形成的前三点支撑起到继续稳定支撑的作用，此时踝关节达到最大背屈，储能完成。随后踝关节迅速跖屈，足中部提起离开地面，踝关节和横弓释放能量，而踇趾关节刚度逐渐变大，最后独立支持和推动足部向前提起。

（二）踝关节外固定架力学仿生应用

很多踝关节骨折由于脱位严重，而且没有被及时复位，此时可以通过外固定架技术实现解剖重建、稳定固定、允许关节早期活动的目的。对于简单型踝关节骨折，也可以结合骨折块间拉力螺钉固定和外固定进行治疗。当软组织损伤严重的开放踝关节骨折，早期也推荐进行外固定治疗，可以保护脆弱的软组织覆盖（图 14-4-7）。

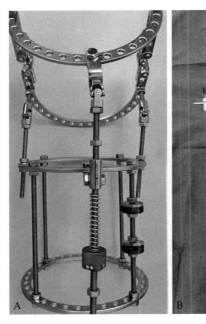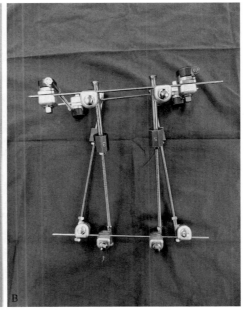

图 14-4-7 外固定架

A. 环形外固定架；B 简易外固定架。

外固定架应提供足够的稳定性以维持骨折复位。足踝医生应充分理解足踝部力学仿生原理，以正确应用外固定架获得合适的骨折稳定性。在每一个主要骨折块，至少在安全区植入 2 枚固定针，在每一个骨折块上，固定针的间距应尽量宽。如果软组织条件允许，固定针应尽量靠近骨折端，但不应穿入骨折端血肿内。如果计划进行延期内固定，固定针应避开可能的手术切口和手术入路（手术区）。连接杆应尽量靠近骨骼以增加固定稳定性。

当然，外固定架还可以起到骨的仿生自然重建作用，如对踝关节骨缺损患者，外固定架有其独特优势，可以一期进行肢体短缩，二期再通过牵张成骨恢复肢体长度。针对踝关节脱位严重无法复位患者，可以通过外固定架进行调节复位，从而达到结构仿生的作用。

（三）足的力学仿生应用

足部跟骨属于松质骨，其内有重要的骨小梁结构，对维持骨骼正常形态和力学传导起关键作用。跟骨骨折会破坏局部骨骼松质骨内的正常骨小梁结构，骨折后植入内固定物进一步破坏骨小梁结构。不合适的内固定物会阻碍骨小梁在骨折愈合过程中重建，不能有效恢复跟骨松质骨内正常结构、强度和力学传导性能，可能导致局部应力集中，从而造成内固定物松动、退出、断裂等发生；此外，骨小梁结构不能重建，影响松质骨内血运系统的重建，并影响骨折愈合。因此根据足的力学仿生原理，足踝医生常用环形或分支型钢板固定跟骨骨折，减少局部应力集中，且在骨缺损处一般植入松质骨，恢复跟骨骨小梁的力学传导作用。在骨折愈合时允许骨小梁同步重建，恢复骨小梁的连续性，促进局部血运系统重建，实现骨折皮质和松质双重愈合，从而有效恢复其结构、强度和力学传导特征。应用力学仿生内固定物固定跟骨，既能避免内固定物应力集中，也能加强其把持力，降低发生内固定物松动、移位甚至断裂等并发症的风险（图14-4-8）。

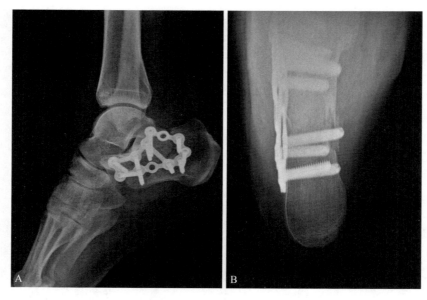

图14-4-8　跟骨骨折术后 X 线片

A. 跟骨骨折术后侧位 X 线片，环形钢板固定；B. 跟骨骨折术后轴位 X 线片。

由于足踝部结构的复杂性，导致足踝部骨折大多属于关节内骨折，因此，足踝部骨折需要结构仿生复位固定治疗，以达到骨折解剖复位的效果；足踝部功能极其复杂，足踝外科医生必须进行功能仿生复位固定术，才能使足踝部骨折的预后效果更好。足踝作为患者行走和负重的主要部位，其骨折复位固定术中最重要的一点就是力线以及力学传导要求非常高，因此，力学仿生治疗在指导足踝部骨折复位固定术中起到了重要作用。医用材料的发展大大改善了患者预后，减轻了患者的经济负担，足踝外科医生应努力地通过材料仿生原理制作出更符合足踝部骨折的医用材料，以促进足踝外科的发展。

（梁晓军　徐军奎）

参考文献

[1] 丛锐军，仇荣敏，刘俊峰，等. 顺势牵引复位技术治疗股骨干骨折的前瞻性随机对照临床试验 [J]. 中华老年骨科与康复电子杂志，2018，4（4）：193-197.

[2] 方继锋，都芳涛，侯耀鹏，等. 桥接组合系统与锁定钢板固定股骨干骨折比较 []. 中国矫形外科杂志，202 ，（24）：2209-2213.

[3] 李明，孙亮，薛汉中，等. 股骨干骨折不愈合术中静脉联合局部应用氨甲环酸的安全性及有效性分析 [J]. 中国骨与关节损伤杂志，2021，36（12）：1297-1300.

[4] 刘泽民，吕欣. 髓内钉在四肢长管状骨骨折治疗中的应用：扩髓与不扩髓 [J]. 中国组织工程研究，2022，26（3）：461-467.

[5] 马腾，许毅博，任程，等. 皮质骨剥离及附加钢板植骨治疗髓内钉固定后股骨干非肥大型骨不连的临床疗效 [J]. 中国骨与关节杂志，2021，10（9）：661-664.

[6] 郝定均，贺宝荣，黄大耿. 脊柱创伤仿生治疗新理念 [J]. 中华创伤杂志，2021，37（2）：4.

[7] 李英超，郝宝辉，王兵，等. 股骨远端骨折治疗的研究进展 [J]. 中国老年学杂志，2018，38（7）：1773-1775.

[8] 郝定均，杨俊松，刘团江，等. 骨科仿生治疗学：骨科学发展的永恒追求 [J]. 中华创伤杂志，2021，37（10）：876-880.

[9] 史金友，肖玉周. 锁定钢板治疗股骨远端粉碎性骨折的现状与进展 [J]. 中国修复重建外科杂志，2021，35（10）：1352-1356.

[10] 钟豪良，路玉峰，乔锋，等. 基于 CT 数据六轴外固定架在成人 Blount 病治疗中的应用 [J]. 实用骨科杂志，2021，27（5）：52-55.

[11] 王学，乔锋，刘曙光. 基于 CT 数据六轴数字化骨科外固定架在膝关节复杂畸形中的临床应用 [J]. 实用骨科杂志，2020，26，（12）：1118-1122.

[12] 乔锋，李涤尘，靳忠民，等. 3D 打印外固定架治疗胫骨骨折的临床应用 [J]. 中华骨科杂志，2019，39（1）：23-29.

[13] 张宁宁，万春友，张涛，等. Taylor 空间支架治疗胫腓骨中下段骨折疗效观察 [J]. 中国修复重建外科杂志，2018，32（8）：1012-1017.

[14] 曹海鲲，万春友，姚辉，等. 计算机辅助 Taylor 空间支架治疗开放性胫腓骨骨折 [J]. 中国矫形外科杂志，2019，27（4）：331-335.

[15] Buckley RE，Moran CG，Apivatthakakul T. 骨折治疗的 AO 原则：第三版 [M]. 上海：上海科学技术出版社，2019：783-800.

[16] Hossain MZ, Roy MK, Mamun MA, et al. Clinical outcome on comminuted femoral shaft fractures in adults treated by minimally invasive plate osteosynthesis (MIPO) with locking plate[J]. Mymensingh Medical Journal: MMJ, 2021, 30(3): 657-665.

[17] Yoon YC, Song HK, Han JS, et al. Antegrade nailing in femoral shaft fracture patients-comparison of outcomes of isolated fractures, multiple fractures and severely injured

patients[J]. Injury, 2021, 52(10): 3068-3074.

[18] Oh CW, Kim JW, Oh JK, et al. "Reverse miss-a-nail technique" of reconstruction nailing for successful fixation of the ipsilateral femoral neck and shaft fracture[J]. Arch Orthop Trauma Surg, 2021, 141(6): 959-969.

[19] Elsoe R, Ceccotti AA, Larsen P. Population-based epidemiology and incidence of distal femur fractures[J]. Int Orthop, 2018, 42(1): 191-196.

[20] Gangavalli AK, Nwachuku CO. Management of distal femur fractures in adults: an overview of options[J]. Orthop Clin North Am, 2016, 47(1): 85-96.

[21] Hake ME, Davis ME, Perdue AM, et al. Modern implant options for the treatment of distal femur fractures[J]. J Am Acad Orthop Surg, 2019, 27(19): E867-E875.

[22] Cramer C, Frosch KH. External fixator for temporary stabilization of complex periarticular knee fractures[J]. OperOrthopTraumatol, 2020, 32(5): 410-420.

[23] Kumar R, Mohapatra SS, Joshi N, et al. Primary ilizarov external fixation in open grade III type C distal femur fractures: our experience[J]. J Clin Orthop Trauma, 2019, 10(5): 928-933.

[24] Wright DJ, Desanto DJ, Mcgarry MH, et al. Supplemental fixation of supracondylar distal femur fractures: a biomechanical comparison of dual-plate and plate-nail constructs[J]. J Orthop Trauma, 2020, 34(8): 434-440.

[25] Park KH, Oh CW, Park KC, et al. Excellent outcomes after double-locked plating in very low periprosthetic distal femoral fractures[J]. Arch Orthop Trauma Surg, 2021, 141(2): 207-214.

[26] Todorov D, Zderic I, Richards RG, et al. Is augmented LISS plating biomechanically advantageous over conventional LISS plating in unstable osteoporotic distal femoral fractures?[J]. J Orthop Res, 2018, 36(10): 2604-2611.

[27] Dekeyser GJ, Hakim AJ, O'neill DC, et al. Biomechanical and anatomical considerations for dual plating of distal femur fractures: a systematic literature review[J]. Arch Orthop Trauma Surg, 2021. Jun 7. Epub ahead of print.

[28] Zhou Y, Pan Y, Wang Q, et al. Hoffa fracture of the femoral condyle: Injury mechanism, classification, diagnosis, and treatment[J]. Medicine (Baltimore), 2019, 98(8): E14633.

[29] Xie X, Zhan Y, Wang YK, et al. Comparative analysis of mechanism-associated 3-dimensional tibial plateau fracture patterns[J]. The Journal of Bone and Joint Surgery, 2020, 102(5): 410-418.

[30] Qiao F, Li D, Jin Z, et al. A novel combination of computer-assisted reduction technique and three dimensional printed patient-specific external fixator for treatment of tibial fractures[J]. Int Orthop, 2016, 40(4): 835-841.

[31] Qiao F, Li D, Jin Z, et al. Application of 3D printed customized external fixator in fracture reduction[J]. Injury, 2015, 46(6): 1150-1155.

第四篇
关节外科仿生治疗

第十五章
关节外科仿生治疗基础

第一节 关节软骨的生物学与生物力学

关节软骨是一种具有独特结构和功能的组织，健康的关节软骨允许关节在多种负荷条件下进行多平面的运动，极低的摩擦系数让大多数个体维持可终身无痛运动。但是在创伤、疾病或负荷改变的情况下，会出现关节软骨的损伤和退化，最终导致关节疼痛、功能障碍甚至畸形。了解健康关节软骨的生物学和生物力学，以及损伤后的愈合反应有助于骨科医生理解关节疾病的自然史及现有干预措施的原理和局限性。

一、关节软骨的生物学结构

关节软骨是一种由水、胶原蛋白和蛋白多糖组成，以复杂的方式排列，并提供特殊功能的组织。关节软骨在同一关节的不同部位或不同关节中的细胞结构和厚薄度均具有较大差异，这种差异是局部力学环境导致的。大体上，健康关节软骨表现为光滑、均匀的组织，厚约 1 ~ 5mm，而病变的关节软骨是柔软、易于形变、感觉粗糙的。关节软骨无神经和血管分布，其细胞排列和基质结构随深度的变化而发生变化，一般分为四个结构区。

（一）软骨细胞与胞外基质

1. **软骨细胞** 软骨细胞仅占关节软骨总体积的 1%，可对各种机械和生化刺激做出及时的反应并保持软骨稳态。软骨细胞来源于多能间充质干细胞，在生长发育的过程中分化为成软骨细胞和成熟软骨细胞。关节软骨无血管分布的特性导致软骨细胞必须通过扩散的方式从滑液中获取营养和氧气，用糖酵解的方式来满足能量需求。健康、成熟的软骨细胞被细胞外基质单独包围，很少形成细胞间的接触。尽管如此，软骨细胞仍能对多种力学和生化信号做出反应。

软骨细胞合成 II 型胶原蛋白和蛋白多糖这两个主要的大分子，从而构成软骨基质的基本结构。软骨细胞和细胞外基质之间的作用还不清楚，但是软骨细胞感应和响应各种力学信号和生化因素的能力，对于基质的合成和维持组织的稳态至关重要。

2. **细胞外基质** 细胞外基质占关节软骨的 90%，主要由组织液和基质大分子组成。基质的主要功能是通过胶原纤维的排列抵抗拉伸和剪切力，通过改变静水压来抵抗压力。

（1）组织液：水是细胞外基质的主要成分，它的质量占关节软骨的 80%。关节软骨的液体成分还包括高浓度阳离子、气体和小蛋白质。关节软骨中的含水量主要取决于大分子的浓度和组织——特别是蛋白多糖与胶原纤维网之间的分布和联系。软骨区之间蛋白多糖的大小、电负性和浓度的不同，导致组织的水浓度、孔隙率和渗透性之间的差异。在关节运动过程中，水不断的进出软骨，以帮助分配压缩力和软骨表面的润滑。

（2）基质大分子：位于细胞外的基质大分子包括胶原蛋白（占干重60%）、蛋白多糖聚合物（蛋白多糖）（占干重的25%～35%）以及非胶原蛋白和糖蛋白（占干重15%～20%）。Ⅱ型胶原蛋白提供了关节软骨的结构完整性，同时也提供了抵抗拉伸和剪切的能力。蛋白多糖主要由聚集蛋白聚糖（aggrecan）组成，蛋白多糖的主要功能通过聚集蛋白多糖吸收水分，提供抗压缩的能力。非胶原蛋白和糖蛋白有助于软骨细胞与基质的结合，对基质大分子的稳定和基质的稳态起到了一定的调节作用。

基质的组成和结构会随着与软骨细胞的距离远近而发生变化，可分为三个区域：细胞周围基质、区域基质和区间基质。细胞周围基质直接围绕软骨细胞，围绕细胞周围基质的区域基质，协助软骨细胞膜与基质结合。当基质发生形变时，细胞周围基质和区域基质仍能向软骨细胞传递机械信号。区间基质包含了大部分的基质，该区域由胶原纤维和蛋白多糖组成，保证了软骨的机械性能。

（二）关节软骨的分区

关节软骨表面到软骨下骨可分为四个区域：浅表区、过渡区、放射区和钙化软骨区。每个区域都有独特的软骨细胞形态，独特的Ⅱ型胶原纤维排列方式以及不同含量的蛋白多糖和水。这种结构反映了每个区域占主导地位的力学性能。调节关节软骨带状结构发育和维持的信号仍然未知，需要进一步的研究。我们需要对关节软骨的各向异性结构和信号传递进行更全面的了解，以开发正常的软骨结构并诱导适当的软骨修复，以改进软骨损伤的治疗。

1.浅表区　浅表区是软骨中最薄的区域，由两层细胞组成。最表层的薄膜组织被称作软骨膜，这层组织不含细胞，仅有少量的多聚糖和胶原纤维。主层由以水平方式排列的椭圆形软骨细胞组成，合成富含胶原纤维而蛋白多糖含量较低的基质。软骨细胞的浅表区也产生润滑素，这对关节软骨的边界润滑很重要。厚的胶原纤维成水平状，与关节面平行，其排列方向和形变模式会根据软骨应力的分布而变化。高浓度的水分和润滑因素可提供润滑和抗压能力。损伤或早期软骨退变导致该层的损害，使得基质完整性的急剧丧失、渗透压的增加、表面粗糙度的增加和抗拉伸能力的下降，这将进一步造成软骨基质软化和进行性的组织变性。

2.过渡区　过渡区最厚，它的主要功能是抗剪切力和压缩力。软骨细胞是能合成基质的球形细胞，其具有较大直径的胶原纤维斜向表面的旋转弓。这种排列方式让胶原纤维能抗剪切力。与浅表区相比，过渡区基质的蛋白多糖含量较高，含水量较低，可提高其抗压缩的能力，从而增加其减震能力和载荷分布。

3.放射区　放射区具有中等厚度，也具有抵抗压缩的能力。该区的软骨细胞是球形的，在垂直于关节面的垂直柱上排列分布。其分布的胶原纤维有最大的直径，用垂直排列的方式来抵抗压缩力，为组织提供刚度，并将软骨固定在软骨下骨上。移除深层垂直纤维可增加浅表纤维的拉伸形变，并对软骨下骨的附着产生损害。

4.钙化软骨区　深部区和软骨下骨之间的薄钙化软骨区，通过Ⅴ型胶原蛋白将软骨固定在骨骼上。潮线位于该区域，是钙化和非钙化软骨之间的边界。

二、关节软骨生物力学

（一）正常压力负荷下的软骨

关节软骨细胞外基质的组成和构造，为其创造了一个能够承受各种静态和动态的机械负荷，同时有极低摩擦力的表面。滑膜关节的摩擦系数低至 0.002，使得组织能够承受每年数百万次的循环负荷。软骨精确的组织结构赋予其生物力学特性：由平行胶原纤维和高胶原蛋白水平组成的浅表区可抵抗拉伸和剪切力；由倾斜的胶原纤维和高的蛋白多糖水平组成的过渡区，可抗剪切力和压缩力；由垂直胶原纤维和高蛋白多糖水平组成的深部区域（放射区），可抗压缩力。正常运动导致的峰值静态应力达到 3.5MPa，发生时间较长（5~30 分钟），导致软骨出现 35%~45% 的压缩形变。在极短持续时间（小于 1 秒）内出现高达 20MPa（每平方英寸高达 1 360.8 千克）的峰值动态应力，并导致 1%~3% 的压缩形变。

抗压缩负荷是蛋白多糖水平和胶原纤维网络相互作用的函数。作为对压缩的反应，软骨表现出双相黏弹性：固态基质变形、增加接触面积、降低应力；组织液渗出并重新分布、润滑表面、减少摩擦。流体加压提供关节软骨抵抗压力负荷的主要强度。蛋白多糖由于氨基多糖所带有的羧酸盐和硫酸盐基团具有大的负电荷。这种固定的高负电荷密度会吸引移动的阳离子，从而产生更高的渗透压。胶原纤维网络抑制蛋白多糖，防止肿胀和维持高液体压力。放射区（深层区域）通过其固态基质的形变提供了对压缩负荷的最大抵抗力。压缩负荷的分布最大限度地减少了对软骨下骨、软骨细胞和其他基质区域的压力。

除了不同类型的应力（拉伸、剪切、压缩）外，生理运动产生不同量级、持续时间、速率和频率的机械压力，目前已知静态压力会抑制基质的合成，而动态的负荷刺激基质的合成。但何种水平以及何种模式的机械应力有利于维持基质稳态的平衡尚不清楚。

即使在正常生理范围内，静态压力也可抑制基质的合成，下调合成 Ⅱ 型胶原蛋白和蛋白聚糖的基因表达，对增加了基质金属蛋白酶（MMP）的表达。同样，持续和过量的负荷（高幅度或长持续时间）均导致基质合成的减少。蛋白多糖含量的减少会降低组织抗压缩的能力，增加组织对微负荷损伤的敏感性。制动引起的蛋白多糖丢失在关节再活动时似乎是可逆的，但是过度负荷通常会导致不可逆的软骨细胞死亡和表面破坏。

相反的，动态的负荷增加了 Ⅱ 型胶原蛋白和聚蛋白多糖酶的合成，并增加了金属蛋白酶组织抑制物（TIMP）的表达，TIMP 是对抗 MMP 的酶。据报道，适度锻炼可以增加蛋白多糖的合成和软骨的刚度，但是带来这些有益改变所需的具体类型、强度、持续时间和频率很难定义。这些不同变量对基质稳态和机械信号转导过程细节的影响尚不十分清楚，需要进一步研究。

（二）异常生物力学环境下软骨的代偿及病变

尽管软骨能承受巨大且多变的负荷，但生物力学的某些变化会破坏软骨稳态，超过软骨的代偿机制，从而导致关节软骨退行性改变。例如，在正常行走期间高负荷区域内软骨更厚，软骨对局部负荷条件下的这种适应性反应有助于维持体内平衡和软骨健康。成熟关节的有限适应性能力，使关节在行走过程中容易受到运动模式变化的影响。因此，在骨骼成熟的个体中，运动变化，特别是当重复的动态负荷转移动到不太适合处理的此类负荷的区域时，将导致骨关节炎的发生。关节负荷方式的改变可能是关节损伤的结果，如前交叉韧带撕裂和关节内骨折，或者由于肥胖或衰老导致的变化。如膝关节对前交叉韧带损伤导致的运动学变化的敏感性，被认为是该人群中过早发生骨关节炎的一个重要因素。

三、损伤途径和愈合反应

根据损伤深度，关节软骨的损伤可分为三种：①细胞和基质损伤，没有可见的表面变化；②软骨破裂伴有明显的颤动、裂隙、皮瓣或者缺陷；③可见的关节软骨和软骨下骨的断裂。每一种损伤类型都有不同的愈合反应，主要取决于软骨细胞的修复能力、基质损害的程度及损伤是否累及软骨下骨。

关节软骨的自愈能力是有限的，原因是它缺乏血液的供应和成软骨细胞的生成。软骨损伤可以通过生化方式发生，如炎症加剧和全身疾病（如类风湿性关节炎和肥胖）导致的降解、注射或感染导致的局部炎症和降解。机械性损伤包括过度强度的单次负荷或正常强度的过度循环，均会增加软骨退变的风险。

（一）细胞和基质损伤

软骨细胞和细胞外基质能被多种因素损伤，包括但不仅限于高负荷冲击、普通负荷过多循环、生化因素以及与衰老和炎症相关的因素。如撞击损伤后，参与软骨降解的细胞因子表达增加，导致了软骨的进一步损伤。开发生物标志物或者影像学标记物来检测软骨细胞和基质的早期损伤，对理解这种早期疾病的自然史和推进具有真正疾病修饰潜力的早期治疗方案非常重要。

（二）部分厚度软骨损伤

如果损伤未达到软骨下骨则不会启动有效的修复反应。损伤后附近的软骨细胞有一过性增殖，但是增殖的细胞无法迁移到缺损中以产生修复反应。软骨细胞短暂增加Ⅱ型胶原蛋白和蛋白多糖的合成，但是关节环境和力学的改变导致软骨细胞的凋亡和基质合成的停止。这导致基质和软骨下骨的压力增加，最终进展为骨关节炎。

（三）软骨和软骨下骨损伤

损伤深度达到具有血供的软骨下骨层面时，会引起修复反应。这种修复反应包括血肿的形成、纤维蛋白凝块、炎症反应和间充质干细胞（mesenchymal stem cell，MSC）的迁徙，在6~8周内形成不同质量的纤维软骨。但纤维软骨细胞类似于成纤维细胞，它的基质主要由Ⅰ型胶原蛋白组成，其组成和结构与正常的软骨细胞不同，不具有与正常关节软骨相同的组成、结构和机械性能。

（四）"骨关节炎前期"的软骨稳态与恢复

损伤可导致"骨关节炎前期"的亚临床状态，其中软骨和关节内稳态被改变，骨关节炎的风险升高。虽然关节软骨的损伤增加了骨关节炎的风险，但新的证据显示，表面完整的关节软骨保留了一些自我修复和恢复的能力。在关节表面保持完整的损伤模型中，通过使用更灵敏的磁共振成像技术（如 dGEMRIC、T_1 rho 等）可对早期损伤进行可视化观察。软骨深部区域的结构完整性受损明显；然而，在前交叉韧带重建后 2 年可以看到这些提示愈合的变化逆转。

四、未来方向

关节软骨损伤的治疗方法所面临的主要挑战包括维持软骨细胞表型、恢复软骨组织的结构功能和修复后软骨与周围基质的整合。对于开发组织工程软骨修复和再生策略所必需的机械和生化因素的研究仍在继续，包括增强原位修复的技术或注入骨髓腔的微骨折技术。目前还对潜在的软骨保护剂进行研究，如各种生长因子和细胞因子，目标是开发针对"骨关节炎前期"的治疗方法。"骨关节炎前期"的识别和分期，是软骨损伤和修复的前沿。

（许鹏）

第二节　人工关节的发展阶段与仿生治疗理念

人工关节置换术（又称关节成形术），尤其是人工膝关节和髋关节置换术是 20 世纪最成功的手术之一，大多数晚期关节疾病患者因此得以免除关节疼痛及功能障碍的困扰。这两个手术的成功，得益于近百年众多先驱坚持不懈的技术改进和关节假体设计制造的进步。

关节成形术最开始仅用于结核、类风湿性关节炎等引起的关节融合，其目的是创造或者重建出一个可以活动的稳定的关节。为了避免骨面的再次融合，植入一些间隔物模拟关节摩擦界面成为理所当然的选择。这些植入物，包括猪膀胱、自体大网膜、皮肤等作为人工关节界面的疗效无疑是极不确切的，但这些看似不成熟的尝试却是 20 世纪最成功手术的肇端。本节分别就人工髋关节和膝关节置换术的发展历史及演进过程作一综述，有助于读者理解现代人工关节面临的局限性以及未来的发展方向。

一、人工髋关节成形术的发展阶段

早在 1917 年，约翰霍普金斯大学骨科的创立者 William S. Baer 教授就尝试了植入猪膀胱作为间隔器，防止切开的关节面再次融合，这个被称为"Baer 膜"的手术方式在当时广为流行。因为猪膀胱的排斥反应，患者自体大网膜、自体皮肤也被用来作为人工关节面。值得一提的是，同时期的 Colonna 教授将先天性髋关节脱位患者的髋关节复位以后，利用冗余的关节囊作为间隔物，这一手术方式仍应用于当前临床实践。

（一）萌芽阶段——解剖仿生是研究者的本能

1923 年哈佛大学麻省总医院的 Marius Nygaard Smith-Petersen 教授（即 Smith-Petersen 入路的创立者）尝试用玻璃（后因易碎而放弃）、酚醛塑料做成髋臼杯作为关节面假体。虽然都失败了，但 15 年后在此基础上发展出来的钴铬钼合金髋臼杯大获成功，成为当时髋关节成形术的主流选择（图 15-2-1）。1950 年法国的 Judet 兄弟报道了他们的切除 - 重建手术，即采用一种塑料股骨头假体，通过其自带的长柄插入股骨近端髓腔而获得稳定，虽然在 4 年后失败病例屡屡见于报道，但这种假体设计却是现在人工髋关节假体的雏形。

1938 年伦敦的 PhilipWiles 教授用不锈钢做成髋臼假体和股骨头假体治疗了 6 例 Still 病（斯蒂尔病）患者。髋臼假体通过螺钉固定，而股骨头假体通过股骨柄及侧面钢板和螺钉固定，这可以说是现代人工全髋关节假体的雏形。随着半髋关节在治疗股骨颈骨折方面大获成功，英国的 McKee、Farrar、Ring 教授以及美国的 Haboush、Urist 和 McBride 自然而然地将半髋

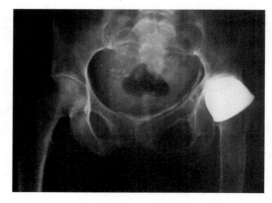

图 15-2-1　Smith-Petersen 教授钴铬钼合金髋臼杯植入术后

关节的理念延伸到全髋关节。但增加的金属臼杯所形成的金属界面磨损成了当时的主要的失败原因。除了假体设计，假体的固定方式也一直是探索的热点问题之一。德国 Themistocles Gluck 教授用象牙铸造了人工膝关节，用树脂、火山石粉或石膏粉混合制成水泥固定插入髓腔的象牙关节延长杆，他开创了采用骨水泥固定关节假体的先河。

（二）发展阶段——功能仿生大获成功

Charnley 教授经过长期的实验室和临床研究，创造性地提出了低摩擦人工髋关节的理念，他不再追求重建原有股骨头的直径，即放弃解剖结构仿生的理念，转而追求功能仿生。他倡导使用 28mm 的股骨头假体，配合高分子聚乙烯髋臼假体，大大降低了关节的容积磨损率（图 15-2-2）。此外，他改进了骨水泥技术，开创了人工髋关节的新时代。

但由于骨水泥技术未获重视，导致风靡全世界的 Charnley 髋关节逐渐出现了假体松动、磨损等失败机制，当时被误以为"骨水泥病"，实际上这是传统聚乙烯磨损微粒引起的骨溶解。但这一错误的历史认识反而大大促进了生物固定假体的研制，Pilliar 和 Galante 教授就是生物固定假体的先驱。随访 12～15

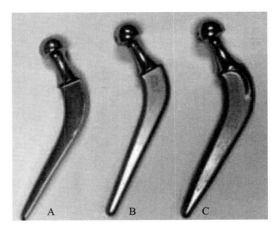

图 15-2-2　人工髋关节发展阶段

A. Charnley 第一代假体；B. Charnley 第二代假体；C. Charnley 第三代假体。

年后骨水泥髋臼假体高达 25%～55% 的松动率促使了生物固定髋臼假体的研制。起初通过短桩、尖钉和旋钮固定金属背衬的髋臼假体，但最终压配固定成了髋臼假体的历史选项。目前，生物固定成为年轻患者的主要固定方式。

（三）成熟阶段——功能仿生占主流，解剖仿生再出发

随着聚乙烯和陶瓷工艺的进一步改进，目前陶瓷对陶瓷，或者陶瓷对聚乙烯成了现代人工髋关节的主要界面选择。但为了进一步降低磨损，金对金假体界面一直是研究的热点和焦点之一。20 世纪 60 年代，金属对金属假体界面就被引入临床，但不成熟的假体设计和工艺阻碍其发展，且相比于聚乙烯 0.1mm/ 年的磨损率，金属对金属 0.004mm/ 年磨损率一直让人不忍放弃。随着假体设计及制作工艺的提升，金对金假体的中短期随访大获成功，自 20 世纪 90 年代起仅在美国就有超过 100 万例金属对金属假体被置入，但长期随访显示出其失败率高于普通设计的假体。金属离子增高、局部炎性反应导致了绝大多数金对金假体退市。但值得注意的是，在适应证选择合适和手术精准度得以确保的前提下，表面髋关节置换不仅是安全的，其临床表现也是优于目前所有其它假体设计的。出于对金属磨损的担忧，陶瓷对陶瓷、陶瓷对聚乙烯的表面髋关节假体或许是未来解剖仿生的答案。

二、人工膝关节成形术的发展阶段

同人工髋关节崎岖的发展史一样，人工膝关节也经历了漫长的演进过程。不同于髋关节的是，膝关节不管是解剖学、运动学还是生物力学都更为复杂，导致在早期的尝试中膝关节的失败率更高。即使在今天，膝关节置换术后的患者满意度仍低于髋关节置换。

（一）人工全膝关节的发展阶段

1. 萌芽阶段——仿生解剖替代关节摩擦界面　早在 1860 年，Ferguson 切除融合关节的关节面，保留软骨下骨，从而再造一个可活动的假关节，这种关节切除成形术当前仍应用于临床实践。同期 Verneuil 切除关节面后在截骨面之间植入关节囊、皮肤、脂肪，甚至猪膀胱以防止截骨处的再愈合，并期望形成新的关节摩擦界面。毫无疑问，感染、排斥反应等并发症限制了其被广泛应用。

生物组织替代关节界面的失败让早期的研究者转而求诸于人工材料。借鉴 Smith-Peterson 髋关节臼杯模具成形（mold arthroplasty）的理念，1940 年 Campbell 报道了股骨侧金属模具植入的经验，但失败率较高，未获得广泛认可。而 MacIntosh 反其道而行之，使用金属垫块替代了胫骨侧的关节面，取得了相对可靠的疗效，从而成为当时相当流行的手术方式（图 15-2-3）。在此基础上，加拿大骨科医生 Frank Gunston 研制了多轴型膝关节假体，由金属与多聚乙烯组成关节，术后主要靠关节周围的韧带稳定性限制而产生正常膝关节活动，这被认为是人类历史上第一次真正意义上首例膝关节表面置换假体。

2. 发展阶段——可靠但不完美的现代人工膝关节　20 世纪 70 年代中期，全髁型膝关节假体的出现，是人工膝关节技术史上的又一次革命。1972 年 John Insall 提出的全髁置换是目前人工全膝关节置换的雏形，这也是人工膝关节置换首次采用特殊的手术器械来达到精确的截骨和安装假体（图 15-2-4A）。成为现代人工膝关节置换术的基础。虽然全髁假体有了明显进步，但改进工作并没有停止，因为这种假体缺少前后稳定，且胫骨假体完全为多聚乙烯，支撑性差。为了增加前后稳定性，后逐渐发展为后交叉韧带保留型全髁假体和后稳定型全髁假体，后者需切除后交叉韧带，通过聚乙烯垫片中间凸起与股骨髁间凹相关节，从而获得前后稳定性（图 15-2-4B）。这两种假体一直沿用至今。其中后稳定型假体可以说是功能重建的代表，而后交叉韧带保留型假体甚至更新的前、

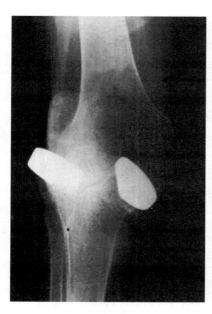

图 15-2-3　MacIntosh 假体，通常可获得早期成功，但远期假体的松动、下沉多不可避免

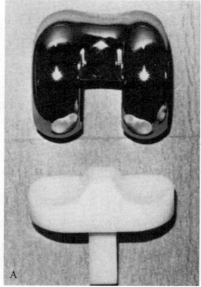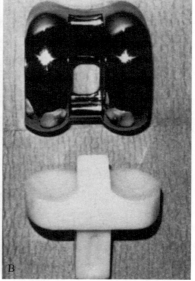

图 15-2-4　现代人工膝关节假体

A. 全髁型假体；B. 后稳定型髁假体，这标志着现代人工膝关节假体的出现。

后交叉韧带保留型假体则是解剖重建理念的产物。

3.成熟阶段——解剖重建与功能重建融合统一 自 Insall 教授以后，人工全膝关节置换术似乎分成了两个流派。功能重建派力推切除后交叉韧带，使用后稳定设计的聚乙烯垫片替代后交叉韧带；而解剖重建派力主保留后交叉韧带，将人工膝关节的假体仅仅作为病损关节面的替代物，减少"假体 - 骨"界面的应力。但临床实践证明似乎这种理念之争不是决定患者结局的主要因素，而从理论上也是说得通的。结构决定功能，如果解剖仿生到接近生理解剖时必将获得对应的生理功能，而如果对膝关节的运动学、生物力学理解到接近其实际情况时，据此设计的假体外形必然也是接近生理解剖的。所以第五代膝关节假体反映的是固定界面、股骨滑车友好度等材料和设计的进步，而不是解剖重建抑或功能重建的胜利。此外，聚乙烯衬垫材料的改进、固定平台抑或是活动平台的设计都有待临床实践的验证。

（二）单髁置换假体的发展史

现代膝单髁置换术（unicompartmental knee arthroplasty，UKA）假体的历史可以追溯到胫骨半关节成形术假体。1950 年，McKeever 首先做了 1 例单髁置换的手术。早期假体为聚乙烯材质，后发展为带有金属背衬的假体系统，可以更好地防止聚乙烯衬垫的形变，保护胫骨近段松质骨，避免松动和下沉。钴铬合金的 MacIntosh 假体出现于 1964 年。这种假体的上表面光滑、呈弧形，下表面呈平坦的锯齿状。两种假体的短期及中期随访报道显示 70%～90% 的患者疗效良好。

1973 年，Marmor 首次报道采用单髁置换术治疗膝关节单间室严重的骨性关节炎，其下表面有 T 形翼以增加稳定性。早期报道 UKA 的成功率较低，随着新型单髁假体的研发和应用，手术器械的改进，临床成功率和优良率不断提高。1975 年，日本学者渡部对 Marmor 型单髁型人工假体进行改进。1986 年，Thornhill 再次报道了 UKA，对 UKA 有了进一步论说。1988 年，Marmor 报道了 60 例 UKA 经 10～13 年随访成功率为 87%，Goodfellow 等报道 160 例 UKA 随访 10 年优良率 96%。Stenstrom 等报道了新型单髁假体翻修率明显低于老的假体翻修率，已接近全膝关节的翻修率。由于单髁置换术仅将病变部位的组织置换，保留了对侧间室正常的关节和正常的交叉韧带及其本体感觉，使患者术后感受更佳。更由于手术创伤小、骨量保留多、手术时间短、失血量少、住院时间短、康复快、费用低和严重的并发症较少，单髁关节置换越来越凸显出它的优越性。

（三）铰链膝关节假体的发展史

另外一种思路是发展铰链式人工膝关节。1949 年及 1951 年，Judet 和 Waldius 先后用聚丙烯酸铰链假体行膝关节置换，后逐渐发展为钴铬合金假体，使用至 70 年代。但因其无法完成膝关节的复杂运动，松动率高，且伴有很高的感染率，无法达到医生和患者的预期值。1951 年，Guepar Hinge 对假体进行了改进，将假体曲轴后移，从而增大屈曲活动度，但松动与感染仍很常见。现在已经意识到膝关节的运动学不是简单的屈伸，还伴有旋转等 6 个自由度上的复杂运动，所以旋转铰链膝应运而生。旋转铰链膝关节假体的生存率及患者功能大大提高，目前广泛应用于翻修及复杂膝关节置换术。

三、未来方向

初期皮肤、大网膜、猪膀胱等生物材料替代关节面的尝试失败了，逐步发展，当前金属和 / 或聚乙烯替代自然关节面成为了可靠的选择。但未来呢？据报道科学家通过转分化（transdifferentiation）

实验已经可以成功地将纤维细胞转化为软骨细胞，纤维组织转化为软骨组织也许会在不远的未来成为现实。毕竟，历史虽然不会重演，但总会惊人地相似。

（李辉）

第三节　人工关节的材料

人工关节置换是骨外科学最成功的重建手术之一，是终末期关节病最成熟的治疗策略，能够显著缓解疼痛、恢复关节功能，大幅提高患者的生活质量。Verneuil 是最早开展膝关节成形术的医生，1863 年他将关节囊瓣植入股骨和胫骨之间，临床结果不明确。后续依次探索的材料有阔筋膜、肌肉、猪膀胱、蚕丝、乳胶、镁、黄金、银、橡胶、胶膜、聚酰胺纤维等。19 世纪 90 年代，德国医生 Gluck 开创性地用象牙材质实施关节置换，1890 年，Gluck 医生为膝关节结核患者实施了象牙铰链膝关节假体植入术，1891 年采用象牙股骨头与髋臼进行了首次髋关节置换术，为现代人工关节置换奠定理论与现实基础。20 世纪 40 ~ 50 年代，Judet、Walldius 等人重新设计并实现了铰链式膝关节假体的成功植入。

材料科学的进步，特别是金属材料的加工技术的进步，推动了现代人工关节的发展。1950 年，Moore 设计了自锁式钴铬钼合金的人工股骨头假体，并开始了临床使用。1961 年，英国医生 Charnley 设计出直径 22.225mm 的金属股骨头和超高分子聚乙烯髋臼假体，通过骨水泥固定，建立了低摩擦人工关节置换术，成为衡量其他人工髋关节的"金标准"，Charnley 也被誉为"现代全髋关节置换之父"。此后，人工关节就进入了快速发展阶段，日臻成熟。本节将对现代人工关节的材料及摩擦界面进行详细阐述。

一、人工关节假体材料的选择意义

人工关节假体作为第三类医疗器械，永久植入人体，其生物相容性是首要考虑的因素，需要长期经受体液的电解腐蚀，置身于复杂的人体生物力学环境中，承受不同方向拉力、压力及自身重力，在人体大关节髋、膝关节尤为显著，复杂的应力环境导致磨损及其产生的骨溶解以致松动等机械性并发症，给关节材料带来严峻的挑战。经过学者们几十年的研究，关节置换假体材料性能日趋稳定，关节材料磨损、机械性能失效等导致的关节置换失败案例逐渐减少，关节翻修的原因也出现明显的改变。美国关节登记系统（American Joint Replacement Registry，AJRR）2020 年报告数据显示：失败原因已经由最初的材料等机械性能失效为主转变成感染占第一位。

二、人工关节材料

人工髋关节表面材料作为人工关节的重要组成部分，近几十年来取得了长足的发展。由于人工关节假体在体内始终处于体液腐蚀、磨损、冲击等特殊的环境作用下，这就要求假体表面材料不但要具有良好的生物相容性，同时也要拥有良好的耐磨及抗体液腐蚀性能等。目前，临床上常用的人工关节表面材料主要有金属材料、聚乙烯材料、陶瓷材料、黑晶材料及新型材料等。

（一）人工关节金属材料

金属材料具有较高的强度、延展性、断裂韧性、硬度、耐腐蚀性、成形性和生物相容性等，因此十分适合应用于骨外科学领域，特别是关节置换领域。金属通常被用作承重材料。

不锈钢、钛合金、钴合金是关节置换领域最常用的金属合金。锆（Zr）和钽（Ta）合金最近几年才引入关节置换领域。这三种合金的强度、延展性和硬度不同，在具体应用中通常基于其特点选择合适的合金。

1. 不锈钢　不锈钢是第一种广泛用于骨外科学的合金，最早应用于1926年。直至1943年，美国试验材料学会（American Society for Testing and Materials，ASTM）才承认304不锈钢为标准植入材料。所有钢材均包含铁和碳，同时还包含铬、镍和钼；此外，钢材中还含有锰、磷、硫、硅等微量元素。碳和其他合金元素会改变钢材的微观结构，进而影响其机械性能。

不锈钢材料具有较好的生物相容性、抗腐蚀性能、加工便捷、成本低廉等优点，早期被广泛用于制造人工关节假体。但研究随后发现，不锈钢假体植入体内后，会在体内产生腐蚀和磨损性行为，产生镍离子等金属离子，会导致假体的松动而失败。

2. 钴铬合金　钴合金最早于1926年研发成功，于1929年用于牙科，直至1937年，钴铬钼合金被首次应用于骨外科学领域。所有钴铬合金均含有两种基本成分，即钴（Co，约占65%）和铬（Cr，约占35%）。Co和Cr形成奥氏体（FCC）晶体尺寸较大的固溶体。

钴铬钼植入合金主要分为两类：含镍和其他合金元素的合金，和不含此类元素的合金。有两种最常用作植入合金：钴铬钼合金ASTM F75、F1537和钴镍铬钼（CoNiCrMo）合金ASTM F562。其他经批准可用作植入物的合金还包括含钨（W）合金（CoCrNiW，ASTM F90）和含铁（Fe）合金（CoNiCrMoWFe，ASTM F563）。其中钴镍铬钼合金中镍含量较高（25%~37%），可增强合金的耐腐蚀性，但此类合金的耐摩擦（磨损）性能较差，钴镍铬合金不适用于连接组件。因此，关节置换假体的主要合金为钴铬钼合金。

钴铬钼合金可用于铸造ASTM F75或锻造ASTM F1537合金。铸造合金通常一次成型，然后进行不同的热处理和表面精加工。该方法适用于几何形状复杂的植入组件（如全膝关节用股骨髁或全髋关节用的股骨柄）。锻造合金作为棒料，可用于加工植入物（如全髋关节用的大多数金属股骨头）。相比铸造合金而言，锻造合金制成的植入物具有更高的强度，其晶粒更小。反复锻造压缩，将铸锭制成最终形状。该工艺也通常用于制造全髋关节用的股骨柄，其强度比铸造的股骨柄更高。

钴铬钼合金的耐腐蚀性主要取决于铬含量，铬氧化物会在金属表面形成一个钝化膜。钴铬钼合金组件的热等静压工艺可产生更均匀的微观结构，进而使铬在金属合金中均匀分布并提高耐腐蚀性。钼主要作为固溶体增强剂添加以降低晶粒尺寸，进而改善机械性能。此外，钼还能提高铬氧化物钝化膜的有效性。

尽管在用于制造关节置换部件的金属中，钴铬钼合金强度最高、硬度最大且耐疲劳性最佳，但仍需谨慎处理，以维持这些性能，因为精加工可能会降低此类性能。例如，股骨或胫骨组件多孔涂层的烧结可能会将合金的疲劳强度降至150MPa。

3. 钛合金　钛合金最早于20世纪40年代研发成功，早期应用于航空领域。几乎同期被应用于骨外科学领域。工业纯钛（commercial purity titanium，CPTi）和Ti-6Al-4V仍然是金属植入领域最常用的两种钛合金。CPTi（ASTM F67）是98%~99.6%纯钛。在CPTi合金中添加其他元素会显著影响其机械性能。例如，添加0.18%~0.4%的氧元素，可将屈服强度提高约三倍（从170MPa到450MPa）。CPTi常用作全关节置换假体的多孔涂层（例如金属纤维），与Ti-6Al-4V相比，CPTi

氧化层具有更高的稳定性（耐腐蚀性）和延展性（可进行冷加工）。与CPTi相比，Ti-6Al-4V（ASTM F136）具有卓越的机械性能，因此可用于制造关节置换假体（如全髋关节置换用的股骨柄、全膝关节置换用的胫骨托）。

与不锈钢和钴铬钼合金相比，钛合金具有更高的耐腐蚀性，因此尤其适用于制造植入假体。氧化钝化膜（主要为TiO_2）可保护Ti-6Al-4V和CPTi，免于点蚀、晶间腐蚀和缝隙腐蚀的伤害，因此钛合金具有出色的生物相容性。与钴合金和不锈钢相比，钛合金模量与骨骼更接近。因此钛合金被广泛用作骨折固定装置（合金板、螺钉）、脊柱固定装置和全髋关节置换用股骨假体。

随着3D打印技术在骨外科学的广泛引用，钛金属是目前金属3D打印最成熟的材料。我国的关节置换制造企业更是于2015年就获得世界首个3D打印人体植入物（髋关节产品）注册产品，3D打印的多孔髋臼产品具有其优异的多孔、弹性模量，使得全髋关节置换髋臼获得良好的初期稳定性及后期骨长入潜能，特别是在复杂关节翻修中已经得到广泛应用。西安市红会医院马建兵团队在应用金属3D打印行复杂髋、膝关节定制翻修方面积累了丰富的经验（图15-3-1所示）。

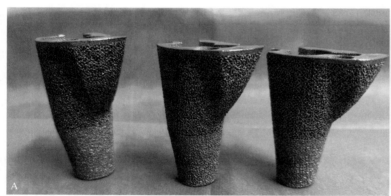 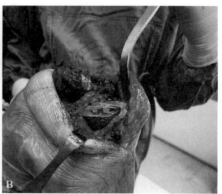

图15-3-1 3D打印

A. 西安市红会医院马建兵团队金属3D打印的定制胫骨袖套；B. 术中应用情况。

（二）人工关节聚乙烯材料

20世纪60年代，人工关节之父John Charnley首次采用金属股骨头与聚四氟乙烯髋臼假体，自此人工关节进入高分子材料时代。人工关节领域，目前常用的高分子材料主要有超高分子量聚乙烯（UHMWPE）和高交联聚乙烯（HXLPE）材料。

UHMWPE树脂末由大量熔融球状UHMWPE颗粒构成，这些球状颗粒由亚微米级大小的纤维组成，可以将微观的球体连接起来。Ticona树脂的平均粒径约为140μm，具有良好的耐磨性、自润滑性、耐腐蚀性和生物相容性，是理想的医用高分子材料。UHMWPE机械磨损产生的磨屑会导致骨溶解，从而导致关节假体失效。

针对其改性的努力从未停止。辐照交联是提升UHMWPE耐磨性能最常用的方式。第一代高交联聚乙烯（HXLPE）就是经过辐照交联后热处理，来稳定残余的辐照诱导的自由基。提高UHMWPE辐照后氧化稳定性的另外一种方式是采用低于熔点的退火工艺。连续退火是一种可以改进高交联聚乙烯衬垫氧化稳定性的方法。第一个商用的高交联和连续退火工艺聚乙烯是X3

（Stryker），该聚乙烯经过三个周期的 30kGy 伽马射线辐照，然后在 130℃环境中退火，气体等离子法灭菌。X3 在 2005 年被美国食品药品监督管理局批准用于全髋关节置换术和全膝关节置换术。

提升高交联胫骨衬垫氧化稳定性的另一种方法是在 UHMWPE 中添加抗氧化剂。目前商用的高交联维生素 E 聚乙烯（VE-PE）于 2007 年被 FDA 批准用于全髋关节置换，2008 年被批准用于全膝关节置换。

两项早期的取出物研究比较了一组取出的抗氧化的胫骨衬垫（E1 和 AOX）与一组传统的惰性气体辐照、再熔（HXL）的胫骨衬垫及一组再熔胫骨衬垫（XLK，Prolong 和 XLPE），发现在氧化程度、交联密度、关节表面损伤类型和严重程度方面，均无显著差异。

美国关节登记系统（AJRR）2020 年数据显示：无论是初次全膝关节置换还是膝关节翻修手术，共同的趋势是：高交联聚乙烯和抗氧化聚乙烯占大多数，常规的高分子量聚乙烯使用比例逐年减少，在髋关节方面亦是如此。在全髋关节置换术中使用高交联的 UHMWPE 已经成为行业标准，已经从十年前使用传统聚乙烯 100% 转变为高交联聚乙烯。

（三）人工关节陶瓷材料

陶瓷材料具有硬度高、耐磨性能好，亲水性能强的特点，形成流体润滑效果，降低了磨损率。陶瓷材料为惰性材料，生物相容性好，相比金属材料进一步降低了炎性反应的概率。

氧化铝陶瓷（Al_2O_3）是目前临床应用最广泛的生物陶瓷。目前生物陶瓷经过四代工艺改进已渐趋成熟。添加氧化锆等物质以加强陶瓷关节的韧度和抗磨损能力，进一步降低假体破裂的风险。据报道，第四代陶瓷内衬的碎裂率稳定在 0.03%～0.08%。

在全髋关节置换领域，陶瓷对高交联聚乙烯摩擦副已经成为金标准，良好的耐磨性及稳定性能很好地解决年轻患者的关节置换难题，生存率值得期待。陶瓷对陶瓷摩擦副理论上磨损更优秀，但其存在的异响让美国关节医生官司缠身、苦不甚言。

全膝关节置换领域，陶瓷人工股骨及胫骨假体已应用于临床，获得了良好的临床结果，目前仍属于小众类型。

（四）人工关节黑晶材料

氧化锆（ZrO_2）具有良好的力学性能、生物相容性，主要成分是 97.5% 锆和 2.5% 铌。将锆合金置于空气中加热，其表面 51μm 厚度陶瓷化。黑晶材料硬度比钴铬钼合金提升 1 倍，拥有像金属样的疲劳强度，陶瓷的耐磨性，避免了陶瓷假体的易碎性，氧化锆的韧性和强度明显高于氧化铝。不足的是氧化锆陶瓷性质不稳，属多相材料，在特殊环境下，易发生相变而导致材料破裂，常需增韧处理。与钴铬钼合金相比，黑晶材料的磨损率降低 50%，碎屑颗粒降低 98%，能避免金属材料所带来的过敏问题。但表面层一旦损伤后，黑晶材料将会带来更大的磨损。

（五）人工关节新材料：聚醚醚酮

聚醚醚酮（PEEK）是一种结晶型热塑性高分子材料，于 1977 年开发成功，被誉为塑料工业的金字塔尖。PEEK 机械强度高，具有耐磨、耐疲劳、耐高温特点，呈惰性，具有良好的力学性能和水解稳定性，还具有无毒、耐腐蚀、自润滑等优点，可以替代金属制作人造骨，产生"以塑代钢"的特性。传统金属材料如钴铬合金、钛、不锈钢等的弹性模量高于骨，易出现应力遮挡。PEEK 作为新兴的骨生物材料，以其弹性模量与皮质骨接近、生物相容性好、放射线透过等优点，PEEK 人工椎间融合器已实现广泛应用。

除了胫骨衬垫，PEEK 具有代替金属关节材料潜力，与高交联聚乙烯组合成"软对软"的新型关节配副形式。国内公司 PEEK 膝关节置换系统已进入临床试验阶段（如图 15-3-2 所示），笔者所在团队作为多中心关节试验中心之一，已顺利完成假体植入手术，正在随访之中，初步获得满意的效果。

三、人工关节假体界面选择

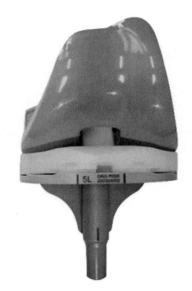

图 15-3-2　西安市红会医院临床试验中的 PEEK 膝关节系统

现代人工膝关节假体的经典组合是：钴铬钼合金 / 黑晶股骨假体 + 聚乙烯衬垫 + 钛合金 / 钴铬钼合金胫骨托，其中聚乙烯衬垫包括超高分子量聚乙烯（UHMWPE）和高交联聚乙烯（HXLPE）材料。各种摩擦界面组合在临床效果方面无显著性差异。

不同的是，人工髋关节假体界面选择则比较丰富。

人工髋关节假体主要由股骨柄、股骨头、髋臼杯和内衬组成。根据人工股骨头和髋臼内衬材料的不同，其摩擦界面主要分为金属对金属界面（MOM）、金属对聚乙烯界面（MOP）、陶瓷对聚乙烯界面（COP）、陶瓷对陶瓷界面（COC），聚乙烯材料又分为超高分子量聚乙烯和高交联聚乙烯。

目前临床应用的主要是金属对金属界面、金属对高交联聚乙烯界面、陶瓷对陶瓷界面、陶瓷对高交联聚乙烯界面。

2020 年，美国关节登记系统（AJRR）数据显示：全髋关节摩擦界面选择方面，陶瓷对聚乙烯界面从 2012 年开始逐年增加，目前占到 62.49%，占绝对地位；而金属对聚乙烯界面的选择呈下降趋势，目前已降至 19.07%，且以高龄患者为主。陶瓷对陶瓷界面仅仅占 0.17%，这和中国的情况非常不同。

四、小结与展望

人工关节外科的发展得益于材料科学的进展。金属材料处于核心位置，具有磨损率小、强度高、韧性大、易加工等优势，但必须考虑金属的应力遮挡效应及金属离子局部的释放问题。聚乙烯材料无论在全膝关节置换还是全髋关节置换中，均处于摩擦副的中心，高交联聚乙烯的性能进步大大提高了假体的生存率，但聚乙烯颗粒所致的骨溶解和无菌性松动等问题仍需关注。陶瓷材料特别是第四代氧化铝陶瓷"粉陶"在全髋关节置换系统中是目前的主流选择，其磨损率低，更适用于年轻、运动量大的患者，于膝关节置换系统的应用仍为小众选择。

以聚醚醚酮为代表的新型材料是人工关节外科的希望，可喜的是，部分材料已经进入临床试验阶段，未来可期。

（马建兵　张维杰）

第四节　人工关节置换的手术适应证与禁忌证

人工关节置换术（artificial joint replacement）经过近百年的发展，已广泛开展，是所有医学专科中最成功和最经济的外科治疗之一，这门技术能有效缓解终末期关节炎患者疼痛、矫正畸形和改善功能，从而提高患者整体生活质量，在矫形骨外科、创伤骨外科、骨肿瘤科等领域都是不可或缺的外科治疗手段。随着人口的平均年龄持续增长，医学科学对关节解剖学和运动学认知的深入，现代假体设计发展更加仿生人体生物力学特点，技术、工具和假体等进一步改进，以及智能化导航技术与微创置换技术的结合，使人工关节置换更加标准化和系统化，更加简单和准确。同时世界范围内关节置换的手术需求也日益增长。

一、术前准备与评估

完善的术前准备与评估是手术成功的关键环节，术前我们首先要明确回答的问题是：这个患者适不适合行人工关节置换术？即人工关节置换的适应证与禁忌证问题。"适应证"和"禁忌证"这两个概念实际上代表的是必须由医生和患者来共同完成的复杂决策过程的结果。任何医疗决策过程都需要认真考虑特定操作的潜在风险和益处，对于外科治疗来说尤其如此。患者和医生都必须认真评估手术治疗可能出现的结果，在病情复杂的情况下，更需要医生利用其良好的沟通和教育能力，来向患者告知特定手术操作的风险和益处，使患者能够积极地参与到手术的决策过程当中来。对于某些病例，不能过于依赖关节置换忽略了其他治疗方法的作用，如关节融合、截骨矫形等，错误地将人工关节技术等同于"关节外科"。应当强调指出，解除关节疾患的方法多种多样，关节置换术只是其中的方法之一。

关节置换有没有合适的年龄？以往研究认为 60~75 岁患有关节疼痛、非手术疗法不能有效缓解的患者最适合做关节置换术。近年来，随着医疗技术的提高，人工关节置换的年龄范围已被放宽，研究表明，尽管老年患者可能更容易发生围手术期并发症，但长期成功率仍然很高，精心的围手术期监测和预防措施使得老年患者的安全性高，不良结局少。另外，凡是全身性病变、多关节病变，手术患者的年龄可适当放宽，只要全身情况允许、病情稳定，即使年龄较轻，也可以考虑手术。我们的建议是：对高龄的患者要看状态，看患者的基础疾病是什么、免疫力水平怎么样、营养状态如何，以及软组织条件和其他的一些条件能不能达到最低的手术门槛。反之，对低龄患者，要看患者的诉求、职业特点，对假体生存率做好预判。

二、人工关节置换术适应证

人工关节置换术主要用于非外科治疗或他种外科治疗无效的疼痛且功能丧失的关节疾病。首选适应证是终末期关节炎引起的疼痛，伴或不伴明显的畸形。各种原因导致的关节畸形也可作为人工关节置换术的主要适应证。如膝关节屈曲挛缩超过 30°、有明显步态障碍及难以恢复伸直时，则需要外科治疗。同样，当内翻或外翻松弛严重时，必须使用髁限制型假体以防止继发的冠状面上的不稳定（图 15-4-1），在未达到这种松弛程度之前进行手术，可以采用无冠状面限制的假体，假体在位时间更长。由肿瘤、创伤或感染导致的关节周围骨质缺失也是此手术的适应证。另外，随着手术技术反复改进，部分手术方式的适应证也逐渐增大，如反式全肩关节置换术的手术适应证从合并肩袖缺损的骨关节炎扩展到肱骨近端骨折及其并发症、肱骨头无菌性坏死、创伤后骨关节炎、肱骨近端肿瘤切除术后功能重建和肩关节翻修手术等。

目前，国内外所施行的人工关节置换术以全髋关节置换术和全膝关节置换术为最多，其余适宜行人工关节置换的关节如掌指关节、肘关节、腕关节、肩关节以及距小腿关节等部位的人工关节置

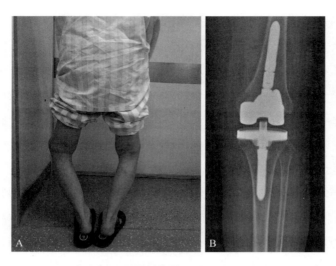

图 15-4-1　患者因严重内翻韧带松弛，使用髁限制型假体获得冠状面稳定

A. 术前外观；B. 使用髁限制性假体。

换术都有报道。各种疾病分述如下。

退行性关节病：包括原发性骨关节炎（又称老年关节炎或增生性关节炎）、创伤性关节炎和各种继发性骨关节炎，是最常见的关节炎。此类关节病出现严重疼痛及关节功能丧失是人工关节置换术的首选适应证。

以类风湿关节炎为代表的关节炎性病变：包括类风湿关节炎、幼年型类风湿关节炎、强直性脊柱炎、银屑病关节炎等。该类关节炎种类较多，全身受累，多关节侵犯，有时需要多处关节置换。

结构异常：如先天性髋臼发育不良、先天性髋关节脱位、股骨头骨骺骨软骨病（Legg-Calve-Perthes disease，LCPD）、股骨头骨骺滑脱、髋关节撞击综合征等。

各种原因所致的缺血性股骨头坏死：特发性、激素性、酒精性股骨头坏死为最常见的骨坏死；其他原因所致股骨头坏死包括放射性骨坏死、血红蛋白病（镰状细胞贫血）、肾病性骨坏死、沉箱病、家族性脾性贫血症（Gaucher disease）和股骨头骨骺滑脱症等。股骨头坏死晚期常需行全髋关节置换术。

一些内分泌性、代谢性和地方性疾病：常见的有晶体沉着性关节病、痛风性关节炎、肢端肥大、大骨节病等。

感染性关节炎：急性化脓性关节炎是人工关节置换术的绝对禁忌证，未经及时治疗，可导致关节破坏、畸形强直。但是慢性感染性关节炎，如静止期化脓性关节炎（图 15-4-2）、关节结核是人工关节置换术的相对适应证，目前只有少量报道，要求病变长时间完全停止，需要冒一定的风险。

其他情况：有多种原因可引起关节破坏，如色素沉着绒毛结节性滑膜炎、滑膜软骨瘤病、血友病性关节病等。对于神经性关节病，因关节松弛缺乏保护性反馈机制，容易加快假体磨损，因此是相对适应证。

对于上述疾病，患者的全身情况好，可耐受手术，关节周围的神经血管状况良好，肌肉肌腱系统可发挥正常功能，患者合作，术后可配合良好的康复锻炼，符合条件者，可考虑采用人工关节置

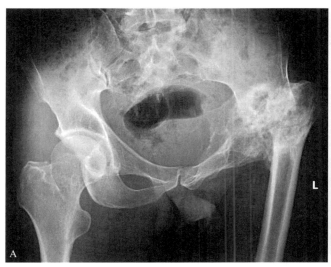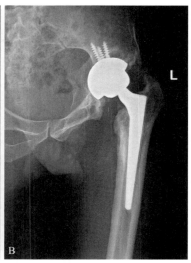

图 15-4-2　患者化脓性关节炎静止期，行关节置换重建关节功能

A. 术前影像；B. 术后影像。

换术。对于需多关节置换或双侧关节置换的患者，同期手术还是分期手术仍存在争议，最合适的人群为存在双侧严重畸形（强直或固定屈曲畸形）的患者，因为这样的患者仅行单侧置换术很难进行术后康复锻炼。因同期置换具有更高的系统并发症发生率，年龄较大且同时存在其他疾病的患者不适合同期置换。在决定患者应行分期手术还是同期置换时，应对每一位患者详细评估，包括性别、心脏危险因素以及其他内科合并症，并与患者充分沟通。

另外，需要指出的是，不伴疼痛的关节畸形和功能丧失并非手术的绝对适应证。如患者虽有活动受限、跛行和下肢不等长，但不伴疼痛或只伴轻微疼痛，不适于行关节置换。在准备做大的关节重建手术之前，应先采取保守方法治疗，包括减轻体重、抗炎药物治疗、适当限制活动以及使用手杖等。这些措施常能减轻症状而不再需要手术，或者将手术推迟很长一段时间。对于从事体力劳动的年轻患者，在准备手术前，可考虑先让其从事一段时间案牍职业，对关节的要求降低后，则可能将手术时间延迟，而且在理想情况下，患者术后仍能维持其收入良好的工作。如果采取了上述这些措施，而且服用缓和的止痛药，患者仍有夜间痛、活动时和负重疼痛，严重影响患者工作，无法完成日常活动，影响其生活质量，则可考虑手术治疗。

三、人工关节置换术禁忌证

人工关节置换术的绝对禁忌证包括：①局部或其他部位尚有活动性感染；②局部皮肤、软组织和血供条件很差，术后可能导致切口愈合困难或切口部软组织和皮肤坏死者；③神经源性关节病；④严重骨质疏松；⑤关节周围肌肉麻痹，关节运动动力装置断裂或功能严重丧失，难以保持手术后关节稳定或难以完成关节主动活动者；⑥患者患有系统性疾病和全身衰弱时，如心、肺、肝、生殖泌尿系疾病或代谢性疾病难以耐受置换手术者；⑦有痴呆病史的患者以及对手术抱有不切实际期望值的患者。

相对禁忌证数量多而且有争议。其中包括患有不能耐受麻醉、不能满足手术及伤口愈合的代谢需要以及康复不能达到术后疗效的患者，如骨质快速破坏、严重的痴呆、神经关节病，严重骨质疏

松和关节瘫痪性疾病等。其他相对禁忌证包括术肢存在明显的动脉硬化、术区有银屑病等皮肤病
变、神经性关节病、病态肥胖、反复发作的尿道感染和关节附近骨髓炎病史等。上述相对禁忌证并
不全面，术前任何对手术预后有不良影响的疾病均可被认为是相对禁忌证。

（杨治）

参考文献

[1] 付君，倪明，陈继营. 数字骨科技术引领关节外科发展新方向 [J]. 中华医学杂志，2022，102（1）：9-14.

[2] 白波，陈玉书. 中国微创全髋人工关节置换术的现状和将来 [J]. 中华关节外科杂志：电子版，2015，9（6）：707-710.

[3] 王坤正. 浅谈中国关节置换外科的现状与未来 [J]. 中华关节外科杂志：电子版，2015，9（6）：703-706.

[4] Cykowska A, Danalache M, Bonnaire FC, et al. Detecting early osteoarthritis through changes in biomechanical properties-A review of recent advances in indentation technologies in a clinical arthroscopic setup[J]. J Biomech, 2022, 132: 110955.

[5] Gardiner BS, Woodhouse FG, Besier TF, et al. Predicting Knee Osteoarthritis[J]. Ann Biomed Eng, 2016, 44(1): 222-233.

[6] Chu CR, Andriacchi TP. Dance between biology, mechanics, and structure: A systems-based approach to developing osteoarthritis prevention strategies[J]. J Orthop Res, 2015, 33(7): 939-947.

[7] van den Bosch MHJ. Osteoarthritis year in review 2020: biology[J]. Osteoarthritis Cartilage, 2021, 29(2): 143-150.

[8] Evans JT, Walker RW, Evans JP, et al. How long does a knee replacement last? A systematic review and meta-analysis of case series and national registry reports with more than 15 years of follow-up[J]. Lancet, 2019, 393(10172): 655-663.

[9] Brown TS, Van Citters DW, Berry DJ, et al . The use of highly crosslinked polyethylene in total knee arthroplasty[J]. Bone Joint J, 2017, 99-B(8): 996-1002.

[10] Saragaglia D, Rubens-Duval B, Gaillot J, et al. Total knee arthroplasties from the origin to navigation: history, rationale, indications[J]. Int Orthop, 2019, 43(3): 597-604.

[11] Rodríguez-Merchán EC. Total knee arthroplasty using hinge joints: Indications and results[J]. EFORT Open Rev, 2019, 4(4): 121-132.

[12] Evans JT, Walker RW, Evans JP, et al. How long does a knee replacement last? A systematic review and meta-analysis of case series and national registry reports with more than 15 years of follow-up[J]. The Lancet, 2019, 393: 655-663.

[13] Kakaa F, Ferkhi M. In Vitro corrosion study by EIS of Stainless steel for orthopaedic applications[M]. Cham: Springer International Publishing, 2018, 301-305.

[14] Ahearne E, Baron S. Fundamental mechanisms in orthogonal cutting of medical grade cobalt chromium alloy (ASTM F75)[J]. CIRP Journal of Manufacturing Science and Technology, 2017, 19: 1-5.

[15] Pourzal R, Hall DJ, Ehrich J, et al. Alloy Microstructure dictates corrosion modes in THA modular junctions[J]. Clinical Orthopaedics and Related Research, 2017, 475.

[16] Bistolfi A, Giustra F, Bosco F, et al. Ultra-high molecular weight polyethylene (UHMWPE) for hip and knee arthroplasty: The present and the future[J]. Journal of Orthopaedics, 2021, 25: 98-106.

[17] Ansari F, Ries MD, Pruitt L. Effect of processing, sterilization and crosslinking on UHMWPE fatigue fracture and fatigue wear mechanisms in joint arthroplasty[J]. Journal of the Mechanical Behavior of Biomedical Materials, 2016, 53: 329-403.

[18] Chen W, Bichara DA, Suhardi J, et al. Effects of vitamin E-diffused highly cross-linked UHMWPE particles on inflammation, apoptosis and immune response against S. aureus[J]. Biomaterials, 2017, 143: 46-56.

[19] Ponzio DY, Weitzler L, deMeireles A, et al. Antioxidant-stabilized highly crosslinked polyethylene in total knee arthroplasty[J]. The Bone & Joint Journal, 2018, 100B: 1330-1335.

[20] Currier BH, Currier JH, Holdcroft LA, et al. Effectiveness of anti-oxidant polyethylene: What early retrievals can tell us[J]. Journal of Biomedical Materials Research Part B: Applied Biomaterials, 2018, 106: 353-359.

[21] Springer BD, Levine BR, Golladay GJ. Highlights of the *2020 American Joint Replacement Registry Annual Report*[J]. Arthroplasty Today, 2021, 9: 141-142.

[22] Sarkar D, Mandal S, Reddy BS, et al. ZrO_2-toughened Al_2O_3-based near-net shaped femoral head: Unique fabrication approach, 3D microstructure, burst strength and muscle cell response[J]. Mater Sci Eng C Mater Biol Appl, 2017, 77: 1216-1227.

[23] Kim SC, Lim YW, Jo WL, et al. Fourth-generation ceramic-on-ceramic THA results in improvements in midterm outcomes compared to third-generation THA but does not resolve noise problems: a cohort study of a single-hip system[J]. BMC Musculoskeletal Disorders, 2019, 20: 263.

[24] van Loon J, Hoornenborg D, van der Vis HM, et al. Ceramic-on-ceramic vs ceramic-on-polyethylene, a comparative study with 10-year follow-up[J]. World J Orthop, 2021, 12: 14-23.

[25] Breuer R, Fiala R, Trieb K, et al. Prospective mid-term results of a completely metal-free ceramic total knee endoprosthesis: a concise follow-up of a previous report[J]. The Journal of Arthroplasty, 2021, 36: 3161-3167.

[26] Panayotov IV, Orti V, Cuisinier F, et al. Polyetheretherketone (PEEK) for medical

applications[J]. Journal of Materials Science: Materials in Medicine, 2016, 27(7): 118.

[27] Kersten RFMR, van Gaalen SM, de Gast A, et al. Polyetheretherketone (PEEK) cages in cervical applications: a systematic review[J]. The Spine Journal, 2015, 15: 1446-1460.

[28] Koh YG, Park KM, Lee JA, et al. Total knee arthroplasty application of polyetheretherketone and carbon-fiber-reinforced polyetheretherketone: A review[J]. Mater Sci Eng C Mater Biol Appl, 2019, 100: 70-81.

[29] Carr AJ, Robertsson O, Graves S, et al. Knee replacement[J]. Lancet, 2012, 379(9823): 1331-1340.

[30] Samaila EM, Bissoli A, Argentini E, et al. Total ankle replacement in young patients[J]. Acta Biomed, 2020, 91(4-S): 31-35.

[31] Günther KP, Deckert S, Lützner C, et al. Total Hip replacement for osteoarthritis-evidence-based and patient-oriented indications[J]. Dtsch Arztebl Int, 2021, 118(43): 730-736.

第十六章
肩肘关节仿生治疗

第一节　肩肘关节解剖

一、肩关节解剖

当人类祖先进化成两足生物直立行走时，肩胛骨和肱骨就开始进化，以适应直立姿势产生的特定需求，并逐渐塑形，发育成人类成熟的肩关节。肩关节主要指的是盂肱关节，主要由肱骨头和肩胛骨组成，是身体活动度最大的关节。肩关节是典型的球窝关节，一方面是浅的关节盂，另一方面为肱骨头，允许大范围的运动；肩关节周围薄而松的关节囊增加了肩关节的活动度，可作屈、伸、收、展、内旋、外旋和环转运动。肩关节周围结构使肩关节在具有极大活动度的同时又能维持足够的稳定性，本节主要阐述与肩关节相关的解剖结构。

（一）骨性解剖

1. 肱骨头　其关节面为一个1/3球体，与关节盂直接相连，通过解剖颈与肱骨干连接，周围有大、小结节，颈干角为130°~150°，肱骨头后倾角在20°~30°之间。大、小结节之间为结节间沟，为肱二头肌长头腱通道，结节间沟中心和肱骨头中心的连线与肱骨头冠状位呈30°夹角。

2. 肩胛骨　肩胛骨是一块三角形薄骨，前面为肩胛下窝，后侧以肩胛冈为界分为冈上窝和冈下窝，肩胛冈向外延伸为肩峰。肩胛骨分为内侧缘、上缘和外侧缘，主要为一些肌肉的附着点。

（1）关节盂：呈梨形，75%的关节盂面相对于肩胛骨平面大约平均后倾7.4°，25%的关节盂前倾2°~10°，肩胛盂上下缘连线与矢状面平均呈15°的角度，从而以保持肱骨头的水平。

（2）喙突：一种钩状骨性结构，作为肩胛骨的一个附件，从肩胛颈的上方向上移行后向前外侧弯折形成喙突体部，进而继续延伸超关节盂矢状面形成喙突尖部，喙突尖圆钝，水平部上面较平整，水平部与垂直部可见明显分界。总体可分为基底部、体部和尖部三部分。喙突平均长度4.3cm，喙突尖部的宽度为2.1cm，高度1.5cm。喙突上有许多肌肉和韧带附着，所以也被外科大夫称之为"肩关节的灯塔"。

（3）肩峰：也是肩胛骨的一部分结构，从肩胛冈的外侧边缘向前延伸而成，它有上、下表面及内侧和外侧边界。可分为三种类型，分别为Ⅰ型（平滑型）、Ⅱ型（弧形）和Ⅲ型（钩状）。其中，Ⅱ型肩峰占50%~55%，其次Ⅲ型占25%~30%，Ⅰ型最少，占15%~20%。

3. 盂肱关节　主要分为静力性稳定结构和动力性稳定结构，静力性稳定结构主要包括前面讲过的肱骨头和关节盂，还有盂唇、喙肱韧带、盂肱韧带；动力性稳定结构包括：三角肌、肩袖（肩胛下肌、冈上肌、冈下肌、小圆肌）、肱二头肌长头肌腱。

（1）盂唇：盂唇是围绕在关节盂周围的纤维软骨组织，内侧面覆盖滑膜，外侧面与关节囊紧密相连，并且与周围的盂肱韧带、肱二头肌长头肌腱相连。盂唇加深了关节盂的容积，有效地扩大了关节盂和肱骨头的接触面积，增加了肩关节的稳定性。

（2）盂肱韧带：分为上盂肱韧带、中盂肱韧带和下盂肱韧带，对肩关节的稳定性和功能至关重要。上盂肱韧带起自盂上结节，止于小结节上部；中盂肱韧带起自前上盂唇1～3点位置，止于小结节外侧，下盂肱韧带起自下盂唇的前后缘，并向外侧延伸至肱骨解剖颈的下侧面。

（3）喙肱韧带：起自喙突水平部的外缘，止于大结节和小结节，经过并覆盖冈上肌和肩胛下肌之间的间隙。在前方，该韧带与肩胛下肌肌腱共同止于小结节边缘；在后方，该韧带附着于冈上肌前缘；在下方，该韧带加入盂肱上韧带，喙肱韧带具有限制肩关节外旋的作用。

（二）肌肉

周围肌肉起点、止点、功能及神经支配见表16-1-1。

表16-1-1　肩关节周围肌肉起点、止点、功能及神经支配

肌肉	起点	止点	功能	神经支配
胸大肌	胸骨 锁骨 肋骨	结节间沟外侧	肱骨内收、内旋 上肢后伸 肩关节屈曲	胸内、外侧神经
胸小肌	第3～5肋骨前面 肋间肌筋膜	喙突内侧	拉伸肩胛骨向前、下	胸内侧神经
背阔肌	胸腰椎棘突 髂嵴	结节间沟内侧	肱骨后伸、内收及内旋	胸背神经
斜方肌	$C_7 \sim C_{12}$ 棘突	锁骨 肩胛冈 肩峰	肩胛骨旋转	XI脑神经副神经 C_3、C_4 神经前支
大菱形肌	$T_2 \sim T_5$ 棘突	肩胛骨内侧缘	肩胛骨内收	肩胛背神经
小菱形肌	$C_7 \sim T_1$ 棘突	肩胛冈内侧	肩胛骨内收	肩胛背神经
肩胛提肌	$C_1 \sim C_4$ 横突	肩胛骨内上侧	胛骨上提和下回旋	C_3、C_4 神经
锁骨下肌	第1肋骨上面	锁骨肩峰端	向下、内拉锁骨	锁骨下神经
前锯肌	第1～9肋骨	肩胛骨内侧缘 肩胛骨下角	保持肩胛骨向前	胸长神经
三角肌	锁骨外侧 肩峰 肩胛冈	三角肌粗隆	肩关节屈曲、内旋 上臂外展 肩关节后伸、外旋 肩关节力偶平衡	腋神经
大圆肌	肩胛骨下方	结节间沟内侧	肩关节外展、内旋、前伸	肩胛下神经
肩胛下肌	肩胛下窝	小结节	肩关节内旋	肩胛下神经
冈上肌	冈上窝	大结节上部	肩关节外展、内旋	肩胛上神经
冈下肌	冈下窝	大结节下部	肩关节外旋	肩胛上神经
小圆肌	冈下窝	大结节下部	肩关节外旋	腋神经
肱二头肌	长头：盂上结节 短头：喙突	桡骨粗隆	肘关节前屈、旋后	肌皮神经

（三）神经

1. 臂丛 由第 5~8 颈神经前支和第一胸神经前支大部分组成，围绕腋动脉形成内侧束、外侧束和后束，各束发出分支主要分布于上肢和部分胸、背浅层肌。

2. 腋神经 发自臂丛后束，伴旋肱后动脉经四边孔绕肱骨外科颈的后方至三角肌深面，出四边孔后腋神经分为前后支，支配三角肌和小圆肌。

3. 肩胛上神经 起源于第 5、第 6 颈神经前支形成的臂丛上干，第 4 颈神经前支的部分纤维也可能参与其组成，经过肩胛上切迹后支配冈上肌和冈下肌。

（四）血管

1. 腋动脉 在第 1 肋外侧缘处接锁骨下动脉，在腋窝深部下降，行于背阔肌前面，在背阔肌下缘延伸为肱动脉。

2. 旋肱前动脉 平均直径为 1.2mm，于胸大肌上缘由腋动脉发出。向前供应小结节、大结节的前半部和肱骨头的大部分血供。

3. 旋肱后动脉 起源于腋动脉，直径是旋肱前动脉的 3 倍，经外科颈向后经过四边孔，供应大结节后半部分和肱骨头后半部分的血液，与旋肱前动脉通过骨膜发生吻合，形成动脉弓。

4. 头静脉 头静脉是起自手臂上的一条浅静脉，到胸三角肌后深筋膜处后流入腋静脉或锁骨下静脉

5. 腋静脉 腋静脉为贵要静脉的延续，与腋动脉伴行，接受上肢浅、深静脉的全部血液，以及腋动脉分支分布区域的静脉血，向内成为锁骨下静脉。

二、肘关节解剖

肘关节是一个复杂的关节，它拥有稳定的屈伸结构和广泛的旋转范围，为手的功能提供了一个稳定的位置。肘关节由三个关节组成，分别是肱尺关节、肱桡关节、尺桡关节，还有肘关节周围的韧带和肌肉，共同维持正常的肘关节功能。

（一）骨性解剖

1. 肱骨远端 分为内侧柱和外侧柱，分别形成内髁、内上髁与外髁和外上髁。滑车与尺骨鹰嘴相吻合，肱骨小头与桡骨头形成肱桡关节。同样，在肱骨后部，鹰嘴窝容纳尺骨鹰嘴，内上髁后方的尺神经沟有尺骨神经的通过，正常的肘关节屈伸范围大约是 0°~150°。

2. 尺骨近端 主要的关节部分是滑车切迹关节面，它主要由尺骨鹰嘴形成，形成肱尺关节。冠突是尺骨前方突起，分别与内侧滑车和外侧桡骨头相匹配。

3. 桡骨头 表面呈凹陷形，近端被关节软骨覆盖，在桡骨的前内侧面，为肱二头肌粗隆，是肱二头肌肌腱的止点。

（二）韧带

1. 内侧副韧带 前束起始于内上髁的前下方，止于冠状突内侧高耸结节；后束起始于内上髁前束的后部，止于尺骨鹰嘴内侧；横束位于前束和后束之间。前束对肘关节外翻和内旋的应力起主要限制作用，其次是后束。

2. 外侧副韧带 包括桡侧副韧带、环状韧带和外尺侧副韧带，部分还有副外侧副韧带。桡侧副韧带和外尺侧副韧带都起始于外上髁，前者汇入环状韧带，后者止于尺骨冠状突外下方，两者共

同对抗内翻应力。环状韧带附着在尺骨的桡骨切迹的前后缘，维持上尺桡关节稳定。在肘关节内翻应力时，副外侧副韧带有稳定环状韧带的作用。

（三）肌肉

周围肌肉起点、止点、神经支配及功能见表 16-1-2。

表 16-1-2　肘关节周围肌肉起点、止点、神经支配及功能

肌肉	起点	止点	支配神经	作用
肘肌	外上髁后侧	尺骨近端后外侧	桡神经	伸肘
旋后肌	外上髁前侧 外侧副韧带 尺骨近端旋后肌脊	近端桡骨前侧	骨间后神经	前臂旋后
肱桡肌	肱骨下部内外侧脊 外侧肌间隔	桡骨茎突	桡神经	屈肘 前臂旋前和旋后
桡侧腕长伸肌	肱骨外上髁上侧 外侧肌间隔 伸肌总腱起点	第 2 掌骨基底	桡神经	伸腕 腕关节桡偏
桡侧腕短伸肌	伸肌总腱起点 外侧副韧带	第 3 掌骨背侧	骨间后神经	伸腕
指总伸肌	外上髁	2～5 指骨	骨间后神经	伸指、伸腕
小指伸肌	外上髁	小指近节指骨背侧	骨间后神经	伸小指
肱肌	肱骨远端前侧 内外侧肌间隔	尺骨粗隆 冠突	肌皮神经	屈肘
肱三头肌	长头—盂下结节 外侧头和内侧头— 肱骨背侧	尺骨鹰嘴 前臂背部筋膜	桡神经 腋神经	伸肘
尺侧腕屈肌	肱骨头—内上髁 尺骨头—鹰嘴内侧	小指掌骨基底	尺神经	伸腕 腕关节尺偏
指浅屈肌	肱骨头—内上髁 尺骨头—冠状突 桡骨头—桡骨前侧	第 2～5 指 中节指骨背侧	正中神经	近端指间关节屈曲 曲腕 曲掌指关节
掌长肌	内上髁 前臂筋膜	掌腱膜	正中神经	屈腕
桡侧腕屈肌	内上髁	第 2 掌骨基底	正中神经	屈腕、腕关节桡偏
旋前圆肌	肱骨头—内上髁 尺骨头—冠状突	桡骨外侧面中部	正中神经	前臂旋前 屈肘

（四）神经

1. 桡神经　起源于 $C_5 \sim T_1$ 神经，臂丛后束。沿桡神经沟绕肱骨中段背侧旋向外下方，肱骨中、下 1/3 交界处穿过外侧肌间隔，在肱桡关节水平，分为桡神经浅支和桡神经深支，后者经旋后肌进入前臂后室延伸为骨间后神经，桡神经与桡骨头的位置与桡骨的旋转位置有关；桡神经浅支经肱桡肌向下，一直延伸到手腕部。

2. 尺神经　起源于 $C_8 \sim T_1$ 神经，是臂丛内侧束最大的分支，经尺神经沟沿指浅屈肌和尺侧腕

屈肌之间下行，在前臂中、下 1/3 交界处，分为较粗的掌支和较细的手背支。

3.正中神经　起源于 $C_6 \sim T_1$ 神经，由臂丛内侧束和外侧束共同组成。经肱二头肌和肱肌之间走行，后穿过旋前圆肌与指浅屈肌腱弓行于前臂正中指浅、深屈肌之间达腕管，穿掌腱膜深面至手掌，分成数支指掌侧总神经。

（五）血管

1.肘部血供由肱动脉、桡动脉、尺动脉及其分支供应。肱动脉是腋动脉在大圆肌下边缘的延伸，位于正中神经和尺神经之间。在桡骨颈水平，它分为桡动脉和尺动脉。桡动脉在肱桡肌远端向腕部延伸，位于桡神经浅支内侧。尺动脉伸入前臂前内侧，首先位于肱肌上，后位于指深屈肌上，然后延伸至手腕。

2.肘部的深静脉是动脉的附属静脉，主要的浅静脉是头静脉和贵要静脉，通过肘正中静脉在肘窝上相连通。头静脉引流上肢外侧，穿过胸三角筋膜后汇入腋静脉。贵要静脉引流上肢内侧，穿过前臂筋膜汇入腋静脉或锁骨下静脉。

（康汇　王微）

第二节　人工肱骨头置换术

人工肱骨头置换术治疗肱骨近端骨折最早由 Neer 报告。该手术方式由于不需处理肩盂侧，具有技术难度低、手术时间短、术后并发症少等优点，因而一度被列入复杂肱骨近端骨折的一线治疗方案之一。但近年来随着研究的深入，其疗效不确切、对大结节的愈合依赖度较高等问题逐渐显露，在治疗复杂肱骨近端骨折中的应用逐渐减少。但是在一些特定情况下人工肱骨头置换术仍然具有其独特的优势，其在疼痛缓解方面疗效显著，在年轻的劳动者、关节盂骨量不足的患者以及高活动量的患者可能从半关节置换术中获益更多。

正常情况下，肱骨头关节面的上缘比大结节顶部高 8～10mm。恢复肱骨头旋转中心与肱骨干轴线的相对距离，对延长假体寿命有一定作用。从喙突基底外侧到大结节外侧缘的距离称为肱骨外侧偏移量。保持这一距离很重要，因为显著减少三角肌和冈上肌的杠杆力臂，会削弱外展功能。显著增加会导致软组织过度紧张（关节的"过度填充"），从而导致运动功能丧失，也可能加速假体磨损。一项生物力学研究表明，盂肱关节错位超过 4mm 会增加肩峰下撞击，任何方向偏移 8mm 都会显著降低被动活动范围。专家建议解剖重建肱骨头 / 肱骨干偏移量应控制在与正常值相差 4mm 以内，从而最大限度减少肩峰下撞击和增加盂肱关节的运动（图 16-2-1）。

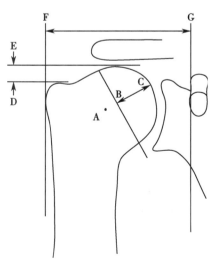

图 16-2-1　正常盂肱关节关系

肱骨头厚度（B～C，C 为肱骨头中心）；
肱骨头上缘位于大结节上方（D～E）；
肱骨外侧偏移量（F～G）。

一、适应证与禁忌证

（一）适应证

人工肱骨头置换术适用于大多数 Neer 四部分骨折、三部分合并移位骨折、骨折脱位以及严重肱骨头劈裂骨折的患者。

以下为适应证：①肱骨头关节面粗糙，但关节盂软骨面完整，且有足够的关节盂弧形来稳定肱骨头；②大小结节骨质情况良好；③肩袖功能完好；④年龄较轻；⑤对关节的要求较高（与职业、运动或下肢轻型瘫痪相关需要上肢有较大的负荷）。

年龄是选择人工肱骨头置换术时需要考虑的重要因素。对于小于 65 岁的无法在术中达到解剖复位的复杂肱骨近端骨折患者，文献报道人工肱骨头置换术在恢复患者运动水平方面有着优异的临床效果。因此，对于年轻、骨质情况良好且对术后肩关节功能要求高的复杂肱骨近端骨折患者，为了最大限度恢复其生理功能，此术式不失为一种治疗选择。

（二）禁忌证

禁忌证包括近期的败血症、神经性关节疾病、关节麻痹性疾病、肩袖和三角肌功能缺陷以及患者依从性较差等。远端化脓性关节炎可能不是一个绝对的禁忌证，但手术应详细检查并记录盂肱关节病变以及外科医生和患者仔细考虑所有潜在的危险后进行。

二、术前准备

肱骨近端复杂骨折可伴有明显的软组织损伤和水肿。在手术操作进一步损伤组织之前，可能建议让周围软组织静置 6~10 天。然而，一些外科医生更愿意尽快进行手术，以便患者能早期康复。CT 扫描可以识别骨折碎片并准确计划手术。对于医生来说，与其认为人工肱骨头置换术作为复杂的肱骨近端骨折的治疗手段，不如将其看作是将移位的大、小结节固定到人工肱骨头上的手术技术。正确定位关节假体，精确复位肱骨头的高度和后倾角度，大、小结节的位置及其之间的愈合等因素对于良好的预后是至关重要的。

三、手术技术

人工肱骨头置换术的目的是将肱骨关节面恢复到其正常的位置和形态。由于肩关节盂未被替换，人工关节表面的大小、半径和方向必须与原始肱骨头相同。对侧肩关节的 X 线片可以提供患者正常肱骨头解剖的信息。应注意避免使用"大头"肱骨假体，以免使关节"充盈"（图 16-2-2）。治疗原则是恢复解剖结构，为了获得满意的结果，关键是要恢复准确的肱骨长度，肱骨头形态，并实现大、小结节之间以及肱骨干和假体之间的稳定固定。

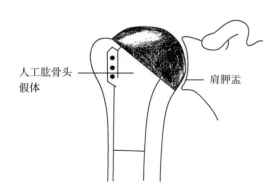

图 16-2-2　使用过大的肱骨头组件，关节过度充盈，限制活动范围，导致软组织破裂

（一）体位

患者取沙滩椅位，患侧肩关节悬空，上臂可内收以暴露关节腔，使用封闭敷料覆盖整个手术视野。

（二）入路及显露

肩关节前侧入路，在喙突和肩峰之间中外 1/3 处切开，劈开三角肌。进行三角肌下、喙突下和肩峰下松解以显露肱骨近端。在喙突下间隙，沿肩胛下肌前表面定位腋神经，在切开前下方关节囊的过程中注意保护腋神经。一旦切开关节囊，轻柔外旋、内收和后伸手臂，将肱骨头向上送出关节盂（图 16-2-3）。如果肱骨头脱位，例如向前骨折脱位，那么在取出肱骨头时要非常小心，避免损伤腋窝血管和臂丛神经。

（三）安装假体

利用肱骨干轴线参照截骨，将截除的肱骨头松质骨予以保留，作为植骨材料，不要使用动力进行扩髓，轻柔操作避免过度扩髓或者导致骨折，利用前臂轴线作为截骨的髓外参考，保持后倾 30°，使用摆锯截骨时再次确认，避免损伤肩袖，在使用髓腔锉刀时时刻注意保持后倾 30°。如果因既往手术、骨折、骨质疏松、类风湿关节炎等原因需要进行骨水泥加固时，可在距假体末端 2 厘米处放置骨水泥限制器或皮质骨填塞。使用肱骨头试模，通过内旋和轻微牵引使肩关节复位，检查肱骨头高度。复位大结节，确认解剖重建。根据经

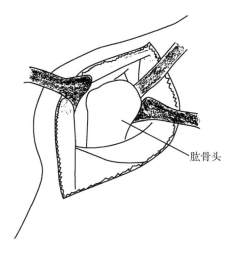

图 16-2-3　脱位关节显露髓腔

验，肱骨头的上缘应该比大结节高 1 厘米。再次检查，确认肱骨头正对关节盂，将拇指放在肱骨小结节上，向后推肱骨头，然后松开，肱骨头立即"弹回"50% 是最佳位置。检查完成后，将肱骨头假体安装在合适的位置，复位大、小结节，使用粗的不可吸收缝线或 1mm 钢丝缝合结节，结节下的间隙使用备用的肱骨头松质骨填充。事先在肱骨干钻孔，用缝合线以张力带缝合技术进行固定，其中一根缝合肩胛下肌附着点，另外两根缝合肩袖附着点。先将大、小结节分别缝合固定在肱骨干上，接着缝合大、小结节（图 16-2-4）。固定结节时应避免过度复位。小结节过度复位会限制外旋，而大结节过度复位会限制内旋。如果假体在高度和后倾方面处于正确的位置，那么将结节复位到令人满意的位置应该不难。严密缝合肩胛下肌腱和肩袖，以便术后第二天进行被动活动。放置引流管，闭合伤口后使用护肩制动。

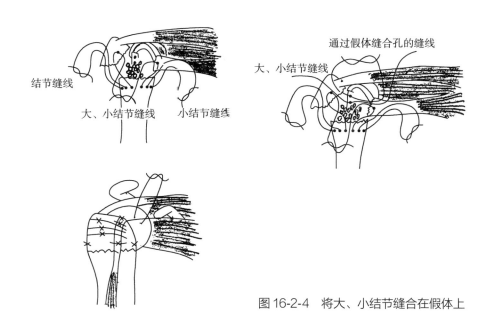

结节缝线
大、小结节缝线　小结节缝线
通过假体缝合孔的缝线
大、小结节缝线

图 16-2-4　将大、小结节缝合在假体上

四、术后处理

术前应告知患者，人工肱骨头置换术后可能需要长达一年的时间才能达到其最大功能潜力，如果最初的骨折伴随有继发性神经损伤，恢复时间可能会更长。患者通常需要在术后前 6 周使用吊带。术后康复分为三个阶段。手臂最初固定在吊带中，处于内旋状态。手术后第二天立即开始被动活动，在理疗师的监督下，前 6 周内允许进行被动 / 主动辅助锻炼。如果术后 6 周 X 线检查显示结节愈合满意，那么患者可以开始主动运动。由于一些患者可能患有非常严重的骨质疏松症，医生可以根据患者的骨骼质量、术中活动范围、结节固定的牢靠程度和患者的依从性来决定个性化的康复方案。第三阶段可以在手术后 12 周开始，例如使用弹性康复带进行抗阻练习。

五、预后

尽管置换术通常能充分缓解疼痛，但是肱骨近端骨折人工肱骨头置换术后的功能结果一直是不可预测的。因此，切开复位内固定是年轻患者肱骨近端三、四部分骨折的首选治疗方法，以保护年轻患者的天然骨量。对于移位的肱骨近端四部分骨折患者，半肩关节置换术是一种可行的止痛选择；然而，受影响的肩部很少恢复到其初始功能水平，特别是活动范围。在肱骨头缺血性骨坏死的患者中，人工肱骨头置换术的效果最好，据报道，90% 的患者疼痛缓解明显，且活动范围几乎正常。

（王谦）

第三节　全肩关节置换术

人工肱骨头置换术真正普遍用于临床仅约 50 年，而全肩关节置换术被临床医师接受仅约 20 余年，但其更符合人体的自然生理和解剖状态，从而具有较大的发展潜力和应用前景。除感染性疾患外，一些本来选用腓骨移植或肱骨头切除成形的病例，近年来已基本上被人工关节置换术所取代。随着生物材料、生物力学等基础研究的深入、假体设计的改进和临床经验的积累，人工肩关节置换术有望在临床获得更广泛的应用，以满足治愈疾病、解除疼痛、稳定关节、重建关节运动功能的要求。与人工肱骨头置换术相比，全肩关节置换术能正确恢复肩关节的解剖结构，如果肩袖完好，术中软组织松解充分，术后即可解除关节疼痛，更好地恢复肩关节功能。全肩关节置换术为治疗肩关节骨关节炎、肱骨头坏死、肩关节类风湿性关节炎、复杂性肱骨近端骨折、肩袖性关节病等肩部疾病提供了有效的治疗手段，为肩关节外科的发展发挥了重要的作用，临床应用效果越来越满意。

一、全肩关节置换术的历史发展

现代人工肩关节置换开始于 20 世纪 50 年代，最初是奠基人 Neer 设计了 Neer Ⅰ型肱骨头假体，用于治疗严重的肩关节骨折。1974 年，Neer 经过反复改进，发明了 Neer Ⅱ型肱骨头假体，他将原先的假体加以改善，使之与关节盂假体相匹配。Neer 成功地将钛金属柄肱骨侧假体和高分子聚乙烯肩胛盂表面置换假体结合起来，用于治疗同时累及肱骨头和关节盂的肩关节病变，并对 48 例肩关节骨关节炎患者进行了非限制型全肩关节置换，取得了满意的疗效。

随着外科医生对肩关节的应用解剖、生物力学机制、运动学及稳定性等认识的逐渐深入，不断革新假体设计理念和工艺水平，逐渐出现了 Neer Ⅲ型假体、Aequalis 假体、Bigliani/Flatow 假体、

UNIVERS-3D 假体等一系列具有代表性的肩关节假体。目前国内外使用的肩关节假体仍然以第二、三代假体为主，其个体适配性有限，虽能基本恢复肩关节解剖结构并缓解疼痛，但远期临床效果有待提高。应该注意的是，全肩关节置换的疗效受多种因素影响，如患者病种及其严重程度、假体的选择、手术者能力差异及术后功能锻炼情况等。近年来，国内肩关节领域研究人员应用先进的影像技术，建立国人肱骨近端解剖数据库，并开始自主设计更符合国人解剖的肩关节假体。国内已有较为成熟的第四代假体，目前处于临床试验阶段，其设计更符合国人肩关节的解剖特点，而且有价格优势，相信未来临床上会得到广泛运用。

二、全肩关节置换术的适应证和禁忌证

全肩关节置换假体可根据肩关节假体的球形关节面放置于肱骨侧或肩胛盂侧，分为解剖型全肩关节和反置型全肩关节两种类型（图 16-3-1）。两种类型假体的适应证和禁忌证均有所差异。

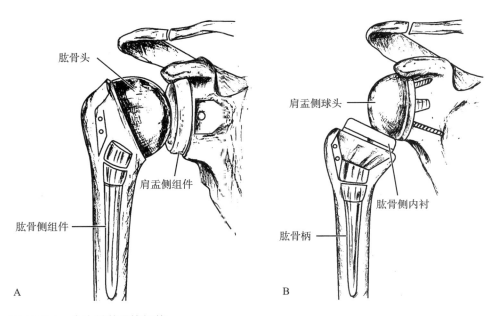

图 16-3-1　全肩关节置换假体

A. 解剖型全肩关节假体；B. 反置型全肩关节假体。

（一）解剖型全肩关节置换术

1. 适应证　解剖型全肩关节置换术主要适用于肩胛盂磨损而肩袖完好的首次肩关节骨关节炎、类风湿关节炎和创伤性关节炎，肱骨头坏死和严重的肱骨近端骨折，以及部分首次半肩关节置换失败但肩袖完整、肱骨结节愈合良好的翻修病例。

2. 禁忌证　解剖型全肩关节置换术的禁忌证包括存在活动性或近期的感染及神经源性关节病、三角肌和肩袖功能瘫痪、身体衰弱和无法治疗的肩关节不稳，以及不可修复性肩袖撕裂损伤。

（二）反置型全肩关节置换术

1. 适应证　反置型全肩关节置换术的适应证包括退行性或非感染性肩关节炎伴肩袖病损；肩关节炎肱骨头失稳脱位；原发性或继发性肩关节炎合并巨大肩袖撕裂；肩袖病变、修复失败和无法修复的巨大肩袖撕裂损伤；类风湿性关节炎；肱骨近端骨折后并发症或创伤后骨关节炎，大、小结节不愈合或严重畸形愈合、肩袖无法固定者；严重肱骨近端骨折脱位；关节翻修手术（肱骨头置换或解剖型人工全肩关节，甚至反置型人工全肩关节置换术后失败者）；肱骨头无菌性坏死（关节软骨面破损）；肱骨近端肿瘤切除术后功能重建。

2．禁忌证　反置型全肩关节置换术的禁忌证包括腋神经损伤，三角肌功能不全，活动性或近期的感染，关节面及肱骨大小结节正常、肩袖完整且为初次置换的单纯骨关节炎或肱骨头缺血性坏死，神经性关节病及关节盂的严重骨缺损，以及身体衰弱和无法治疗的肩关节不稳。

三、全肩关节置换术的手术技术

（一）解剖型全肩关节置换术的手术技术

1．麻醉　全身麻醉、局部麻醉或联合麻醉均可。

2．体位　沙滩椅位。

3．手术入路与显露　肩关节前外侧入路（三角肌胸大肌入路），依次切开皮肤、皮下，暴露头静脉并拉向外侧。显露、辨认肱二头肌长头腱并确定肱骨大小结节，肩袖腱骨交界处放置高强度不可吸收线，以牵引保护大小结节。切断部分肩胛下肌，并牵开肱二头肌长头腱后切开前关节囊，显露肱骨头及肱骨近端。

4．肱骨侧的处理　肱骨头显露以后，根据截骨模板确定内翻和外翻角，用电刀标记截除肱骨头的角度。用摆锯截除肱骨头前，注意保护肱二头肌长头腱及肩袖止点。肱骨头截除后，在骨钩的协助下，在手术台外侧外旋和外伸上臂显露肱骨近端表面的松质骨。用扩髓器在肱骨近端髓腔外侧表面钻一个导孔，插入扩髓器直到其顶端凹槽与截骨面在一个水平面上，然后以此扩髓，直到扩到髓内骨皮质，扩髓钻型号决定了肱骨柄扩髓器和假体型号，最后根据最终的扩髓钻大小选择合适的肱骨侧组件植入。

5．肩盂侧的处理　用肱骨头牵开器向后牵开肱骨，切开并广泛松解关节囊，注意保护腋神经。充分暴露肩胛盂后，确定肩胛盂中心并钻孔，然后用专用的钻孔架为假体钻取相应数量的孔。仔细冲洗关节盂，去除骨屑和血液。填充骨水泥并植入肩胛盂假体，手动加压直到骨水泥硬化。

6．康复锻炼

（1）第一阶段：术后 0～6 周，佩戴肩关节固定器 6 周，多数患者在术后早期即可开始被动活动和物理治疗。术后 1～6 天即可开始钟摆运动和康复师指导下的肩关节被动活动。术后 1～3 周进行肩关节被动上举以及最大程度的内旋和外旋练习。

（2）第二阶段：术后 7～12 周，可去除肩关节固定器，并逐步开始抗阻力训练。肩关节外旋角度可逐步增加至 60°，并逐步开始内旋活动练习。可以开始进行对抗上肢自身重力的主动活动范围练习，进行过头的滑轮训练，肩袖、三角肌以及肩胛骨周围肌群的拉伸力量训练。

（3）第三阶段：术后 12 周以后，在患者能够忍受的情况下，可继续加强肩关节各个方向的活动范围及功能锻炼。一般在术后 6 个月获得最大程度改善，肌肉力量增强可持续至术后 2 年。

（二）反置型全肩关节置换术的手术技术

1．麻醉　全身麻醉、局部麻醉或联合麻醉均可。

2．体位　沙滩椅位。

3.手术入路与显露　标记三角肌 - 胸大肌入路，依次切开皮肤、皮下，暴露头静脉并拉向外侧；分离并显露肱骨头，用缝线标记各肩袖肌腱；牵开或切断部分肩胛下肌，围绕肱骨外科颈彻底松解肌关节囊，充分暴露肱骨头；肱骨近端截骨后彻底去除肱骨头，充分显露肩胛盂（使用特制的牵开器），清晰显露骨性关节盂及其边缘，切除盂唇，尤其注意肩盂下方要松解到可以看到和触及肩胛骨外侧缘，必要时游离三头肌腱长头腱起点。

4.肱骨侧的处理　首先在截骨导航器的引导下行肱骨头侧截骨，然后标定好肱骨后倾角进行扩髓；肱骨干应从小到大逐步进行手动扩髓，以避免发生医源性骨折或骨折范围扩大；肱骨干假体周围需保留约 1mm 骨水泥厚度（骨水泥型假体），通过观察三角肌和联合腱等软组织张力以及肩关节活动度和稳定性，确定假体高度和聚乙烯内衬型号；恢复肱骨高度，避免关节过紧和不稳定；肱骨柄假体植入时注意后倾角的掌控；同时在装入假体前，应放置修复肩胛下肌和冈下肌的肌腱缝线；再根据期望的软组织紧张度、盂肱关节活动范围和肩关节的稳定性，放置假体试模后，通过复位的难度、活动幅度及脱位的难度来评估关节紧张度、活动度和稳定性，以选择合适的肱骨臼试模，最后装置合适高度的肱骨端内衬并复位。

5.肩盂侧的处理　显露肩胛盂，清除肩胛盂周围软组织，使其骨性结构充分显露；在定位器辅助下，确定肩胛盂中心的假体置放孔，并打磨关节表面的软骨结构，准备植入底座；预制孔准备完毕后依次钻取肩胛盂固定盘孔，安置肩盂侧假体并用螺钉固定；根据软组织挛缩的程度、患者关节盂的大小，肩胛盂骨的质量和不稳定的程度选择合适的关节盂假体和适当的偏心距，最后用螺钉固定上锁帽稳定肩盂侧假体球。

6.康复锻炼

（1）第一阶段：术后 0~6 周，佩戴肩关节固定器 6 周，术后早期逐步开展肩关节被动活动范围练习，被动前屈上举范围可逐步练至 120°，并可开展肘、腕、手部的轻微抗阻力练习。翻修手术患者，应延长早期肩关节制动时间，至术后 3~6 周再开始肩关节被动运动康复锻炼。

（2）第二阶段：术后 7~12 周，可去除肩关节固定器，并逐步过渡至有辅助的主动活动练习，直至患者肩关节完全主动运动。可开始轻柔的肩关节内、外旋活动，术后 8 周开始进行肩胛骨周围肌群以及三角肌的无痛性等张力量练习。进一步加强肘、腕、手部的功能练习。

（3）第三阶段：术后 13~16 周，继续巩固先前阶段的各项康复锻炼内容，可开始进行轻柔的前屈上举抗阻运动练习，并在患者能够忍受的情况下，继续加强肩关节各个方向的活动范围。

（4）第四阶段：术后 4 个月以后　这一阶段患者主要居家继续康复训练，每周 3~4 次，增强肌肉力量。根据先前阶段功能康复锻炼达到的程度，定期在手术医师及康复治疗师的评估及建议下，逐步恢复日常功能及娱乐活动。

（宋哲）

第四节　肩关节表面置换术

随着基础研究的进展和临床经验的积累，肩关节表面置换已成为一种治疗盂肱关节严重疾病的选择。与传统的肩关节置换术（包括肱骨头置换术和全肩关节置换术两大类）相比，肩关节表面置换只是磨除肱骨头的一部分，在剩余的肱骨头上放置人工金属假体。肩关节表面置换术具有创伤小、骨量丢失少、更符合解剖特点、关节功能恢复快等优点，故其在临床上的应用也越来越受到广大临床医生的关注。

一、肩关节表面置换术的历史发展

20世纪80年代，Stefee和Moore最早实施了肩关节表面置换手术，并历史上首次进行了报道。由于当时没有专门的肩关节表面置换假体，考虑到肱骨头与股骨头的相似性，所以他们采用了髋关节表面置换的假体材料。但在使用过程中，他们发现髋关节假体的曲率半径与肱骨头不适合，安装困难，因此对假体的曲率半径进行了改进，使其适合于肱骨头的曲率半径。不过，早期的肩关节表面置换假体通常使用的是不锈钢的材料，中间没有固定柱，通过骨水泥固定于肱骨头的表面，而且只有肱骨侧的假体，没有肩盂侧的假体。

在同一时期，以Copeland为代表的肩关节表面置换在临床广泛用于治疗肩关节疾患。该手术旨在再造正常的肱骨头解剖结构（直径、弧度半径和前后向倾斜）和肱骨近端的外侧偏心距，从而保持骨量，避免过多切除自体骨组织。Copeland研究和发展了非骨水泥的肩关节表面置换假体。这种假体的肱骨侧中间有一个固定柱，并且通过外侧皮质的螺钉来固定；肩盂侧则是聚乙烯假体，通过假体中间的螺栓来固定。体外生物力学测试研究发现肱骨侧的螺钉经常会松动，几乎没有固定作用，所以后来设计的假体去掉了螺钉，同时使用金属底座的肩盂侧假体。1993年，Copeland开始在肱骨侧和肩盂侧的金属假体固定表面使用羟基磷灰石喷涂技术，以此来降低假体松动的发生率。

随着临床经验和技术工艺的不断进步，越来越多的假体设计用于肩关节表面置换术。目前，所有的肩关节表面置换肱骨侧假体中间均有一个固定柱，柱的形态、直径和长度各异。绝大部分肩关节表面置换假体的材料使用钴铬合金，仅有一小部分使用钛合金。假体的固定方式采取压配式固定，假体固定面多为羟基磷灰石或陶瓷喷涂，以此来增加骨长入，但也有一小部分假体使用骨水泥固定（图16-4-1）。

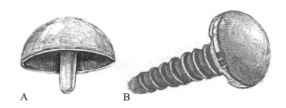

图16-4-1　目前的肩关节表面置换假体

A. 肱骨侧钴铬合金假体；B. 肱骨侧钴铬钨合金假体。

二、肩关节表面置换术的解剖和生物力学

正常肩关节的解剖人与人之间有差异，即使同一个人，左右侧之间都可能存在差异。正常肱骨头相对于肱骨干向内和向后倾斜。此外，肱骨相对于肩胛盂的偏心距在三个平面上是变化的，其曲率半径为20～30mm。因此当进行肩关节置换时要考虑这些解剖特点，而肩关节表面置换术中，肱骨颈和超过50%的肱骨头得以保留，就其恢复肩关节的正常解剖关系和生物力学特点而论是有益的。由于肩关节表面置换术不需要过多的截骨，自然的肱骨近端颈干角没有发生变化，因此其对恢复正常肱骨近端解剖偏心距和旋转中心的高度比较容易。如果术前能够正确地确定旋转中心和曲率半径，就能够选择最合适的假体，从而达到近似恢复肱骨头正常解剖状态的手术效果。

因此，肩关节表面置换术与人工肱骨头置换术及全肩关节置换术相比，具有以下优势：①假体解剖位置重建；②无须打磨髓腔，也无须骨水泥固定，简化了手术操作；③无特别禁忌证，即使是

髓腔已变形或封闭的患者也适用；④无应力骨折或骨干骨折风险；⑤肱骨近端骨折愈合不良也适用；⑥如手术失败，容易行翻修手术。

三、肩关节表面置换术的适应证和禁忌证

（一）适应证

肩关节疼痛和/或功能不良，经正规保守治疗无效的患者。引起疼痛的原因包括骨关节炎、类风湿关节炎、骨坏死、创伤性骨关节炎、肩袖损伤性关节病和关节的慢性不稳定。另外，对于先天性骨缺损、骨代谢疾病、肱骨近端骨折干骺端的畸形愈合，难以植入常规的肱骨假体柄，而又需要肩关节置换的患者，表面置换术是一个比较好的选择。此外，肱骨近端有内固定物（髓内钉）时，选择表面置换术无须取出内固定物。

（二）禁忌证

表面置换术需要有足够的骨量为假体提供坚固的支撑固定，所以肱骨头缺血坏死伴有广泛的骨量丢失、肱骨头塌陷的患者，一般不建议采用表面置换。Copeland 和 Thomas 认为如果行表面置换，肱骨头必须有 60% 的正常骨储备，所以对于广泛的 Hill-Sach 损伤的患者也不建议采用此手术。

四、肩关节表面置换术的手术技术

（一）术前准备

肩关节的正位（外旋 30° 的正位片），侧位和轴位 X 线片是必须的，可以用来测量肱骨头的大小和评估关节面的磨损情况。CT 对于评价肩胛盂的磨损很有帮助。

（二）手术技术

1. **麻醉** 全身麻醉、局部麻醉或联合麻醉均可。

2. **体位** 仰卧（患侧肩部垫高）或半坐沙滩椅位。

3. **手术入路** 肩关节三角肌胸大肌入路或肩关节前上入路。肩关节表面置换术与传统的全肩关节置换术相比，因为没有进行肱骨头的截骨，显露肩胛盂的空间很小，肩胛盂的暴露比较困难。如果肩袖完整或肩袖有损伤但可修复时，采用肩关节前上入路时可以行肩峰成形术；而肩袖广泛损伤或肩袖无功能时，应保留喙肩弓。

4. **肱骨侧的处理** 肱骨头显露以后，确定肱骨假体理想位置，其关键标志是关节面的边缘线和肱骨的解剖颈。如果有骨赘则需去除，显露解剖颈。然后调整导针模具前后位置，使其平行于关节面和解剖颈的交界，垂直于解剖颈平面，使导针位于肱骨头中心。钻入导针，移去模具再次检查，确定导针位于肱骨头的中心。根据测量的肱骨头大小，选择相应的磨钻打磨肱骨头。如果只是肱骨侧表面置换，则装上试模测量肩关节的运动范围和稳定性。

5. **肩盂侧的处理** 为了更好地显露肩盂，先用牵开器将肱骨头牵向后下方，再完全切开显露或部分切除关节囊，然后确定是否需要进行肩盂侧置换。如果需要，在肩胛盂中心定位，然后打磨肩胛盂，安装肩胛盂假体试模。复位肩关节，测试肩关节活动度和稳定性。

6. **康复锻炼** 术后 24 小时即可开始钟摆运动和康复师指导下的肩关节被动活动。6 周以后可以进行过头的滑轮训练，肩袖、三角肌以及肩胛骨周围的肌群的拉伸力量训练。一般术后 9~12 周可基本恢复正常。

（宋哲）

第五节　人工全肘关节置换术

全肘关节置换术，在低需求患者的疼痛缓解和日常生活功能恢复方面有良好的研究记录。然而，该手术的并发症发生率相对较高，而且不像髋、膝和肩关节置换那样持久，关节置换术的"现代时代"始于 20 世纪 70 年代聚甲基丙烯酸甲酯的引入，髋关节骨水泥固定的出现开启了肘部植入物设计的新纪元，但由于对关节间传递的高应力和复杂的运动学缺乏了解，失败仍在继续。

一、解剖及生物力学

正常肘关节的稳定性是通过高度一致的关节几何形状、关节囊复合体的完整性和肌肉组织的平衡性来维持的。肱二头肌、肱肌、肘肌和肱三头肌尤其重要。内侧副韧带复合体由前、后、横韧带组成（图 16-5-1A）。前束是最容易识别的，是内侧副韧带复合体的主要部分。前束附着在冠突内侧（高耸结节），在肘关节屈曲和伸直状态下被拉紧，后束在屈曲状态下是最紧张的。外侧韧带复合体包括桡侧副韧带、外尺侧副韧带、副外侧副韧带和环状韧带（图 16-5-1B）。桡侧副韧带起源于外上髁，与关节囊纤维一并止于环状韧带。外尺侧副韧带由桡侧副韧带的后纤维组成，行走于环状韧带表面，附着于尺骨的旋后肌嵴。副外侧副韧带起于外上髁，止于环状韧带的下缘。外侧韧带复合体在肘关节受到内翻应力时是紧绷的。环状韧带起止于尺骨乙状切迹的前后边缘，稳定与尺骨相邻的桡骨头。其中，外尺侧副韧带对维持肘关节稳定至关重要。

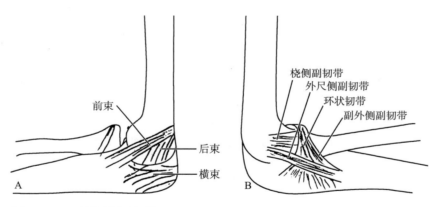

图 16-5-1　肘关节侧副韧带
A. 典型的内侧副韧带复合体由前、后束和横束组成；B. 外侧韧带复合体。

大多数涉及肘部的活动都会产生外翻的力量。完整的内侧副韧带和桡骨头是防止肘关节脱位的关键。肱尺关节在肘关节屈曲和伸展时保持稳定，而肱桡关节则对抗肘关节在推挤和抬举过程中产生的垂直负荷。

二、适应证与禁忌证

（一）适应证

肘关节重建术的目标是通过减轻疼痛、恢复运动和稳定来重建关节功能。在准备肘关节置换术时必须考虑两个因素：患者的选择和植入物的选择。一个稳定的、无痛的、可以保持中等或功能范围活动的肘关节，通常不需要进行关节置换。

有许多文献报道了适应证和相对适应证，但无痛的畸形和功能障碍不是手术的适应证。同样，由于关节不稳定导致的无力和不适则是相对适应证，尤其对于创伤性关节炎患者。全肘关节置换术的主要适应证是疼痛和／或不稳定。有关节破坏影像学依据的类风湿性关节炎通常被认为是一种适应证，特别是痛性不稳定和痛性僵硬的患者。因为关节破坏太严重，无法通过桡骨头切除和滑膜切除得到改善。无法重建的肱骨远端关节内骨折或晚期创伤性关节炎的老年患者也可以进行全肘关节置换术。骨性或纤维性肘关节强直是肘关节置换术的另一个适应证。对于类风湿性关节炎患者，只有在药物治疗失败，疾病进展到出现骨质改变后，并且无法通过滑膜切除术得到缓解，才应该考虑进行关节置换。

患有严重疼痛和致残性类风湿性关节炎、伴有关节结构改变的患者，被认为是全肘关节置换术的最佳人选，然而，由于较高的并发症发生率，必须谨慎决定施行关节置换术。活动受限、关节僵硬、不稳定或无力疼痛的类风湿性关节炎患者在关节置换术后通常比创伤性关节炎患者效果更好。假体类型的选择在很大程度上取决于肘关节周围的关节囊和韧带结构以及肌肉结构的完整性和肘关节剩余的骨量。通常情况下，剩余的骨量越多、关节越稳定，越适合用表面置换或非限制型假体进行置换。由于没有铰链结构，完全依赖软组织提供稳定性。早期的非限制型假体在置换术后松动率非常高。随着材料学的发展、生物力学研究的深入及手术技术的提高，假体不断改良，也能获得不错的效果。由于非限制型假体不存在铰链的磨耗，假体柄较短更利于翻修，有学者认为此类假体更适合年轻的、对上肢功能要求高的患者。

对于维持关节稳定的韧带和关节囊损伤、肌肉萎缩和大量骨量缺损的患者，应该选择半限制型假体。该类假体的铰链更符合正常肘关节的动力学。由于肘关节屈伸运动的同时会伴随一定的内外翻及旋转，导致了限制型假体的快速松动或失效。半限制型假体的设计具有 7° 旋转和侧向松弛。肱骨和尺骨的柄与髓腔的形状相匹配，使得肘关节屈伸运动产生的内、外翻及旋转应力通过周围软组织得到释放，降低了作用于假体及假体‑骨水泥界面的应力。假体的限制性过大会增加松动及失效的风险，而限制性过小会增加术后不稳定的风险。假体的摆动幅度在 5°~10° 较为合适。与非限制型假体相比，这类假体对骨和软组织结构的完整性要求较低，铰链结构承担了大量负荷，适用于老年、对功能要求较低的患者。目前，半限制型假体应用最广泛，目前使用的所有设计假体可以解决广泛的疾病。所有铰链的装置和类似的植入物在设计理念和临床应用上都与最初的限制型假体有明显的不同。

（二）禁忌证

对于人工全肘关节置换术来说，绝对禁忌证包括感染的活动期，缺少软组织，以及缺乏足够的肌肉力量来弯曲肘部以确保假体装置正常功能的患者。相对禁忌证是患者缺乏依从性。原发性退行性关节疾病也是一个相对的禁忌证，因为这类患者通常更年轻，活动量更大，而且其他替代选择也是有效的。高需求和手部功能障碍也是全肘关节置换术的相对禁忌证。

三、全肘关节置换术的手术技术

（一）体位

患者仰卧位，肩胛骨下垫沙袋。使用非消毒止血带，消毒铺单后，术肢置于胸前。

（二）入路及显露

肘关节后方纵形切口，最好沿用原切口，分离出尺神经，在尺神经发出第一个运动分支处将其前置于皮下组织内，在整个操作过程中都要注意保护尺神经。无论采用何种技术，都必须使得关节、近端尺骨和远端肱骨干的充分显露。这可以防止由于操作不慎造成的髁上骨折或皮质穿孔。假体柄的可靠定位需要充分暴露和确定标志物。

肱三头肌舌形筋膜瓣显露会造成大量的软组织剥离，引起肘关节伸直无力，感染风险也随之增加。在中线劈开三头肌往往会导致内侧附着点剥离。由此看来，保持肱三头肌与尺骨骨膜和前臂筋膜连续的 Mayo 技术，也就是掀三头肌入路，更加利于康复，重要的一点是术后需要细致的修复。

肘关节屈伸运动的旋转轴穿过滑车中心，与肱骨远端前侧皮质共线。假体插入的深度为冠突窝的顶部，进一步确定肱骨假体旋转轴的平面。小心地掀起肱三头肌肌腱，使其与尺骨和尺骨鹰嘴上的骨膜保持连续，以避免肱三头肌横断或分离，将肱三头肌掀起后转向尺骨鹰嘴的桡侧。松解肘关节内、外侧副韧带，前臂外旋，使肘关节脱位，显露肱骨远端。

（三）安装假体

用摆锯切除滑车中部，以便进入肱骨髓腔。用咬骨钳在鹰嘴窝开口，并且用球型磨钻扩孔。暴露髓腔，逐级扩髓，插入髓腔定位杆后安装截骨导板，用摆锯截除滑车和肱骨小头，使其与假体匹配。用高速电钻在冠突基底部清除软骨下骨，在尺骨髓腔处开口，然后截去鹰嘴尖端，使电钻可以进入髓腔内，用短钻旋入髓腔扩口，然后将适合大小的扩髓器缓慢旋进髓腔。反复调试安装试模，直到试模的边缘与肱骨小头和滑车两侧的髁上关节面边缘完全持平，确认试模的旋转中心与肘关节固有旋转中心相对应。评估关节是否完全屈曲和伸展，如果完全伸展受限，松解前方关节囊后再次评估，直到可以完全伸直。在肱骨侧假体植入过程中，将事先截除的肱骨滑车制备成植骨材料（通常厚 2~3mm，长 1.5cm，宽 1cm），放置在假体前翼的后面。在聚合过程早期注入骨水泥。先注入尺骨，留下 1~2cm 的空缺，以便骨水泥回流。首先将尺骨假体插入髓腔，旋转中心与乙状切迹的中心对齐。在将骨水泥注入肱骨髓腔，留出约 1cm 的空缺，同样允许骨水泥回流，在骨水泥仍然柔软的情况下，将肱骨假体放置到允许铰链连接和放置轴销的位置，使假体的旋转轴位于正常解剖旋转轴的水平。用轴销藕连假体，当水泥硬化时，将肘关节放在最大伸展位置，小心清除多余的水泥。

（四）关闭切口

如果肱三头肌被掀起，则在尺骨的近端做十字交叉和横行的钻孔通道。将肌腱复位，用粗的不可吸收缝合线沿骨道先穿透外侧肌腱（从远端内侧至近端外侧），然后将缝线从近端内侧到远端外侧穿过骨道并进行打结。另一根缝线横跨鹰嘴骨道，在鹰嘴的后侧穿过肌腱，进行打结。缝合线应置于肌腱深面，避免在皮下造成刺激（图 16-5-2）。松止血带进行严密止血，放置引流管，将尺神经前置，逐层缝合，关闭切口。在肘关节完全伸展的情况下加压包扎，并使用前方支具制动，将切口的张力降至最低。

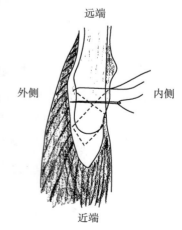

图 16-5-2 修复肱三头肌

四、术后处理

抬高肢体，使肘部高于肩部。术后第二天拔除引流管更换敷料。允许在可承受范围内进行肘关节被动屈曲和伸展，使用吊带制动。为了保护修复的肱三头肌，在 3 个月内避免主动伸肘。并嘱咐患者在术后前 3 个月避免用患侧手臂抬起超过 2.5kg 的物体。此后，持重限制在 5kg 以内。

五、预后

据报道，全肘关节置换术后的生活质量指数有所改善。如果排除早期铰链设计的报道，满意的结果接近 90%。全肘关节置换术治疗类风湿性关节炎效果最好，平均优良率约 90%。相比之下，全肘关节置换术治疗创伤后遗症通常不太成功。

（王谦）

参考文献

[1] 柴益民. 肱骨近端骨折半肩置换的远期效果评价 [J]. 中华肩肘外科电子杂志，2018，6（3）：239.

[2] 杨聪林，陈元标，马绍华，等. 半肩置换治疗老年复杂肱骨近端骨折的疗效分析 [J]. 实用骨科杂志，2019，25（6）：551-553.

[3] 林浩东，周军. 老年肱骨近端骨折的最佳治疗方案选择 [J]. 中国骨与关节杂志，2018，7（11）：801-803.

[4] 姜春岩，赵阳. 人工肩关节置换治疗复杂肱骨近端骨折的术式选择及影响因素 [J]. 中华创伤杂志，2021，37（11）：973-978.

[5] 姜春岩. 关于人工肩关节置换的相关热点问题 [J]. 中华创伤杂志，2017，8（33）：684-686.

[6] 覃波，张磊，汪国友，等. 反式全肩关节置换术的治疗研究进展 [J]. 中华肩肘外科电子杂志，2019，7（2）：97-100.

[7] 吴晓明，蔡明，东靖明. 反置式人工肩关节置换术：并发症成因分析及其对策 [J]. 中华肩肘外科电子杂志，2019，8（3）：264-271.

[8] 杨茂赓，刘义，杨浩，等. 半肩关节置换与反式全肩关节置换治疗老年复杂肱骨近端骨折的 Meta 分析 [J]. 中华创伤骨科杂志，2021，23（10）：900-905.

[9] 张积森，荆珏华. 肩肘外科进展与展望 [J]. 中华肩肘外科电子杂志，2020，2（1）：1-10.

[10] 国家卫生健康委员会公益性行业科研专项《关节置换术安全性与效果评价》项目组，中国老年保健医学研究会老年骨与关节病分会专家组. 中国人工肩关节置换术加速康复围手术期管理策略专家共识 [J]. 中华肩肘外科电子杂志，2021，9（7）：97-102.

[11] 唐浩琛，向明，徐虹霞，等. 两种手术治疗老年骨质疏松性复杂肱骨远端骨折的早期疗效比较 [J]. 中国中医骨伤科杂志，2016，24（8）：11-15.

[12] 李国珅，公茂琪，蒋协远，等. 健康成人肘关节的 X 线片测量与 Coonrad-Morrey 假体全肘关节置换的相关研究 [J]. 中华骨科杂志，2017，37（19）：1200-1207.

[13] 蒋继乐，蒋协远. 老年肱骨远端骨折的治疗：切开复位内固定还是全肘关节置换术 [J]. 中华创伤骨科杂志，2015，17（4）：357-361.

[14] McLean A, Taylor F. Classifications in brief: Bigliani classification of acromial morphology[J]. Clin Orthop Relat Res. 2019, 477(8): 1958-1961.

[15] Dhanaraj D, Parisien RL, McHale KJ, et al. The comma sign: the coracohumeral ligament and superior glenohumeral ligament exhibit similar quantitative characteristics with terminal confluence at the subscapularis insertion[J]. Arthrosc Sports Med Rehabil, 2021, 3(3): E645-E649.

[16] Collotte P, Nové-Josserand L. Arthroscopic anatomy of the middle glenohumeral ligament[J]. SurgRadiolAnat, 2018, 40(12): 1363-1370.

[17] Fox AJS, Fox OJK, Schär MO, et al. The glenohumeral ligaments: superior, middle, and inferior: anatomy, biomechanics, injury, and diagnosis[J]. Clin Anat, 2021, 34(2): 283-296.

[18] Parisien RL, McHale KJ, Dhanaraj D, et al. The angular relationships between the coracohumeral ligament and adjacent shoulder structures are variable[J]. Arthrosc Sports Med Rehabil, 2021, 3(2): E449-e453.

[19] Hecker A, Aguirre J, Eichenberger U, et al. Deltoid muscle contribution to shoulder flexion and abduction strength: an experimental approach[J]. J Shoulder Elbow Surg, 2021, 30(2): E60-E68.

[20] Bélanger V, Dupuis F, Leblond J, et al. Accuracy of examination of the long head of the biceps tendon in the clinical setting: a systematic review[J]. J Rehabil Med, 2019, 51(7): 479-491.

[21] Noland SS, Bishop AT, Spinner RJ, et al. Adult traumatic brachial plexus injuries[J]. J Am Acad Orthop Surg, 2019, 27(19): 705-716.

[22] Rastogi P, Stewart DA, Lawson RD, et al. Cadaveric dissection of the axillary nerve: an investigation of extra-muscular and intra-muscular branching patterns[J] . J Hand Surg Asian Pac Vol, 2018, 23(4): 533-538.

[23] Ichimura K, Kinose S, Kawasaki Y, et al. Anatomic characterization of the humeral nutrient artery: application to fracture and surgery of the humerus[J]. Clin Anat, 2017, 30(7): 978-987.

[24] Frangiamore SJ, Moatshe G, Kruckeberg BM, et al. Qualitative and quantitative analyses of the dynamic and static stabilizers of the medial elbow: an anatomic study[J]. Am J Sports Med, 2018, 46(3): 687-694.

[25] Hoshika S, Nimura A, Yamaguchi R, et al. Medial elbow anatomy: A paradigm shift for UCL injury prevention and management[J]. Clin Anat, 2019, 32(3): 379-389.

[26] Jensen AR, LaPrade MD, Turner TW, et al. The history and evolution of elbow medial ulnar collateral ligament reconstruction: from Tommy John to 2020[J]. Curr Rev

Musculoskelet Med, 2020, 13(3): 349-360.

[27] Karbach LE, Elfar J. Elbow instability: anatomy, biomechanics, diagnostic maneuvers, and testing[J]. J Hand Surg Am, 2017, 42(2): 118-126.

[28] Schwarz AM, Hohenberger GM, Weiglein AH, et al. Avoiding radial nerve palsy in proximal radius shaft plating-a cadaver study[J]. Injury, 2017, 48(Suppl 5): S34-S37.

[29] Singh A, Padilla M, Nyberg EM, et al. Cement technique correlates with tuberosity healing in hemiarthroplasty for proximal humeral fracture[J]. J Shoulder Elbow Surg, 2017, 26(3): 437-442.

[30] Garcia GH, Mahony GT, Fabricant PD, et al. Sports-and work-related outcomes after shoulder hemiarthroplasty[J]. Am J Sports Med, 2016, 44(2): 490-496.

[31] Gill DRJ, Page BMedSci RS, Graves SE, et al. A Comparison of revision rates for osteoarthritis of primary reverse total shoulder arthroplasty to primary anatomic shoulder arthroplasty with a cemented all-polyethylene glenoid: analysis from the Australian orthopaedic association national joint replacement registry[J]. Clin Orthop Relat Res. 2021, 479(10): 2216-2224.

[32] Giovanni M, Ma Uro DC, Gilles W, et al. Pre-operative factors affecting the indications for anatomical and reverse total shoulder arthroplasty in primary osteoarthritis and outcome comparison in patients aged seventy years and older[J]. International orthopaedics, 2020, 44(6): 1131-1141.

[33] Jensen AR, Tangtiphaiboontana J, Marigi E, et al. Anatomic total shoulder arthroplasty for primary glenohumeral osteoarthritis is associated with excellent outcomes and low revision rates in the elderly[J]. Journal of Shoulder and Elbow Surgery, 2021, 30(7): S131-S139.

[34] Sanchez-Sotelo J. Current concepts in humeral component design for anatomic and reverse shoulder arthroplasty[J]. Journal of Clinical Medicine, 2021, 10(21): 5151.

[35] Nikolas KK, Melanie PC, Kilian W, et al. Revision shoulder arthroplasty: a systematic review and comparison of North American vs. European outcomes and complications[J]. Journal of Shoulder and Elbow Surgery, 2020, 29(5): 1071-1082.

[36] Stephen AP, Pierre-Henri F, Thomas WW, et al. Comparison of complication types and rates associated with anatomic and reverse total shoulder arthroplasty[J]. Journal of Shoulder and Elbow Surgery, 2021, 30(4): 811-818.

[37] Shah SS, Fu MC, Ling D, et al. The comparative effect of age on clinical outcomes following anatomic total shoulder arthroplasty and reverse total shoulder arthroplasty[J]. Orthopedics, 2021, 44(4): E600-E606.

[38] Parsons M, Riley SM. Resurfacing Total shoulder replacement with both humeral and glenoid-sided biological fixation: the cage match[J]. Techniques in Shoulder & Elbow Surgery, 2017, 18(1): 29-33.

[39] Amri K, Chefi M A, Znagui T, et al. Resurfacing shoulder hemi-arthroplasty in ballistic injuries. A case report[J]. International Journal of Surgery, 2019, 65: 48-51.

[40] Rai P, Davies O, Wand J, et al. Long-term follow-up of the Copeland mark III shoulder resurfacing hemi-arthroplasty[J]. Journal of Orthopaedics, 2016, 13(1): 52-56.

[41] Peebles LA, Arner JW, Haber DB, et al. Glenohumeral resurfacing in young, active patients with end-stage osteoarthritis of the shoulder[J]. Arthroscopy Techniques, 2020, 9(9): E1315-E1322.

[42] Welsink CL, Lambers KTA, van Deurzen DFP, et al. Total elbow arthroplasty: a systematic review. JBJS Rev, 2017, 5(7): e4.

[43] Lovy AJ, KeswanI A, Koehler SM, et al. Short-term complications of distal humerus fractures in elderly patients: open reduction internal fixation versus total elbow arthroplasty[J]. Geriatr Orthop Surg Rehabil, 2016, 7(1): 39-44.

[44] Prasad N, Ali A, Stanley D. Total elbow arthroplasty for non-rheumatoid patients with a fracture of the distal humerus a minimum ten-year follow-up[J]. Bone Joint J, 2016, 98-B(3): 381-386.

[45] Sanchez-Sotelo J, Baghdadi YM, Morrey BF. Primary linked semiconstrained total elbow arthroplasty for rheumatoid arthritis: a single-institution experience with 461 elbows over three decades[J]. J Bone Joint Surg Am, 2016, 98(20): 1741-1748.

[46] Bai XS, Petscavage-Thomas JM, Ha AS. Total elbow arthroplasty: a radiographic outcome study[J]. Skeletal Radiol, 2016, 45(6): 789-794.

[47] Gallucci GL, LarrondoCalderón W, Boretto JG, et al. Total elbow arthroplasty for the treatment of distal humeral fractures[J]. Rev Esp Cir OrtopTraumatol, 2016, 60(3): 167-174.

[48] Ogino H, Ito H, Furu M, et al. Limited extension after linked total elbow arthroplasty in patients with rheumatoid arthritis[J]. Mod Rheumatol, 2016, 26(3): 347-351.

第十七章
关节外科仿生治疗

第一节　髋关节置换基础

髋关节是人体最大、最稳定的负重球窝关节，髋关节疾患和伤病引起的疼痛和功能障碍影响下肢负重功能，严重的会导致下肢运动功能丧失，影响患者心肺功能甚至危及生命。

人工髋关节置换是消除髋关节疼痛、恢复髋关节功能、提高下肢负重运动能力的重要治疗方法。人工髋关节置换起源于 20 世纪 40 年代，我国人工髋关节置换起步于 20 世纪 60 年代，其发展的历程就是仿生替代和仿生功能理论在骨外科实践中应用并不断进步的范例。本节将简介髋关节置换术的适应证、禁忌证、髋关节应用解剖和生物力学要点、髋关节假体固定类型、髋关节假体材料及植骨、髋关节置换手术入路及手术并发症，并图解说明人工髋关节置换术需掌握的外科理论基础。

一、适应证和禁忌证

髋关节置换主要是解决髋部疼痛及功能障碍，因其有一定的使用寿命，故应把握好手术指征。

（一）髋关节置换的适应证

1.股骨头坏死

2.髋关节骨关节炎　发育性髋关节畸形、髋关节撞击综合征、创伤性关节炎等。

3.高龄髋部骨折　股骨颈骨折、股骨头骨折、粗隆间骨折等。

4.免疫炎性髋关节病　类风湿性关节炎、强直性脊柱炎、系统性红斑狼疮股骨头坏死、银屑病关节炎。

5.髋部肿瘤　如病变切除需快速重建关节功能的患者。

6.其他髋部疾病　如髋关节创伤术后失效，幼儿髋关节感染继发融合畸形，髋关节融合术后等。

（二）髋关节置换的禁忌证

1.髋关节局部或全身其他部位存在活动性感染。

2.神经源性髋关节破坏，如沙尔科关节等。

3.髋关节稳定机制缺乏，如外展肌肌力 4 级以下。

4.心肺功能不全、体质虚弱不能耐受手术或围手术期恢复。

二、应用解剖及生物力学要点

（一）髋关节的解剖

髋关节骨性结构包括股骨头、髋臼窝及其表面的透明软骨，组成的球窝形态保证了髋关节应力下的屈伸旋转活动。髋关节周围的纤维韧带结构包括：髂股韧带、耻股韧带和坐股韧带，它们与关节囊交织融合，提供了髋关节的旋转稳定性。髋臼横韧带、圆韧带以及髋臼窝衍生包裹构架，提供前后方及前下稳定性。纤维软骨的盂唇密封结构加强了稳定性并提供滑膜关节液的负压稳定效应。髋关节的屈伸、收展、旋转运动的动力由六大肌群提供：外展肌群、内收肌群、外旋肌群、内旋肌群、伸肌肌群、屈肌肌群。例如，提供外旋运动的外旋肌群包括：臀中肌和臀小肌的后部肌束、梨状肌、闭孔外肌、上孖肌、下孖肌、缝匠肌及股二头肌的长头等。常用的后外侧手术入路常切断其中部分肌肉，从仿生外科的角度看，需缝合修复。

（二）髋关节的生物力学

生物力学是指应用力学原理和方法对生物体中的力学问题定量研究的生物物理学分支。髋关节生物力学是对髋关节运动和力的衡量，以研究对髋关节运动受力和病理损害的影响，也是指导人工髋关节假体设计、手术操作以及术后康复的重要理论依据。仿生解剖和仿生功能理论要求人工髋关节手术必须重建一个符合人体解剖、力学和运动学关系最优的髋关节，这包含了丰富的基础、临床及技术内容，其中髋关节的旋转中心、偏心距和股骨的前倾角因为直接影响术后髋关节稳定性、运动功能和假体寿命，重点提出，而髋脊联动概念近年研究较多，下文略作讨论。

1. 旋转中心（center of rotation，COR）　旋转中心，顾名思义是髋关节旋转运动的中心位置。在人工髋关节置换中，旋转中心受髋臼假体位置高低的影响，全髋置换术目的是尽可能地恢复解剖的旋转中心，尤其是内外侧方向的位置。旋转中心的内外移位、上下移位、前后移位，均属于旋转中心的改变。旋转中心的偏移，改变了髋关节受力和运动，影响了关节的稳定性，增加磨损，缩短假体寿命，也影响了功能。确定旋转中心的方法也是确定股骨头或者人工股骨头的中心。在旋转中心移位的测量中，对于泪滴明显的骨盆 X 线片，最常使用泪滴间线，对于泪滴不明显的使用两个闭孔的最上缘的连线和 Köhler 线作为测量参照。

2. 偏心距（offset）　股骨偏心距是股骨头旋转中心到外展肌作用力线的垂直距离，髋臼的偏心距是从股骨头旋转中心到泪滴间线的垂直距离，髋关节的综合的偏心距是股骨和髋臼偏心距之和。因股骨侧的测量较复杂，故常用股骨头旋转中心和股骨中心线的垂直距离作为偏心距。

颈干角是影响股骨偏心距大小的主要因素，颈干角的大小和股骨颈的长度决定了股骨假体偏心距的大小，股骨偏心距的正常值约为 43.9mm（27～57mm）。

在全髋关节置换术中，重建股骨偏心距具有重要意义，能够增强外展肌的力量、提高髋关节稳定性、加大关节活动范围、降低假体无菌松动率和磨损率。增大股骨偏心距可以通过增加股骨颈的长度、减少颈干角的方法实现，可通过选择满足以上设计的假体实现。

3. 股骨颈前倾角（femoral anteversion）　股骨颈前倾角是股骨颈的轴线与股骨远端后髁连线之间的夹角，正常成人在 10°～20° 之间。股骨假体的偏心距和安放的前倾角是影响股骨近端受力的两个重要因素，前倾角增大会增大肌力和关节接触面的力，从而增大股骨近端的负荷。这种作用于股骨近端的力可能会引起骨结构的重构或者退变，而且前倾比偏心距起着更大的作用。在股骨假体的偏心距偏大的情况下，要避免前倾角过大。

4. 髋脊联动对髋关节置换的影响 一直以来，最优的髋臼假体位置被认为是降低关节脱位和减少内衬磨损的重要因素。一般认为髋臼的安全角度区域为：外展角度45°±10°，前倾角15°±10°。而实际上，单纯追求髋关节的稳定性而放置的髋臼角度会影响到内衬的磨损，反之亦然，二者不可兼得。而且下肢的力线和脊柱的病变情况都会影响到髋臼假体的最佳安放位置。

腰椎术后会增加髋关节脱位的风险，而髋关节炎的患者会影响脊柱畸形的代偿机制，髋和脊之间存在互相影响，髋关节和脊柱之间存在协同运动，称之为髋脊联动（spinopelvic motion）。在研究髋脊联动中，常用的参数为：骨盆倾斜角、骶骨倾斜角、骨盆入射角、腰椎前凸角、T_1骨盆角。

该领域目前仍有很多未解之谜，髋关节外科医生在遇到既往有腰椎融合和脊柱异常病史的患者时，需要考虑到髋脊联动的存在，需要进行充分地体格检查，评估影像学资料，与脊柱科医生会诊，以降低因忽略了髋脊联动因素而造成术后脱位、假体失效和功能不良等并发症。

三、人工髋关节的假体固定类型

人工髋关节的固定方式包括骨水泥固定和生物固定两种。

金属假体与骨之间的固定经历了三个阶段：①术中的初期固定阶段；②中间固定阶段，假体周围新骨与假体之间的愈合，这只发生在生物固定类假体；③二次固定阶段，假体与骨（生物固定）或骨水泥与骨（骨水泥固定）之间的界面重建，以保持假体良好固定。

1. 髋臼假体的固定 全髋关节置换术的髋臼假体包括骨水泥固定杯和生物固定杯。

骨水泥固定杯是使用骨水泥将其固定于骨盆上，可以获得即刻的稳定性。因其早期失败率较高，目前，骨水泥髋臼使用的范围较窄，多应用于翻修重建、寿命和功能预期较低或特殊病例，如代谢性骨病、放疗治疗后和肾癌等患者。

生物固定杯是北美国家以及我国髋臼植入的主流，最初的髋臼表面设计是螺纹和羟基磷灰石涂层，远期效果并不理想，后来发展到使用多孔涂层更便于骨长入。生物固定杯使用压配技术获得初始稳定性，后期会有骨长入或者骨长上以获得长期稳定。高孔隙率金属臼杯以及钽金属为代表的新型技术材料，使生物固定杯的使用更为流行。

2. 股骨假体的固定 股骨假体的固定也包括骨水泥固定和生物固定两种。

骨水泥股骨假体有两种设计理念：组合柱型和承载锥型。组合柱型柄在假体和骨水泥间建立坚强的连接，力的传导是通过柄到柄的远端，然后到周围骨，有增大应力遮挡的风险，带领设计能分散部分应力。承载锥型柄一般无领，在一个或者多个平面是锥形，表面高抛光。该种柄部分力传导到干骺端骨，可减少应力遮挡，且高抛光利于假体下沉和减少假体骨水泥间微动产生的颗粒。然而，缺乏假体和骨水泥间的坚强连接。

根据形状，生物型的股骨假体主要有锥形柄、解剖柄、圆柱形柄，此外还有近端和远端独立操作的组配柄。锥形柄利于初始稳定，固定位置偏近端，能减少骨折和大腿痛的风险。解剖柄与股骨髓腔更匹配，需要扩锉髓腔，患者的髓腔结构各异会增加骨折的风险，但使用结果优秀。圆柱形柄设计常常在近端和远端均有涂层，需要扩锉髓腔，其远端固定是至关重要的特点，但存在近端的应力遮挡，长期效果优秀。

短柄是锥形柄的一种，是基于仿生理论设计的，它可以降低近端应力遮挡的程度，促进微创手术的应用，减少手术失血、缩短手术时间，最大程度保留自体骨，也符合快速康复理念。但在一些发育异常的患者，欲解剖重建其前倾角很困难，而短柄假体在前倾角改变很小的情况下，就会很大的增加关节界面的接触力，故短柄假体的使用会受到一些限制。此外，微创手术可能会使假体安装位置的控制更具难度，从而导致临床结果变差。这些都是选择短柄假体应该考虑的问题。

四、人工髋关节的材料

（一）金属

髋关节假体的金属材料需要具有高强度、抗疲劳、抗磨损和抗腐蚀性能，还希望具有轻比重和接近人皮质骨的弹性模量，其对生物相容性的追求也是仿生骨科的一个体现。

目前，钴铬钼合金和医用钛合金被广泛应用于髋关节金属部件的制造。钽金属相关的材料具有较好的生物相容性、高强度和抗腐蚀等特性，也成为髋关节假体的使用材料。为获得假体与骨之间的更好特性，对金属的表面进行了一些特殊处理，如 TiN 和 CrN 涂层可增加强度，羟基磷灰石（HA）可增加相容性。

（二）陶瓷

目前使用的陶瓷材料包括氧化铝、增韧氧化铝、氧化锆。陶瓷头与股骨柄颈部间产生的陶瓷颗粒生物反应性较低，很少见严重的软组织反应。陶瓷碎裂和异响是陶瓷材料主要的临床问题，三代陶瓷中 28mm 短颈股骨头有更高的碎裂风险；异响由多种因素决定：患者因素、手术因素和假体因素等。

（三）超高分子量聚乙烯

超高分子量聚乙烯（ultra-high molecular weight polyethylene，UHMWPE）仍然是软对硬髋关节界面的常用内衬材料。较早的 UHMWPE 工艺易出现高磨损和氧化性脆化，导致骨溶解和内衬分层。目前，通过对交联和自由基的化学修饰，提高了耐磨性，但却降低抗断裂能力。为了最大限度地减少应力集中，需对假体进行特定设计，如内衬的边缘和杯口。维生素 E 的添加可增加抗氧化性。未来的 UHMWPE 工艺可能进一步改进，加入某些添加剂以对抗或抑制感染。

（四）骨水泥

骨水泥的主要成分为聚甲基丙烯酸甲酯（polymethyl methacrylate，PMMA）。骨水泥并不是作为黏合剂把假体固定在人体骨上，它是通过填充假体和人体骨之间的空间，实现关节与自体骨之间的机械交锁固定。该固定体系可以长期在人体内留存，并可以实现长期的固定。

在骨水泥固定假体中共有两个界面：骨水泥与假体间的界面，骨水泥与人体骨间的界面。在骨水泥固化过程中，会出现收缩，这会导致假体与骨水泥界面之间形成缝隙。随着时间推移，骨小梁存在吸收，骨水泥和骨之间的机械交锁量减少，从而导致界面机械强度变弱。骨水泥技术对于假体生存率等方面至关重要。

（五）骨缺损植骨材料

在髋关节置换术，尤其是翻修术中，较严重的髋臼或者股骨缺损需要植骨。目前常见的植骨方式有：自体骨移植、同种异体骨移植和生物材料植骨。

植骨成功与否与移植骨的三个属性有关：成骨性、骨诱导和骨传导有关。骨移植与宿主骨融合取决于宿主床的血管供应、移植物的生物活性和移植物-宿主界面的机械稳定性。同种异体骨更容易获得，但它缺乏成骨性，骨诱导因子较少。自体骨移植仍是植骨的金标准，也是仿生骨科理论的体现。

打压植骨和结构性植骨是常见的植骨技术。打压植骨通常适合于治疗小到中等大小的包容性缺损；大的非包容性的节段性骨缺损，使用结构性植骨可以提供足够的初始稳定性和较好的长期效果。

五、髋关节置换术手术入路

仿生外科技术要求外科操作要减少对自身组织的损伤。好的切口入路既能清楚的显示术野，又能减少周围软组织的损伤，避免肌肉、血管、神经损害。微创入路，目前研究尚未证实较传统入路有明显的临床优势，且对假体安放准确性有一定影响。目前，常用的传统入路有：

1. 后外侧入路　是目前最常用的手术入路，可以很好地显露髋臼和股骨侧，可以保留髋关节的外展机制，而对后关节囊的修复可以降低脱位的发生率。

2. 前外侧入路　可以保留髋关节的后关节囊和外旋肌群，增强髋关节的稳定性，较后侧入路脱位风险降低。髋关节强直、髋关节活动范围偏六、髋臼直径偏小、外展肌功能不全和诸如酗酒等一些特殊病例可以选择该入路。前外侧入路需要修复外展肌的前方部分。

3. 直接前方入路（direct anterior approach，DAA）　通过肌肉和神经间隙进入髋关节，避免了干扰外展肌，可允许早期运动和快速康复。髋臼和股骨需要显露充分，以利于髋臼和股骨假体植入，需要使用特殊的显露工具。

六、髋关节置换术后并发症

（一）髋关节脱位

发生率在初次置换中为0.3%~10%，在翻修全髋中高达28%，多在术后第一年发生。影响因素很多：患者相关因素，如女性、高龄、腰椎疾病等；手术相关因素，如入路、假体位置、股骨头大小、腿的长度和偏心距恢复等。使用双动关节、限制性内衬、加强软组织等可预防脱位，出现脱位需进行复位甚至假体翻修。

（二）假体周围感染

会导致灾害性后果，发生率大概0.5%~1%，预防依赖于：最佳的患者适应证，手术部位准备以及预防性应用抗生素。最常见的细菌是革兰氏阳性菌。其诊断比较复杂，需要依赖病史、体检以及实验室化验等。

（三）假体周围骨折

需要基于病史、查体和影像学来诊断。目前髋臼侧和股骨侧骨折均有分类系统，利于医生更好的理解病情，制定治疗方案。治疗假体周围骨折最标准的方式还是手术，通过复位固定或者翻修来治疗。

（四）外展肌及大粗隆并发症

大粗隆骨折需要及早发现并进行固定；大粗隆滑囊炎可通过理疗或者封闭等治疗。

（五）双下肢不等长

可通过术前周密计划、术中反复评估减少发生概率。术前影像测量可确定：如双侧小粗隆上缘到泪滴间线垂直距离不等，则需要进行肢体长度矫正；髋臼中心和股骨头中心二者的关系可用于判断偏心距和肢体长短的改变；小粗隆上缘到股骨头中心的距离在术中可作为与术前计划对照的参数。如出现双下肢不等长，可通过理疗、垫高鞋底、少数情况下甚至需要翻修来解决。

（六）神经血管损伤

虽不是常见并发症，一旦发生会导致灾难性后果，需要术前评估患者的风险性，术中注意加以保护，一旦发现早诊断、早处理。

（七）异位骨化

高风险人群包括既往髋关节手术后发生异位骨化、肥厚性骨关节炎、强直性脊柱炎、弥漫性特发性骨骼肥大、帕金森病、脑部外伤手术史等，尤其其中的男性患者。可通过放射治疗、口服吲哚美辛和 COX-2（环氧合酶 2）抑制剂预防，当严重影响髋关节功能时可手术治疗。

（李军 刘曙光）

第二节 全髋关节表面置换术

在髋关节置换外科技术不断改进的历史进程中，髋关节表面置换术的出现是代表其发展的重要里程碑。全髋关节表面置换术（hip resurfacing arthroplasty，HRA）使用金属 - 金属的假体置换材料重建关节面，恢复髋关节正常的活动与功能。具有创伤小、术后关节活动度好、早期假体脱位率及翻修率低、恢复下肢正常的生物力学传导等优点，对于年轻男性患者、工作活动量较大的患者、参加体育运动的患者，提供了一种全新的外科治疗方式。

事实上，髋关节表面置换早在 20 世纪 50 年代就开始在临床上应用，但是由于当时外科医生的手术技术不成熟、假体材料的易磨损性，并没有在临床上得到广泛的应用。随着技术的进步，假体材料的生产制造越来越精细，具有表面粗糙度低、径向间隙低、轴承表面磨损低等优点的假体模型开始应用于临床，而且假体可行性、手术设备、手术方法等都有了显著提高，术后效果令人振奋。先进的假体材料、良好的应力传导，使全髋关节表面置换术在临床上的应用逐渐增多。

一、发展历史及现状

髋关节表面置换经历了不同的发展阶段。早在 20 世纪 20 年代，Smith-Peterson 首先建立了原始模型，采用玻璃、钴铬合金行股骨头表面置换。第一种全髋关节表面置换材料是由 Charnley 在 20 世纪 50 年代设计的，采用聚四氟乙烯树脂制成髋臼假体和股骨假体行双杯置换，假体承重面材料磨损导致早期较高的失败率。

20 世纪 60 年代，Townly 采用了聚脲烷髋臼假体和带细髓内柄及金属股骨假体行双杯置换术，聚氨基甲酸乙酯作为承重面材料，结果还是不可避免磨损。20 世纪 70—80 年代，德国医师 Wagner 开始采用骨水泥固定的聚乙烯髋臼、金属股骨头行表面置换。1988 年，由 Weber 医生与瑞士相关公司合作加工生产的含有钴铬合金的关节面，承重面具备良好的磨损特性，从而髋关节表面置换开始蓬勃发展。美国医师对聚乙烯髋臼、金属股骨头假体进行了改良，并于 1996 年推出了混合固定髋关节表面置换系统，其双侧假体均为钴铬合金所制。之后，大部分假体生产厂家都推出了金属 - 金属髋关节表面置换假体。

现代的髋关节表面系统采用金属对金属的材料。英国国立临床规范研究所（NICE）于 2002 年发布的髋关节表面置换术指南提到，能耐受传统全髋置换手术的患者同样可以采用金属对金属的全髋关节表面置换手术。该手术也于 2006 年获得美国食品药品监督管理局（FDA）的准入授权。随后，在有症状的髋关节疾病人群中，接受表面髋关节置换术的人数大幅度地增加。早在 2008 年的统计数据显示，全髋关节表面置换术在一些国家中占到了所有髋关节手术的 6%～9%，其中澳大利亚（7.9%）、法国（6%）、德国（9%）、英国（7%）。

二、全髋关节表面置换的生物力学特点

股骨头的拉应力由股骨颈外上方承受，负荷通过股骨颈内侧皮质、股骨距、骨小梁以压应力的形式传导。表面置换术后股骨头的直径与原股骨头直径相近，表面置换相对于全髋置换更接近正常的负荷传递。

国外学者曾通过研究假体周边骨密度的方式评估髋关节置换术后股骨近端应力遮挡情况发现：髋关节表面置换组假体周围具有更高的骨密度，表明髋关节表面置换术后股骨近端应力更符合生理分布。有限元分析也表明表面置换术后股骨近端应力分布更接近生理状态；Radcliffe 等通过有限元分析，证实随着股骨假体植入柄干角的加大，股骨颈外上方承受的应力减小，而股骨颈内下方承受的应力加大，从而股骨近端的应力分布更接近生物力学。髋关节表面置换术能够使股骨近端解剖结构精确地恢复。

三、全髋关节表面置换的临床优势及仿生性

重建股骨近端和髋关节的正常解剖是髋关节表面置换术的重要目标，因为术中解剖结构破坏较少，相比全髋关节置换术重建的生物力学结构更精确。一项前瞻性的随机临床研究表明，全髋关节置换组患者中股骨偏心距增大 5.1mm，并与对侧相差 4mm 以内的占 25%，肢体延长 2.6mm 并与对侧相差 4mm 以内的占 60%，而髋关节表面置换组患者中股骨偏心距缩小 3.3mm 并与对侧相差 4mm 以内的占 57%，肢体缩短 1.9mm 并与对侧相差 4mm 以内的占 86%，说明髋关节表面置换术较全髋关节置换能更精确地恢复患肢的解剖及生物力学结构。

全髋关节表面置换术股骨头假体直径与原股骨头相近，术后患肢的解剖及力学结构分布接近于正常生理状态，可以获得良好的本体感觉。全髋关节表面置换术后良好的本体感觉不仅有利于消除患者在进行各种活动时对关节脱位的恐惧感，同时对关节的稳定性也起到了重要作用，稳定的关节也保证了更大的关节活动范围。

由于全髋关节表面置换术保留了股骨头、股骨颈原有的解剖形态，使得力的分布与传导更接近正常的负荷传递，降低了传统全髋关节置换术后常见的股骨近端应力遮挡效应而出现骨吸收的出现概率。全髋关节置换术后发生大腿疼痛被认为与术后股骨近段应力的作用有关。大量研究表明全髋关节表面置换术后大多数患者术后未出现大腿疼痛情况。

与传统全髋关节置换术相比，全髋关节表面置换术后运动能力的恢复更接近正常水平。全髋关节表面置换术理论上不限制术后的运动量，全髋关节表面置换术可以承受高能量的撞击，因此可以进行跑步、重体力劳动等剧烈运动。

四、患者的选择及术前评估

全髋关节表面置换保留了大量股骨侧骨量，增加了关节稳定性和活动度，有利于术后翻修。该术式主要适用于需要行关节成形术且活动量大的青年患者。

（一）适应证

①髋关节原发性、继发性关节炎；②股骨头缺血性坏死；③强直性脊柱炎、类风湿性关节炎；④髋关节发育不良（股骨头变形不严重）；⑤股骨头骨骺骨软骨病、创伤性关节炎、股骨近端畸形、某些神经肌肉疾病。

（二）禁忌证

①老年患者；②髋关节化脓性感染；③股骨头、股骨颈或髋臼缺损、破坏过多；④股骨头广泛坏死、重度骨质疏松；⑤肾功能差、对金属材料严重过敏。

（三）术前评估

1. 年龄因素　目前公认年龄是全髋关节表面置换术后并发症的相关性因素，并且是最主要的因素之一。因此，年龄较大的患者应谨慎选择全髋关节表面置换术。最近有学者研究认为表面置换患者年龄应小于 65 岁，但也有学者认为患者年龄应小于 55 岁。

2. 性别因素　女性患者全髋关节表面置换术的早期翻修率比较高。现在普遍认为，女性患者该术式的早期高翻修率主要与绝经后骨质疏松导致股骨近端骨质条件不佳有关。

3. 肥胖因素　学者普遍认为，肥胖患者虽然骨质条件较好，但却给术野暴露带来了困难，这会严重影响术中股骨头的打磨以及假体的植入，从而影响手术的效果。

4. 髋关节疾病因素　髋关节骨关节炎患者行全髋关节表面置换术的效果较好。而对于股骨头坏死的患者，情况就变得比较复杂。一部分学者认为应该选择全髋关节表面置换术。他们认为股骨头坏死患者往往又年轻又有活力，如果行全髋关节置换术，术后出现假体周围松动及假体磨损等并发症的风险较高。另一部分学者却认为股骨头坏死是全髋关节表面置换术的相对禁忌证。他们认为，股骨头坏死意味着打磨好的股骨头骨质条件较差；另一方面，引起股骨头坏死的原有影响因素并未改变，再加上手术可能造成股骨头血供障碍、骨水泥引起热破坏等因素的影响，发生残余股骨头缺血性坏死的风险较高。

五、手术操作及技术要点

（一）入路及假体选择

患者取侧卧位，用后外侧切口暴露患髋。充分暴露髋臼，切除髋臼后缘所有可能阻碍股骨头脱位的骨赘，将股骨头脱出。根据股骨颈直径先确定股骨头假体的型号。然后确定与股骨头假体大小相对应的髋臼假体。

（二）髋臼假体的安装

用拉钩充分暴露髋臼，清除髋臼内软组织，暴露臼底。从髋臼切迹至内侧壁向内磨锉髋臼，小心不要磨穿内壁。内移后，磨锉髋臼的骨质到所需尺寸，最终磨削髋臼的尺寸通常比所需髋臼假体的尺寸小 1mm。使用髋臼试模评估潜在假体稳定性。将假体试模打入髋臼，切除周围骨赘以顺利安放臼杯。如果试模尺寸较紧则选择相同大小的髋臼假体。如果试模较松，可使用大 1mm 或 2mm 的髋臼假体来匹配适当的股骨头。使用试模时应使用较大尺寸的臼杯，如果比较紧，则可选择此臼杯。用电刀在假体试模边缘做标记以预测真正的假体插入的深度。

（三）股骨头假体安装

检查并清理股骨头病变组织将股骨头脱位，按术前 X 线测量确定股骨颈中心定位器的安装位置。自股骨头顶部中心用股骨颈中心定位器与股骨颈纵轴相平行方向打入一枚导针，然后沿导针方向用空心钻钻孔，钻孔深度要至少比股骨头假体中心柄长 2mm。拔出导针及空心钻，插入一粗导杆。沿导杆方向用一与股骨颈直径相同的桶状锉磨削股骨头至头颈交界处。拔去导杆，选取与股骨颈直径相同的股骨头截骨导向器套在已磨削的股骨头上以确定保留股骨头的高度，用摆动锯截除股骨头多余部分。再插入导杆，套上锥形锉磨削股骨头使股骨头形成一斜角圆柱形，清除股骨头内坏死组织，使其外径与股骨头假体内径相匹配。然后用 3.5mm 直径的钻头在股骨头表面均匀钻孔8～10 个，深达硬化骨和带血供骨之下 4～5mm，以加强骨水泥的锚固作用。彻底冲洗，清理股骨头表面的骨碎屑、凝血块和髓内脂肪，拭干后调制骨水泥至拉丝期，分别置于股骨头表面和股骨头假体的内面，将假体中轴柄插入股骨颈中心轴骨孔内，然后持续加压至骨水泥干固。

（四）小心复位髋关节

小心复位髋关节，避免金属股骨头对髋臼假体边缘的磨损。可吸收缝合线关闭关节囊。修复臀大肌和梨状肌。冲洗，常规缝合筋膜，逐层缝合伤口，无菌敷料加压包扎。

（五）典型病例

患者，男性，28 岁，诊断左髋关节骨性关节炎。行左侧全髋关节表面置换术，术前术后影像资料分别见图 17-2-1、图 17-2-2）。

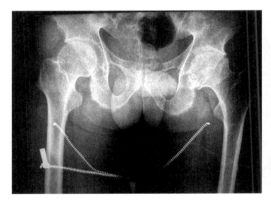
图 17-2-1 术前 X 线片

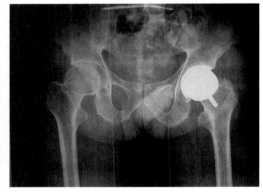
图 17-2-2 术后 X 线片

六、术后处理

患者安全返回病房，鼓励患者早期活动，大多数患者术后疼痛可耐受后即可下地行走，并且可以稳步增加活动强度，患者无须使用外展枕，不需要遵循严格的髋关节活动限制措施，这是因为股骨头很大，术后脱位风险很小，几乎可以忽略不计。术后早期可鼓励患者参与低强度活动，如散步、游泳、骑自行车等。术后 6 个月后可逐渐恢复较高强度的活动。当然这是以术后复查阅片为前提，根据实际情况指导锻炼。

七、常见并发症

（一）股骨颈骨折

全髋关节表面置换术后早期翻修的常见原因之一。国外一项长期随访研究表明，其发生率约为1.7%，且大部分都发生于假体植入后的前中期。研究表明股骨颈骨折是多因素的，绝大多数发生原因不止一种。早期发生在 2 个月内的骨折多位于颈部假体连接处（头下），发生在术后 20 个月的骨折多位于股骨头内（成骨和非成骨的修复骨交界处），对短期骨折的组织学分析表明，骨折发生在假体 / 颈部的松质骨和皮质骨愈合区域。有研究发现，女性、老年和肥胖患者的股骨颈骨折发生率是年轻男性患者的 3 倍，且严重的骨质疏松患者以及绝经后的妇女较普通患者的骨折率更高，而术后患者不遵医嘱进行过量的体力活动或不当的特殊体位等也是诱发股骨颈骨折的重要因素。此外，髋关节表面置换后患者髋部的负载传递和应力支撑发生了变化，这也可能导致髋关节表面置换术后股骨颈骨折的发生。

（二）股骨头缺血坏死

股骨头缺血坏死是髋关节表面置换术后翻修的常见原因之一，约占总翻修原因的 11%。从理论上讲，股骨头缺血性坏死患者原有致病因素的进一步作用以及手术造成股骨头血供障碍血氧饱和度下降、骨水泥引起热破坏等均可导致术后股骨头坏死的发生。研究表明术中关节囊的切开及股骨侧假体植入时均可能造成骨外及骨内血供的破坏，导致股骨头继发性坏死。全髋关节表面置换中股骨颈切迹的发生可以导致股骨头颈的血供减少，且股骨头、股骨颈周围韧带的切除也可能导致血供的减少，从而增加缺血性坏死的发生。

因此建议术中为尽可能减少对股骨头、股骨颈的血供破坏，可在应用骨水泥固定股骨侧假体时用吸引套管插入小转子处进行大量灌洗，以带走骨水泥释放的热量，减少热损伤；植入假体的过程中负压吸引股骨近端的开孔，防止堵塞骨质的血管；在显露股骨近端时要保护股骨近端血供，不应将股骨近端的软组织骨膜袖状广泛剥离。

（三）股骨颈缩窄

股骨颈缩窄是指患者的股骨颈随时间逐渐变窄的一种病理现象，以缩窄率大于 10% 最为显著，随着手术例数的增多，一些学者发现全髋关节表面置换术后一些病例存在股骨颈发生缩窄的现象。

髋关节表面置换术后出现股骨颈缩窄，其发生的确切原因目前并不清楚，大多数学者认为手术过程中的股骨颈切迹、术后股骨颈部位的应力重建、假体磨损产生的金属微粒导致的炎性骨质溶解等是股骨颈狭窄的重要影响因素。术中极易剥离或破坏股骨颈 - 假体连接处的软组织，导致此处供血减少，因此就容易出现股骨颈缩窄。同时在磨锉股骨头过程中产生大量骨碎屑散落在创面，也主要存在于股骨颈 - 假体连接处，使此处软组织及股骨颈在术后不断磨损，这也许是此处容易出现缩窄的另一个原因。

（四）术后体内金属离子水平升高

金对金假体负重面的患者置换后血液中金属离子浓度的问题已经引起了广泛的关注。目前已证实，全髋表面置换术后可引起血液及尿中金属离子浓度明显升高。金属离子浓度增高可引起局部或全身性的不良生物学反应，临床上不同个体对金属离子的生物学反应并不一致，某些敏感的患者，可产生如疼痛性软组织肿块和影像学性骨溶解等不良临床反应。另外过高的金属离子还可能会引起致畸、致突变、致免疫缺陷、染色体突变及具有器官毒性和致癌性。

因此，实时监测及长期随访年轻患者体内金属离子浓度，对防治并发症具有重要意义，在患者选择时，年轻未生育的女性患者、肾功能不全的患者及对金属材料过敏的患者都应谨慎使用，术中选择合适的假体尺寸、正确的假体植入位置等均有可能降低术后体内金属离子浓度水平。

（五）假性肿瘤

假性肿瘤是金属碎屑或金属离子对假体周围组织的毒性或过敏反应，导致巨噬细胞异常增生破坏了周围的骨与软组织，并形成积液或囊肿。有研究报道，髋关节表面置换术后假性肿瘤的发生率约为 1%～4%，且随术后时间的延长有增加趋势。总之，假性肿瘤的形成可能与性别、时间、单双侧置换、假体前倾角度、髋臼杯外展角度及金属离子水平等有关。

（六）其他并发症

异位骨化、感染、假体脱位、下肢深静脉血栓和局部不良组织反应等并发症也都是全髋关节表面置换术后可能发生的并发症。尽管纵观过去的文献报道，这些并发症的发生率都很低，但是任何的潜在并发症都需要术者们充分重视，术后的评估、术中仔细的手术以及术后定期的随访都是必不可少的。

八、总结

相关领域在过去的几年发生了许多变化，人们不仅像以前那样关注新的假体材料，同时还越来越强调降低成本、改善功能，更多地关注患者的自身体验。全髋关节表面置换不仅可以减少患者的疼痛，而且可以改善患者的日常生活能力。尤其是对于年轻、活动量大的患者，全髋关节表面置换是外科治疗的最佳选择。随着数字化技术、三维重建技术、立体定向技术、人工智能技术、导航模板技术逐渐渗透到医学，为现代骨外科手术朝着仿生、微创、精准的目标发展提供了有力的保证，必将使髋关节表面置换的发展实现全新的飞跃。

（张育民　王涛）

第三节　人工股骨头置换术

人工股骨头置换术是用人造股骨头替代患者本身病变的股骨头和股骨颈，达到去除股骨近端头颈部病变组织以重建和修复髋关节结构和功能的一种手术方法，也被称为半髋关节置换术，是骨科关节外科专业比较有效的仿生治疗措施之一。仿生治疗就是模拟人体正常解剖结构和功能，进行仿生自然和仿生替代以重建人体病损组织和功能的治疗技术。微创人工股骨头置换术是仿生治疗的技术之一。人工股骨头置换术距今有近百年历史，股骨假体固定模式从最初的压配型到 Charnley 的骨水泥型再到现代生物学固定型。骨水泥固定的机制是通过假体与骨床之间的骨水泥充填，形成骨水泥与骨、骨水泥与假体间的嵌合交锁，以达到界面的稳定，而与"黏合"无关。随着骨水泥制造工艺和第二、三代骨水泥使用技术的进步，骨水泥固定的长期效果得到了很大改善，并且在骨水泥固化后即刻就可达到良好的界面稳定性，使患者能够较早地下床进行负重活动，因此目前仍被认为是一种较好的假体固定方式，尤其是对老年患者及骨质疏松患者。但是老年患者使用骨水泥固定假体术中容易出现急性心血管事件，术后仍有骨水泥碎裂，导致假体松动、下沉等并发症。20 世纪 70 年代以后 Pillar、Galante、Harris 等先后研制并应用非骨水泥人工髋关节，这类假体通过表面处理，使其呈多孔状，然后以压配式植入体内达到初始稳定，使骨长入假体（in lay/ingrowth）或贴附于假体（on lay/ongrowth），达到假体与骨之间的整合，从而获得良好的远期生物固定效果。近年来，非骨水泥型假体不断有新的发展，表面处理工艺包括物理化学处理、假体表面形态学处理、假体表面涂层的生化修饰等。常用的假体表面涂层有羟基磷灰石涂层、钛金属表面激光等离子喷涂微孔涂层，具有高度不规则形貌并含有孔隙，为骨整合提供理想条件。假体的表面形态学处理主要通过改变假体的表面形态使假体与骨之间达到机械交锁，粗糙的表面通过接触引导骨细胞长入并影响矿物沉积，最终实现骨整合，获得良好的远期固定效果，为仿生治疗提供了坚实的基础。

一、适应证和禁忌证

（一）适应证

1. 高龄、伴有移位的新鲜或陈旧性股骨颈骨折患者　对于高龄的定义并没有一个确定的标准，目前普遍认同大于 75 岁。年龄是术式选择的重要因素，但并不是唯一标准，高龄患者需结合多方面因素综合考虑，降低患者生存期内需接受翻修手术的风险。

2. 不稳定的转子间骨折的高龄患者　从仿生自然的角度应先行切开复位内固定术，如出现股骨头缺血性坏死或骨折骨不连等再考虑行人工髋关节置换。但是应当综合考虑患者身体健康状况、骨折类型及术者所擅长的手术技术等因素，决定实施复位内固定手术或者人工股骨头置换。

3. 高龄的转子间骨折或股骨颈骨折内固定术后失败、髋臼侧无明显退变的患者。

4. 高龄股骨头坏死或仅累及股骨近端和头颈部的良性病变而且髋臼侧无明显退变及累及的患者。

5. 其他适应证　对于股骨近端原发性或转移的恶性肿瘤或病理性骨折，作为一种姑息性手术，为减轻患者痛苦，也可以考虑手术置换。

（二）禁忌证

绝对禁忌证　①身体健康状况无法耐受麻醉及手术；②髋关节及身体其他部位存在活动性感染；③炎性关节炎及其他关节疾病累及髋臼侧。

相对禁忌证　①病态肥胖；②严重认知功能障碍；③严重酒精及烟草依赖；④严重骨质疏松及严重的皮肤疾病等。

二、术前规划

仿生治疗的目的就是在尽可能微创微损的前提下修复重建患者的正常生理解剖结构和功能，人工股骨头置换术需恢复髋关节生物力学主要参数有股骨偏心距、双下肢等长、髋关节的功能。术前计划的主要内容是评估患者病史、体格检查、影像学资料、检验结果、核医学结果，将这些数据综合分析制定治疗规划。

1. 病史　详细询问并收集患者所有基础疾病资料，包括心脑血管系统、呼吸消化系统、泌尿系统、免疫系统、内分泌系统情况及骨代谢性疾病。

2. 体格检查　首先评估患者全身状态是否有手术禁忌证，其次要查看患侧髋关节周围的皮肤和软组织情况，尤其是要注意与手术切口邻近的部位是否存在既往手术瘢痕和皮损情况。再次评估髋关节的活动度和是否存在骨盆倾斜。

3. 影像学检查　术前要求至少有一张标准的双髋关节前后位而非骨盆前后位 X 线片和一张侧位投照的 X 线片。必要时需 CT 和 MRI 扫描进一步确诊。

（1）拍摄双髋关节前后位 X 线片：患者应平卧于检查台上，下肢内旋 15°～20°。下肢内旋可以使股骨颈与胶片相对平行，并与 X 线束相垂直，这样可以更加准确地获得股骨上段的几何影像信息和真实的股骨偏心距。

（2）下肢深静脉 B 超：老年患者，特别是合并高血压、心脏病、高血脂、糖尿病的患者是重点筛查的对象。常规行下肢深静脉 B 超检查，及时发现并及时处理血栓，避免血栓脱落导致肺梗死显得至关重要。对检查有血栓形成的患者应当及早行溶栓治疗，或者预防性使用静脉滤网。

4. 模板测量

（1）髋臼的评估重点看髋臼是否存在骨折、发育畸形、骨质缺损和骨质疏松，这些情况均是人工股骨头置换的禁忌证。

（2）股骨侧的模板测量应该在下肢内旋 15°~20° 的髋关节正位片上进行。在 X 线片上标记出重建所计划的旋转中心后，以该点为参照进行股骨侧模板测量。对股骨假体柄型选择参考 Dorr 等介绍分类的方法。髓腔闪烁指数（canal flare index，CFI）用于描述股骨近端内部形态，指的是小转子中点近端 2cm 处与股骨峡部髓腔宽度的比值。A 型 CFI>4.7 被称为香槟杯形髓腔，C 型 CFI<3.0 者被称为烟囱形髓腔，而 B 型 CFI 介于 3.0~4.7 之间者为常规型髓腔。A 型最适合用非骨水泥型近端固定的扁宽矩形柄，而 C 型尤其是骨质疏松症的患者更适合用全涂层的柱形柄，或者用骨水泥型股骨柄，B 型则介于两者之间，各种矩形和锥形柄均可选用，一定不能用柱形柄（图 17-3-1）。

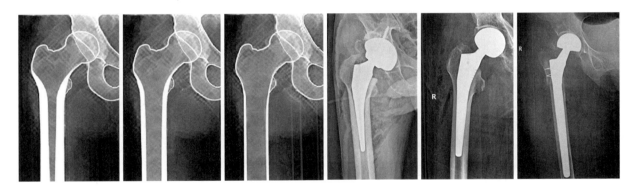

图 17-3-1　根据股骨髓腔解剖形态选择匹配假体

假体的型号大小从髋关节正位片上判断。对于近端涂层假体，一般强调近端的压配和紧贴；而对于广泛涂层假体，固定是通过全程骨整合来获得的，要兼顾近端和峡部的压配。如果患髋存在外旋挛缩而对侧正常，则对患者双侧髋臼骨质进行评估，然后将定出的旋转中心镜像到对侧，随后在对侧进行股骨侧模板测量。

股骨偏心距是指股骨中心轴线到髋关节旋转中心的垂直距离。由于退行性疾病本身会影响偏心距的大小，因此应当以健侧测量为准。颈干角是指股骨解剖轴线和股骨颈解剖轴线之间的夹角，平均为（124.7±7.4）°。而绝大多数人工髋关节系统的颈干角为 130°~135°。髋内翻患者的股骨偏心距较大，可以选择颈干角较小的假体，或者将股骨颈截骨位置放低并使用长颈假体。如果只是做标准的股骨颈截骨，就会造成肢体延长而偏心距没有得到恢复，偏心距减小会造成外展肌力臂变短和颈臼撞击，增加关节不稳定的风险。使用较大偏心距的假体或者颈干角较小的假体可以在恢复偏心距的同时尽可能多地保留股骨距的骨量。髋外翻患者的情况恰恰与此相反。对于这样的病例，必须做高位股骨颈截骨，同时使用短颈来维持长度并恢复偏心距。对于短颈畸形的病例，常需要做低位截骨并使用短头以避免肢体长度和偏心距的增加（图 17-3-2）。

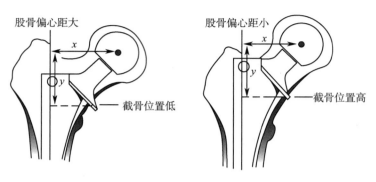

图 17-3-2 股骨偏心距与截骨位置

三、人工股骨头置换技术

基于仿生治疗理念进行人工股骨头置换术的策略是采用微创手术技术和快速康复的措施。手术操作尽可能地微创、微损，因为手术时间延长、肌肉牵拉、组织损伤均是异位骨化和感染发生的危险因素。止血不彻底、术后血肿也可诱发关节周围异位骨化和感染。所以入路的选择应该尽可能选择肌间隙入路不损伤肌肉或者少损伤肌肉。手术入路可选择多种，标准的髋关节后外侧切口在人工全髋关节置换手术中非常常用，可以应对各类简单和复杂的病例，对大多数骨科医师来说都相当熟悉。本节重点介绍目前常用的微创入路和技术要点，如后外侧入路（常规和 SuperPATH）、直接前外侧入路（Hardinge）、直接前方入路（DAA）。

1. 常规后外侧入路

（1）体位：采用常规的侧卧位，前方挡板固定于耻骨联合，后方挡板固定于骶髂关节部，骨盆必须牢固固定。手术切口及重要解剖标志做标记。

（2）切口：以大粗隆顶点远侧 1cm 为中心沿大粗隆后缘做稍弧形切口，长 6～8cm。切开皮肤和皮下组织，在股骨中轴稍偏后自近向远切开阔筋膜沿臀大肌纤维方向钝性分离臀大肌，注意电凝臀大肌纤维间的小血管。

（3）切开筋膜：利用移动皮肤切口技术，潜行分离筋膜 1～2cm，可以显著地扩大暴露范围。屈膝、内旋和后伸髋关节，切开大粗隆外滑囊，向后分离脂肪组织，暴露髋关节外旋肌群，沿梨状肌下缘分离出梨状肌及臀小肌和关节囊的间隙，插入 Hohmann 拉钩，将梨状肌和臀小肌拉向上方。自股骨止点处切断上孖肌、闭孔内肌、下孖肌、闭孔外肌和近端 1/3～1/2 的股方肌（图 17-3-3），股骨颈下方关节囊外插入 Hohmann 拉钩，拉向下方。充分暴露后方关节囊。"T"形切开关节囊，并予以保留，在手术结束时缝合关节囊。

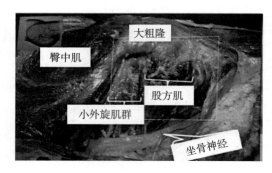

图 17-3-3 切口相关肌肉组织

（4）将 Hohmann 拉钩置于股骨颈上下缘。根据术

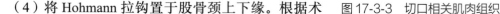

前准备的计划,用电刀在预定截骨部位做一标记线,以这条标记线为导引行股骨颈截骨,然后使用取头器取出股骨头。

(5)探查髋臼解剖结构是否正常,清理关节内存在游离骨片和残存的股骨头圆韧带,对于前方关节囊无须切除和清理。

(6)扶下肢的助手屈曲膝关节,屈曲、内收、内旋髋关节,将一手握住踝关节,另一手置于膝关节前外侧并将下肢朝近端顶住,将脚底朝向天花板,有利于正确估计股骨颈的前倾角。使用盒形骨刀(box osteotome)从股骨大粗隆内侧打通髓腔,磨去大粗隆内侧部分,用髓腔锉由小至大扩大近端股骨髓腔至合适,扩髓全程注意保持股骨髓腔锉有 10°~15° 的前倾。选用矩形柄的一定不要扩成圆柱形。透视评估假体位置和型号并作相应的调整。

(7)根据术前计划和术中透视评估选择好假体型号尺寸后,将假体插入股骨髓腔确定好前倾角 15° 左右,一般是对准股骨内上髁,必须达到初始压配紧密,达到骨皮质将爆未爆程度。如果假体与骨皮质之间有空隙应该给予植骨填充。再次评估有无撞击存在,有髋臼增生的要去除掉,并最后一次测试肢体长度、关节稳定性、活动度和外展肌张力。

(8)粗隆后缘钻 2~3 孔,间距 1.5cm,双股 10# 丝线缝合关节囊和外旋肌群,并将丝线经前述骨孔穿出大粗隆后缘打结固定(图 17-3-4),对小外旋肌群和后关节囊进行仿生重建,减少术后脱位的发生率,逐层关闭切口,可以不放置负压吸引。

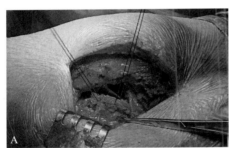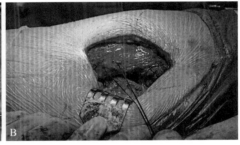

图 17-3-4 粗隆后缘打结固定

A. 缝合后关节囊和小外旋肌;B. 大粗隆后缘 2.5mm 打孔,缝线穿过骨孔打结固定。

2. SuperPATH 后外侧入路

(1)体位和标记同前。

(2)将术侧足部放置在 Mayo 架上,下肢稍为收。术侧髋关节屈曲 45°、内旋 10°~15°,让大粗隆朝上。

(3)切口比常规后外侧切口偏近端,以大粗隆顶点为中心沿大粗隆纵轴方向做直切口长 6~8cm。切开皮肤和皮下组织,沿臀大肌纤维方向切开臀大肌筋膜,钝性分离臀大肌。

(4)显露梨状肌和臀中肌,分离梨状肌、臀小肌,切开关节囊和股骨颈鞍部和髋臼近端 1cm,显露梨状窝、股骨颈(鞍部),关节囊切开范围从股骨颈鞍部延伸至髋臼近端 1cm 处。仔细从髋臼边缘将关节囊附着点进行骨膜下剥离,剥离范围向前、后各延伸 1cm。

(5)由粗隆窝沿股骨轴线进行开髓,扩张开口,用髓腔探测器检查开髓方向,用股骨距开口器从开髓处向股骨距方向开槽保持前倾角 15° 左右，用刮勺刮髓腔近中段，暴露皮质，从股骨近端开口处向远端锉髓腔，插入股骨髓腔一般是对准股骨内上髁。

（6）锉至术前测量的股骨柄假体型号，拆下手柄保留锉刀透视评估。将股骨颈切口平面与皮肤切口平行，使用往复锯沿锉刀切断股骨颈，取出股骨头。

（7）根据术前测量选择合适的股骨颈和股骨头试模，透视评估假体位置和肢体长度。

（8）按前倾角 15° 左右安装确定好的股骨柄和假体头，牵引复位。

（9）先缝合关闭关节囊，如果梨状肌和臀中肌被松解，用 10# 丝线在大粗隆原位缝合重建。然后逐层关闭伤口。

3. 直外侧入路

（1）体位采用常规的侧卧位，通常将前方挡板固定于耻骨联合，后方挡板固定于骶髂关节部，骨盆必须牢固固定。

（2）标记大粗隆的顶点。以大粗隆顶点远侧 2.0cm 为中心做直切口，长 7～8cm。

（3）显露阔筋膜张肌和臀大肌，并在两肌之间纵行切开，显露臀中肌和股外侧肌，在股骨大粗隆上 4cm 处的臀中肌中后 1/3 交界分开肌纤维，用电刀向远侧及腹侧切开附着于大粗隆上的腱性部分，并继续向远侧于股外侧肌的中央纵行切开，臀中肌的前 2/3 和股外侧肌的前 1/2 作为一个整体向前牵开，臀中肌的后 1/3 和股外侧肌的后 1/2 整体仍附于大粗隆向后牵开，这时即可显露臀小肌和关节囊，T 形切开关节囊。将患髋轻度屈曲、内收、外旋，可满意显露股骨头颈和大粗隆部，按计划完成股骨颈截骨、扩髓至术前计划的型号，透视评估假体位置、偏心距和肢体长度。

（4）选择合适假体植入。复位后透视再次确认假体位置良好，冲洗后先缝合关节囊，依次缝合关闭切口。

前外侧小切口入路即对 Hardinge 切口的改良，虽然暴露少、切口小，但仍需要切断和剥离部分臀中肌和臀小肌。

4. 直接前方入路（DAA）　Siguier 自 1993 年起通过改良 Smith-Peterson 前侧入路和使用牵引床，经阔筋膜张肌与缝匠肌间及股直肌间隙（Hueter 间隙），在切断和结扎旋股外血管丛后，经前侧关节囊进行操作，避免切开肌肉和肌腱，通过股骨的旋转和移动，同一切口完成髋臼和股骨假体的安装。目前有仰卧位和侧卧位两种体位，仰卧位需要手术床远端可以向后折叠，下面介绍侧卧位操作技术要点。

（1）体位采用常规的侧卧位，骨盆必须牢固固定。前方挡板固定于耻骨联合，后方挡板固定于骶髂关节部。消毒铺巾前标记髂前上棘、大粗隆和腓骨头。

（2）切口与显露，髂前上棘顶点远侧外侧 2.0cm 为中心对着腓骨头作直切口，长 7～8cm。对于那些肥胖和肌肉发达的患者可以适当延长切口，但一般不超过 10cm。

（3）提起浅层筋膜的内侧缘，用骨锉钝行将阔筋膜张肌的前内侧从浅层腱膜上分离出来，进入 Hueter 间隙，将髋关节屈曲、外旋 20° 左右，将阔筋膜张肌拉向外侧、缝匠肌拉向内侧显露髋关节囊的前方。

（4）分离关节囊表面髂关节囊肌和切口远端脂肪囊中的旋股外动静脉，游离并结扎该血管，将 90° Hohmann 拉钩置于大粗隆内侧的股骨颈基底部，工字形切开关节囊，股骨大粗隆侧的关节囊要充分松解，股骨颈上方要松解到鞍区可见脂肪组织，下方要松解到接近小粗隆。

（5）垂直股骨颈纵轴双截骨，第一刀在股骨颈中部，第二刀在股骨颈前方基底部小粗隆上1.5cm（图17-3-5A），先去除该骨片，然后取出股骨头。清理髋臼内圆韧带。用骨钩提起股骨近端查看股骨近端能否高于髋臼后缘约1cm，如果不能达此标准，就应该先松解闭孔内肌联合腱，其次松解梨状肌，直至能提起（图17-3-5B）。

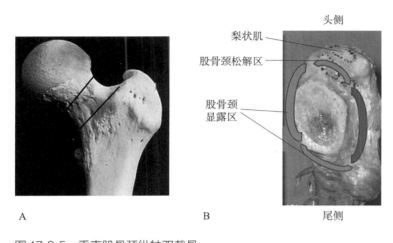

图 17-3-5　垂直股骨颈纵轴双截骨

A. 股骨颈截骨（两锯法）；B. 显露和松解范围。

（6）偏心盒式骨凿对准股骨内上髁开髓，维持前倾15°左右（图17-3-6A），粗隆锉扩髓，偏心把持器把持试模扩髓至术前计划的型号（图17-3-6B），透视评估假体位置、偏心距和肢体长度。

（7）选择合适假体植入。复位后透视再次确认假体位置良好，冲洗后先缝合关节囊，依次缝合关闭切口。

前述四种微创入路各有优缺点，均不需要特殊手术床，需根据医生个人对技术的掌握和熟练程度选择应用，早期不要太追求微创，可以适当延伸切口和软组织松解，缩短手术时间，减少副损伤。DAA入路从间隙进入不切断肌肉，但显露股骨近端是难点，需要特殊工具，病例选择最好是

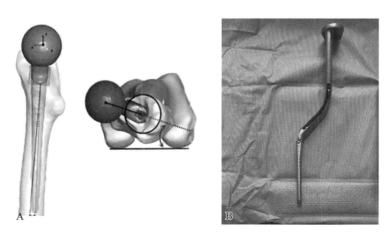

图 17-3-6　偏心盒式骨凿对准股骨内上髁开髓

A. 股骨前倾15°对准股骨内上髁；B. 偏心把持器。

股骨骨质好，Dorr A 或 B 型髓腔的患者。C 型髓腔患者假体植入难度较高，容易出现股骨骨折。

四、术后处理

由于人工股骨头置换多用于高龄老年人，因此术后对生命体征的监护和心、脑、肺、肾等重要脏器的监护显得尤为重要。

（1）严密观察生命体征，特别要注意老年人意识的变化。

（2）注意补液量和补液速度，防止过多、过快的补液。

（3）常规预防性使用抗生素和抗凝药物。

（4）术后及时复查生化指标和血常规，及时纠正贫血和水电解质紊乱、保持酸碱平衡。

五、康复锻炼

股骨颈骨折行髋关节置换术后 1～2 天在病床上行股四头肌功能锻炼，可以做直腿抬高动作，股骨颈骨折的患者一般都能够完成。要求每天 2～3 组动作，每一组 30～50 个。小腿肌肉的间断收缩可以加速静脉血液回流，消除肿胀。一般经过 4～5 天的功能锻炼，可以在拄双拐或助行器的帮助下锻炼行走，应避免同时做屈曲、内收和内旋的动作。进行下蹲动作的练习，分开双下肢约双侧肩膀宽度，手扶椅背或桌沿进行下蹲练习，6 周内下蹲的幅度在屈髋 90° 左右。

（郝阳泉）

第四节　双动全髋关节置换术

全髋关节置换术（total hip arthroplasty，THA）是 20 世纪医疗领域最伟大的手术之一，能够缓解疼痛，改善关节功能。全髋关节置换的数量逐年增加，但也存在很多问题：无菌性松动、骨溶解、脱位、感染、假体周围骨折。其中假体脱位是初次 THA 失败的主要原因，是全髋关节置换术的第二大并发症，也是全髋关节翻修手术失败的最主要原因之一，初次全髋关节置换术后脱位率，据文献报道从 0.2% 到 10% 不等，而全髋关节翻修手术的脱位率，从 10% 到 28% 不等。THA 后脱位受手术入路、年龄、体重指数、肌张力、外展肌肌力、关节假体位置、股骨头直径等多种因素影响。虽然大多数都可以通过闭合复位解决。但有时仍需要进行翻修手术治疗，矫正假体位置不良，调整软组织紧张度，甚至更换假体来降低脱位的风险。假体脱位的危险因素为：70 岁以上老年人、女性、类风湿关节炎、神经肌肉功能异常、平衡功能异常、肥胖、酗酒史、精神异常者、THA 翻修手术。常用的降低脱位的方法包括应用大直径球头、使用限制性衬垫、应用双动全髋等。

双动全髋关节（dual mobility cup，DMC）的出现是人工关节外科近年来在髋关节假体设计、新材料的应用的结果，也是仿生替代的高度体现。双动全髋关节假体最初的设计理念旨在增强短期和长期假体稳定性，以及保持术后关节运动范围接近生理运动范围（图 17-4-1）。最初的双动关节髋臼杯系统是由 Bousquet 教授 1974 年设计的，于 1975 年开始临床使用植入体内。其设计概念是 Charnley 的低摩擦原理和 McKee-Farrar 理论的巧妙结合，Charnley 的低摩擦

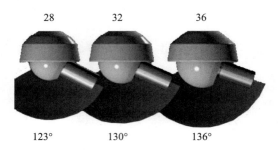

图 17-4-1　股骨头的直径与活动范围的关系

原理使用一个与聚乙烯相联结的小球头来减小磨耗，特点是磨损低但脱位的风险高，McKee-Farrar 理论使用一个与金属外杯相联结的大直径聚乙烯衬垫来提高植入装置稳固性，特点是脱位风险低但磨损高。Bousquet 发明了双动全髋关节（图 17-4-2），它采用双极关节面设计：外侧极面为金属髋臼杯的内表面，内侧极面为股骨头与聚乙烯内衬之间的表面，该设计可达到术后更大的跳跃距离和更大的活动度，被认为可以显著降低髋关节置换术后脱位这一并发症。DMC 适应证较广，所有初次 THA 及需要翻修手术的 THA、髋部骨折、具有神经系统疾病患者、肥胖患者、具有高脱位风险的患者等，均有明显的适应证和优势。

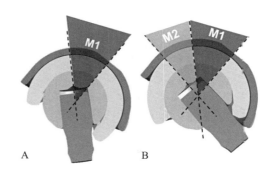

图 17-4-2　双动全髋运动示意图（见文末彩图）

A. 股骨头与聚乙烯之间；B. 聚乙烯与髋臼杯之间，M1 和 M2 的发生率占比为 80∶20。

一、双动全髋关节置换术的手术技术

（一）DMC 的适应证

年龄＞70 岁、有髋部手术史者、神经肌肉型疾病、Charlson 合并症指数或者美国麻醉协会评分者较高者、股骨颈骨折行初次 THA 者、THA 翻修手术，即适合有高脱位风险的患者。

（二）麻醉与体位

连续全身麻醉或椎管内麻醉，健侧卧位，用纱布薄垫及皮肤保护膜预先封闭会阴，笔者单位通常使用全身麻醉。

（三）入路与显露

常规髋关节后外侧入路，分层切开皮肤及皮下组织，显露阔筋膜并纵向切开；钝性分离臀大肌，将臀中肌牵向前方；显露外旋肌群，于其上点 1cm 处切断，标记线缝合以防其回缩。

（四）病变处理及假体安装

切开关节囊，显露出股骨颈，脱位股骨头，于小粗隆上 0.8～1cm 的截骨平面截骨，取下股骨头。以闭孔外缘、横韧带为标志，结合患者体位确定髋臼旋转中心进行髋臼磨锉，保持正确的前倾角和外展角。用髋臼锉由小到大磨锉髋臼至软骨下骨广泛渗血。选择合适的髋臼试模，将相应型号的生物型金属髋臼杯于外展 40°～45°、前倾 15°～20° 敲击入髋臼窝内。根据假体选择不同采取相应的固定方式。

股骨髓腔处理后安放相应型号的股骨柄假体及股骨头试模，复位检查髋关节松紧度适宜，测量双下肢基本等长，各方向活动髋关节无脱位及撞击。关节匹配良好后，安放压配好的金属球头和聚乙烯衬垫。复位髋关节，用可吸收线缝合外旋肌群及关节囊于大转子上，分层缝合各层组织。

双动全髋用于脊髓灰质炎后遗症患者病例见图 17-4-3。

（五）术后处理

术中、术后预防性应用抗菌药物（常规为头孢呋辛钠），若患者过敏则用克林霉素，围手术期使用氨甲环酸来减少失血，多模式镇痛（局部注射罗哌卡因、口服及注射选择性 COX-2 抑制剂），常规术后 6 小时开始皮下注射低分子肝素钙预防血栓治疗，出院后改为口服利伐沙班至术后 35 天。

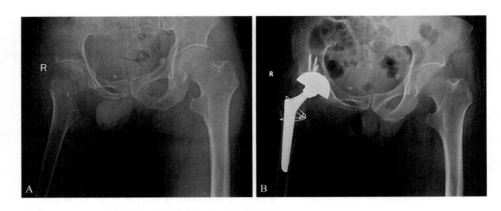

图 17-4-3 双动全髋用于脊髓灰质炎后遗症患者

A. 脊髓灰质炎后遗症患者患侧股骨颈骨折；B. 为避免脱位使用春立双动全髋系统。

术后第 1 天可挂拐下地不完全负重少量行走；出院后扶助行器不完全负重行走 1 个月，然后手杖助行 1 个月。术后第 1 天于床上行膝关节、踝关节主动屈伸活动及下肢直腿抬高活动；1 天后复查 X线片，在助行器保护下逐渐下地负重行走。6 周后可脱离助行器正常行走。

二、双动全髋关节的特点和并发症

（一）双动全髋的特点

双动全髋关节的聚乙烯衬垫可在金属髋臼杯内自由旋转并主动捕捉金属球头，因而有两个不同的关节共用相同的运动中心。金属球头与聚乙烯衬垫之间是一个受约束的小关节，在植入物插入前通过特殊装置将两者组装在一起；另一个为聚乙烯衬垫与金属髋臼杯之间不受约束的大关节。双动全髋关节的屈曲主要发生在小关节的内部，内收外展和内外旋转也开始于小关节。如果股骨颈和聚乙烯衬垫的边缘接触，聚乙烯衬垫与金属髋臼杯之间不受约束的大关节就开始起作用，有效的活动范围将增加（图 17-4-4）。

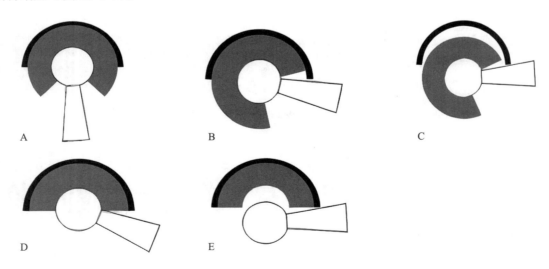

图 17-4-4 双动髋关节运行机制

A. 大、小关节共用同一个运动中心；B. 双动髋关节运动开始于小关节，当股骨颈和聚乙烯衬垫的边缘接触，大关节就开始起作用；C. 只有股骨颈部与金属外壳撞击的情况下，大关节才会发生半脱位；D. 普通全髋关节只有一个运动界面；E. 股骨颈与金属臼缘撞击发生脱位。

（二）目前常用的双动全髋关节

最经典的是法国 SERF 第三代仿生双动全髋关节、美国 Zimmer Biomet（捷迈邦美）的双动全髋关节、国产春立双动全髋关节等。这几种关节各有其特点，其固定方式各有差异。法国 SERF 第三代仿生双动全髋关节在金属臼杯外上方有一固定柱，可以辅助 1 枚长螺钉固定起到初始稳定的作用，但是为臼杯外固定。Zimmer Biomet 的双动全髋关节的金属臼杯为翼状压配型臼杯，臼杯外缘有多个翼状突起，但臼杯内面为高抛光设计，臼杯上不能辅助螺钉固定，必须依靠紧密的压配。春立双动全髋关节为组配式双动关节，多了一个金属内衬，所以金属臼杯可以植入多枚螺钉固定，对于骨质疏松或者压配不紧密的病例有很大的优势（图 17-4-5）。

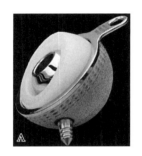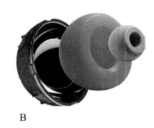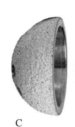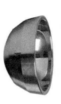

图 17-4-5　各个公司双动全髋关节图

A. 法国 serf 第三代仿生双动全髋关节；B. 美国 Zimmer Biomet 双动全髋关节；C. 国产春立双动全髋关节。

（三）聚乙烯衬垫的磨损一直是 DMC 争论的焦点

双动全髋关节的聚乙烯内衬涉及两个接触面的摩擦，由于磨损导致内衬边缘保持力下降、骨溶解等相关并发症，在第一代双动全髋关节的应用中有广泛的报道。高交联聚乙烯衬垫的应用，采用更光滑和更细的股骨颈，使内衬磨损率大大减低，相关并发症明显减少。双动全髋关节的高交联聚乙烯内衬具有独特的股骨头仿生学概念设计，内外双界面均可滑动，使其与双动髋臼、球头间运动的磨损率极低。双动髋臼的同级运动避免了由固定内衬与球头之间的内部单向摩擦所产生的磨损。大多数的运动发生在金属球头与聚乙烯内衬之间，只有大幅度的运动才会涉及内衬与金属髋臼之间的摩擦。Lautridou 研究显示双动全髋关节中高交联聚乙烯内衬的凸面磨损率为（37±29）mm³/ 年，凹面磨损率为（22±39）mm³/ 年，总磨损率为（54±50）mm³/ 年。与 Ceharnley 全髋关节置换术中固定内衬平均年磨损值（35~94mm³）比较，双动髋关节并没有增加高交联聚乙烯的总磨损量。尽管高交联聚乙烯内衬的体外试验和早期临床数据与传统聚乙烯内衬相比都显示出令人鼓舞的结果，但仍需长期随访观察。

（四）假体内脱位

假体内脱位（intra-prosthetic dislocation，IPD）是双动全髋关节假体的一个特有的并发症。2004 年 F. Lecuire 首次报道，是第一代双动臼杯的并发症，属于晚期并发症（多发生在植入后 8~10 年）。IPD 发生机制：假体内脱位被定义为在双动全髋关节中股骨球头从聚乙烯内衬中分离出来、聚乙烯内衬从金属髋臼杯中脱出，在大多数情况下股骨球头仍在金属髋臼杯中，因此称为假体内脱位。Lecuire 等将假体内脱位分为三种类型：Ⅰ型，在单纯性磨损情况下发生的假体内部脱位，双动运作正常；Ⅱ型，在髋臼松动并伴有严重金属颗粒的情况下发生的假体内部脱位；Ⅲ型，由原位聚乙烯堵塞引起的假体内部脱位。从 1995 年以来，聚乙烯衬垫设计经历了几次改良，不同程度上减少了上述三种类型假体内脱位的发生率。在 2012 年的文献中，随着高交联聚乙烯内衬的应用，第三代双动全髋关节的假体内脱位率已降至 0.3%。随着假体设计的不断改进，采用更光滑、更细的颈部以及高交联聚乙烯衬垫，假体内脱位的并发症已明显降低，甚至接近 0。诊断双动全髋关节假体内脱位比较困难，因为聚乙烯内衬在普通的影像学上不显影，需通过 X 线片上股骨球头在金属臼杯内的偏心表现来推断，进一步行 CT 扫描可以确定诊断。手术医生应该意识到脱位后的聚乙烯内衬会发生迁移，迁移至周围软组织中，甚至可能被困在骨盆内。

三、双动全髋关节的展望

当前在快速康复的大环境下，患者对术后早期的功能要求也越来越高，不仅仅满足于术后早期在助行器辅助下下地行走，更对术后尽快恢复生活自理能力，提高术后早期的生活质量也提出了更高的要求。而双动全髋置换患者术后早期在保护下自主初次下蹲时间、术后自主初次上下楼梯时间、术后自主初次穿脱袜子时间均优于普通全髋关节置换术后患者。DMC 髋关节假体具有两个活动的关节面，这使髋关节具有更大的活动度。有研究证明，DMC 假体的安全活动范围要大于限制性内衬假体、标准假体和大直径头假体。

双动全髋关节假体经历了第一代、第二代及第三代的发展，目前在临床使用中表现出来的优势越来越明显。随着仿生理念的进步、假体设计的不断改良、假体材料的不断完善，我们希望未来双动全髋关节假体的各种并发症发生率能明显下降，而假体生存率不断提高，假体使用范围也能扩大，更广泛地用于年轻患者和运动量大的患者。

（彭侃）

第五节　机器人辅助全髋关节置换术

人工全髋关节置换术（total hip arthroplasty，THA）是目前治疗髋关节终末期疾病的一种最为有效的手段，也是一种重要的仿生替代技术，被认为是现代医学史上最成功的手术之一。然而，全髋关节置换术的失败和并发症仍然是一个亟待解决的问题，假体脱位和机械松动是导致髋关节翻修手术最常见的并发症，而导致全髋关节翻修最常见原因是不稳/脱位（22.5%）、无菌性松动（19.7%）、感染（14.8%），假体放置位置不佳与髋关节脱位、松动、髋臼骨溶解、假体磨损加速、双下肢不等长有关，所以因假体位置不佳导致的翻修可占 40% 以上。伴随着全髋关节置换技术的进步以及假体的改进，为了进一步提高患者 THA 术后的效果，机器人辅助全髋关节置换（robotic-assisted total hip arthroplasty，RA-THA）应运而生。

机器人技术的应用或许是解决这些全髋关节置换中存在问题的有效手段，机器人辅助全髋关节置换术的一个最重要的目的是减少由于人为错误导致的假体脱位，使假体安放位置更加精准，从而使下肢力线完全恢复，减少撞击，恢复双下肢肢体长度，更接近仿生的目的，从而改善患者的预后，延长假体使用寿命。虽然越来越多的研究发现机器人辅助髋关节置换术后效果理想，但目前机器人辅助全髋关节置换术的数量仍然相对较少，总体来说，与其他外科领域相比使用还不够普遍。

20 世纪 80 年代，机器人手术系统开始进入外科医生的视野。加拿大医师 Kwoh 在 1985 年用工业机器人进行了世界上第一次机器人辅助下脑瘤活检。自此，各种各样的机器人被用于外科手术。在 20 世纪 90 年代初，机器人技术首次用于骨科领域，并在 1992 年完成了全球首例手术机器人辅助全髋关节置换术，这是国际骨科领域的一个里程碑。

一、骨科手术机器人的类型

根据运行模式与程序，机器人分为被动型、主动型和半主动型，其中，后两种是髋关节置换最常用的。①被动型机器人：仅参与外科手术过程中的某一部分，且仍需在外科医生直接或间接控制下进行操作，例如达芬奇机器人。②主动型机器人：可以独立自主完成手术，不需要外科医生的限制和干预，早期机器人辅助全髋关节置换主要使用主动型机器人系统，例如 RoboDoc 机器人，机器人根据预先导入的 CT 数据，可以在没有外科医生的情况下进行自主操作，如有需要，骨科医生可以使用紧急开关关闭机器人系统，RoboDoc 机器人早期主要用于髋关节股骨侧操作，且近年来多见于全膝关节置换，髋关节应用在减少。③半主动机器人：配备触觉反馈系统，可以提高外科医生控制工具的能力，本质上依然需要医生操作，近年来半主动机器人系统逐渐成为机器人辅助全髋关节置换的主流，例如 Mako 机器人，半主动型需要骨科医生的参与，它有触觉反馈系统，通过提供触觉反馈实现与骨科医生的实时沟通，以加强术者的感受并在理论上提高手术安全性。便于术前计划在术中的实施。另一种半主动模式是机器人控制手术机械臂转速或限制器械活动的深度，当骨切除范围确定且手术机械臂开始运转时，这类机器人会将手术机械臂的活动范围与术前计划相结合，当手术机械臂运动至预设手术区域边界时，会降低手术机械臂的转速或使磨钻弹回手柄，降低过度切除的风险，所以 Mako 系统在全世界范围内已经广泛应用于 THA 手术（图 17-5-1）。

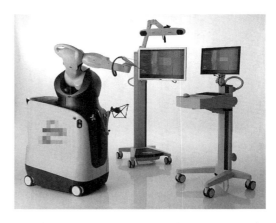

图 17-5-1 Mako 机器人系统（Stryker USA）

根据机器人操作系统可分为开放式系统和封闭式系统。RoboDoc 机器人是开放式系统，允许术者根据个人经验及患者解剖特点选择不同公司的假体产品。但正是因为如此，术者同时很难去根据不同的假体进行精细的术前设计。而封闭式系统只能用于特定厂商的人工关节。Mako 机器人是封闭式系统，只能使用 Stryker 公司的假体，如果骨科医生想要使用 Mako 机器人技术，那么他们就不得不放弃平时熟悉的假体而只能使用该公司假体。虽然这样做可以使该系统在术前计划中实现精细化调整，但是当出现患者的解剖结构与假体不匹配时，那就只能采取传统术式。

二、Mako 机器人的手术技术

（一）术前影像学准备

患者行骨盆前后位 X 线摄片（包括髋关节和完整的股骨上段），双侧髋关节（含全骨盆）和膝关节的三维 CT 扫描（扫描参数按照 Mako 系统要求）。术前需将双侧髋关节和膝关节的 CT 数据导入到 Mako 系统中，并生成三维模型以进行术前设计（图 17-5-2）。术前设计需进行虚拟假体植入并确定假体型号，术前计划髋臼杯位置预设为前倾角 20°，外展角 40°，术前和术中可根据髋臼假体骨量覆盖情况进行微调，同时以健侧为基准，尽可能恢复髋关节偏心距和肢体长度。

（二）手术技术

患者采取全身麻醉，以防止自主活动引起髂前上棘定位阵列架松动或脱落。常规采用侧卧位后外侧入路（Moore 入路）。将摄像立架置于患者头侧，将机器人机械臂置于术者对侧合适位置（图 17-5-3）。

髋臼侧操作：标定特定的骨性标志，第一处于屈膝状态下在髌骨下端体表粘贴 ECG 电极，第二处在术侧髂前上棘处植入 3 枚骨螺钉固定和安装髋臼参考架，第三处在股骨大转子使用探针定位大转子螺钉完成骨性标志定位，第四处是显露好髋臼后在髋臼上方植入标记螺钉并用探针定位标记。进行髋臼注册（图 17-5-4）：包括于髋臼内壁的前，后缘和髋臼外壁上缘髋臼方向的 3 个判定点、髋臼周围 32 个注册点和 8 个确认点，根据术前 CT 扫描建立的 3D 模型与髋关节真实解剖结构对应，最终确认髋臼的位置和形态，需要注意在注册时探针需要

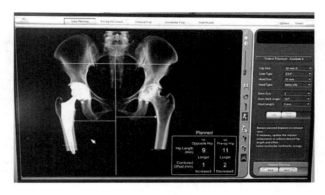

图 17-5-2 术前基于 CT 数据于 Mako 机器人系统中规划髋臼假体位置

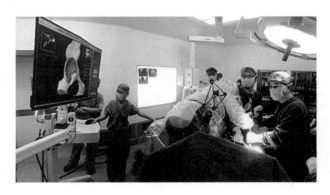

图 17-5-3 术中常用体位

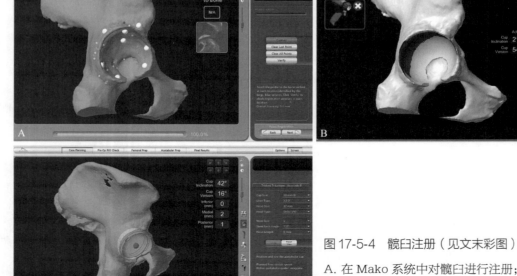

图 17-5-4 髋臼注册（见文末彩图）

A. 在 Mako 系统中对髋臼进行注册；B. 在 Mako 系统中对髋臼进行磨挫；C. 在 Mako 系统中对髋臼进行假体植入。

穿透软骨而达到骨面，否则容易引起偏倚。在机械臂的引导和限制下按照计划将髋臼磨锉至计划大小，计算机屏幕可以实时显示磨锉过程，如具磨锉深度较计划大于1mm，那么系统会通过颜色（屏幕中模型变红）及触觉反馈等机制防止继续磨锉，磨锉完成之后，髋臼杯假体被装载于机械臂上，并在机械臂的引导下将髋臼杯放置于外展角40°，前倾角20°的位置，臼杯植入后，可使用探针对臼杯进行检测以确认位置无误。

股骨侧操作：屈髋、内收并内旋，屈膝侵胫骨垂直地面。显露股骨近端，依次进行开口、扩髓和试模。若选用假体型号和手术计划不同则需在Mako系统进行调整。在试模时，使用探针定位股骨近端和远端的标记螺钉和电极，Mako系统即可反馈下肢长度和偏心距的数据。全方位的活动关节证明稳定性，尤其在完全伸直并外旋40°、屈曲90°并至少内旋45°、屈曲40°时内收并轴向加压时均稳定。下肢长度、偏心距数据及稳定性测试满意后安装股骨侧假体。所有假体植入完成后，系统可以计算得到髋臼杯位置数据、下肢长度差异和髋关节偏心距（图17-5-5）。

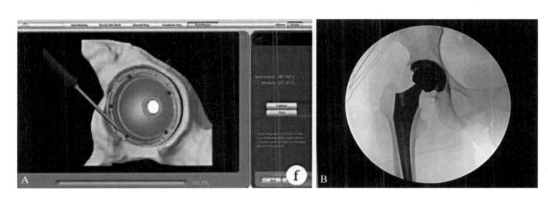

图17-5-5　在Mako系统中假体安放后再进行验证

A. 术中验证臼杯位置；B 术中影像留图。

（三）术后处理

术中、术后预防性应用抗菌药物（常规为头孢呋辛钠），若患者过敏则用克林霉素，围手术期使用氨甲环酸来减少失血，多模式镇痛（局部注射罗哌卡因、口服及注射选择性COX-2抑制剂），常规术后6小时开始皮下注射低分子肝素钙预防血栓治疗，出院后改为口服利伐沙班至术后35天。术后第1天可拄拐下地不完全负重少量行走；出院后扶助行器不完全负重行走1个月，然后手杖助行1个月后恢复正常行走。

三、Mako机器人的优势

1. Mako机器人的安全性非常高，相对于传统THA技术存在过度磨锉和误操作的概率非常小　计算机屏幕可以实时显示磨锉过程，如果磨锉深度较计划大于1mm，那么系统会通过颜色（屏幕中模型变红）及触觉反馈等机制防止继续磨锉，而机械臂在超出操作区时可自动锁死，防止磨锉正常骨质，避免误操作。

2. 机器人辅助全髋关节置换的使用为在安全区内放置髋臼杯提供优异的准确性和重复性　髋臼杯的准确放置对于预防髋关节脱位起到至关重要的作用。机器人辅助技术与传统徒手技术相比显著提高了髋臼假体位置安放精度。机器人辅助 THA 是在机械臂辅助下对髋臼假体放置位置进行定位，可以更准确磨锉髋臼，并实时反馈磨锉深度、角度以及臼壁厚度，指引磨锉方向；同时机械臂可以把控臼杯植入方向，使其与磨锉角度保持一致，减少臼杯植入角度误差。

3. Mako 机器人能够获得更好的髋关节偏心距和恢复肢体的长度 双下肢不等长是 THA 术后最常见并发症，也是患者对手术不满意的主要原因，双下肢长度差＞1cm 时患者会感到明显不适。而机器人辅助 THA 能很好地解决这个问题，这与 Mako 机器人辅助下术前的精准测量和计划、髋臼假体的精确安置以及复位后术中再次精确复检有直接关系。Mako 机器人辅助 THA 相比传统手术能够更准确地将假体置于安全区域，从而把患者双下肢长度差控制在更小范围内，确保了患者术后良好的主观感受。

4. Mako 机器人在复杂髋关节置换中的优势更为明显 尤其对伴有脊柱畸形及髋关节解剖异常的病例，术者能提前在机器人系统中模拟假体的安放，相当于有两次手术的机会，能保证假体的精确安放。

四、髋关节手术机器人的局限和展望

除了明显增加手术费用外，在熟练使用机器人辅助系统前，术者及助手还需要进行长时间的培训。手术时间（尤其是还未度过学习曲线时）可能明显延长。机器人手术学习曲线较长，最近对 Mako 机器人的研究结果提示要达到稳定的手术时间需要进行 12～35 例。然而就假体的位置摆放而言，大量证据显示并没有学习曲线。机器人辅助手术匹配的假体可能不是术者熟悉或常用的假体。而且目前的机器人辅助系统还无法在术中对突然出现的特殊情况进行自主调整方案，应对能力欠缺，有时不得不改为手动操作。现在有一些特定系统可以通过各种途径来精确计算软组织张力，但对于一些特殊复杂病例无法对软组织平衡提供术前计划。另外所有的机器人辅助手术术前计划都是针对于骨组织，所以术中需要对术野进行更好的软组织暴露，甚至可能需要扩大切口，否则可能损伤周围重要组织，如何对软组织进行规划也是未来骨科机器人的发展方向之一。与非图像依赖型系统相比，图像依赖型系统可以通过与术前影像学资料对比提高安全性，但两者术中建模都依赖于精确的解剖标志定位。因此错误的定位可能导致出现系统错误从而需要放弃机器人手术或产生并发症。

目前，关节辅助机器人主要通过术前患者的影像学资料来确定患者的解剖标志进行计划。今后关节机器人可能根据患者的影像学资料模拟患者患病前的原始解剖学特点制订手术计划，做到真正的解剖重建，达到彻底的仿生替代。目前即使是闭合系统的手术机器人也使用常规的假体，这些假体最初是为常规徒手手术设计，今后可能出现更匹配机器人系统的专用假体。对于患者而言，使用机器人手术，可增强患者对手术安全性及术后精准重建双下肢长度的信心。对术者而言，可帮助术者制订更精确的术前计划，同时在术中可以根据实际手术情况调整假体位置并可进行手术重演，以达到术者所期望的假体位置、生物力线及软组织平衡，间接减少术后手术相关并发症。

（许鹏 彭侃）

第六节 儿童发育性髋关节发育不良的仿生治疗

发育性髋关节发育不良（developmental dysplasia of the hip，DDH）是小儿骨科常见疾病之一，

包括髋臼发育不良、髋关节半脱位及髋关节脱位，发病率约 1.3‰。基于对"发育性"认识的提高，DDH 这一概念已经在 1992 年北美骨科年会上取代先天性髋关节脱位（congenital dislocation of the hip，CDH）。DDH 的确切病因不明，主要包括机械因素学说、激素诱发关节松弛学说、原发性髋关节发育不良学说以及遗传学说等，女性多于男性（女性发病率是男性的 5~9 倍），左髋发病多于右髋，双髋同时发病也多于右髋。DDH 如果得不到及时诊治，随着患儿生长发育逐渐出现跛行、患侧髋关节疼痛及活动受限等问题，严重影响患儿生活质量。目前 DDH 公认的治疗原则是早发现、早治疗，治疗越早，治疗的方法越简单，也更容易获得正常或接近正常的髋关节。近年来，DDH 的筛查、诊断及治疗水平稳步提升，通过个性化 3D 打印仿生骨骼术前诊断及预手术模型，这一类的应用越来越多，仿生治疗在 DDH 的治疗中得到完美体现，本章节重点介绍 DDH 仿生治疗的现状及进展。

一、临床表现及体格检查

不同年龄阶段 DDH 的临床表现差异较大，体格检查方法不尽相同，尤其是在新生儿期细致的临床检查十分重要。

（一）新生儿

可出现臀纹、腿纹不对称，体格检查最基本的手法是屈髋外展活动，在患儿安静放松时轻柔地进行操作，通过屈髋外展活动可以初步筛查出脱位并可复位（Ortolani 征阳性）和怀疑脱位不可复位（外展受限、Ortolani 征阴性）的患儿。

1. Ortolani 试验　婴儿平卧，检查者的示指和中指置于婴儿大转子外侧，拇指置于大腿内侧，屈髋 90°，旋转中立位。轻柔地外展髋关节，同时示中指推动大转子向上方抬起，如果感受到复位弹响即为阳性，用于证实已经脱位并可复位的髋关节。

2. Barlow 试验（应力 - 脱位试验）　婴儿平卧，检查者双手置于婴儿双膝，屈髋 90° 位，逐渐内收大腿，与此同时拇指在大腿内侧施加向后和向外的应力，如果感受到股骨头从髋臼后缘弹出的弹响并在放松应力下迅速复位，即为阳性，说明髋关节不稳定，用于证实可以脱位的病例。

由于 DDH 的病理改变程度不同，Ortolani 试验和 Barlow 试验不能发现双侧脱位无法复位的病例和髋关节尚稳定的髋臼发育不良病例。

（二）大于 3 个月的婴儿

随着脱位程度的增加和继发性病理改变，如果髋关节脱位不再可复，将出现如下特殊体征：髋关节外展受限、双下肢不等长及臀纹不对称。

（三）已学步行走的儿童

可以出现患侧肢体短缩，跛行（单侧脱位）或摇摆步态（双侧脱位），可有腰前凸增加（双侧脱位）、Trendelenburg 征（单足站立试验）阳性等。

二、筛查及影像学检查

（一）筛查

筛查包括出生时对新生儿的临床体格检查（Ortolani 试验和 Barlow 试验），以及出生后（出生后 42 天内、4~6 个月）对婴幼儿的健康筛查（外展受限、臀纹不对称和双下肢不等长）。

由于髋关节超声检查技术及其诊断水平的逐渐提高，欧美等大多数发达国家已经建立了一套利用超声检查进行的相对完善的筛查体系，可以早期发现并及时治疗患病的婴幼儿，从而获得更理想的预后。美国矫形外科协会（The American Academy of Orthopaedic Surgeons，AAOS）建议对存在DDH高危因素者早期进行影像学检查，但并不推荐对所有新生儿进行DDH超声普查。2017年中华医学会小儿外科学分会小儿骨科学组制定的DDH诊疗指南推荐对所有婴幼儿进行DDH临床筛查，出生后4～6周为筛查的重要时间点，不要晚于4～6周。对临床体格检查阳性或存在DDH高危因素者（臀位产、阳性家族史和怀疑髋关节不稳定）建议行超声检查。

（二）影像学检查

DDH的影像学检查主要包括超声、X线、CT及MRI，根据需要行关节造影。基于CT数据，可以通过个性化3D打印仿生骨骼模型，可以显示髋臼前倾、后倾程度及髋臼缺损的主要部位（前方、侧方还是后方），这对于选取不同的截骨方式、截骨方向及截骨角度有重要指导意义。MRI对软组织结构显示清晰，近年来使用越来越多，但部分低龄患儿难以配合，需要灌肠麻醉后进行检查。

1.超声检查　对小于6个月的婴幼儿，髋关节超声检查是DDH的重要辅助检查方法，主要包括静态超声、动态超声和静态动态联合超声，重点评估髋关节形态、股骨头位置和髋关节稳定性。Graf检查法依据髋关节标准冠状位切面声像图，观察髋臼形态及股骨头与髋臼的位置关系，并测量α与β角，将髋关节分为四大类型及九个亚型（表17-6-1）。Harcke检查法于髋关节屈曲横切面进行加压扫查，检查时使用Barlow试验和Ortolani试验手法活动髋关节，超声动态显示股骨头与髋关节相对位置，判断髋关节稳定性，将髋关节分为五种类型：稳定髋关节、松弛髋关节、可脱位髋关节、可复位髋关节、不可复位髋关节，该方法更依赖操作者的经验。

表17-6-1　髋关节超声检查的Graf分型及描述

分型	年龄	骨性髋臼顶（α角）	软骨髋臼顶（β角）	骨性边缘	临床描述
I	任意	发育良好，α角≥60°	Ia≤55°，Ib>55°	锐利或稍圆钝	成熟髋关节
IIa+	0～12周	发育充分，α角50°～59°	覆盖股骨头	圆钝	生理性不成熟
IIa-	6～12周	有缺陷，α角50°～59°	覆盖股骨头	圆钝	有发展为髋臼发育不良的风险
IIb	>12周	有缺陷，α角50°～59°	覆盖股骨头	圆钝	骨化延迟
IIc	任意	严重缺陷，α角43°～49°	仍可覆盖股骨头，β角<77°	圆钝或平	盂唇未外翻
IId	任意	严重缺陷，α角43°～49°	移位，β角>77°	圆钝或平	开始出现半脱位
IIIa	任意	发育差，α角<43°	软骨臼顶推向上	平	臼缘软骨外翻，软骨未发生蜕变
IIIb	任意	发育差，α角<43°	软骨臼顶推向上伴回声增强	平	臼缘软骨外翻，软骨发生蜕变
IV	任意	发育差，α角<43°	软骨臼顶挤向下	平	完全脱位

2．X 线检查　可用于大于 4 个月的高危患儿，常用于评估脱位、半脱位或发育不良。双髋正位 X 线片上主要包括三条线（图 17-6-1），股骨近端干骺端的内侧缘或已经骨化的骨化核，应该位于由 Perkin 线和 Hilgenreiner 线所构成的四个象限的内下象限，Shenton 线光滑连续。在髋臼"Y"形软骨闭合前，最常用的评价指标是髋臼指数（AI），正常新生儿平均 27.5°，6 个月时平均 23.5°，2 岁时平均 20°，12 岁后基本稳定在 15° 左右，脱位的髋关节髋臼指数明显增大。在髋臼 Y 形软骨闭合后，可以测量中心边缘角（CE 角），CE 角是 Perkin 线与髋臼外缘和股骨头中心连线的夹角，6～13 岁时 CE 角＞19°，14 岁时 CE 角＞25°。

3．关节造影　髋关节造影可以提供髋关节形态的动态检查信息，显示关节囊、盂唇、圆韧带及关节软骨等结构，主要用于复位时动态观察阻碍髋关节复位的结构，判断髋臼股骨头是否达到中心性复位（图 17-6-2）。造影时患儿取平卧位，正前方入路：进针点位于腹股沟中点股动脉外下方 1cm 处，垂直入针；内侧（内收肌下方）入路：进针点位于内收长肌下方，针尖指向同侧肩锁关节。术中透视：造影池＜2mm，为满意的中心复位；造影池 2～7mm 且无明显间置物，提示部分病例通过石膏固定后的"靠港"效应可以达到复位；造影池过宽（＞7mm 或同股骨头直径比＞16%）或臼缘软骨（limbus）内翻、股骨头位于臼缘软骨以外，均提示头臼间有软组织嵌顿并阻挡复位，此时应结合复位安全角考虑切开复位。

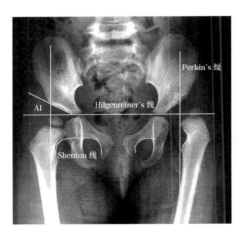 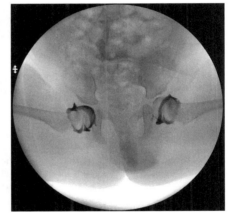

图 17-6-1　DDH 患儿髋关节 X 线测量图　　图 17-6-2　儿童髋关节造影图像

4．3D 打印　基于 CT 数据及计算机辅助，通过个性化 3D 打印，制作仿生骨骼解剖诊断模型及手术模型。3D 打印技术是精准的快速成型技术，以数字模型为模板（主要是使用 CT 数据），使用黏合材料，通过逐层堆叠累积的方式制造出解剖模型、导航导板、假体、内植物等三维实体，有助于术前手术方案的制定及模拟操作，进一步完善精准、个体化的手术治疗。基于 CT 数据及计算机辅助，通过个性化 3D 打印，制作仿生骨骼解剖诊断模型及手术模型，提高了 DDH 诊断的准确性和手术的精准度，明显改善了手术效果，有效缩短了手术时间，术中和术后并发症概率进一步减少，为患儿提供了更佳的仿生诊疗方案。

三、仿生治疗

仿生理念对 DDH 治疗手段的进步起到良好作用，DDH 的骨科仿生治疗主要是仿生自然重建，即应用仿生学理念，通过模仿人类髋关节的自然解剖结构和生理功能，研发与使用现代技术、新型材料或器械，使 DDH 不正常的髋关节最大限度的恢复到正常的解剖结构和生理功能。

DDH 患儿应该尽早治疗，治疗原则和仿生治疗是相符合的，治疗原则主要包括：获得良好的中心复位、维持稳定的复位、促进髋关节的正常生长发育、减少并发症及再次手术。DDH 的治疗根据年龄划分具有普适性，采取循序渐进的治疗方案，但不一定完全适用于特殊个体，特殊的个体可能需要个体化的治疗方案，2014 年美国医师协会制定了 0~6 个月 DDH 患儿的诊疗指南，2017 年，我国小儿骨科学组也制定了 0~2 岁患儿的诊疗指南。

（一）挽具或支具

髋关节屈曲外展挽具或支具是治疗 0~6 个月 DDH 患儿的主要方式，最常用的是 Pavlik 挽具，其他还有各种固定或半固定的外展支具，如 Von Roson 外展支具、Ottobock 外展支具、Ilfeld 外展支具等。

Pavlik 挽具的作用原理：通过屈曲外展髋关节、限制髋关节内收，使髋关节复位并维持复位；同时允许髋关节有适当的活动，保证关节软骨的营养和头臼间的力学刺激。Pavlik 挽具的适应证是可复位的 DDH。Pavlik 挽具用于小于 3 个月的 DDH 患儿有很高的成功率，但用于年龄超过 4 个月或 Graf Ⅳ型患儿成功率明显降低。Pavlik 挽具的禁忌证：①畸胎型（先天性）髋脱位；②伴明显肌力不平衡，如脑脊膜膨出；③伴病理性韧带松弛或关节僵硬，如埃勒斯 - 当洛斯综合征、多发关节挛缩症；④年龄大于 6 个月。Pavlik 挽具治疗的并发症：① Pavlik 病——如果佩戴后长期无法复位，持续后脱位的股骨头可挤压髋臼，导致髋臼后壁损伤；②股骨头坏死；③过度屈曲导致的向下脱位或股神经麻痹；④其他并发症，如皮肤损伤、臂丛神经损伤、膝关节脱位。

（二）人类位石膏

6~18 个月 DDH 的仿生治疗方法，用于 DDH 复位后复位的维持，石膏固定的目的为促进髋臼发育、防止股骨头坏死。仿生的人类位指髋关节屈曲 95°~100°、外展 40°~50°、旋转中立位。人类位石膏应防止外展大于 55°~60°，否则会增加股骨头坏死的风险（图 17-6-3）。注意股骨大转子处的石膏塑形，保证髋关节稳定。建议石膏固定时间为 3 个月，6 周时可更换石膏，评估复位，3 个月后更换为外展石膏或支具继续固定 3~6 个月，之后可改为间断外展支具。

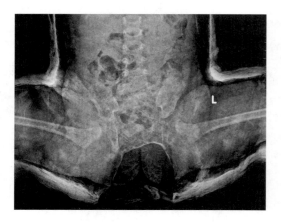

图 17-6-3　DDH 患儿人类位石膏固定术后

（三）复位前牵引

以往认为术前牵引可以减轻髋关节脱位程度，降低髋关节周围肌肉及关节囊的张力，有利于术中髋关节复位，可以减少股骨头坏死的风险和切开复位的概率。但近年来其有效性受到了诸多质疑，在更多的文献中牵引并未降低股骨头坏死的发生率；且在实际操作中，牵引多为垂直悬吊牵引，理论上并不能放松髂腰肌和内收肌，因而无法增加闭合复位的成功率。还有许多骨科医师术前并未采用牵引治疗，因为他们认为可以通过股骨截骨来达到更好的复位，减轻关节囊内的压力，降低股骨头坏死的发生率。因此术前牵引尚存在较多争议，不推荐在闭合复位前常规行牵引治疗。

（四）闭合复位及切开复位

1. 闭合复位　主要用于 6～18 个月 DDH 的复位仿生治疗，在全身麻醉下进行，术中可行髋关节造影证实复位效果。复位前根据内收肌是否紧张行内收长肌切断术，必要时同时切断髂腰肌肌腱。以轻柔的 Ortolani 手法复位，并记录最大外展度数及内收脱位时的外展度数，两者差值为复位安全区，内收肌和髂腰肌的松解有助于增加安全区，同时记录是否需要内旋来维持复位，如果安全区＜20° 或需要超过 10°～15° 的内旋来复位，则认为是复位不稳定，此时可结合造影结果考虑切开复位。

2. 切开复位　最主要的目的是实现股骨头中心复位，维持髋关节的稳定性，在 DDH 的手术治疗过程中处于核心地位。如果 DDH 没有达到稳定的中心复位，则应考虑切开复位，可采用内侧入路或前方 S-P 入路（年龄＞1 岁的患儿）。内侧入路的优点为分离范围较小、出血少，缺点为视野小，可能会损伤旋股内侧动脉，从而增加股骨头坏死的风险（尚有争议），通过内侧入路无法进行关节囊的修整与缝合。不管采用何种入路，关节囊周围及关节囊内阻碍复位的组织松解至关重要，关节囊外主要考虑的是紧张的内收肌和髂腰肌肌腱等，葫芦型缩窄的关节囊需要处理，关节囊内需要清除囊内脂肪组织，切断肥大的圆韧带，松解髋臼横韧带。也有学者认为圆韧带在维持髋关节稳定性中具有重要作用，与大部分手术方式中直接切掉圆韧带不同，该学者在术中将圆韧带纵向分成两半，切掉其中一半，另一半圆韧带采用侧侧折叠的处理方式，术后髋关节获得了良好的稳定性。对于内翻及肥厚的盂唇，部分学者建议行放射状切开，从而扩大真臼，利于复位，部分学者认为盂唇具有生长潜力，对髋臼外缘的发育及复位后的稳定有一定作用，不建议切除盂唇。

关节镜在 DDH 的治疗中可以用于辅助闭合复位，也可以联合骨盆及股骨截骨用于切开复位。可以在关节镜下辅助清除关节囊内的脂肪组织，切断肥大的圆韧带，修整髋臼横韧带，从而复位髋关节。关节镜下操作时关节囊内的重要结构均有清晰的视野，术中剥离的软组织较少，创伤小，术后恢复快，理论上可以降低股骨头坏死和术后关节功能障碍的发生率。关节镜手术的缺点是对 DDH 患儿囊外的组织的松解不彻底，不能进行关节囊重建，复位效果难以保证，二次手术及再脱位的可能性增大。综上所述，关节镜在 DDH 的治疗中尚未广泛开展。

（五）截骨术

DDH 截骨术主要包含各类骨盆截骨和股骨截骨，其仿生学原理是仿生自然重建，模仿人类髋关节的自然解剖结构和生理功能，通过截骨使 DDH 不正常的髋关节最大限度的恢复到正常的解剖结构和生理功能。

随着患儿开始学步行走及年龄的增长，患儿髋关节脱位的程度逐渐增大，肌肉软组织挛缩逐渐加重，治疗也更加复杂，对年龄超过 2 岁、身高大于 80cm、体重大于 10kg、髋臼指数大于 40° 的患儿，以及闭合复位失败的患儿，切开复位联合截骨术可能是更佳的选择，联合手术可以使股骨头的包容性更好，获得更好的影像学结果及临床效果。骨盆截骨术又可分为三类：改变髋臼方向、改变髋臼形态和挽救性手术。

1. Salter 截骨术　Salter 截骨术是骨盆截骨术中最经典的术式，属于改变髋臼方向的手术，为完全髂骨截骨，以耻骨联合为合页旋转，不推荐双侧同时行 Salter 截骨术。Salter 的截骨线是从髂前下棘到坐骨大切迹，以耻骨联合为支点，整个髋臼向前、向外翻转，增加股骨头的包容性，而髋臼的形态和容积保持不变（图 17-6-4）。其适应证主要为 18 个月～6 岁耻骨联合未骨化的患儿，主要纠正髋臼的前外侧发育不良。由于将髋臼向前、向外翻转，对于后方髋臼发育不良的患儿，Salter 截骨术可能会使后方髋臼缺损扩大，造成手术失败，术后可能发生再脱位，此外，对于髋臼指数较大的患儿不建议选择此截骨术，原因是 Salter 截骨术可纠正的髋臼指数较小（小于 10°～15°）。随着影像处理技术的发展，很多图像软件已经可以模拟术中部分操作，我院儿骨科通过髋关节三维 CT 和图像处理技术，在影像软件上模拟 Salter 截骨治疗 DDH，术前制定个性化的截骨方案，术中根据模拟截骨方案进行精确截骨，获得了良好的治疗效果。

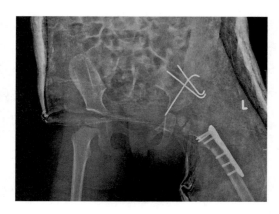

图 17-6-4　DDH 患儿行骨盆 Salter 截骨、股骨短缩去旋转截骨术后

2. Pemberton 截骨术和 Dega 截骨术　这两种手术方式都是通过不完全髂骨截骨来改变髋臼形态，分别以"Y"形软骨和骨盆后柱为合页进行旋转，原则上均可用于 2 岁以后的患儿，但 Pemberton 截骨术对小龄患儿应慎重，最好用于 3～8 岁的患儿。

（1）Pemberton 截骨术的截骨线是从髂前下棘上方到髋臼"Y"形软骨中心上方，以"Y"形软骨为铰链，使髋臼顶向前、向外移，减少髋臼容积，增加股骨头的包容性。Pemberton 截骨术适用于"Y"形软骨未闭合的 DDH，对于股骨头较小而髋臼指数较大的患儿尤其适用，主要禁忌证是股骨头膨大或髋臼较小导致的严重头臼不匹配。Pemberton 截骨术相比于 Salter 截骨术的优势在于前者改变了髋臼的结构及容积，对髋臼指数的纠正更明显，可用于髋臼指数较大的患儿，并且手术年龄有所拓宽，缺点在于手术稍复杂，可能损伤"Y"形软骨导致后期髋臼发育较差，以及改变髋臼容积后导致新的头臼不匹配。

（2）Dega 截骨术是另一种较常用的改变髋臼形态的截骨术式，与 Pemberton 截骨术不同的是，Dega 截骨术是以"Y"形软骨上方不完全性骨折的髂骨（骨盆后柱）作为铰链，改变髋臼的方向。Dega 截骨术最大的优点在于可以根据术中髋臼缺损的部位，适当调整截骨线的位置，选择不同的髂骨部位作为铰链，使髋臼旋转的方向发生改变，选择性增加髋臼前方、外侧或后方的覆盖，从而使不同部位的髋臼缺损得到纠正，手术适应范围比 Pemberton 截骨术及 Salter 截骨术更宽，但通常没有损伤"Y"形软骨的风险。

3. 挽救性手术　通常用于年龄较大及行翻修手术的 DDH，主要包括 Steel 三联截骨术、造盖术、Chiari 截骨术、Bernese 髋臼周围截骨术等。Steel 三联截骨术主要用于不适合 Salter 截骨术及髋臼成形术的大龄 DDH，这类患儿"Y"形软骨及耻骨联合已经闭合，Steel 三联截骨术需要将耻骨、坐骨及髋臼上方的髂骨均截断，使髋臼旋转和倾斜，达到增加股骨头覆盖的目的。造盖术目前使用的范围已经非常狭窄，该式不改变髋臼容积及髋臼方向，不切开关节囊，仅仅是在髋臼顶部增加骨片使髋关节不至于向上脱位，主要用于髋臼发育不良且无法行通过改变方向或者髋臼容积来纠正的患儿，如大龄 DDH。Chiari 截骨术的截骨线是从髋臼唇上方一直到坐骨切迹，然后通过远端骨盆向内侧平移来增加髋臼的容积。Bernese 髋臼周围截骨术是一种适用于青少年及年轻成人的保髋手术，手术采用 Smith-Petersen 一个切口完成坐骨、耻骨、髂骨及髋臼后柱截骨，通过髋臼骨块的旋转，改善股骨头的覆盖，减缓关节磨损速度，推延骨性关节炎和髋关节置换的时间。

4. 股骨截骨术　主要包括股骨短缩截骨及股骨去旋转截骨，一般应用于 2 岁之后的 DDH 患儿，其主要目的是减轻头臼间的压力、纠正过大的前倾角，有利于髋臼股骨头同心圆复位，降低术后股骨坏死及再脱位的发生。目前股骨截骨术的手术指征尚未完全统一，但自 20 世纪 90 年代以来，切开复位联合骨盆截骨及股骨截骨被公认为治疗大龄 DDH 患儿的标准方法。

四、治疗后转归及处理

DDH 治疗后最常见的并发症是残余发育不良及股骨头坏死，建议 DDH 患儿手术治疗后随访至骨骼成熟，髋关节 MRI 检查有利于明确头臼匹配、髋臼软骨外缘覆盖及股骨头坏死情况。

（一）头臼中心复位

停止治疗后观察，每 3~6 个月摄片一次。

（二）头臼复位，但残余髋臼发育不良

表现为髋臼陡直、髋臼指数＞24°、Shenton 线连续。应佩戴外展支具（尤其是夜间），密切随访至骨骼成熟，观察髋臼包容性改善情况及是否出现半脱位。一般认为可以观察到 4~5 岁，若髋臼指数和 CE 角无改善则考虑手术干预。

（三）术后再脱位

一是闭合复位后不稳定，安全角小，人类位石膏难以维持复位，应放弃闭合复位而行切开复位，联合行骨盆和股骨截骨术。二是切开复位后再脱位，术后再脱位的发生主要与手术方式及术中操作有关，多数学者认为是可以避免的，术中未完全清除阻碍复位的软组织，较大的前倾角及颈干角未能完全纠正，术中髋臼指数纠正不满意，手术方式的选择不当均与术后再脱位有关。翻修手术通常比较困难，手术前应充分评估患儿髋关节情况，寻找再脱位原因，然后再选择合适的手术方式。对于软组织清除不彻底的患儿应再次行切开复位术，另外视具体情况加做骨盆截骨术和／或股骨截骨术。

（四）残余半脱位

表现为 Shenton 线不连续，通常伴有髋臼发育不良。可佩戴外展位支具，密切随访，观察 6~12 个月。如果 X 线片显示有持续存在的半脱位应手术矫正。

（五）残余股骨头坏死

目前认为旋股内侧动脉分支受影响以及股骨头与髋臼的压力过高是发生股骨头坏死的主要原因。手术处理残余股骨头坏死的主要方式为各类截骨术，手术目的是使受累的股骨头置于髋臼的包容下，使其修复和塑形。通过截骨术使股骨头及髋臼保持同心圆关系，减轻股骨头压力，促进股骨头血供重建，避免股骨头坏死继续加重。对于残余严重股骨头坏死的患儿，全髋关节置换是不可避免的，但对于年轻患儿需要非常慎重，在股骨头塌陷之前尽量选择保髋治疗，尽可能地推迟髋关节置换的时间。

总体来说，DDH 的早期诊断和早期治疗至关重要，仿生治疗的方法是通过模仿人类髋关节的自然解剖结构和生理功能，使用各种方法获得髋臼股骨头的同心圆复位，降低远期并发症发生率，使 DDH 不正常的髋关节最大限度的恢复到正常的解剖结构和生理功能，达到仿生自然重建的目的。

影像学的不断进展、新型材料及器械的不断出现、各类术式的不断改良及新术式的不断发明，仿生治疗的不断进步，都为 DDH 患儿的仿生治疗带来了新的更多的希望。

（吴革　孙川）

第七节　髋关节保护外科技术

髋关节疾病在儿童、青少年及成人引起疼痛、行走困难、畸形，最终造成髋关节残障。终末期髋关节病变的外科治疗，从髋关节融合术发展到髋关节置换术，体现了替代关节的仿生治疗，而髋关节保护外科（保髋手术）作为自然仿生治疗，也从未停歇其研究发展的脚步。最早的保髋手术是在 1826 年 11 月 22 日，美国医生 Rhea Barton 为一位严重屈曲内收强直髋施行的粗隆下截骨，通过持续活动后假关节形成，恢复下肢功能。当时没有麻醉，锯片也是普通锯片，可以想象当时的手术是何等恐怖。幸运的是，患者存活并有了行走功能；不幸的是，6 年后患者再次强直。

虽然保髋手术发展的历史由来已久，限于篇幅要求，本节选择残留髋关节发育不良（residual hip dysplasia，RHD），以骨骼成熟期的髋臼部位为重点，介绍现代仿生保髋手术的发展，成熟技术和展望。

一、仿生保髋手术的发展

1894 年 Kirmisson 医生描述了粗隆下截骨治疗残留髋关节发育不良（RHD）的手术方法，他的方法不仅矫正了畸形，增加了肢体长度，为骨盆提供了横向支撑，提高了患者术后行走耐力，减轻了跛行。随后 von Baeyer 医生和 Lorenz 医生的手术技术分别强调了外展肌力张力恢复和截骨远侧端髋臼内支撑对重建髋关节功能的重要性。Schanz 医生的截骨方法在重视外展肌力和截骨远端对骨盆的直接支撑同时，增加了矫形后髋关节的接触面积，缓解了负重疼痛。Colona 手术设计更是通过复杂的外科技术恢复自然完整的髋关节结构，虽然治疗结果喜忧参半。上述 RHD 矫形手术的演变，恰恰体现了早从一百多年前始，朴素髋关节保护仿生治疗理念指引下的保髋手术发展进步。

随着现代应用解剖学、病理生理学、生物力学以及仿生治疗学的进步，发现 RHD 的主病因有：①先天遗传；②延误的诊断治疗；③关节神经肌肉松弛；④医源性因素，并且多认为 RHD 畸形和病理改变主要发生在髋臼侧，所以针对单纯髋臼侧发育性疾患，所谓残留髋臼发育不良（residual acetabular dysplasia，RAD），现代仿生保髋手术理论和手术方法也多在髋臼侧进行。这些手术分类为髋臼加盖手术（augmentation）、髋臼转位手术（reorientation）和挽救性 Chiari 手术（salvage）。加盖手术通过髋臼侧植骨，Chiari 手术通过骨盆截骨内移，使得增加的髋臼覆盖与股骨头之间的关节囊软组织在应力作用下，发生纤维软骨化变，增加了髋关节包容，由于髋臼加盖手术需要取骨固定重建，而仿生内容近同，随着 Chiari 术式的出现，加盖术逐渐退出临床实践。转位手术则利用了髋臼侧自然的透明关节软骨，增加了髋关节覆盖，更符合仿生保髋理念。儿童期的 Pemberton、Dega 截骨术式，通过髋臼侧生长板旋转，缩小髋臼容积，被称为髋臼内成型手术（acetabuloplasties）。随着髋臼侧骨骼成熟，根据截骨部位多少形态不同，髋臼截骨也分作单联骨盆截骨术、双联骨盆截骨术、三联骨盆截骨术、髋臼弧形截骨术及髋臼周围截骨术，常用的截骨方法及分类见表 17-7-1。

表 17-7-1　骨盆、髋臼截骨术分类

名称	截骨类型（Ⅰ）	截骨类型（Ⅱ）
Salter	转位性	一联
Pemberton	成形性	一联
Dega	成形性	一联
Sutherland & Greenfeld	转位性	双联
Steel	转位性	三联
Shelf	挽救性	一联、加盖
Chiari	挽救性	一联、移位
Ninomuya & Tagawa	转位性	弧形
Ganz	转位性	髋臼周围

　　髋关节发育阶段不同，仿生髋关节保护手术所针对的目标不尽相同，建议根据年龄选择手术方案。如果简单分组归类，每组年龄递增 2 ~ 5 岁，并以此为依据选择合适的截骨方案（表 17-7-2）。

表 17-7-2　髋臼截骨术年龄段手术方案选择分组

大体年龄段	截骨方法名称
0 ~ 18 个月	观察、挽具、支架、软组织手术
2 ~ 5 岁	Salter，Pemberton 或 Dega
5 ~ 8 岁	Pemberton，Dega 或 Chiari
8 ~ 10 岁	三联或 Chiari
10 ~ 13 岁	PAO，Chiari 或三联[#]
≥13 岁	PAO、RAO、PARO[##]

根据[#]髋臼三角软骨闭合，[##]髋臼三角软骨完全骨化程度确定。

二、RAD 保髋手术中的 PAO 术式

　　20 世纪 80 年代前期有诸多三联转位或者弧形转位的骨盆髋臼截骨方法介绍。1983 年瑞士伯尔尼大学半岛医院骨科主任 Ganz 医生团队介绍的髋臼周围转位截骨术（bernese peri-acetabulaer osteotomy，PAO）显示了明显的优势：后柱部分截骨，连续性保留，术后即刻负重；髋臼截骨块自由三维转位，矫正范围大；髋臼骨块血供环路不受损；骨盆环完整，不影响自然分娩。

　　因为有较长的学习曲线，不同的外科团队适应证选择有所差异，但初学单位的通行原则应为：①持续疼痛；② CE 角＜25°；③头臼匹配；④活动度屈曲＞110°；⑤关节炎 Tönnis 0-Ⅱ期。

　　早期医生的实践多数经历髂腹股沟入路、Smith-Petersen、改良 Smith-Petersen（iliofemoral）、Bikini 入路的过程，目前的手术入路除过髂前上棘的截骨，无须任何肌肉肌腱的离断。显然，切口的进化，肌间隙的分离进入，手术的微创化，有利于术后快速康复。

手术的重点是快速精确的截骨和游离髋臼块的正确转位。手术方法简略步骤如下：

全身麻醉，仰卧透视床，术侧下肢消毒无菌包裹便于术中髋关节屈伸收展，保证 C 形臂术侧髋关节前后位及倾斜约 60° 位透视（false profile）。皮肤切口 7~12cm，髂前上棘 1cm×2cm 截骨，缝匠肌及腹股沟韧带附丽内侧翻转保护股外侧皮神经，髂骨内板骨膜下剥离至耻骨粗隆内侧 1cm，后至坐骨棘前 1cm，钝性 Hoffman 尖撬牵开内侧髂腰肌、缝匠肌。

耻骨上支截骨（图 17-7-1）：耻骨粗隆内侧以远 1cm 为耻骨上支截骨标记，敲入 Hoffman 尖撬一把，内侧撬拉保护髂腰肌软组织，闭孔窝骨膜下两把 Hoffman 尖撬保护闭孔血管神经，直视下完全截断，可以通过手感和声音变化判断。

坐骨支不完全截骨（图 17-7-2）：股骨头内下窝关节囊与髂腰肌腱间隙，弯剪刀分离，垂直进入，抵坐骨支前后位透视，泪滴下 5mm 为理想截骨起始位，分离开骨膜，替换为 30° 双尖专用骨刀，false profile 位透视，确保截骨方向朝向坐骨棘以近，分别截断坐骨支内侧、外侧皮质，截骨深度 2~3cm，保留坐骨支后侧 8~12mm 皮质。避免后外侧坐骨支完全截断，伤及坐骨神经或造成骨盆环断裂。

髂骨及坐骨截骨交汇（图 17-7-3）：髂前上棘外板骨膜下剥开 1cm 至坐骨大切迹，骨科纱填塞，保护臀上血管返支。髂板内侧骨膜下反式 Hoffman 双尖撬显露，保护髂腰肌、髂血管以及股神经。髂内外骨膜剥离处往复锯 120° 截骨，到达小骨盆脊线前；换直形或弧形骨刀，平行坐骨后切迹约与前截骨线呈 120°，false profile 位透视确定方向，确保不进入关节，不伤坐骨后侧皮质连续；再次应用 30° 双尖骨刀由内向外侧加截，完成髋臼周围截骨，骨块游离。

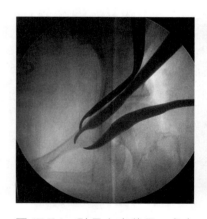 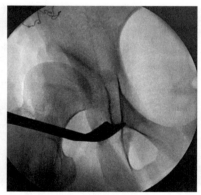 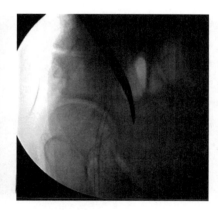

图 17-7-1　耻骨上支截骨，术中透视　　图 17-7-2　坐骨支截骨，术中 false profile 位透视　　图 17-7-3　髂骨坐骨截骨交汇，术中 false profile 位透视

髋臼周围截骨块的转位固定：撑开器、复位钳、Schanz 钉可以同时应用，内收骨块的动作完成髋关节旋转中心内移，向前转动骨块达到增加髋臼前覆盖，髋臼后外侧软骨移入股骨头负重区。斯氏针临时固定，前后位及 false profile 位透视调整，达到术前计划标准，3~4 枚螺钉固定。必要时可以切开关节囊，行髋臼及股骨头颈处的成形术，盂唇修补术。

仿生 DDH 保髋 PAO 术式的基本目标：髋臼指数 0°~10°；CE 角 30°~40°。

PAO 手术设计符合仿生保髋外科的理念和内容，发明 30 余年，得到世界范围广泛实践，许多

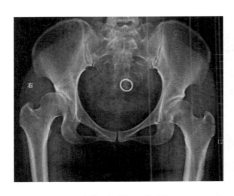 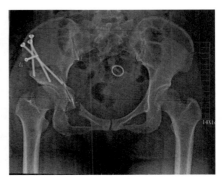

图 17-7-4 成年女性，右侧 RAD，术前双髋关节前后位片　　图 17-7-5 右侧 PAO 术后，双髋关节前后位片，与图 17-7-4 图对照

中短期研究证明，这种术式在影像学（图 17-7-4、图 17-7-5）、髋关节功能和患者满意度评价方面，都有超过 90% 的优良率。初步的中长期随访显示，PAO 术后关节功能显著提升的疗效保持超过 10 年，20 年的保髋生存率约 60.5%。

三、RAD 保髋手术中的 PARO

髋臼周围旋转截骨术（peri-acetabular rotation osteotomy PARO），由髋臼旋转截骨术（rotational acetabular osteotomy，RAO）和 PAO 融合进步而来，日本、韩国医生较多应用，手术方法简略步骤如下。

1. 患者取侧卧位，行经大转子入路（也可以行外侧直切口），行大转子截骨，将截骨的大转子连同臀肌骨瓣向上翻转，显露髋关节关节囊。

2. 截骨在距离髋臼边缘约 2cm 行弧形截骨。

3. 前方截骨在髂耻隆起处开始。

4. 将截骨骨块向前、向外旋转，旋转满意以后用 3 根螺钉给予固定骨块，最后再固定截骨的大转子。

5. 必要时可以切开关节囊行髋臼及股骨头颈处的成形术。

四、外科脱位技术在保髋手术中的应用

外科脱位技术（surgical hip dislocation，SHD）是由 Ganz 教授及其团队在长期对股骨头血供应用解剖的研究基础上，于 2001 年首次描述，他们认为髋关节闭孔外肌下紧贴转子沟上行的旋股内侧动脉深支是股骨头负重区主要血供支，通过大转子截骨可以保护该血管支配股骨头大部分血液供应，从而保证手术后股骨头血液供应的完好，手术造成轻柔的髋关节前脱位，得到 360° 髋臼、股骨头关节面完全显露。

健侧卧位，髋关节后外侧皮肤切口，从臀大肌和阔筋膜张肌间隙进入；髋关节内旋 20°~30°，显露旋股血管大粗隆营养支并结扎，用电动摆锯进行大粗隆截骨；保留截骨瓣近远两端的臀中肌肌腱和股外侧肌肌腱附丽，而梨状肌及以远的外旋肌群在大粗隆截骨后的股骨一侧完整无损伤。

将肌骨瓣整体向前牵开，分离关节囊前方的关节囊外肌显露关节囊前部，分离臀小肌，显露关节囊的上部，此时可充分显露关节囊的前部和外上部。于臀小肌和梨状肌间隙锐性分离部分推开臀小肌和囊外肌纤维，完全显露髋关节前、外、后侧关节囊；梨状肌以及所有外旋肌群保护良好；关

节囊"Z"字形切开，牵引下切断圆韧带，屈曲、内收、外旋患肢，将股骨头从前方脱出，并将患肢小腿置于手术台前方的无菌巾单布袋中，股骨头前方脱位，此时可近360°范围内观察股骨头和髋臼。

脱位后关节内操作持续时间20～60min。术中应用等渗生理盐水保持关节软骨湿润，所有病例术中全程确定旋股内侧血管升支及周围闭孔外肌组织松弛没有过度牵拉，检查股骨头血供。复位后关节囊原切口缝合，大粗隆截骨块原位复位两枚螺钉固定。这个手术入路的发明主要应用于髋关节撞击征的开放手术。近年来外科脱位技术在青少年髋关节发育性疾患、运动损伤，髋关节病变、肿瘤等髋关节创伤外科手术中得到广泛应用和实践（图17-7-6～图17-7-8）。

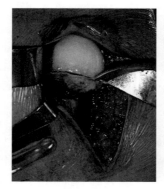 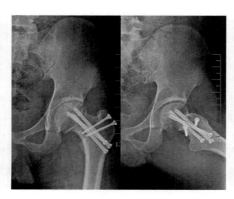 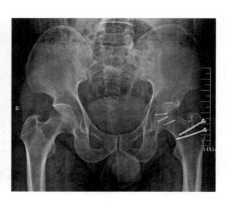

图17-7-6　右侧髋关节撞击征，外科脱位技术行头颈成形术

图17-7-7　左侧缺血性股骨头坏死，外科脱位技术行股骨颈基底旋转截骨，术后2年X线片复查

图17-7-8　左侧股骨头骨折、后脱位，外科脱位技术直视下复位内固定，术后2年X线片复查

（李军　梁虎　吴奇）

参考文献

[1] 林志炯，高大伟，张会良，等. 两种入路半髋置换治疗老年痴呆股骨颈骨折比较[J]. 中国矫形外科杂志，2021，29（17）：1627-1629.

[2] 艾进伟，韩叶萍，李帅垒，等. 如何防止髋部神经肌肉病变的髋关节置换术后脱位[J]. 中国矫形外科杂志，2017，25（5）：471-473.

[3] 曾飞，周春奎，黄华健，等. 双动杯髋关节在临床中应用的研究进展[J]. 中华骨与关节外科杂志，2018，11（10）：791-795.

[4] 郭人文，柴伟，李想，等. 机器人辅助在股骨头坏死全髋关节置换术中的应用[J]. 中华骨科杂志，2020，40（13）：819-827.

[5] 崔可赜，郭祥，陈元良，等. 后外侧入路人工全髋关节置换术中MAKO机器人手臂辅助与传统人工方法的比较研究[J]. 中国修复重建外科杂志，2020，34（7）：883-888.

[6] 宋平，孔祥朋，李想，等. 机器人辅助全髋关节置换术在伴有髋臼内固定的患者中的应用[J]. 中华外科杂志，2020，58（12）：947-950.

[7]　中华医学会小儿外科分会骨科学组，中华医学会骨科学分会小儿创伤矫形学组．发育性髋关节发育不良临床诊疗指南（0～2岁）[J]．中华骨科杂志，2017，37（11）：641-650．

[8]　陈凯，何玲，陈欣．基于 CT 数据的 3D 打印技术在儿童发育性髋关节脱位手术中的应用 [J]．局解手术学杂志，2021，30（6）：491-493．

[9]　雍明，楼跃，唐凯，等．计算机辅助设计 3D 导航模板在儿童髋关节脱位 Salter 骨盆截骨手术中的应用 [J]．中华实用儿科临床杂志，2020，35（3）：210-214．

[10]　徐鹏，陈杰，楼跃，等．3D 打印导航模板在大龄 DDH 患儿股骨近端内翻旋转短缩截骨术中的应用 [J]．中华小儿外科杂志，2017，38（7）：506-510．

[11]　晏建森，南国新．儿童发育性髋关节发育不良的手术治疗进展 [J]．临床小儿外科杂志，2018，17（10）：731-735．

[12]　Zhang Z, Li H, Li H, et al. Timing for closed reduction procedure for developmental dysplasia of the hip and its failure analysis[J]. BMC Musculoskelet Disord, 2020, 21(1): 613.

[13]　Carsi B, Clarke N. Acetabuloplasties at open reduction prevent acetabular dysplasia in intentionally delayed developmental dysplasia of the hip: a case-control study[J]. Clin Orthop Relat Res, 2016, 474(5): 1180-1188.

[14]　Liu J, Zhou W, Li L, et al. The fate of inverted limbus in children with developmental dysplasia of the hip : clinical observation[J]. J Orthop Res, 2021, 39(7): 1433- 1440.

[15]　YJ Cho, KI Kim, SJ Kwak, et al. Long term results of periacetabularrotational osteotomy concomitantly with arthroscopy in adult acetabular dysplasia[J]. J Arthroplasty, 2020, 35(10): 2807-2812.

[16]　Ortiz-Declet VR, Iacobelli DA, Yuen LC, et al. Birmingham hip resurfacing vs total hip arthroplasty: a matched-pair comparison of clinical outcomes[J]. J Arthroplasty, 2017, 32(12): 3647-3651.

[17]　Resende RA, Kirkwood RN, Rudan JF, et al. How symmetric are metal-on-metal hip resurfacing patients during gait? Insights for the rehabilitation[J]. J Biomech, 2017, 58: 37-44.

[18]　Gaillard EB, Gaillard MD, Gross TP. Interventions for improving hip resurfacing outcomes in women: a high-volume, retrospective study[J]. J Arthroplasty, 2017, 32(11): 3404-3411.

[19]　Tao R, Liu F, Liu YK, et al. A prospective comparative study of hip resurfacing arthroplasty and large-diameter head metal-on-metal total hip arthroplasty in younger patients-a minimum of five year follow-up[J]. Int Orthop, 2018, 42(10): 2323-2327.

[20]　Eethakota V, Vaishnav V, Johnston L, et al. Comparison of revision risks and complication rates between total HIP replacement and HIP resurfacing within the similar age group[J]. Surgeon, 2018, 16(6): 339-349.

[21] Hjorth MH, Mechlenburg I, Soballe K, et al. Higher Prevalence of mixed or solid pseudotumors in metal-on-polyethylene total hip arthroplasty compared with metal-on-metal total hip arthroplasty and resurfacing hip arthroplasty[J]. J Arthroplasty, 2018, 33(7): 2279-2286.

[22] Miettinen S, Mäkinen TJ, Mäkelä K, et al. Intraoperative complications and mid-term follow-up of large-diameter head metal-on-metal total hip arthroplasty and hip resurfacing arthroplasty[J]. Scand J Surg, 2018, 107(2): 180-186.

[23] Gerhardt DM, Smolders JM, Roovers EA, et al. Changes in periacetabular bone mineral density five years after resurfacing hip arthroplasty versus conventional total hip arthroplasty[J]. Hip Int., 2019, 29(2): 153-160.

[24] Miettinen S, Mäkinen TJ, Laaksonen I, et al. Dislocation of large-diameter head metal-on-metal total hip arthroplasty and hip resurfacing arthroplasty[J]. Hip Int., 2019, 29(3): 253-261.

[25] Wiik AV, Lambkin R, Cobb JP. Gait after Birmingham hip resurfacing: an age-matched controlled prospective study[J]. Bone Joint J, 2019, 101-B(11): 1423-1430.

[26] Oxblom A, Hedlund H, Nemes S, et al. Patient-reported outcomes in hip resurfacing versus conventional total hip arthroplasty: a register-based matched cohort study of 726 patients[J]. Acta Orthop, 2019, 90(4): 318-323.

[27] Harrison-Brown M, Scholes C, Ebrahimi M, et al. Predicting changes in the status of patient-reported outcome measures after Birmingham Hip Resurfacing: an observational cohort study with a median follow-up of ten years[J]. Bone Joint J, 2019, 101-B(11): 1431-1437.

[28] Rueckl K, Liebich A, Bechler U, et al. Return to sports after hip resurfacing versus total hip arthroplasty: a mid-term case control study[J]. Arch Orthop Trauma Surg, 2020, 140(7): 957-962.

[29] Hersnaes PN, Gromov K, Otte KS, et al. Harris Hip Score and SF-36 following metal-on-metal total hip arthroplasty and hip resurfacing-a randomized controlled trial with 5-years follow up including 75 patients[J]. BMC Musculoskelet Disord, 2021, 22(1): 781-783.

[30] Hastie GR, Collinson SC, Aqil A, et al. Study to assess the rate of adverse reaction to metal debris in hip resurfacing at a minimum 13-year follow-up[J]. J Arthroplasty, 2021, 36(3): 1055-1059.

[31] Cobden A, Camurcu Y, Duman S, et al. Mid-term survivals of cemented calcar-replacem entbipolarhemiarthroplasty for unstable intertrochanteric fractures in elderly patients[J]. Injury, 2019, 50(4): 2277-2281.

[32] Luthringer T A, Elbuluk A M, Behery O A, et al. Salvage of failed internal fixation of intertrochanteric hip fractures: clinical and functional outcomes of total hip arthroplasty

versus hemiarthroplasty[J]. Arthroplast Today, 2018, 4(3): 383-391.

[33] Hernigou P, Dubory A, Potage D, et al. Dual-mobility arthroplasty failure: a rationale review of causes and technical considerations for revision[J]. Int Orthop, 2017, 41: 481-490.

[34] Karvonen M, Karvonen H, Seppänen M, et al. Freedom constrained liner for the treatment and prevention of dislocation in total hip arthroplasty[J]. Scand J Surg, 2017, 106(2): 165-172.

[35] Terrier A, Latypova A, Guillemin M, et al. Dual mobility cups provide biomechanical advantages in situations at risk for dislocation: a finite element analysis[J]. Int Orthop, 2017, 41(3): 551-556.

[36] An VVG, Phan K, Sivakumar BS, et al. Prior lumbar spinal fusion is associated with an increased risk of dislocation and revision in Total hip Arthroplasty: a meta-analysis[J]. J Arthroplasty, 2018, 33(1): 297-300.

[37] Laurendon L, Philippot R, Neri T, et al. Ten-year clinical and radiological outcomes of 100 total hip arthroplasty cases with a modern cementless dual mobility cup[J]. Surg Technol Int, 2018, 32(6): 331-336.

[38] Huten D, Fournier Y, Gicquel T, et al. Risk factors for dislocation after revision total hip arthroplasty with a dual-mobility cup. Matched case-control study (16 cases vs. 48 controls)[J]. Orthop Traumatol Surg Res, 2019, 105: 1303-1309.

[39] Tabori-Jensen S, Hansen TB, Stilling M. Low dislocation rate of Saturne((R))/Avantage((R)) dual-mobility THA after displaced femoral neck fracture: a cohort study of 966 hips with a minimum 1. 6-year follow-up. Arch Orthop[J]. Trauma Surg, 2019, 139(5): 605-612.

[40] Reina N, Pareek A, Krych AJ, et al. Dualmobility constructs in primary and revision Total hip arthroplasty: a systematic review of comparative studies[J]. J Arthroplasty, 2019, 34(3): 594-603.

[41] Wegrzyn J, Saugy C-A, Guyen O, et al. Cementation of a dual mobility cup into an existing well-fxed metal Shell: a reliable option to manage Wear-related recurrent dislocation in patients with high surgical risk[J]. J Arthroplast, 2020, 35: 2561-2566.

[42] Sayac G, Neri T, Schneider L, et al. Low revision rates at more than 10 years for dual-mobility cups cemented into cages in complex revision total hip arthroplasty[J]. J Arthroplasty, 2020, 35: 513-519.

[43] Laende EK, Richardson CG, Dunbar MJ. Migration and wear of a dual mobility acetabular construct at 3 years measured by radiostereometric analysis[J]. J Arthroplasty, 2020, 35: 1109-1116.

[44] Dubin J, Huang RC, Muskat A, et al. Five-year follow-up of clinical outcomes with an anatomic dual-mobility acetabular system: a multicenter study[J]. Arthroplast Today, 2020, 6: 543-547.

[45] Kamara E, Robinson J, Bas MA, et al. Adoption of robotic vs fluoroscopic guidance in total hip arthroplasty: is acetabular positioning improved in the learning curve?[J] The Journal of arthroplasty, 2017, 32(1): 125-130.

[46] Suarez-Ahedo C, Gui C, Martin TJ, et al. Robotic-arm assisted total hip arthroplasty results in smaller acetabular cup size in relation to the femoral head size: a matched-pair controlled study[J]. Hip Int, 2017, 27(2): 147-152.

[47] Chen X, Xiong J, Wang P, et al. Robotic-assisted compared with conventional total hip arthroplasty: systematic review and meta-analysis[J]. Postgraduate medical journal, 2018, 94(1112): 335-341.

[48] Perets I., Walsh JP, Close MR, et al. Robot-assisted total hip arthroplasty: clinical outcomes and complication rate[J]. Int J Med Robot, 2018, 14(4): E1912.

[49] Bargar WL, Parise CA, Hankins A, et al. Fourteen year follow-up of randomized clinical trials of active robotic-assisted total hip arthroplasty[J]. The Journal of arthroplasty, 2018, 33(3): 810-814.

[50] Surace P, Sultan AA, George J, et al. The association between operative time and short-term complications in total hip arthroplasty: an analysis of 89, 802 surgeries[J]. J Arthroplasty, 2019, 34(3): 426-432.

[51] Kayani B, Konan S, Ayuob A, et al. The current role of robotics in total hip arthroplasty[J]. EFORT open reviews, 2019, 4(11): 618-625.

[52] Karunaratne S, Duan M, Pappas E, et al. The effectiveness of robotic hip and knee arthroplasty on patient-reported outcomes: A systematic review and meta-analysis[J]. International orthopaedics, 2019, 43(6): 1283-1295.

[53] Subramanian P, Wainwright TW, Bahadori S, et al. A review of the evolution of robotic-assisted total hip arthroplasty[J]. Hip international : the journal of clinical and experimental research on hip pathology and therapy, 2019, 29(3): 232-238.

[54] Chai W, Kong X, Yang M, et al. Robot-assisted total hip arthroplasty for arthrodesed hips[J]. Ther Clin Risk Manag, 2020, 16: 357-368.

[55] Chai W, Guo RW, Puah KL, et al. Use of robotic-arm assisted technique in complex primary total hip arthroplasty[J]. Orthop Surg, 2020, 12(2): 686-691.

[56] Domb BG, Chen JW, Lall AC, et al. Minimum 5-year outcomes of robotic-assisted primary total hip arthroplasty with a nested comparison against manual primary total hip arthroplasty: a propensity score-matched study[J]. The Journal of the American Academy of Orthopaedic Surgeons, 2020, 28(20): 847-856.

[57] Kong X, Yang M, Jerabek S, et al. A retrospective study comparing a single surgeon's experience on manual versus robot-assisted total hip arthroplasty after the learning curve of the latter procedure-A cohort study[J]. Int J Surg, 2020, 77: 174-180.

[58] Perets I, Mu BH, Mont MA, et al. Current topics in robotic-assisted total hip arthroplasty: a review[J]. Hip international: the journal of clinical and experimental research on hip pathology and therapy, 2020, 30(2): 118-124.

[59] Campbell A, Emara AK, Klika A, et al. Does Implant selection affect patient-reported outcome measures after primary total hip arthroplasty?[J] J Bone Joint Surg Am, 2021, 103(24): 2306-2317.

[60] Chavarria JC, Douleh DG, York PJ. The hip-spine challenge[J]. J Bone Joint Surg Am, 2021, 103(19): 1852-60.

[61] Kim HS, Park JW, Ha JH, et al. Third-generation ceramic-on-ceramic total hip arthroplasty in patients with osteonecrosis of the femoral head: a 10-to 16-year follow-up study[J]. J Bone Joint Surg Am, 2022, 104(Suppl 2): 68-75.

第十八章
膝关节仿生治疗

第一节　膝关节应用解剖及生物力学

一、膝关节的应用解剖

膝关节（knee joint）是人体较复杂铰链关节，骨性结构由股骨远端、胫骨近端和髌骨三个部分所组成。股骨远端由股骨滑车（trochlea）、股骨内外侧髁及内外侧后髁组成。股骨内外侧髁上有两个骨性隆起，称之为股骨外上髁和内上髁，内外上髁的连线称为通髁线，两个后髁最低点的连线，称之为后髁连线。通髁线和后髁连线之间的夹角一般为3°。这在人工膝关节表面置换中十分重要。胫骨近端通常分为内侧平台、外侧平台和髁间嵴，胫骨平台后倾约为3°~7°、内翻约3°。髌骨为人体最大籽骨，与股骨滑车形成髌股关节。髌骨分为上下两极，内外侧两面。其与股四头肌腱、髌腱组成伸膝装置，主要作用是增加股四头肌的力臂，使肌力得到更充分发挥。髌骨关节面的构造使其与股骨间的关节面达到很大的接触面积，使髌骨关节面间的应力分布均匀。由于膝关节承受较大的应力，并处于身体两个很长的杠杆臂之间，所以较容易受伤。

膝关节的稳定由周围软组织来维持，膝关节的软组织部分主要由半月板、交叉韧带、内外侧副韧带、关节软骨、髂筋束、腘肌腱、膝关节周围肌群、关节囊、滑膜及脂肪垫所组成。胫骨的顶端有两个半月形的纤维软骨板，称为内侧半月板和外侧半月板。内侧半月板呈"C"形，与关节囊及内侧副韧带紧密相连，较为固定。外侧半月板呈"O"形，外侧缘与关节囊结合，并在后方形成腘肌腱裂孔，有腘肌腱穿过，外侧半月板活动度较内侧半月板活动度大。内外侧半月板在前方由膝横韧带相连。半月板可随胫骨向前和向后滑动而增加膝关节接触面积，将关节应力均匀地分布在胫骨平台上，活动时可起缓冲作用。半月板自身的生物力学呈不均一性，在标本实验中发现：在压力下，半月板前1/3的弹性模量较后1/3高；在张力下，纵形标本较横形标本弹性模量高、表层较深层弹性模量高；在剪力下，其纵形标本较横形标本弹性模量高。半月板自身的生物力学不均一性使其能适应膝关节运动中的各种方向力学要求。

前交叉韧带（ACL）起源于股骨外侧髁的后内侧部分，附着在胫骨平台髁间嵴。一般认为ACL由两束组成，其附着点由外侧嵴分开，该外侧嵴位于外侧髁间嵴的正后方。对ACL及其两束的解剖学研究表明，ACL的长度为31~38mm，宽度为10~12mm，而前内侧束和后外侧束的宽度分别为6~7mm和5~6mm。前交叉韧带具有双重用途；防止胫骨在股骨上向前移动，并保持正常的生物力学膝关节运动，以防止半月板损伤。构成ACL的两个束具有独特的功能，前内侧束在屈曲时紧，而后外侧束在伸直时紧。ACL有滑膜，膝中动脉是ACL的主要血供，同时滑膜鞘也有一定的血供。ACL 由胫神经支配，胫神经提供有助于 ACL 本体感觉功能的机械感受器。ACL 中仅有少量疼痛纤维，这解释了为什么在发生关节炎之前，急性前交叉韧带撕裂后很少有疼痛。

后交叉韧带（PCL）起源于股骨内侧髁的外侧，并止于胫骨关节平台的后部和后外侧。其平均长度为 38mm，而其中部的平均宽度为 13mm。PCL 通常比 ACL 大，胫骨附着体的表面积比 ACL 大 20%，股骨附着体的表面积比 ACL 大 50%。PCL 由前外侧束和后内侧束组成。前外侧束和后内侧束宽度分别为 118mm 和 90mm。PCL 与胫骨连接的表面积为 244mm^2，前外侧和后内侧束连接的面积分别为 93mm^2 和 151mm^2。胫骨附着点位于距关节面 1cm 远的胫骨平台之间的后髁间窝。PCL 主要功能是防止胫骨相对于股骨向后移动。较大的前外侧束在屈曲时较紧，而较小的后内侧束在伸展时较紧。PCL 与 ACL 一样处于关节内和滑膜外，但是 PCL 的大部分存在于滑膜外。同样 PCL 的主要血液供应也来自膝中动脉。PCL 的神经支配主要是由胫神经和闭孔神经共同支配。

内侧副韧带（MCL）由股骨内上髁起始，向下向前走行，止于胫骨平台内侧下方约 6~8cm 处，分为浅层和深层两部分。伸膝关节时 MCL 浅层的平行纤维及斜行纤维紧张，屈膝时浅层的斜行韧带松弛，而平行纤维紧张，保持关节的稳定。MCL 是膝关节内侧最主要的稳定结构，可防止胫骨的过度外旋。外侧副韧带（LCL）起于股骨外上髁，止于腓骨头。LCL 在伸膝时紧张，屈膝时松弛，是膝关节外侧重要的稳定结构之一。髂胫束横跨髋关节及膝关节两关节，起自髂嵴前外缘，止于胫骨外侧 Gerdy 结节，伸膝时紧张，屈膝时松弛，参与组成膝关节外侧支持带结构。

膝关节周围动力装置主要为伸膝装置和屈膝装置组成。伸膝装置主要为股四头肌，其四个头形成一条肌腱，环绕髌骨，向下形成髌韧带止于胫骨结节，其主要功能为屈髋伸膝。屈膝装置主要为股二头肌、半膜肌和鹅足。股二头肌长头起自坐骨结节，短头起自股骨粗线，止于腓骨小头。半膜肌增强关节囊的后内角，部分纤维转折为腘斜韧带。鹅足为半腱肌、缝匠肌和股薄肌的末端重叠交织形成鹅足肌腱，止于胫骨上端内侧，加强膝关节内侧的稳定。

二、膝关节与下肢力线

充分的证据表明，膝关节周围外科治疗包括人工全膝关节置换、单髁关节置换、胫骨高位截骨矫形等术式术后近远期效果均与下肢力线密切相关。普遍认为，在正常情况下，当人体站立的时候，股骨头中心、膝关节中心及踝关节中心应处于同一条直线，此即为下肢的力学轴线或机械轴对线。但最新的研究则认为人类站立行走时，下肢力线并不完全垂直于地面，而是从胸$_{10}$椎体连接至跟骨外侧缘，该力线为运动力线，其较传统力线偏内，即运动对线，在膝关节置换术中是一种全新的理论观点。运动学对线的预期好处是对患者的解剖结构进行更个性化的重建，从而使韧带和患下肢产生更大的生理张力，术后患者膝关节更自然，更高程度地出现所谓遗忘关节，从而提高患者的满意度。该理论目前争议较多，其目前虽未能被广泛使用，但是，在仿生治疗理念下，其术后恢复原始运动力线似乎更值得重视和研究。股骨和胫骨的解剖轴分别是指通过股骨长轴和胫骨长轴的两条轴线。胫骨与股骨的解剖轴之间的夹角约为 6° 的外翻角。

股四头肌肌腱纵轴与髌韧带纵轴之间的夹角称为髌骨 Q 角，男性约为 10°~15°，女性约为 12°~18°。髌骨的高度在临床中一样非常重要，低位髌骨可能导致撞击，影响膝关节活动度，而高位髌骨则可能出现膝关节伸膝无力。测量髌骨高度的方法一般使用 Insall 和 Salvati 法，即比值法：在屈膝 30° 时，在膝关节侧位相上，测量髌韧带长度和髌骨最长径对角线长度，前后者的比值正常为 0.8～1.2，大于 1.2 为高位髌骨，低于 0.8 则为低位髌骨。

三、膝关节的运动及生物力学特性

膝关节的负荷随人体的运动和步态方式有很大的变化，单侧膝关节站立位的静态应力为体重的 0.45～0.5 倍，而行走时可达体重的 3 倍，上楼时则可达 4～6 倍。正常膝关节作用力的传递，60% 的负荷通过内侧间室，40% 的负荷通过外侧间室，借助于半月板和关节软骨使胫股关节之间的接触面积增大，从而减少了单位面积的应力负荷。膝关节含有胫股关节和髌股关节两个关节。膝关节在行屈伸运动时，胫股关节不仅有滚动，还有胫股关节之间的相对滑动，同时允许部分的内外旋转、内外翻。伸膝过程中，胫骨相对股骨外旋，屈曲过程中，胫骨相对股骨内旋，此即为"锁扣机制"。因此，膝关节屈伸活动时虽然运动主要是在矢状面上，水平面和冠状面上的运动较小，但运动作用不容忽视。随着膝关节屈曲角度的增加，股骨髁的瞬间旋转中心向后移动，此为股骨后滚。其作用是防止股骨后方与胫骨后方的撞击，从而进一步增加膝关节屈曲的活动度，同时增加了膝关节伸膝装置的力臂，提高股四头肌肉的作用力。尤其在膝关节表面置换术及其假体的设计方面，要达到仿生治疗理念，则需要充分考虑其在水平及冠状面上的活动，尽可能达到其正常生理状态。同样髌股关节面的运动可同时发生于矢状面及冠状面上，以矢状面的运动范围最大，但冠状面上髌骨内外移时出现的临床表现则更明显，因此在行髌髁关节置换、髌骨脱位、膝关节周围畸形矫形时，需要充分考虑髌骨原始轨迹形态，仿生治疗，避免轨迹不良造成进一步并发症。

（一）交叉韧带的功能生物力学

ACL 的主要功能是防止胫骨前移。它作为第二个稳定器，防止胫骨内部旋转和膝关节外翻。在完全伸展时，ACL 吸收 75% 的前平移载荷和在 30°～90° 间 85% 的屈曲载荷。ACL 的缺失时，这种耦合旋转的幅度在屈曲时降低。最近的一些研究表明，前交叉韧带的抗拉强度约为 2 200N，但随着年龄和重复荷载的变化而变化。随着前抽屉力的增加，ACL 的原位力也增加。前内束比后外束具有更高的最大应力和应变。PCL 的主要功能是在膝关节屈曲时，抵抗胫骨在股骨上的后平移。它是防止胫骨外旋和膝关节过度内翻或外翻的二级稳定器。前外侧束带在屈曲时很紧，在膝关节 70°～90° 屈曲时最重要的是抵抗胫骨后移位。后内侧束部分则在膝关节伸直时张力紧密，因此，它可以抵抗胫骨在此位置的后移位。虽然 PCL 是胫骨后移的主要约束，但其他结构大大也增强了这一功能。有尸体研究表明，胫骨过度后移除了 PCL 外，还需要损伤一个或多个二级结构如膝关节后外侧角复合体。单独的 PCL 破裂可能导致膝关节屈曲 90° 时的外旋轻度增加，但是，由于囊外组织和韧带完整，它们不会显著改变胫骨旋转或内翻/外翻角度。对于 PCL 和后外侧角（PLC）损伤，由于缺乏支撑约束，胫骨外旋显著增加。了解这些关系对于外科重建治疗至关重要，以确保移植物正确的张力和位置。除了在矢状面上的已知作用外，PCL 还影响前额面上的膝关节运动。发生这种情况是因为 PCL 附着股骨内侧髁的外侧，并且倾斜。PCL 的这种方向有助于股骨内侧和外侧髁之间的关节不对称性，并允许在早期屈曲，股骨外侧髁向后滚动时 PCL 充分张紧。同样腘肌有助于 PCL 抵抗胫骨后移并增强稳定性。

交叉韧带负责限制过度的膝关节前/后运动。在交叉韧带撕裂或断裂的情况下，可以改变动态生物力学。由于其不对称的附着部位，ACL 和 PCL 的长度和张力在不同程度的屈伸过程中有所不同，为膝关节提供动态稳定性。当一个人膝盖完全伸展站立时，ACL 处于紧张状态，而 PCL 松弛，关节被动稳定，肌肉支撑最少。随着屈曲，ACL 的后外侧束变得松弛，PCL 特别是其前外侧束则收紧。从 20°~50° 的屈曲，整个膝关节的稳定性较差，因为两个交叉韧带都相当松弛。随着屈曲度的增加，ACL 相对于关节线变得更加水平，而 PCL 变得更加垂直。ACL 和 PCL 之间的方向变化提供了膝关节在矢状面上的动态稳定性。随着屈曲度的增加，PCL 越来越紧密，从而防止胫骨从关节向后牵张。关节旋转中心随着屈曲向后移动，这通过 ACL 和 PCL 的交叉点来证明，允许在屈曲期间股骨的滑动和滚动运动，同时防止股骨在深度屈曲期间从胫骨平台上滚动。同时半月板和软组织囊提供二级支撑，以抑制前移位，并在 ACL 缺损时增加应力。施加在二级结构上的额外应力通过股四头肌萎缩得到证实，股四头肌萎缩通常发生在前交叉韧带断裂后，因为肌力降低导致胫骨伸肌拉力减小。在屈曲过程中，随着股骨外侧髁向后滚动，膝伸肌装置的力矩臂增加。当对关节的需求最大时，增加的力矩臂在跑步或爬楼梯时为膝盖提供了机械优势。

由于在整个步态周期中改变力的矢量，以及改变脚的位置，进而改变机械负荷，在正常行走过程中会产生 2~5 倍于人体重的关节反作用力。这会随着运动类型和水平的不同而变化，跑步时可能是个人体重的 2~4 倍。肌肉参与并增加动力，以帮助平衡功能负荷和关节反作用力，这在膝关节承重轴向后移动时变得尤为重要。当韧带、肌肉或骨骼损伤影响这种力平衡时，关节承受载荷和力的能力降低，从而导致膝关节退化。

（二）内外侧副韧带的生物力学

LCL 作为主要稳定器起作用，防止膝内翻。当分离后外侧膝关节的各种韧带时，研究表明只要 LCL 完整，膝关节有一定的内翻角度，然而，当切断 LCL 时，角度限制增加了 4.5°（或增加了 4.5mm 关节间隙）。LCL 还有助于 PCL 抵抗胫骨的外部旋转。此外，目前的研究表明，LCL 作为后外侧隔室的一部分，有助于防止胫骨向前运动。

浅层 MCL 和深层 MCL 的功能不同。浅表 MCL 在防止膝外翻移位方面起主要作用，并与 ACL 一起防止前移位和内旋转。深 MCL 起到半月板稳定器的作用，有助于稳定膝盖从完全伸展到 90° 弯曲时的旋转。

健康的关节有双重作用：允许关节周围的骨骼移动，同时承受移动产生的重力载荷。生物力学被定义为力对活体作用的科学。由于股骨、胫骨和髌骨之间的相互作用，膝盖能够承受正常行走阶段的巨大力量。膝关节负责提供运动，同时在静态和动态活动中保持稳定性。骨骼解剖结构、关节面、韧带、半月板和周围肌肉组织的相互作用提供了运动和稳定性之间的平衡。这些变量中任何一个的改变或损伤都可能改变膝关节的生物力学，并增加施加在健康结构上的载荷和功能应力。对于仿生治疗韧带重建，有必要了解膝关节结构的正常相互作用，以便保留正常的结构和功能。对膝关节及其生物力学的强大基础知识有助于优化外科医生关于何时进行外科治疗、韧带重建顺序以及相关肌肉组织康复的决策；对于仿生治疗关节置换，下肢力线的恢复、软组织张力的平衡、肌肉力量的保持，运动轨迹的良好，均是治疗远期效果良好的保障。

（李军　梅玉峰）

第二节　膝关节周围截骨术

膝关节周围截骨术是治疗膝关节周围各种畸形的一种手术治疗方法。过去膝关节周围截骨术主要应用于严重的膝内翻、膝外翻、创伤后畸形、佝偻病、布朗氏病（Blount病）以及其他弯曲畸形，而现在主要用于治疗膝关节内外翻畸形、单间室骨性关节炎。

1965 年，Mark Coventry 将他的闭合楔形高位胫骨截骨的技术公之于世，在此后的多年里，这项技术一直被视为金标准。膝关节周围截骨术的成功与否取决于下肢的生物力学、膝关节的负荷分布、骨在应力下持续塑形的沃尔夫定律以及用于截骨固定的内植物的力学性能。如果外科医生希望取得良好的长期效果，他就必须知晓所有这些因素。

如何选择和评估患者、制订术前计划以及手术矫正膝关节周围畸形不是一件容易的事。确定矫正部位和矫正角度、选择截骨术式和固定器械需经历一个复杂的过程，存在众多的陷阱，可能会影响到治疗的效果。因而，尽管膝关节周围截骨术的长期效果很好，但由于过去较高的并发症发生率，许多外科医生都放弃了这项技术。其主要问题集中在矫正角度的术中选择和术后丢失的风险上，所以，在胫骨近端闭合性截骨术风靡多年之后，开放楔形截骨术目前正逐渐流行。

一、下肢的生理轴线

在分析下肢力线时，一定要区分解剖轴和力学轴。

股骨和胫骨等长干骨的解剖轴与其骨干的中线是一致的。由于股骨颈方向的影响，股骨干解剖轴与胫骨解剖轴并不在一条直线上，而是形成了一个向外张开 173°~175° 的胫股解剖角（aFTA）。

股骨的力学轴起自股骨头中心，止于膝关节中心，与股骨解剖轴形成一个（6°±1°）的股骨解剖轴和力学轴夹角（aMFA）。而胫骨的力学轴和解剖轴几乎是重合的，两条轴线平行走行，解剖轴在力学轴的偏内侧几毫米。下肢的力学轴是指连接股骨头中心和踝关节中心的连线。生理上这条线经过膝关节中心偏内侧平均（4±2）mm 的位置，如果这条力学轴与膝关节的交点在此位置的内侧或外侧，表示下肢存在内翻或外翻畸形。由于双侧髋关节中心距离大于双侧膝关节之间距离和双侧踝关节之间距离，下肢的承重轴从近端外侧向远端内侧斜形走行，与身体的垂直轴成约 3° 的夹角。

在生理状态下，膝关节基线（股骨髁切线）和胫骨平台切线几乎是相互平行的（关节线夹角 = JLCA，0°~1°，向内侧汇聚）。由于胫骨的力学轴和解剖轴是平行走行的，由胫骨平台切线与胫骨解剖轴和力学轴组成的胫骨近端内侧解剖角（aMPTA）都是（87°±3°）。在踝关节线水平标准的胫骨远端外侧机械角（mLDTA）为（89°±3°）。力学轴和膝关节基线组成的股骨远端外侧机械角（mLDFA）也是（87°±3°）。由于股骨解剖轴和力学轴夹角的存在，膝关节基线与股骨解剖轴形成一个（81°±2°）的夹角（aLDFA）（表 18-2-1）。

表 18-2-1　生理状态下下肢关节夹角

关节夹角	英文缩写	标准值
胫股解剖角	aFTA	173°~175°
股骨解剖轴和力学轴夹角	aMFA	6°±1°
股骨远端外侧解剖角	aLDFA	81°±2°

关节夹角	英文缩写	标准值
股骨远端外侧机械角	mLDFA	87°±3°
胫骨近端内侧解剖角	aMPTA	87°±3°
胫骨近端内侧机械角	mMPTA	87°±3°
胫骨远端外侧解剖角	aLDTA	89°±3°
胫骨远端外侧机械角	mLDTA	89°±3°

二、下肢畸形的原因及后果

下肢畸形是指下肢生理轴线产生偏差。关节夹角和轴线在冠状面、矢状面和横截面都可能产生病理性的改变，从而造成整个下肢的力线异常。如果多个指标同时出现异常，则会造成复杂的下肢畸形。股骨或胫骨干长轴发生扭转改变时，会造成下肢的扭转畸形。造成下肢畸形的原因纷繁复杂。畸形可能是先天性或原发性的，在儿童时期逐步发展加重，例如由于生长异常导致骺板早闭或存在基础代谢性疾病（如佝偻病）和骨病（如肾性骨病）。下肢轴线的偏差也常见于全身性肌肉源性和神经源性的疾病中。在成年人中，创伤性畸形通常是由于骨折在异常的力线上愈合所致。由骨坏死、骨肿瘤或风湿性关节炎所致的关节面损毁也会对下肢力学轴造成继发性偏差。半月板切除后所致的继发性软骨磨损是导致继发性内翻或外翻畸形最常见的原因（表 18-2-2）。

表 18-2-2　下肢力线畸形产生的原因

下肢畸形的常见病因
先天畸形
原发性畸形
生长发育疾病伴骺板部分早闭
代谢性疾病（佝偻病等）
骨病（如肾性骨病）
全身肌肉源性疾病
全身神经源性疾病
骨折畸形愈合导致的创伤性畸形
骨坏死、骨肿瘤或风湿性关节炎损毁关节面造成的继发性力线偏差
半月板切除后软骨磨损导致的继发性关节内外翻畸形

胫骨或股骨轴线在冠状面上出现偏差时，应力就无法在膝关节均匀地传导，取而代之的是非生理性的应力分布，导致压力集中在内侧或外侧间室。这种关节间室内超负荷的压力加速关节软骨的磨损，使膝关节过早退变。所以下肢畸形也可以称为关节炎前畸形。

膝关节周围截骨改变了下肢负重轴，可以有效地平衡膝关节的应力，使得关节内压力分布均衡。胫骨近端截骨和股骨髁上截骨都可以使用骨量增加技术（开放截骨）或骨量减少技术（闭合截骨），并且已经被证明可以恢复生理轴线，治疗内翻和外翻性骨性关节炎。如果畸形并不在关节周围，而是在长骨骨干，那么畸形矫正需要在骨干畸形点进行。膝关节周围截骨的目的就是通过股骨远端或者胫骨近端截骨术改变了下肢负重轴，从而纠正下肢力线异常，有效地平衡膝关节的应力，使得膝关节内压力分布均衡。

三、临床和影像学评估

手术前需通过 X 线片、膝关节 MRI、CT 检查做术前评估。双下肢负重全长位 X 线片可以帮助我们判断膝关节周围截骨指征及需要矫正的角度，双下肢负重全长位 X 线拍摄时需注意下肢不能有旋转，拍摄时应该使髌骨位于股骨髁中间。膝关节内外侧应力位 X 线片可以帮助我们判断膝关节内外侧副韧带的稳定性及内外侧软骨的磨损程度，避免术中过度矫正。MRI 可以评估半月板、膝关节周围韧带以及膝关节软骨磨损。

四、截骨术的适应证和禁忌证

膝关节周围截骨术是通过一种生物学的方法将膝关节承重峰值区域从膝关节一侧间室转移到中央区或者偏向膝关节另一间室。截骨术适用于各种关节外畸形，也适用于早期单间室骨性关节炎造成的关节内畸形，但是对于晚期单间室关节炎选择需谨慎，单间室关节炎比较严重的"宝塔形"的胫骨平台（内侧间室严重骨缺损，外侧间室存在斜坡）患者选择一定需要谨慎，因这种畸形很难计算矫正的角度，经常会出现矫正过度或者矫正不足的情况。通过纠正下肢力线可以降低髌股关节内侧或外侧的压力，使得髌骨轨迹趋向于恢复正常，因此髌股关节退变对于截骨术可忽略。截骨术是一种预防性手术，所以没有最低年龄限制，但是骨骺未闭合的除外。对于年龄上限，往往年龄越大，关节退变越严重，截骨术后效果会越差，因此我们对于年龄上限设定为男性 65 岁，女性 55 岁，年龄大于上限我们一般选择单髁或全膝关节置换。胫骨高位截骨术（high tibial osteotomy，HTO）可纠正 10° 内的膝关节屈曲挛缩，如果超过 10° 的膝关节屈曲挛缩的患者我们选择时需要谨慎，可以在给肌松麻醉下准确判断膝关节是不是存在挛缩。总的来说，以上所提及的因素都是影响截骨术的决定因素。

（一）膝关节周围截骨术适应证

1. 膝关节单间室骨性关节炎。

2. 年龄男性小于 65 岁，女性小于 55 岁。

3. 年轻而极度活跃的患者。

4. 胫骨近端或股骨远端干骺端先天性畸形、关节外畸形（X 形腿、O 形腿、K 形腿、顺风腿等）。

5. 膝关节活动度基本正常（伸直受限<10° 可以通过 HTO 手术矫正）。

6. 可能存在 ACL 和 PCL 损伤。

7. 体重指数最好低于 30kg/m²。

（二）膝关节周围截骨术的禁忌证

1. 严重肥胖。

2. 病变对侧半月板缺如。

3. 膝关节病变对侧间室的退行性关节病或者Ⅲ、Ⅳ度软骨损伤（Outerbridge 分型）。

4. 膝关节活动受限，尤其是伸直受限＞20°。

5. 膝关节周围皮肤软组织条件差。

6. 全身或局部炎症。

7. 尼古丁滥用。

五、术前计划及治疗方式

（一）术前计划

理解下肢的正常解剖和生理角度及力线。解剖轴和力学轴及其夹角对矫形计划至关重要。下肢负重线是从踝关节中心至股骨头中心的连线，连线交于膝关节线的交点到膝关节的中心的距离决定了力学轴偏移的程度。

术前首先要确定畸形的类型，然后再确定截骨的位置，截骨的位置决定截骨的类型及固定方式的选择。膝关节周围截骨术可分为股骨截骨术和胫骨截骨术，胫骨近端截骨和股骨髁上截骨都可以使用骨量增加技术（开放截骨）或骨量减少技术（闭合截骨）。两种方式临床中都在应用，但因为股骨远端截骨区位于股骨干和干骺端之间，骨折愈合能力相较于干骺端愈合差，因此开放截骨术后出现延迟愈合或不愈合的可能性较闭合截骨术后大，因此临床中多用股骨内侧闭合截骨术。胫骨闭合截骨术是治疗内侧膝关节炎常用的方法，但近些年开放楔形手术重新流行，这种趋势也是受到了新的内植物的影响，尤其是出现了角稳定锁定螺钉的锁定接骨板。胫骨内侧开放楔形截骨术优点主要有手术操作快，矫正精确，同时能避免因腓骨截骨时出现腓总神经损伤的风险。虽然开放楔形截骨术有自己的优势，但是闭合截骨术仍然有一定的适应证。低位髌骨是胫骨开放截骨术的相对禁忌证，胫骨近端开放截骨术术后再次降低了髌骨的位置，但对于胫骨近端闭合截骨术术后可以提高髌骨的位置，对于术前存在髌股关节不适症状的患者术后症状可以明显改善。

（二）治疗方式

根据膝关节周围畸形的特点，术前拍摄良好的负重位 X 线片，经过详细的术前计划，根据畸形的特点以及需要矫正的角度可选择内固定、外固定支架或内固定结合外固定支架三种固定方式。内固定或外固定的方式都有各自的优点及不足之处。

1. 内固定优点

（1）术后患者护理方便，恢复快。

（2）术后对关节功能影响小。

2. 内固定缺点

（1）术后矫正不满意，无法再次调整。

（2）如矫正的角度过大，有神经血管损伤的风险。

（3）两侧肢体长短不一样，无法一次矫正。

（4）矫正角度有限制。

3. 外固定优点

（1）微创：1～2cm 的小切口，出血少。

（2）软组织破坏少、愈合快。

（3）可以缓慢矫正，减少对神经血管皮肤等的张力。

（4）可以矫正畸形大的、复杂的、长度需要矫正的。

4. 外固定缺点

对工作生活影响大于内固定。

六、手术方法

（一）胫骨近端开放截骨术操作方法

全身麻醉或蛛网膜下腔与腰段硬膜外联合阻滞麻醉下，患者仰卧位，患肢上止血带，常规消毒铺巾，止血带充气。

以胫骨近段内侧鹅足处向近端纵行切一长约 4~8cm 切口，逐层切开皮肤、皮下软组织及深筋膜，显露鹅足、内侧副韧带浅层，用骨膜剥离器将其从胫骨上掀起，进一步向后内侧角锐性分离内侧副韧带浅层直至后内侧角显露，沿胫骨嵴后方插入 Hohmann 拉钩。前方需要显露髌腱的内侧缘，显露时一定要将髌腱止点显露清晰，防止后面截骨时损伤髌腱。使下肢保持中立，髌骨朝向正上方，在透视下沿鹅足上缘向胫骨近端外侧平行打入 2 枚 2.0mm 导针，导针方向指向腓骨头。

在打入导针时应该注意确保截骨线近端有足够的高度打入 T 形钢板近端横行 3 枚螺钉及钢板干部的 1 枚螺钉，这个高度可以选取截骨线距胫骨平台大约 4cm，导针的尖端刚好达到胫骨外侧皮质。第 1 枚导针进针点位于鹅足上缘、胫骨后侧皮质的前方，再在其前方平行打入第 2 枚导针，用同样长度的第 3 枚导针与前两枚导针外露部分相比，差值即为胫骨平台的宽度。用测得的胫骨平台宽度减去 1cm 左右即为截骨时锯片的切割深度。

与水平截骨线成 110°，用电刀标记胫骨结节后方的上升截骨线，在上升截骨线上沿冠状面打入 1 枚导针，导针方向朝向上胫腓联合处，紧贴两枚导针下方进行水平截骨，注意要用 Hohmann 拉钩保护好后方的血管神经组织。沿冠状面导针后方紧贴导针上升截骨，确保上升截骨完全截断外侧骨皮质。

用楔形撑开器打入横行截骨面，缓慢撑开，注意撑开器撑开前确认内侧副韧带浅层充分松解，撑开横行截骨间隙时确保前方截骨面贴合，以保证术后矢状面的稳定性。撑开器达到术前计划撑开角度时评估下肢轴线，可以透视下将力线杆近端置于股骨头中心，远端置于踝关节中心，确保力线杆通过胫骨平台术前计划负重点，将 Tomofix 钢板植入先拧入近端 3 枚锁定螺钉，然后再拧入截骨线下方第一孔拉力螺钉，这样可以将远侧骨干拉向接骨板来对外侧合页进行加压，消除对侧合页可能存在的裂隙或者分离。然后用氨甲环酸纱布填充胫骨撑开间隙，再次透视确认下肢力线，然后依次拧入其他螺钉，用生理盐水冲洗伤口，在撑开间隙放置 1 根引流管，逐层缝合，关闭切口。

（二）股骨远端内侧闭合截骨术操作方法

全身麻醉或硬腰麻醉下，患者仰卧位，患肢上止血带，常规消毒铺巾，止血带充气。

膝关节伸直，膝关节内侧股骨远端纵向切口长约 7cm，分离皮下软组织，切开股骨内侧肌筋膜，顿性分离肌肉与内侧肌间隔的间隙，将股内侧肌向上牵拉。暴露股骨干骺端区域，分别用两把 Hohmann 拉钩放置于股骨前后侧保护血管神经。斜行截骨起于股骨内上髁，至于股骨外侧髁，远端的截骨平面应高于股骨髁间窝 10mm。确认截骨起始点的最好方法可以将截骨钢板放在股骨上比对，截骨的位置位于钢板实心无螺孔的区域内。截骨术中可以选择导向器（目前国内同行一般是用 AO 的导向器见图 18-2-1C），通过导向器调整角度后依次打入克氏针（图 18-2-1A），用摆锯沿着克氏针方向截骨（图 18-2-1B）。截骨时持续冲水给锯片降温，并且股骨后方用拉钩保护股骨后方的血管、神经。截骨至距离外侧皮质 10mm 处，然后取出楔形骨块（图 18-2-1D），确认楔形骨块大小与术前计划骨块大小一致，缓慢闭合，确保外侧骨皮质完整，透视下确认下肢力线。然后使用 TomoFix 钢板确认钢板位置后依次拧入锁定螺钉固定。活动膝关节直视下确认固定牢靠后，用生理盐水冲洗，放置引流管 1 根，逐层缝合，关闭切口。

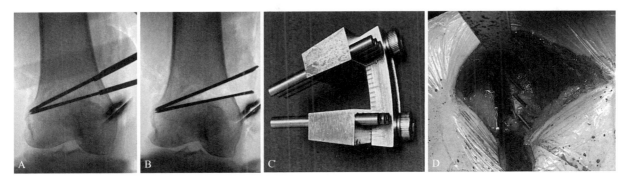

图 18-2-1　股骨内侧截骨图片

A. 通过截骨器打入六枚克氏针；B. 摆据截骨后 X 线透视；C. 西安市红会医院乔锋医师设计的闭合截骨器；D. 截骨后，取出股骨楔形截骨块。

（三）内外结合治疗 Blount 病病例

患者，女性，38 岁，双膝关节疼痛不适 10 年，加重 1 年。入院后诊断：双侧 Blount 病（图 18-2-2）。

畸形分析：患者双侧股骨、胫骨都存在畸形。双侧股骨外翻，双侧胫骨内翻内旋畸形（图 18-2-2A）。术前右侧 mLDFA≈79°、mMPTA=44.7°；左侧 mLDFA=82.4°、mMPTA≈58.6°（图 18-2-2B）。

治疗方案：双侧股骨远端内侧闭合截骨内固定术 + 双侧胫骨近端数字六轴外架缓慢矫正胫骨畸形。计划分两次手术完成，一期手术先行右下肢畸形矫正，二期手术行左下肢畸形矫正。

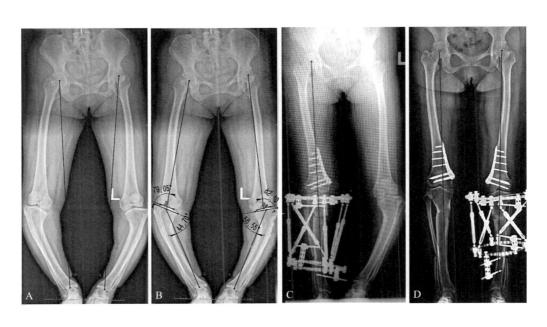

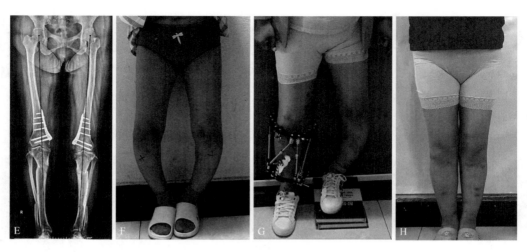

图 18-2-2 Blount 病术前术后外观及 X 线片照片

A. 术前双下肢负重正位 X 线片；B. 术前双下肢负重正位 X 片膝关节周围各个角度；C. 右侧术后 1 月，右胫骨 QF 外固定架数据调整完后双下肢负重正位 X 线片；D. 左侧术后 1 月，左胫骨 QF 外固定架数据调整完后双下肢负重正位 X 线片；E. 左侧手术后半年患者双下肢负重正位 X 线片；F. 术前患者双下肢外观照；G. 右侧手术后 1 月患者双下肢外观照；H. 左侧手术后 1 年患者双下肢外观照。

先行右股骨远端内侧闭合截骨术（手术方法同上股骨远端内侧闭合截骨）。再行右胫骨近端数字六轴外架截骨。

具体操作如下：右小腿外侧，切一长约 1.0cm 的纵向切口，逐层分离，暴露出腓骨，截断并截取长约 1cm 的腓骨，冲洗缝合伤口。注意腓骨截骨时，腓骨截骨位置要以不影响踝关节、避免损伤血管神经、对软组织损伤小、容易操作为基本原则。

根据胫骨畸形预设数字六轴外固定支架位置，选取胫骨近端截骨位置。因胫骨内翻畸形位置靠近胫骨平台，如果选取胫骨畸形位置截骨后胫骨近端无法安装数字六轴外固定支架，因此截骨面的位置尽可能靠近畸形处，避免截骨面远离畸形处导致术后形成新的胫骨畸形，截骨线近端的胫骨可以安装数字六轴外固定支架。右小腿近端内侧，纵行切一长约 1.5cm 切口，逐层分离暴露胫骨内侧骨面，用直径 2.5mm 克氏针在截骨面沿胫骨近端水平闭合截骨，注意闭合截骨过程中避免完全截断胫骨，根据畸形预设安装数字六轴外架，外架近端环安装时与胫骨平台关节面平行，安装完数字六轴外架后分别记录六个连接杆的长度数字，解锁外固定支架六根连接杆，用骨刀沿截骨面完全截断胫骨，然后恢复六根连接杆长度后固定，冲洗缝合伤口。术后一周根据右胫骨 CT 数据通过计算机计算出调整处方，根据计算机处方缓慢调整六个连接杆数据，处方调整完成后复查双下肢负重正位片重新测量下肢力线，力线满意后锁定六轴外架连接杆；如测量下肢力线不满意可再次用计算机给予计算处方调整，方法同第一次调整，直至满意后锁定六根连接杆。

（廖永华　张保刚）

第三节　膝关节单髁置换术

膝关节单髁置换术（unicompartmental knee arthroplasty，UKA）是指仅对膝关节内侧或外侧病变间室进行置换，是治疗内侧或外侧间室膝骨关节炎以及膝关节自发性骨坏死的有效治疗措施。膝骨关节炎是一种常见于中老年人的慢性关节病，随着社会老龄化的加速到来，膝骨关节炎患者数量会越来越多。而自发性骨坏死多发生在 55 岁以上的女性患者，单侧膝关节的一个间室发病，骨坏死的终末阶段经常伴随着严重的临床症状，此时可以采用单髁置换术。单髁置换与全膝关节置换相比，手术创伤小、术后的关节功能更接近生理状态、失血量少、骨量保留较多，越来越受到关节外科医生的重视。

一、单髁假体手术方法

单髁置换保留了膝关节正常的韧带组织，仅仅对膝关节内侧或外侧病变间室进行置换，更符合仿生治疗追求解剖仿生和功能仿生的理念。而单髁假体的发展及演变过程正是通过仿生技术和仿生材料的研发与使用，一步步实现解剖仿生和功能仿生的目的。20 世纪 50 年代，McKeever 医生首次完成了单髁关节置换，这时候的单髁假体就是一个金属片，底部带有龙骨结构，可以插入胫骨髓腔，起到固定作用。1969 年 Engelbrecht 等设计了 St Georg sled 假体，它由一个双凹面的股骨组件和一个平坦的全聚乙烯胫骨组件构成。随着不断改进，目前 LINK 的 Endo-Modle Sled 固定平台单髁股骨部分曲度非常平滑，与股骨髁的解剖形态十分贴近，胫骨假体与股骨假体的接触面为平坦设计，减少对膝关节活动的限制，增加了关节活动度。1976 年 Goodfellow 和 O'Conner 设计了第一代牛津单髁假体，从此成为活动平台的典型代表。2013 年，第四代牛津单髁假体应运而生，股骨假体正球面设计，高匹配度，而且股骨假体组件成为双柱，提供了旋转稳定性，减少了假体松动的潜在风险。胫骨假体解剖型设计提供了良好的骨覆盖，有七个型号，聚乙烯垫片也提供了 5 个型号，七种厚度选择，更加完美匹配，易于转化为生物型单髁。总的来说，设计相对合理的单髁假体在减轻患者疼痛以及改善关节活动度方面发挥了重要作用。

二、单髁置换适应证

单髁置换主要适应证：①终末期孤立的前内侧或外侧间室关节炎，骨软骨磨损达到"骨对骨"改变，病变未累及外侧间室；②继发性的缺血性坏死；③膝关节 MRI 检查及体格检查并术中验证前交叉韧带功能完整；④膝内、外翻及屈曲畸形均小于 15°，可纠正的畸形；⑤膝关节屈曲大于90°。以往的适应证中关于年龄和体重，超过 60 岁以及体重小于 82kg 等要求，随着单髁置换患者不断增加以及随之而来的随访结果，适应证中关于年龄和体重的要求得到修正。

三、单髁置换禁忌证

单髁置换禁忌证：①感染性关节炎；②韧带失效导致的膝关节不稳定（前交叉韧带及内侧副韧带）；③对侧间室中央区域明显的病变；④可能增加骨折的风险。

四、单髁置换术前评估

1. 患者的选择　单髁置换患者的选择非常重要，是决定手术成败的关键因素。从临床检查看，单间室膝关节骨性关节炎患者发病时间较长，经常疼痛的部位局限在内侧或外侧，患者能够很清晰地用一根手指指出疼痛最为明显的部位，Bert 称之为"一指试验"。在站立和行走时疼痛明显，在坐位和卧位时疼痛消失。疼痛的严重性和行走距离的限制是决定是否手术的重要因素。而骨坏死患者发病时间较短，负重及夜间加重，其中股骨内侧髁多见，但股骨外侧髁、胫骨平台及髌骨也有报道。

单髁置换的适应证是终末期局限的单间室骨关节炎或骨坏死的患者（不论内侧或外侧间室），单间室骨关节炎 X 线表现为显著的膝关节间隙狭窄，而骨坏死患者 MRI 检查可发现显著的股骨髁或胫骨关节面骨坏死。术前的体格检查应该确保，膝关节屈曲度大于 100°，膝关节能完全伸直，在正位（AP）和矢状面能保持稳定，髌股关节没有临床症状。

2. **影像学评估** 影像学分析应该包括下肢全长 X 线片，负重状态下膝关节正侧位、髌骨轴位和应力位 X 线片。在应力位影像拍摄中，畸形到中立的完全矫正要求患者仰卧在外力的作用下观察关节间隙的打开情况。股骨的机械轴和解剖轴的夹角应该以下肢全长片和下肢的机械轴计算，下肢大于 15° 的内外翻畸形可能是单髁置换的禁忌证，因为纠正这些畸形需要软组织的松解，而单髁置换术中不做软组织松解。如果在临床检查中，前交叉韧带的状态尚不清楚，磁共振成像可能对确认前交叉韧带的完整很有作用。骨坏死患者术前常规行膝关节 MRI 检查明确膝关节骨坏死情况。

五、单髁置换手术技术

单髁置换的目的是保证恢复内侧副韧带张力，保证膝关节处于无痛状态，重建膝关节机械轴中立或接近中立，从而改善肢体功能，达到膝关节解剖仿生和功能仿生的目的。在单髁置换术中，避免过度矫正非常重要，因为过度矫正可能导致对侧间室压力增加引起软骨破坏后，可能出现对侧间室骨关节炎导致手术失败。

1. **麻醉、手术体位、特殊器械** 手术可以在全身麻醉、硬膜外麻醉或脊椎麻醉下进行，术中行股神经阻滞、内收肌管阻滞起到术后镇痛作用。患者仰卧位上止血带，水平安放外侧支持装置，保持髋关节屈曲 45°，下肢外展 30°，保持膝关节屈曲 90°。

2. **手术入路及术中评估** 内侧单髁置换采用微创的内侧髌旁入路，由髌骨内侧边缘切开至距关节线下约 3cm，关节囊切口倾斜地向内延长至股内侧肌 1～2cm，术中将髌下脂肪垫部分切除，清除股骨内髁及髁间窝骨赘，检查外侧间室软骨是否完整，前交叉韧带是否完整，外侧单髁置换采用微创的外侧髌旁入路。

3. **胫骨截骨** 首先插入股骨测量勺，从小号开始测试，直到测量器感觉匹配。术中严格保护内侧副韧带，使用胫骨髓外定位，胫骨截骨导向器上截骨垫片与内侧胫骨平台平行并垂直于胫骨解剖轴线。使用 G 型夹，连接间隙测量器与胫骨截骨导向器，再次确认后，用螺钉固定导向器，先行髁间嵴内侧纵行截骨，再行水平截骨。胫骨截骨量等于伸膝时胫骨组件的厚度（9mm）加上股骨远端组件的厚度（3mm）再加上松弛间隙的厚度（1mm）。胫骨模板应与内侧间室相匹配，尽量选择相对大号的假体，与截骨平面左右径一致。如果假体稍大，可向髁间嵴再行纵行截骨，但一定保证前交叉韧带完整。

4. **股骨截骨** 股骨采用髓内定位，在髁间窝前内侧角前方 1cm 处钻孔，股骨钻孔导向器应位于股骨髁中央，同时应与胫骨长轴平行。在股骨内侧髁中心做标记，安装股骨钻孔导向器，将其插入至股骨髁下方，使用股骨连接器连接髓内杆和股骨钻孔导向器，对股骨髁进行钻孔。保证钻孔方向与髓内杆方向有 10° 屈曲和 7° 外翻。将股骨截骨导向器安放入钻孔中，行股骨后髁截骨。完成后髁截骨后，取下截骨导向器，取出截取的后髁骨块，利用 0 号研磨器限位杆对股骨后髁进行研磨，修整股骨髁表面骨组织。测试并平衡屈曲与伸直间隙，选择合适的试膜假体，通过膝关节的伸屈及旋转运动判断膝关节假体及垫片的稳定性，确保不存在垫片翘起及撞击等情况。

5. 假体安装　反复冲洗后，在后关节囊及关节周围组织注射"鸡尾酒"（"鸡尾酒"指罗哌卡因注射液 1 支、地塞米松注射液 1 支以及生理盐水配成 50ml），先安装股骨假体，再安装胫骨假体，安装胫骨假体时后缘尽量不要涂抹骨水泥，防止固定后骨水泥位于后侧无法取出。待骨水泥凝固后安装聚乙烯垫片，并通过膝关节的伸屈及旋转运动再次判断垫片的运动轨迹，确保不存在垫片翘起及撞击等情况。

关于固定平台单髁手术技术，胫骨截骨同活动平台单髁，而股骨截骨时将膝关节伸直，在胫骨截骨平面前缘对应标记股骨截骨前缘，用摆锯截取全层软骨，测量股骨远端假体大小，安装假体试膜和衬垫，测量力线、关节松紧度及活动度。先安装股骨假体，待骨水泥完全凝固后，再安装胫骨假体。术中不放置引流管，术后第二天可下床活动。

六、活动平台单髁置换术

随着牛津单髁的问世以及推陈出新，以及患者良好的临床效果，活动平台单髁置换的应用不断增长。但是使用活动平台单髁仍然存在聚乙烯垫片脱位的风险。一般认为，活动平台的股骨髁假体与内衬的吻合度高，接触面积大，因此即便在对线不良较为明显的情况下，也不至于产生局部应力过高和磨损增加，有利于减少因磨损松动而造成的远期失败。Murray 等人报道了 10 年随访中，总体的假体生存率为 98%。Price 等人使用相同植入物，发现 15 年的生存率高达 92%。然而，他们发现有半数胫骨假体中胫骨假体周围高频率出现完整的透亮线。单髁置换术后胫骨假体周围的透亮线是放射技术决定了它被观察到的频率，我们称之为"生理性透亮线"，它与病理性透亮线有所区别。感染或者假体松动显示的透亮线更宽，并且出现增强线。生理性透亮线宽度通常小于 2mm，并且有一层纤细的密度增强的骨板所限定，病理性透亮线更宽，并且透亮线的边缘有特征性病理表现。临床观察及查阅文献发现，活动平台和固定平台的临床结果类似，在功能、运动康复方面，两者没有明显差异（图 18-3-1）。

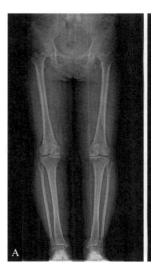
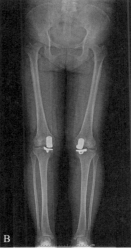

图 18-3-1　患者女性，52 岁，双膝骨性关节炎。

A. 术前 X 线片；B. 双膝内侧活动平台单髁关节置换术后 X 线片。

七、固定平台单髁置换术

固定平台假体对术者技术要求较高，膝关节需要良好对线，以避免产生"边缘负荷"，否则过量的聚乙烯磨损可能导致假体 10 年生存率下降。据研究报道，对比于全膝关节置换，单髁的患者更容易忽略自己膝关节做过手术，这意味着单髁的疗效更让人满意。单髁置换对于只有一侧膝关节间室受到影响的患者，其运动能力和恢复速度都比全膝置换更好，骨储备也更好。Naal 等对 83 个行单髁置换的患者进行研究，发现术后 95% 患者能够获得较高的运动能力。Hamilton 等研究了

517例固定平台假体单髁置换术，术后2年假体生存率97%、术后4年假体生存率为93%、术后6年假体生存率为92%，中期结果翻修率仅为8.3%。Foran等报道了62例固定平台假体单髁置换，术后10年的假体生存率98%，15年的假体生存率93%，20年的假体生存率90%，此结果与全膝置换相近。单髁是利用解剖复制的动力学理念恢复下肢力线，单髁假体植入后对保留结构的生理活动功能不造成影响。Parratte等研究中发现，固定平台单髁比活动平台单髁置换术后外侧胫骨平台质量负荷明显小，原因可能是活动平台单髁由于考虑垫片脱位问题，选择更大更厚的假体垫片，导致下肢力线外翻，增加了外侧质量负荷（图18-3-2）。

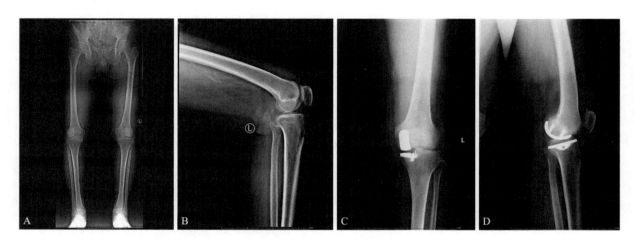

图18-3-2 患者男性，78岁，左膝骨性关节炎

A～B. 术前X线片；C～D. 左膝内侧固定平台单髁关节置换术后X线片。

八、外侧单髁置换术

膝关节外侧间室骨关节炎发病率较低，仅占所有骨关节炎的10%～20%，从数量上看，外侧间室单髁置换明显减少。从技术上看，由于膝关节外侧间室和内侧间室在解剖学、生物力学以及运动学上存在巨大差异，外侧间室单髁置换更具挑战性。膝关节伸屈运动过程中，内侧股骨髁在平台前后方向仅移动2mm，并保持在经过平台中央，而外侧髁移动15～20mm，深度屈膝时外髁中心髁脱出至胫骨平台后方，所以内外侧间室软骨磨损显著不同。外侧单髁置换术后髌股撞击发生率高达19.7%，因此要避免股骨截骨不足或者假体过屈放置导致假体前缘嵌入不充分，同时也要避免股骨截骨过多出现凹槽导致髌骨弹跳，选择假体时尽量股骨假体选择小一号假体。由于外侧间室韧带比较松弛，目前研究结果表明，外侧单髁置换术采用固定平台翻修率更低，生物力学特性优异，临床效果佳，因此外侧间室推荐使用固定平台假体。研究结果表明，外侧单髁置换固定平台假体5～10年的中期随访的假体生存率94%～100%，10年长期随访的假体生存率为83%～98%，15年假体生存率为74%～85%，20年假体生存率为72%～80%。而牛津活动平台5年生存率91%，8年为92.1%。Walker等进一步研究表明，运动活跃的患者行外侧单髁置换后重返运动良好，平均随访3年的45个患者中，98%的患者术后重返娱乐运动，2/3达到高水平运动。在外侧单髁置换术中，畸形矫正不足的原则应该严格执行，以避免内侧骨关节炎的进展，而且股骨侧假体的放置应该与股骨外髁的差异性相适应，避免当伸膝时对胫骨嵴所造成的损伤（图18-3-3）。

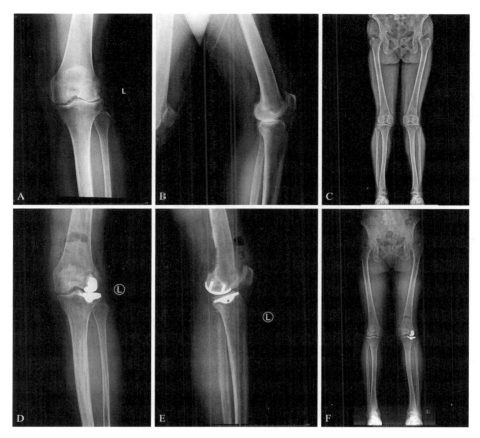

图 18-3-3　患者女性，69 岁　左膝骨性关节炎

A~C. 术前 X 线片；D~F. 左膝外侧单髁关节置换术后 X 线片。

九、骨坏死后的单髁置换治疗

骨坏死的终末阶段经常伴随着严重的临床症状，此时可以采用单髁置换术（图 18-3-4）。对膝关节原发性与继发性骨坏死采用全膝置换术治疗，术后临床疗效相对满意。而随着更加微创的单髁关节的应用，因为前交叉韧带的保留以及更加接近自然的膝关节状态，临床效果更为满意。在一项回顾性研究中，对骨坏死患者采用严格的入选标准行单髁置换术后，发现 12 年的生存率为 96.7% ± 3%，术后仅仅有 1 例因 30 个月后出现无菌性松动进行了翻修手术。Heyse 等回顾性研究 48 例膝关节自发性骨坏死患者（Kashino Ⅲ、Ⅳ期）单髁置换术后资料，平均随访时间为 12.4 年 KSS 评分由术前的 73 ± 20 增加到 168 ± 25，10 年假体生存率达到 94.7%，满意度 96.6%。西安市红会医院普遍采用采用刮匙在骨坏死硬化骨界限内彻底刮除病灶，并用骨水泥填充，有学者建议当骨坏死病变缺损超过 5mm³ 时采用自体骨块填充，否则容易造成假体不稳定。

十、展望

单髁置换术是治疗膝关节单间室关节炎以及自发性骨坏死的有效方法。随着仿生材料的不断进步以及仿生外科理念的深入，单髁关节在临床中应用越来越广泛。有研究证实，生物型假体的应用会更好地提升远期生存率，随着微创化、精准化的机器人导航技术辅助单髁置换的应用，以及个体化定制植入物的应用，单髁置换术的难度会得到明显降低，而精准度会显著提高，有望进一步提高

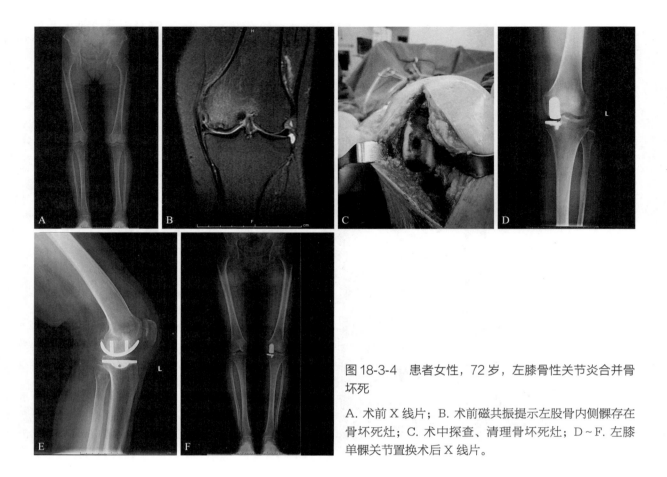

图 18-3-4　患者女性，72 岁，左膝骨性关节炎合并骨坏死

A. 术前 X 线片；B. 术前磁共振提示左股骨内侧髁存在骨坏死灶；C. 术中探查、清理骨坏死灶；D~F. 左膝单髁关节置换术后 X 线片。

假体的生存率，同时提高患者的满意度。手术的微创性和能够较快较满意地使患者回到日常运动生活中，能够像自身本来的关节一样做到解剖和功能的完全仿生是每个患者的要求，也是每个医生的追求。

（乔锋　贾斌）

第四节　全膝关节置换术

关节融合术曾作为骨外科学的代表性治疗术式被大量用于运动系统疾病的治疗。这类术式虽然操作简单，在早期取得了一定的效果，但牺牲了关节原有的运动功能，加速了邻近关节退变，远期随访效果堪忧。随着仿生治疗理念提出与技术的革新，关节置换术的出现使得关节疾病的仿生治疗成为可能，医学、生物力学、机械制造学、材料学等学科的深度融合也促使关节外科朝着更加仿生的方向发展。

目前，仿生学大致可分为结构仿生、功能仿生、材料仿生、力学仿生及控制仿生等。关节置换通过模仿机体的解剖构造进而重建相似的形态和运动模式，为患者最大程度恢复关节功能，涵盖了结构仿生、功能仿生及材料仿生等。其中，人工关节新的假体设计、新的关节重建理论及新的材料学发展都是仿生学在关节外科的具体应用实证。

一、假体的仿生学设计

TKA 被誉为 20 世纪关节外科发展史中重要里程碑之一，在缓解终末期膝关节疾病的疼痛及纠正畸形方面已取得确切疗效。膝关节的假体设计虽然种类繁多，但大多基于同一个原则：植入后的关节假体可以提供类似于正常膝关节的伸屈、滑动和旋转范围，并依靠假体本身及周围韧带及软组织平衡获得静态及动态的稳定性。但患者术后的主观满意度并不像术后膝关节功能评分和假体生存率一样令人乐观。尤为重要的是，随着目前患者年轻化趋势，他们对术后的要求更高，期待假体能够实现自然感受和正常功能，在手术之后可以完全恢复以前的生活状态，甚至达到"Forgotten Knee"的生理状态。有学者认为重要原因之一就是目前 TKA 不能完美地对正常膝关节运动进行功能仿生，进而出现包括股骨后滚（roll-back）减少、股骨反向前移（see-saw）、胫骨反向旋转以及股骨假体的侧方抬起（lift-off）等现象，这些异常的运动特征一直被认为不仅与患者术后满意度有关，更与聚乙烯衬垫的异常磨损以及假体远期生存率下降有关。所以，深入了解正常膝关节及 TKA 术后膝关节的运动学，对于仿生学假体的研发、手术理念的改进及改善疗效和术后满意度都有着重要意义。

传统假体的研发过程首先需要通过获取详细的人口学设计参数制造出样品，在通过磨损测试、产品安全性试等开发环节后，再在尸体关节上测试假体的运动学特征。此过程耗时巨大，而且尸体研究并不能完全反映复杂的关节假体的在体表现，所以假体上市后还需对产品进行长期的术后运动学分析。随着仿生技术的发展，关节假体的开发可以利用不同人群解剖和生物力学的数据，借助计算机运动仿真技术（computational knee simulation，CKS）在产品设计阶段模拟构建关节的二维或三维模型，获取关节在不同状况下（如正常膝关节、韧带断裂、韧带重建术后、置换术后假体型号选择不当、假体对位对线不良、植入不同类型的关节假体、或相同设计假体的特定设计参数的不同等）的运动学数据，以更加接近生理状态的结果来预测样品在体的生物力学特征。由于 CKS 具有高度可重复性，能够充分考虑到假体的几何形态与韧带、肌肉的接触应力及在空间中的受力方向，并且能够轻易地区分模型中任何影响关节运动学的参数调整所带来的影响，比传统的模拟分析提供了更加全面、真实的数据，故将 CKS 技术应用于膝关节假体设计及运动学分析等研发方面具有独特的优势。在此平台上已经涌现出了大量优秀的仿生学假体，如施乐辉（Smith & Nephew）的 Journey Ⅱ 关节假体、强生（Johnson & Johnson）的 Attune 关节假体及 Zimmer Biomet 的 Persona 假体等，它们无不更加真实地模拟和恢复膝关节生理性的运动模式，改善患者术后的活动度及舒适感，也明显延长了假体的生存时间。

（一）后交叉韧带保留型假体（CR）

自 20 世纪 70 年代早期，关节假体出现以来，有关 PCL 应该被保留还是替代的争议就一直存在。目前主要存在三种学派，第一种学派认为都应该保留后交叉韧带（PCL）；第二种学派认为都应该替代 PCL；第三种学派主张选择性地保留或替代 PCL，而利用衬垫的"高形合度"或"内轴设计"增加矢状位稳定性，也被称为"PCL 加强替代技术"。CR 有很多仿生学优点，采用了保留膝关节原有解剖结构的仿生理念为关节提供稳定性，减小了假体的限制性，也使作用在衬垫、胫骨金属托界面、假体、骨水泥界面和骨界面上的应力减少。此外，PCL 上含有大量本体感受器，对维持术后本体感觉有重要作用，在仿生角度上有助于患者术后获得更自然的步态、平衡感及减少跌倒概率等，尤其对老年患者有重要作用。保留 PCL 也利于将关节线高度保持在更加仿生的状态。PS 可能会导致术后关节线水平出现几毫米的抬高，从而使侧副韧带的运动学被人为改变了。尽管可以获得屈伸间隙的平衡，但当关节线抬高后必定会发生一定程度的半屈曲位松弛。强生的仿生 CR Attune 针对 TKA 中容易忽视的胫股矢状面形合度，采用股骨假体渐变半径的设计，通过逐渐减小的股骨半径，实现整个运动范围的稳定性，提供更加平滑稳定的过渡，减少反向前移，试图恢复"native knee"（天然膝）的状态（图 18-4-1）。

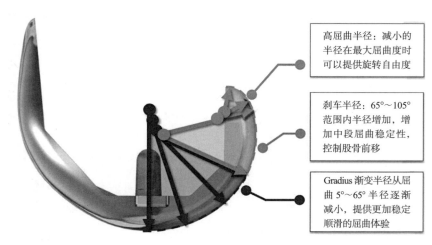

高屈曲半径：减小的半径在最大屈曲度时可以提供旋转自由度

刹车半径：65°~105°范围内半径增加，增加中段屈曲稳定性，控制股骨前移

Gradius 渐变半径从屈曲 5°~65° 半径逐渐减小，提供更加稳定顺滑的屈曲体验

图 18-4-1 强生 Attune 膝关节假体，采用仿生学设计提供运动稳定性

（二）后方稳定型膝关节假体（PS）

相较 CR，PS 设计更简单，遵循功能仿生的原理，依靠凸轮 - 立柱（Cam-Post）装置模拟 PCL 发挥作用，可以有效地避免关节屈曲过程中胫骨近端向后侧半脱位从而改善 TKA 术后的运动学表现，对畸形的平衡以及关节轻度的屈曲松弛更宽容，对严重屈曲挛缩的病例也更容易矫正畸形和稳定膝关节。在 PS 仿生的过程中，立柱的高度、接触位置及假体形态参数等对术后假体稳定性和关节生理运动影响逐渐凸显。PS 虽切除了 PCL，但却在仿生学上给了设计者更大的设计空间，如何"完美仿生"已经成为各大 PS 研究团队不断探索和研究的目标，包括股骨假体形态上重建解剖旋转中心，聚乙烯衬垫内凹外凸重建生理性运动模式，利用衬垫立柱与股骨髁凸轮之间的部分旋转限制，调节膝关节的

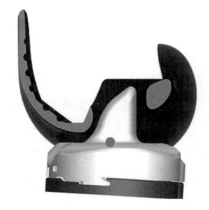

图 18-4-2 施乐辉 Journey Ⅱ 双交叉韧带稳定型设计

Q 角以利于髌骨轨迹仿生等，都试图使患者术后能够达到自然感受及接近正常的关节功能。其中，Journey Ⅱ（图 18-4-2）仿生 PS 不仅在聚乙烯衬垫形态设计上采用"内凹外凸"模拟股骨生理性后滚，更是通过模拟双凸轮机制，利用前方凸轮替代伸直与屈曲中期 ACL 作用，使股骨接触点靠前，而后方凸轮较早接触引导更大的屈曲角度，理论上在重建股骨接触点的同时也重建了生理性股骨后滚（roll-back）运动的设计。

（三）内轴膝假体

1998 年，拥有内轴膝（medial-pivot，MP）设计理念的第一代仿生学 Wright 膝关节假体诞生，其是由不对称设计的股骨髁和聚乙烯衬垫组成。内、外侧股骨髁是球面的一部分，各个平面的半径一致：聚乙烯衬垫内侧为一球形窝，限制内侧髁的滑动，而外侧为一弓形沟，允许外侧髁的前后移动。这种内侧髁与衬垫形成"球窝关节"的高形合度设计模拟正常膝关节屈曲时内侧髁位置保持恒定，而外侧髁向后移动的运动学表现。衬垫设计的初衷认为胫股关节在屈曲过程中保持内侧髁位置恒定，外侧髁有一定程度的后移，而不是内、外侧髁的一起后滚，因此在假体中没有加入 Cam-Post 设计，而是由衬垫内侧的球形窝限制内侧髁的移动，外侧的弓形沟允许外侧髁的滑移，从而实现仿生正常膝关节的运动机制，同时解决了"稳定性"和"灵活性"这个难以兼顾的难题。

使用内轴膝假体的手术中对 PCL 的处理视术中检查 PCL 的功能决定，可保留亦可不保留。体内研究发现，在不保留后交叉韧带和无 Cam-post 机制的情况下，此类假体仍能够凭借衬垫的超高形合度仿生 ACL 和 PCL 的作用，在屈伸活动中实现膝关节"内髁轴移，外髁后滚"的自然仿生（图 18-4-3）。在与传统 PS 早 - 中期随访的比较显示，MP 假体与 PS 均可达到关节高屈曲，但患者自我感觉更自然，感觉更稳定，更容易达到"forgotten knee"（遗忘膝）的状态。

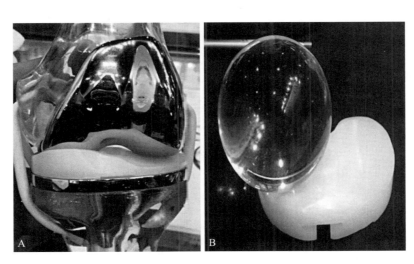

图 18-4-3　Wright 公司生产的内轴膝假体

A. 内髁轴移；B. 外髁后滚。

（四）其他新型设计假体

目前还有一些公司也推出了新的不少仿生学假体，包括 Zimmer Biomet（捷迈邦美）公司的 Vanguard XP 型双交叉韧带保留假体（图 18-4-4），在保留前后交叉韧带的解剖仿生基础上通过相互独立的 U 型聚乙烯衬垫，可以最大程度保留原有的膝关节运动。

2009 年，Wright-Tornier 公司生产的第五代 HLS KneeTec "第三髁"仿生学假体应用于临床，虽然其也切除了 PCL，但其可通过凸起的"第三髁"模拟 PCL 发挥作用，在屈曲过程中保存关节稳定。其自 1987 年开始应用，现已随访了 4 289 名患者超过 30 年的时间，也发现其可与 PS 一样为患者带来相似的术后效果（图 18-4-5）。

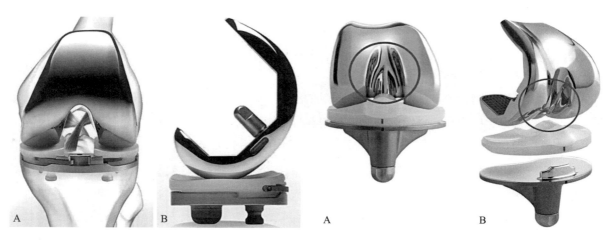

图 18-4-4　Zimmer Biomet 公司生产的 Vanguard XP 双交叉韧带保留型假体

图 18-4-5　Wright-Tornier 公司推出 HLS KneeTec "第三髁"仿生学假体

迄今为止，CR、PS 及其他仿生设计假体在术后 10～15 年均具有良好疗效，在假体仿生学的发展上做出了重要贡献。理论上，自体韧带结构保留越多、越符合原有解剖仿生理念，但假体与原有韧带的软组织平衡也越难建立，这给医生提出了更高的手术技巧要求，这也可能是患者术后满意度不高的重要原因。相反，假体设计抛开原有解剖和运动学状态的思路，直接切除原有韧带，不再过多考虑间隙和软组织平衡，不再试图回到原有运动模式，直接用高限制性假体来打造一个全新的运动模式，稳定同时兼顾灵活性，也从另一个角度符合正常关节"既稳定又兼顾灵活"的仿生理念。旋转铰链膝假体凭借"固定轴"设计理论，同时遵循低磨损、可旋转、自身稳定的"功能仿生"设计理念，已经在初次 TKA 和翻修患者术后中期随访中获得了满意的效果，也降低了对医生手术平衡技巧的要求。这种如果未来解决了磨损和松动的问题，手术操作简单、稳定性高及灵活度好的铰链膝是否会成为常规 TKA 的首选假体？未来我们需要更多的研究来发现和探索。

二、TKA 的对线技术选择

一台成功的 TKA 不仅需要仿生设计的假体，更是要求"完美"的膝关节力线，两者缺一不可。下肢对线不良和假体位置偏差可导致聚乙烯衬垫异常磨损及假体过早松动，也进而明显影响假体寿命。随着计算机导航关节置换技术的成熟，可以有效地提高假体安放位置的精确度，也更使得力线的重要性越来越受到人们的重视。机械轴和解剖轴作为下肢力线的两大重要参数，其定义和度量方法不同，解剖学和临床意义亦不相同，从而衍生出不同的对线理念和学派，其对"完美"的理解各有不同，但宗旨均是尽可能地恢复患者下肢运动功能，可以让患者更快地回到正常的生活当中。因此，临床医师有必要更好地理解下肢对线技术及其在 TKA 中的应用。

正常膝关节的自然力线与下肢机械轴相比处于内翻 2°～3°的状态。虽然在健康的非关节炎患者中并不总能观察到中立位力线，但许多对线技术的首要目的仍是要恢复中立位力线。Hsu 等早在 1990 年就发现，只有 2.2% 患者的下肢力线处于在 0° 机械轴上。随后 Bellmans 等对 250 名健康无症状成人也进行的一项相似的研究指出，32% 的男性和 17% 的女性都存在膝关节的固有性内翻（constitutional varus），其比机械轴的 3° 内翻更大。Fahlman 等在一项研究中检查了 143 名参与者并根据影像学评估发现，81.8% 的参与者双膝具有相同的力线：中立位仅占 11.2%，而外翻和内翻分别占 21.7% 和 49.0%。此外，他们还发现其余参与者（18.2%）的双膝具有不同的力线特征。因此将 TKA 力线放置于何种状态的争论就从未停止过。历史上，有两种 TKA 的对线技术用于矫正下肢力线，分别是经典的机械对线和解剖学对线。这两种对线技术的共同点在于均是基于相同的下肢力线目标去获得一条穿过膝关节，股骨头和踝关节中心的中立位力线。不同点在于经典技术认为所有的假体位置都应位于中立位的机械轴上，这样可使关节假体所受的应力分布均匀。而解剖学技术的目标是通过调整假体位置以使关节线平行于地面。

（一）机械对线技术（MA）

John Insall 在 1985 年描述了在 TKA 中使用机械对线技术，通过分别垂直于股骨和胫骨机械轴的截骨方式创造笔直的下肢力线。Insall 认为机械对线技术有其明显的优越性，该技术虽不仿生，但其认为如果关节假体仅在解剖学上对齐，胫骨平台假体内侧所承受的应力会增加，久而久之会导致内侧胫骨平台固定失效。他还指出，尽管在站立时假体之间的应力分布均匀，但在行走时由于"横向"的地面反作用力，则会导致假体的应力载荷变得不均匀。此外，他反对将膝关节恢复到"疾病前"状态，认为这最终会导致膝关节周围的软组织需要调整。他为了平衡屈伸间隙，故将股骨假体置于 3° 外旋位。

（二）解剖学对线技术（AA）

TKA 的解剖学对线技术最初由 Hungerford 和 Krackow 所描述，其认为原有的中立位力线也许并不能进一步提高患者满意度，从仿生的角度认为最佳的假体位置应该能够在解剖学上重建"原有"关节线，即相对于下肢的机械轴内翻 2°~3°。因此，膝关节解剖对线中的胫骨截骨角度是由真实垂直轴和机械轴之差所确定（内翻 3°），也就要求股骨外翻截骨角度也不同于以往由下肢垂直轴与股骨机械轴之和确定，而是通过股骨的解剖轴和机械轴间的差来计算，外翻角度为 8°~9°（图 18-4-6）。当其与胫骨截骨的 2°~3° 内翻相结合时，它会给出一个接近正常 6° 外翻股胫角的整体力线。这种对线技术最终提供了在正常步态周期平行于地面的关节线。研究表明，对于一些固有性内翻和弓形股骨的 TKA 患者，残留部分内翻会使患者术后感觉更舒服，更自然，且也可获得与 MA 相似的假体生存率，这些都是 AA 解剖仿生理念的具体实施。

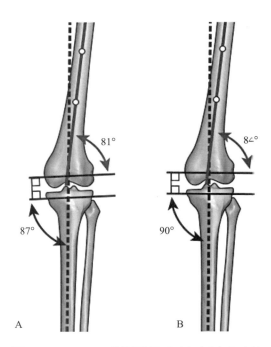

图 18-4-6　A、B 分别展示了 AA（A）和 MA（B）的对线技术

（三）运动学对线技术（KA）

TKA 的运动对线技术是 Hollister 等在研究膝关节运动学的基础上开发出一种新的仿生学对线技术。这种对线方法被认为是各假体在三维空间上的对线，而之前的两种对线技术仅涉及二维平面。这种新的对线技术的目标是通过采用对称、单半径设计的股骨假体来提供最合适的形状来与股骨的屈曲、伸直 2 个运动轴来共同拟合，以实现"更自然"的膝关节运动学（图 18-4-7）。一项体

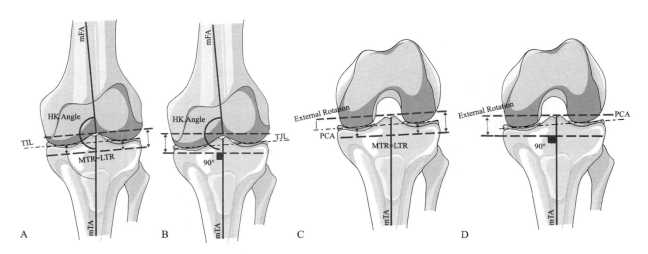

图 18-4-7   展示了 KA（A 和 C）和 MA（B 和 D）两种不同的对线技术（见文末彩图）

PCA. 股骨后髁连线；mFA. 股骨解剖轴；HK Angle. 髋 - 膝 - 踝角；mTA. 胫骨解剖轴；TIL. 胫骨倾斜线；TJL. 胫骨关节线；MTR. 胫骨内侧嵴；LTR. 胫骨外侧嵴；External Rotation. 股骨外旋线。LTR 和 MTR 夹角是重要的解剖参考。术中通过分析两者夹角，辅助精准确定胫骨截骨平面。

内研究发现，采用运动学对线的 TKA 的接触力学具有更类似关节正常的运动模式和更少的异常反向轴向旋转和内收运动。在运动对线中，所有股骨截除的厚度，包括来自摆锯截下的骨厚度和已磨损的软骨厚度，均需与股骨假体的厚度精确匹配。此外，与机械对线相比，在运动对线中股骨截骨的外翻角度需增加 1°～2°，而胫骨截骨的内翻角度需增加 1°～2°。虽然运动和机械对线中的膝关节可能具有相同的"髋 - 膝 - 踝"关节下肢对线，但支持者认为运动对线重建了关节炎发病前关节线的倾角和位置，这可能会改善临床结果，并使关节获得更大的关节运动范围，并提高患者满意度。虽然，目前越来越多的研究试图阐释不同对线技术均可为患者带来良好的术后效果及长期的假体生存率，并挑战了"离群的力线值会导致关节翻修增加"的经典理论。然而，我们未来仍需要大量的长期随访研究来比较采用运动学、机械和解剖学对线技术的 TKA 术后长期生存率，进一步评估可接受的术后下肢力线偏斜程度范围，从而更好地指导下肢力线技术在 TKA 中的应用。

现阶段各种对线理念的提出，无不是希望将人体原有运动系统的解剖与功能作为仿生对象，结合现代技术与工具，使磨损的关节得到最大限度修复，甚至恢复至伤病前的解剖和功能状态。最终哪种对线技术最好仍需要长期随访结果来证明。最后，笔者相信人工关节仿生学的研究永远不会停止，并会在相关新材料的研发和新技术的推动下由"仿生替代治疗"到"仿生自然治疗"模式的转变。

（马建兵　支力强）

第五节　机器人辅助全膝关节表面置换术

全膝关节表面置换术，又称全膝置换术（total knee arthroplasty，TKA），是治疗终末期膝关节骨关节炎（osteoarthritis，OA）的一种有效的手段，其原理是通过解剖学上对膝关节的关节面及半月板的仿生替代，从而进一步实现功能上的仿生重建。近年来，"医工结合"的理念及多学科的交叉融合促使膝关节疾病的治疗不断朝着解剖仿生和功能仿生的方向发展。然而，尽管在假体设计、手术技术和术后康复等方面均取得了显著进展，仍存在 20% 的初次 TKA 患者术后不满意的情况。既往研究表明，良好的下肢力线和假体位置对减少假体磨损、降低假体松动、提高假体生存率及实现理论上的关节仿生意义重大。而传统手术使用髓内 / 髓外定位装置人工的进行截骨操作和力线对准，精准度及稳定性相对较低，一定程度上无法完成膝关节理想的仿生目标。因此，如何结合现有的 TKA 技术及更先进的治疗手段，使膝关节得到更大程度上的仿生治疗，成为一个急需解决的瓶颈问题。

"机器人"一词起源于捷克语"Robota"，意思是"强迫劳动"或"活动"。世界上首例机器人辅助 TKA 于 1988 年在英国实施。在过去的 20 年，机器人技术得到了极大的发展。机器人的辅助可以最大程度减少与截骨、假体位置和对线相关的误差，更好实现解剖仿生的目标，为外科医生提供了一种更精准的仿生治疗工具。本节将对机器人辅助 TKA 的系统分类、操作技术及疗效等进行详细阐述。

一、TKA 机器人系统分类

根据操作平台的差异，TKA 机器人系统分为三类：被动、半自动和全自动。被动机器人系统是指需要在术者的直接和连续控制下进行的手术系统。相反，自动机器人系统通常可以执行指定的任务，完全独立于术者。半自动机器人手术系统（例如 Mako）为术者提供触觉反馈和安全保障，可以限制截骨的范围和深度，同时可以减少医源性的神经、血管及其他软组织的损伤，提供安全和精准的操作。

根据是否需要影像辅助可以将机器人手术系统分为两类：基于影像辅助（例如 Mako）和无须影像辅助（例如 Navio）。基于影像辅助的机器人系统都需要术前 X 线平片或更先进的成像技术（CT 扫描或 MRI 平扫），虚拟重建膝关节，便于术者制定手术计划。然而，额外增加的成本、成像的负担和辐射暴露是其潜在的缺点。而无影像系统的发展以及低剂量 CT 方案可能有助于弥补这些缺点，并简化操作流程。然而，对于合并关节严重畸形或骨量丢失的患者，解剖标志可能发生改变。如果术前缺乏详细的影像学资料，将对机器人软件注册构成巨大的挑战，这也是无影像机器人系统固有的缺点。

此外，根据系统对关节假体的兼容性将机器人系统分为开放平台（例如 TSolution-One）和闭合平台（例如 Mako）。在美国，大多数可用的机器人系统均为闭合平台。闭合平台的系统只与特定厂商的假体兼容，这可能会阻碍一些外科医生采用机器人技术。因此，由于具有兼容不同的制造商的假体的优点，开放平台系统似乎更具有吸引力。然而，尽管开放平台为许多假体系统整合 3D 假体数据提供了便利，但在使用一些闭合平台的专有假体时，它们可能缺乏闭合平台所具有的更加仿生的生物力学上的运动学数据。

鉴于机器人系统种类繁多，结合西安市红会医院成功开展 Mako 机器人辅助关节置换的现状，本节以 Mako 机器人辅助 TKA 手术为例进行详细阐述。

二、机器人辅助 TKA 的手术适应证与禁忌证

（一）适应证

（1）疾病：诊断为骨关节炎（原发性或继发性）、炎性关节病、创伤性关节炎、骨坏死及肿瘤。

（2）症状：膝关节疼痛、畸形和功能障碍，乃至实质性残疾（如步行距离缩短和无法工作）。

（3）典型的膝关节炎影像学改变。

（二）绝对禁忌证

（1）最近有过膝关节化脓性感染或其他部位存在未愈合的感染。

（2）沙尔科关节或其他神经性膝关节病。

（3）关节周围无足够的健康皮肤覆盖。

（4）伸膝装置不完整或严重的功能不全。

（5）继发于肌无力的反屈畸形及无痛、功能良好的融合膝。

（6）严重的血管功能障碍。

三、Mako 机器人辅助 TKA 的手术步骤

Mako 机器人系统包括以下三要素：①基于三维 CT 的术前规划和基于图像的术中导航；②通过整合对线、假体位置和间隙数据，对截骨前假体进行修改；③半约束机械臂辅助执行截骨及植入假体。基于此原理，可以将 Mako 机器人辅助 TKA 的手术步骤分为：

（一）术前计划

制订术前计划从术前 CT 开始。CT 可以为外科医生提供精确的三维解剖参考，实现假体的定位、对线、旋转、关节线等设置。首先，将下肢三维 CT 数据导入机器人工作站，利用其自带的软件进行冠状面、矢状面和旋转的重建。通过解剖标志确定机械轴和解剖轴，随后，将系统内预置的虚拟膝关节假体植入模型中，对其效果进行三维评估。确定合适的假体型号后，通过图像和数据的反馈，对假体的位置和方向进行调整，直到获得满意的结果，确定初步手术计划（图 18-5-1）。

（二）术中操作

Mako 机器人辅助 TKA 手术的麻醉方式与传统 TKA 手术一致。手术过程中，首先需要将机器人导航模块和机械臂放置在合适的位置以便于操作，分别在股骨和胫骨上安装参考架（图 18-5-2）。Mako 机器人辅助 TKA 手术入路与传统 TKA 手术也基本一致，切口长度可略短 1～2cm。清理骨赘、切除交叉韧带及残存的半月板，然后逐步完成各骨性标志的注册和定位（图 18-5-3）。

完成上述步骤后，在 3D 实时导航的监测下分别进行股骨和胫骨的截骨（图 18-5-4）。截骨结束后，清理周围残余的骨赘和软组织，安装试模，用探针检查其植入位置是否合适。然后取出试模，植入相匹配的关节假体和衬垫。最后，医生还可以通过运动传感器进行运动力学分析，获取在

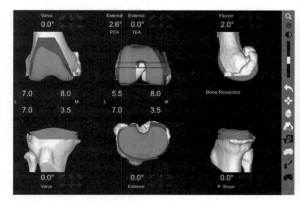

图 18-5-1 术前假体位置调整

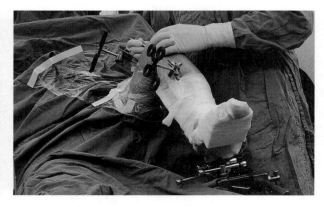

图 18-5-2 安装股骨及胫骨参考架

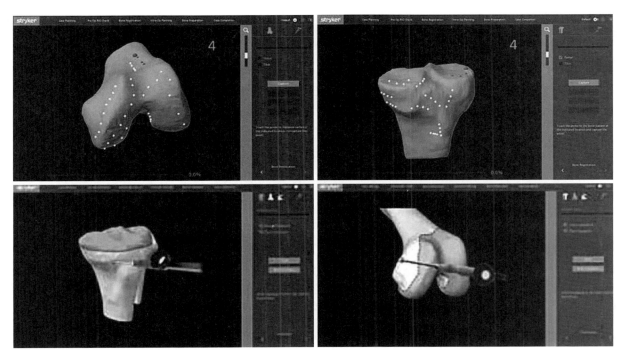

图 18-5-3　关节注册和定位

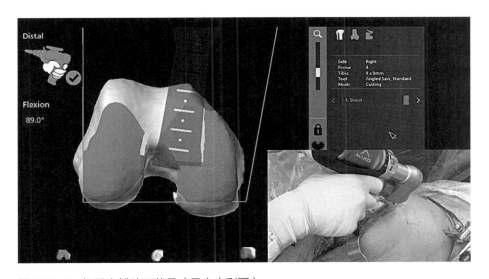

图 18-5-4　机器人辅助下截骨（见文末彩图）

全关节活动范围内与软组织张力、冠状面和矢状面稳定性以及假体旋转相关的实时数据，以初步判断患者术后的下肢力线和屈伸活动范围等。

四、术后疗效

机器人系统的应用为仿生骨外科学的发展带来了重大的价值，它可以为外科医生提供精准的解剖数据，实现术前手术计划的制定，从而可以更加安全、精准的实施手术。诸多研究表明，TKA术后冠状面力线对线不良会导致翻修率增加，尤其是内翻力线。此外，股骨假体屈曲位放置超过3°可以明显增加股骨假体的失败率；胫骨假体后倾小于0°或大于7°也会明显增加胫骨假体的失效可能。另有研究表明，当股骨和胫骨假体旋转不匹配时，早期机械性失效发生率显著增加。这也就进一步促进了机器人辅助 TKA 技术的发展。

有研究对机器人辅助 TKA 术后假体的位置进行了评估，结果表明，机器人在成功矫正畸形的同时能有效地恢复机械对线，实现假体的精准放置。即便术者没有机器人系统的操作经验，也可以带来良好的对线精准性。一项随机对照试验（RCT）的结果表明，机器人辅助 TKA 组和传统 TKA 组之间的机械轴离群值之间具有显著统计学差异（0% vs. 19.4%，$P=0.049$）。同样地，Song 等对 100 名患者进行的一项随机对照试验发现，机器人辅助 TKA 组假体对线没有发生离群现象，而传统组的离群值则高达 24%，进一步证明机器人辅助 TKA 可以产生更精准的截骨及更佳的力线恢复。

此外，机器人辅助 TKA 同样被证实能改善患者的术后结果、并提高患者满意度。据 Marchand 等报道，与传统 TKA 相比，术后 6 个月和 1 年时，机器人辅助 TKA 组患者满意度及功能评分更高。Liow 等的一项 RCT 研究也证实，与传统 TKA 相比，机器人辅助 TKA 患者术后具有更高的 SF-36（健康调查量表 36）评分。Kayan 等研究表明，与传统的 TKA 相比，机器人辅助 TKA 与术后疼痛减少、住院时间缩短和早期功能快速康复有关。一项通过手术和尸体的研究分别评估了机器人辅助 TKA 和传统 TKA 的软组织损伤情况，结果发现，机器人辅助 TKA 可以更好地保护膝关节周围的软组织。然而，也有研究指出，术后 6 个月和 1 年，机器人辅助 TKA 与传统 TKA 两种手术技术的功能结果无明显差别，机器人系统的使用未显示出明显优越性。这一点在其他机器人辅助系统（如 RoboDoc）也有报道。

评估一项新的手术技术时，手术时间是必须考虑的因素。Kayani 等表明，进行 7 例机器人手术后，机器人辅助 TKA 手术时间（89.2min vs. 66.8min，$P=0.01$）和手术团队压力水平可以得到显著的改善。机器人辅助 TKA 对实现计划中的假体位置和肢体对线的准确性没有学习曲线效应。一项 240 例机器人辅助 TKA 的研究表明，术者的首例机器人辅助 TKA 和传统 TKA 之间的平均手术时间有显著差异（81min vs. 68min，$P<0.05$）；然而，在研究时间段内的最后一例手术时，二者平均手术时间没有明显区别（70min vs. 68min，$P>0.05$）。在学习过程中，虽然传统 TKA 手术所需的平均手术时间较短，但存在着一些假体位置上的不确定性。换言之，无论学习经验如何，机器人辅助 TKA 可以使医生在截骨及放置 TKA 假体时得到更精准的位置。

五、潜在缺点

（一）手术费用增加

通常，机器人系统的购置和维护费用非常昂贵，而且还需要额外配置高级的 CT 机，投资回报率是一项巨大的挑战。既往研究对于手术费用是否增加尚存争议。一项包括 519 个基于 CT 的机器人辅助 TKA 的研究，评估了术后服务的利用和花费。该研究报告称，机器人辅助 TKA 与传统 TKA 队列相比，平均总费用分别为 17 768 美元和 19 899 美元（$P<0.000\ 1$，术后 30 天）；18 174 美元和 20 492 美元（$P<0.000\ 1$，术后 60 天）；以及 18 568 美元和 20 960 美元（$P<0.000\ 1$，术后 90 天）。Cool 等的研究也表明，机器人辅助 TKA 患者的 90 天护理周期成本显著降低。最近，Cotter 等进行了一项有趣的研究，将术中费用和住院费用进行了对比研究。结果发现，机器人辅助 TKA 和常规 TKA 相比，术中总成本较高（分别为 10 295 美元和 9 998 美元，$P<0.001$），但住院费用较低（分别

为 3 893 美元和 5 587 美元，*P*<0.001）；住院时间缩短了 25%（*P*<0.000 1）；处方阿片类药物减少了 57%（*P*<0.000 1）。尽管如此，有几项费用必须考虑：机器人系统的成本、每次手术的消耗品成本，以及中期或长期并发症和翻修的成本。

（二）机器人相关风险

与机器人手术相关的特殊风险主要包括术中固定参考架的骨针以及接收光学信号的骨钉，这会额外增加皮质骨的应力集中，增加局部骨折的风险，尤其在干骺端植入骨钉时更明显。此外，钉头插入处感染或钉头断裂亦可能发生，同时，进行截骨时也具有一定的软组织损伤风险，如侧副韧带。关于使用机器人辅助系统间接相关的可能并发症，如关节僵硬或感染，在机器人组和常规组之间是相似的。

（三）辐射风险增加

对于基于影像的机器人系统来说，制定术前计划所需的三维 CT 扫描无疑增加了患者的辐射风险。Ponzio 等报道称，一次机器人辅助手术术前 CT 扫描（Mako 机器人）的平均有效辐射剂量为 4.8mSv，相当于 48 次胸部透视的辐射剂量。而且，该研究中至少 1/4 的患者还进行了其他类型的扫描，最终术前 CT 暴露的有效辐射剂量可能超过 100mSv，这远远超过美国食品药品监督管理局（FDA）警告的"有效辐射剂量可能增加恶性肿瘤的发生"的 10mSv。然而，并不是所有的机器人系统都明显增加辐射风险，如 Navio 机器人系统则不需要术前下肢的 CT 扫描，这在一定程度上可以减轻患者手术期间接受的辐射量。

六、未来展望

过去数十年，TKA 不断地朝向更微创、更精准、更仿生的治疗发展。如何以最小的代价获取最大程度上的膝关节解剖仿生与功能仿生，是研究者们一直所追寻的目标。随着骨外科学领域机器人的迅速发展，尤其是机器人辅助 TKA 技术的出现，无疑为解决当下 TKA 中"精准截骨、理想假体位置、最佳下肢对线"的难点问题提供了新思路，是攻克膝关节仿生治疗学这一难题的新方向。但是，目前证据仅能证实机器人辅助 TKA 解剖仿生及术后短期功能仿生的有效性，仍缺乏术后长期临床结果的报道。同时，对于膝关节解剖仿生是否能影响长期的临床功能和 / 或假体生存率，达到长期的功能仿生，还需要进一步评估。笔者相信，随着越来越多高质量研究的出现，机器人辅助 TKA 在膝关节疾病仿生治疗上的有效性将进一步得到论证。

（马建兵　王建朋）

第六节　膝关节翻修手术

人工膝关节置换术作为骨科仿生替代治疗学一种治疗手段在解除患者疼痛和重建膝关节功能方面获得了巨大成功。10 年随访假体生存率大于 90%，尽管随着新型材料、新的假体设计和新的手术技术的出现，患者的满意度不断提高，假体远期体内生存率也随之上升。但随着人口老龄化需要进行膝关节置换患者的数量大增，因此膝关节翻修手术的需求也会随之增加。而人工膝关节的翻修术同样作为骨科仿生替代治疗的方法比初次置换面临更大的困难，而医生也会面临更大的挑战。

一、初次膝关节置换失败原因

Bozic 等从人工关节置换数据库回顾性分析 TKA 翻修手术的流行病学，发现翻修的三个主要原因是感染（25%）、机械性松动（16%）和植入物失败（10%）。Fehring 等人发现，早期失败 38% 归因于感染，27% 归因于不稳定，13% 归因于多孔涂层植入物的植入失败，8% 归因于髌股关节问题。学者们建议不要使用无骨水泥假体，因为他们的相关系列研究早期就失败了。在 Sharkey 等人类似的统计中发现翻修的主要原因是聚乙烯磨损（25%）、无菌性松动（24%）、不稳定（21%）、感染（18%）、关节纤维性变（15%）、力线不良（12%）和伸膝机制失能（7%）。

（一）感染

感染是导致膝关节置换失败的严重并发症，不但给患者带来巨大的精神和肉体的痛苦，也会给医生带来巨大心理负担和挑战，同时也会给社会增加较大的经济负担。初次置换的感染率约为 1%～4%，而翻修手术感染率可达 7%～15%。

（二）磨损

聚乙烯衬垫磨损颗粒导致的假体周围骨溶解是引起假体周围缺损，进而导致假体松动的主要原因之一。造成磨损的主要原因：假体安放位置不良、假体力线不良、聚乙烯衬垫材料老化、假体设计缺陷、年轻患者的过度使用等。

（三）无菌松动

假体无菌松动是远期失败的主要原因。它包括了力学失败和生物学失败。力学失败的主要原因是一是下肢力线和假体位置不良。下肢内、外翻大于可允许的范围（内翻大于 3°、外翻大于 9°），假体远期生存率会明显下降。二是与术者的手术技术有关，如截骨技术、软组织平衡技术、骨水泥技术等。而生物学失败主要原因是非骨水泥假体表面与宿主骨未形成生物结合。

（四）膝关节不稳

不稳定是 TKA 翻修的常见原因。不稳定的根源可能是直接的，也可能是多因素的。不稳定的潜在原因可能包括以下几点：创伤、韧带损伤，如术前有严重并发症需要广泛的软组织松解的畸形患者、肥胖患者、术中屈伸空间不平衡、关节线错位、系统性结缔组织疾病，或髋、足或踝关节严重畸形的患者。它占所有膝关节翻修术的 7.5%～20%。

（五）初次置换术后疼痛

尽管全膝关节置换是仿生替代治疗的成功手段，但仍存在近 20% 患者的不满意，其中有 80% 的患者是术后疼痛。而其中就有一部分患者需要通过翻修手术来解决疼痛。因此，搞清楚引起术后疼痛的来源是非常关键。TKA 术后疼痛的来源一般分为关节内和关节外。关节内的常见非生物因素包括：假体过大、无菌松动、假体失败、假体周围骨溶解、假体旋转不良、骨赘/骨水泥撞击、髌骨外侧撞击综合征、腘绳肌废用、股骨或胫骨假体悬挂以及关节内粘连。关节内生物因素有：感染、假体松动、关节内纤维化、滑膜炎、异位骨化等。而关节外因素引起的疼痛包括：皮神经瘤、髋、脊柱退行性疾病，神经和周围血管疾病。

（六）TKA 术后僵硬及纤维化

有 5%～30% 的患者 TKA 术后出现瘢痕增生、关节纤维化以及关节僵硬。关节僵硬通常是指影响日常生活活动的关节活动度（ROM）。最近关于膝关节僵硬定义的国际共识将僵硬分级为轻度、中度或重度（关节活动度分别屈曲为 90°~100°、70°~89°、＜70°）或伸膝不足（5°~10°、11°~20°、＞20°）。僵硬可能继发于关节纤维化、瘢痕形成，也可能为骨、软组织或运动的假体机械性阻挡。异位骨化或保留的后部骨赘，屈伸间隙不平衡，股骨、胫骨假体旋转不良等限制了关节的活动。

二、膝关节翻修适应证

1. TKA 术后不稳；

2. 感染；

3. 无菌松动；

4. 软组织撞击；

5. 假体破损；

6. 假体周围骨折；

7. 伸膝装置失能；

8. 单髁失败或骨关节炎进展；

9. 关节脱位；

10. 髌股关节异常；

11. 术后疼痛。

三、膝关节翻修的关节显露与伤口闭合技术

（一）翻修显露困难的原因

1. 软组织袖套弹性降低；

2. 关节僵硬纤维化；

3. 伸膝装置增厚；

4. 髌韧带变短。

合理的显露有利于保留骨量的假体取出；有利于切除后方瘢痕而不伤及血管神经；有利于假体的再植入和韧带平衡；有利于关节线的重建；有利于伸膝装置的修复与重建。

（二）皮肤切口选择的原则

当有多个切口时，应采用最适合翻修全膝关节置换术的外侧纵向皮肤切口。应保持切口与切口之间皮肤有足够的宽度和不要形成锐角能够维持皮瓣的血运，避免切口皮肤坏死，手术就可以通过新的皮肤切口安全进行。

（三）伸膝装置的显露技术通常采用

伸膝装置的显露通常采用：① V-Y 成形技术；②股四头肌斜切术（quadriceps snip）；③股四头肌腱向远端翻转技术；④胫骨结节截骨技术。

（四）切口关闭技术

多数情况下切口皮肤能够直接缝合而关闭伤口。一旦遇到多次手术，特别是感染多次清创后的翻修皮肤及软组织条件差、伤口不能直接缝合而需要分期处理。常用的方法有：对未闭伤口行高压氧治疗后再行闭合；负压封闭引流（vacuum sealing drainage，VSD）；游离植皮；带蒂皮瓣、肌瓣；游离皮瓣、肌皮瓣技术。

四、伸膝装置重建技术

伸膝装置是全膝关节置换术中最重要的结构之一。它由股四头肌腱、髌骨和髌腱组成。伸肌机构的结构和功能完整性对于自然和人工膝关节的最佳生物力学至关重要。恢复最佳 Q 角对于获得理想的髌骨轨迹和最大限度地减少膝关节前部疼痛都是必要的。TKA 术后伸膝装置功能障碍可能是由各种原因引起的，从医源性到创伤后破坏。这种功能障碍可以是急性的、亚急性的或慢性的，并且可能涉及伸膝装置的任何解剖学结构。有时伸膝装置的破坏会与其他并发症相结合，例如感染、假体周围骨折、假体松动和先前的重建失败。这些并存的情况对伸膝装置的修复与重建的方法与结果至关重要。

（一）伸膝装置的解剖结构

伸膝装置的解剖结构包含股四头肌、肌腱；髌骨；髌韧带；胫骨结节。任意结构的解剖和 / 或功能的破坏都会导致伸膝装置的失能。

（二）伸膝装置损伤的危险因素

伸膝装置最易损伤的部位是在髌骨处，其危险因素如下。

1. 髌骨运动轨迹不良和髌骨坏死；

2. 骨和髌腱薄弱；

3. 假体设计缺陷；

4. 伸膝装置张力过大。

（三）伸膝装置失能的治疗选择

1. 胫骨结节处的钢丝环扎缝合；

2. 半膜肌、阔筋膜张肌重建；

3. 生物、非生物材料重建；

4. 骨—腱—骨技术；

5. 股四头肌腱翻转重建；

6. 全异体重建。

五、膝关节翻修中的各项外科技术

膝关节翻修的外科手术技术，如力线的恢复、假体位置的安放、软组织平衡等方面依然遵循膝关节初次置换手术的各项原则。但翻修手术有其复杂性和特殊性，譬如不同程度的骨缺损的处理、关节线的重建、韧带缺损状态下的假体选择等，为翻修手术带来巨大挑战。

（一）膝关节翻修的基本原则和方法

膝关节翻修术是一项需要具有丰富临床经验和精湛外科技术才能完成的一项工作。因此每个成功的外科医生都有各自的成功之道。笔者比较推崇 KellyVince 的膝关节翻修三步法：第一步，建立胫骨平台，胫骨平台的高度决定了屈曲间隙和伸直间隙，同样也参与确定关节线的高度。同时在这一步是发现骨缺损的程度。第二步，确定屈曲间隙，它包括三个技术要点：一是稳定屈曲间隙，其次确定股骨假体大小，选择合理的股骨旋转，三是确定关节线的高度。第三步，稳定伸直间隙，考量内外翻的稳定，选择合理限制性的假体。

（二）膝关节翻修术中的骨缺损评估与分类

1.骨缺损的评估

（1）临床评估：术前评估的目的是充分了解前次置换失败的原因，避免重复前次错误的发生，降低翻修手术失败的风险。由于翻修手术患者最不满意的结果就是术后疼痛，因此要求术前应清楚失败机制和骨及软组织缺失情况，哪些需要重建。术者应充分了解患者与失败的膝关节相关症状和体征，同样要排除膝关节以外因素导致的疼痛，如脊柱或髋关节疾病引起的疼痛。要排除感染、沙尔科关节（Charcot joint）、神经肌肉疾患和其他禁忌证。患者的术前评估包括详细的病史、既往史和临床查体。特别是对以往手术史要充分了解，包括手术切口与入路、软组织松解的程度、所用假体的生产厂家、型号、大小。

（2）实验室评估：实验室检查包括白细胞计数、分类、血沉、C反应蛋白。术前膝关节穿刺是必要的诊断措施，要对关节液培养及细胞计数。如果滑液白细胞计数达到500/mm^{3}且中性60%，高度提示感染。

（3）影像学评估：术前影像学检查非常重要，每位患者术前都要行负重位下肢全长片（含髋、踝）、前后位、侧位、髌骨麦氏位来评估假体大小、位置、固定状况，骨的评估含对股骨、胫骨骨量和骨的质量、髌骨的高度和位置作出判断。但值得注意的是，影像学对骨缺损的判定可能会低估实际骨缺损的程度。CT扫描可以更准确地判定骨缺损的状况和假体的旋转异常。

2.骨缺损的分类　骨缺损分为包容型骨缺损和非包容型骨缺损。前者骨缺损周围有完整的骨皮质包裹，而后者骨缺损周围的骨皮质部分或全丢失。

（1）安德森骨科研究所（Anderson orthopaedic research institution，AORI）分型：Engh等依照骨缺损严重程度分为股骨远端骨缺损（F1、F2、F3）和胫骨近段缺损（T1、T2、T3）。1型骨缺损（F1、T1）特征为：干骺端完整，仅有松质骨轻度缺损，无骨溶解及假体下沉；2型骨缺损（F2、T2）特征为：干骺端短缩，单侧（F2A、T2A）或者双侧（F2B、T2B）干骺端股骨髁或胫骨髁骨缺损，股骨端的假体下沉或关节线上移，股骨上髁远端小的溶骨性缺损，而胫骨端假体下沉至腓骨头以下；3型骨缺损（F3，T3）特征为：干骺端的大段缺损，影响到周围韧带等结构的附着，缺损达到或超过股骨髁上水平，缺损或假体下沉至胫骨结节水平。但是AORI分型也有缺陷，它不能区别包容型缺损和非包容型缺损。包容型缺损是在骨缺损的四周有完整的皮质骨环，而非包容型缺损，即结构性缺损，缺乏完整的皮质骨环，这对骨缺损的重建和翻修假体的选择非常重要。有专家提出了其他分类方法。

（2）法国骨科协会分类Rand分类：参考骨缺损的对称性、位置和范围进行分类。在胫骨侧假体过小、下沉导致的骨缺损往往是对称性缺损，而假体安放成角畸形易导致非对称性缺损。根据缺损的位置和皮质骨的完整性又可有中央型和周边型。在股骨侧通常会在股骨远端或股骨后髁以及两者都可出现缺损。根据骨缺损的范围分成轻（Ⅰ型）、中（Ⅱ型）、重（Ⅲ型）、严重（Ⅳ型）缺损。在完成胫骨和股骨截骨后，对骨缺损的评估与分类如下：轻（Ⅰ型），缺损小于50%单髁，缺损深度小于5mm；中（Ⅱ型），缺损累积单髁的50%～70%，缺损深度5～10mm；重（Ⅲ型），缺损大于单髁的70%，缺损深度达10mm；严重（Ⅳ型），单髁和内外侧髁破坏，又分两种情况，a.有完整的外周皮质骨缘，b.外周皮质骨缘消失。

（三）骨缺损的处理方法

1.增量截骨和假体位移 理论上，胫骨近端和股骨远端增量截骨是最简单的消灭骨缺损的方法。但是必须认识到在初次置换时已经行截骨，同时由于假体失败又造成进一步的骨量丢失。因此增量截骨会导致能够支撑假体的松质骨减少，从而减弱骨水泥的固定效能。同时也会减小假体型号，带来界面固定面积减小。Harada 等研究显示在胫骨第一次 5mm 下的截骨，其胫骨强度就明显减小，胫骨平台往下截骨 15mm 其载荷是截骨 5mm 的 2～3 倍而且小号假体会导致胫骨平台与骨的接触面积减小，增加单位面积内的载荷，假体更向后移位。尽可能避免胫骨侧的增量截骨。因此，无论是胫骨侧，还是股骨侧，突出部分截骨不能超过 2mm，残留缺损采用其他方法重建。

2.骨水泥 与其他材料相比，骨水泥能提供的关节稳定性较低。但是，有研究发现在处理小于 4mm 的胫骨内侧骨缺损时，骨水泥与打压植骨、结构植骨等方法的作用相当。并且骨水泥与其他方式相比有更好的适应性，能够满足不同类型和大小的骨缺损修复的需要。在一项长期研究中，对于小于 20mm 的骨缺损或者对平台影响在 50% 以下的情况，骨水泥具有满意的效果。对于类风湿关节炎患者的全膝关节翻修术，胫骨平台内侧的骨缺损用骨水泥取得了稳定的效果。此外，骨肿瘤引起的骨缺损是用骨水泥处理也取得了类似的效果。一般来说，小于 5mm 的胫骨缺损可以用骨水泥治疗。骨水泥在应用中存在一些缺点，如机械强度低、不能用于负重骨修复、释放热量导致周围组织坏死并且破坏周围血供，

3.骨水泥联合螺钉 为了加强骨水泥的强度，逐渐发展了骨水泥联合螺钉的修复方法。用骨水泥结合支撑螺钉加强骨水泥的承重能力，可避免出现假体松动。对于 AORI 1 型骨缺损，使用骨水泥联合螺钉效果更为确切，不仅加强了骨水泥的强度，易于操作而且更加经济。

4.打压植骨 使用金属加强块虽然可以达到修复大量骨缺损的目的，但是，使用之后会带来潜在的骨量丢失，给再翻修带来一定困难。骨移植可以恢复骨量，增强稳定性，移植骨作为多孔结构的支架便于血管和组织的长入，骨断端释放的生长因子有利于宿主骨的长入。打压颗粒植骨可以达到增加骨量的目的，适用于可能要进行多次翻修手术的年轻患者，也适用于局限性的骨缺损。对于非局限性骨缺损，颗粒骨通常和金属网相结合，以防止打压时骨颗粒流失，以保证长期稳定性。为保证早期稳定性，一般要求骨颗粒大小的直径范围是 3～5mm。术中打压需要控制好力度，打压过松会导致假体松动，而过度则会减缓骨长入，充足的打压可以保证颗粒骨移植足够承重。假体-移植骨界面、移植骨-宿主骨界面的足够支撑，以及支撑柄的使用是影响植骨效果的重要因素。使用坚固的器械，合适的颗粒骨大小，去除局部脂肪可以减少打压的作用并减少手术中骨折的风险。有研究认为，使用骨水泥的股骨柄联合打压植骨效果要优于未使用骨水泥的效果。打压骨移植不适用于修复皮质骨缺损以及非局限性骨缺损。

5.结构性植骨 结构性植骨能为大量节段性骨缺损提供稳定以及持久的重建效果，并且能满足多种类型骨缺损修复的需要。最常用的股骨头、股骨远端及胫骨近段截骨保留了皮质骨，因此能保证早期稳定性。结构植骨与宿主骨生物性整合之后能为假体提供应力保护，增加远期稳定性。在临床上，结构植骨早期的效果与传统的金属垫块重建相当。

6.金属垫块 骨水泥及骨水泥联合螺钉仅能应用于轻度骨缺损，为修复大量骨缺损，避免骨水泥的缺点，金属材料被用来加强修复骨缺损，尤其是较大的骨缺损。根据骨缺损发生的部位和大

小可以选择楔形、矩形块以及袖套状的金属垫块。例如，选择内侧胫骨楔形金属垫块可以纠正胫骨内侧骨缺损造成的内翻畸形。选择时应当考虑到假体的类型，可以同时使用骨水泥与螺钉辅助。选择金属垫块应当在填补骨缺损的同时尽可能减少宿主骨的移除。一般认为，负重之后，金属楔形加强的假体在纠正畸形方面要优于单独使用骨水泥或骨水泥联合螺钉。在使用金属垫块时可以使用定制的胫骨平台。使用不同形状的金属垫块，变化和效果也不尽相同，应根据不同缺损类型选用。金属垫块的缺点为：磨损以及对周围组织的腐蚀，从长期效果来看，金属材料的应力遮挡会导致潜在的骨量丢失。因此，金属垫块适用于 AORI 2 或 3 型骨缺损（胫骨周围骨缺损）等要求较低的老年患者。

　　7. 多孔小梁金属锥形物和袖套

　　（1）多孔钽金属：多孔钽金属是直径大约 400μm 的交联多孔结构。当前用于骨移植的多孔钽金属的体积孔隙率较高（70%～80%），弹性模量低（3MPa），摩擦系数高，这些特点使得钽金属更有利于骨长入并且容易达到生物学固定。弹性模量降低有利于负荷传导，保留骨量。钽金属本身不会与体液发生反应，因此生物相容性良好。骨小梁金属与传统的钛、钴铬合金及同类生物材料羟基磷灰石等骨科植入物材料相比有更好的天然骨特性。研制出的生物型骨小梁钽金属髋臼和股骨柄已在髋关节置换手术中广泛应用。在膝关节置换翻修手术中钽金属骨小梁也用来填充胫骨近端大量的骨缺损。带柄假体可以极大减少所需要的骨移植量。由于钽金属良好的生物相容性和诱导骨生长的能力，在修复骨缺损的过程中常采用压配固定，因此要求术中对缺损的形状进行修整以适应充填物的能够与宿主骨紧密接触，稳定安放而获得确实的骨长入，而在假体与金属物之间则使用骨水泥固定。Ivan 等人通过 6 年术后随访发现，钽金属锥体在用于严重骨缺损的重建中取得了很好的临床结果。多孔钛金属袖套是钛金属表面进行粗糙化处理形成多孔状结构以利于骨长入。宿主骨缺损区准备是通过标准器械逐渐打磨形成所需植入袖套的形状、深度和大小的需要。多孔钛袖套有不同的大小和长度的型号。袖套植入时可有 15° 的旋转调整。在缺损区域准备时最好尽可能保留部分松质骨，其与宿主骨界面也是靠压配稳定获得初期稳定，而牢固的骨长入是假体远期稳定的保证，袖套与假体之间是靠锥度锁定。Agarwal 等报道 104 例使用钛金属袖套的膝关节翻修随访 43 个月，102 例获得远期骨长入，只有 2 例因为胫骨侧袖套松动进行再翻修。虽然钽金属锥形物和钛金属袖套都具有较好的骨引导特性、可靠的远期骨长入，但术中追求宿主骨紧密接触获得很好压配，因此也容易生骨折。

　　（2）3D 打印模块：3D 打印是近年来发展迅速的一种定制技术，在各个领域都得到了迅速发展。有研究发现，人工关节置换中期失效的主要原因是松动，而松动的直接原因就是假体位置不正确。针对这一问题，3D 打印可根据患者的信息建立模型，打印出与原解剖结构高度相近的假体部件，在术前模拟手术，使用个体化定制方案，增加手术精确性。尤其是使用计算机导航辅助下全膝关节置换术后，下肢机械轴线偏差大于 3° 的比例只有 10%。新一代的电脑导航手术系统可以完成术中高精度反馈，减少术中偏倚且不受关节外畸形的影响。

　　六、膝关节翻修手术的假体选择

　　（一）固定方式

　　骨水泥型、非骨水泥型：由于关节翻修多存在骨量丢失以及干骺端结构损坏，因此翻修术的难度要远大于初次关节置换。通常用到的股骨远端及胫骨近段假体多数可以用骨水泥来配合固定，以减少骨 - 假体界面之间的压力，保存骨量。在膝关节置换手术中，骨水泥的作用已不仅仅是固定假体，而更重要的作用是加强骨床的承载强度。Greene 等人报道了组合式骨水泥结合假体用于全膝关节翻修术可以减少术后松动概率，中期效果良好且避免了传统骨水泥的缺陷。此外抗生素结合骨水泥可以用于感染后全膝关节翻修术以控制感染。尽管如此，临床上针对使用骨水泥还是非骨水泥一直存在争论，支持非骨水泥的观点认为，应当通过移植骨等方式增加局部骨量，使用大量骨水泥则达不到这一效果，使用骨水泥填充会引起应力遮挡，并且给再次翻修造成困难。组合式假体在关节假体下使用骨水泥，在假体柄部使用压配式非骨水泥柄，部分解决了这一问题，但也存在术后疼痛等问题。

（二）假体限制程度

限制性假体增加关节提供稳定性，但是过于限制关节活动会增加关节局部压力，增加假体磨损和松动的风险，因此要根据需要，按照"在尽可能低的限制性基础上保证最大的稳定性"原则，选择选用不同类型的假体。

1. **非限制性假体** 此类假体多用于初次关节置换，较少用于关节翻修，以保留后交叉韧带的假体为代表。非限制性假体因允许关节面趋向于大曲率的低限制设计而使关节获得了较大的活动度，术后依靠关节韧带及周围软组织结构保证稳定性，适合关节结构较完整的患者。单髁假体属于非限制性假体，主要设计理念是最大限度的保留关节结构和运动功能，以便后续翻修，主要针对的是单纯的内外侧间室病变。

2. **部分限制性假体** 包括后交叉韧带保留型假体（CS）、后方稳定型假体（PS）等，活动限制较小，介于非限制性和高限制性假体之间。通过假体胫骨侧的凸起和股骨侧凹槽代替后交叉韧带功能。完全伸展可以提供 4.3° 内外旋角度，可以满足不稳定性膝关节的要求。Wilke 等经过对 234 例全膝关节翻修术后平均 9 年的随访发现，使用部分限制性假体后长期效果满意，超过 90% 的患者认为术后 10 年内膝关节功能有改善。

3. **高限制性假体** 可用来减少冠状面由于周围组织缺失引起的压力，解决伸肌障碍，如髁限制性假体（CCK）。一代 CCK 在临床中取得了不错的效果，但是也带来了松动、髌骨轨迹等方面问题。二代假体（LCCK）是模块化、非铰链式假体，较第一代有更好的侧向稳定性（允许 3° 的内外翻角度以及 5° 内外旋角度）。胫骨侧加粗加高的中央柱和股骨侧加宽加深的髁间凹槽相匹配，控制内外翻稳定，可部分代偿侧副韧带功能，常用于存在骨缺损和关节不稳的翻修手术。一项对 47 例病例 5.5 年术后随访的研究证明，二代 CCK 在复杂膝关节翻修术中可以取得良好效果，膝关节评分明显提高。

4. **全限制性假体** 如旋转铰链型假体（RHK）。对于膝关节韧带及软组织缺失引起的稳定性完全丧失，已不能用高限制性假体修复的翻修手术或关节周围肿瘤手术，以及部分保肢手术等。是否使用 RHK 的一个重要的标志是内外侧副韧带是否完整、是否有大量骨缺损，以及干骺端皮质骨的剥离是否影响到副韧带的附着。此类假体有低磨损、可旋转、自身稳定的特点，超高分子聚乙烯及钴铬镍合金关节面可以保证膝关节的屈伸和旋转，同时旋转功能可以有效地缓解屈伸活动中应力对骨水泥界面的剪切力。旋转铰链型假体的缺点：金属之间产生颗粒碎片、固定链不能顺轴相旋转、术中截骨切除大量正常骨，易造成无菌性松动及限制链不能适应膝关节正常旋转，前文提到的增加限制造成的假体固定界面应力增加也是问题之一。尽管如此，对于大量骨缺损造成韧带失能的关节，全限制性假体可能是其最适合的选择，在临床上也取得了不错的效果。

七、膝关节翻修术的风险与并发症

与所有大手术一样，膝关节翻修手术也可能存在一定的风险和并发症。膝关节翻修术后可能出现的并发症包括：膝关节僵硬、感染、出血、下肢静脉血栓形成、神经或血管损伤、假体失效、髌骨（膝盖骨）脱位、韧带损伤。

八、膝关节翻修术术后管理与康复

术后参照关节外科围手术期 ERAS（加速术后康复）的管理方案，实施疼痛、出血、输血、运动的管理措施，促进患者全身机能和翻修膝关节功能的快速康复，减少围手术期并发症的发生。

（朱庆生）

参考文献

[1] 吴东，杨敏之，曹三，等. 膝关节单髁置换术研究进展 [J]. 中国修复重建外科杂志，2020，34（2）：145-150.

[2] 曾绪雯，杨春喜. 膝关节单髁置换术假体生存率的研究进展 [J]. 中华关节外科杂志：电子版，2019，13（5）：606-610.

[3] 刘泽，袁涛，芦升升，等. 膝关节外侧单髁置换术的研究进展 [J]. 实用骨科杂志，2021，27（10）：932-935.

[4] 林飞太，冯尔宥，张怡元，等. 内侧固定平台单髁置换术治疗膝关节前内侧骨关节炎或自发性骨坏死 [J]. 中华创伤骨科杂志，2020，22（6）：540-543.

[5] 卢明峰，李泽晖，朱东平，等. 单髁置换术治疗膝关节自发性骨坏死的近期疗效研究 [J]. 中华关节外科杂志：电子版，2017，11（5）：477-483.

[6] 刘培珑，梁景棋，张言，等. 逆行髓内钉胫距跟关节融合术治疗终末期关节病 [J]. 中国矫形外科杂志，2021，29（17）：1593-1596.

[7] 蓝蓝，房岩，纪丁琪，等. 仿生学应用进展与展望 [J]. 科技传播，2019，11（22）：149-150.

[8] 郝定均，贺宝荣，黄大耿. 脊柱创伤仿生治疗新理念 [J]. 中华创伤杂志，2021，37（2）：97-100.

[9] 郭卫，梁海杰，杨毅，等. 仿生肿瘤型膝关节假体重建儿童股骨远端骨肉瘤切除后骨缺损 [J]. 中华骨科杂志，2021，41（4）：201-210.

[10] 段亚威，孙永强，陈晓波，等. 仿生双动全髋关节置换术治疗强直性脊柱炎累及髋关节病变的疗效观察 [J]. 生物骨科材料与临床研究，2021，18（2）：23-26.

[11] 杨高洁，陈俊孚，吴苏州，等. 仿生骨组织工程材料的微纳制造与性能研究 [J]. 中国材料进展，2020，39（09）：691-700.

[12] 郝定均，杨俊松，刘团江，等. 骨科仿生治疗学——骨科学发展的永恒追求 [J]. 中

华创伤杂志，2021，37（10）：876-880.

[13] Kittl C, Inderhaug E, Williams A, et al. Biomechanics of the anterolateral structures of the knee[J]. Clin Sports Med, 2018, 37(1): 21-31.

[14] Hassebrock JD, Gulbrandsen MT, Asprey WL, et al. Knee ligament anatomy and biomechanics[J]. Sports Med Arthrosc Rev, 2020, 28(3): 80-86.

[15] Kraeutler MJ, Welton KL, Chahla J, et al. Current concepts of the anterolateral ligament of the knee: anatomy, biomechanics, and reconstruction[J]. Am J Sports Med, 2018, 46(5): 1235-1242.

[16] Gelber PE, Perelli S. Treatment of the medial collateral ligament injuries[J]. Ann Joint, 2018, 3: 78.

[17] Dan M, Parr W, Broe D, et al. Biomechanics of the knee extensor mechanism and its relationship to patella tendinopathy: A review[J]. J Orthop Res, 2018 Dec; 36(12): 3105-3112.

[18] Grawe B, Schroeder AJ, Kakazu R, et al. Lateral collateral ligament injury about the knee: anatomy, evaluation, and management[J]. J Am AcadOrthop Surg, 2018, 26: E120-E127.

[19] Winnock DG P, Luyckx T, Ryckaert A, et al. Medial unicompartmental knee arthroplasty with a fixed bearing implant[J]. JBJS EssentSurg Tech, 2019, 9(3): e26.

[20] Smith E, Lee D, Masonis J, et al. Lateral unicompartmental knee arthroplasty[J]. JBJS Rev, 2020, 8(3): e44.

[21] Jauregui JJ, Blum CL, Sardesai N, et al. Unicompartmental knee arthroplasty for spontaneous osteonecrosis of the knee: a meta-analysis[J]. J Orthop Surg (Hong Kong), 2018, 26(2): 614431213.

[22] Angerame MR, Holst DC, Jennings J M, et al. Total knee arthroplasty kinematics[J]. J Arthroplasty, 2019, 34(10): 2502-2510.

[23] Scott C, Holland G, Gillespie M, et al. The ability to kneel before and after total knee arthroplasty: the role of the pattern of osteoarthritis and the position of the femoral component[J]. Bone Joint J, 2021, 103-B(9): 1514-1525.

[24] Kang KT, Koh YG, Son J, et al. A computational simulation study to determine the biomechanical influence of posterior condylar offset and tibial slope in cruciate retaining total knee arthroplasty[J]. Bone Joint Res, 2018, 7(1): 69-78.

[25] Koji M, Satoshi H, Ken O, et al. Knee kinematics in bi-cruciate stabilized total knee arthroplasty during squatting and stair-climbing activities[J]. Journal of Orthopaedics, 2018, 15(2): 650-654.

[26] Kappel A, Laursen M, Nielsen PT, et al. Relationship between outcome scores and knee laxity following total knee arthroplasty: a systematic review[J]. Acta Orthopaedica, 2019, 90(1): 46-52.

[27] De Mulder J, Berger P, Vandenneucker H. Bicruciate retaining total knee arthroplasty: results throughout history[J]. Acta OrthopBelg, 2021, 87(1): 73-83.

[28] von Hintze J, Niemeläinen M, Sintonen H, et al. Outcomes of the rotating hinge knee in revision total knee arthroplasty with a median follow-up of 6.2 years[J]. BMC Musculoskelet Disord, 2021, 22(1): 336.

[29] Röhner E, Benad K, Zippelius T, et al. Good clinical and radiological results of total knee arthroplasty using varus valgus constrained or rotating hinge implants in ligamentous laxity[J]. Knee Surg Sports Traumatol Arthrosc, 2019, 27(5): 1665-1670.

[30] Brown M, Deakin AH, Picard F, et al. Lower limb alignment becomes more varus and hyperextended from supine to bipedalstance in asymptomatic, osteoarthritic and prosthetic neutral or varus knees[J]. Knee Surg Sports Traumatol Arthrosc, 2019, 27(5): 1635-1641.

[31] Chang MJ, Jeong HJ, Kang SB, et al. Relationship between coronal alignment and rotational profile of lower extremity in patients with knee osteoarthritis[J]. J Arthroplasty, 2018, 33(12): 3773-3777.

[32] Zhang Z, Liu C, Li Z, et al. Residual mild varus alignment and neutral mechanical alignment have similar outcome after total knee arthroplasty for varus osteoarthritis in five-year follow-up[J]. J Knee Surg, 2020, 33(2): 200-205.

[33] Stake S, Fassihi S, Gioia C, et al. Kinematic versus mechanically aligned total knee arthroplasty: no difference in frequency of arthroscopic lysis of adhesions for arthrofibrosis[J]. Eur J Orthop Surg Traumatol, 2021, 31(4): 763-768.

[34] Oussedik S, Abdel MP, Victor J, et al. Alignment in total knee arthroplasty[J]. Bone Joint J, 2020, 102-B(3): 276-279.

[35] Jaffe WL, Dundon JM, Camus T. Alignment and balance methods in total knee arthroplasty[J]. J Am Acad Orthop Surg, 2018, 26(20): 709-716.

[36] Blakeney W, Clément J, Desmeules F, et al. Kinematic alignment in total knee arthroplasty better reproduces normal gait than mechanical alignment[J]. Knee Surg Sports Traumatol Arthrosc, 2019, 27(5): 1410-1417.

[37] Sloan M, Premkumar A, Sheth NP. Projected volume of primary total joint arthroplasty in the US, 2014 to 2030[J]. J Bone Joint Surg Am, 2018, 100: 1455-1460.

[38] Bryan S, Goldsmith LJ, Davis JC, et al. Revisiting patient satisfaction following total knee arthroplasty: a longitudinal observational study[J]. BMC Musculoskelet Disord, 2018, 19: 423.

[39] Kayani B, Haddad FS. Robotic total knee arthroplasty: clinical outcomes and directions for future research[J]. Bone Joint Res, 2019, 8(10): 438-442.

[40] Hampp EL, Chughtai M, Scholl LY, et al. Robotic-arm assisted total knee arthroplasty demonstrated greater accuracy and precision to plan compared with manual techniques[J].

J Knee Surg, 2019, 32(3): 239-250.

[41] Roche M. The MAKO robotic-arm knee arthroplasty system[J]. Arch Orthop Trauma Surg, 2021, 141(12): 2043-2047.

[42] Price AJ, Alvand A, Troelsen A, et al. Knee replacement[J]. Lancet, 2018, 392(10158): 1672-1682.

[43] Smith AF, Eccles CJ, Bhimani SJ, et al. Improved patient satisfaction following robotic-assisted total knee arthroplasty[J]. J Knee Surg, 2021, 34(7): 730-738.

[44] Marchand RC, Sodhi N, Anis HK, et al. One-year patient outcomes for robotic-arm-assisted versus manual total knee arthroplasty[J]. J Knee Surg, 2019, 32(11): 1063-1068.

[45] Kayani B, Konan S, Tahmassebi J, et al. Robotic-arm assisted total knee arthroplasty is associated with improved early functional recovery and reduced time to hospital discharge compared with conventional jig-based total knee arthroplasty: a prospective cohort study[J]. Bone Joint J, 2018, 100-B(7): 930-937.

[46] Hampp EL, Sodhi N, Scholl L, et al. Less iatrogenic soft-tissue damage utilizing robotic assisted total knee arthroplasty when compared with a manual approach: A blinded assessment[J]. Bone Joint Res, 2019, 8: 495-501.

[47] Khlopas A, Sodhi N, Hozack WJ, et al. Patient-reported functional and satisfaction outcomes after robotic-arm-assisted total knee arthroplasty: early results of a prospective multicenter investigation[J]. J Knee Surg, 2020, 33(7): 685-690.

[48] Naziri Q, Cusson BC, Chaudhri M, et al. Making the transition from traditional to robotic-arm assisted TKA: what to expect? A single-surgeon comparative-analysis ofthe first-40 consecutive cases[J]. J Orthop, 2019, 16: 364-368.

[49] Oussedik S, Abdel MP, Victor J, et al. Alignment in total knee arthroplasty[J]. Bone Joint J, 2020, 102-B(3): 276-279.

[50] Sires JD, Wilson CJ. CT validation of intraoperative implant position and knee alignment as determined by the MAKO total knee arthroplasty system[J]. J Knee Surg, 2021, 34(10): 1133-1137.

[51] Kayani B, Konan S, Huq SS, et al. Robotic-arm assisted total knee arthroplasty has a learning curve of seven cases for integration into the surgical workflow but no learning curve effect for accuracy of implant positioning[J]. Knee Surg Sports Traumatol Arthrosc, 2019, 27: 1132-1141.

[52] Sodhi N, Khlopas A, Piuzzi NS, et al. The learning curve associated with robotic total knee arthroplasty[J]. J Knee Surg, 2018, 31: 17-21.

[53] Cool CL, Jacofsky DJ, Seeger KA, et al. A 90-day episode-of-care cost analysis of robotic-arm assisted total knee arthroplasty[J]. J Comp Eff Res, 2019, 8: 327-336.

[54] Mont MA, Cool C, Gregory D, et al. Health care utilization and payer cost analysis of

robotic arm assisted total knee arthroplasty at 30, 60, and 90 days[J]. J Knee Surg, 2019, 34(3): 328-337.

[55] Cotter EJ, Wang J, Illgen RL. Comparative cost analysis of robotic-assisted and jig-based manual primary total knee arthroplasty[J]. J Knee Surg, 2022, 35(2): 176-184.

[56] Lonner JH, Kerr GJ. Low rate of iatrogenic complications during unicompartmental knee arthroplasty with two semiautonomous robotic systems[J]. Knee, 2019, 26: 745-749.

[57] Mergenthaler G, Batailler C, Lording T, et al. Is robotic-assisted unicompartmental knee arthroplasty a safe procedure? A case control study[J]. Knee Surg Sports Traumatol Arthrosc, 2021, 29(3): 931-938.

骨科仿生治疗学

ORTHOPAEDICS
BIONIC TREATMENT

第五篇
手足外科仿生治疗

第十九章
手足外科仿生治疗基础

第一节　手的功能解剖

一、手部皮肤

手部皮肤的解剖结构与身体其他部位的皮肤不同，有其特殊性，手掌部和背部皮肤也不尽相同，以适应手的功能特点。手掌面的皮肤，由于手握、捏、抓、勾等动作以及与物体直接接触，所以解剖结构较致密，皮肤无毛、无汗腺，有许多横纹，有致密的短纤维贯穿，分成许多小隔，使掌侧皮肤与深筋膜紧密相连。在手掌皮纹处，皮肤与深筋膜直接相连，这些结构的特点，使手掌在握物时皮肤不滑动，稳固可靠，有着丰富的神经感受器，触觉十分灵敏。同时也有较厚的角化层，可增加耐磨性能，但影响伤口愈合，容易产生瘢痕。

手背部皮肤薄而松软，富有弹性，皮下脂肪少，有疏松的筋膜。这些特点使手指在伸屈、握拳、抓物等劳动时皮肤不感紧张，但在外伤时容易撕脱。

手部皮肤的这些特点是机体高度特殊化的结果，在皮肤缺损时，很难理想地用身体其他部位的皮肤替代。因此，清创时，应当尽量珍惜有活力的组织，切除皮缘应当以毫米计算，以决定取舍，只要存有血供的皮肤应当尽量保留。

缝合皮肤时，尽量对齐每一处的横纹，采用细针线缝合。掌侧皮肤缝合针数要密些，拆线要晚些（10~12天），背侧的皮肤可缝合稀疏些。如果需要其他部位的皮肤修复较大面积的创面，尤其是手掌部，应采用色泽近似，皮下脂肪较少，薄而致密并携带有神经的皮瓣，以便恢复感觉。

二、手部肌肉和肌腱

手部肌肉可分为内在肌和外在肌，由于手功能的复杂性和灵巧性，手部肌肉较多，共有39块。其中内在肌19块（图19-1-1），外在肌20块。由于拇指功能占手部的50%以上，它单独就占有7块肌肉。手部内在肌的肌腹位于手部，肌腱短而细，是手指细小灵巧动作的动力。而外在肌的肌腹位于前臂部，有较长的肌腱延伸至腕部、掌部及手指，是手部有力动作的动力。两者协调配合，才保持了手指复杂多变、敏捷迅速的功能。

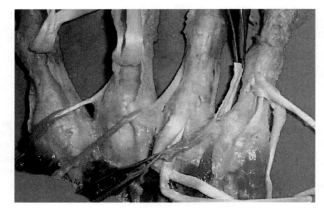

图19-1-1　手部蚓状肌

因此，在手的肌肉或肌腱损伤修复过程中，应注意到这些特点，保证其解剖对位，逐个修复，操作要精细，坚持无创原则，才能获得优良的效果。

肌腱在一个平面上滑动时（如在前臂、掌部和手背部）或关节由屈曲位伸直时（如指背、手背），肌腱周围只有腱周组织，对肌腱既有滑动作用，也有营养作用。通过关节屈侧的肌腱（如手指部屈肌腱）或呈角度牵拉的肌腱（如手指屈肌腱和腕部的伸屈肌腱），为防止弓弦状畸形，使关节充分活动，必须借助滑车的作用（如腕管、腕背侧和指腱鞘）。这合乎生物力学原理。

肌肉是通过拮抗和协调、合力和分力来维持关节的活动和稳定的。例如，屈指除了指屈肌收缩外，同时还需要腕伸肌收缩，使腕关节背伸保持腕关节稳定，以加强屈指肌的力量和扩大指关节屈曲范围。腕伸肌就是指屈肌的协同肌，这一协同动作（伸腕）就称为协同作用。和主动肌进行同一方向运动的肌肉，称为辅助肌，这和协同肌是完全不同的概念，不能混淆。例如，屈腕时指屈肌是腕屈肌的辅助肌，伸腕时指伸肌是腕伸肌的辅助肌。肌肉的协同作用有助于肌腱移位术供体的选择。如指伸肌麻痹，可选择腕屈肌移位替代指伸肌的作用。腕伸肌移位可替代指屈肌的作用。这样的肌腱移位术，术后的功能容易训练，效果也好，因为它们系协同肌。

手部的外在肌大多为越过多关节的肌肉。如指屈肌为越过腕、腕掌、掌指关节和1～2个指间关节的肌肉。滑动范围大，借助腕管、腱鞘的滑车作用，使手指各关节充分屈曲，充分发挥其功能。然而，越过多关节的肌肉的屈伸活动达到一定限度后，就不能再产生有效的张力。因此，并不能使所有的关节同时产生充分运动。例如，握拳这一动作，只有腕关节处手中立或背伸位时，才可以充分握紧。反之，如果腕关节处于屈曲位时，握拳就不会充分。这主要是因为超过了指屈肌的滑动范围所致，同时也受到背侧指伸肌的牵制。在屈腕状态下，强行或反复用力握拳，必然引起伸指肌肉的牵拉伤，引起不适或疼痛。因此，当桡神经麻痹时，伸腕指伸肌处于瘫痪状态，应用支具把腕关节固定于伸腕位，以预防在握拳时拉伤指伸肌。

另外，越过多关节的肌肉，即使不收缩，在被动关节活动时，也可以使另一组肌肉被动牵拉，而发生关节活动。如屈腕可使指伸肌被动受牵拉，使掌指关节伸直，反之腕背伸可使指屈肌被动牵拉，产生屈指动作。利用这一原理，对肌肉麻痹或挛缩患者，可施行腱固定术，以获得部分手功能。

肌腱牵动关节完成指定动作时肌腱移动的距离叫幅度。肌腱由肌肉完全放松至完全收缩时的活动距离被称为有效幅度，而使关节完成全程活动时肌腱所需的距离被称为需要幅度。在正常手，肌腱跨越一个以上关节时，肌肉的有效幅度通常相当于其跨越关节的需要幅度之和。施行肌腱转移时，应了解转移肌腱的有效幅度及其所跨越关节的需要幅度，如前者明显小于后者之和，则结果不佳，除非其所跨越的关节有一部分被对抗肌所固定或先前做过关节融合术。另一个克服转移腱有效幅度不足的办法是改变肌腱的杠杆臂，使肌腱的止点更接近轴心，或在近轴心处加一滑车，这样在同一肌腱幅度下可提供更大的关节活动范围，但力量减小。

手部的多数肌肉、肌腱被紧紧地保持在骨面上，因而手指能保持形态一致，不因活动而隆起或增宽，只有很小的弓弦现象，这就牺牲了力的强度但换得了大的活动范围与动作的精确性。这一情况也有利于生物力学计算，因不论关节位置如何，肌腱与轴心的距离保持不变，故旋转力矩也不变。肌腱转移时，可通过滑车的安置而改变其对关节的效应。屈肌腱移植术时，滑车的位置甚为重要，转移或移植腱通过滑车后，应立即鉴定其幅度。近侧指间关节屈曲至 90° 时，肌腱约活动 15mm；掌指关节屈曲至 90° 时，肌腱可活动 25mm，如果发现后者已达前者的 2 倍，即提示滑车位置过远或过松，应移近滑车或收紧再建的滑车。否则，术后任何主动活动都只能极度屈曲掌指关节而指间关节全无活动，除非用外力保持近节指骨于伸直位。

三、手部骨与关节

手能灵活自如地握持各种大小不同的物体，是靠手弓的开闭运动完成的。手弓是以手骨为支架，借助关节、韧带，肌肉和肌腱来维持。手弓包括横弓和纵弓，横弓分为固定的腕骨弓和活动的掌骨弓，前者由远侧列 4 块腕骨紧密连接而成，后者由掌骨头构成，纵弓由掌骨及指骨组成，从拇指到小指有五列纵弓。

手骨按部位分为腕骨、掌骨及指骨。手骨形体小、数量多、连接复杂。腕骨由 8 块小骨组成，排成近侧及远侧两列，每列有 4 块。近侧列自外向内为手舟骨、月骨、三角骨及豌豆骨，除豌豆骨外，均参与桡腕关节的组成。远侧列自外向内为大多角骨、小多角骨、头状骨及钩骨，均参与桡腕关节的组成。所有腕骨并非排列在一个冠状平面上，而是构成一个掌侧面凹陷的纵行浅沟，即腕骨沟，腕骨沟的内、外侧各有一隆起，称为腕尺侧隆起和腕桡侧隆起，前者由豌豆骨和钩骨的构成，后者由手舟骨结节和大多角骨结节构成。腕横韧带横跨于腕骨沟的内外侧隆起上，形成腕管，有指屈肌腱及正中神经等通过。

腕骨的血液供应来自腕掌网和腕背网，由于腕骨的关节面多，几乎占整个腕骨表面积的 2/3，血管只能通过掌、背侧非关节面处进入骨内。每块腕骨通常接受 2 个以上的动脉分支，各动脉分支进入骨内后相互吻合构成血管网，血管网发出树枝样分支向外放射状分布于骨皮质。手舟骨的血液供应主要来自桡动脉。桡动脉在鼻烟窝处分出 2~4 支恒定的小动脉，由外上斜向内下，穿过桡腕背侧韧带，经手舟骨掌侧腰部背侧嵴的远侧部及结节部进入骨内，供应 70%~80% 的血液，此外尚有腕背网发出的分支也从该骨的背侧进入骨内，从手舟骨掌侧进入的血管较少，仅有掌浅支的鱼际支分出的小支通过腕掌侧韧带进入骨质，血管在骨内吻合丰富，形成骨内血管丛，从而保证了骨质各部都有足够的血液供应，从骨内血管的分布密度及相互吻合的情况看，各部间没有明显的差异。

掌骨为小管状骨，共有 5 块，由外向内分别为第 1 掌骨、第 2 掌骨、第 3 掌骨、第 4 掌骨和第 5 掌骨。掌骨可分为掌骨头，掌骨体和掌骨底。掌骨头有前后径大于左右径的球形关节面，与近节指骨基底相匹配。掌骨头两侧各有小结节，结节的掌侧有一浅窝，为掌指关节副韧带的附着点，背面宽而平坦，支持着伸肌腱，掌侧的中间矢状面有指浅屈肌腱、指深屈肌腱通过。掌骨基底位于近侧端，呈立方形，后部比前部稍宽，掌骨底上面有关节面与腕骨形成关节，两侧则与相邻的掌骨底相接。掌骨头与掌骨底之间的部分称为掌骨体，呈棱柱形，微向背侧弯曲。掌骨体有三个面，内外二面均凹陷，有骨间肌附着，背侧面的下部，有一光滑的三角形平面，向上移行。

指骨为小管状骨，有 14 节，其中除拇指为 2 节外，其他各指均为 3 节，由近及远分别为近节指骨、中节指骨及远节指骨。每节指骨可分为指骨底、指骨体和指骨头。指骨底上面有卵圆形凹陷的关节面，与掌骨头相关节。指骨头较小，其末端呈滑车状，被称为指骨滑车（远节指骨无此结构），介于手指骨底、指骨头之间的部分为指骨体，指骨体的掌侧面平坦凹陷，作为骨纤维性管的一部分，背侧面隆凸，为指背腱膜所覆盖。

四、手部血管和神经

手部动脉主要直接来自尺动脉和桡动脉，此外前臂的骨间前动脉和骨间后动脉参与腕部动脉网的构成。个别个体尚存在较发达的正中动脉，供应手掌近侧浅层。

尺动脉是肱动脉两个终末分支中较大的一支，它发出后向内下进入旋前圆肌尺骨头的浅面，继而沿指浅屈肌、桡侧腕屈肌及掌长肌与指深屈肌之间逐渐转至前臂的尺侧，在尺侧腕屈肌与指浅屈肌之间伴随尺神经下行至腕部。在腕部，尺动脉初行于腕掌侧韧带的深面，而后穿腕横韧带形成的腕尺侧管，在尺神经和豌豆骨的桡侧到手掌，分为两条终末支，参与掌浅、深弓的构成。在此部，尺动脉的表面仅覆以皮肤、皮下组织和掌短肌。

桡动脉自肱动脉发出后先经肱桡肌与旋前圆肌之间，继而在肱桡肌与桡侧腕屈肌之间伴随桡神经浅支下行至腕部，其下段仅被以皮肤和浅筋膜覆盖。

在腕部，桡动脉绕过桡骨茎突远侧，经腕关节桡侧副韧带、手舟骨、大多角骨和第1掌骨底与拇长展肌腱、拇长伸肌腱及拇短伸肌腱之间转至手背桡侧的解剖学鼻烟窝，再向前经第1掌骨间隙的近侧穿过骨间背侧肌两头之间至掌侧，在拇收肌斜、横头之间横过掌部至第5掌骨底，与尺动脉的掌深支吻合构成掌深弓（图19-1-2）。桡动脉可在前臂中部转至背侧。桡动脉在前臂、腕部及掌部先后发出桡侧返动脉、肌支、腕掌支、掌浅支、腕背支、第1掌背动脉及拇主要动脉。

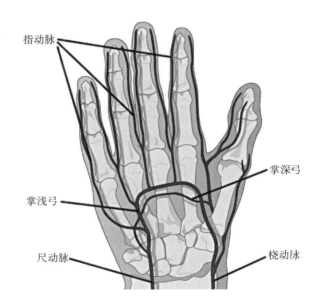

图 19-1-2　手部掌侧血管

桡侧返动脉分布于肘部周围组织及参与肘关节网的构成，肌支分布于桡侧的肌肉。

与手部功能关系最密切的神经是正中神经、桡神经和尺神经，它们分别管理手内在肌和外在肌的运动及手部和前臂皮肤的感觉。另外，肌皮神经和腋神经虽不直接支配手部的结构，但它们支配的结构对手部功能的发挥起重要的辅助作用。正中神经在前臂中、下部或腕部损伤，由手正中神经分布于前臂肌的肌支均在肘部和的臂上都发出，其症状只局限于手部。主要表现为拇指对掌肌、拇短展肌及拇短屈肌浅头瘫痪，导致拇指对掌功能丧失，大鱼际肌萎缩使掌弓平坦，在受尺神经支配的拇收肌的牵拉下，拇指紧靠示指，手呈"猿掌"畸形。感觉丧失以拇指、示指及中指末节皮肤最为明显，指腹萎缩，指端变细而尖。植物性神经功能紊乱主要表现为相应支配区皮肤干燥、不出汗、角化过度、发冷，指甲翘翘、变脆。神经不完全损伤时还可出现烧灼样神经痛。

桡神经紧贴桡神经沟下行，当肱骨中1/3 段骨折或在此段上止血带时间较长易致桡神经损伤，桡神经在此段损伤，由于支配肱三头肌的肌支已经发出，故肱三头肌功能正常，对伸肘无影响，主要表现为前臂所有伸肌瘫痪，出现垂腕畸形。由于伸腕力量变弱，影响屈肌作用的发挥，因而握拳时不出现正常的伸腕姿势，握物不紧。掌指关节不能伸直，但除拇指外，其他各指间关节背伸功能影响不大（因受正中神经和尺神经支配的蚓状肌和骨间肌也有伸指关节作用）。拇指不能背伸和外展，处于内收位。由于旋后肌瘫痪，伸肘时前臂不能旋后（屈肘时不易检查出旋后肌的功能，因为受肌皮神经支配的肱二头肌收缩时也有旋后功能作用）。桡神经皮支分布广泛，但由于与其他神经皮支分布区重叠，故桡神经损伤后感觉障碍并不明显，多表现为感觉迟钝，感觉丧失仅出现于手背部桡侧皮肤，以虎口处最为明显。骨间后神经在前臂上段损伤时，由于肱桡肌支和桡侧腕长、短肌支已发出，故伸腕功能基本健全，无垂腕畸形，运动障碍主要表现为指伸肌瘫痪。骨间后神经在的前臂下段损伤时，由于拇、示指伸肌支和拇长展肌支较指总伸肌支发出部位低，故仅出现拇指和示指伸展功能障碍。

尺神经来自臂丛内侧束，沿肱动脉内侧下行，上臂中段逐渐转向背侧，经肱骨内上髁后侧的尺神经沟，穿尺侧腕屈肌尺骨头与肱骨头之间，发出分支至尺侧腕屈肌，然后于尺侧腕屈肌与指深屈肌间进入前臂掌侧，发出分支至指深屈肌尺侧半，再与尺动脉伴行，于尺侧腕屈肌桡深面至腕部，于腕上约 5cm 发出手背支至手背尺侧皮肤。主干通过豌豆骨与钩骨之间的腕尺管即分为深、浅支，深支穿小鱼际肌进入手掌深部，支配小鱼际肌、全部骨间肌和 3、4 蚓状肌、拇收肌和拇短屈肌内侧头。浅支至手掌尺侧及尺侧一个半指皮肤。尺神经损伤后导致相应的功能障碍。

（许玉本　夏雷）

第二节　足踝部的应用解剖

足踝部一般为由 30 块骨与相应关节、肌肉肌腱及神经、血管等组成的复合结构，为人体行走最为重要的结构之一。踝关节是由踝穴和距骨两部分经内、外侧韧带连接而成的有机整体，并有肌腱加强，主要作用是跖屈、背伸活动及负重。而在灵长目动物中，只有人类在漫长的进化中为了适应直立行走，足部由最初作为抓握和触觉器官演变出运动和支撑功能，出现了基于骨骼形态而形成的足弓。

足弓包含横弓和纵弓，纵弓又有外侧纵弓和内侧纵弓之分。足弓是动态的，其形态的维持，主要依靠骨骼本身的形态、韧带及肌肉的坚强有力。足弓与肌肉肌腱、韧带一起构成了功能上不可分割的复合体，增加了足的弹性和稳定性，在行走和弹跳时发挥弹性和缓冲减震作用，还可保护足底的血管、神经免受压迫。其中，纵弓尤为重要，纵弓塌陷，横弓也可随之消失。内侧纵弓主要是由跟骨、距骨和舟骨、楔骨及第一～三跖骨构成的结构，其顶部为舟骨，内侧纵弓的弓较高，有较大的弹性，起缓冲震荡的作用。外侧纵弓主要是由跟骨、骰骨及第四、五跖骨构成的结构，外侧纵弓的弓较低，其顶部为骰骨，弹性较差，主要与维持身体直立姿势有关。横弓在足前部的横切面上，跗骨和 5 块跖骨排列成弓形，跖骨基底部横弓较明显，跖骨头部则变浅。横弓的完整依赖于纵弓的存在。

在足踝部的仿生治疗中，稳定性是第一位的，其次是灵活性，即需要达到足部的功能仿生。足踝部损伤及疾病可破坏正常的解剖结构，力学稳定，引起功能障碍。仿生治疗是通过仿生替代和仿生自然，力图恢复形态结构，恢复动态及静态的力学稳定性，最终获得足踝部功能仿生。

一、肌肉、肌腱

（一）胫前肌群

1.胫前肌　起于胫骨外侧面的上 2/3，止于内侧楔骨和第一跖骨基底部。使足背伸、内翻及内收。当出现腓骨肌肌力不足等原因造成的足内翻畸形时，可行胫前肌外移（图 19-2-1）以再平衡足内外翻肌力，达到仿生目的。

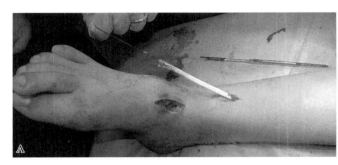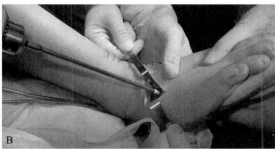

图 19-2-1　胫前肌外移术

A. 游离胫前肌肌腱；B. 经皮下和伸肌上支持带下将胫前肌腱转移至楔骨 / 骰骨。

2.姆长伸肌　起于腓骨内侧面中 1/2 及邻近骨间膜，止于姆趾远节趾骨基底背侧面。使姆趾背伸，并协助足背伸、内翻。将姆长伸肌腱转位至第一跖骨颈部，可用于姆趾爪形趾的矫形，亦可作为矫正高弓足的辅助手术，还可作为增强足背伸力量和调整肌力平衡的辅助手术，比如腓骨肌无力所致跖屈内翻足，在将胫前肌向外转位的同时，将姆长伸肌腱转位至第一跖骨颈部；对于胫前肌无力所致跖屈外翻足，同样可将姆长伸肌腱转位以增强背伸力量。

3.趾长伸肌　起于胫骨内侧面上 2/3、小腿骨间膜及深筋膜深面，向下逐渐分为 4 条肌腱，分别止于第二至五趾远节趾骨基底背侧面。屈伸第二到五趾，并使足背屈。趾长伸肌腱延长可用于爪形趾的治疗。当行胫前肌或胫后肌转位后，背伸肌力仍然较弱时，亦可将趾长伸肌腱转位至楔骨用以加强足背伸力量，从而最大限度达到仿生状态。

（二）外侧肌群

1.腓骨长肌　起于腓骨沟、腓骨干上 2/3 的外侧面及小腿深筋膜，经外踝沟及腓骨肌上下支持带转至足外侧，再经骰骨粗隆转至足底，止于内侧楔骨和第一跖骨基底跖面外侧。使足跖屈、外翻、外展。

2.腓骨短肌　起于腓骨干下 2/3 的外侧面及小腿前后肌间隔，经外踝后方和腓骨肌上下支持带止于第五跖骨粗隆。主要功能是使足跖屈、外翻、外展。

腓骨长肌腱加强腓骨短肌可用于再平衡腓骨短肌无力所致内翻足，同时亦可去除高弓足的部分致畸动力。

（三）胫后肌群

1.小腿三头肌及跟腱　比目鱼肌和腓肠肌内、外侧头合成小腿三头肌。腓肠肌内侧头起自股骨内侧髁上方腘面，外侧头起自股骨外侧髁的外侧面，比目鱼肌位于腓肠肌深面，起自胫骨比目鱼肌线、胫骨体内侧缘中 1/3 部及腓骨上 1/4 后面。腓肠肌两头向下逐渐融合成腓肠肌腱膜，向下又与比目鱼肌腱膜融合成跟腱。跟腱是人体最粗最大的肌腱之一，具有强大的踝关节跖屈能力，对人体行走、站立和维持平衡有着重要的意义。跟腱挛缩性马蹄足可施行跟腱延长术矫正，较严重者宜配合外架缓慢牵张矫正；而对于腓肠肌挛缩造成者，宜行腓肠肌腱膜松解术矫正。术前应注意查体区别二者。

2. 跗长屈肌 起于腓骨后面外侧，止于跗趾远节趾骨基底。起跖屈跗趾，跖屈、内翻踝关节功能。对于部分缺损较多的陈旧性跟腱断裂患者，跗长屈肌腱转位（图19-2-2）是一个很好的治疗选择，可替代跟腱功能而达到仿生目的。

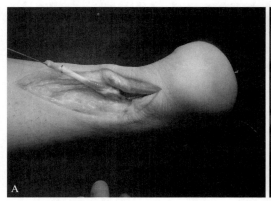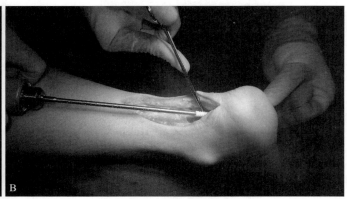

图 19-2-2 跗长屈肌腱转位代跟腱术

A. 分离显露并游离跗长屈肌腱远端；B. 经跟骨隧道向足底牵出肌腱并拉紧后界面螺钉将肌腱固定于跟骨。

3. 趾长屈肌 起于胫骨后面，于足底分为四支分别止于外侧四趾远节趾骨基底。可使足跖屈内翻，跖屈外侧四趾。对于较重的可复性锤状趾畸形，可使用趾长屈肌腱转位替代伸肌腱功能，矫正畸形的同时为跖趾关节提供动态的稳定性。

4. 胫骨后肌 起于胫骨后面纵嵴外侧的骨面、腓骨头后面与腓骨干的内侧面上 2/3 的沟内以及骨间膜，主要止于足舟骨结节，是最强大的足内翻肌及内收肌，对维持足弓的稳定性起重要作用。马蹄内翻足常表现为背伸及外翻肌力减弱（腓骨肌及胫前肌皆力弱），此时对于被动性可复者，为达到最佳的仿生状态，一般选择将胫骨后肌腱转位至中间、外侧楔骨或骰骨上，以达到再平衡内、外翻肌力和跖屈、背伸肌力，同时可解除胫后肌腱进一步造成高弓足的病理因素。

评估足踝部周围肌肉肌力、肌张力及关节活动十分重要。在足踝部功能重建中应熟悉肌肉与关节轴线间的位置关系，掌握肌肉的功能分布，明确哪块肌肉可用于转位来进行足踝功能的再平衡。在平衡踝部背伸与跖屈力量时，如果用以平衡的力量不够，则建立完全的跖屈功能比背伸功能更为重要，也就是马蹄足步态相对比跟行足要好一些。还应注意，想把支撑相肌肉重新训练成摆动相肌肉比把摆动相肌肉重新训练成支撑相肌肉要困难得多。因此，如果可能，进行同相肌肉转位会产生较满意的结果。

二、血管

（一）踝关节周围动脉网

胫后动脉、胫前动脉、腓动脉在踝关节周围均发出分支，相互吻合呈网状。踝关节前侧动脉网由腓动脉穿支和胫前动脉的分支组成。踝关节后侧血管网，由胫后动脉、腓动脉分支相互吻合而成。踝关节外侧动脉网由胫前动脉、腓动脉分支连接而成，如踝前动脉、外踝上穿支、跗骨窦动脉、跟外侧动脉等。踝关节内侧动脉网由胫后动脉、胫前动脉踝前分支相互吻合而成，如跗内侧动脉、跟内侧动脉等。

（二）足背动脉及分支

足背动脉为胫前动脉的延续，与腓深神经伴行，越过伸肌下支持带后经姆长伸肌腱和趾长伸肌腱之间前行，至第一跖骨间隙分为第一跖背动脉和足底穿支，沿途分支有跗内侧动脉、跗外侧动脉、跗骨窦动脉、弓状动脉等，弓状动脉尚分出第二、第三、第四跖背动脉，与足底动脉弓有交通支。

（三）胫后动脉及其足底分支

胫后动脉于踝管内分为足底内侧动脉、足底外侧动脉、跟内侧动脉等。

足底内侧动脉行至舟骨结节下方分为深、浅两支，浅支沿姆展肌与跗骨间前行；其深支在第一～三趾间隙与跖底动脉支吻合，有时与足底外侧动脉支吻合，形成足底浅动脉弓。

足底外侧动脉经趾短屈肌、跖底方肌之间斜向前外，行至第五跖骨底附近分出第五趾固有动脉及第四～五趾趾底总动脉，终末支弯向内侧深层，与足背动脉穿支吻合，形成足底动脉弓，发出跖底动脉分布于各趾。

动脉是皮瓣的最重要营养来源，手术中一定要注意保护，注意切口的设计和手术操作。跟骨外侧切口应避免损伤跟外侧动脉，否则易出现跟骨外侧皮瓣的坏死、感染，造成严重后果；足背部进行跖跗关节骨折脱位这类手术时，手术切口（图 19-2-3）要注意保护足背动脉及其分支；尽量不在足底切口，因为足底瘢痕可能会影响足部负重和行走，如有必要也应注意保护足底部血管，并尽量避开负重区。

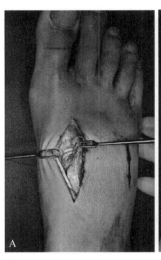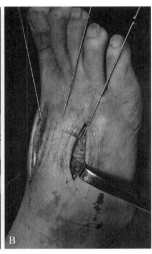

图 19-2-3 跖跗关节手术切口

A. 足背内侧切口暴露第一、二跖跗关节；B. 足背外侧切口暴露第三、四跖跗关节。

（四）足踝部静脉

小腿及足踝部具有深、浅两套静脉系统 深层静脉系统与动脉伴行，1 条动脉多有 2 条伴行静脉。小腿浅表静脉主要有大隐静脉、小隐静脉及其交通支。趾背静脉、跖背静脉相互连接成网状，足背内侧汇聚成大隐静脉，足背外侧汇聚成小隐静脉。

静脉损伤可导致血液回流受阻，可影响局部血运，并易造成术后足踝部肿胀。手术应尽量避免损伤静脉，尤其是主要静脉，比如在行内踝部手术时，切口及分离显露过程中，应保护好大隐静脉，避免离断、切破或是过度牵拉。

三、神经

（一）腓浅神经及分支

腓浅神经先行于腓骨长肌与腓骨短肌之间，后下降至腓骨肌与趾长伸肌之间，在小腿中下 1/3 外侧浅出，向远端分为足背内侧皮神经和足背中间皮神经，腓浅神经肌支支配腓骨长短肌。足背内侧皮神经内侧支分布于姆趾内侧及足背内侧皮肤，可与隐神经和腓深神经有交通支，外侧支分布于第二、第三趾相对缘。足背中间皮神经内侧支分布于第三、第四趾相对缘，外侧支分布于第四、第五趾相对缘。

（二）腓深神经及分支

腓深神经穿过腓骨前肌间隔及趾长伸肌深层，沿趾长伸肌与胫前肌之间下行，与胫前动脉伴行，沿途分出肌支支配胫前肌、趾长伸肌、姆长伸肌和第三腓骨肌。腓深神经于踝前分出 1～2 支外侧支，经趾短伸肌深层向前外侧发出分支。终末支于第一、第二跖骨间隙浅出，支配第一、第二趾相对缘感觉。

（三）腓肠神经及分支

腓肠神经通常由胫神经发出的腓肠内侧皮神经和腓总神经发出的腓神经交通支结合而成，也由腓肠内侧皮神经单独构成。腓肠神经经外踝下方转向前至足背外侧，移行为足背外侧皮神经，支配足背外侧、小趾背外侧感觉。腓肠神经与小隐静脉伴行，沿腓骨后缘与跟腱外侧缘中间下行，其后外侧部分出 1～3 支跟外侧皮神经。跟外侧神经以其发出位置分为高位分支和低位分支，跟外侧神经发出后均垂直于足底面向下走行，分布于足跟外侧和足跟底面外侧；足跟外侧皮神经与跟腱外侧缘的距离变化较大，有些分支距跟腱外侧缘较近，手术时勿损伤。

（四）胫神经及分支

胫神经小腿部位于后筋膜室深层，与胫后血管伴行至内踝后方，于屈肌支持带深层分为足底内侧神经和足底外侧神经。胫神经于腘窝部分出腓肠内侧皮神经，肌支支配腘肌、腓肠肌内外侧头、比目鱼肌和跖肌，关节支分布至膝关节。在小腿后侧发出肌支支配胫后肌、姆长屈肌、趾长屈肌、踝关节支。跟内侧支支配足跟内侧皮肤。

1. 足底内侧神经　皮支（足底内侧皮肤）、肌支（姆展肌、姆短屈肌、趾短屈肌、第一蚓状肌）、关节支（跗骨及跖骨间关节）、姆趾内侧趾固有神经和 3 条趾底总神经，趾底总神经分为 2 条趾固有神经。

2. 足底外侧神经　皮支（足底外侧皮肤）、肌支（跖方肌、小趾展肌）、关节支（跗骰关节）；浅支分为肌支（小趾短屈肌、第三骨间跖侧肌和第四骨间背侧肌）、小趾外侧趾固有神经和 1 条趾底总神经（2 条趾固有神经）；深支自第五跖骨基底处转向前足底深层，支配第二～四蚓状肌、姆收肌、内侧 3 个跖骨间隙骨间肌。

（五）隐神经

隐神经为股神经分支，出收肌管后伴大隐静脉下降至小腿内侧，于小腿中下 1/3 处分为 2 支，后支沿胫骨内侧缘下降至内踝，前支经内踝前面至足内侧缘。踝上 3～5cm 隐神经正好位于大隐静脉的内侧或后侧稍深部位，常在此进行隐神经阻滞。

坐骨神经、腓神经、胫神经损伤与足踝手术的关联最大。完全横断或毁损的周围神经是无法再生的，除非神经内膜和轴索能对合修复。腓总神经在腓骨头平面紧贴皮肤及骨面，局部创伤或手术操作时较易损伤。腓总神经损伤可导致摆动排足的下垂和旋后畸形，其原因是胫前肌和腓骨长、短肌功能的丧失。腓深神经损伤可导致胫前肌功能丧失，导致足下垂畸形。神经损伤可导致支配肌功能的丧失或减弱，造成足踝部畸形的发生，同时亦可引起相应部位感觉的减退或消失，甚至引起失神经性溃疡。所以，在处理创伤患者或者手术操作中应注意勿伤及主要神经。例如，跟腱断裂的手术切口（图 19-2-4）应选择偏内侧，而不是外侧，因为外侧有腓肠神经经过；进行跟骨截骨术时，切口选择腓肠神经走行的切线方向（图 19-2-5），也可以最大限度避免伤及神经。不过，在一些特殊情况下，亦可利用神经离断术来治疗一些疾病。对于痉挛性脑瘫患者常常后遗足踝畸形，最常见的畸形之一就是马蹄足畸形，而挛缩性马蹄足畸形是由于腓肠肌和 / 或比目鱼肌肌张力高造成的，选择性胫神经腓肠肌支和比目鱼肌支切除术可解除这种痉挛状态，使踝关节屈伸达到仿生的平衡状态。

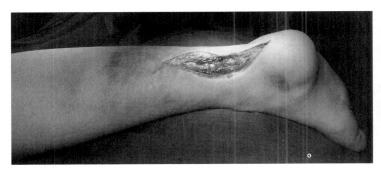

图 19-2-4　跟腱断裂手术切口

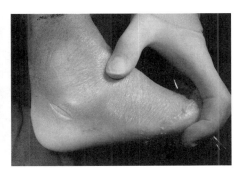

图 19-2-5　跟骨截骨术切口

四、骨与关节

（一）踝关节

是由胫腓骨远端和距骨构成。胫腓骨远端内踝与距骨内侧相关节，腓骨外踝与距骨外侧面相关节，胫骨远端与距骨滑车上面相关节。踝关节的匹配性和生物力学状态对下肢负重和行走十分重要。对于一些踝关节不匹配或力线异常的踝关节炎患者，可通过关节内和 / 或关节外截骨恢复其匹配性和正常生物力学状态，从而改善临床症状并尽量避免或减缓疾病的进一步发展。

胫腓骨通过下胫腓联合、骨间膜、胫腓关节连接成一个有机整体，而下胫腓联合最为复杂和重要，对维持踝关节稳定性和功能起重要作用。

下胫腓联合由胫骨远端的腓切迹与腓骨远端内侧面的腓骨隆突构成。下胫腓联合依靠下胫腓前韧带、骨间韧带、下胫腓后韧带和下胫腓横韧带连接成一个坚固而富有弹性的整体。生理状态下，下胫腓联合随踝关节的运动而出现相应微动，使踝穴与距骨相适应，有利于保持踝关节的弹性和稳定性。下胫腓联合还能够传递能量、调节腓骨负重。一些踝关节损伤时可合并下胫腓联合损伤，术前应注意甄别，避免漏诊，避免造成踝关节生物力学的改变，造成踝关节失稳、骨性关节炎的发生。

踝关节内侧的三角韧带将胫骨远端内踝与距骨、舟骨、跟骨以及弹簧韧带相连接，分为深、浅两部。浅层由前向后为：胫舟部、胫距前部、胫弹簧韧带部、胫跟部及胫距后部。深层为胫距前部和胫距后部。三角韧带的主要作用是限制距骨向外侧移位，当三角韧带完整时，距骨向外移位不超过 2mm。对维持踝关节稳定有重要作用。踝关节损伤时应注意评估，尤其是当内踝无明显骨折时应注意从症状、体征及辅助检查系统的评估三角韧带是否有损伤。如有损伤，可根据情况修补，最大限度恢复生物力学稳定性。

踝关节外侧韧带由前向后依次为距腓前韧带、跟腓韧带、距腓后韧带。距腓前韧带：由外踝前缘向前内方止于距骨颈的外侧面，主要作用是限制距骨内翻和对抗距骨向前滑移。跟腓韧带：由外踝尖向后下，经腓骨长、短肌腱深层止于跟骨外侧面的隆起处，踝关节背伸时紧张，跖屈时松弛，当踝关节处于中立位时具有限制足内翻的作用。距腓后韧带：为三束中最坚强者，起于外踝内侧面的外踝窝经距骨后面，止于距骨后突外侧结节外侧面，具有限制踝关节过度背伸的作用。踝关节外侧韧带损伤最常见于踝关节扭伤，也可见于部分长期足内翻的患者，典型表现为踝关节外侧失稳，踝部生物力学异常，进而导致踝关节慢性损伤，当出现慢性踝关节外侧失稳时，一般需要通过手术重建或修补加强踝关节外侧韧带，这样才能最大限度恢复踝关节的力学稳定，达到稳定的仿生目的。

（二）距骨及周围关节

距骨位于跟骨、踝穴和舟骨之间，处于传递、分配能量的轴心位置。距骨分为头、颈、体三部分。体部上面及内、外侧面参与构成踝关节，下面与跟骨形成距下关节。颈部下方与跟骨载距突形成中距跟关节，外侧与跟骨外侧形成跗骨窦。头部下方与跟骨形成前距跟关节，前面与舟骨形成距舟关节。

距下关节主要起踝部内、外翻功能。对于后足力线不正合并距下关节炎者或距下关节僵硬者，可通过融合距下关节纠正后足力线，从而达到后足负重时的仿生状态。

距舟关节属于球窝关节，与其周围韧带（例如弹簧韧带）一起参与构成和稳定足内侧纵弓。大多数平足患者可出现距舟关节覆盖角的增大，部分患者可出现弹簧韧带松弛，对于柔韧性者，可通过韧带的紧缩加强以达到相对正常的生理状态；对于僵硬性者或合并明显关节炎的患者，畸形顶点位于距舟关节者可通过关节融合来矫正，以达到仿生效果。

（三）跟骨及周围关节

跟骨是最大的跗骨，除上述与距骨形成关节外，前部还与骰骨形成跟骰关节。对于部分外侧柱短缩的足部畸形患者，可通过跟骨延长以矫正；对于部分关节相对正常但合并后足力线异常的患者，可通过跟骨截骨矫正力线。对于部分僵硬性或严重的足畸形患者，可联合距下、距舟和跟骰关节融合矫正畸形。

（四）跗横关节

由距舟关节和跟骰关节联合组成，是连接中、后足的重要结构，又称 Chopart 关节。关节线横向呈"S"形，又称 CYMA 线。其主要活动为旋后和旋前，并有轻微的跖屈、背伸、内收和外展活动。

（五）中足跗骨间关节

中足跗骨包括舟骨、骰骨和 3 块楔骨，共 5 块，借助关节、韧带连接成一个整体，呈内高外低、近高远低弓形结构，有助于保护从踝至足的血管神经结构及肌腱通道。中足跗骨间关节有楔舟关节、楔骨间关节、楔骰关节，骰骨和舟骨通过骨间韧带相连，也有形成舟骰关节者。中足作为一个机械性整体，近端经跗横关节与后足相连，远端经跖跗关节与前足相连，对于维持内侧纵弓、横弓的稳定和力量传导起重要作用。术前应详细评估关节稳定性，对于跗楔关节明显失稳的足部畸形患者，可采用关节融合手术，最大限度恢复足部的仿生状态。

（六）跖跗关节

跖跗关节是指跗骨与跖骨基底关节面形成的关节，分为跖楔和跖骰两组关节，连接中足和前足，为足弓的重要组成部分。广义的 Lisfranc 关节包括所有的跖跗关节，狭义的 Lisfranc 关节特指第二跖骨基底内侧与内侧楔骨外侧关节面形成的关节，有 Lisfranc 韧带加强。体重通过跖跗关节分布于跖骨头上，足旋转时跖跗关节为足部的最薄弱点，易引起骨折或脱位；由于骨的结构及跖骨基底强大韧带的支撑，跖骨基底发生背侧脱位的可能性较大。在临床上跖跗关节损伤容易漏诊，使足部生物力学稳定和力的传导受到影响，应予以重视。

（七）跖趾关节

第一跖趾关节结构最复杂，由跖趾关节、跖籽关节构成，共用关节囊。背侧关节囊松弛，关节囊背侧为伸肌腱，两侧为扇形侧副韧带，跖侧为连接跖骨头与近节趾骨的足底韧带和跖深横韧带。尽管姆趾有外展和内收肌，但正常情况下跖趾关节没有侧方活动。

籽骨位于姆短屈肌内外侧头肌腱内，于跖骨头下方形成跖籽关节，胫、腓侧跖籽关节由嵴相隔，借籽骨间韧带相连，跖籽关节侧方有籽骨悬韧带加强。姆趾籽骨是构成第一跖趾关节的重要部分，背面覆以关节软骨，可在跖骨头关节面滑动，起着保护姆长屈肌腱和跖骨头的作用，传递前足内侧负荷，类似一个滑车增强了姆短屈肌屈趾的力量。

姆外翻的发展和足部生物力学紊乱可使第一跖趾关节产生一系列改变，第一跖骨内翻，跖骨头向内移位，而籽骨在姆收肌、姆短屈肌和跖横韧带等结构的牵拉下维持原位，籽骨相对于跖骨头向外发生移动，跖骨头跖侧骨嵴被磨平，籽骨失去了跖趾关节在伸屈运动中的滑车作用，籽骨的外移将会牵拉姆趾近节趾骨发生旋转。姆收肌牵拉姆趾向外进一步偏斜，由于姆趾的外翻和内旋，姆展肌腱被拉长并移位于姆趾的跖侧，而姆长伸、屈肌腱产生弓弦样作用牵拉姆趾外翻。第一跖骨头下的负重减少，外侧跖骨头负重增加。由于负重的外移，第一跖骨负重压力减少，第二、三跖骨头负重压力增加，原来的负重横弓消失或塌陷。对于较严重姆外翻，对第二趾的挤压，可引起第二趾的锤状趾畸形，背伸的跖趾关节对跖骨头进一步形成挤压，跖骨头跖屈，更加重了第二跖骨头的负重。久而久之，可引起跖骨头软骨损伤和坏死，最后，形成跖趾关节骨性关节炎。

对于姆外翻的外科治疗，通过骨与软组织手术恢复姆趾部仿生力学的静态稳定和动态平衡十分重要和关键，能够最大限度矫正畸形并避免复发。

跖趾关节由跖骨头关节面和近节趾骨近端关节面构成。背侧关节囊松弛。侧方由侧副韧带加强，跖侧关节囊较厚，有跖板加强。跖趾关节主要是跖屈、背伸运动，可做轻微的内收、外展运动。

趾间关节一般为 8 个，由趾骨滑车和相应的趾骨基底关节面构成，周围有侧副韧带、背侧韧带和跖侧韧带加强。趾间关节属屈戌关节，可做屈伸运动。

（梁晓军）

第三节　外周神经应用解剖

外周神经系统也称周围神经系统，是神经系统的外周部分，它一端与中枢神经系统的脑或脊髓相连，另一端则通过各种末梢装置与机体其他器官、系统相联系，与脑相连的部分为脑神经，与脊髓相连的部分为脊神经。根据其功能的不同分为传入神经和传出神经两种，传入神经（也叫感觉神经）为将外周感受器上发生的神经冲动传到中枢的神经纤维；传出神经（也叫运动神经）为将中枢发出的神经冲动传至外周效应器的神经纤维。此外，又可根据其分布及支配对象的不同而进一步分为躯体神经和内脏神经，两者均由感觉（传入）神经和运动（传出）神经组成，躯体神经系统又称为动物神经系统，主要分布于皮肤和运动系统（骨、骨连接和骨骼肌），管理皮肤的感觉和运动器的感觉及运动；内脏神经系统又称植物神经系统或自主神经系统，主要分布于内脏、心血管和腺体，管理它们的感觉和运动，内脏运动神经又根据其功能分为交感神经和副交感神经，两者之间相互拮抗又相互协调，组成一个配合默契的有机整体，使内脏活动能适应内外环境的需要。

一、外周神经的微观结构

外周神经是人体十分重要的组织系统，其微观结构主要包括神经元、神经纤维、终末器等。

（一）神经元

神经元又名神经细胞，是神经系统的基本结构和功能单位之一（占了神经系统约 10%，其他大部分由胶质细胞构成），亦是一种高度分化的细胞，具有感受刺激和传导兴奋的功能。主要由胞体、突起（树突和轴突）两部分构成，胞体的中央有细胞核，核的周围为细胞质，胞质内除有一般细胞所具有的细胞器如线粒体、内质网、溶酶体等外，还含有特有的神经原纤维及尼氏体，是神经元的代谢和营养中心。神经元的突起构成神经纤维连接到终末器官，树突较短但分支较多，它接受冲动，并将冲动传至细胞体，各类神经元树突的数目多少不等、形态各异。每个神经元只发出一条轴突，长短不一，胞体发出的冲动则沿轴突传出。根据突起的数目，可将神经元从形态上分为假单极神经元、双极神经元和多极神经元三大类，根据神经元的功能又可分为感觉神经元、运动神经元和联络神经元。外周神经通常含有脊髓前角运动神经元、脊神经节感觉神经元及脊髓侧角交感神经的节前神经元胞体和交感神经节中的节后神经元几种。

（二）神经纤维

神经元胞质（胞浆）的延长部分称为"神经纤维"，也叫"突起"，是由神经元的轴突或树突、髓鞘和神经膜组成。其中神经元的突起（主要是轴突）细长如纤维，故叫神经纤维，髓鞘是由髓磷脂和蛋白质组成，包在轴突或树突的外面，电阻极大，有绝缘作用，神经膜是一种神经胶质细胞，呈薄膜状，包在神经纤维外面，具有保护和再生的作用，神经纤维的粗细各异、长短不一，分布到人体所有器官和组织间隙中，其主要功能是对冲动以生物电形式发生传导，速度很快。根据有无髓鞘包绕将外周神经纤维分为有髓和无髓神经纤维，感觉和运动神经纤维均有髓鞘包绕，外有施万细胞质、细胞膜，膜外还有一层基膜，施万细胞的胞质、胞膜及膜外基膜合称为神经鞘膜，髓鞘呈规律性间断，称为郎飞结（Ranvier node），施万细胞及膜形成连续性的施万管，交感神经纤维没有髓鞘，称无髓纤维，但也被包裹在施万细胞鞘内。

（三）神经节

在外周神经系统内，形态和功能相似的神经元胞体聚集成团，称为神经节，神经节的形态和大小各异，表面包有一层结缔组织膜，其中含血管、神经和脂肪细胞。被膜和周围神经的外膜、神经束膜连在一起，并深入神经节内形成神经节中的网状支架，由节内神经细胞发出的纤维分布到身体有关部分，称节后纤维。按生理和形态的不同，神经节可为感觉性神经节和自主性神经节两类。脑脊神经节在功能上属于感觉神经元，在形态上属于假单极或双极神经元。自主性神经节包括交感和副交感神经节，交感神经节位于脊柱两旁，而副交感神经节位于所支配器官的附近或器官壁内。在神经节内，节前神经元的轴突与节后神经元组成突触，神经节通过神经纤维与脑、脊髓相联系。

（四）终末器

外周神经纤维的终末部分终止于其他组织中所形成的特有结构即神经末梢与周围构成神经终末装置（终器）。按其功能分为感觉神经终末装置（感受器：主要是感受痛觉、也可感受温度、触压觉、本体感觉和振动觉）和运动神经终末装置（效应器：主要调节骨骼肌的伸缩活动和内脏平滑肌、心血管的活动和腺细胞的分泌功能）。前者可分为游离神经末梢和有被囊的感觉神经末梢，游离神经末梢是分布最广的感受器，以皮肤最为多见，有被囊的感觉神经末梢包括触觉小体、环层小体、鲁菲尼末梢、肌梭、高尔基腱器、球状小体和默克尔盘等。后者则分为躯体效应器和内脏效应器，运动终板或神经肌连接是主要的躯体效应器运动神经元轴突末梢，而肌束是自主运动末梢常见的内脏效应器。

（五）神经干的结缔组织

神经元轴突之外为髓鞘，髓鞘之外为神经鞘膜，鞘膜之外包裹着一层疏松的结缔组织为神经内膜，内膜主要的细胞成分为施万细胞和内皮细胞，并含少量的成纤维细胞、定居性巨噬细胞和肥大细胞，但施万细胞是外周神经系统主要的神经胶质细胞类型，在神经再生修复中起吞噬轴突和髓鞘溃变碎片、分泌20多种多肽类活性物质诱导刺激和调控轴突再生和髓鞘形成等重要作用。许多神经纤维组成一个神经束，外有神经束膜，集合数个神经束组成一支含有神经纤维、支持组织及营养血管的神经干，外有结缔组织形成神经外膜。一种或几种功能的神经纤维聚集在一起称为神经。这些神经结缔组织形成的膜对牵拉有保护作用，神经越粗，束间结缔组织越多，对牵拉的抗力越强；反之则较弱，如闭合性臂丛牵拉损伤时，因脊神经根的束间结缔组织少使得神经根更易受损。

（六）神经干的血供

外周神经有两套相互结合而功能上又独立的血管系统，一个外在血管系统（邻近区域节段性营养血管）和一个内在固有血管系统（神经内膜、束膜及外膜血管丛）。供应到神经的血管最终形成毛细血管丛，然后穿透神经束膜，发出的分支与神经纤维伴行，纵行的毛细血管之间有横向的短交通支，形成窄距状血管网络。两个血管系统的阶段性分布区域有大量重叠，血管之间也有广泛的吻合，血流方向无特殊固定且有部分储备血管，这种独特的血管模式以及适应神经代谢需求的高水平基础血流使得外周神经对局部缺血具有高度耐受性。

二、外周神经的宏观组成

外周神经系统是除中枢神经系统以外的神经成分，可分为脊神经、脑神经和内脏神经三部分。

（一）脊神经

脊神经共 31 对，包括颈神经 8 对、胸神经 12 对、腰神经 5 对、骶神经 5 对、尾神经 1 对。每条脊神经都由与脊髓相连的前根和后根在椎间孔合并而成。前根属运动性，由胞体位于脊髓灰质前角和侧角（侧角位 $C_8 \sim L_3$ 节段）及骶髓副交感核（$S_2 \sim S_4$）的运动神经元轴突组成。后根属感觉性，在椎间孔处有一椭圆形膨大为脊神经节，内含感觉神经元胞体，其中枢突进入脊髓，周围突加入脊神经，脊神经节内假单极神经元的中枢突构成了后根。脊神经是混合性神经，含有躯体感觉纤维、内脏感觉纤维、躯体运动纤维及内脏运动纤维四种纤维成分。感觉纤维分布于皮肤、肌、关节以及内脏的感受器等，将躯体与内脏的感觉冲动传向中枢。运动纤维分布于骨骼肌、横纹肌、平滑肌、心肌和腺体，支配肌肉的运动，控制腺体的分泌。前后根在椎间孔处合成一条脊神经干，脊神经干很短，出椎间孔后立即分为前支、后支、脊膜支和交通支。前支粗大，为混合性神经，分布于颈部、躯干前外侧和四肢的肌肉和皮肤。除胸神经前支仍保留着明显的节段性，其余的前支分别交织成丛，由丛再分支分布于相应的区域。脊神经前支形成的丛有：颈丛、臂丛、腰丛和骶丛等。后支细小也为混合型神经，肌支和皮支主要分布于枕、项、背、腰和臀部，节段性明显。脊膜支细小为感觉性神经，主要分布于脊髓被膜、椎骨连接等处。交通支为连于交感干与脊神经之间的细支，属内脏神经，其中发自脊神经连至交感干的叫白交通支，而来自交感干连于每条脊神经的叫灰交通支。

1. 颈丛 由 $C_1 \sim C_4$ 颈神经前支组成。它发出皮支（浅支）和肌支（深支），皮支自胸锁乳突肌后缘中点附近（为颈丛浅支阻滞部位）浅出分布到颈前部皮肤，主要分支有：枕小神经、耳大神经、颈横神经和锁骨上神经；肌支分布于颈部部分肌肉（颈部深肌）、舌骨下肌群、肩胛提肌和膈。膈神经是最主要的肌支，为混合性神经，它由第 3～5 颈神经前支发出，下行穿经胸腔至膈肌，主要支配膈肌的运动以及心包、部分胸膜和腹膜的感觉。膈神经受刺激时可出现呃逆，受损时可因膈肌瘫痪而致呼吸困难。

2. 臂丛 由 $C_5 \sim C_8$ 前支和 T_1 前支的大部分组成，先位于颈根部，后伴锁骨下动脉经斜角肌间隙和锁骨后方进入腋窝，可分为根、干、股、束、支五部分。臂丛在锁骨上窝处位置表浅，为臂丛阻滞的常用部位。神经根在前斜角肌外侧缘处组成神经干，$C_{5、6}$ 神经合成上干，C_7 单独为中干，C_8、T_1 合成下干。每一神经干在相当于锁骨中 1/3 处分为前、后两股，按照与腋动脉的位置关系，上干与中干的前股合成外侧束，下干的前股单独形成内侧束，上中下三干的后股合成后束。臂丛的大部分分支都从此三束上发出，主要分布于上肢肌和皮肤、部分背部浅肌群、上肢带肌及胸上肌等。根部及上干部也有部分分支，中干、下干和三干的前后股一般无分支，臂丛的分支很多，这些分支对臂丛损伤的定位诊断具有重要意义。

（1）根部分支：①膈神经支（$C_3 \sim C_5$），支配膈肌；②肩胛背神经（$C_4 \sim C_5$），支配肩胛提肌及大小菱形肌；③胸长神经（$C_5 \sim C_7$），支配前锯肌，损伤后可出现"翼状肩"；④斜角肌和颈长肌肌支（$C_5 \sim C_8$），支配附件的斜角肌和颈长肌。

（2）干部分支：①肩胛上神经（C_5），从上干发出支配岗上、下肌；②锁骨下肌支（$C_5 \sim C_6$），从上干的前支发出，支配该肌。

（3）束部分支：外侧束发出的分支有①肌皮神经（$C_5 \sim C_6$），是外侧束外侧部分的终末支，支配着喙肱肌、肱二头肌及肱肌三块臂前群肌和前臂外侧的皮肤；②正中神经外侧头（$C_5 \sim C_7$），从外侧束内侧发出与正中神经内侧头合成正中神经，外侧头纤维主要支配旋前圆肌及桡侧屈腕肌；③胸前外侧神经（$C_5 \sim C_7$），$C_{5、6}$ 神经纤维主要支配胸大肌的锁骨头，C_7 神经纤维支配胸大肌的胸骨头与肋骨头，还发出分支与胸前内侧分支联合分布胸小肌。内侧束发出的分支有：①胸前内侧神经（C_8、T_1），发出细分支与胸前外侧神经交通，支配胸大肌的胸骨头、肋骨头和胸小肌；②臂内侧皮神经（C_8、T_1），支配臂内侧皮肤感觉；③前臂内侧皮神经（C_8、T_1），支配前臂内侧皮肤感觉；④尺神经（C_8、T_1），支配尺侧屈腕肌、环小指的指深屈肌、小鱼际肌、第 3、4 蚓状肌、拇收肌和拇短屈肌深头以及手掌面尺侧一个半指和手背面尺侧二个半指的皮肤，损伤后可表现为"爪形手"；⑤正中神经内侧束（C_8、T_1），是内侧束外侧的终末分支，支配掌长肌、全部屈指肌、大鱼际肌群（两块半肌肉）、第 1、2 蚓状肌等肌群以及手掌面桡侧三个半指的皮肤感觉，损伤后晚期可呈现"猿掌"畸形。后束发出的分支有：①肩胛下神经（$C_5 \sim C_7$），常分为上下两支，上支支配肩胛下肌上部及大圆肌，下支支配肩胛下肌下部；②胸背神经（C_7），支配背阔肌，乳癌根治术清扫淋巴结时注意勿伤此神经；③腋神经（$C_5 \sim C_6$），支配三角肌、小圆肌及三角肌区和肩部、臂外侧上面的皮肤，损伤后呈现"方形肩"；④桡神经（$C_5 \sim T_1$），是后束发出的粗大神经，在肱骨外上髁前方分为浅、深两支，支配臂及前臂后群肌、臂及前臂背侧面皮肤和手背面桡侧二个半指的皮肤，损伤后可表现为"垂腕"。

3. 胸神经前支　分布保持着明显的节段性，共 12 对，其中第 1（大部分参加臂丛）～ 11 对位于相应的肋间隙中，称肋间神经，第 12 对（小部分参加腰丛）胸神经前支位于第 12 肋下缘，叫肋下神经。下 6 对胸神经前支除支配相应的肋间肌及皮肤外，还支配腹前、外侧壁的肌肉和皮肤。

4. 腰丛　由 T_{12} 神经前支一部分、第 $L_1 \sim L_3$ 神经前支和 L_4 神经前支的一部分组成。位于腰椎两侧，腰大肌的深面，除有肌支支配髂腰肌和腰方肌外还发出许多分支分布于腹股沟区、大腿前部和内侧部。其主要分支有：①髂腹下神经（T_{12}、L_1）和髂腹股沟神经（L_1），分布于腹股沟区的肌和皮肤；②股外侧皮神经（$L_{2、3}$），分布于大腿前外侧皮肤；③生殖股神经（$L_{1、2}$），分成生殖支和股支，前者分布于提睾肌和阴囊，后者支配股三角的皮肤；④闭孔神经（$L_2 \sim L_4$）经小骨盆穿闭膜管至股内侧部，支配股内收肌群、闭孔外肌、长短大收肌、股薄肌及耻骨肌等及股内侧面的皮肤；⑤股神经（$L_2 \sim L_4$），腰丛最大的分支，经腹股沟韧带深面下行至股部、支配髂肌、耻骨肌、股四头肌和缝匠肌等股前群肌和肌前部、小腿内侧部和足内侧缘的皮肤，皮支有数条较短的分支即股中间、股内侧皮神经以及最长的皮支隐神经。

5. 骶丛　由 L_4（一部分）、L_5、$S_1 \sim S_5$、Co 神经前支组成，位于小骨盆内骶骨和梨状肌前面，分支分布于盆壁、会阴部、臀部、股后部、小腿和足的肌肉与皮肤。主要分支有臀上神经、臀下神经、股后皮神经、阴部神经、坐骨神经、胫神经及腓总神经，其中坐骨神经（$L_4 \sim L_5$、$S_1 \sim S_3$）是全身最粗大最长的神经，一般在腘窝上方分为胫神经及腓总神经，临床上胫神经损伤主要表现为足不能跖屈，呈背屈外翻位，出现"钩状足"畸形，而腓总神经自腘窝绕过腓骨颈穿腓骨长肌达小腿前面分为腓浅、深神经，损伤后足和趾不能背屈，可呈"跨阈步态"和"马蹄内翻足"畸形。

（二）脑神经

脑神经，亦称"颅神经"，主要分布于头颈部，也可以远至胸腹腔脏器（迷走神经），共 12 对，其排列顺序通常用罗马顺序表示。依次为嗅神经、视神经、动眼神经、滑车神经、三叉神经、展神经、面神经、前庭蜗神经、舌咽神经、迷走神经、副神经和舌下神经，其中三叉神经分别由眼神经、上颌神经和下颌神经组成。按所含主要纤维的成分和功能的不同，可把脑神经分为感觉性、运动性和混合性三类，嗅神经、视神经和前庭蜗神经属感觉性；动眼神经、滑车神经、外展神经、副神经和舌下神经属运动性；三叉神经、面神经、舌咽神经和迷走神经属混合性神经。12 对脑神经中除嗅神经、舌下神经外，其余 10 对神经均可受损，其中最常累及者为视神经、动眼神经及展神经，一般为双侧对称性，也有单侧性，表现为视力障碍、复视等症状。

（三）内脏神经

内脏神经系统包括中枢部和周围部，分布于内脏、心血管、平滑肌和腺体，与躯体神经一样也包括运动神经和感觉神经，运动神经又主要分为交感神经和副交感神经，通过反射调节内脏、心血管等器官的活动。不一样的是，这种调控一定程度上不受意志的控制、从低级中枢到达所支配的器官有两个神经元，中途要在内脏神经节换元以及含有两种纤维成分且多数内脏器官同时接受交感和副交感神经的双重支配。

（张红星　田钊）

第四节　外周神经损伤仿生治疗

外周神经损伤是一种常见的外科疾病，国内外发病率不断升高，损伤后的感觉和运动障碍导致的神经痛和瘫痪严重影响着患者的生活质量，且修复的临床效果也远不尽如人意。近年来随着神经显微外科技术的发展和人们对外周神经损伤局部微环境的不断研究，以及生物工程、组织工程、基因工程等技术的辅助参与，加之仿生技术、仿生材料、一些外科技术策略的引入，世界范围内的神经修复研究已经取得了很大进步，促使外周神经损伤后的修复朝着更加仿生的方向发展。外周神经损伤目前主要采取非手术治疗和手术治疗。

一、外周神经损伤后的再生

一般认为神经细胞损伤后不能再生，而神经纤维在一定条件下可以再生。外周神经再生过程大致经历三个时期。①早期（1~5 天）：主要特征是神经损伤远端的轴突发生沃勒变性。②中期（5 天~数周）：主要表现为巨噬细胞浸入损伤部位清除细胞和组织碎片，施万细胞由于失去与近端轴突的接触而大量增生，增生的施万细胞和原位施万细胞共同形成细胞索带衬着于基底膜管内，再生轴突的生长锥则沿细胞索带生长，细胞索带不仅对轴突再生具有促进作用，也引导规定着轴突的再生方向。③晚期（数周~数月）：再生轴突沿细胞索带缓慢延长，重新形成轴突联结，长至末梢器官后逐渐恢复功能。

二、修复时机与治疗原则

外周神经损伤的修复时机取决于神经损伤的类型和性质，原则上应尽早修复，损伤时间过长，神经会发生蜕变，纤维化、瘢痕化，肌肉也将发生不可逆的变化，修复效果不佳。

（一）闭合性损伤

早期宜行神经功能临床和电生理检查。一般 3 个月内可以采取保守治疗，主要包括神经营养药物与神经电刺激治疗等。如超过 3 个月或 4 个月仍无功能恢复，应考虑手术探查修复。

（二）开放性损伤

对于外周神经的开放性损伤，如锐器伤、撕裂伤等应力争在 72 小时内行一期修复，修剪断端失活以及污染组织，无张力吻合神经。如果吻合张力过大，应该考虑神经移植。对于火器伤等污染较重合并广泛的软组织损伤，应早期彻底清创，但不缝合关闭伤口，用较健康的肌肉或筋膜瓣覆盖保护断端神经，留待二期修复。

原则上应争取一期尽早修复损伤神经，一期伤口不能吻合神经的情况，在伤口愈合后，2～4周之内，延迟修复神经。对于晚期修复病例，可以考虑神经移植或神经移位，不能恢复的功能障碍，可行功能重建手术。

三、非手术治疗

外周神经损伤的非手术治疗主要包括各种神经生长因子、干细胞移植、促神经生长药物、脉冲刺激、基因工程等技术的应用，此外，解除压迫、支具佩戴、体育锻炼、针灸按摩、中药、激光、脉冲电磁场刺激等非手术治疗方式在神经修复中也起到了积极的作用。非手术治疗适用于不需手术或暂时不宜手术的外周神经损伤及神经修复术后的患者，其目的是为神经和肢体功能的恢复创造有利条件，保持肌肉张力、防止肌肉萎缩、纤维化和关节僵硬或挛缩、促进神经再生及肢体功能恢复。

四、手术治疗

迄今为止，手术仍是修复外周神经并恢复功能的主要手段，从神经直接缝合到神经移植，从神经移植到神经移位，再到各种仿生替代方法的问世，实现了神经修复模式的转变。目前外周神经损伤修复的手术方法主要包括五类：①神经松解；②神经吻合；③神经黏合；④神经移位；⑤神经桥接。神经松解针对的是缺血性以及压迫性改变，主要减除卡压及瘢痕因素，包括外膜松解和束膜松解。神经吻合的方法包括神经外膜缝合、束膜缝合及束膜及外膜联合缝合三种方法。神经黏合是使用特殊的黏合剂对神经外膜进行黏合，可单独用于单束神经损伤，也可配合神经吻合术和神经移植术使用。神经移位适用于神经大范围缺损、断端无法再使用的病例，或者就诊晚、近端损伤而恢复差的患者，将近端损伤转化为远端损伤。神经桥接针对神经缺损的病例，包括神经移植桥接和神经导管桥接，神经移植的方法有单股神经游离移植、电缆式神经游离移植、神经束间游离移植、神经带蒂移植及带血管蒂的神经游离移植。

（一）神经松解术

即切除神经外膜外、外膜上及神经束膜间的瘢痕，分为神经外松解术与神经内松解术两种。前者是解除骨端压迫，游离和切除神经周围瘢痕组织。后者除神经外松解外，尚须切开或切除病变段神经外膜，分离神经束之间的瘢痕粘连，切除束间瘢痕组织。

1.神经外松解术

（1）适应证：神经被骨折端压迫或骨折移位较大，神经嵌入骨折断端间时，应手术游离神经，固定骨折。如神经受压过久，周围有瘢痕形成，不仅要解除骨折压迫，尚须做神经松解术。神经周围创伤或感染，有广泛瘢痕形成时，神经有不同程度的粘连和压迫，也须做神经松解术。

（2）手术要点：一般以神经病变部位为中心，按神经常规显露切口做足够长的切口显露神经。

游离神经时，应分别从切口的远近两端神经正常部位开始，逐渐游离至损伤部位，避免一开始就在损伤部位瘢痕中盲目分离切割而误伤神经。神经松解完毕后，放松止血带，彻底止血，用生理盐水反复冲洗，逐层缝合。肢体不需外固定，早期进行肢体功能练习。

2.神经内松解术

（1）适应证：做好神经外松解术后，如发现神经病变部较粗大，触之较硬或有硬结，说明神经内也有瘢痕粘连和压迫，须进一步做神经内松解术。目的是要把神经束从瘢痕或压迫中松解出来，手术既要切除瘢痕或压迫组织，又要识别保存正常的神经束，难度较大。对于神经束内也有瘢痕者，不建议行松解。

（2）手术要点：手术需在显微镜或放大镜下进行，用尖刀沿神经纵轴纵行切开病变部神经外膜，予以分离并向两侧牵开，仔细分离神经束间的瘢痕粘连，并切除束间瘢痕组织，注意勿损伤神经束间的斜行交叉纤维，保护神经束间的血管，保证其血液供应。行神经束松解后，宜切除病变段的神经外膜。

（二）神经吻合术

对于损伤区近侧残端神经可用、具有良好的血供和软组织覆盖，且间隙小于5mm的外周神经，临床上通常直接采用显微外科手术进行常规一期端端缝合修复。无张力神经吻合是外周神经损伤外科修复的金标准，否则轴突再生不良，也导致神经病理性疼痛和神经瘤形成。

1.手术要点

（1）术中应从神经正常部位游离至断裂部位，注意勿损伤神经分支及伴随血管。切除近侧假性神经瘤和远侧的瘢痕组织，直至露出正常的神经束，但切勿切除过多，否则因缺损过大，不易缝合。术后常规固定关节于屈曲位，4～6周后去除石膏固定，逐渐行主被动功能训练。

（2）当缺损超过0.5～1.0cm时，可通过分离筋膜、松解系带、屈曲关节、分别游离神经远端与近端各一段，也可采用改变神经位置的神经移位法，如将尺神经由肘后移至肘前，缩短距离，使神经两断端得以接近，缝合时无张力，术后屈曲位固定，必须保证吻合处不承受张力。在断肢再植或骨折不连接时，如神经缺损较大，可考虑缩短骨干以争取神经对端缝合。

2.缝合方法及适应证

（1）可分为神经外膜缝合、神经束膜缝合和神经外膜束膜联合缝合法。神经外膜缝合术创伤较小，操作简单，但神经内部结构尚未吻合，神经束易发生扭曲、错位、重叠等情况，影响神经生长和功能恢复。神经束膜缝合理论上在显微外科技术的帮助下可实现神经功能束的对接，将会大大提高修复效果，但在手术过程中因神经外膜及束膜分离较多，缝合时间较长，难以鉴别感觉束和运动束，术后束间瘢痕也较多，且技术要求较高，难以广泛开展。神经外膜束膜联合缝合法可以提高吻合口的抗张力性，弥补了传统单纯外膜或束膜缝合术的不足。

（2）临床上缝合方式的选择需根据神经损伤部位、程度等综合考虑。外周神经近中段多为混合纤维，宜用外膜缝合术。此外，对接近终末器官的单纯感觉或运动神经吻合也适用于该术，而神经远端感觉运动束已分开者，或神经断端神经束较稀少、结缔组织较多者宜采用束膜或外膜束膜联合缝合术。

1）神经外膜缝合术：用7-0或8-0尼龙线缝合，只缝合神经外膜，不缝神经质。先在神经断端两侧各缝一针定点牵引线，再缝合前面，然后将一根定点线绕过神经后面，牵引定点线翻转神经180°，缝合后面。缝合时应准确对位，不可扭转。可根据神经表面血管位置和断面神经束的形状，达到准确对位。两针缝线间的距离以能使断端对合良好为度。

2）神经束膜缝合术：在手术显微镜下进行，吻合前先分别在神经两断端环形切除 1~2cm 神经外膜，根据断端神经束的粗细和分布情况，分离出若干组相对应的神经束，切除各神经束断端的瘢痕组织直至正常组织。各神经束的断面可不在同一平面上。用 10-0 尼龙线将各对应神经束做束膜缝合，只缝合神经束膜，不缝神经质。缝合针数以能使两神经束断端对齐为度，一般每束缝 2 或 3 针即可。

3）神经外膜束膜联合缝合术：在显微镜下，分离两端神经外膜，显露神经束后将一段神经外膜及一段神经束膜缝至另一段的神经束膜和外膜。缝合神经时，先缝合深部神经束，再将神经外膜与浅层神经束膜一针同时穿过并打结，前面缝合完毕后牵引固定线，将神经翻转 180°，同法缝合后面各神经束。

4）神经部分断裂缝合术：在手术显微镜或放大镜下进行。仔细辨认神经损伤部分和正常部分，在二者之间沿神经纵轴纵行切开神经外膜，分离出正常部分的神经束加以保护，切除断裂神经的病变部分，用神经束膜缝合法准确缝合。

3. 术后处理　用石膏固定保持关节于屈曲位，减少神经缝合部位的张力。一般在 4~6 周后去除石膏，逐渐练习伸直关节。切不可操之过急，以免神经缝线崩断。术后应注意采用前述的非手术疗法，适当应用神经节苷脂及各种神经营养药物，要重视理疗、体疗及功能锻炼，力争达到最佳功能恢复。

（三）神经黏合术

用特定的黏合剂直接将两神经断端连接起来，适用于缺损小于 0.5cm 的单束神经损伤，或配合神经吻合术和神经移植术使用。神经黏合比神经吻合简便易行、瞬间对位可获得改善、吻合口平直、也利于神经纤维排列通过，且不诱发炎症反应和纤维增生，再生轴突更容易通过黏合处。目前用于人体的黏合剂只有纤维蛋白胶，根据配方和浓度不同，市售有 Tisseel 和 Evicel 两种，使用时应彻底止血，擦干液体，对合神经断端后进行黏合，交联聚合几分钟后冲洗关闭伤口。但需注意纤维蛋白胶抗拉伸强度不高，张力修复时容易出现黏合口断裂，造成修复失败，目前应用范围仍较局限。

（四）神经移位术

一般适用于外周神经根性撕脱伤或神经干长段缺损，在局部利用有条件的邻近神经进行移位缝接，通过改变神经的位置，以重建该神经支配区域的运动和感觉功能。如手外伤时可利用残指的神经转移修复其他神经损伤手指的神经。在上肢，可用桡神经浅支转移修复正中神经远侧的感觉神经或尺神经浅支。在臂丛根性损伤时，可用膈神经转移修复肌皮神经、胸背神经移位与肌皮神经吻合、颈丛运动支转移修复腋神经或肩胛上神经等。

（五）神经桥接术

如神经缺损过大，用游离神经和屈曲关节等方法仍不能达到无张力的吻合，应考虑采用神经桥接术。主要包括神经移植桥接和神经导管桥接，其中神经移植又主要包括自体神经移植、异体神经移植和组织工程神经移植。

1. 神经移植术

（1）自体神经移植：外周神经长段缺损修复的金标准。神经移植时，多取用自体次要的皮神经修复指神经或其他较大神经，常用的有腓肠神经、隐神经、前臂内侧皮神经、股外侧皮神经及桡神经浅支等。

（2）异体神经移植：可分为同种异体和异种异体两类，同种异体神经移植是自体神经移植的一种替代方法，其相对更容易获得，且不存在供体部位发病率，克服了自体神经来源不足的窘境，但免疫排斥反应一直是需要突破的瓶颈，可喜的是国内外目前都有获批的脱细胞异体神经移植物的产品，我国和美国都有相关产品用于临床。目前异种异体神经处于实验阶段，暂无问世产品。

（3）组织工程神经移植：组织工程人工神经是一种桥梁，在修复外周神经损伤中起着营养支持的作用，其有三个要素，即种子细胞、生物支架材料和生长因子。目前制作人工仿生神经的优良载体得到了广泛研究，组织工程神经在各国实验室内均取得了鼓舞人心的结果，结合 3D 打印和生物相关成像技术来制造出患者所需要的特异性神经导管或神经组织，能够有效增加或替代自体神经移植，其临床应用应是可期盼的未来。

2. 神经导管　制作神经导管有合成材料和自然材料两种，前者有硅胶、聚乙醇酸（PGA）、聚乳酸 - 羟基乙酸共聚物（PLGA）等，其中 PLGA 已获批用于临床。后者有胶原蛋白、壳聚糖、丝素蛋白等，也能用静脉、动脉、肌腱、小肠黏膜等生物材料制作，如用牛肌腱制作的"神经鞘管"已在临床得到广泛应用。使用时神经导管应和神经直径相匹配，导管腔直径略大于神经直径即可，神经两断端插入管腔 2mm 左右，管腔内注入生理盐水或肝素，以减少导管内凝血块形成，然后用 9-0 或 10-0 尼龙线间断缝合。神经导管最好用于 0.3～0.7cm 神经缺损的修复，最大缺损应小于 2～3cm。

3. 常见神经移植方法

（1）单股神经游离移植法：用于移植的神经与修复的神经粗细应相仿，移植神经的长度应稍长于需修复神经缺损的距离，使神经修复后缝合处无张力。

（2）电缆式神经游离移植法：如用于移植的神经较细，则须将数股合并以修复缺损的神经。

（3）神经束间游离移植法：在手术显微镜下操作。操作技术与神经束膜缝合束相同，即先将神经两断端的外膜切除 1cm，分离出相应的神经束，切除神经束断端的瘢痕至正常部分，然后将移植的神经束置于相对应的神经束间作束膜缝合。

（4）神经带蒂移植法：较细的神经移植后，一般不致发生坏死。取用粗大的神经作移植时，由于神经的游离段缺血性坏死，导致束间瘢痕化，影响移植效果。带蒂法移植可避免上述情况发生，如将正中神经及尺神经近段假性神经瘤切除并作对端吻合，再将尺神经近侧神经干切断而尽量保留其血管，6 周后将尺神经近端切断缝合于正中神经远段。

（5）带血管蒂神经游离移植法：多用带小隐静脉的腓肠神经作游离移植，将小隐静脉与受区一知名动脉吻合。以使移植段神经获得血液供应。

五、神经损伤功能重建性肌腱移位术

部分神经损伤无法通过重建神经修复时，可施行肌腱转移术重建功能。一般宜选用协同肌进行重建，重建前必须对挛缩关节进行松解，使关节软化后再施行。如桡神经伤不能修复时，可转移屈肌群代替拇长伸肌、示中环小指指总伸肌及桡尺侧腕伸肌；尺神经不能修复时，可用指浅屈肌转移代替骨间肌和蚓状肌；正中神经鱼际肌支不能修复时，可用环指浅屈肌、示指固有伸肌、尺侧腕伸肌或小指外展肌转移代替拇对掌肌；肌皮神经不能修复时，可用背阔肌的一部分或胸大肌转移代替肱二头肌等。

六、其他仿生治疗探索

对于外周神经损伤的修复，良好精准地对合、顺利引导神经轴突再生到远端神经的环境中，减少瘢痕屏障以及阻止远端效应器的失神经萎缩等是神经结构仿生的重要手段，为实现神经功能的最大修复，可借助"人机接口"技术将外周神经的电信号传递到外骨骼等辅助康复装置，通过早期被动活动促进肌肉功能恢复，防止靶器官萎缩。并同时将来自外骨骼的感觉信号反馈传入外周神经，促进因神经错接形成感觉异常的神经重塑，恢复损伤神经的功能实现神经损伤的仿生替代治疗。

近年来，组织工程人工神经材料和设计的不断改革和创新，结合各种相关辅助技术的发展应用，除研制出功能仿生的神经导管外，还构造出更科学的"仿生神经"，促使仿生自然治疗在外周神经损伤中得以实现。

（张红星　田钊）

参考文献

[1] 李秀忠，蔡锦方，张元信，等．近侧列腕骨间关节及韧带的应用解剖学观察 [J]．中国临床解剖学杂志，2012，（1）：22-25.

[2] 樊志强，徐永清，李晶，等．正常腕关节运动时腕中关节运动学在体研究．中国临床解剖学杂志，2009，27（1）：5-8：346-351.

[3] 汤锦波，侍德，谢仁国．等．手部 A2 滑车的解剖学及Ⅱc 亚区内肌腱的滑动 [J]．中国临床解剖学杂志，2002，（6）：463-465.

[4] 汤锦波，谢仁国，顾宇彤，等．指浅屈肌腱止点的位置及其与 A4 滑车的关系 [J]．中国临床解剖学杂志，2001，（2）：120-122.

[5] 徐永清，钟世镇，徐达传，等．腕关节韧带的解剖学研究 [J]．创伤外科杂志，2006，（1）：52-54.

[6] 徐达传，黄美贤．手舟骨的形态血供特点及其临床意义 [J]．中华关节外科杂志：电子版，2010，（2）：251-255.

[7] 杨勇，陈山林，田文，等．腕中关节的在体 MRI 三维运动学特征 [J]．中华骨科杂志，2015，35（12）：1228-1234.

[8] 秦泗河，郑学建，蔡刚，韩大为．Ilizarov 技术矫正足踝畸形的器械研究与临床应用 [J]．中国矫形外科杂志，2007，15（8）：566-568+641.

[9] 李越，冯华，李兵仓．周围神经损伤的外科学处理 [J]．创伤外科杂志，2020，22（11）：864-869.

[10] 彭徐云，陶冶．周围神经损伤修复的研究进展 [J]．沈阳医学院学报，2020，22（2）：

174-178.

[11] 龚超，张玉强，王伟. 细胞治疗周围神经损伤的作用及机制 [J]. 中国组织工程研究，2022，26（13）：2114-2119.

[12] 张蒙，张燕迪，李慈，等. 周围神经人机接口与神经功能康复研究进展 [J]. 中国骨与关节杂志，2021，10（12）：914-919.

[13] 安维政，何萧，任帅，等. 肌源干细胞在周围神经再生中的潜力 [J]. 中国组织工程研究，2022，26（7）：1130-1136.

[14] Kadar A, Morsy M, Sur YJ, et al. The vascular anatomy of the capitate: new discoveries using micro-computed tomography imaging[J]. The Journal of Hand Surgery, 2017, 42(2): 78-86.

[15] Gil YC, Shin KJ, Lee SH, et al. Anatomy of the deep branch of the ulnar nerve[J]. The Journal of Hand Surgery. 2016, 41E(8): 843-847.

[16] Palomo López P, Becerro de Bengoa Vallejo R, López López D, et al. Anatomic relationship of the proximal nail matrix to the extensor hallucis longus tendon insertion[J]. Journal of the European Academy of Dermatology and Venereology, 2015, 29(10): 1967-1971.

[17] Segal AD, Yeates KH, Neptune RR, et al. Foot and ankle joint biomechanical adaptations to an unpredictable coronally uneven surface[J]. J Biomech Eng, 2018, 140(3).

[18] Hedrick EA, Stanhope SJ, Takahashi KZ. The foot and ankle structures reveal emergent properties analogous to passive springs during human walking[J]. PLoS One, 2019, 14(6): e0218047.

[19] Brockett CL, Chapman GJ. Biomechanics of the ankle[J]. Orthop Trauma, 2016, 30(3): 232-238.

[20] Chiodo CP. Understanding the anatomy and biomechanics of ankle tendons[J]. Foot Ankle Clin, 2017, 22(4): 657-664.

[21] Delahunt E, Remus A. Risk factors for lateral ankle sprains and chronic ankle instability[J]. J Athl Train, 2019, Jun; 54(6): 611-616.

[22] Netter FH. Atlas of Human Anatomy [M]. 7th edition. Philadelphia: PA, 2019: 473-533.

[23] Jose A, Gomez-Sanchez, Kjara S, et al. After nerve injury, lineage tracing shows that myelin and remak Schwann cells elongate extensively and branch to form repair Schwann cells, which shorten radically on remyelination[J]. The Journal of Neuroscience: The Official Journal of the Society for Neuroscience, 2017, 37(37): 9086-9099.

[24] Vaquié A, Sauvain A, Duman M, et al. Injured axons instruct Schwann cells to build constricting actin spheres to accelerate axonal disintegration[J]. Cell Reports, 2019, 27(11): 3152-3166.

[25] Midha R, Grochmal J. Surgery for nerve injury: current and future perspectives[J]. Journal

of Neurosurgery, 2019, 130(3): 675-685.

[26] Cattin AL, Burden JJ, Van Emmenis L, et al. Macrophage-induced blood vessels guide Schwann cell-mediated regeneration of peripheral nerves[J]. Cell, 2015, 162(5): 1127-1139.

[27] Bassilios Habre S, Bond G, Jing XL, et al. The Surgical management of nerve gaps: present and future[J]. Ann Plast Surg, 2018, 80(3): 252-261.

[28] Kubiak CA, Kung TA, Brown DL, et al. State-of-the-art techniques in treating peripheral nerve injury[J]. Plast Reconstr Surg, 2018, 141(3): 702-710.

[29] Yi S, Xu L, Gu X. Scaffolds for peripheral nerve repair and reconstruction[J]. Exp Neurol, 2019, 319(c): 112761-112769.

[30] Gordon T. Peripheral nerve regeneration and muscle reinnervation[J]. International Journal of Molecular Sciences, 2020, 21(22): 8652-8669.

[31] Wang ML, Rivlin M, Graham JG, et al. Peripheral nerve injury, scarring, and recovery[J]. Connective Tissue Research, 2019, 60(1): 3-9.

第二十章
肢体离断再植与再造

第一节   断指再植与再造

1963 年，我国陈仲伟院士报道了世界第一例断腕再植成功，其后手指各种离断伤再植成功被广泛报道。1978 年，杨东岳教授报道了我国第一例足趾移植再造拇指。随后手指再植及再造以各种各样的形式在国内外报道，1983 年，第四军医大学西京医院报道世界第一例十指离断再植成功；其后对于手指离断伤的再植指征不断扩展。2009 年，西安市红会医院成功完成一例同侧五指撕脱离断再植获得完全存活病例。目前对于手指离断伤有条件者尽可能再植，无条件者可以创造条件进行再植。再植由以前保证存活发展到目前功能的重视。随着社会发展，再植应尽可能恢复患者良好的功能及形态，也就是尽量恢复患者的生物学形态及功能。

一、断指再植

（一）再植指征

1. **离断指体的条件**　指体完整，远端能够解剖出可供吻合的血管神经，指体伴有或不伴有轻度挫伤者均可再植。

2. **离断指别**　拇指功能重要，首先考虑再植。示指、中指、环指功能次之，对于指体完整的整齐离断伤尽量再植。对于伴有轻度的挫伤依据患者意愿及对于手术风险的承受能力考虑是否再植。小指离断对于手部功能影响小，条件好则再植。

3. **患者年龄**　患者年龄因素考虑较小，只要患者能够耐受手术，小孩在家长的照顾下术后能良好配合则可考虑再植。高龄患者要注意血管硬化的问题。

4. **离断平面**　离断平面越靠近近端对于手部功能影响越大，应尽量再植。损伤平面离远端越远对于手指功能影响越小，再植难度越大，但离断节段越远术后功能恢复越好。

5. **离断的类型**　不全离断指有时保留组织内含有静脉，再植时可不用吻合静脉或者少吻合静脉，因此对于不全离断手指尽量进行再植。

6. **断指保存情况**　断指经过正常保存后耐缺血时间长，可尽量再植；若离断指经过盐水或者消毒液浸泡后指体组织损伤将失去再植机会，即便早期通血，后期出现血管危象的概率明显加大，再植时应该慎重。

7. **再植时限**　离断指体缺血时间的长短与指体保存状况及受伤季节密切联系，国内报道最长缺血时间为 36 小时。亦有经过长时间深低温保存后复温再植成功的病例。

（二）再植方法

1. **手术方法** 首先清创，显微镜分别将远近断端由皮缘至中心清创，解剖出断端神经血管并标记，镜下判断血管质量。断端骨骼适当短缩。采用克氏针交叉固定恢复骨与关节结构，修复伸肌腱及屈肌腱。显微镜下吻合指背静脉2~3条，缝合背侧皮肤，最后于镜下吻合指动脉及指神经。关闭掌侧创面。包扎创口时各手指指稍应外漏以便观察患指血运。

2. **断指再植顺序** 有顺行再植与逆行再植两种方法。顺行方法即按照固定骨骼，修复肌腱，修复神经，吻合血管的顺序，需翻动手指多次，较浪费时间。逆行法即先缝合掌侧皮肤，吻合动脉神经，修复屈肌腱，固定骨骼，修复伸肌腱，吻合静脉，缝合背侧皮肤。逆行法不需翻动手，但对于已吻合好动脉再固定骨骼有再损伤动脉的风险。

（三）术后注意事项

1. **术后药物治疗** 术后常规抗感染治疗，抗凝血治疗；扩血管治疗；抗血管痉挛。

2. **术后血运观察** 指体颜色、指腹张力、毛细血管回充盈时间、指体皮温、再植指血氧饱和度。与健指比较正确判断静脉危象还是动脉危象。

3. **术后血管危象的处理** 通过以上五项指标观察再植指血供后应判断出患指为动脉危象还是静脉危象，危象为血管痉挛还是血管栓塞。痉挛可以解痉处理；在排除为血管痉挛后的血管危象需手术探查，对于顽固性血管痉挛也需要手术探查。

4. **术后康复** 待血管危险期度过后及开始早期功能锻炼。采用主动及被动相结合。

（四）特殊类型断指再植

特殊类型多指多节段离断，多指撕脱离断患者。应根据患者受伤手指及患者工作性质及年龄进行综合判断，制订合理的手术方式，以先保功能，再重视生物形态的顺序进行处理（图20-1-1）。

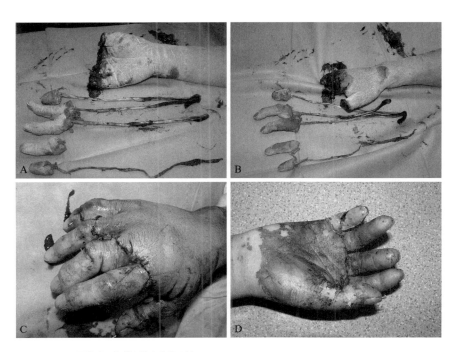

图20-1-1 同侧五指撕脱离断再植

A. 断指掌侧观；B. 断指背侧观；C. 术中通血；D. 术后2周外观。

二、断指再造

（一）再造指征

1. 拇指离断后无法再植或者再植后患指坏死，严重影响患者手部功能者。患者具有强烈手指再造意愿。

2. 除拇指以外的其余手指因外伤后缺损，影响患者功能及外观者。

3. 手指若 2～5 指完全缺损，手部功能缺损严重。

4. 患者年龄因素：手指再造年龄不宜过小及过大，幼儿小于三岁者慎重，超过 60 岁的患者慎重。若患儿手指缺损对于心理影响不大，可以适当往后延，但对于心理影响较大则可尽早再造。

5. 患者全身因素：排除心血管疾病，糖尿病患者慎重。患者具有心理疾病者慎重。

（二）再造方法

1. **拇指再造的方法**　对于 I 及 II 度缺损患者采用拇甲瓣或者拇指末节复合组织移植再造拇指，采用指趾动脉吻合的方式，踇趾供区保留胫侧舌形瓣覆盖修复踇趾残端。拇指 III 度缺损患者采用游离第二趾移植再造拇指，同时修复再造拇指伸肌腱及屈肌腱；供区创面直接缝合修复。拇指 IV 度缺损亦选用带跖趾关节的第二趾游离移植再造拇指，修复再造拇指的伸肌腱及屈肌腱，同时重建再造拇指的对掌功能，供区创面短缩跖骨修复。拇指 V 度缺损可选用带足背皮瓣的第二趾移植再造，重建再造拇指伸屈功能及对掌功能，拇指对掌功能需采用掌长肌腱转位重建。供区创面采用植皮或者皮瓣覆盖。拇指 VI 度缺损患者，采用带足背皮瓣的第二趾与游离皮瓣或者带前臂皮瓣组合进行再造。

2. **手指再造方法**　单个手指缺损或者单个手指部分组织缺损进行再造时依据患者手指缺损组织于足趾切取相应的组织进行修复，注意切取组织要匹配，功能及外观并重。手部二至五指缺损采用双足第二趾或者一侧第二、三趾游离移植予以再造。采用游离第二、三趾仅吻合一组血管，手术风险小，但对于供足影响大；采用双侧游离第二趾移植须吻合两组血管，风险相对较大，但对于供足功能影响小。若单个手指部分缺损可采用踇趾或其他趾切取匹配复合组织修复。

（三）再造方式

手指缺损的不同类型采用相应的手术方式，但应该遵循一个原则，功能及外形同等重要，亦为仿造患者手指的生物学形态及功能进行修复。手指部分缺损后由足部提供匹配的组织进行修复，可以由踇趾或其余足趾，提供组织修复，还可以由踇趾及其余足趾提供复合组织进行组合达到断指的仿生重建。对于足部的供区可以由其余部位提供组织修复，将供区的生理形态及功能影响降到最小（图 20-1-2）。

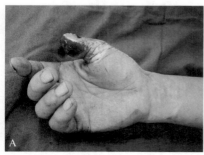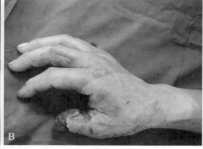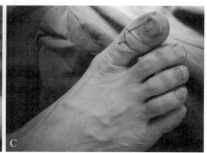

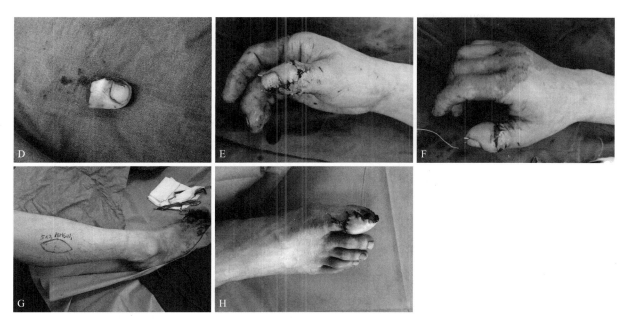

图 20-1-2　手指离断游离足趾拇指再造

A.断指掌侧外观；B. 断指背侧观图；C. 足部设计组织块图；D. 切取组织块图；E. 修复拇指背侧观；F. 修复拇指掌侧外观图；G. 小腿设计腓动脉穿支皮瓣；H. 皮瓣修复足部供区图。

（四）术中及术后注意事项

术中精确设计，避免组织块的浪费；对于需要采用多种组织移植修复者术中合理的分组血管，充分利用足趾的神经血管；高质量的血管吻合；合理的分组手术可缩短手术时间。术后严格观察再造指的血供情况，指标同再植术后。再造指尽早功能锻炼，可于术后第一天在术者指导下轻微活动患者，再造后能够活动的手指可以增强患者信心及增强配合度，有利于更好的功能恢复。

（欧学海）

第二节　前臂手再造

针对前臂严重毁损伤，传统术式采用截肢，佩戴假肢。亦有学者对于前臂严重损伤采用前臂分叉术，其目的在于恢复前臂的夹持功能，以便协助健手完成部分日常生活自理的功能。随着显微技术的发展，针对前臂远端部分缺损患者，可采用游离足趾前臂再造手指，对于节段性缺损可采用远端废指再利用再造手指。

一、前臂手再造的适应证

全身情况良好，能耐受较长时间的手术；伤后有可供利用存留相对完整 2~3 个手指，两指间的指蹼完整更好；腕关节以远有足够的皮肤，可形成再造手两指间的指蹼；需向患者及家属特殊交代，取得其同意后，方可实施手术；适当评估患者心理，并适度进行心理辅导。

二、术前准备

术前完善各项检查，纠正患者休克，手术前于显微镜下解剖远侧断端了解远侧的神经及血管情况，以便设计手术方案；术前将手术方案及术后可能的功能情况及外观向患者及家属详细沟通；使患者了解伤情，患肢修复后应以保留功能为主以便于患者配合手术及术后功能锻炼。

三、前臂手再造的方法

利用残存手指，用一指固定于前臂桡骨，另外一至二指固定于前臂尺骨残端，两指或者三指保持对指位。各指肌腱修复利用前臂残存的肌腱作为动力修复，肌腱动力腱足够时可尽量修复各指的屈指深浅肌腱及伸肌腱，甚至可修复拇指的拇长展肌腱，若拇指鱼际肌保留时尽量保留，并修复正中神经，以促使鱼际肌功能的恢复。利用前臂残存神经修复各指的神经，利用前臂尺动脉及桡动脉修复再造手指的动脉，利用前臂背侧浅静脉修复再造手指的静脉。对于前臂残端皮肤的缺损可采用游离皮瓣修复，肌腱的缺损可利用废弃指肌腱移植修复（如图20-2-1）。

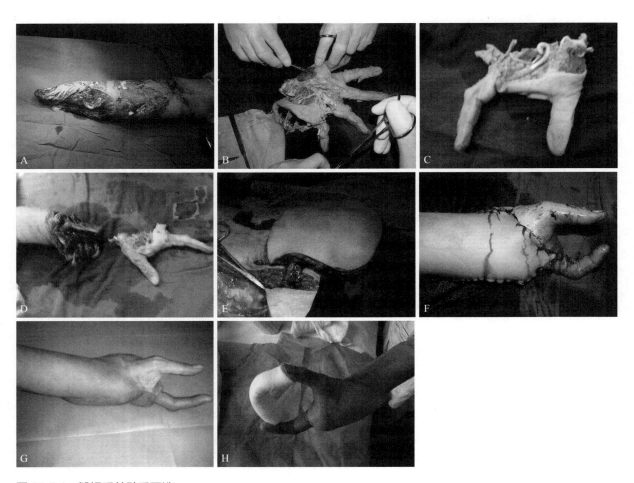

图 20-2-1　毁损手前臂手再造

A. 离断肢体近端；B. 远侧离断毁损手；C. 解剖出指体完整手指；D. 术中解剖远近端肢体；E. 术中切取皮瓣；F. 术中通血情况；G. 术后半年外观；H. 术后半年功能。

四、术后处理

术后常规抗感染及扩血管治疗、抗血管痉挛治疗。术后观察再造指血运，一旦出现血管危象即时处理。术后一周血管危象期度过后及早指导患者功能锻炼，早期功能锻炼有利于患者功能康复及患者心理康复；前臂再造手功能及外形与患者原正常手将有明显差别。术后给予患者心理辅导非常必要，患者对于再造手的心理认可度有利于功能恢复，功能的良好恢复有利于患者对于再造手的心理认可，以便更好利用再造手。

（欧学海）

第三节　小腿及足的再植

我国陈中伟等在 1963 年首次报告断肢再植成功，1965 年又成功地进行了断指再植。通过 60 多年各方面基础理论的研究和大量临床病例实践，我国的断肢（指）再植的水平保持着世界领先水平。创伤性下肢截肢再植是一项技术上可行的外科手术，尤其是小腿及足的再植，因为手术复杂、效果差，过去学者持谨慎态度。再植的风险，包括输血、败血症和长期住院治疗，必须与替代假体进行权衡。虽然假肢能够弥补下肢的功能缺陷，但成功的断腿／足再植，不但具有良好的外形及功能，而且具有感觉功能，尤其在克服心理上的障碍，价值较大，对于处于生长发育期的少年儿童更应力争再植。通过充分的术前准备，精准的术中操作，恢复肢体的自然连续性，从而达到解剖仿生，进而最大程度地恢复肢体功能，是现在及以后研究的主要方向。

一、腿及足离断的性质及分类

（一）离断程度

1. 完全离断　指小腿和足远、近断端完全分离，无任何组织相连，或离断的肢体只有少量损伤组织相连，但在清创时，必须将这部分相连组织切断后再植者（图 20-3-1）。

2. 不完全离断　肢体骨折或脱位伴 2/3 以上软组织断离、主要血管断裂，不修复血管远端肢体将发生坏死称为不完全性断肢。

（二）离断的性质

1. 整齐离断伤　常由锐器切割所致，离断的肢体创缘整齐或比较整齐，创面没有严重的组织碾挫伤和缺损，污染较轻，再植的条件较好，成活率高，术后功能恢复也较好。

2. 不整齐离断伤　多由重物压轧、机器绞轧伤或交通事故所致，肢体断面参差不齐、污染重、组织挫伤较广泛、骨折多呈粉碎或缺损，再植条件较差，成活率低，术后功能恢复较差。

二、断肢的急救的注意事项

现场做急救处理时，首先应判断伤员有无

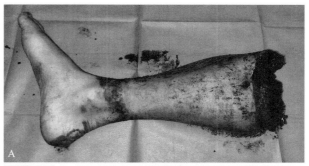
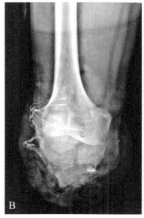
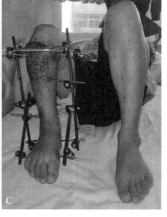

图 20-3-1　小腿离断和再植

A. 完全离断小腿；B. 完全离断肢体近端正位 X 线片；C. 小腿完全离断短缩，再植后肢体成活。

休克及其他部位的合并伤。如有休克或其他部位危及生命的创伤，应迅速及时进行抢救。其次现场急救包括止血、包扎、保存断肢和迅速转送。断肢的近端创面有活动性出血时，应加压包扎止血。如局部加压包扎仍不能达到止血时，可应用止血带止血，但必须记录上止血带的时间，每小时应放松止血带一次。放松止血带的时间为5~10分钟，放止血带前应检查断端创面加压包扎的情况，以尽量减少出血量。对较大的动脉断端喷血，可采用血管钳或血管夹止血。以防失血过多而致失血性休克危及生命。不完全性断肢应注意将肢体用木板固定转运。可将离断的肢体用无菌敷料或清洁布类包好，无须任何处理，连同患者一起迅速送往医院即可。如需远距离运送，将断肢用无菌或清洁敷料包好，放入塑料袋中再放在加盖的容器内，外周加冰块保存。但不能让断肢与冰块直接接触，以防冻伤，也不能用任何液体浸泡。

三、小腿和足离断再植手术

（一）再植的指征

断肢再植的目的不仅是再植肢体的成活，更重要的是恢复其应有的功能。

1. 手术指征

（1）再植的原则要以伤员的生命安全为前提，全身情况严重，应放弃再植手术。可将断肢置于4℃冰箱内，待全身情况稳定后再植。

（2）小儿修复能力和适应能力强，青壮年对伤肢的外形及功能要求较高，所以青壮年及少年儿童应积极力争再植。大于60岁的老年人，合并有内科疾病不能耐受长时间手术及术后较长时间的卧床制动、术后功能恢复相对较差，应放弃再植手术。

（3）肢体离断后，组织通过有氧和随后的无氧代谢，形成细胞内的中毒，使细胞和细胞膜结构受损，蛋白质和离子通透性障碍，导致组织细胞死亡。肌肉丰富的高位断肢，常温下6~7小时，肌组织变性释放出的钾离子、肌红蛋白和肽类有毒物质积聚在断肢的组织液和血液中。再植后，有毒物质进入全身可引起严重的全身毒性反应。而断掌、断指和断足，由于肌组织较少，这种变化较轻。因此，再植的时限与断肢的平面有明显关系。再植时限原则上是越早越好，应分秒必争，一般以6~8小时为限，如伤后早期开始冷藏保存，可适当延长。

（4）血管损伤因素：血管内膜损伤是形成血栓的重要因素，手术时仔细解剖、观察血管内、外膜及分支损伤情况，如因血管撕脱性损伤，清创时需长段切除损伤的血管，而且又无法采用血管移植法重建血液循环的应放弃再植。

2. 禁忌证

（1）断肢（指）多发性骨折及严重软组织挫伤，血管床严重破坏，血管、神经、肌腱高位撕脱者。

（2）患全身性慢性疾病，不允许长时间手术或有出血倾向者。

（3）在高温季节，离断时间过长，断肢未经冷藏保存者。

（4）断肢经刺激性液体及其他消毒液长时间浸泡者。

（5）患者有精神疾病史，手术依从性差。

（二）再植的手术步骤及要点

断肢再植手术要求术者掌握小腿及足不同平面的解剖基础，合理利用显微外科技术，加上较强的应变能力，才能取得满意的临床效果。断肢再植手术的一般原则顺序是先清创后修复；修复组织的原则是先深后浅，即从骨骼、肌肉、肌腱、神经、血管到皮肤。

1. 术前准备　对确定行再植手术并通知手术室的同时，迅速做好以下准备工作。

（1）及时建立静脉通道，配血、备血、完善急诊术前检查。

（2）做各种皮试，术前常规用药，备皮及留置导尿管。

（3）做好术前谈话并行必要的签字。

（4）麻醉选择，断肢再植术手术时间较长，对小腿及以下的离断再植，选择硬膜外置麻醉或者神经阻滞加全身麻醉。

2. 基本原则和程序

（1）彻底清创：清创既是手术的重要步骤，又是对离断肢体组织损伤进一步了解的过程。一般应分两组对肢体的近、远端同时进行，除遵循一般创伤的清创原则外，要仔细寻找和修整需要修复的重要组织，如血管、神经、肌腱，并分别予以标记。在肢体血液循环恢复后. 需再次对无血供的组织进行彻底切除。

清创目的要求：清创术是对一个污染的开放性新鲜伤口，经过外科手术处理，去除伤口内的异物，清理受污染及失去活力的组织，使其成为一个接近无菌的新鲜创面的过程，利于一期闭合创面。断肢再植时的彻底的清创，不仅可以防止感染、对病情进行精准判断，从而提高再植成功率。

清创术步骤——①肢体的刷洗：清除断面异物，用无菌肥皂液对整体进行刷洗，无菌生理盐水冲洗创面，先后共 3 遍。②肢体清创：先沿断面皮缘环形切除挫伤的皮肤及皮下组织约 3mm，在断面寻找需修复的主要浅静脉，分离后做标记备用。然后对断面的肌肉、肌腱仔细清创。对挫伤明显的肌肉应以切除。组织的保护，对已严重污染的小骨块、骨端用咬骨钳咬除，对有骨膜相连的骨片凡无明显污染者应予以保留；对游离的较大骨块清创后放入消毒液中浸泡灭菌备用。对血管、神经进行仔细清理并予以标记，以备在再植中使用。

（2）骨骼固定：修整和缩短骨骼，主要根据血管、神经、皮肤、肌肉及肌腱的长度作全面综合分析后再作决定。骨骼固定以简便迅速，牢固稳定为原则。

（3）肌肉、肌腱修复：重建骨支架后，先缝肌腱再吻合血管，肌肉和肌腱的早期修复有利于功能康复，肌腹的缝合一般用 7 号、4 号丝线做褥式缝合；肌腹、肌腱交界处断离应先将远端肌腱固定在肌腹中缝合，然后再把肌腹包裹在肌腱上，用间断褥式缝合法缝合数针；小腿下段伸趾肌腱用 2-0 尼龙线在张力下做 Kessler 缝合（凯斯勒缝合）；足及趾伸肌腱、屈肌腱用 3-0 尼龙线同上法缝合。

（4）神经修复：神经应尽可能保持在无张力状态下一期缝合，如有缺损应立即行神经移植修复。可采用神经外膜缝合或束膜缝合。

（5）血管修复：将动、静脉彻底清创至正常部位，血管缝合前补充血容量，在无张力下吻合，动静脉比例以 1∶2 为宜，一般先吻合静脉，后吻合动脉。血管吻合最好在手术显微镜下进行。在吻合血管前应注意观察：血管外形无明显瘀斑且富有弹性，血管内、外膜无明显出血点及小分支撕脱裂口；血管内无血凝块附着，管腔内无絮状漂浮物；血管回流正常，无毛细血管床及静脉损伤存在；离断肢体的近端动脉搏动有力。

（6）创面的闭合：早期良好的皮肤覆盖不仅有助于肢体成活，防止感染，而且为后期功能重建创造条件，皮肤均能在无张力下缝合，断肢再植术后皮肤缝合不宜过紧、过密，只要达到皮缘对合平整即可，便于引流。在大血管及知名血管吻合口附近宜置胶皮条引流。如还有皮肤缺损，应立即采用中厚或全厚皮片覆盖创面或采用局部皮瓣转移修复。

（7）包扎：温生理盐水洗去血迹，以便与健侧对比观察再植肢体皮肤颜色。多层松软敷料包扎，趾间分开，趾头外露，便于观察血液循环。踝关节固定在90°功能位，用长腿石膏托固定制动。

3. 断肢再植术后处理

再植术后全身及局部随时都有可能发生变化，出现各种并发症，若处理不当，可导致再植肢体失活，甚至危及生命。因此，肢体再植术后的处理及并发症的防治至关重要。

（1）一般护理：病房应安静、舒适，室温保持在20～25℃。抬高患肢，使之处于心脏水平面，卧床10～14天。严防寒冷刺激，严禁吸烟及他人在室内吸烟，防止血管痉挛发生。

（2）注意全身情况及时补充血容量：注意因血容量不足引起休克和再植肢体血液循环不良外，同时应密切观察患者的面色、神志、心率、呼吸、尿量和尿色的变化，预防急性脂肪栓塞和急性肾衰竭的发生。术后7天内绝对卧床，宜易消化多纤维饮食，不宜进食辛辣刺激性食物。

（3）观察再植肢体血液循环：注意观察皮肤颜色、皮温、毛细血管回流情况。一般术后48小时内易发生血管危象，如未能及时发现，将危及再植肢体的成活。一旦发现应解开敷料，解除压迫因素，应用解痉药物。经短时间观察仍未见好转者应立即行手术探查，去除血栓，切除吻合口重新吻合。

（4）"三抗"治疗抗生素的应用：创口感染、炎症的刺激可引起血管吻合口痉挛、栓塞、肢体坏死等不良后果，因此，术中、术后及时应用广谱抗生素预防感染。

抗凝解痉药物的应用：术后使用抗凝、解痉药物可降低血浆中纤维蛋白原、血液黏稠度、血小板聚集功能和黏附率，并有溶栓、扩张血管、改善微循环的作用，降低血管危象的发生，提高成活率。

防止血管痉挛：术后抬高患肢30°～50°，以利静脉回流，防止和减轻再植肢的肿胀。除保温、止痛、禁止吸烟等外，定期使用麻醉药品，既可止痛，亦可保持血管扩张，防止血管痉挛。

（5）截除再植肢体的适应证：再植的肢体出现严重化脓性感染、特殊性感染、威胁生命安全的并发症，应立即手术及早截除再植的肢体。

四、功能康复评价及展望

成功的断肢再植结果必须根据患者恢复到伤前水平的功能成就来判断。适当的患者选择可以显著增加获得满意结果的可能性。

（一）功能康复分期

1. 早期功能康复 术后1～7周，治疗上以促进血液循环，消除水肿，加速组织愈合与预防创口感染为目的。以无痛性主动肌肉收缩活动为主，被动活动未固定的关节为辅。随着术后时间的延长，主被动运动应逐渐增强，防止关节僵硬。

2. 中期功能康复 术后45～90天，治疗手段以体疗为主、物理治疗为辅。防止关节僵硬、减慢肌肉失用性萎缩、减轻肌腱进一步粘连。

3. 晚期功能康复 术后3～6月，此时骨折已达临床愈合，关节的运动功能及肢体肌力已恢复并渐渐增强。此期治疗是在前期的基础上，增加职业训练，培养患者返回工作岗位的能力。

（二）功能康复评价

陈中伟曾于 1978 年提出一个断肢再植功能评定标准，国际手外科学会联合会于 1984 年推荐使用。目前，国内尚未制定对下肢再植功能进行评定的统一标准，所以在国内外期刊发表文章以陈氏标准为多。

陈氏下肢功能评定标准：

Ⅰ级：恢复原工作，步态正常，感觉良好，膝踝关节活动度接近正常。

Ⅱ级：恢复适当工作，轻度跛行，感觉功能良好，关节活动度超过健侧的 40%。

Ⅲ级：能胜任日常生活，行走需穿矫形鞋，足底稍有感觉，但无营养性溃疡。

Ⅳ级：患者需借助拐杖行走，足底无感觉，可能存在营养性溃疡。

（三）临床进展

随着骨科技术的发展，肢体再植后严重下肢短缩可以通过肢体延长术解决，断足再植后可以辅助鞋垫提高疗效，肢体再植的疗效得到了长足的发展，自体再植符合肢体自然解剖重建的规律，利于功能的最大恢复，符合仿生治疗学的理念。

尽管复杂的显微外科重建技术的发展使得一些极其复杂的肢体创伤保肢成为可能，但其可能也是一把双刃剑。长期的保肢治疗可能会从生理、心理、社会及经济上给患者带来沉重打击，也会给患者家庭带来负面的影响。因此对于保肢的选择，特别是对于足踝部创伤，不应局限于损伤局部而应该对患者全盘考虑。保肢成功的肢体功能如果不能优于假肢，至少应该和假肢相似，否则不建议进行保肢尝试。在考虑保肢重建时，同样需考虑游离组织瓣供区的并发症。对于多发伤、不能忍受长期肢体重建治疗的患者来说，广泛的严重损伤肢体，即使有保肢的可能，进行截肢也可作为一种权宜之计，而这是根据患者病情做出的极其艰难抉择。对于肢体再植后出现的坏死、感染，造成离断肢体的解脱，可以使用最新的智能假肢替代恢复功能，详见有关章节。尽管下肢再植仍有争议，但手术技术的改进和经验的增加使其成为替代假体的极佳选择，在有良好动机及条件允许的患者中，会取得满意的结果。

（宋涛　李毅　赵恺）

第四节　足跟及前足的修复再造

足是人体重要的负重器官，肩负着行走、减震、平衡功能，正常的生活及运动需要一个完整强健的足弓。足踝部严重的创伤患者常伴有软组织及骨的缺损，如何对软组织及骨缺损进行解剖重建，从而最大程度地恢复肢体功能是目前研究的重要课题。为确保重建手术成功，需要骨科、血管外科、创伤外科及整形外科共同合作。在经历了前期反复清创，创面情况良好或者创面愈合后，足跟及前足的重建需要考虑骨性结构的重建及软组织的覆盖。骨性结构的重建可以选用自体腓骨、髂骨或者同种异体骨及其他植骨材料。

创面的覆盖有方法有多种，包括一期闭合、二期闭合、皮片移植以及局部转移皮瓣和游离皮瓣等。足部各个解剖区域的结构不同，影响着移植皮瓣的选择。应综合考虑骨外露部位及负重区还是非负重区，选择个性化的治疗方案。踝关节及足背需要薄而柔软的软组织覆盖外露无腱旁组织的肌腱和骨与关节。足负重面（跖面）有独特的表皮真皮结构、独特的皮下组织（足跟软组织垫），有致密结缔组织连接真皮与深部跖腱膜，能耐受持续压力和剪切力。游离组织移植可以早期闭合创面，对周围的组织无影响，增加局部的血供，减少了感染的机会，并促进组织的愈合；具有患者出院快、费用低的优点，缺点是手术难度大、技术要求高。随着显微外科技术的发展，目前一些局部皮瓣或者带蒂皮瓣能解决大部分问题。当需要体积较大的组织消除死腔时，可以使用游离肌皮瓣，比如慢性骨髓炎，伴有广泛软组织缺损的严重挤压伤及负重区域创面，缺点是肌皮瓣体积较大，移植后如果外形臃肿，会影响正常穿鞋。

术前要应与患者沟通，尽管足部创伤恢复并具有功能，但仍不可能完全正常，术后可以佩戴一些支具或者鞋垫来缓解改善重建后的功能。肢体的外观和功能同样重要，在力所能及的基础上还要考虑肢体的美观。

一、足跟再造

（一）跟骨生物力学特点及足跟部解剖分区

在正常站立时足跟大约承载身体 50% 的载荷，跟骨是足部负重的三点基石之一，参与足内外侧纵弓的组成。足跟部皮肤缺损见于外伤的撕脱磨损、感染后的溃疡坏死以及肿物切除后的皮肤软组织缺失。

根据解剖区域和功能要求的不同，足跟部分为负重区和非负重区两部分。负重区即足跟底区，非负重区包括足跟内区、足跟外区和足跟后区。了解各区域皮肤、皮下组织、脂肪层的特殊结构特别重要，它能影响重建方式的选择。足跟负重区皮肤角质层厚能抵抗较大应力，致密纤维结缔组织将皮肤固定于深部骨及韧带，皮下有大量的脂肪组织被纤维束分隔固定，其感觉灵敏、血供丰富，具有吸收震荡、缓冲重量等保护作用，而且皮下脂肪不会因重力作用而移位、液化，能够满足运动和维持身体平衡。足跟底区创面修复对供区要求较高，一是皮肤要达到一定的组织弹性和韧性，皮下脂肪不能过于臃肿；二是要有一定的感觉功能。近年来足底内侧皮瓣被临床广泛用于修复单纯足跟底区的创面。

足跟内区为跟腱前内侧区域，成年人约 5.0cm × 8.0cm，包含内踝关节的一部分及少量的皮下脂肪组织；足跟外区为跟腱前外侧区域，范围较跟腱前内侧区域小，成人约 5.0cm × 6.5cm，这两区皮肤活动度大，能承受一定的摩擦力，对其感觉修复的要求低于足底和跟后区。足跟后区的上界为内、外踝尖连线，下界为足底平面，两侧以跟腱内外侧缘为界，呈圆弧形向后突起。该部位皮下脂肪组织中纤维束较少，皮肤角质层较薄，表皮有一定的活动度，跖屈时皱缩蜷曲，背伸时有一定的伸展性。修复要求供区皮肤不臃肿，能耐受鞋子的摩擦，且要尽可能地恢复感觉功能。

（二）足跟部软组织修复的目标

1. 移植的组织必须符合足跟的功能要求，皮肤应有一定的厚度，耐磨耐压。

2. 皮肤有神经支配，具有感觉功能和抗寒能力。在骨骼与皮肤之间有较厚的软组织填充，以分散压力，吸收震荡。

3. 皮肤、皮下软组织应同期修复，力争恢复足跟解剖结构的完整性，以缩短疗程，提高疗效。

4. 所有移植组织必须血供充足，尽可能同属一条动脉供应，以求整体移植。

（三）常见的修复方法及其优缺点

1. **软组织缺损的修复**　　随着显微外科技术的不断发展，多种带血管蒂皮瓣、穿支皮瓣和游离皮瓣、肌皮瓣相继应用于临床，足跟部软组织缺损的创面修复基本上得到了解决。

（1）局部带蒂转移皮瓣：主要有腓肠神经营养血管蒂岛状皮瓣、足内侧皮瓣、小腿胫后动脉穿支逆行岛状皮瓣、胫后动脉穿支皮瓣、腓动脉穿支皮瓣和腓动脉为蒂的骨皮瓣。局部带蒂转移皮瓣具有可吻合神经，不牺牲主要动脉、皮瓣血供丰富，抗感染力强、神经血管蒂解剖恒定、供区并发症少等优点，比较适合面积较小的缺损和特定的部位。但也存在以下缺点：切取面积有限；腓肠神经切断后，足跟外侧麻木，感觉障碍需数月才有不同程度恢复；部分患者术后有不同程度的足踝部淋巴水肿及足部血供代偿不足的表现；由于胫后动脉较大皮支集中在腿下 2/8 或 5/8 段，过高取材，皮瓣血供会受影响；如无条件作神经端 - 侧吻合，则逆行皮瓣感觉较差，外观功能影响较大。常用的腓肠神经营养血管皮瓣可修复足跟后区、足跟外区、足跟底区的跨区域联合皮肤缺损，可以满足足跟部感觉功能的恢复。还可以同时应用两种皮瓣分别修复负重区和非负重区皮肤缺损。

（2）游离皮瓣：主要有股前外侧皮瓣、背阔肌皮瓣、胸脐皮瓣等，足跟部大面积缺损和足底、足背、小腿下端的皮肤损伤或皮神经营养血管不适用时可供选择。其主要的优点是：供瓣区选择范围较多；组织量较丰富；可以根据不同的缺损切取组织形成复合组织瓣利用肌肉、筋膜填充跟部以发挥足跟垫功能。其缺点为：需要较高的显微外科技术，需吻合受区的知名动静脉，不便于基层推广；损伤下肢一条主要动脉及静脉，需行神经吻合才能恢复部分功能，吻合神经的感觉修复不如皮神经营养血管皮瓣。

2. **骨缺损的修复**　　跟骨部分骨缺损的修复，一般选用自体骨、同种异体骨移植。较大的跟骨缺损可以选择 Masquelet 膜诱导技术、3D 打印钛合金材料修复。累及距下关节的骨缺损或明显关节炎者，选择距下关节植骨融合术。可以选择自体髂骨瓣、自体腓骨移植，同时融合距下关节。腓骨为长管状骨，血供丰富，质地硬符合承重要求，腓动脉蒂部较长，为做带血管的腓骨移植提供了便利，将两段腓骨并排移植于足跟以增加接触面积，同时要使骨干与纵轴倾斜约 45°，以此恢复足弓结构，同时注意跟骰关节的融合重建，以尽量达到恢复跟骨解剖形态，重建足弓的后臂。

（四）足跟缺损手术再造

小范围缺损的修复，最理想的是足底内侧皮瓣和足底外侧皮瓣。大范围缺损的修复，特别是合并踝内侧损伤，足底内侧动、静脉无法利用时；可以根据个人经验选择腓肠神经营养血管蒂逆行岛状皮瓣、带皮神经的胫后动脉穿支皮瓣和腓动脉穿支皮瓣以及游离皮瓣。术前要仔细评估小腿内外侧的皮肤软组织情况，多普勒超声探测腓动脉及胫动脉血供情况，必要时应做下肢血管造影检查。

1. **复合皮瓣（游离皮瓣）**

（1）彻底清除病灶及挛缩的瘢痕组织。在创面基底部的距骨或跟骨残端上凿两个洞穴，以供植骨用。在足背内侧解剖出足背内侧皮神经分支。反复冲洗创面彻底止血，并以健足为准，测出包括骨骼、皮肤、皮下组织等缺损的大小范围。

（2）切取小腿外侧组织复合瓣。

皮瓣的切取：沿皮瓣后缘切开皮肤，直达深筋膜与肌膜之间，选择 1～2 条较粗的皮支或肌皮支作为皮瓣的轴心点。

游离胫前间隙：沿腓骨肌与比目鱼肌之间的肌间隙锐性分离直达腓骨，显露游离腓总神经，在靠近腓骨切断趾长伸肌和鉧长伸肌在腓骨前面的附着部进入胫前间隙。

分离切取部分比目鱼肌及鉧长屈肌：从腓骨头部和上 1/3 部切断比目鱼肌的附着部分。

截断腓骨：分别于远侧和近侧预定截骨部分切开骨膜并做骨膜下剥离，用钢丝锯或摆锯锯断腓骨。

游离腓血管：从腓血管自胫后血管分叉处开始，分离腓血管与胫后血管神经束之间的结缔组织。

取下小腿外侧的复合组织瓣：在确定游离的腓骨有良好的血运前提下结扎切断腓动脉及其伴行静脉。

（3）为了增加移植腓骨的强度及负重接触面积整修对折的腓骨，操作中不能撕脱骨膜，也不能损伤腓动、静脉及分支。

（4）移植腓骨的定位与固定。正常人跟距角 25°～40°，双排腓骨移植的角度应与之相当，以重建良好的足弓。

（5）将已切取相应长度的腓肠外侧皮神经，逆行转位后，神经断端转位在外侧与最邻近的足背内侧皮神经吻合，重建足跟底面和侧面感觉的恢复。

（6）观察及处理再造足跟的静脉危象。

（7）创面闭合包括受区创面闭合和供区创面闭合。

（8）术后功能训练。

2.腓肠神经营养血管皮瓣自体植骨修复足跟缺损　采用俯卧位，术中可根据具体需要调整体位。切取髂骨：于髂后上棘沿髂骨取 5～6cm 切口，显露髂骨后，切取与跟骨跟腱附着部分缺损大小骨质。

受区处理：受区常规行创面清创术，切取的髂骨与跟骨缺损部分用可吸收螺钉固定。皮瓣设计、切取与转移：以术前所定的腓肠神经的走行线（位于腘窝中点至跟腱与外踝中点的连线）为轴线。以外踝上 5～7cm 为旋转点。筋膜蒂的长度为旋转点至创面近端的距离加上 2cm，皮瓣大小与创面相符。皮瓣大小（7cm×6cm）～（1cm×8cm）。按轴心线切开远端的皮肤，找到小隐静脉；然后切开筋膜皮下组织找到腓肠神经；切开筋膜皮下组织瓣及皮瓣的两侧，保留筋膜皮下组织蒂宽 3cm 左右。并于深筋膜下平面游离，且游离筋膜蒂至穿支处，再由近端取长度适合皮肤作皮瓣切口，顺行于深筋膜下平面游离切取筋膜蒂皮瓣至穿支处，开明道反转皮瓣与创缘皮肤无张力缝合。供区处理：创面一般可直接缝合，不能直接缝合者，取皮片移植覆盖。

（五）术后功能训练及功能评价

1.术后功能训练　术后患肢保持踝跖屈 30°、屈膝 30° 位长腿石膏托固定 3 周，后改短腿石膏托固定 3 周后拆除。避免半年内不做剧烈运动。经术后随访，跟腱蹬力为健侧 1/2，行走功能恢复正常。功能训练从术后 2 周开始，理疗促进侧支循环的建立，消除肿胀。术后 2～3 月 X 线复查证实移植骨骼愈合，可挂拐下地活动。足底皮肤进行耐磨能力训练。

2.功能评价指标　主要依据足跟感觉和行走负重功能恢复进行综合评价。具体做法如下：

（1）感觉功能恢复分 6 级：S0 级完全无感觉；S1 级深痛觉存在；S2 级有痛觉及部分触觉；S3

级痛觉与触觉完全；S4 级触痛觉完全，且有两点辨别觉，但距离较大；S5 级感觉完全正常，两点辨别觉达正常。

（2）足跟行走负重功能恢复分 6 级：W0 不能负重行走；W1 可短距离徒步行走；W2 可长距离行走；W3 可持一般重物行走；W4 可持重上、下山或上、下楼梯；W5 负重行走完全正常。

（3）综合评价：优 W4、S4 或 S3，可从事重体力劳动；良 W3、S3，可从事轻体力劳动；可 W2、S2，能满足日常生活需要；差有一项 1 级，不能满足日常生活需要。

二、前足再造

（一）生物力学特点及解剖

前足定义为跖跗关节以远部分，由于位置较为突出，受损伤的机会比中足和后足要大得多。在前足，足背及足趾背面主要由皮肤和皮下组织组成，高能量创伤易造成肌腱、骨及关节外露。前足跖面软组织有垂直方向的纤维间隔连接皮肤和跖腱膜，容易形成撕脱伤。前足除组成纵弓外，跗跖骨及其关节还组成横弓。前足横弓的稳定性在负重的终末期是非常重要的。前足修复重建一定要维护跖骨的形态与长度，特别是第一、五跖骨，其不仅是组成横弓的两块基石，也是内外纵弓前撑杆的重要组成部分。第一、五跖骨连同跟骨是足底三点支撑结构重要组成部分，足弓任何一部分不完整，足底就失去三点支撑力学结构完整性，足的负重行走能力就会受到损害。前足的韧带坚韧而且富有弹性，连接骨骼使足的骨架结构分不开，压不散。前足韧带种类繁多，在足底除跖筋膜外，前足底横韧带就有三层，跖底浅横筋膜、跖底横筋膜和跖骨间筋膜。这些韧带一旦受到破坏，前足的功能就会受到影响。前足底是一种具有特殊结构的衬垫，除皮肤具有耐压、富有弹性、感觉敏感外，在骨骼与皮肤之间还有含垂直纤维和脂肪结缔组织的缓冲层，这种结构也是前足完成行走负重功能的重要组成部分。

（二）前足修复与再造原则与策略

前足因位置远、转移皮瓣蒂长，软组织缺损的修复比较困难。在前足结构缺损修复再造中，总的原则也是维护和修复前足解剖结构的完整性。从传统的交腿皮瓣到带蒂皮瓣，乃至游离皮瓣，多种皮瓣被报道可用于前足软组织缺损的修复。它们的选择也遵循着皮瓣修复的一般原则，即"能用局部皮瓣转移达到覆盖创面者不用远距离皮瓣，能用带蒂皮瓣者不用吻合血管的游离皮瓣，能用单一皮瓣者不用联合或组合皮瓣移植"。

在修复合并皮肤软组织缺损创面时，如果缩短跖、趾骨闭合缺损往往会造成足部功能的缺失，这时皮瓣修复成为首选。要尽可能保持骨骼支架的长度，以此维持足内外侧纵弓及横弓的稳定性。

第一、五、四跖骨任何一部缺损都应该用带血管有一定硬度的骨骼修复，以保证愈合和足部骨骼应有的强度。

当骨支架与皮肤软组织合并缺损时，即前足部缺损时，应该用骨皮瓣将皮肤软组织同时修复，实施组织块一期移植前足再造。

前足修复不可忽略韧带重建，要通过韧带修复、移植和重建来维护前足结构的紧密性和稳定性。

前足皮肤，特别是前足底皮肤缺损修复，供区血供要好，有皮神经可供缝合，能恢复感觉，有一定厚度（前足第一和第五跖骨负重点，正常皮肤软组织厚度分别为 0.99cm ± 0.13cm 和 1.10cm ±

0.15cm），以保证前足皮肤软组织部分功能完整性。

（三）前足缺损修复再造手术方案的个性化设计

前足体积较大，结构复杂，各个部分功能也不尽相同，修复再造应个性化。

1. 前足外侧缺损的重建　前足外侧第四、五跖骨是足三点支撑基石，这部分组织块缺损可用小腿外侧复合瓣带血管逆行转位修复，腓骨瓣的长度、强度以及小腿外侧皮瓣切取的范围都可以满足前足修复需要，吻合腓肠外侧皮神经和足背外侧皮神经可以恢复感觉，携带拇长屈肌等肌瓣还可以填补残腔，恢复前足外侧饱满外形。如果前足外侧缺损范围较小，肩胛骨皮瓣等复合组织瓣也可以应用，需做吻合血管的游离移植，技术要求也高。

2. 前足内侧缺损的重建　前足内侧也是足三点支撑力学结构重要基石，一旦缺损，也需重建。因为前足内侧邻近没有带血管蒂移植组织块可供选择，一般条件下宜做骨皮瓣吻合血管游离移植。常用的组织瓣有肩胛部复合瓣，该组织瓣提供的皮瓣面积大，可以满足前足任何范围皮肤缺损需要，血管蒂长，容易与足背动脉及大隐静脉吻合，皮肤质地较好，肩胛骨外侧缘较厚，硬度适中，截取时携带肩胛骨下角，可同时修复足的纵弓和横弓。

3. 前足大部缺损的重建　如果前足跖骨缺损多达3～4根，用单根腓骨或肩胛骨外侧缘骨骼宽度都不够，不可能完成足弓的重建或者构成有效的三点支撑力学结构，只有髂骨翼可以截取相应的宽度，但髂骨皮下脂肪厚，又不能携带皮神经重建感觉，特别肥胖者更难应用，在此种情况下可采用带血管小腿内侧皮瓣与髂骨瓣形成复合瓣来修复前足缺损，为了保证移植髂骨的血液循环，可将逆转的胫后动静脉残端与供应髂骨的旋髂动静脉吻合，以重建移植髂骨的血液循环。并将隐神经与足背皮神经支吻合，重建再造前足的感觉功能。

4. 前足皮肤软组织缺损的重建　前足皮肤软组织，特别是前足底是重要的功能负重区，对修复皮瓣有特定的要求，但该部距小腿较远，许多小腿部位的组织瓣无法做带蒂皮瓣应用，多数情况下需做游离皮瓣移植，用吻合血管的游离皮瓣修复，选择余地大，但技术要求也高。

（1）前足小面积的皮肤及软组织缺损修复：前足小面积的皮肤软组织缺损，用远隔部位的小腿内侧皮瓣或其他游离皮瓣修复，解剖游离范围大、创伤重，用局部转位皮瓣移植，其切取大小及应用部位又都受到严格限制，因此，足部的小皮瓣常用来修复前足的软组织缺损。常用方法有以下几种：足底内侧皮瓣或足底外侧皮瓣。足底内侧皮瓣是以足底内侧动、静脉远端为血管蒂的逆行岛状皮瓣，足底外侧皮瓣是以足底外侧动、静脉远端为血管蒂的逆行岛状皮瓣。因为足底动脉弓的血供来源于足背动脉，术前应仔细检查足背动脉搏动情况，足背动脉损伤的患者应慎用上述皮瓣。前足底的感觉功能十分重要，因此在手术切取皮瓣时可将足底内/外侧皮神经尽量向近端游离，在皮瓣转位后，将神经断端与趾神经缝合，以重建足底感觉功能。如皮瓣直径小于2cm，则可以不修复神经，待其周围神经自行长入。

（2）前足大面积的皮肤及软组织缺损修复：对于前足足背的大面积软组织缺损，可以通过腓浅神经、腓肠神经营养皮瓣等皮神经营养皮瓣，或者胫前动脉皮瓣、胫后动脉皮瓣等动脉皮瓣予以修复，但是对于前足足底的皮肤软组织缺损，上述皮瓣很难覆盖。以胫后血管为蒂转移皮瓣，将血管旋转轴点下移可顺利抵达，但选择余地较小，而且小腿内侧皮瓣血管蒂游离的距离较长，创伤也较重，在合并有胫前动脉或足背动脉损伤的情况下尚需谨慎，大多数选择游离皮瓣吻合血管移植修复。

腓肠神经营养血管皮瓣切取方法：以外踝与跟腱中点与股骨内、外髁中点连线为轴线设计皮瓣。外踝上 2～3cm 胫后动脉穿支为旋转点。旋转点到创面的近侧缘为蒂长，根据创面的形状设计皮瓣，皮瓣大于创面的 10%～15%。左蒂部侼留 1.5～2.0cm 宽皮肤。切开两侧皮肤并向两侧剥离，保留腓肠神经两侧 2.0～2.5cm 深筋膜（包括皮桥）。切开皮瓣近侧，寻找腓肠神经，按腓肠神经位置调整皮瓣。该皮瓣具有不损伤主要血管，切取方便快捷等优点。但是用来修复前足，旋转点的选择和确定尤为重要，一般在外踝上 2cm 作为旋转点才能保证修复前足。一般此部位只有一个可利用的穿支，故在手术时保留足够宽度的筋膜血管蒂是大面积皮瓣存活的保证。

吻合血管的游离皮瓣：用游离皮瓣吻合血管移植修复前足缺损，技术要求较高，但选择余地较大。其创伤比带蒂小腿内侧皮瓣较小，因不需要长距离、大范围的解剖分离，因此临床上多选用此种方法。供区皮瓣可采用股前外侧皮瓣（图 20-4-1）、股内侧皮瓣或健侧足背皮瓣等。受区血管可选用胫前动脉，足背动脉或胫后动脉，静脉一般选用大隐静脉。作为修复前足的吻合血管游离皮瓣，由于前足位于肢端，静脉回流易受影响，同时足底软组织较少，皮瓣一旦发生肿胀退缩余地小，因此该部位的游离皮瓣切取大小要比缺损面积大 20% 左右，同时还要保证静脉吻合的质量，才能提高皮瓣存活率。

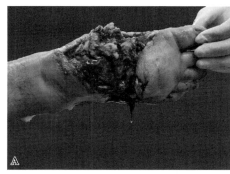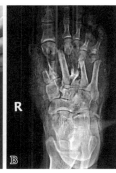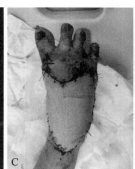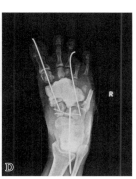

图 20-4-1　前足修复再造，股前外侧游离反瓣

A. 前足修复术前大体像；B. 前足修复术前正位 X 线片；C. 前足修复术后大体像；D. 前足修复术后正位 X 线片。

（四）术后康复及功能训练

术后观察皮瓣变化，对症处理，保证皮瓣早期成活。在不影响骨折愈合的原则下，尽早开始功能锻炼，对恢复局部功能预防肌腱韧带的粘连挛缩和促进全身情况的恢复至关重要。

（宋涛　李毅　赵恺）

第五节　人造仿生替代手

尽管手仅占人体重的 1%，但人体中枢神经系统（CNS）能力大约 30% 与控制手有关。因此，失去一只手不仅意味着失去了让我们与环境互动最重要的工具，而且还会留下严重的感觉运动缺陷。因此，手部功能的重建不仅是恢复身体完整性和功能完整性的重要组成部分，而且还重建了人体的神经回路，减少了幻觉和神经疼痛。如果生物学无法恢复有意义的功能，今天我们可以求助于复杂的肌电替代品，这些替代品的功能在某些方面甚至优于生物替代品，例如人造仿生手。与再植和再造一样，仿生替代的挑战是将手与中枢神经系统连接起来，以实现自然直观的控制。

一、人造仿生手研制的历史

人造仿生替代手最早于 1963 年开始研究，在 20 世纪 90 年代技术逐渐成熟，是多学科多技术融合的高技术产物，是普通假手的延伸。随着高新技术的发展，专家学者的不断研究，适应不同生物电信号控制的各种电动假手层出不穷。2013 年 2 月，瑞士发明全球首个有触感仿生手，用于进行人体移植。

二、人造仿生替代手的类型

根据不同生物信号源来控制仿生手的特点，将仿生手分为肌肉运动控制仿生手、神经电位控制仿生手、肌电信号控制仿生手、脑电信号控制仿生手。

（一）肌肉运动控制仿生手

其实质是以肌腱驱动控制。手指的运动直接由肌腱驱动，例如拇指的运动由伸肌腱驱动，其他4 指的驱动由对应的 4 个屈肌腱驱动。因此通过肌肉运动作为智能仿生手的控制源是最为直接的一种控制方法。控制思想是通过外科手术将肌腱与仿生手的驱动器连接起来，由肌腱的运动来驱动仿生手的运动。采用肌肉运动作为控制源，控制电路的设计简单，仿生手响应速度亦较快，灵敏度得到较大提高。但仿生手与肌腱直接连接，要求连接肌腱完整，且未受到任何损伤。此外，关节位置的变化（如手腕旋转引起角度变化）容易引起肌腱力的分布改变，从而造成控制误差。故这种控制源不适合于多自由度智能仿生手的开发。

（二）神经电位控制仿生手

现代神经生理学表明，神经系统具有可塑性，不仅对外界各种刺激有强烈的代偿与适应能力，更重要的是其在结构与功能上具有损伤后修复或重建的能力，并且神经信息传递时彼此之间互不干扰，具有极佳的清晰度。这也是目前神经网络的重建成为研究热点的原因之一。由于神经系统非常复杂，并且检测神经信号需要植入电极，植入手术要求很高，所以目前应用不大，尚处于试验阶段。

（三）肌电信号控制仿生手

肌电信号比较容易获取，表面肌电的电压信号一般可以通过安放在残疾患者残余肌肉的电极来获取。而表面肌电信号是与人体的运动相关联的，肢体做不同的动作会产生不同的肌电信号。肢体不同的动作则会产生不同的肌肉运动状态，而不同的肌肉运动状态对应的表面肌电信号特征也不同。因此，可以利用产生肌电信号的不同特征来区分对应的肢体动作，从而可以利用肌电信号对仿生手的动作进行控制。肌电信号控制可以使使用者用意识来控制仿生手的伸、握及旋转动作，故目前应用很广泛。

（四）脑电信号控制仿生手

脑电信号记录的是人大脑活动时电波的变化，是许多神经元共同活动的结果。通过对脑电信号的分析得出，当人体处于不同运动状态时，脑电信号也产生相应不同的波形。该方法将提取到的不同脑电波形作为信号源，直接来控制外围仿生手，从而可以不依赖于周围的神经及肌肉组织来实现与外界的交流。所以基于脑电信号下的仿生手可用来帮助严重运动功能障碍及神经肌肉瘫痪患者。但由于脑电信号的复杂性，目前其尚处于实验阶段，并未投入市场应用。

三、肌电控制仿生手的重建

肌电仿生手是目前应用最为广泛的人造仿生替代手，肌电仿生手可以进行日常生活的各种活动，但是，它也总是像移植手或者其他重建肢体一样，作为一只非优势手，只是起辅助另外一只优势手的功能而已。即使被截肢的是优势手，患者也常常习惯将非优势手训练成为优势手，而肌电仿生手仍然起到辅助手的作用。这种任务分配允许患者用他的仿生手处理重物，用他的另一只手处理小物体或触摸屏相关操作以及其他生活中需要灵活操作的精细动作。标准肌电假体从放置在假体轴中的两个双极或三极肌电图电极组件接收控制信号。然后将这些传感模块放置在皮肤上，残肢肌肉的表面，并通过肌肉衍生信号控制设备。这和人与机器之间的连接称为假肢接口。对于大多数患者来说，两个独立肌肉群（例如协同肌-拮抗肌）的协调收缩很容易学习，因此截肢后早期进行康复和假肢装配的患者获得满意结果的时间相对较短。由于控制信号的数量直接对应于患者可以使用假肢执行的自由度（DoF），因此很快就限制了双信号标准。为了仅用两个肌电图源控制两个以上不同的运动，患者只能依靠源肌肉的共同激活方式，或在受控的单关节运动之间切换，这会导致不自然、笨拙和不和谐的运动。为了克服这个问题，靶向肌肉神经分布重建（TMR）已成为创建更多独立控制信号的新型有效选择。在这个外科手术中，失去远端目标（手部肌肉）的臂丛神经剩余的神经与残端的残余肌肉群相连。

处理这些额外的信息并将其转化为精细的假肢运动的主要问题是适当的界面。如上所述，标准的双信号表面接口无法处理来自 TMR 的这种多样数据。为了解决这一问题，广泛的研究工作致力于改善神经肌肉接口。假体轴面的表面电极虽然在临床上使用，但有许多局限性，每个表面电极在残端上都有一个不同的区域来提取信号。由于出汗、提重物、残肢肿胀、体重增加或减少等，表面电极很容易失去接触，从而降低假肢控制能力，经常导致患者丢弃设备，设备遗弃是仿生重建中的一个大问题，因为高达 20% 的患者在安装后由于不合适的控制和残端固定问题而没有佩戴假肢，这也导致了不必要的高成本。植入式肌电图电极能够记录来自肌肉的稳定信号，避免了许多表面电极的局限性，这些电极可以植入肌肉或者安装在肌肉上并且提供可靠的接口。这解决了与电极更换、提升和皮肤电极接触相关的问题，但并没有显著扩展与表面电极的神经控制相关的信息量。为了提高提取的神经信息的数量和质量，使用多通道阵列和高密度矩阵的实验接口设置解码来自肌电图信号的运动神经代码。通过适当的技术设置，可以从肌肉中提取这种神经信息，达到单个运动单元的分辨率，并实现神经驱动。作为到达肌肉的整体神经活动的神经驱动可以前瞻性地用于复杂的假肢控制。因此，肌肉被用作来自脊髓运动神经元的神经输出的生物放大器，这对于仿生手的平稳轻柔运动以及力控制尤其重要。复杂的控制需要多通道记录运动单位。非侵入性多通道电极阵列已经证明了这一点。

人与机器之间的接口不仅限于肌肉衍生信号。研究工作也已针对直接神经接口。各种类型的电极可以放置在神经周围（例如神经外皮套电极）或直接放入神经中。虽然将电极植入神经中可以实现高度敏感的记录，这是植入接口的主要优势，但植入神经组织也可能会损害神经。通过解码神经信号来控制假肢已被证明是一种可行的方法。然而，由于获取信号中的高背景噪声，解码神经信号是一个具有挑战性的过程。由于肌肉作为神经信号的生物放大器，这仍然是首选选项，但神经内接口对于截肢合并广泛组织缺损以及适当的残余肌肉组织不足的患者可能有用。周围神经接口的另一个优点是具有感觉刺激反馈的能力，这允许与假肢运动相关的感觉反馈。从理论上讲，触觉与仿生手中的小传感器相结合是可能的。Rossini 等人的研究表明，使用神经内电极进行反馈刺激在人类是可行的，但只是在很短的时间内，在各种因素，如纤维化和习惯化以及电极的机电特性，导致植入后 10 天感觉下降到失去感觉之前。

四、人造仿生手的优势及展望

人造仿生替代手是恢复手功能的有力治疗手段。大量患者可以从中受益，功能得到了巨大的改善，与移植手一样，具有有限的感觉反馈，但没有免疫抑制的长期副作用。

目前，世界上大多数的仿生手均是基于肌电信号控制，国内外研究人员一直致力于研制出形状、性能与人手完全一致的智能仿生手。虽然取得了很大进步，但在基于生物电信号控制方面，其执行动作的准确性、灵敏度以及控制的复杂性仍是面临的问题。更自然的人造仿生手的控制的主要问题是神经肌肉接口的处理，人与机器之间需要可靠的连接，为先进的控制提供理想的高效的信息传递。为了克服表面电极的局限性，提供一个稳定的连接，植入电极是一个潜在的巨大进步。有了TMR，更多的控制信号可以被创造出来，并转化为多种直观的动作。未来关于运动单位变化和供受体轴突比例的研究将进一步完善 TMR 手术的过程。但是不仅仅是 TMR 产生更多的信号很重要，这些运动单元信号被合理的使用也同样重要，用于高分辨率运动单元的多通道技术将在未来复杂的接口设备中发挥重要作用。人与机器之间的联系在机器与身体建立联系后也起着重要作用。机器直接固定到残端，与骨整合植入，由于明确的好处将获得进一步普及。这些植入物也可用作电极的通道，穿过残端与假肢连接，这种有趣的方法将植入式接口技术与骨整合相结合，形成了强大的可靠的人机连接。凭借卓越的固定和更可靠的接口技术，模式识别等高级控制算法可以进一步改进。结构化的康复计划在手术前开始，对于优化结果至关重要。

人造仿生手的发展前景广阔，并朝两大方向延伸。①平民化：其能实现人手所需基本功能，且价格低廉、易于维护。②精密化：其能够实现更多功能，甚至超越人手的范围，达到不断超越的科技力量。

（欧学海　杜晓龙）

第六节　义肢与仿生替代腿

因各种原因出现下肢血液循环障碍及严重功能障碍而导致下肢不能保留，截肢就成为一种选择。截肢是为挽救或延长伤病员的生命而不得已采用的手术，有时也会由于有的肢体完全丧失功能而进行手术。现代康复医学认为，某些截肢手术不仅仅是破坏性手术，同时也是建设性手术。截肢手术不是治疗的终结，而是治疗的开始。作为截肢后病患生活及重返社会的必要，义肢的使用有非常重要的作用。可见义肢在使用的初期便被赋予了仿生治疗替代的作用。近年来，随着科学技术的发展及病患对肢体重建运动功能更高的需求，假肢设计和制造也越来越人性化和智能化。

一、截肢及其分类

截肢的主要目的是挽救生命、减轻疼痛和恢复功能。截肢在人类活动的各个时代都是常见的，创伤与战争仍是世界各地年轻截肢者的一个重要原因。

（一）截肢的原因

近 20 年来，血管疾病成为下肢截肢的主要原因。目前常见的截肢原因有：动脉血管粥样硬化；糖尿病；创伤（包括战争伤、交通伤等）；急慢性感染；四肢骨骼肿瘤；先天性缺陷；其他继发性畸形、假关节等。截肢是一种切除部分或全部肢体的外科手术，它应被视为一种重建程序。手术的目的是产生一个平衡，稳定的残肢。

（二）截肢的原则

选择截肢水平时，一定要从病因与功能两方面考虑。病因就是要将全部病变——异常和无生机组织切除。在软组织条件良好，皮肤能达到满意愈合的部位，即最远的部位进行截肢。一旦决定截肢，应遵循以下原则：达到最远端截肢水平（截技水平越远，功能损失和活动所需能量越少）；在选择截肢水平时，应考虑导致截肢需要的病理条件（例如，如果患者患有肿瘤，截肢水平将比其他条件更近）；实现良好愈合无痛无压痛的残肢。

在进行截肢手术时，外科医生应该牢记两个目标：①切除病变或丧失活力的部分；②重建一个稳定，有功能和无痛的运动器官。对于儿童截肢，在操作技术上虽然与成人没有很大的差别，但是一定要考虑儿童肢体解剖结构和生长发育的因素，则截肢的原则与成人有所不同。儿童要比成人采取更加保守的方法，应尽可能保留残肢的长度。特别是关节离断和邻近骨骺部位的保留比在这部位以上水平的截肢是更可取的。

（三）儿童截肢特点

儿童对假肢的应用也比成人好，对假肢应用的熟练程度随着年龄而增加，由于儿童的活动能力强，再加上生长因素，所以假肢可能需要经常修理和调整，接受腔也要更换或安装新的假肢。儿童可耐受成年人无法耐受的截肢端的手术操作。另外，儿童患者手术后的并发症也比较轻，不会出现幻肢感，神经瘤引起的症状极少需要手术。即使有广泛的瘢痕，也常能良好地耐受。骨端常出现一处或多处骨刺，但与截骨端过度生长不同，几乎从不需要手术切除。青春期以前，儿童截肢后的心理问题比较罕见，但此后症状会加重，达到需要治疗的程度。儿童可非常出色地使用假肢，随着他们年龄的增长和成熟，使用的熟练程度也会进一步增加。

（四）截肢的平面

截肢部位的选择与义肢的装配、代偿功能的发挥，下肢截肢佩戴假肢行走的能量消耗、患者生活及活动能力，就业能力等有着直接关系。因此选择截肢部位要极其谨慎。

（五）截肢技术的新要求

近年来，随着生物力学基础理论的研究，生物工程学的发展，新材料、新工艺的应用，假肢制作技术水平的提高，截肢者康复的参与，为了适合现代假肢的良好佩戴和发挥最佳代偿功能，对残肢条件提出以下要求：残肢为圆柱状的外形、适当的长度、皮肤和软组织条件良好、皮肤感觉正常、无畸形、关节活动不受限、肌肉力量正常、无残肢痛或幻肢痛等。下肢截肢要求残肢必须达到能承重和行走的功能，新的全面接触全面承重式假肢接受腔能够满意地安装在软组织愈合良好的残肢上，通常都会获得良好的功能。因此，在截肢部位的选择、截肢手术方法、截肢术后处理、截肢者康复以及假肢安装等方面都有了很大的改进与提高。它改变了传统的截肢观念，认为截肢手术要为安装假肢做准备。

二、传统假肢与原始下肢仿生

假肢又称义肢，是截肢后用于代偿缺损肢体的人工体外装置，分为上肢假肢和下肢假肢两大类。下肢假肢有着悠久的历史。1858 年意大利出土了一条公元前 300 年左右的大腿假肢。这条假肢是用木材制成的，用皮革、青铜和铁加固。可见假肢是肢体缺失后功能仿生治疗的经典代表。

（一）假肢的需求及快速发展

第一次世界大战后，成千上万的外伤截肢者的需求促进了假肢制造、装配的发展。第二次世界大战后，由于现代科学技术、康复医学的迅速发展，特别是社会对残疾人事业的关注，许多国家社会保障事业的发展，使假肢制造、适配从一门古老的传统手工艺技术发展成为一门由现代工程技术（包括生物力学、高分子材料、精密机械、电子学、计算机技术等）与现代医学技术相结合的边缘性学科——假肢学，成为现代康复工程学的重要内容。

（二）假肢结构分类

假肢基本结构可分五大部分：接受腔（即容纳残肢的外形类似残肢的筒状部分）、悬吊装置（由皮套皮带及金属部件组成，用以将假肢固定于患者残肢之上而不会脱落的装置）、人工关节（包括髋膝踝关节或臂肘腕关节）、假脚（假手指）及连接件。

（三）下肢假肢的分类

下肢假肢按其主要功能部件材质可分为：①木质假肢；②皮质假肢；③铝合金、钛合金、碳纤假肢；④塑料假肢。

下肢假肢从传动和结构上可分为：①铰链式假肢；②骨骼机械传动假肢；③液压、气压传动假肢。

下肢假肢按截肢部位可分为：①髋部假肢；②大腿假肢；③膝离断假肢；④小腿假肢；⑤踝关节假肢；⑥假脚。

（四）下肢假肢发展进展

20 世纪 60 年代，许多研究公司陆续进行新型假肢的研发，推出了具有革命性变革的组件式下肢假肢。

20 世纪 70 年代，科学家及假肢工程师不断改进假肢机械结构，还把电子、气动、液压等技术引入假肢领域，实现了对支撑期和摆动期的控制。如日本学者中川昭夫在 1986 年通过微处理器控制电机调节气缸回路针阀开度控制摆动相步态；1990 年英国工程师 Saced Zahedi 设计了世界上第一个人工智能腿，1995 年又进行了改进设计。继而科学家们先后研制出了可以自动识别有限路况的智能仿生假肢。在 2008 年北京残奥会上，有"刀锋行者"著称的南非短跑运动员奥斯卡·皮斯托瑞瑞因为出生就没有腓骨和半月板，安装了碳化纤维假肢，这使得奥斯卡的步频比 5 位前百米世界纪录保持者的平均步频还要快 15.7%。

三、智能仿生替代腿

安装假肢是残肢者因运动功能障碍而回归社会的有效手段。但假肢使用的效果与截肢部位和截肢手术有关，假肢接受腔、假肢部件及其控制方法的性能和质量也直接影响其使用性能。传统假肢的接受腔是插入式和开放式的，其残肢与接受腔易产生活塞运动，导致残肢磨破和萎缩。随着信息科学、传感技术、材料科学及相关科学技术的发展，假肢设计中使用大量的仿生技术，使假肢的性能得到了很大提高，假肢技术的发展研究也取得了突破。

（一）现在仿生假肢是结合仿生治疗学和电子功能的人工假肢

仿生智能假肢没有明确的定义，对其评价也是随着假肢技术的进步不断提升。假肢本身就是一种仿生的机械/机电产品。随着机械、电子、信息、材料等技术的飞速发展，能够主动伸膝的动力膝关节、运动灵活精巧的多指多自由度假手等高性能仿生智能假肢不断问世，植入式骨整合假肢也日臻完善。截肢者甚至可以通过自己的生物电活动及肌肉控制仿生假肢的运动。近年来，应用仿生治疗理念设计接受腔，使接受腔的设计更符合人体解剖学和生物力学，使残肢承重合理、穿戴更舒适，提高了假肢的稳定性和支配假肢运动的能力。在接受腔的制作工艺上也有了新的突破：接受腔广泛采用合成树脂增强材料和真空成型技术，提高了接受腔制作的精确性，减轻了重量，并实现了接受腔与假肢其他部件的分离，便于假肢的组件化生产。

由于假肢的接受腔与假肢体是分离的，从理论上说，现代假肢可适合任何平面的截肢。但长残肢具有较好的杠杆作用，在支配假肢时将较为省力，因此还是尽可能地保留残肢的长度为宜。假肢的人工关节，特别是膝关节是假肢中最复杂的部件，也是假肢功能多寡优劣的关键所在。目前设计的膝关节：材料上，有普碳钢、不锈钢的、有铝合金的、钛合金的，还有高强度轻质量的碳纤维复合材料的等；结构上，有单轴的、四连杆的、多轴的，还有能控制假肢行走步态的气压或液压装置的新型膝关节，大大提高了假肢的稳定性和安全性，使行走步态更接近正常人。

（二）智能仿生膝关节假肢

综观国内外智能膝关节假肢技术的发展历程，智能假肢的技术进步都是伴随着其他相关应用技术的成熟而发展的。假肢膝关节在行走过程中不仅起到支撑体重的作用，而且其性能对改善假肢使用者的步态起着决定性的作用。理想的智能假肢膝关节应该具有如下特性：①摆动期力矩能够根据步速等条件的变化自动调节，使得假肢侧的步态与健康侧的步态更接近；②在一定角度下可以提供足够的阻尼力矩，使得假肢能交替地下楼梯；③在一定角度下可以提供伸膝力矩，使得假肢交替地上楼梯。而主动式及主被动混合式膝关节也逐渐成为近年来智能膝关节研究的一个重点方向。同时，随着神经接口控制技术的日趋成熟，利用脑肌电等生物电信号控制下肢假肢也将成为未来研究和发展的热点和趋势。

（三）植入式骨整合仿生假肢

是借鉴种植牙和人工关节植入技术，通过植入残端骨内腔的植入体伸出体外部分，直接将假肢连接在人体上。它没有传统假肢用于传递运动和动力的接受腔，直接通过植入体将力传于主干骨，符合人体生物力学规律。这种假肢从根本上解决了传统假肢因接受腔-残肢界面环境透气性差，活动范围受限，因摩擦引起残肢感染，以及残肢过短不能安装假肢的限制等问题。

（四）智能仿生踝关节

不同结构、不同材料的仿生膝关节是造成假肢不同的使用效果、不同的功能的关键条件。在踝关节的设计上也由过去的单向运动（趾跖方向）改变为可同时实现侧向运动，称之为"万向脚"，以适应截肢者在不平路面的行走和活动量较大的运动。而应用新型的碳纤维增强材料制作的假脚，由于其具有高弹性高强度的优越性能，从而出现了一种完全新型的假脚——"储能脚"。这种假脚可以在脚着地阶段储存能量而在抬脚时释放能量，使患者行走时较为省力，步态较为轻松；同时其良好的弹性和活动性，使其可以代替踝关节的作用，故又称为"无关节假脚"。

目前的假体踝关节主要是为了让人能正常走路或跑步而设计的。为了能让它像正常人的脚踝一样灵活有力，有专家研发了一种带动力的假肢脚踝，用于行走和跑步。这个动力系统有可能解决普通假肢脚踝在活动范围和能量输出方面的不足。但目前尚不能确定这些研究成果是否能真正帮助到截肢者。因此，研究人员正在不断更新改进假肢的设计，比如使用更轻的钛弹簧，让弹簧的使用寿命更长；采用更高效的轴承，提高整个系统的效率；还加入了嵌入式电子设备，让假肢的仿生功能更自然和强大。

四、展望

随着高科技技术的迅猛发展，现代假肢技术发展趋势表现在以下方面：当前，假肢的基础理论研究的焦点主要集中在接受腔的口型、接受腔的受力分析及下肢假肢的步态分析等。这些方面的研究成果对不断改进接受腔结构的合理性、科学性，对下肢假肢人工关节功能的改善提高均具有重大指导作用。长期以来，截肢者在使用假肢行走时，一直是依赖于残肢自身摆动所产生的惯性来带动假肢的向前运动，其摆动的速度、幅度均难以控制，造成假肢的行走步态明显与健肢不同，同时也要比健肢消耗更多的体能。而现代数字化仿生治疗技术的高速发展和普及应用，无疑为上述领域的研究增添了利器。运用扫描仪和传感器作为数据输入工具，运用计算机相应软件建立的接受腔及假肢的三维立体模型，可以直观地模拟接受腔、假肢的受力状态，动态地分析其行走步态。

由于硅胶具有的良好的弹性、柔软性和生物相容性，使假肢接受腔的舒适性大为改善。硅胶套还含有生物活性成分，对皮肤具有保养、滋润作用，被誉为残肢的"第二皮肤"，可望用于制成"人造皮肤"，使仿生假肢的外表与人体皮肤无异。

下肢仿生治疗假肢技术需要关注的主要方面有：①运动仿生治疗和控制仿生治疗始终是假肢研究的核心问题。前者是使假肢具有自然肢体的运动能力，后者是使假肢系统的动作能随心所欲。目前机器人技术、生物信息、信息科学、生物材料、微型技术、显微外科等多种领域中的新技术进展为假肢技术进一步发展创造了条件。但是应用于人体的假肢系统有其特殊性，用到假肢上，必须解决人体控制信息与假肢的交互问题，才能实现对多自由度随心所欲地控制。又如关于步行机器人的研究成果也很丰富，但用于动力假肢系统，必须要有力矩大、重量轻、效率高的新型驱动器，以满足上坡、上楼梯的要求。②先进的假肢系统需要与人组成一体，才能发挥作用。由于个体的差异性，假肢与人的协调和适配也是实现各种功能的重点。目前在假肢装配中常见的是依靠技师经验，而实现科学地从对人体功能状态评估到适当的假肢组合方案选择和对人机一体化系统的调试，是假肢仿生治疗技术未来的发展方向之一。③在仿生治疗假肢发展过程中除技术难关外，提高假肢工作的可靠性和尽可能降低的成本，使其能为广大患者接受是各种先进仿生假肢走向普及化、实用化的重要问题。

假肢的发展趋势是仿生化、智能化，世界各国的研究人员正在致力于更先进的控制手段的研发，力求残疾人能够拥有更加接近正常人的双下肢行动能力，能够完成在不同路况下、不同速度下、不同动作下安全、平稳、低功耗地行动。

随着仿生假肢技术日新月异的发展，残疾人能够得到越来越先进的假肢，随着生物材料、组织工程、智能材料、仿生结构、电子信息等相关学科的迅速发展，假肢的智能化和仿生控制技术将会得到进一步提高，植入式骨整合假肢技术也必将日臻完善、成熟，逐步取代接受腔式假肢，为截肢者能够像健康人一样生活和工作、回归社会提供更好的条件。智能仿生假肢的发展也会为特种行业人员（如舞者、运动员）提供更符合其工作需要的假肢，满足其生活、工作的需求。

（鹿军）

参考文献

[1] 黄威，许良，程保国，等. 3D 打印技术在拇指及手指全形再造中的应用 [J]. 中华显微外科杂志，2020，43（5）：459-462.

[2] 周建辉，李秀文，冷树立，等. 保留供区全形的甲根以远手指再造九例 [J]. 中华显微外科杂志，2017，40（2）：271-273.

[3] 顾玉东. 手与手指再造的历史 - 纪念杨东岳教授逝世 35 周年 [J]. 中华手外科杂志，2015，31（3）：161-162.

[4] 滕国栋，王晶晶，徐一溪，等. 一期足趾跖侧菱形推进皮瓣改善再造手指外形 [J]. 中华显微外科杂志，2019，42（2）：181-183.

[5] 王克列. 趾 - 指血管吻合再造手指的新进展. 中华显微外科杂志 [J]，2020，43（2）：200-203.

[6] 胡雷鸣，欧学海，魏登科，等. 蹞甲皮瓣联合腓动脉穿支皮瓣游离移植再造拇指并修复供区 15 例 [J]. 中国修复重建外科杂志，2020，34（5）：667-668.

[7] 胡雷鸣，欧学海，魏登科，等. 应用游离腓动脉穿支皮瓣修复足部小面积感染性溃疡创面 [J]，中华显微外科杂志，2019，42（3）：246-249.

[8] 欧学海，邱武安，宋倩，等. 同侧五指撕脱离断再植成功一例 [J]. 中华显微外科杂志，2010，33（4）：314.

[9] 欧学海，胡雷鸣，史少岩，等. 3D 打印腓骨头复合组织瓣移植精准修复肢体复合组织缺损 9 例 [J]，中华显微外科杂志，2019，42（3）：128-131.

[10] 杜晓龙，宋涛，欧学海，等. 急诊游离组织移植在手足毁损伤中的应用 [J]，中华显微外科杂志，2014，37（6）：551-554.

[11] 欧学海，宋倩，蔡鹰，等. 前臂连同手部大面积复合组织缺损的修复 [J]，中华显微外科杂志，2011，34（5）：439.

[12] 欧学海，宋倩，蔡鹰，等. 上肢撕脱离断再植十例 [J]，中华显微外科杂志，2013，35（1）：73-74.

[13] 欧学海，蔡鹰，尚驰，等. 利用毁损手与游离皮瓣移植前臂手再造一例 [J]. 中华显微外科杂志，2011，34（3）：262.

[14] 杜虎羽，刘君，郭志坚，等. 应用 Masquelet 技术治疗跟骨骨髓炎的临床研究 [J]. 中国矫形外科杂志，2017，25（15）：1435-1437.

[15] 郝光亮，张强，谷铭勇，等. 腓肠神经营养血管岛状皮瓣修复足部软组织缺损的临床效果 [J]. 创伤外科杂志，2019，21（9）：706-708.

[16] 景胜杰，田峰. 足跟分区与各区皮肤缺损修复研究进展 [J]. 中国美容整形外科杂志，2020，31（7）：425-426.

[17] 张宁，李剑. 动力型智能假肢膝关节的研究进展 [J]. 北京生物医学工程，2018，37（4）：427-432.

[18] Greyson MA, Kinsley S, Sinmon G, et al. Thumb reconstruction by "on-top-plasty" of the long finger[J]. Case reports in Plastic Surgery and Hand Surgery, 2021, 8(1): 87-92.

[19] Rajabtork Zadeh O, Rizzo MI, Monarca C. The versatility of keystone flap: reconstructive option in ring finger[J]. Plastic and Reconstructive Surgery, 2020, 8(1): 25-26.

[20] Kim DH, Seo KB, Lee SH, et al. Reverse digital artery cross-finger flap for reconstruction of failed finger replantation[J]. J Orthop Surg (Hong Kong), 2019, 27(1): 2309499018816773.

[21] Parent B, Camison L, Barreiro G, et al. Small finger osteocutaneous fillet for reconstruction in ring finger trauma[J]. Platic and Reconstructive Surgery, 2019, 7(10): 2477.

[22] Barbato B, Salsac AV. Finger and thumb replantation: from biomechanics to practical surgical applications[J]. Hand Surgery Rehabilitation, 2020, 39(2): 77-91.

[23] Sabapathy SR, Venkatramani H, Ramkumar S, et al. Cross-hand replantation[J]. Indian Journal of Orthopasedic Surgery, 2020, 50(1): 124-130.

[24] Ono S, Chung KC. Efficiency in digital and hand replantation[J]. Clinics in Plastic Surgery, 2019, 46(3): 359-370.

[25] Eberlin KR, Chen NC. Revascularization and replantation in the hand[J]. Hand Clinics, 2019, 35(2): 199-205.

[26] Nakanishi A, Kawamura K, Omokawa S, et al. Predictors of handdexterity after single-digit replantation[J]. Journal of Reconstructive Microsurgery, 2019, 35(3): 732-742.

[27] Luo X, Yilihamu Y, Liu A, et al. Replantation and Lengthening of a Lower Leg in a 7-year-old child: a case report[J]. J Foot Ankle Surg, 2019, 58(6): 1273-1275.

[28] Sirvan SS, Dagdelen D, Akgun Demir I, et al. Utilization of arterial grafts in foot replantation[J]. J Vasc Surg Cases Innov Tech, 2017, 3(1): 44-46.

[29] Khan FH, Beg MSA, Obaid-Ur-Rahman. Medial plantar artery perforator flap: experience with soft-tissue coverage of heel[J]. Plast Reconstr Surg Glob Open, 2018, 6(12): E1991, 1-4.

[30] Löfstrand JG, Lin CH. Reconstruction of defects in the weight-bearing plantar area using the innervated free medial plantar (instep) flap[J]. Ann Plast Surg, 2018, 80(3): 245-251.

[31] Aman M, Sporer ME, Gstoettner C, et al. Bionic hand as artificial organ: current status and future perspectives[J]. Artifical Organs, 2019, 43(2): 109-118.

[32] Salminger S, Sturma A, Roche AD, et al. Functionaland psychosocial outcomes of hand transplantation compared with prosthetic fitting in belowelbow amputees: a multicenter cohort study[J]. PloS one, 2016, 11: E0162507.

[33] Salminger S, Roche AD, Sturma A, et al. Hand transplantation versushand prosthetics: pros and cons[J]. Current surgery reports, 2016, 4: 8.

[34] Farina D, Aszmann O. Bionic limbs: clinical reality and academic promises[J]. ScienceTranslational medicine, 2014, 6: 257ps12.

[35] Bergmeister KD, Hader M, Lewis S, et al. Prosthesis control with an implantable multichannel wireless electromyography system for highlevel amputees: a large-animal study[J]. Plastic and Reconstructive Surgery, 2016, 137: 153-162.

[36] Lewis S, Hahn M, Klein C, et al. Implantable silicone electrode for measurement of muscle activity: results of first in vivo evaluation[J]. Biomed Tech (Berl), 2013, 58 Suppl 1: /j/bmte.2013.58.issue-s1-O/bmt-2013-4368/bmt-2013-4368.xml.

[37] Morel P, Ferrea E, Taghizadeh-Sarshouri B, et al. Long-termdecoding of movement force and direction with a wireless myoelectric implant[J]. Journal of Neural Engineering, 2016, 13: 016002.

[38] Muceli S, Poppendieck W, Negro F, et al. Accurate andrepresentative decoding of the neural drive to muscles in humans with multi-channel intramuscularthin-film electrodes[J]. The Journal of Physiology, 2015, 593: 3789-3804.

[39] del Valle J, Navarro X. Interfaces with the peripheral nerve for the control ofneuroprostheses[J]. International Review of Neurobiology, 2013, 109: 63-83.

[40] Rossini PM, Micera S, Benvenuto A, et al. Double nerveintraneural interface implant on a human amputee for robotic hand control[J]. Clinical Neurophysiology: Official Journal of the International Federation of Clinical Neurophysiology, 2010, 121: 777-783.

[41] Antfolk C, D'Alonzo M, Rosen B, et al. Sensory feedback inupper limb prosthetics[J]. Expert Review of Medical Devices, 2013, 10: 45-54.

[42] Bergmeister KD, Vujaklija I, Muceli S, et al. Broadband Prosthetic Interfaces: Combining Nerve Transfers and Implantable Multichannel EMG Technology to Decode Spinal Motor Neuron Activity. Front Neurosci, 2017, 11: 421.

[43] Firouzeh P, Sonnenberg LK, Morris C, et al. Ankle foot orthoses for young children with cerebral palsy: a scoping review[J]. Disability and Rehabilitation, 2019, 1-13.

[44] Isaacs-Itua A, Sedki I. Management of lower limb amputations[J]. British Journal of Hospital Medicine, 2018, 79(4): 205-210.

[45] Grimmer M, Holgate M, Holgate R, et al. A powered prosthetic ankle joint for walking and running[J]. BioMedical Engineering OnLine, 2016, 15(S3): 37-52.

[46] Chumacero E, Masud AA, Isik D, et al. Advances in powered ankle-foot prostheses[J]. Critical Reviews in Biomedical Engineering, 2018, 46(2): 93-108.

[47] Young AJ, Simon AM, Fey NP, et al. Intent recognition in a powered lower limb prosthesis using time history information[J]. Annals of Biomedical Engineering, 2013, 42(3): 631-641.

[48] Fleming A, Stafford N, Huang S, et al. Myoelectric control of robotic lower limb prostheses: a review of electromyography interfaces, control paradigms, challenges and future directions. J Neural Eng, 2021, 18(4): 10. 1088/1741-2552/ac1176.

[49] Etoundi AC, Semasinghe CL, Agrawal S, et al. Bio-inspired knee joint: trends in the hardware systems development[J]. Frontiers in Robotics and AI, 2021, 8.

[50] Windrich M, Grimmer M, Christ O, et al. Active lower limb prosthetics:a systematic review of design issues and solutions[J]. Biomedical Engineering Online, 2016, 15(3): 5-19.

[51] Lawson BE, Mitchell JE, Truex D, et al. A robotic leg prosthesis: design, control, and implementation[J]. IEEE Robotics & Automation Magazine, 2014, 21(4): 70-81.

[52] Ramczykowski T, Schildhauer T. Amputation und prothesenversorgung-die untereextremitt[J]. Ztschrift Für Orthopdie Und Unfallchirurgie, 2017, 155(4): 477-498.

第二十一章
足踝部骨折仿生治疗

第一节　Pilon 骨折的仿生治疗

Pilon 骨折是指累及胫距关节面的胫骨远端骨折。胫骨 Pilon 骨折一般是指胫骨远端 1/3 波及胫距关节面的骨折，胫骨远端关节面严重粉碎、骨缺损及远端松质骨压缩。常合并有腓骨下段骨折（75%～85%）和严重软组织挫伤。

一、外科解剖

（一）骨结构和韧带

踝关节由胫骨和腓骨远端关节面与距骨构成，由关节囊和韧带加强。其组成结构之间若有任何不协调（长度、轴向或旋转的改变），或者远侧胫腓关节间隙增宽，均可能导致关节软骨变性和创伤性关节炎。腓骨远端借骨间膜和前、后胫腓韧带固定于胫骨切迹内。累及胫腓骨的 Pilon 骨折，联合韧带通常完整，但也可能从胫骨撕裂附带或大或小的骨折块（称为 Tillaux-Chaput 结节或 Volkmann 三角）。距腓韧带可能撕裂，当踝关节外翻损伤而腓骨保持完好的时候，尤其多见。而三角韧带几乎总不受累，故有些患者可以通过整复韧带使骨折间接复位。踝部骨折发生机制主要是不同旋转暴力所致，Pilon 骨折的特点为胫骨远端关节面的压缩。损伤的类型可因受伤时足的位置不同而有很大差别。

（二）血供

腓骨远端由腓动脉的分支供血，胫骨远端血供来自胫前和胫后动脉的分支。手术过度暴露可能危及胫骨前内侧的血运。老年患者血管更易受损，创伤本身可能已经导致局部的血运障碍。

二、评估

（一）临床检查和软组织评估

临床评估必须包括足部软组织条件以及运动、感觉功能，尤其需注意骨筋膜室综合征的任何体征（图 21-1-1）。为了很好地评估挤压或撕裂的伤情，完整的体格检查除了包括跨越骨折部位的肌腱还包括受伤部远端的所有周围神经（腓浅神经、腓深神经、隐神经、胫后神经）。严重移位或脱位的骨折必须立即复位，并临时固定，最好选用跨关节的外固定架。

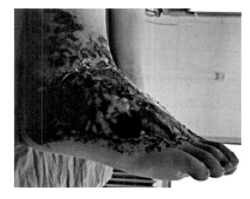

图 21-1-1　骨筋膜室综合征后软组织坏死

（二）影像学检查和骨折分类

需拍摄标准的前后位和侧位 X 线片，应获取前后位片，侧位片及踝关节和胫骨接合处影像。但大多数 Pilon 骨折还需行 CT 扫描，进行二维或三维重建，以提供更多信息。纠正了主要的骨折移位后，对于检查最初闭合复位或外固定，CT 扫描最有效。CT 对关节内骨折块的分析可以确定最佳手术入路以及内固定位置。为了完成满意复位提前评估骨折块间的粉碎情况。冠状重建影像和矢状重建影像可以帮助分析复杂的骨折类型。所有骨折按 Müller AO 方法分类。

三、切开复位内固定术

（一）适应证

伴有关节碎片移位的胫骨远端关节内骨折、胫距关节半脱位或胫骨远端关节面的错位。

（二）外科解剖

深浅部的主要解剖结构由以下构成：腓浅神经、腓深神经、隐神经和隐静脉、胫前肌肌腱、趾长伸肌、伸肌支持带（图 21-1-2）。

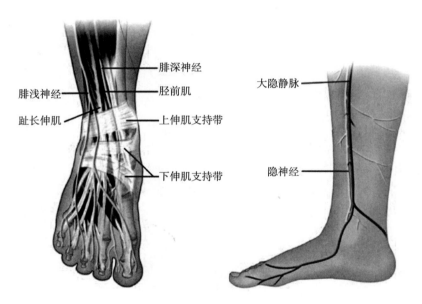

图 21-1-2　外科大体解剖图

（三）体位

1. 患者仰卧位，垫高患肢同侧的大转子以维持下肢中立位。

2. 用射线可透的垫子将患肢小腿垫高 20cm。

3. 止血带置于患侧大腿根部。

4. 准备膝关节以上的大腿部分并包裹以获得最大程度的活动度。

5. 主刀医生和助手分别站在床尾和一侧的中间位置；另一侧准备好 X 线透视仪。

（四）入路 / 显露

进行腓骨接骨板固定的侧位切口在腓骨远端做一纵切，这一切口稍微靠后，切口以骨折处为中心。

踝关节前切口术前 CT 扫描显示出前面主要骨折线，基于这条骨折线做一跨越纵向切口，长度在踝关节上 3cm 下 2cm。分离组织直至伸肌支持带，为避免进一步破坏筋膜血管不要再过多的分离旁边组织。

前正中切口或靠内侧暴露骨折，切开伸肌支持带和位于其下的胫骨前肌肌腱鞘，从前方骨折线处牵开胫骨前肌肌腱。侧位切口暴露骨折时，在趾长伸肌上方切断伸肌支持带，从骨折线处牵开趾长伸肌腱。纵向切开这个腱鞘的后面，然后切开关节囊以及脂肪垫进入踝关节。进一步分别从前正中和侧位切开暴露骨折断端。

经皮内侧支撑接骨板放植入口远端内侧切口。纵向切口直接跨越内踝，切口长度为自内踝突起近端 4cm 至远端 2cm。用来支撑接骨板近端螺钉打入的近端内侧切口。做一纵向内侧切口跨越经内侧植入的支撑接骨板的近端。切口长度为 3cm 就足够暴露接骨板近端，还可容许有适度的空间来打入接骨板近端的两个螺钉。内侧切开小口用来打入接骨板中间部位螺钉。经皮切开一个小口，然后钝性分离以免损伤隐神经和隐静脉。这些切口与打入胫骨髓内钉远端锁钉而做的切口类似。

（五）手术步骤

1. 复位和固定　胫骨与腓骨骨折通过侧位切口复位和固定，以保证满意的轴向和旋转对位。如果腓骨有严重的粉碎性骨折，应用外固定架有利于骨折的复位（图 21-1-3）。

2. 关节面的解剖复位　通过前面切口暴露进入踝关节，牵开胫前肌腱。从前面正中切口骨膜外剥离，显露出关节骨折断端。钳夹出骨折间的碎片、组织和关节内碎片（图 21-1-4）。基于对 CT 扫描图像的分析和术中了解的情况，处理并解剖复位关节内骨折块。复位过程中同时用到直接钩拉的小骨钩、经皮克氏针和韧带夹板修整等。直接或经皮克氏针起到暂时固定的作用，确认复位效果满意后再按适当方向拧入小型或微型拉力和定位螺钉。

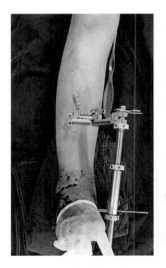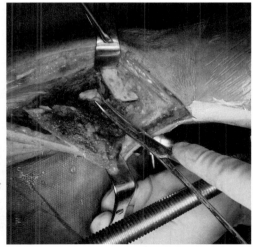

图 21-1-3　术中使用撑开器　　图 21-1-4　钳夹出骨折间的关节内碎片

3. 植入支撑接骨板　利用 X 线透视确定所需接骨板的合适长度。Cobb 剥离器或接骨板末端可以帮助测量。在最近端的两个螺钉锁定之前需要进行前后位和侧位透视，以确保关节外复位和接骨板安放位置令人满意。仔细选择好内侧接骨板的长度，纠正内翻再固定好接骨板近端，确保接骨板远端位于胫骨关节面的前内侧中央。其余的螺钉分别在远端和近端固定。简单骨折时，干骺端拉力螺钉经皮通过接骨板固定。术后进行 X 线透视和 CT 扫描以评估关节内复位和固定情况。

4. 闭合伤口

（1）前面切口：缝合伸肌支持带防止相应肌腱形成弓弦状，并能大大减少其对覆盖皮肤的张力。皮肤用尼龙缝线外翻垂直褥式方法缝合。

（2）内侧切口：此处组织需审慎处理，以防止缺血和坏死。皮肤用尼龙缝线外翻垂直褥式方法进行单层缝合。

5. 术后护理和预后　为了软组织水肿的早日消除和创口的早日愈合，在术后第一周，踝关节需维持中立位置制动。一周后不应该再有明显的伤口引流。通常在术后两周内，软组织水肿会有所改善，此时可以进行早期运动和物理治疗。患肢在术后六周内禁止负重。到六周时，如果 X 线片显示骨折愈合，患肢可以开始部分（50%）负重。为防止残留踝关节僵硬需要积极地进行功能锻炼。三个月时，进行拍片如果显示骨折进一步愈合，则患者可以恢复正常负重。

（六）并发症

防止并发症的最好方法是仔细的术前计划、把握正确的手术时机及术中对软组织和骨的无创操作。很难具体描述这些要点，但可从实践中体会。因此，复杂的 Pilon 骨折应由经验丰富、技术熟练的骨科医生来治疗，而非由年轻医生进行。Pilon 骨折术后可有许多并发症，大多源于软组织问题，如伤口裂开、皮肤坏死伴浅部感染，文献报道概率为 10%～35%。并发症的发生也与损伤机制、致伤能量（软组织损伤的范围）以及医生的经验密切相关。如果处置不及时和不彻底（如伤口的重新处理、抗生素、游离组织移植），早期的并发症可演变为深部感染（如骨髓炎、化脓性关节炎），其后遗症是灾难性的，常导致关节融合甚至截肢。伴有严重软组织损伤的患者，分期手术和小切口可明显降低伤口愈合问题和深部感染的风险。延迟愈合和不愈合的发生率为 0～22%，主要取决于骨折的类型和固定的稳定程度。骨折压缩和粉碎越严重，不愈合的风险就越大。对骨缺损早期充分植骨并有效固定可防止干骺端的延迟愈合，但有些不愈合特别是关节边缘骨块的不愈合，或许是创伤本身或过度手术剥离所致供血不足引起。

四、开放性 pilon 骨折外科处理

（一）适应证

1. 对伴有严重软组织损伤的骨折，如开放骨折或明显的软组织肿胀的闭合骨折进行"损伤控制"临时固定（图 21-1-5）。

2. 对污染、感染的骨折，或伴有严重软组织损伤的骨折的最终治疗。

（二）检查 / 影像

严重的软组织挫伤、软组织肿胀需检查神经血管情况并认真记录胫骨的正位和侧位 X 线片，以及踝关节的正位、侧位和踝穴位相；如果怀疑有关节内骨折，应对胫骨穹窿进行 CT 扫描。

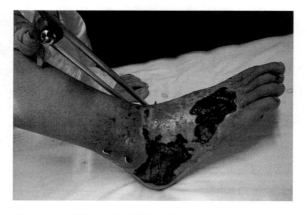

图 21-1-5　外架固定后软组织外观

（三）外科解剖

根据不同水平的横断面定义出外固定针植入的解剖"安全区"。胫骨近端干骺端处提供了 220° 范围的可植入外固定针的前侧弧形安全区。胫骨的其他部位提供了 120°～140° 范围的前内侧安全入针区域。

（四）体位

全身麻醉较好。患者仰卧于可透 X 线的手术床上，并在患肢下方放置其他如垫子或架子等协助维持体位的东西。应用止血带，并将患肢消毒、铺单。

（五）入路 / 显露

绝大多数情况下，在胫骨、跟骨及第一跖骨处做小切口以便植入外固定针。腓骨骨折从可触及的外侧皮下缘显露固定更方便。累及关节的胫骨穹窿骨折，可以经皮固定。如果软组织条件允许，而且的确必要时，可以应用正规的前外侧入路或内侧入路进行固定。

（六）手术步骤

1. 腓骨骨折的复位和固定　当软组织条件允许，首先处理腓骨骨折。应用腓骨外侧切口复位和固定腓骨骨折，一般应用 3.5mm 拉力螺钉和 3.5mm 1/3 管型板固定或 3.5mm 有限接触加压锁定接骨板（LCDC）和螺钉固定。

2. 胫骨骨折——复位和内固定　对于胫骨穹窿的关节内骨折应当通过胫骨远端的前外侧入路或内侧入路在直视下进行复位，或者是在透视下进行间接的手法复位。在打入拉力螺钉时，应先将骨折块以克氏针固定。

3. 胫骨骨折

（1）跨关节外固定：可应用跨关节的外固定架。按照二期确定性固定方法的要求，在骨折近端的胫骨内侧面或前外侧面，经皮或者是小切口打入 2 枚 5mm 半螺纹外固定针。先钝性分离至骨面，然后用软组织保护套筒保护好周围组织，接着经套筒钻孔、攻丝、并打入螺钉。骨折远端的外固定针可以放置在胫骨远端骨折块、跟骨和第一跖骨或距骨颈等处。经跟骨外固定针应从内侧向外侧放置在跟骨结节处，以防止损伤内侧的神经血管结构。第一跖骨外固定针应放置在第一跖骨基底的前内侧面。有时可选择经跗骨窦切口在距骨颈前外侧放置外固定针。然后通过术中透视进行胫骨远端的复位和调整力线，并组装外固定架。调整外固定架时，应松开连接夹，进行纵向牵引，并在透视下进行轻柔的手法复位以调整骨折块的位置。然后术者维持位置，由助手拧紧连接夹（图 21-1-6）。

（2）非跨关节外固定架：有时可选择应用不跨关节的外固定架。如果胫骨远端骨折块足够大并能容纳半螺纹外固定针打入时，可应用一个简单的外固定架。对于干骺端骨折块较小的患者来说，近端采用半螺纹外固定针、远端采用精细的克氏针组成混合外固定架，作为一种临时的或确定性的治疗技术是有用的。

4. 术后护理和预后　术后，伤口敷料包扎，并将小腿用大量无菌敷料包扎起来。患者一直保

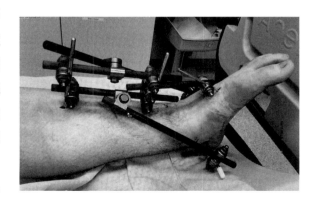

图 21-1-6　跨关节外固定架组装方式

持在非负重状态，直到确定性治疗时，或者是影像学提示骨折有足够的稳定性时。

采用髓内固定装置的确定性治疗应考虑在伤后 7 ~ 14 天以前进行，以最大程度地降低外固定针道处细菌聚集增殖或感染的风险，因为这可以引起髓腔内脓毒症。

采用板钉结构的确定性治疗可以在任何时间进行，只要能获得适当的力线、纠正旋转畸形、并保证关节面的平整。确定性固定的理想时间应当是术后 10 ~ 21 天，并且取决于足够好的软组织条件。

用外固定架作为确定性治疗要求该装置能保持原位 8 ~ 12 周，直至影像学提示骨折有愈合迹象。

（张堃 马腾）

第二节 踝关节骨折的外科治疗

踝关节是人体重要的负重关节，也是重要的活动枢纽。踝关节由骨性结构（胫骨、腓骨、距骨）以及其连接韧带（三角韧带、外侧韧带复合体以及下胫腓联合韧带）组成。骨性结构形成踝穴，胫骨远端前后突出形成前唇及后唇，与梯形凸出的距骨顶相匹配，距骨前宽后窄，这种结构提供了踝关节的内在稳定性。内侧三角韧带提供了踝关节的内侧支撑结构，分为深层及浅层，浅层防止踝关节外旋，深层力量强大，是最重要的内侧稳定结构，可以防止距骨外移及外翻。外侧韧带复合体由距腓前韧带、距腓后韧带以及跟腓韧带构成，距腓前韧带主要限制距骨前移、内旋及内翻，最容易损伤。跟腓韧带位于腓骨肌腱深层，可以很好地稳定距下关节，过度内翻时最容易损伤。下胫腓韧带将胫腓骨紧密连接在一起，由下胫腓前韧带、下胫腓后韧带、下胫腓横韧带及骨间韧带构成，其中骨间韧带是下胫腓韧带最强的部分，提供下胫腓 33% 的稳定性。踝关节骨与韧带的结构可以维持胫骨距骨之间的背伸、跖屈、旋转运动，同时可以维持腓骨的上下移动及旋转的稳定性。

踝关节骨折是成年人骨折中最常见的损伤类型，约占全身所有骨折的 10.2%，美国创伤中心研究显示，踝关节骨折在足踝骨折的占比超过 50%。踝关节骨折是最常见的关节内骨折，一旦发生踝关节骨折，踝关节的关节囊及韧带结构常常受到不同程度的损伤，踝关节的灵活性及稳定性受到影响。外踝轴线倾斜 2° ~ 4°，距骨外移 2mm，外踝移位 2 ~ 3mm，距骨垂直轴线倾斜可达 10°。距骨外移 1mm，关节面覆盖减少 42%，外移 3mm，关节面覆盖减少 60%。因此踝关节的骨折治疗强调解剖复位，任何残留的移位都可能造成关节接触面的减少，导致应力集中，发生踝关节退行性变。结合骨科仿生学的理念，对踝关节进行仿生解剖重建及仿生功能重建，以便最大程度地减少并发症，恢复患者的日常生活。对于单纯性的踝关节脱位或只合并轻度无明显移位的踝关节骨折，通过闭合复位或手法、复位保守治疗通常都能够得到较好的预后，若合并有严重骨折移位明显，可予以仿生手术治疗。

一、分型及特点

踝关节骨折分型常用 AO 分型（Danis-Weber 分型）和 Lauge-Hansen 分型。虽然两种分型系统都很常用，但也都不完美。AO 分型对手术治疗有一定指导意义。Lauge-Hansen 分型主要基于踝关节的间接损伤机制，常用来指导骨折的闭合复位。该分型与受伤时所处生理状态相关，更契合仿生治疗的理念。

（一）AO 分型

AO 分型（Danis-Weber 分型）基于腓骨骨折线和下胫腓联合的位置关系，将踝关节骨折分为三型。

A 型：下胫腓联合平面以下腓骨骨折

    A1：单纯腓骨骨折

    A2：合并内踝损伤

    A3：合并后内侧骨折

B 型：下胫腓联合平面腓骨骨折

    B1：单纯腓骨骨折

    B2：合并内侧损伤

    B3：合并内侧损伤及胫骨后外侧骨折

C 型：下胫腓联合平面以上腓骨骨折

    C1：单纯腓骨干骨折

    C2：复合性腓骨干骨折

    C3：近端腓骨骨折

（二）Lauge-Hansen 分型

Lauge-Hansen 根据受伤时足部所处的位置、外力作用的方向以及不同的创伤病理改变主要分为四型。

1. 旋后 - 内收型　①腓骨在踝关节平面以下横形撕脱骨折或者外侧副韧带撕裂；②内踝垂直骨折。

2. 旋后 - 外旋型　①下胫腓前韧带断裂；②腓骨远端螺旋斜形骨折；③下胫腓后韧带断裂或后踝骨折；④内踝骨折或三角韧带断裂。

3. 旋前 - 外展型　①内踝横形骨折或三角韧带撕裂；②联合韧带断裂或其附着点撕脱骨折；③踝关节平面以上腓骨短、水平、斜形骨折

4. 旋前 - 外旋型　①内踝横形骨折或三角韧带断裂；②下胫腓前韧带断裂；③踝关节面以上腓骨短斜形骨折；④后胫腓韧带撕裂或胫骨后外侧撕脱骨折。

二、外科治疗

适应证：因软组织嵌入无法手法复位；可能造成距骨移位或踝穴增宽的不稳定骨折；下胫腓分离；开放骨折；超过关节面 25%，关节面移位超过 2mm 的后踝骨折；累及关节面 10%～25% 的后踝骨折是否需要固定目前没有统一标准，依据患者病情决定；垂直压缩性骨折。

目的：首先要踝关节面的解剖复位，恢复下肢的正常对位及对线关系，恢复踝关节负重、旋转、内外翻等功能，恢复正常的行走步态。

开放骨折需要急诊手术。闭合骨折可在伤后发生明显肿胀之前急诊手术，或在肿胀高峰期过后，通常需要 7～10 天。如果需要延期手术，应对骨折脱位进行初步的闭合复位、石膏或支具固定，注意抬高患肢利于消肿。注意合并后踝骨折的患者，有后脱位倾向，注意复位后维持距骨位置，可行骨牵引或外架固定，否则在脱位时临时固定，不利于软组织恢复。

（一）旋后 - 内收型骨折的治疗

旋后 - 内收型踝关节骨折是踝关节骨折 Lauge-Hansen 分型中比较少见的一种，约占所有踝关节骨折的 5%，此型骨折不伴有下胫腓联合损伤。这种特殊类型的踝关节骨折具有独特的损伤特点：①踝关节外侧韧带及内踝软骨下骨及软骨损伤；②内踝关节面一定程度的缺损，有可能需要植骨；③"垂直线"样的内踝骨折线。

1. 外踝骨折的处理　此型骨折外踝通常为横形，可采用张力带，多枚螺钉或接骨板进行固定。临床中可遇到外踝未骨折、外侧韧带损伤的患者，此时需要采用铆钉对外侧韧带进行修补，恢复踝关节的功能仿生。

2. 内踝骨折处理　通常为垂直性和斜形骨折，对于垂直性骨折，建议采用抗滑移钢板进行固定，生物力学证实接骨板固定具有最强的稳定性。斜形骨折可采用单纯螺钉或接骨板固定，要求螺钉固定时尽量垂直骨折线，避免因剪切力使骨折发生再次移位。术中需关注胫骨内侧穹窿是否压缩，必须进行复位，根据骨缺损情况决定是否植骨（图 21-2-1）。

（二）旋后 - 外旋型骨折的治疗

旋后 - 外旋损伤在踝关节损伤中最为常见，约占 40%～70%。其典型的影像学特征为：外踝的螺旋形骨折常在胫腓下联合的附近，且骨折线起自前下方向后上方延伸。移位明显的外踝骨折，复位时需要恢复腓骨的旋转及长度，达到解剖仿生。

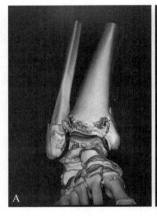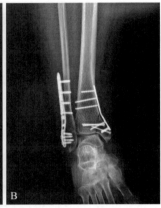

图 21-2-1　旋后内收损伤的外科治疗

A. 术前 X 线片；B. 术后 X 线片。

1. 腓骨骨折处理　①螺钉接骨板固定，最常采用拉力螺钉＋中和接骨板固定。对于外侧皮肤条件差，可采用后外侧接骨板进行固定。②多枚螺钉固定，对于腓骨骨折线长的患者可以采用多枚螺钉垂直骨折线进行固定。

2. 三角韧带仿生治疗　当内踝无骨折但内侧间隙大于 5mm 通常会考虑伴有三角韧带损伤，需采用术前或术中应力位片进一步确诊。近期有很多学者认为治疗踝关节骨折时，如果不重视三角韧带损伤的修复容易引起复位不良，韧带松弛造成慢性踝关节不稳定，这也是引起踝部慢性疼痛的重要之一。如伴有三角韧带损伤，应探查和修补三角韧带。修补三角韧带浅层时，可将铆钉置于内踝处。深层由于距离短，操作空间有限，通常于复位骨折前将铆钉置于距骨卵圆窝，内踝进行钻孔，将铆钉线由内踝引出，不进行打结。待外踝及后踝骨折复位固定后，尽可能拉紧铆钉缝合线，进行打结固定。

3. 胫腓下联合仿生治疗　在旋后外旋损伤中，如胫腓下联合韧带未完全断裂，因在近端腓骨与胫骨之间有骨间韧带及骨间膜连接，固定重建腓骨的连续性后，胫腓骨即恢复正常解剖关系。因而无必要常规地固定胫腓下关节，但偶尔在手术时，因广泛剥离腓骨片近端，将导致明显的胫腓下联合不稳定，或某些病例的腓骨骨折较高，伴胫腓下联合损伤。在腓骨固定后，胫腓下联合稳定性必须作 Cotton 试验，检查下胫腓联合的稳定性，如果外踝有过度移动，下胫腓间隙增宽，表示胫腓下联合分离，且不稳定，因而必须固定胫腓下联合。

4.后踝骨折的治疗　在胫腓下联合后韧带损伤的病例中，多数后踝发生撕脱骨折。后踝与距骨仅有关节囊相连，而腓骨与后踝由胫腓下联合后韧带牢固地连接。腓骨外踝良好的复位，后踝也随之自动复位。虽然后踝骨折块一般较小，不会引起踝关节应力分布的明显改变，但后踝固定后通过附着的下胫腓后韧带的作用能够明显恢复下胫腓的稳定性。但如果后踝骨折块大于关节面的 25%，经闭合复位又失败者，则必须切开整复并作内固定（图 21-2-2）。

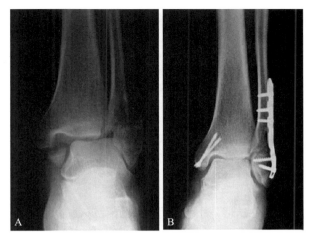

图 21-2-2　旋后外旋损伤的外科治疗

A. 术前 X 线片；B. 术后 X 线片。

（三）旋前 - 外旋型骨折的治疗

旋前 - 外旋损伤约占踝关节损伤的 7%～19%，其典型特点：① 90% 以上的旋前外旋损伤会有胫腓下联合分离。②腓骨有螺旋形或斜形骨折，骨折线多在胫腓下联合的近侧，起自前上方向后下方延伸，也可位于腓骨近端（Maisonneuve 损伤）。

1.腓骨骨折的处理　重视腓骨长度及旋转的恢复，通常采用拉力螺钉 + 中和钢板进行固定。对于游离骨块可采用钢丝进行捆扎，尽量避免出现骨缺损。对于特殊类型 Maisonneuve 骨折，腓骨位于近端 1/3，待恢复腓骨长度以及旋转后通常不需要进行固定。

2.胫腓下联合分离的处理　因腓骨为高位骨折，常伴有下胫腓联合损伤。是否需要固定需根据术中情况判断，当踝关节周围所有骨折均固定完毕后，行踝关节 Hook 试验以及踝关节外旋试验，术中透视如果存在下胫腓分离则需要进行固定。如未分离，可不予固定。固定方式可选择金属螺钉、可吸收螺钉以及袢钢板（suture-button）螺钉。螺钉固定仍为金标准，金属螺钉存在断钉、二次取出内固定的缺点；suture-button 对于下胫腓联合的旋转控制不佳；可吸收下胫腓螺钉更符合踝关节功能仿生的要求，既可以提供踝关节必要的稳定性，同时可以允许下胫腓之间的微动，避免二次去除内固定，早期下地功能锻炼，减轻患者负担。

3.内踝骨折的处理　切开复位后内固定方法同旋后 - 外旋型骨折，一般使用螺钉固定，骨片较小或骨质疏松采张力带进行固定（图 21-2-3）。

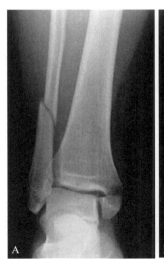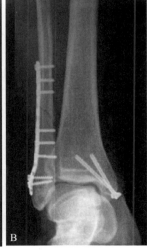

图 21-2-3　旋前外旋损伤的外科治疗

A. 术前 X 线片；B. 术后 X 线片。

（四）旋前 - 外展型骨折的治疗

旋前 - 外展损伤占所有踝关节损伤的 5%～21%，主要特征是外踝具有短横形骨折线，伴有蝶形骨块或腓骨骨折呈粉碎性，骨折线通常高于下胫腓联合。

1. 腓骨骨折的处理 此型腓骨通常为粉碎性，尽可能避免腓骨出现短缩。术中通常采用撑开器恢复腓骨远端长度及旋转，用克氏针进行远端固定，用钢板进行桥接固定，如存在骨缺损可进行植骨。

2. 胫腓下联合分离的处理 同旋前 - 外旋型骨折，通常采用可吸收下胫腓螺钉进行固定。

3. 内踝骨折的处理 切开复位后内固定方法同旋后 - 外旋型骨折（图 21-2-4）。

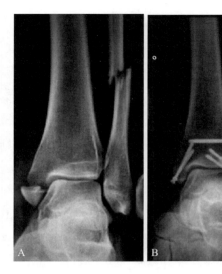

图 21-2-4 旋前外展损伤的外科治疗

A. 术前 X 线片；B. 术后 X 线片。

踝关节骨折的常见并发症主要为骨折不愈合、畸形愈合及踝关节骨性关节炎等。在术中要尽量做到解剖复位以及对断端软组织和骨折端的清理，避免术后骨折不愈合的发生。踝关节的畸形愈合大多数是由不良复位造成。所以，为了达到踝关节解剖及功能仿生，在临床处理时要特别注意术前的仔细检查和周密的治疗计划，术中的微创操作、解剖复位及有效的结合术中透视以便有效及时地了解患者踝穴的完整性和踝关节的稳定性。术后需要定期对患者进行复查并指导患者进行相应的功能锻炼，从而减少并发症的出现，有助于患者踝关节功能的恢复。近年来由于关节镜技术的发展，对于韧带损伤、骨折复位质量和关节软骨损伤的评估与治疗更倾向于精准化、微创化以及个体化，也为踝关节的仿生治疗了提供新的思路。

（梁晓军）

第三节 距骨和跟骨骨折的治疗

距骨和跟骨都是跗骨，均位于后足。踝关节的下方是距骨，它和胫骨构成了胫距关节，距骨的下方是跟骨，跟骨和距骨构成了距跟关节，距骨和跟骨骨折在临床当中是比较常见的。如果治疗不当往往会影响患者的负重活动，给患者带来严重的病痛。针对这两种骨折的治疗要遵循仿生治疗原则。从结构仿生、力学仿生和功能仿生来指导复位、恢复正常力线，保障患者得到最大的功能恢复。

一、距骨和跟骨骨折的临床表现

距骨和跟骨骨折常常是由于高处坠落伤引起的，重物的撞击或是严重的交通意外也会导致这些部位的骨折。骨折之后会引起局部的疼痛，肿胀以及明显的功能障碍。

（一）距骨骨折

距骨骨折较少见，多由直接暴力压伤或由高处堕落间接挤压所伤，约占所有骨折 1%，其中20%～25% 为开放骨折。距骨骨折在临床上并不多见，但由于其特殊的解剖特点，开放伤发生率高，治疗上极具挑战性。距骨无肌肉或肌腱附着，表面 60% 以上为关节软骨，供血十分有限，易引起不愈合或缺血性坏死，应及早诊治，后期预后并不十分理想。距骨的损伤将同时影响踝关节和跗中关节并对足踝的许多运动平面造成影响，所以即使距骨上微小的撕脱骨片都会对踝关节造成巨大破坏。距骨骨折治疗的目的是恢复踝关节与跗中关节的最大运动度、重建解剖形态并防止关节炎的发生。

临床表现上，患者多有足踝部外伤史，伤后踝部肿痛、活动受限。且皮肤易出现张力性水疱，久之局部皮肤可呈现缺血性坏死，有时胫后神经、血管有被移位的距骨体挤压伤的危险，导致足前部血液循环不佳等症状，甚至出现坏疽，以及足底内侧神经麻痹等。个别尚有姆长屈肌腱被嵌夹，而导致姆趾呈屈曲挛缩状，胫后肌腱亦有被嵌夹的报道。如伴有距舟关节半脱位者，则足背部有压痛与骨性高突。

距骨骨折患者，通过拍摄患肢踝关节正侧位 X 线片即可了解距骨骨折的程度、骨折移位方向及胫距、距跟关节的脱位情况，CT 检查有助于了解距骨骨折粉碎程度及关节面损伤程度。MRI 检查可有助于了解周围韧带及软骨损伤情况。

（二）跟骨骨折

跟骨骨折是跗骨骨折中最常见的，约占全身骨折的 2%，占跗骨骨折的 60%，而跟骨关节内骨折占跟骨骨折的 75%，多由高处坠落或跳下时足跟着地，跟骨受到压缩暴力和剪切暴力引起，少数为撕脱骨折，有时为双侧骨折，可合并颅底骨折、脊柱骨折或下肢其他骨折，以青壮年伤者最多，儿童少见。多波及关节面，粉碎性骨折居多，易遗留足跟痛等后遗症。

跟骨是足部最大的一块跗骨，形态不规则。跟骨的跟骰关节面与骰骨构成关节，成为足纵弓之外侧部分。距下关节承受并传导约 64% 的人体重量，转换下肢的旋转应力，协同踝关节的运动，支配跗中关节和前足的活动，又是后足的生物力学中心。前中关节占距下关节总面积的 32%，后关节面约占 68%，后关节面约占距下传递负荷的 69%，由此可见，距下关节后关节面在承重方面起了很大作用，亦更容易发生骨折和创伤性关节炎。

临床表现上患者伤后足跟部疼痛、肿胀、瘀斑及压痛明显，特别是侧方挤压痛明显，着地时足跟疼痛加剧，足跟部横径增宽，严重者足弓变平。如疼痛剧烈、足感觉障碍，被动伸趾引起剧烈疼痛时，应注意足骨筋膜室综合征可能。伴有脊柱骨折时则存在胸腰部疼痛，活动受限，应予注意。足踝部主动活动受限。当合并肌腱断裂、神经损伤及足骨筋膜室综合征时，可出现足部运动障碍、感觉缺失和肿胀张力异常增高等。

影像学检查：X 线片，常规拍摄双侧跟骨前后位片、侧位片和轴位片，观察跟骨骨折的类型、骨折块位置和数量、关节面的塌陷情况等，测量跟骨的高度、宽度、后跟内外翻的角度、Bohler 角和 Gissane 角等。对关节内跟骨骨折，可拍摄双侧跟骨的 Broden 位 X 线片。其中，10° 位片可显示后关节面的后部，40° 位片可显示后关节面的前部，20° 和 30° 位片可显示后关节面的中间部分。对合并伤者还应拍摄相应部位的 X 线片。

CT 及三维重建：即便多平面的 X 线投照，要全面了解骨折的程度，有时还是困难的，故跟骨关节内骨折应常规行 CT 检查。CT 扫描的特殊价值在于可以清晰地显示载距突骨折块，跟骨外侧壁的骨折线，跟骨结节的内、外翻程度，观察后关节面及跟骨关节骨折的粉碎程度，同时在软组织窗，也可显示跟骨外侧碰撞综合征征象，小腿和神经嵌压综合征征象。CT 扫描的另一重要价值是可以确定原发骨折线波及后关节面的程度和后关节面内走行情况，以及骨折块移位程度及方向。明确跟骨骨折的部位、类型、移位和碎裂程度，特别是后关节面的骨折情况，并根据CT扫描对跟骨骨折进行分型，为制订合理的治疗方案提供依据。

二、距骨和跟骨骨折的分型

距骨和跟骨骨折依照其损伤部位、程度、辅助检查等有很多种分型。此处，仅就与结构仿生与功能仿生相关及临床上较常用的一些分型，做一简要的介绍。

（一）距骨骨折的分型

根据距骨骨折发生的部位可将其分为距骨头骨折、距骨颈骨折、距骨体骨折。

目前常用距骨颈骨折分型为Hawkins分型系统。Ⅰ型：无移位的距骨颈骨折（图21-3-1A），骨坏死率小于10%。Ⅱ型：合并距下关节的脱位或半脱位（图21-3-1B），骨坏死率约40%。Ⅲ型：合并踝关节和距下关节的脱位（图21-3-1C），骨坏死率约90%。Canale和Kelly在此基础上提出了Ⅳ型：除距骨体从踝关节和距下关节中脱出外，还伴有距舟关节半脱位（图21-3-1D），骨坏死率几乎100%。

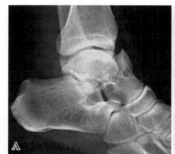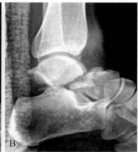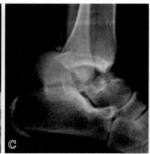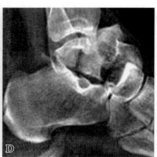

图21-3-1　距骨骨折的分型

A. Hawkins-Ⅰ型距骨骨折；B. Hawkins-Ⅱ型距骨骨折；C. Hawkins-Ⅲ型距骨骨折；D. Hawkins-Ⅳ型距骨骨折。

Sneppen等将距骨体骨折分为六型：Ⅰ型：距骨滑车的压缩骨折；Ⅱ型：冠状面的剪切力骨折；Ⅲ型：矢状面的剪切力骨折；Ⅳ型：距骨后突骨折；Ⅴ型：距骨外侧突骨折；Ⅵ型：距骨体粉碎性骨折，踝关节和距下关节严重失稳。

针对陈旧性距骨骨折，2003年Zwipp等提出了距骨创伤后畸形愈合和不愈合的分类标准。Ⅰ型：距骨骨折畸形愈合或伴有关节脱位。Ⅱ型：距骨骨折不愈合伴关节脱位。Ⅲ型：在Ⅰ或Ⅱ型的基础上出现部分距骨缺血性坏死。Ⅳ型：在Ⅰ或Ⅱ的基础上出现整个距骨缺血性坏死。Ⅴ型：在Ⅰ或Ⅱ的基础上出现有菌性距骨缺血性坏死。

（二）跟骨骨折的分型

目前关于成人跟骨骨折的分型有58种之多，但多数并未被广泛应用。对临床预后具有较好的评估符合性的分型主要有四种，包括一种基于X线表现的分型和三种基于CT表现的分型：Essex-Lopresti分型、Zwipp分型、Crosby分型和Sanders分型。另外，其他引用频率较高的分型还包括AO/OTA分型和Eastwood分型。本节仅介绍Essex-Lopresti分型和Sanders分型。

Essex-Lopresti跟骨骨折分型系统：Ⅰ型为未波及跟骨关节面的关节外跟骨骨折；Ⅱ型为波及

距下关节面的跟骨关节内骨折，Ⅱ型又细分为两个亚型，ⅡA型为舌型跟骨骨折，骨折的继发骨折线向后延伸，由跟骨结节跟腱止点远端穿出（图21-3-2A）；ⅡB型为关节压缩型跟骨骨折，继发骨折线向后上延伸，由跟骨结节跟腱止点前侧穿出，压缩暴力继续作用使关节面骨块压缩入跟骨体（图21-3-2B）。

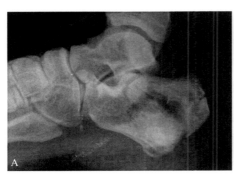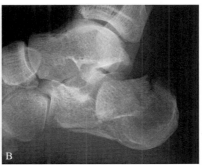

图 21-3-2　跟骨骨折分型

A. 跟骨的舌型骨折；B. 跟骨的关节压缩性骨折。

Sanders 跟骨骨折分型系统：此分型以跟骨冠状面CT扫描为依据，在距下关节面最宽处，以2条线将跟骨分为3柱，这2条线与位于后关节面内侧缘内侧的三条线把后关节面分为3块，即内侧块、中央块和外侧块，这3块与载距突一起构成潜在的4个关节骨块。所有没有移位的骨折（<2mm），无论骨折线的数量多少均属于Ⅰ型骨折。一条骨折线存在移位的骨折属于Ⅱ型，根据骨折线的位置又分为ⅡA（骨折线位于外侧柱）、ⅡB（骨折线位于中间柱）和ⅡC（骨折线位于内侧柱）型。Ⅲ型骨折一般存在一个中间压缩骨块，根据两条骨折线的位置又分为ⅢAB、ⅢBC和ⅢAC型。Ⅳ型骨折包括4个或以上骨折块，骨折较为粉碎。

针对陈旧性跟骨骨折，目前使用较多的跟骨骨折畸形愈合分类方法有两种，即1996年Stephen和Sanders提出的基于冠状位CT扫描图像的3型分型法和2003年Zwipp和Rammelt提出的5型分型法。

Stephens-Sanders 分型：Ⅰ型，跟骨外侧壁膨出，没有或轻度距下关节外侧局限性骨关节炎，无力线异常；Ⅱ型，跟骨外侧壁膨出，伴有广泛的距下关节骨关节炎，跟骨内翻畸形小于10°；Ⅲ型，跟骨外侧壁膨出，广泛的距下关节骨关节炎伴跟骨内翻畸形大于10°。

Zwipp-Rammelt 分型：Ⅰ型，距下关节面不平整，伴骨关节炎；Ⅱ型，在Ⅰ型基础上存在跟骨内外翻畸形；Ⅲ型，在Ⅰ、Ⅱ型基础上，另有跟骨高度丢失；Ⅳ型，在Ⅰ、Ⅱ型基础上，另有跟骨结节外移；Ⅴ型，严重畸形，导致距骨半脱位，距骨倾斜。

这些分型有些是从结构仿生角度出发，可指导我们进行解剖复位，有些是从功能仿生角度出发，可指导我们判断功能预后和进行康复训练。

三、距骨和跟骨骨折的治疗

距骨和跟骨作为后足的重要结构。其主要功能首先是负重，所以治疗首先应遵循力学仿生原则。其次距骨参与踝关节的构成，以及距骨和跟骨构成距下关节，所以治疗也要力求解剖复位，达到结构仿生要求。针对一些严重粉碎性骨折的患者，可遵循仿生替代的原则，应用现代 3D 打印技术行全距骨置换。后期依照功能仿生，进行科学有效的康复训练，以达到最佳的功能康复效果。

（一）距骨骨折的治疗

1. **距骨头骨折**　治疗原则在于复位移位的距骨头骨折块，恢复足弓排列和长度，维持距舟关节的完整和稳定。如骨折没有移位或为累及关节面程度较小的压缩骨折，则采用短腿石膏固定。如骨折移位、骨折块较大、伴有距舟关节不稳定，需行切开复位内固定。小的粉碎性骨折块可以去除，较大的骨折块需要复位。严重的距骨头压缩骨折偶尔需要植骨，以避免关节面塌陷造成关节间不匹配，在植骨后可用微型钢板支撑固定。重建内侧柱的长度和排列至关重要，严重的粉碎性骨折无法取得牢固内固定时，可考虑给予跨关节内固定或外固定器固定。

2. **距骨颈骨折**

（1）Ⅰ型骨折：无移位的距骨颈骨折可通过石膏固定。将足固定于跖屈或中立位仍有争议，跖屈位踝关节更稳定，但可能会导致踝关节周围韧带及小腿后方肌肉挛缩，诱发马蹄足的发生。治疗期间需定期随访，确保骨折在治疗期间没有移位。对于年轻患者或希望早期活动的患者，也可在透视下行经皮螺钉固定术。

（2）Ⅱ型骨折：目前多数学者主张对所有Ⅱ型骨折进行切开复位内固定术。选择入路时要考虑到骨折粉碎程度和部位，常推荐前内侧入路。前外侧入路在趾长伸肌和第三腓骨肌之间，可暴露距骨颈外侧。一旦骨折复位，临时用克氏针固定。可以选择拉力螺钉，但是如果距骨颈粉碎，使用拉力螺钉会因骨折处压缩而造成距骨颈短缩或排列不良。如果距骨颈内侧存在较大的塌陷缺损往往需要植骨支撑。后外侧入路可以较好地暴露距骨后突。通常后外侧入路与前内侧或前外侧入路联合应用。如果闭合能完成解剖复位，那也可以采用一个单独的后侧入路，采用后 - 前螺钉固定骨折（图 21-3-3）。相比较于由前向后植入螺钉，后 - 前螺钉更符合的力学仿生机制。

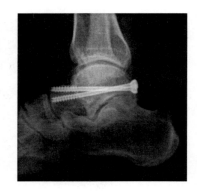

图 21-3-3　螺钉后 - 前位固定距骨颈骨折

（3）Ⅲ型骨折：以距骨体从踝关节和距下关节中移位为特征，对治疗提出了挑战。要求紧急切开复位以减少距骨体移位造成的血管神经束和内侧皮肤的挤压，并使骨坏死的发生率降至最低。这种损伤很多并发内侧踝关节骨折。如果踝关节完整，常常需要内踝截骨以便对距骨体进行复位。在距骨内可以放置经皮钉，撬拨距骨体恢复其解剖位置。骨折稳定后可按照Ⅱ型骨折进行相关处理，对于严重粉碎的距骨颈骨折可采用微型钢板固定。

（4）Ⅳ型骨折：Ⅳ型骨折的治疗方式同Ⅲ型骨折，需紧急切开复位内固定。距骨体和距骨头需复位和牢固固定。然后评估距舟关节的稳定性，如果距舟关节不稳定，需考虑固定距舟关节。这种损伤的重要性在于都有可能发生距骨头和距骨体的坏死。如同Ⅲ型骨折，紧急处理至关重要。

3. **距骨体骨折**

（1）距骨骨软骨骨折：Ⅰ型，使用分担负重的踝部支架，并限制活动 6 周，或直到症状消失。对于Ⅱ型损伤，用短腿石膏保护 6 周，看骨折是否愈合。Ⅲ型损伤的处理要看具体损伤部位。外侧损伤要立即使用关节镜清理和刮除，直至软骨下骨。如果有较大的软骨下的骨和关节软骨可予重新附着。可以钻孔，使用螺钉、可吸收钉进行固定。急性Ⅳ型损伤，在理想的病例中，骨软骨片可以重新附着。在晚期病例有慢性锁定情况时须进行去除和钻孔治疗。

（2）距骨体的剪切骨折：距骨体的剪切力骨折相对常见，在距骨骨折中所占比例约13%～20%。距骨体骨折多采用联合手术入路，内侧入路和沿腓骨前缘的外侧入路。每个入路都应显露踝关节和距下关节。若需要充分地显露和复位固定时可进行内踝或外踝截骨。内踝截骨术中保持三角韧带的完整，保存距骨的血供，术后关节稳定性好，对关节功能影响小。

（3）距骨后突骨折：距骨后突骨折并不多见。如果骨折没有移位，跖屈5°用短腿石膏固定4～6周。如果保守治疗失败，推荐手术去除骨折块。大的移位骨块都附着有强大的韧带，故对于这样的骨折最好采用切开复位内固定。关于手术入路，可以选择后外侧手术入路或后内侧入路。骨折复位后常使用细的螺钉固定，以免妨碍踝关节和距下关节的活动。

（4）距骨外侧突骨折：距骨外侧突骨折更多见于滑雪事故，这种骨折被称为"滑雪板骨折"。根据骨折的大小和粉碎及移位程度决定是否进行切开复位内固定。没有移位的小骨折采用保守治疗，禁止负重4周随后进行早期活动。如果活动产生疼痛，可考虑延期切开复位内固定。如果骨折块较大或者移位超过2mm，为切开复位内固定的手术指征。

4.距骨脱位

（1）距骨周围脱位：首选试行闭合复位。闭合复位不宜反复进行，以免加重关节软骨的损伤及骨折移位更加显著。切开复位内固定或小骨折块切除会降低关节退变的发生。切开复位内固定和修复韧带与关节囊后仍不稳定者，可用克氏针从足跟穿过距骨到胫骨以确保牢固，有时也可用克氏针固定距舟关节。这些克氏针一般6周左右取出，在此期间患肢不能负重。

（2）距骨全脱位：距骨全脱位由高能量损伤所致，须紧急复位。由于解剖结构的限制常使闭合复位不能成功。切开复位会降低距骨缺血性坏死、关节退变及感染等并发症的发生。故闭合复位一旦失败，应立即行切开复位。

5.距骨陈旧性骨折　对于年轻、治疗积极且骨、软骨条件好的Ⅰ、Ⅱ、Ⅲ型畸形患者可行二次截骨矫形、解剖复位内固定术。若Ⅰ、Ⅱ、Ⅲ型畸形患者患有严重创伤后关节炎或系统性疾病时应行关节融合术。Ⅳ型患者可行死骨切除、自体骨移植加胫距跟关节融合术。Ⅴ型患者应对感染组织彻底清创、距骨大部摘除术，但应尽量保留距骨头及距舟关节的功能。当然应用仿生替代概念，近几年国内外有专家也开始实施3D打印金属全距骨置换术来保障患者的功能。

（二）跟骨骨折的治疗

1.跟骨关节外骨折

（1）跟骨体骨折：跟骨体骨折由于未累及关节面，保守治疗多可以获得满意疗效。如果随访时，发现骨折明显移位，应及时纠正，必要时可行手术干预。也可在透视下对骨折进行撬拨复位，并经皮螺钉固定。

（2）跟骨后结节骨折：骨折治疗方法根据患者年龄、健康状况、功能要求及骨折移位程度确定。部分跟骨后结节骨折，如果无显著移位（分离移位小于1cm），可采取保守治疗。撕脱性骨折，可通过足跖屈位石膏或矫形靴固定3～4周。鸟嘴样骨折，如果无显著移位，通过功能位石膏或矫形靴固定，可早期负重和功能锻炼。对于骨折块较大，常需要通过手术干预。一般采取切开复位螺钉或钢丝内固定。

（3）跟骨内外侧突骨折的治疗：根据骨折的移位程度而定。无移位的骨折可通过短腿石膏托固定6~8周，有明显移位的骨折可通过闭合复位后石膏固定。跟骨内侧突骨折移位超过1.5cm时，可在足跟内下侧做一小的弧形切口，复位后用拉力螺钉固定；如果骨折粉碎，也可通过小的支撑钢板固定。

2．跟骨关节内骨折　跟骨关节内骨折的治疗一直是骨科和足踝外科治疗的热点话题。目前较为统一的跟骨关节内骨折复位依据是：在纠正跟骨宽度、高度及力学轴线后，关节内骨折移位小于1mm认为复位满意。无论何种复位方法的使用，只要能达到良好的复位效果并维持至骨折愈合，均为临床治疗所接受。

手术时机的选择由多种因素共同决定，其中以软组织条件最为重要。多主张软组织肿胀消退后（皮纹征阳性）再行手术治疗，一般在伤后5~10天，部分患者需要更长时间。对于微创或内侧小切口治疗患者，时机可相对提前。需要强调的是：时机选择不应受到具体时间限制，应根据患者的局部及全身情况。

跟骨骨折的手术入路较多，以外侧入路最为常用。外侧延长的"L"形切口目前使用最多。术中应尽量做全厚皮瓣，切口暴露使用"不接触"牵开技术，即分别在腓骨远端、距骨颈和/或骰骨钻入3枚2~2.5mm克氏针，向切口外围折弯并保持显露。术中要取得满意复位，需要掌握一定的复位方法和技巧。复位之前，先对跟骨结节进行牵引，可松动主要骨块，使骨折易于复位，且可有效的恢复Bohler角和跟骨长度。再使用符合力学仿生的跟骨钢板进行内固定。

目前跟骨骨折的微创治疗也是一个研究热点，张英泽院士为此还专门著书讲述。西安市红会医院足踝外科梁晓军教授团队为此也做了大量研究，自主研发并在临床上应用跟骨微创钢板治疗跟骨骨折。此钢板设计理念符合力学及结构仿生概念。巧妙应用3D打印技术保证了载距突螺钉的打入方向，确保了固定效果（图21-3-4）。

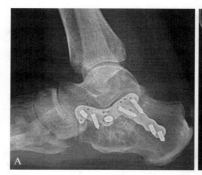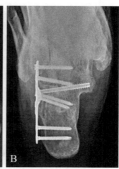

图21-3-4　钢板固定

A. 跟骨微创钢板固定术后侧位；B. 跟骨微创钢板固定术后轴位。

3．跟骨陈旧性骨折　按照Stephens-Sanders分型，Ⅰ型可结合使用腓骨肌腱松解、外侧壁骨块切除及外侧距下关节局限性切除术，术后早期功能锻炼；Ⅱ型可结合使用外侧壁切除和距下关节融合术，可根据畸形程度适当行外翻矫形；Ⅲ型除常规的外侧壁切除、腓骨肌腱松解和距下关节融合外，还需要结合跟骨截骨矫形纠正跟骨的内外翻畸形。

随着现代医学的发展，医工结合越来越紧密，创造出大量仿生内植物与仿生材料。距骨和跟骨骨折的治疗将越来越微创化、越来越精细化。针对一些严重粉碎的距骨和跟骨骨折，应用3D打印技术和仿生替代原则，部分置换乃至全距骨或跟骨置换都将变为可能。仿生医学和医工结合的发展将更多造福广大患者。

（梁晓军　马强）

第四节 跗骨与前足骨折的治疗

中足的解剖复杂，由多个骨与关节结构组成，并有复杂的韧带、关节囊和筋膜网相连，需要协调一致才能保证正常的足部活动。Lisfranc 关节和 Chopart 关节分别是中足的远端关节和近端关节。Chopart 关节也称跗横关节，是中足和后足在解剖学上的分界，主要由跟骰关节和距舟关节构成。Lisfranc 关节包括组成跖跗关节的骨、关节与韧带等全部结构，它们共同参与组成足内侧纵弓、外侧纵弓和中间横弓。Lisfranc 关节损伤和 Chopart 关节损伤在临床上极易漏诊，不少临床骨科医生对此类骨折也较为陌生，但这两类损伤均可涉及中足的任何骨性或韧带结构，中足必要关节的活动必须恢复，而非必要关节则可采取融合术以恢复其稳定，这是处理中足骨折的基本策略。中足损伤后恢复骨性结构的解剖复位和足部的对线是获得良好预后的基础，需要达到充分的足部解剖仿生。

前足的跖骨骨折和趾骨骨折也十分多见，约占全身骨折的 3%。其中跖骨骨折约占前足骨折的 1/3，趾骨骨折约占 2/3。在五个跖骨中，第一跖骨和第五跖骨最重要，因为它们承受的压力大于第二～四跖骨，在生物力学上，有稳定前足远端的作用，在治疗过程中需要达到力学的仿生，对第一跖骨和第五跖骨的骨折采取螺钉或微型钢板坚强内固定的方式，对第二、三、四跖骨可采取交叉克氏针固定的方式。趾骨骨折较跖骨骨折更为频发，足趾的跖侧在行走时需要紧贴地面，可以起到防滑的作用，其次有辅助足部推进与弹跳的作用。因此，在治疗趾骨骨折时，应要求跖趾关节活动自如，足趾跖侧面没有骨折端突起，从而达到功能仿生的目的。

中足和前足的骨折会导致足弓的破坏，正常的解剖结构和力学结构发生变化，而治疗的仿生目标则是恢复足部结构的完整性，实现足部的稳定负重功能。对于足部的仿生治疗，稳定性是第一位的，其次是灵活性，达到足部的功能仿生至关重要。

一、解剖分型和仿生特点

足部仿生的研究内容主要包括解剖仿生、功能仿生和力学仿生。解剖仿生是模仿足部的解剖构造，通过解剖结构相似从而实现功能相近；功能仿生是对足部的感知及运动等功能进行模仿，从而达到负重稳定的功能；力学仿生是从生物力学角度研究人体足部的生理功能。

（一）Lisfranc 关节损伤的分型和仿生特点

跖跗关节即 Lisfranc 关节，最早由拿破仑时期的法国军医 Lisfranc 于中足平面截肢时提出。狭义的跖跗关节损伤，指仅累及跖楔关节和跖骨与骰骨间关节，而忽略了楔骨间关节和楔舟关节的"复合体"概念。Lisfranc 韧带位于足底，连接在内侧楔骨和第二跖骨基底跖侧之间，它是最粗壮的骨间韧带，这也是导致第二跖骨基底部跖侧撕脱骨折的原因。Lisfranc 关节的解剖特点：跖跗关节由五个跖骨和三个楔骨、骰骨构成，将前足和中足分开。五个跖骨形成的"罗马拱门"结构和第二跖骨基底的"拱顶石"结构，共同维持了整个跖跗关节骨性结构的稳定性。

1986 年，Myerson 提出了 Lisfranc 关节损伤的三柱理念，即第四、五跖骨与骰骨及其间的关节组成外侧柱，由于其灵活性相对较大，对于创伤后的不稳定的耐受性也较强，需要进行弹性固定；第二、三跖骨和中间楔骨、外侧楔骨及其中间的关节组成中间柱，它的活动性最小，它的不稳定对于步态的影响较大；第一跖骨与内侧楔骨及其间的关节组成内侧柱，由独立的关节囊包裹，它的活动性介于两者之间。同时，Myerson 对 Quenu-Kuss 分型进行了细分，将其分为 A、B、C 三型。在改良的分型系统中，不仅纳入了跖跗关节损伤，还包括了楔骨间关节和楔舟关节。Myerson 分型是目前对于 Lisfranc 损伤最常用的分型方法：

A 型损伤：整体分离（total incongruity）——包括全部 5 块跖骨的移位，伴有或不伴有第二跖骨基底骨折。常见的移位是外侧或背外侧，跖骨作为一个整体移位，这类损伤常称为同侧性损伤；

B 型损伤：部分分离（partial incongruity）——在 B 型损伤中，一个或多个关节仍然保持完整。B1 型损伤的为部分分离内侧移位，有时累及楔间关节或楔舟关节；B2 型损伤为部分分离外侧移位，可累及第一跖楔关节。

C 型损伤：分裂分离（divergent）——C 型损伤为分裂性损伤，可以是部分（C1）或全部（C2）。其中 C1 为分裂分离部分移位，C2 为分裂分离整体移位。这类损伤通常是高能量损伤，伴有明显的肿胀，易于发生并发症，特别是骨筋膜室综合征。

（二）中足 Chopart 关节损伤的仿生特点

Chopart 关节是由法国巴黎外科医生 Chopart 命名，也称跗间关节或跗横关节，由距舟关节和马鞍形的跟骰关节组成。主要作用是足的旋前、旋后功能。距舟关节为类球窝关节，足舟骨近侧面为深袋状，内容距骨头，可提供部分的关节稳定性，距舟关节是维持内侧纵弓的重要结构，活动度相对较大，比较容易受伤受累。跟骰关节在垂直面上呈凹陷状，而在横断面上呈突起状，由跟骨的前关节面和骰骨的后关节面对合形成，此关节为高形合度关节，在足部着地时呈"锁定"状态。跟骰关节周围韧带众多，相对稳定，很少发生单纯脱位。相关结构还包括弹簧韧带和"Y"形的分歧韧带等。在 Chopart 关节损伤中，距舟关节脱位相对多见，常合并有足舟骨骨折，根据暴力机制不同，分为内侧、外侧和跖侧脱位，其中以跖内侧脱位多见。

中足的生物力学特点：Chopart 关节可划分为内侧柱和外侧柱，内侧柱包括距骨和足舟骨，距舟关节属于活动关节，外侧柱包括跟骨和骰骨，跟骰关节属于微动关节。内侧足的远端与 3 块楔骨及第一、二、三跖骨基底相连接，诸关节之间几乎没有活动。外侧柱的远端与第四、五跖骨相连，属于活动关节。整个中足，则由中、内侧楔骨和第二、三跖骨及其相关韧带结构构成中间柱，两侧分别为内侧柱和外侧柱。中足内侧柱在背侧 - 跖侧方向上可产生 3.5mm 的相对运动，整个中足的刚性主要通过中间结构维持，而外侧柱主要发挥吸收震动的功能。

多根肌腱与中足的关节相关，其中最重要的是胫前肌腱和腓骨长肌腱。胫前肌腱止于第一跖骨基底和内侧楔骨的背侧，是第一跖跗关节的动态稳定结构。当关节发生脱位时，胫前肌腱可卡压于中间楔骨和内侧楔骨之间而造成复位困难。腓骨长肌止于第一跖骨的下外侧面，可动态支持足纵弓和横弓。

（三）前足损伤的仿生特点

跖骨骨折临床较常见，多因重物打击足背、碾压及足内翻扭伤导致。根据部位不同大致可分为跖骨干骨折、第五跖骨基底骨折、跖骨颈骨折和疲劳骨折，根据骨折形态可分为横断型、斜面型及粉碎型。跖骨位于跗骨和趾骨之间，由五块长骨构成，是足部结构和功能的重要组成部分，第一～三跖骨与跟骨、距骨、足舟骨、楔骨组成足的内侧纵弓，第四～五跖骨与跟骨、骰骨构成外侧纵弓，在 5 块跖骨基底部（跖骨颈）组成足的横弓。各跖骨基底部之间均有韧带连接，从而起到了维持了足弓形态的生理作用。第一跖骨与内侧楔骨、足舟骨和距骨构成足的柱状结构，可以传导行走时的重力。第二~五跖骨构成足的片状部，起到平衡和稳定足的作用，完整的足弓在跑跳或行走时可吸收震荡并保护足以上的关节及防止内脏损伤。

趾骨骨折占据足部骨折的第 2 位，其处于足的最前端，故而也是最容易受伤的部位。趾骨共 14 块，形状和排列与指骨相似，但都较短小。分为近节、中节和远节趾骨，瞬趾无中节趾骨，趾骨之间为关节囊和韧带连接。趾骨骨折多为粉碎性或纵裂骨折，踢撞硬物所伤多为横形或斜形骨折，常合并皮肤与趾甲损伤，开放性骨折多见。也有些骨折是由积累性劳损所造成。

二、治疗

足部仿生治疗是应用仿生学理念，通过模仿足部的自然解剖结构和生理功能，应用各种现代科技、材料和设备治疗足部疾病。足部的仿生治疗主要以仿生替代重建为主，在仿生内容上，根据仿生修复程度的不同，分为结构仿生治疗与功能仿生治疗（图 21-4-1、图 21-4-2）。

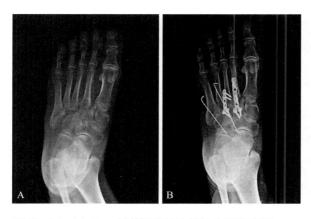

图 21-4-1 Lisfran 关节损伤的功能仿生固定病例

A. 术前 X 线片示中间柱和外侧柱向外侧移位，内侧柱稳定，为 B2 型损伤；B. 术后 X 线片示中间柱使用微型钢板跨关节坚强固定，外侧柱使用克氏针弹性固定。

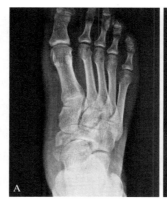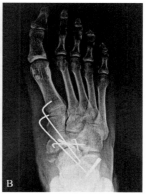

图 21-4-2 Chopart 关节损伤的功能仿生固定病例

A. 术前 X 线片示足舟骨骨折、距舟关节脱位、跟骨骰部骨折；B. 术后 X 线片示足舟骨骨折、跟骨骨折复位良好坚强内固定，距舟关节复位良好克氏针弹性固定。

（一）Lisfranc 关节损伤的仿生治疗

Lisfranc 关节损伤常需要制订个性化的治疗方案。对于负重位第一、二跖列分离小于 2mm 患者，可先采用石膏固定、非负重制动 6 周，期间需加强随访。移位不稳定或骨折 - 脱位型跖跗关节损伤，均应考虑手术治疗。Lisfranc 损伤近期治疗的目的是维持解剖复位，长期目标是避免或延迟创伤性关节炎的发生。手术原则为：解剖复位、坚强固定、恢复足内外侧跖列的力线和长度，稳定整个跖跗关节。对于第一、二跖列分离 2~5mm 者，中足常继发不稳，主张手术治疗；对于轻微损伤可考虑闭合复位经皮复位内固定的微创技术进行治疗，在获得满意复位和固定的同时，也减少了软组织的创伤；对于双柱或三柱损伤的跖跗关节损伤，行切开复位内固定，手术常采用内、外侧联合切口；对于跖跗关节完全脱位或粉碎性骨折的患者行切开复位内固定，可尽可能保留关节功能。

成功治疗 Lisfranc 关节损伤的关键是恢复受累关节的解剖对位，复位时应遵循先复位内侧柱和中间柱，再复位外侧柱的顺序，Lisfranc 螺钉是由内侧楔骨向第二跖骨基底方向钻入空心钉。螺钉是目前较常用的固定方式，复位后自跖骨向楔骨植入螺钉作跨关节固定，但容易损伤关节面软骨。

近年来，微型钢板跨关节固定是较新的固定方式，在获取稳定固定的同时，避免了对关节软骨的损伤，充分考虑了解剖仿生的概念，将对组织的损伤降至最低。固定时要求内侧柱和中间柱坚强固定，外侧柱采用克氏针弹性固定，以尽可能保留关节活动度，6 周后拔除克氏针以进行早期锻炼，从而获得最佳的功能效果。对于合并骰骨压缩骨折者，压缩的骰骨需撑开后植骨，再行微型钢板内固定。内侧柱及中间柱同时与楔舟关节关联，活动度小，治疗时要求内侧柱和中间柱坚强固定，而外侧柱则只需要弹性固定。这正体现了仿生医学中的功能仿生。

后期手术中，必须区别中足的必要关节和非必要关节。必要关节包括距舟关节和跟骰关节以及骰骨和第四、五跖骨间的关节，剩余关节均为非必要关节，包括第一、二、三跖骨间关节、楔骨间关节和楔舟关节。复位和内固定手术时需要注意：首先必须保持内侧柱、中间柱的稳定，即使跖跗关节的运动会受到限制也是可以接受的。其次，必须保留外侧柱（第四、五跖骨与骰骨）和距舟关节的运动。后期的并发症主要是由于漏诊或误诊所致的扁平足或创伤性关节炎。

对于是否需要取出内固定。一般认为，6 周后需拔除外侧柱的克氏针，4 个月影像学随访确定骨愈合后，可考虑取出 Lisfranc 螺钉，1 年后才考虑取出钢板等其他内植物。术前需告知患者长期负重可导致内固定的断裂而无法取出。

（二）Chopart 关节损伤的仿生治疗

Chopart 关节损伤治疗原则为恢复后足和前足的正常解剖关节，恢复内侧柱和外侧柱的长度，获得并维持正常足弓，尽可能保留距舟关节和跟骰关节的活动度。跗横关节脱位中以距舟关节脱位最为常见，治疗方法取决于受伤时间及有无合并骨折。闭合新鲜脱位应尝试手法复位，充分的麻醉和肌肉松弛是复位成功的关键。复位时牵引并外翻前足，张开距骨、楔骨之间的间隙，使足舟骨复位。由于足舟骨位于内侧纵弓的最高点，是构成内侧纵弓的关键结构，因此常常导致周围韧带断裂，故而复位后需要使用石膏外固定 6~8 周。

对于手术复位适用于脱位合并骨折、开放性脱位及闭合复位失败者，需要行手术切开复位内固定，并以克氏针或螺钉固定维持关节对位，同时尽可能修复周围损伤韧带结构。部分伴有跖跗关节损伤的患者可行跨关节接骨板固定，术后予石膏或支具固定 4~6 周。通常情况下，Chopart 关节骨折脱位通过切开复位内固定都可以获得满意的疗效，距舟关节的活动度对足部的功能非常重要，一般不主张轻易将其融合。关节融合只是作为补救措施，用于治疗残留关节功能障碍或是骨折过于粉碎无法复位的患者，但应当恢复足部的力线和足弓，骨缺损处植骨填充。

（三）跖骨、趾骨骨折的仿生治疗

前足骨折比较多发，但绝大多数的愈合没有显著的功能影响，也有部分未加治疗的患者出现了严重的功能障碍和症状。所以需要准确判断出容易出现并发症的骨折，并进行适当的治疗。前足损伤需要关注的另一个问题是合并的软组织损伤，挤压伤、坠落伤以及其他高能量损伤，常常会造成广泛的、严重的软组织损伤或缺如，需要对软组织进行适当的仿生修复。

无移位的跖骨干或跖骨颈骨折，可用支具或短腿石膏管型固定，并开始早期负重。有移位显著的跖骨骨折，手法复位失败或虽能手法复位但不稳定影响足弓者均应考虑手术治疗。手术切开复位内固定可以采用克氏针、螺钉或者微型接骨板，视骨折类型而定。对于第二~四跖骨骨折，允许有 20%~30% 的横断面的移位。所有跖骨在矢状面上不允许有成角，跖骨屈曲会造成跖骨头下应力增大而引起痛性胼胝，而背伸会引起附近距骨头的应力增加。对于第一跖骨，任何在横断面与冠状面上的成角，会造成踇趾外翻或者内翻畸形，第一跖骨的长度必须恢复，并防止跖骨头的抬高。手术方法为经背内侧切口，行跖骨的切开复位内固定。内固定可用克氏针，可以用微型接骨板。累及第一跖楔关节的骨折，将骨折解剖复位可以使用微型接骨板跨关节骨折。另一类需要外科手术治疗的是跖骨头颈部骨折，跖骨头颈部骨折可造成跖趾关节不稳定。经背侧切口行切开复位，将关节囊纵向切开，注意保护神经血管束。将克氏针逆行穿过跖骨头，并从足的跖侧面穿出，在骨折复位后，将

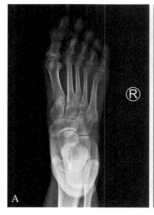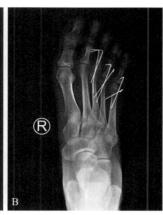

图 21-4-3　跖骨骨折的仿生固定理念

A. 术前 X 线片示第三、四、五跖骨头骨折，移位明显；
B. 术后 X 线片示克氏针弹性固定第三、四、五跖骨头，位置恢复良好。

克氏针再穿入跖骨干，并通过克氏针或微型接骨板固定，也可用小的 Herber 螺钉骨折。

　　绝大多数趾骨骨折可以保守治疗，通常无移位的趾骨骨折不需要特别治疗。有移位的单个趾骨骨折行手法复位，将邻趾与伤趾用胶布固定后，给予夹板或石膏托固定 3～4 周即可。多发趾骨骨折在复位后，用超过足趾远端的石膏托固定 4～6 周即可进行功能锻炼。对开放性损伤，骨折移位明显，手法复位后欠稳定者，可在清创的同时给予骨折断端行克氏针固定后足部石膏固定治疗。在趾骨骨折的治疗中，特别注意纠正旋转畸形及跖骨成角畸形，避免足趾因轴线改变而出现功能障碍。

（梁晓军　王欣文）

参考文献

[1]　蓝蓝，房岩，纪丁琪，等. 仿生学应用进展与展望 [J]. 科技传播，2019，11（22）：149-150.

[2]　赵宏谋，张言，胡东，等. 支撑钢板与螺钉固定治疗旋后 - 内收型 Ⅱ 度踝关节骨折的比较研究 [J]. 中国修复重建外科杂志，2017，31（5）：553-558.

[3]　徐军奎，蔡杰，屈福锋，等. 可吸收钉板与金属钉板内固定治疗 Ⅱ 度旋后外旋型踝关节骨折的比较 [J]. 中国骨与关节损伤杂志，2018，33（6）：641-642.

[4]　张鹏，董启榕，王宗允，等. 内、外侧双切口结合 Herbert 螺钉内固定治疗合并同侧踝关节骨折的 Hawkins Ⅲ 型距骨颈骨折 [J]. 中华医学杂志，2016，96（41）：3342-3346.

[5]　刘诚，赵宏谋，梁晓军，等. 双头加压空心螺钉内固定治疗 Hawkins-Canale Ⅱ、Ⅲ 型距骨颈骨折 [J]. 中医骨与关节损伤杂志. 2015，30（4）：390-392.

[6]　郭睿，李毅，梁晓军，等. 后内侧入路手术治疗距下关节内侧脱位并距骨后突骨折 [J]. 中国骨与关节损伤杂志. 2020，35（8）：870-872.

[7]　刘光东，张冰，李焱，等. 切开复位锁定接骨板内固定治疗跟骨骨折 36 例 [J]. 人

民军医，2015，58（7）：822-823.

[8] 马超，王成伟，唐国柱. 微创技术与开放手术治疗 Sanders Ⅱ Ⅲ 型跟骨骨折的疗效比较 [J]. 中华骨科杂志，2020，40（21）：1443-1452.

[9] 杨杰，梁晓军，李毅，等. 保留距下关节治疗 Stephens Ⅰ 型跟骨骨折畸形愈合 [J]. 中国矫形外科杂志. 2020，28（12）：1140-1142.

[10] 赵宏谋，梁晓军，李毅，等. 跗骨窦入路微创治疗跟骨关节内骨折的疗效分析 [J]. 华南国防医学杂志. 2015，29（3）：171-172.

[11] 刘诚，张言，李毅，等. 跖跗关节融合术结合微型钢板内固定治疗陈旧性 Lisfranc 损伤 [J]. 中国骨与关节损伤杂志，2017，32（8）：891-892.

[12] 李立，李一凡，符东林，等. 螺钉与钢板固定 Lisfranc 损伤的比较 [J]. 中国矫形外科杂志，2021，29（6）：556-559.

[13] 张文韬，陈勋，宋涛，等. 弹性固定修复 Lisfranc 韧带损伤的有限元分析 [J]. 中国矫形外科杂志，2020，28（12）：1127-1131.

[14] 肖伟元，董宇启，张超. 跖内侧入路跖侧钢板治疗第一跖骨基底部骨折的疗效分析 [J]. 中华创伤骨科杂志，2021，23（7）：631-635.

[15] 黄煊怀，李春，黎宇，等. 切开复位克氏针经皮固定治疗 Chopart 关节脱位的短期疗效分析 [J]. 中国骨伤，2019，32（1）：72-76.

[16] 张云龙，梁晓军，李毅，等. 跟骰背外侧韧带损伤致跟骰关节失稳手术治疗 1 例报道并文献回顾 [J]. 中华骨与关节外科杂志，2019，12（12）：994-997.

[17] Haller JM, Githens M, Dunbar R. Intramedullary nailing for pilonnonunions[J]. Journal of Orthopaedic Trauma, 2017, 31(11): E395-E399.

[18] Wiebking U. Frakturen des Pilon tibiale: Überblick über Diagnostik und Klassifikation. Unfallchirurg, 2017, 120(8): 632-639.

[19] Klaue K. Operative access for treatment of pilon fractures[J]. Der Unfallchirurg, 2017, 120(8): 648-651.

[20] Beebe MJ, Auston DA, Quade JH, et al. OTA/AO classification is highly predictive of acute compartment syndrome after tibia fracture: a cohort of 2885 fractures[J]. Journal of Orthopaedic Trauma, 2017, 31(11): 600-605.

[21] Mabvuure NT, Pinto-Lopes R, Sierakowski A. Management of intraarticular proximal interphalangeal joint fracture-dislocations and pilon fractures with the Ligamentotaxor® device[J]. Archives of Orthopaedic and Trauma Surgery, 2020, 140(8): 1133-1141.

[22] Malik-Tabassum K, Pillai K, Hussain Y, et al. Post-operative outcomes of open reduction and internal fixation versus circular external fixation in treatment of tibial plafond fractures: a systematic review and meta-analysis[J]. Injury, 2020, 51(7): 1448-1456.

[23] Taylor BC, So E, Karim A. Spanning external fixation for pilon fractures: steering wheel and kickstands[J]. Orthopedics, 2020, 43(3): E187-E190.

[24] Goodnough LH, Tigchelaar SS, Van Rysselberghe NL, et al. Medial column support in pilon fractures using percutaneous intramedullary large fragment fixation[J]. J Orthop Trauma, 2021, 35(12): E502-E506.

[25] Sanders D. Acute arthrodesis of ipsilateral pilon and talus fracture[J]. JBJS Case Connector, 2021, 11(2): 1-6.

[26] Jay T. Bridgeman, Schweser K. Nerve injury after distal tibia, pilon, and ankle fractures[J]. Peripheral Nerve Issues after Orthopedic Surgery, 2021: 355-370.

[27] Hong CC, Saha S, Tan SHS, et al. Should the location of distal tibial plating be influenced by the varus or valgus fracture pattern of tibial pilon fracture?[J]. Arch Orthop Trauma Surg, 2022, 142(11): 2999-3007.

[28] Zelle BA, Dang KH, Ornell SS. High-energy tibial pilon fractures: aninstructional review[J]. International orthopaedics, 2019, 43(8): 1939-1950.

[29] Whang HS, Seo YS, Lee B et al. Fibular fixation in comminuted distal tibial fractures affecting ankle joint[J]. Journal of the Korean Orthopaedic Association, 2019, 24(3): 970-976.

[30] Fylaktos AT, Tsantes AG, Papadopoulos DV, et al. Arthroscopic-assisted external fixation of pilon fractures[J]. Intraarticular Fractures, 2019: 333-339.

[31] Cinats DJ, Stone T, Viskontas D, et al. Osteonecrosis of the distal tibia after pilon fractures[J]. Foot and Ankle Surgery, 2020, 26(8): 895-901.

[32] Andersen MR, Frihagen F, Hellund JC, et al. Randomized trial comparing suture button with single syndesmotic screw for syndesmosis injury[J]. J Bone Joint Surg (Am), 2018, 100(1): 2-12.

[33] Riedel MD, Miller CP, Kwon JY. Augmenting suture-button fixation for maisonneuve injuries with fibular shortening: technique tip[J]. Foot Ankle Int, 2017, 38(10): 1146-1151.

[34] Bartoníček J, Rammelt S, Kašper Š, et al. Pathoanatomy of Maisonneuve fracture based on radiologic and CT examination[J]. Arch Orthop Trauma Surg, 2019, 139(4): 497-506.

[35] Jose HJ, John DK, David L, et al. Classifications in brief: sanders classification of intraarticular fractures of the calcaneus[J]. Clin Orthop Relat Res (2019) 477: 467-471.

[36] Ho NC, Sangiorgio SN, Cassinelli S, et al. Biomechanical comparison of fixation stability using a lisfranc plate versus transarticular screws[J]. Foot Ankle Surg, 2019, 25(1): 71-78.

[37] VanPelt MD, Athey A, Yao J, et al. Is routine hardware removal following open reduction internal fixation of tarsometatarsal joint fracture/dislocation necessary[J]. Foot Ankle Surg, 2019, 58(2): 226-230.

[38] Faglia E, Clerici G, Frykberg R, et al. Outcomes of Chopart amputation in a tertiary referral diabetic foot clinic: data from a consecutive series of 83 hospitalized patients[J]. Foot Ankle Surg, 2016, 55(2): 230-234.

第二十二章
手足畸形的仿生治疗

第一节　常见手部畸形仿生治疗

手部畸形多种多样，造成畸形的因素亦多种多样，在这众多的畸形中以多指畸形及并指畸形较为常见。针对多指及并指畸形的研究较多，其发病的遗传因素、突变基因等方面的研究逐渐深入，目的在于对于该疾病能够更早诊治及预防，但目前的治疗方式仍以外科手术矫形为主。矫形方式多样化，总的目标为恢复矫形指的生理功能及形态为目标。从而恢复患者的正常心理。

一、多指畸形

（一）多指分型

手部分为桡侧性及尺侧性，以桡侧性多见，常用分型为桡侧多指分型。多指分型方式多样，目前国内外较为常用的为 Wassel 分型。共分为 7 种类型：Ⅰ型，远节指骨型；Ⅱ型，并列末节指骨与一个近节指骨共关节；Ⅲ型，分叉近节指远端，近端合并；Ⅳ型，两并列指骨与一个掌骨共关节；Ⅴ型，两并列指骨及远端分叉近端共干掌骨；Ⅵ型，指骨及掌骨并列与腕骨构成关节；Ⅶ型：指骨三节。

（二）多指手术时机

多指手术时机选择没有统一标准，应该依据患者手指畸形的类型，是否影响手指发育，矫形采取的手术方式确定。如果没有特殊情况，选择学龄前较为合适。同时还应该考虑患者家属的心理因素；对于部分患者家长特别在意患者多指并难以承受者可以尽早手术。对于简单手术仅采用切除多指时可以适当早手术；如果采用较为复杂的手术方式（切除多指同时进行矫形），可适当等患儿年龄大点。

二、并指畸形

（一）并指分型

并指为手部常见畸形，并指类型多种多样；通常为两个手指并指，以环指及小指多见，其次为中指环指，亦可以三个或者四个手指并指，较少见拇指及示指并指。两并指亦有多种类型；有的仅以皮肤相连，皮肤可以完全相连或者部分相连，有的并指以指甲及指骨相连；指骨相连形式多样，部分仅末节指骨部分相连，部分患者远指间关节相连。

（二）手术时机

分指手术时机选择应该参考患者并指数目、指别、并指类型、并指骨融合程度确定分指时间。对于长短不同指别并指将严重影响手指发育者尽早进行分指；并联两指等长或者不全并指对于两指发育影响不大时手术应放在学龄前，部分学者认为 18～24 月龄较好。对于多个手指并指，则对于发育影响大的手指先分指。再次手术时机同样参照分指后手指发育情况定，影响发育者 3 个月后再次手术，否则可 6 个月后再次手术。

三、手术方法

（一）多指手术方式

多指矫形手术方式多样，总的原则为切除多余手指，保留指应尽可能恢复健指的生理功能及形态（图 22-1-1）。针对不同的分型采取相应的手术方式：多指发育一个手指形态功能接近健指时，采用切除发育较差的多指；两指发育同步，均小于健指时，可将两指各种组织进行组合，重建一个外形及功能接近于健指的手指；对于两个手指发育不同步，一个功能良好，一个外形良好，则采用两者的优势结构进行合并。

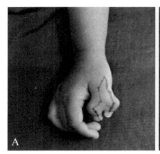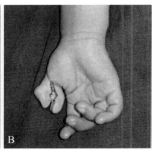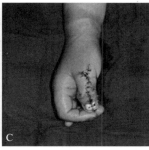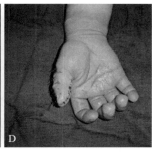

图 22-1-1　多指畸形矫形

A. 背侧切口设计及外观；B. 掌侧切口设计及外观；C. 两指合并后背侧外观；D. 两指合并后掌侧外观图。

（二）多指手术注意事项

术前详细检查，做好手术计划。选择好切除指及保留指；重视拇指对掌功能重建；切口设计采用弧形或者锯齿状，避免线状瘢痕。采用组合时注意各组织匹配度，指骨合并时参考健指指骨的长度及宽度，两合并指骨不等长时，以较短的指骨为准，合并指骨时保证合并关节面平整。对于骨关节发育不匹配的多指，合并或保留指尽量以骨关节结构及功能良好者为宜。重塑指外形时参考健指的周径。皮肤及软组织逐步修整切除，避免过度切除后无法关闭创口，避免过度紧张缝合影响矫形指血运。

（三）并指手术方法

并指分离在两并指指掌侧及背侧设计反向锯齿状切口。设计锯齿状皮瓣切至深筋膜层；于并指近侧重建指蹼，较正常指蹼加深 3mm，指蹼重建可以采用并指背侧设计皮瓣。可以采用指背双叶皮瓣、V-Y 联合矩形皮瓣、五边形皮瓣、双翼皮瓣等方式。皮瓣选择均以重建一个接近于手指正常指蹼形态，尽量减少指侧方植皮为目的。分指及指蹼重建完成后，修整分指对应侧方多余脂肪组织后关闭创面，无法覆盖创面采用全厚皮片植皮。

（四）并指手术注意事项

术前测量并指皮肤量，设计掌侧及背侧锯齿状皮瓣时注意方向及匹配度。重建指蹼深度足够，

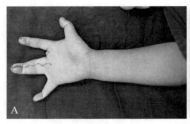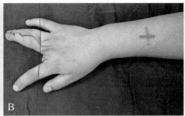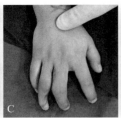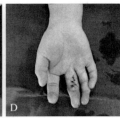

图 22-1-2 复杂并指矫形

A. 掌侧切口设计及外观；B. 背侧切口设计及外观；C. 术后 3 月背侧外观；D. 术后 3 月掌侧外观。

缝合皮肤张力不宜过大。修整皮下多余脂肪时注意保护好神经血管束，指侧方植皮采用全厚皮片植皮。重视指背侧瘢痕；重视分指后甲缘重建，尽量恢复甲缘的正常形态。

（欧学海）

第二节　跗外翻畸形的仿生治疗

跗外翻是指跗趾向外偏斜超过正常生理范围的一种足部畸形，是最常见的前足畸形，患病率为 23.0%～35.7%。跗外翻畸形与遗传因素有一定相关性，呈进行性发展，多数患者早期无临床症状，随着畸形加重，可逐渐出现症状，并可合并其他足部畸形。

一、病理解剖

跗外翻畸形的内在因素包括第一跖骨的解剖学变异（第一跖骨过长、圆形跖骨头等）、第一跖列不稳、跟腱/腓肠肌挛缩、平足畸形等。外在因素主要为穿鞋：长期穿尖头鞋、高跟鞋与跗外翻的发生与进展有一定的相关性。跗外翻的病理学改变包括：第一跖骨内收及旋转、近节趾骨外翻、跖趾关节半脱位、跖籽关节半脱位或脱位、跗收肌挛缩、第一跖趾关节外侧关节囊挛缩伴内侧关节囊松弛。其他还可能合并的病理学改变包括：第一跖楔关节不稳、跖内收、转移性跖痛、第二趾骑跨、第二跖趾关节跖板损伤等。

二、临床与影像学评估

跗外翻由于其畸形的复杂性，且同时存在多平面及多个足趾畸形，所以治疗上极具挑战。只有充分地进行术前评估，了解各种手术方式的适用范围和优缺点，采取个性化的治疗方案，才能确保治疗效果。跗外翻的临床评估包括畸形的严重性（目前常依据 Mann 分型）、疼痛的区域（内侧跗囊区域、第一跖骨头下、转移性跖痛区域、骑跨趾摩擦区域等）、跖楔关节的稳定性、跗趾的旋转及其他合并畸形的情况。影像学评估需拍摄足负重正侧位 X 线片，以及籽骨切线位 X 线片；其中负重正位 X 线片最为重要，评估角度主要包括：跗外翻角（hallux valgus angle，HVA）、第一～二跖间角（intermetatarsal angle，IMA）、跖骨远端关节面角（distal metatarsal articular angle，DMAA）、跖内收角、籽骨位置等（图 22-2-1）。另外，通过跖骨头外侧缘的形态可以初步判断跖骨旋转的程度。如果有负重 CT，对于跖骨旋转、跖楔关节稳定性及跖籽关节匹配性的评估则更加客观准确。

　　踇外翻目前尚无统一的分类方法，临床常用Mann分类法，根据HVA和IMA角度大小，分为轻、中、重度三度。①轻度：第一跖骨头内侧突出并有疼痛，HVA<20°，IMA通常<13°，第一跖趾关节一般是匹配的。②中度：踇趾向外侧挤压到第2趾，踇趾一般有旋前畸形，HVA 20°~40°，IMA通常13°~16°，胫侧籽骨有明显脱位。③重度：踇趾向外挤压第2趾形成"骑跨"畸形，踇趾伴有中重度的旋前畸形，HVA>40°，IMA通常大于16°，第二跖骨头下形成转移性跖骨痛，胫侧籽骨脱位于跖骨头腓侧缘外。手术方案首先应确定是否存在跖趾关节炎，如果有则选择跖趾关节融合术；如果没有，则评估是否存在明显的跖楔关节不稳，如果有，则选择跖楔关节融合术；如果没有，则按照严重程度及医生个人习惯，选择截骨矫形手术。

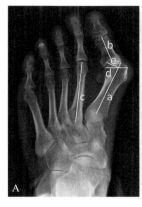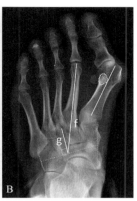

图 22-2-1　踇外翻畸形相关角度

A. 踇外翻角（HVA，∠ab），跖骨间角（IMA，∠ac），跖骨远端关节面角（DMAA，∠de）；B. 跖内收角（∠fg），籽骨位置（即内侧籽骨相对于第一跖骨中线的位置）。

三、常用手术方式

　　踇外翻手术的治疗方法有很多，目前较为确切的治疗方法是外科治疗。文献报道的踇外翻外科治疗方式已超过130余种，每一种都有其适应证，但是到目前为止，还没有一种方法可以同时矫正踇外翻所有的病理改变。外科治疗的目的主要是纠正畸形、解除疼痛、尽可能地恢复足的正常功能。在手术中应达到以下要求：①通过截骨矫形纠正HVA与IMA；②通过软组织平衡，恢复第一跖趾关节匹配性与稳定性；③纠正跖骨旋转；④调整跖骨头负重，处理合并其他足趾畸形。

　　踇外翻的术式选择中，首先需要了解患者的各种病理改变，并结合患者的年龄和要求、术者的经验和条件等，从而制订出最适合患者的手术方案。目前在国内外最常用的踇外翻矫正手术有十余种，根据我们的临床经验，重点介绍以下几种常见的、效果肯定的手术方式。

（一）软组织手术

　　软组织手术主要包括三部分：①第一跖骨头内侧骨赘切除；②第一跖趾关节外侧软组织松解，包括踇内收肌切断，外侧关节囊松解；③第一跖趾关节内侧软组织加强，关节囊紧缩缝合。目前临床上很少单独使用软组织手术，多作为截骨术或关节融合手术的辅助术式。

（二）截骨术

　　骨性手术矫正畸形效果较好，矫形彻底，踇外翻手术后复发率低，主要有三类手术。①跖骨远端截骨：最常用的是Chevron截骨术，适用于IMA轻/中度增大的患者。②跖骨干截骨：最常用的是Scarf截骨术，适用于IMA中重度增大的患者。③跖骨基底截骨：常用的术式为开放楔形截骨，由于会增加DMAA，因此，常合并远端闭合截骨，即跖骨双平面截骨。

　　1. Chevron截骨术　Chevron截骨术通过外侧骨突切除、第一跖骨远端V形截骨外移以及内侧关节囊紧缩矫正踇外翻畸形。具有操作简单、愈合率高、截骨面稳定等优点。

　　手术以内侧骨突为中心，逐层切开暴露跖骨头，摆锯平行于跖骨干切除内侧骨突，切除范围不超过矢状沟；第一跖骨头内侧作一水平位向外开口60°的V形截骨，V形开口向近端，距跖骨头关节面约 1cm；截骨后将远端跖骨头向外侧推移 3~5mm，切除近端多余骨质；用空心螺钉或者克氏针固定（图 22-2-2）。使用可吸收缝线将内侧关节囊底部向背内侧及近端牵拉，复位向外侧相对脱位的籽骨，然后紧缩缝合关节囊，常规关闭伤口。

一般认为，每向外推移 1mm，可矫正 1°的 IMA，所以跖骨头颈过窄或 IMA 较大的患者，不宜选择此术式。Chevron 截骨术可以矫正大部分跀外翻患者畸形，特别适用于轻/中度跀外翻患者。

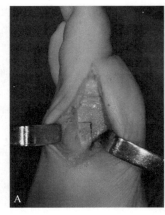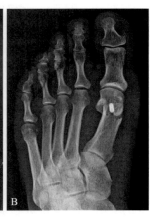

图 22-2-2　Chevron 截骨术

A. 术中截骨线；B. 术后患足 X 线片。

2. Scarf 截骨术　Scarf 截骨术是在第一跖骨干内侧，从内向外做一"Z"字形截骨，完全截断后，推挤跖骨下半向外侧平移，以缩小一~二跖骨间夹角，用螺钉固定截骨面。适用于有症状的中、重度跀外翻畸形。

手术取第一跖趾关节背内侧弧形切口，显露第一跖趾关节，并骨膜下剥离显露第一跖骨；切除跖骨头内侧增生骨赘；在第一跖趾关节和第二跖趾关节之间行背侧小切口，切断足跀内收肌、外侧关节囊和松解籽骨悬韧带；在第一跖骨内侧作"Z"形截骨，沿第一跖骨长轴行水平截骨，在跖骨颈背侧和跖骨基底部跖侧与水平截骨线成 45°~60° 角斜行截骨；根据术前设计需要，将远端截骨块向外侧旋转或推移，透视下确认复位满意；用 2 枚空心螺钉分别于截骨近端和远端固定；用微型摆锯截除内侧旋转或外移后内侧突起的骨块（图 22-2-3）。使用可吸收缝线将内侧关节囊底部向背内侧及近端牵拉，复位向外侧相对脱位的籽骨，然后紧缩缝合关节囊，常规关闭伤口。

Scarf 截骨术是目前临床应用非常广泛的一种跀外翻畸形截骨术，其特点较多，如"Z"形截骨稳定性好，术后可以早期下地功能锻炼，矫形力度较大，但需要一定的学习曲线。选择适应证、严谨的术前设计联合术中细致操作、正确的截骨方式和坚强的内固定都是避免翻修手术的关键。在术

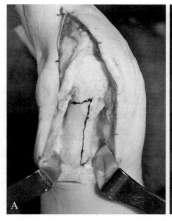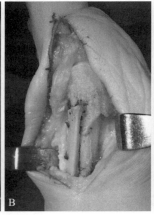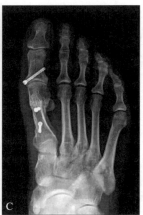

图 22-2-3　Scarf 截骨术

A. 术中截骨线；B. 术中截骨及推移完成照；C. 术后 X 线片。

中可以通过对跖骨干的旋转和植骨来避免"叠瓦效应"的产生，但是对于伴有第一跖骨干旋转畸形时，可以利用"叠瓦效应"来矫正部分旋转畸形。Scarf 截骨术不仅可以矫正 HVA 和 IMA，还可以通过改良截骨和旋转方式来矫正增大的 DMAA，可以使第一跖骨头适当下沉，可以矫正第一跖骨干的旋转。

3. 双平面截骨术 双平面截骨术主要是指跖骨基底和跖骨远端两个平面的联合手术，主要应用于合并 DMAA 增大的重度踇外翻畸形。我们将其定义为双平面或者双联截骨，西安市红会医院主要是采用第一跖骨基底的楔形截骨术和第一跖骨远端内侧闭合楔形截骨术的联合。

取第一跖骨内侧纵切口，切除内侧骨赘及足踇囊，显露第一跖趾关节及第一跖骨近端；在第一跖趾关节和第二跖趾关节之间行背侧小切口，切断足踇内收肌、外侧关节囊和松解籽骨悬韧带；第一跖骨远端行内侧闭合楔形截骨，在距离跖骨头关节面近侧约 1cm 处，垂直第一跖骨轴线自内向外截骨，在跖骨远端作一楔形截骨，不穿透对侧骨皮质。去除基底朝向内侧的楔形骨块，向内侧挤压踇趾，来闭合截骨线。第一跖骨基底的外侧闭合楔形截骨或内侧开放截骨；克氏针临时固定两处截骨处，使用微型接骨板及螺钉固定两处截骨线。使用可吸收缝线将内侧关节囊底部向背内侧及近端牵拉，复位向外侧相对脱位的籽骨，然后紧缩缝合关节囊，常规关闭伤口（图 22-2-4）。

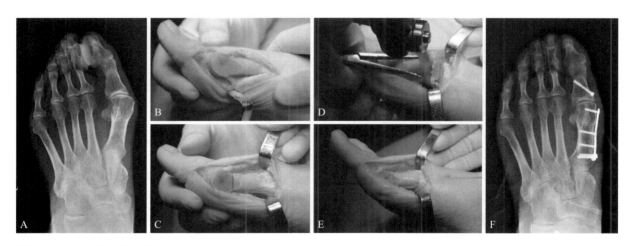

图 22-2-4 双平面截骨术

A. 踇外翻患者术前足负重正位 X 线片；B. 显露跖骨内侧，切除骨赘；C. 跖骨远端内侧闭合截骨；D. 跖骨近端外侧闭合截骨；E. 调整跖骨位置并临时固定；F. 双平面截骨术后 X 线片。

双平面截骨术具有较强的矫形能力，矫正 1-2IMA 时可以显著改善合并 DMAA 增大的重度踇外翻患者的临床症状，可以矫正跖骨的旋前畸形，并适当下沉第一跖骨头，从而有效地矫正踇外翻的各种畸形。缺点为两处截骨术创伤大、愈合时间长。手术中应特别注意防止第一跖骨的短缩以及选择坚强稳定的内固定。

（三）关节融合术

关节融合在踇外翻的治疗中有着悠久的历史，且目前仍在使用。对于指征合适的患者，临床疗效肯定。对于严重的拇外翻畸形或合并第一跖趾关节退变的患者，可选择第一跖趾关节融合术。对于跖楔关节不稳的患者，可选择 Lapidus 手术或改良 Lapidus 手术。

1. 跖楔关节融合术　第一跖楔关节融合术适用于合并有内侧跖楔关节不稳定的、IMA＞15°、跖楔关节周围韧带松弛的有症状的跗外翻患者，也适用于内侧跖楔关节的骨性关节炎患者，另外，对于跖骨旋转也有非常好的纠正效果。常用的术式有 Lapidus 手术或改良 Lapidus 手术，两者区别在于改良 Lapidus 手术不需要固定第一～二跖列，术后内侧柱相对灵活。

改良 Lapidus 手术以第一跖楔关节为中心，在背内侧暴露跖楔关节。在跖楔关节双平面楔形截骨，注意处理内侧楔骨的跖外侧部分以及第一跖骨外侧，这样可以纠正 IMA 以及恢复第一跖骨跖屈。在关节面多次钻孔至软骨下骨，将第一跖骨复位，使其平行于第二跖骨恢复跖骨间夹角。固定跖楔关节，选用交叉加压螺钉或者钉板系统固定（图 22-2-5）。

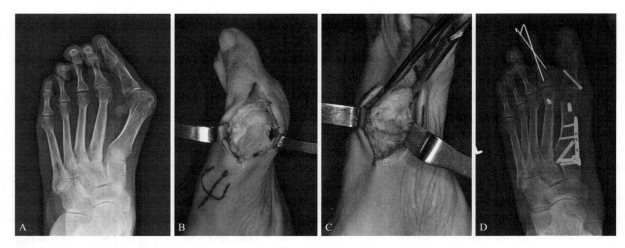

图 22-2-5　改良 Lapidus 术

A. 跗外翻患者术前足负重正位 X 线片；B. 跖骨远端骨赘切除；C. 清理跖楔关节面，复位关节并融合固定；
D. 术后 X 线片。

需要注意的是，清除关节面软骨时，避免切除过度的骨质造成第一跖骨的短缩。术中应评价内侧柱的稳定性，如果内侧柱在水平面仍有不稳定，应行第一～二跖骨基底融合术，即经典的 Lapidus 手术。

2. 跖趾关节融合术　第一跖趾关节融合术可有效地减轻跖趾关节的疼痛症状，维持跗趾长度，稳定第一跖趾关节，使跗趾保持较好地负重状态，减少转移性跖骨痛的发生。适用于对负重行走功能有一定要求、严重跗外翻或有跖趾关节炎的患者。

选择第一跖趾关节背内侧纵行皮肤切口，显露出近节趾骨近侧 1/2 和第一跖骨远侧 1/2；将近节趾骨近端和第一跖骨远端向背侧脱位，使用"阴阳锉"或者微型摆锯分别处理近节趾骨基底和第一跖骨远端关节面，完全去除关节面软骨，露出软骨下骨，并使跖骨头形成球状，近节趾骨基底关节面形成与之相适应的凹形。用克氏针在两侧关节面上分别打孔，以促进关节面融合。将第一跖趾关节置于需要融合的位置，跗趾保持相对于足底水平面约背伸 10°～15° 位置，跗趾外翻 15°～20° 左右，用克氏针临时固定，透视观察跖趾关节位置，然后选用交叉加压螺钉或者钉板系统固定（图 22-2-6）。缝合关节囊，关闭伤口，无菌敷料包扎。

（四）辅助术式

姆外翻患者，常存在足趾外翻和转移性跖痛，因此，再辅助手术中，姆趾趾骨的截骨术如 Akin 手术，外侧的足趾手术如 Weil 截骨术也常应用于临床手术中。

1. Akin 手术 最初 Akin 手术所描述的术式包括跖骨头内侧骨赘切除、近节趾骨基底内侧缘的切除和近节趾骨基底内侧的楔形截骨，以后一些医生又将其发展为近节趾骨远端截骨、斜形截骨和趾骨节段切除等术式，以纠正不同的趾骨病理改变。现在 Akin 手术已成为最常用的近节姆趾的截骨方式。术中，一般将跖趾关节内侧切口向远端延伸，暴露出近节姆趾；在近节趾骨靠近基底部行内侧闭合楔形截骨，保留趾骨外侧的皮质，截骨后，沿着外侧面闭合内侧面；使用克氏针或者螺钉固定截骨断端，修复内侧关节囊，维持姆趾关节力线（图 22-2-7）。

2. Weil 手术 Weil 手术主要用于中央跖痛症（第二～四跖骨）患者，此术式具有操作简单、截骨部位接触面积大、断端固定可靠等优点，是近些年治疗转移性跖痛症的主流方法。在病趾的跖骨远端背侧正中行 3～4cm 的纵向切口；显露跖骨头和干骺端，松解周围关节囊；在跖骨远端距关节面近端 2mm 处从跖骨背侧向近端跖侧，平行于足跖面纵向近端截断跖骨；截骨远端向近侧平移 3～5mm，截骨处使用 1 枚螺钉从背侧向跖侧固定；背侧超出关节面部分应切除，并用咬骨钳咬成斜面（图 22-2-8）。

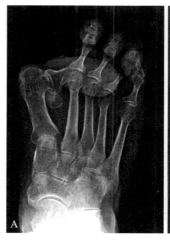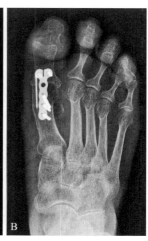

图 22-2-6 第一跖趾关节融合术

A. 术前第一跖趾关节半脱位，姆趾外翻严重；B. 跖趾关节骨性融合，姆趾位置良好。

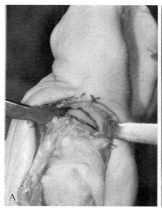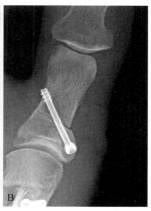

图 22-2-7 Akin 截骨术

A. 手术截骨位置；B. 术后 X 线片，螺钉双皮质固定截骨端。

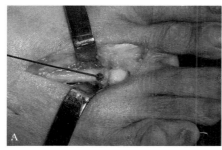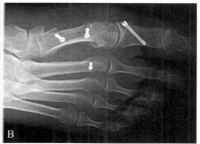

图 22-2-8 Weil 截骨术

A. 截骨及近端推移后使用空心螺钉固定；B. 术后 X 线片。

四、手术并发症处理

姆外翻手术的常见并发症包括：姆外翻复发、医源性姆内翻、转移性跖痛症、姆僵硬、跖骨头坏死、软组织并发症等。其中，姆外翻复发是最常见的并发症，Meta 分析报道的姆外翻加权复发率为 25%，术后 HVA、IMA，籽骨位置及跖骨旋转与复发有相关性。医源性姆内翻的主要病理学是继发于软组织或骨不平衡导致的受力不均所致，因此，在姆外翻手术时，了解姆趾稳定器的解剖结构和姆趾内翻的病理生理学对其治疗至关重要。转移性跖痛症也是姆外翻术后的常见并发症，发生率在 5%～10%，主要与第一跖骨短缩太多及上抬有关，因此，在姆外翻手术时，应尽量避免第一跖骨短缩过多，文献研究指出应将短缩控制在 4mm 以内。姆僵硬与术后锻炼时间晚及锻炼不足有关，跖骨头坏死较为罕见，术中应尽量保护跖骨头的血供，以避免其发生。

（赵宏谋）

第三节　马蹄内翻足的外科治疗

马蹄内翻足是一种复杂骨性软组织畸形，大多数是先天性或神经源性的，小部分也可由创伤导致。除先天性马蹄内翻足外，脑性瘫痪、脊髓灰质炎后遗症、脊髓栓系综合征、腓总神经损伤、腓骨肌萎缩症等诸多原因都可导致马蹄内翻足的发生。马蹄内翻足的成因复杂、类型多样，不同发病原因和类型的马蹄内翻足都有各自的畸形表现和病理特点。如果早期不及时发现治疗，足部畸形逐渐加重，可造成终身残疾（图 22-3-1）。临床治疗时，明确马蹄内翻足的分类，针对不同类型的畸形采取不同的外科治疗策略是保证临床治疗效果的重要因素。随着医学科学的发展和医疗技术的更新换代，以人工骨与关节置换术为代表的仿生治疗技术逐渐取代了既往的骨关节融合术，成为治疗骨骼肌肉系统疾病新的突破点。郝定均等学者提出骨科仿生治疗学（OBT）这一崭新概念，并对其内涵和发展进行阐述，旨在探索攻克骨外科学治疗难题的新方向。马蹄内翻足的仿生治疗也随之迅猛发展，尤其对一些复杂严重畸形的马蹄内翻足，通过软组织松解、肌腱转移、外固定架矫形等联合外科治疗取代了关节融合手术，降低了邻近关节退变的发生，提高了患者的生活质量。

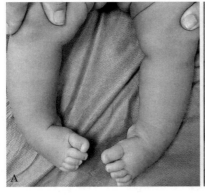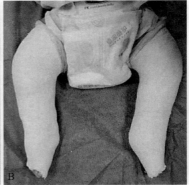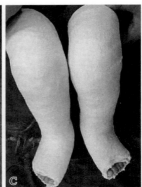

图 22-3-1　足部畸形外观

A. Ponseti 术前；B. Ponseti 术中；C. Ponseti 术后。

一、马蹄内翻足的分型

（一）病因分型

根据畸形产生的病因可以将马蹄内翻足畸形分为：先天性马蹄内翻足、神经源性马蹄内翻足、创伤性马蹄内翻足及痉挛性马蹄内翻足等类型。

（二）临床分型

根据马蹄内翻足的程度、畸形和临床表现及足着力部位将马蹄内翻足分为四个类型。①马蹄前足内翻，足负重部位在前足外侧，后足没有明显内翻畸形；②后足内翻，跟腱挛缩伴有跟骨内翻，前足没有内翻；③全足内翻，用足背外侧着地，形状如镰刀状；④马蹄后屈足，在高度跟腱挛缩的基础上中足跗横关节极度后屈，足尖折向后用足背前侧负重行走。

（三）Dimeglio 分型

Dimeglio 依据畸形的程度及软组织情况，采用评分的方法，对马蹄内翻足畸形进行了分类。①Ⅰ型：畸形呈良性柔软（<6 分）；②Ⅱ型：中等度畸形（6～10 分）；③Ⅲ型：重度畸形（11～15 分）；④Ⅳ型：极严重畸形（>15 分）。评分主要包括四个方面：矢状面上的马蹄、冠状面上的内翻、围绕距骨的跟骨及前足的扭转、水平面上前足的内收。根据内侧及后侧的皮肤皱褶、高弓、小腿的肌肉状况及软组织的柔软程度进行打分，总分 20 分。国际马蹄足畸形研究学组评分共 60 分，0 分正常，1～5 分为优，6～15 分为良，16～30 分为可，>30 分为差。评估内容包括形态学、功能状况、影像学表现。

（四）Pirani 分型

根据三个中足特征和三个后足特征进行分类，中足评估标准包括足外侧边缘情况、内侧皮肤皱褶和距骨头的覆盖情况。后足评估标准包括后侧皮肤皱褶、马蹄僵硬程度和足跟形状。每个特征包括正常、中度异常和重度异常。

二、马蹄内翻足的仿生治疗

（一）马蹄内翻足的仿生治疗原则

第一，最大限度的恢复患者的关节功能状态，避开关节在畸形部位截骨矫正畸形，发挥人类足部行走的生理特点。第二，采取微创化原则，避免继发损伤，表现在手术方面就是手术创伤小、手术时间短，可以安装仿生矫形器代替关节融合治疗。第三，在马蹄内翻足部矫形的同时兼顾下肢力线的矫形，下肢肢体长度的矫形，缩短术后康复时间，应用最小的代价取得最大的功能重建。

（二）个性化治疗策略

不同年龄、不同严重程度的马蹄内翻足患者采取的外科治疗策略有所不同，但在实施骨性手术之前，几乎所有的马蹄内翻足患者的软组织松解手术均必不可少，以纠正跟腱、胫后肌腱的挛缩，然后再决定截骨矫形手术方式。跖腱膜松解、跟腱和胫后肌肌腱的延长适用于畸形严重及踝关节被动活动较小的患者，对于骨性畸形仅存在腓骨长短肌瘫痪且其他踝关节肌肉力量较好的患者，可行跟腱延长、胫后肌腱延长、胫前肌转位手术。特别是对于青少年或是畸形程度较轻、关节较为松弛的患者，在实施踝后内侧松解手术后，可能改变骨性手术的部位与方式，仅需要实施有限的截骨。需要注意的是，如果伴有高弓畸形的患者，在进行软组织松解手术时，应避免大范围的软组织剥离松解术。同样对于成年患者，软组织松解范围应根据距骨在踝穴内的倾斜情况、踝关节的关节活动范围、畸形的类型及程度、关节的退行性改变情况等来决定，不宜实施较大范围的软组织松解以防止长期废用退变的距骨前关节面由于跟腱和胫后肌腱的大幅延长转入踝穴内，导致踝关节发生退行性变和疼痛。如果畸形程度较重或是僵硬型的马蹄内翻足，通过有限截骨术配合 Ilizarov 牵伸矫形更为可靠。而对于年龄较小的青少年患者，考虑到日后关节功能使用时间较长，以软组织松解、肌腱移位及软骨内截骨外科治疗为主。

（三）病因学分类的外科治疗

在矫治不同发病原因导致的马蹄内翻足时，首先要针对原发病因进行治疗，解除造成畸形的根本因素，因病施治的选择个体化的治疗方案，以提高治疗效果并防止畸形复发。马蹄内翻足的仿生治疗理论基于病因学分类的外科治疗，因病施治就是灵活掌握疾病的变化规律，针对引起疾病的原因、疾病的某个阶段、采取不同的治疗方法，强调微创化理念，强调自身的修复能力，避免过多的人为干预，降低并发症的发生。

1. 先天性马蹄内翻足　先天性马蹄内翻足的病理变化表现为不同程度的骨畸形和软组织挛缩纤维化，并且随着年龄的增长进行性加重。产前超声检查可以早期发现先天性马蹄内翻足畸形以及是否合并其他畸形（图 22-3-2），骨性改变包括距骨呈楔形并向内旋转，因足下垂而向前移，上关节面脱出踝穴，下关节面发生扭转，距骨体与距骨颈的轴心线夹角减小。距跟关节在三个平面上均有畸形，矢状面上跟骨下垂，跟距角度变小，冠状面出现跟骨内翻以及水平面的内旋。软组织的改变包括关节囊、韧带和肌肉结构增厚、挛缩。小腿三头肌、跟舟跖侧韧带、胫后肌腱短缩以及胫骨前肌肌腱向内移位加重旋后内

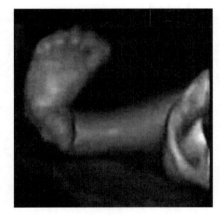

图 22-3-2　胎儿四维检查图像

收畸形，腓骨肌肉及胫骨后部的肌腱鞘增厚，跟腓韧带、胫距后韧带短缩，同时跟腱的附着点偏向跟骨内侧，加重跟骨的内翻，足底筋膜挛缩导致高弓足形成。根据先天性马蹄内翻足不同阶段临床表现和畸形严重程度的不同，治疗方法也有所不同，应根据患儿年龄、畸形的类型和程度而定。对于松弛型的先天性马蹄内翻足，畸形程度较轻，患足较柔软，手法容易矫治，治疗应首选保守治疗，包括手法矫正、经皮跟腱切断、石膏固定，大多数患儿的畸形可以得到很好的矫正。特别是新生儿的先天性马蹄内翻足，本着早发现、早诊断、早治疗的原则，可采取系列化 Ponseti 石膏矫形治疗，配合后期跟腱切断手术以及支具治疗，具体方法如下（图 22-3-3、图 22-3-4）：出生后 1 周

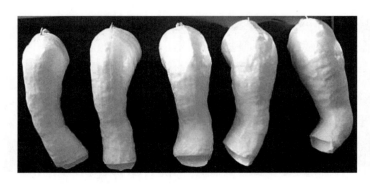

图 22-3-3　Ponseti 石膏矫形流程图

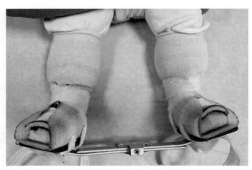

图 22-3-4　拆除石膏更换支具

即可进行 Ponseti 石膏矫形治疗，通过轻柔的手法复位，拇指抵住脱位的距骨头，逐渐增加跖屈及外展度，达到最大张力位后屈曲膝关节缠绕下肢管型石膏，每周更换一次，逐渐增加足外展度，纠正足内翻内收畸形，一般情况下通过 5 次 Ponseti 石膏矫形即可纠正，后期在手术室全身麻醉下行经皮跟腱切断，配合矫形支具治疗到 4 岁以上。对于僵硬型的先天性马蹄内翻足，软组织挛缩严重且出现骨性的畸形，单纯保守治疗难以矫正畸形，即使前足通过保守治疗得到矫正，但后足往往仍存在内翻和跖屈畸形，日后畸形也易复发，需要考虑外科治疗。马蹄内翻足的手术必须结合患儿年龄和畸形程度，可分为三大类：软组织松解术、肌腱转移术、骨性手术。

（1）软组织松解术：适用于病情较重或保守治疗后畸形复发的大龄儿童，对于 3 岁以内保守治疗效果欠佳的幼儿也可谨慎考虑采用软组织松解术。单纯的跖腱膜松解术及跟腱延长适用于仅存在马蹄和高弓的轻型。对于严重畸形，软组织松解术的应用范围应更加广泛，以调整舟骨、跟骨与距骨的解剖关系，使畸形得到矫正。主要行松解术的软组织包括踝关节和距下关节的后关节囊及韧带，如内侧跗骨关节的关节囊韧带、跟舟跖侧韧带及外侧跟腓后韧带、内侧的三角韧带浅层、分歧韧带。距跟骨间韧带仅在必要时进行处理，大多时间应当保留。

（2）肌腱转移术：患者行走时持续有内翻和旋后畸形可行胫前或胫后肌作中置或外置。肌腱转移手术针对骨性畸形较轻但支具顺从性差的病例，当患者踝背屈前足内收加重时说明胫前肌对于马蹄内翻足影响较大，可应用此手术方式行胫前肌肌腱转移。最好在患儿 3～5 岁期间进行，术前应用 2～3 次石膏矫正固定性畸形。肌腱转移后的最佳部位应在 2～3 楔骨的体部，也可增至第五跖骨以加大拉力弥补足外翻力量的不足。本手术方法仍存在不足，胫前肌肌腱转移后第一跖骨头容易下沉从而导致锤状趾的出现。术后石膏固定 6 周，无须佩戴支具，6 个月后应进行肌腱转移效果的评价。

（3）骨性手术：年龄稍大未经治疗或治疗后复发的成人僵硬性马蹄内翻足往往是骨性畸形，胫骨向内侧和跖侧偏移，跟骨内翻严重，跗骨排列异常。严重的骨性畸形仅采用单纯的软组织松解及肌腱转移术往往得不到很好的矫正效果，此时应行骨畸形矫正术，根据马蹄内翻足的仿生治疗原理行关节外骨畸形矫正，常做的手术有距骨截骨术或骰骨楔形截骨以及跟骨截骨术（Dwyer 法）。对于年龄超过 12 岁的青少年患者，可先行跖腱膜松解及跟腱延长术使畸形获得部分矫正，再根据具体情况行截骨及外固定逐渐矫形治疗。在仿生治疗之前，既往三关节融合术后由于灵活性差，步行压力集中于踝关节，容易导致踝关节炎，产生疼痛、步行障碍等，该技术已经被逐渐淘汰。所以对年龄大的马蹄内翻足患者，可采用跟骨截骨矫正跟骨内翻联合距骨截骨、楔骨截骨、骰骨截骨、矫正跟骨内翻及前足内收和高弓，同时做肌腱移位术调整肌力不平衡，这样不仅可以达到矫正畸形的满意疗效，也可以保证足关节的最大活动度，避免后期的一系列并发症。距骨截骨术适用于前足内收呈现僵硬型的先天性马蹄内翻足，截骨时注意保护骨骺，对合截骨两端，矫正前足内翻及跖骨内收畸形。骰骨楔形截骨术适用于骰骨及内侧楔骨变形的较严重内翻畸形，此种情况还可行内侧楔骨撑开楔形截骨术。跟骨截骨术适用于跟骨内翻严重的畸形，此类患者常依靠足外缘行走，使跟腱变为内翻肌且传导至跖腱膜内侧，手术应注意避免损伤腓骨长短肌腱。如何在避免关节融合的情况下尽最大努力矫正足部畸形，让患者有一个可以正常负重、外观可以正常穿鞋的足，近年来随着科学技术的发展，引入计算机导航下足部骨截骨术，该技术优点是具有较高的准确性、精细化操作、微创化理念，使马蹄内翻足的仿生治疗得到更进一步的发展（图 22-3-5）。

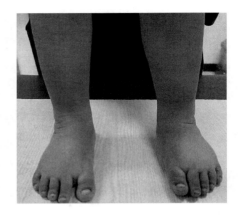

图 22-3-5　术后 3 年复查

2. 神经源性马蹄内翻足　造成神经源性马蹄内翻足的主要原因是神经系统病变，根据发病原因可分为痉挛性马蹄内翻足、非痉挛性马蹄内翻足。病因复杂，畸形多种多样，治疗方案应根据患者情况进行个性化选择。痉挛性马蹄内翻足主要由上运动神经元损伤导致，首要致病原因为脑性瘫痪。上运动神经元损伤导致内收内翻及跖屈的肌肉张力增加，拮抗肌张力不平衡从而出现内翻内收畸形。手法矫正、佩戴支具再配合功能锻炼可以有效治疗发现较早、程度较轻的患者。跟腱延长术可应用于固定的马蹄内翻足畸形且年龄超过 5 岁的患儿，联合胫后肌肌腱延长术可纠正内翻畸形。为防止复发可采用选择性胫神经肌支切断术。术后用石膏固定于矫正位 3 周，佩戴支具并配合功能锻炼。非痉挛性马蹄内翻足主要由下运动神经元或周围神经损伤造成，常见病因包括腰骶部脊膜膨出、脊髓灰质炎后遗症、神经系统的外伤、炎症、肿瘤等。此类畸形较为严重，常为僵硬型马蹄内翻足且合并多种畸形，包括跟骰关节与距舟关节半脱位、跟骨的旋转等，甚至累及胫骨产生严重的内旋等。所以此类畸形矫正具有一定难度且治疗效果不甚理想，可残存畸形容易复发，应配合手法及支具矫正，矫正部分软组织畸形已达到更好的疗效。在进行足部畸形矫正前应对原发疾病进行检查及处理，包括腰骶部椎管探查、脊髓栓系松解、脊膜修补等。足部矫正手术与腰骶部手术间隔时间应大于 6 个月。早期与痉挛性马蹄内翻足的治疗类似，手术可在神经损伤 1～2 年后进行。外科治疗根据马蹄内翻足仿生治疗的原则，手术多采用肌腱转移术以达到肌力平衡，通过后期有计划的康复训练，最大化的恢复足部功能。

3. 创伤性马蹄内翻足　外伤是导致创伤性马蹄内翻足的主要原因，包括高空坠落、交通事故、烧烫伤及重物砸伤等。外伤可引起腓总神经损伤导致足背屈、外翻及伸趾受限，呈现马蹄内翻足畸形。对于有腓总神经损伤的患者应及早进行手术探查，进行神经修复。对于功能恢复不佳者，行肌腱移位或踝关节融合联合支具矫正足下垂畸形。此外，足踝部皮肤软组织损伤、骨折，从而继发严重的踝关节功能障碍。针对仅有软组织损伤未出现骨性畸形的患者，可行软组织松解术，但松解范围不宜过大，否则变形的距骨纳入踝穴内可导致继发的踝关节退行性骨关节炎。后内侧软组织松解常采用跖腱膜松解、跟腱、胫后肌肌腱的有限度延长及胫前肌外置。重度僵硬型马蹄内翻足仅采用软组织松解术往往不能达到很好的疗效，应联合 Ilizarov 外固定架缓慢矫形，配合足部距骨及跗骨的截骨矫形，对于严重损伤导致的距骨坏死，引起的关节僵硬及肌肉萎缩可以考虑行人工距骨置换术，通过仿生治疗最大程度恢复关节功能。总体来说，对于此类患者应采取综合治疗的方法，选择合理的手术术式，配合术后的功能训练，发挥踝关节的最大功能，降低复发率，也是今后马蹄内翻足的仿生治疗的进一步研究方向。

三、总结

马蹄内翻足的治疗目的是改善畸形、恢复患足跖面负重，纠正下肢力线及异常步态，预防继发性骨关节退变。骨与关节融合术作为骨外科学的代表性治疗术式曾被大量用于骨骼肌肉系统疾病的治疗，尤其在马蹄内翻足的治疗中，这类术式虽然在早期取得了一定的效果，但牺牲了骨与关节原有的运动功能，加速了邻近关节退变，远期随访效果堪忧。以人工骨与关节置换术为代表的骨外科学仿生治疗技术逐渐取代了既往的骨关节融合术，成为治疗骨骼肌肉系统疾病新的突破点，在马蹄内翻足的治疗中应用 Ilizarov 技术取代关节融合治疗，通过牵拉对组织施加的张应力重新启动组织细胞的这种生长潜力，使局部组织和全身的活性增加，从而达到组织残缺的修复与功能重建。骨科仿生治疗学（OBT）的不断发展将推动骨骼肌肉系统疾病治疗模式发生根本变化，结合 OBT"仿生替代治疗"与"仿生自然治疗"两类方法，将实现骨骼肌肉系统的"解剖重建"和"功能重塑"。

（颉强　屈继宁　苏菲）

第四节　高弓内翻足的仿生治疗

造成高弓内翻足畸形的原因很多，常见的有遗传性、继发性和创伤性，其中遗传性最为多见，约 78% 的高弓内翻足患者由腓骨肌萎缩症（Charcot-Marie-Tooth disease，CMT）引起。高弓内翻足畸形主要是踝关节和足部肌肉力量的失衡导致。如果不予治疗，随着肌力不平衡的进展，最终柔韧性畸形会变成僵硬性畸形。

高弓内翻足畸形的治疗方式较多，根据患者的年龄、畸形的柔韧性以及僵硬性可以选择保守治疗或手术治疗。高弓内翻足的保守治疗可以延缓畸形发展，改善症状，逐渐纠正畸形，并且有助于维持手术治疗后的疗效。一般来说，保守治疗适用于：畸形早期、年轻患者（6~12 岁）、累及范围小、病变程度轻、无骨性改变、维持术后疗效以及不愿意接受手术治疗的患者。

高弓内翻足畸形手术治疗的目的为矫正畸形、重建足部肌力平衡、恢复可以穿正常鞋行走的跖行足。手术方式包括软组织手术、骨性截骨矫形手术、关节融合矫形手术和外固定架矫形手术等。柔韧性前足高弓畸形主要通过软组织松解、肌腱转位肌力平衡及截骨保留关节来矫正，年轻患者临床预后良好。对于僵硬性高弓内翻足畸形，就需要根据畸形的轻重或者关节退变的程度进行截骨矫形或关节融合手术治疗；同时，对于僵硬性畸形伴有皮肤条件欠佳的患者，可通过外固定架牵张矫正畸形，或部分矫正畸形的严重程度为二期矫形做好准备。对于僵硬性高弓内翻足畸形，关节融合术会丧失患者一定的关节活动度，对患者的日常生活质量及步态造成影响。因此，应该尽早治疗以最大程度的保留关节活动度。

随着医学的发展，医学仿生学的研究内容也不断得到发展和丰富，包括结构仿生、功能仿生、材料仿生、力学仿生和控制仿生等。结构仿生是模仿生物的解剖构造，通过解剖结构相似从而实现功能相近；功能仿生是对生物（包括人体）的感知及运动等功能进行模仿，材料仿生是模拟生物特征实现仿生材料的研制和开发；力学仿生是从生物力学角度研究人体生理功能；控制仿生是对神经元及其进化机制进行仿生。仿生学理念对高弓内翻足畸形的治疗方案制订有着重大意义。通过软组织松解、肌力平衡来达到力学平衡属于力学仿生和功能仿生；通过截骨矫形保留关节活动度以恢复正常力学及骨形态结构属于解剖仿生；外固定架通过缓慢牵张逐步挛缩的组织矫正畸形是利用机体生物学再生修复的潜能进行自然重建仿生。

一、高弓内翻足畸形的软组织矫形

高弓内翻足畸形软组织平衡包括软组织松解和肌腱转位。对于高弓内翻足伴有马蹄畸形踝关节背伸功能受限的患者，需行跟腱延长术或其他小腿后侧软组织松解手术；跖腱膜松解常联合跟骨截骨。肌腱转位有两个目的：首先可以加强或者替代由于疾病失效的肌腱强度和功能；其次，可以解除加剧畸形的肌肉力量。在肌腱转位的肌力平衡中，除了肌力检查与肌电图，还应该重视畸形是否为特征性神经损伤，如高弓内翻足畸形大多需要转位胫后肌腱，因为胫后肌腱是高弓畸形的原始动力，即使肌力小于 4 级，也建议转位，尤其在 CMT 时。肌腱转位首选同向性转位，非同向性肌腱转位术后会出现肌力下降一级。术前要根据畸形程度选择合适的肌腱转位受区，如中间楔骨、外侧楔骨以及骰骨等。柔韧性高弓内翻足畸形矫正时常联合骨性矫形术式。不管后足融合手术还是联合的截骨矫形手术，肌腱转位作为额外的矫形术式，可以让踝关节和足处于平衡状态。僵硬性高弓内翻足畸形，如果只是单纯的行关节融合术，没有平衡引起畸形的肌力，那么手术就会失败或畸形复发。如果在关节融合的基础上未做肌腱转位肌力平衡，足内侧的畸形会逐渐复发成为内收内翻足。

常用的软组织松解术包括跟腱延长术、腓肠肌腱膜松解术、跖腱膜松解术和内侧软组织松解术。跟腱或腓肠肌挛缩可加重后足内翻，因为其止于跟骨内侧，跟腱延长不仅可以增加踝关节背屈，还可以减少对跟骨的内翻拉力。内侧软组织松解包括距舟关节、距下关节以及弹簧韧带。常用的肌腱转位术包括：胫后肌腱转位术、胫前肌腱转位术、腓骨长肌腱转位术、Hibbs 手术、Jones 手术和𧿹长屈肌腱转位术。下面将对常用的几种术式进行介绍。

（一）跟腱延长术

对于马蹄内翻足畸形，踝关节背伸活动受限，常需要行后侧软组织松解延长来矫正。术前需要仔细评估跟腱或者腓肠肌挛缩情况。通过 Silfverskiold 法来检查是跟腱挛缩还是腓肠肌挛缩（图 22-4-1）。根据小腿后侧腓肠肌 - 比目鱼肌复合体松解延长的解剖部位不同，可分为 5 区。如果腓肠肌和比目鱼肌都有挛缩，那么需要进行跟腱延长，可以选择经皮微创"三点"式来延长跟腱或切开"Z"形跟腱延长。如果只是腓肠肌的挛缩，那么可以通过腓肠肌腱膜的松解来完成，常用的术式有 Strayer 式和 Baumann 式。

微创经皮"三点"式跟腱延长术常用于青少年柔韧性马蹄足畸形或初次马蹄足畸形的软组织矫

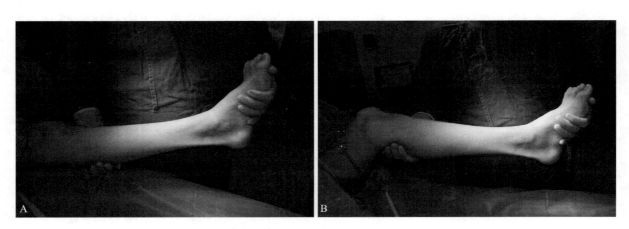

图 22-4-1　Silfverskiold 法鉴别腓肠肌肌挛缩或跟腱（腓肠肌 - 比目鱼肌）挛缩

A. 腓肠肌挛缩；B. 跟腱（腓肠肌 - 比目鱼肌）挛缩。

形；"Z"形跟腱延长术多用于复发性的马蹄畸形或二次手术翻修。Herzenberg 等报道跟腱延长术后当膝关节伸直时踝关节可以背伸达到 25°，膝关节屈曲时踝关节背伸可以达到 27°，比单纯腓肠肌松解或比目鱼肌松解对踝关节背伸改善的力度都大。跟腱延长术后主要后遗症是踝关节跖屈力量的减弱，对于专业运动人员影响较大，同时跟腱延长的伤口、神经血管损伤及复发等并发症较多。相比于腓肠肌松解，跟腱延长需要更长的恢复期，同时小腿三头肌肌力下降更为明显。

（二）跖腱膜松解术

高弓内翻足的患者胫前肌肌力减弱，在踝关节背伸时蹬长伸肌（EHL）和趾长伸肌（EDL）的代偿加重了跖骨头的下沉和爪形趾畸形。随着跖骨头进一步下沉，跖腱膜（plantar fascia）挛缩形成前足高弓畸形。跖腱膜松解术（图 22-4-2）是高弓内翻足最常见的软组织矫形术式，高弓内翻足患者大多存在跖腱膜挛缩紧张，通过松解跖腱膜可以使足底的高弓因素消除。

跖腱膜松解术是高弓内翻足软组织矫形的重要步骤，对于柔韧性和僵硬性高弓内翻足都有作用，常作为联合手术方式，很少单独使用。术中操作简单，临床疗效满意，手术风险较小。Sahu 等报道跖腱膜松解的有效率达到 70%～90%。近年来，关节镜下

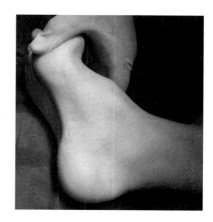

图 22-4-2　跖腱膜松解术微创切口

跖腱膜松解术报道越来越多，但是其临床疗效仍有争议，关节镜术后并发症发生率约 11.0%，最常见的是术后足跟部疼痛和神经损伤。

（三）胫后肌腱转位术

在高弓内翻足，胫后肌腱（posterior tibial tendon，PTT）常常有力并且是畸形形成的一个原始动力。即使胫后肌的肌力减弱，胫后肌腱也应该处理，因为它是畸形形成的一个原因。在高弓内翻足畸形胫前肌无力时，转位 PTT 到足背侧面（中间楔骨或外侧楔骨）可以达到这两个目的。四切口胫后肌腱转位技术（经骨间膜技术）由 Watkins 等首先报道了通过骨间膜将 PTT 转位的手术技巧。这个四切口的手术技巧可以有效地通过骨间膜将 PTT 转位至中足背侧。

技术要点：①术中足部内侧第一个切口要有足够的长度，在止点切取胫后肌腱时尽量取长一些，以便转位后的固定。②在骨间膜开窗时要钝性分离，避免血管神经损伤，并且上下延长骨间膜的开窗，以免影响转位后肌腱的滑动。③术前需反复评估，明确胫后肌腱转位后固定于中间楔骨或外侧楔骨。④经外侧切口向足背部转位肌腱时注意将肌腱经过伸肌支持带下方。⑤对于严重畸形患者，胫后肌腱挛缩导致长度不足，可以行肌腱延长或将其固定于骨间韧带。

PTT 转位术可以很好地消除造成高弓畸形的原始动力，Elsner 等报道临床疗效满意，踝关节背伸术后较术前平均改善 18.7°。如果胫前肌肌力良好，但是患者有明显的高弓内翻畸形，这时也需要进行 PTT 转位。在这种情况下，可以用部分 PTT 转位术；在肌腱止点处将肌腱劈开，外侧半在胫骨和腓骨后侧穿出，然后固定于腓骨短肌腱。PTT 转位供区的并发症很少。对于内翻足，足部的骨性解剖和韧带结构在这些患者中可以充分维持足弓，松解或转位 PTT 一般不会引起外翻畸形，足弓一般也不会出现塌陷。但是，PTT 转位为非同向性转位，转位术后原有肌力会有下降约 1 级。

三切口技术：PTT 也可以通过皮下隧道在胫骨前内侧转位至中足背侧，这个技术更加简单。但是，

我们建议选择经骨间膜的四切口 PTT 转位术（图 22-4-3），因为转位后的肌腱更符合生物力学特点，转位后有更好的踝关节背伸力量；同时，根据术前后足内翻程度不同，将 PTT 转位至中间楔骨或外侧楔骨，一般不转位至骰骨，防止出现外翻足畸形。在固定时保持合适的肌腱张力，建议维持踝关节中立到 5° 背伸。

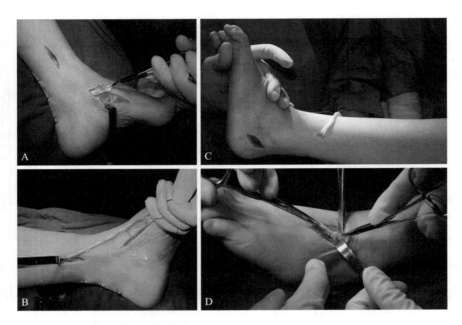

图 22-4-3　四切口胫后肌腱转位术

A. 于胫后肌腱舟骨结节止点处切断，尽量保留胫后肌腱长度；B. 于内踝后上方切口将胫后肌腱拉出；C. 将胫后肌腱从骨间膜穿出至外侧（腓骨前方）；D. 将胫后肌腱从伸肌支持带下方穿出至中足。

（四）腓骨长肌腱转位术

高弓内翻足患者早期足部内在肌肌力减弱；特别是 CMT 引起的高弓内翻足畸形，腓骨长肌肌力良好而腓骨短肌肌力减弱。由于腓骨长肌肌力比胫前肌肌力强从而造成第一跖骨头下沉。这就形成了前足高弓畸形，尤其是第一跖列长期过度跖屈会逐渐形成僵硬性畸形。由于腓骨短肌肌力较弱，胫骨后肌不仅引起前足内收，而且会逐渐引起后足内翻畸形。因此，通过将腓骨长肌腱转位至腓骨短肌腱，可以减弱对胫前肌的拮抗力量，矫正前足高弓，同时，通过增强腓骨短肌的肌力以矫正前足内收畸形。

腓骨长肌有力且活动度良好时，将腓骨长肌腱转位至腓骨短肌腱是非常有效的，不仅可以改善第一跖骨的过度跖屈，而且可以对抗胫骨后肌的内翻力量。无论腓骨短肌的肌力情况如何，转位腓骨长肌腱都可以明显增强外翻功能。如果腓骨短肌是撕裂的，瘢痕化或者缺如，腓骨长肌腱可以转位至腓骨短肌腱远端止点的残端或用带线锚钉固定于第五跖骨基底部。腓骨长肌腱转位至腓骨短肌腱一般不作为单独矫形术式。Vienne 等报道了 9 例足高弓内翻足畸形，均采用了腓骨长肌腱转位至腓骨短肌腱，平均随访 37 个月，平均美国矫形足踝协会（AOFAS）评分从术前 57 分提高到末次随访的 87 分。腓骨长肌腱转位至腓骨短肌腱术后伤口并发症较少，主要并发症为缝合肌腱的撕脱。

二、高弓内翻足畸形的截骨矫形术

高弓内翻足骨性矫形常用的截骨术包括：跟骨截骨术（如跟骨外移截骨术、Dwyer 截骨术或 Saxby 截骨术）和跖骨背侧闭合楔形截骨术。当畸形累及踝关节时也可联合踝上截骨术。后足高弓内翻畸形常选择跟骨截骨术，常用的跟骨截骨术式有 Dwyer 截骨术和跟骨外移截骨术。两者主要纠正足跟内翻畸形，如：Dwyer 截骨术通过外侧闭合楔形截骨纠正后足力线，但复发率较高，必须与前足手术配合；跟骨外移截骨术通过跟骨结节的外移来矫正后足力线，但术后会增加足内侧负重，因此常需要行第一跖骨背侧闭合楔形截骨矫正第一跖列屈曲畸形。当畸形严重时也可以结合 Dwyer 截骨术和跟骨外移截骨术，即 Saxby 三平面截骨术，该术式常与 Myerson 强调的踝关节外侧韧带重建术联合。Samilson 截骨术也是高弓内翻足的一种跟骨截骨术式，但是应用相对较少。Samilson 截骨术通过跟骨新月形截骨矫正后足内翻及高弓畸形，该手术要求负重侧位 X 线片上跟骨倾斜角较大，而且高弓畸形的顶点位于中足跗间关节之后。

对于中足高弓畸形，常用的术式有 Jahss 截骨术和 Cole 截骨术。Jahss 截骨术通过跖跗关节背侧楔形截骨融合矫正前足高弓畸形，但此术式以肌力平衡为前提条件。Cole 截骨术是在舟骨和内侧楔骨与骰骨中点之间作一背侧闭合楔形截骨来纠正高弓畸形。Cole 截骨术很好地保留了前后足主要关节的运动和功能，但此术式短缩足背，在一定程度上造成了生物力学改变，术后会使足变短、变宽和变厚，足的外观和功能都会受到影响。应注意的是任何中足截骨术后，都可因中足关节面损害、假关节形成、关节缩短、遗留畸形而产生继发性骨关节炎。

（一）跟骨截骨术

跟骨外移截骨术（图 22-4-4）是后足内翻畸形矫正中应用最广的术式，特别是严重内翻畸形。通过在跟骨结节前侧的斜行截骨，并将跟骨结节外移来达到矫正后足内翻的目的。在术中推移矫正困难时，应对跖腱膜进行完全的松解。跟骨是否需要截骨最好在术中确定，应该在软组织松解以后，否则，就有可能过度纠正后足内翻。在某些情况下，后足的软组织松解，没有联合跟骨截骨，也可以矫正后足内翻畸形。

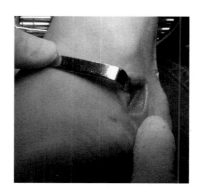

图 22-4-4 跟骨截骨术

【技术要点】①截骨至内侧壁时注意避免内侧神经血管损伤。②畸形较重跟骨结节外移困难时需要将跖腱膜完全松解，同时对内侧骨膜等软组织充分松解。③透视下用两枚空心螺钉固定或跟骨台阶钢板固定，空心螺钉防止穿透跟骨内侧壁损伤内侧神经血管。④畸形较重时，可以使用 Saxby 跟骨截骨术：外侧闭合楔形截骨后外移跟骨后结节。

跟骨外移截骨术可以在冠状位和矢状位都进行畸形矫正，除了将跟骨后结节外移，对于明显后足高弓畸形还可以进行适度上移。Sammarco 和 Taylor 等采用跟骨外移截骨治疗高弓内翻足畸形，平均随访 49 个月，优良率达到 89%。跟骨外移截骨术在操作过程中的神经血管风险较小，主要并发症为伤口问题，骨不愈合的并发症较少。但是术中外移的程度目前仍然有争议，大多认为最大外移是 10mm。当畸形较重时，单独外移截骨可能不能完全矫正畸形，并且外移过多时会影响内固定稳定性（接触面太少）。因此，我们建议对于严重后足内翻的患者，可采用 Saxby 跟骨截骨术，即跟骨外移截骨结合跟骨外侧闭合截骨术，临床疗效满意。

（二）第一跖骨基底截骨术

第一跖骨基底部闭合楔形截骨（图 22-4-5）结合跖筋膜松解可用于矫正前足高弓畸形，并对第一跖列过度跖屈及内收给予矫正。对于 CMT 高弓内翻足来说，由于胫骨前肌不能对抗腓骨长肌的力量，第一跖骨头部下沉明显，常需行第一跖骨基底背侧楔形截骨术。

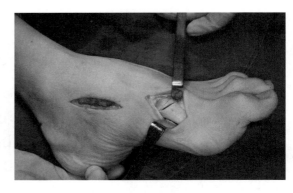

图 22-4-5　第一跖骨基底背侧闭合楔形截骨术

对于大多数的 CMT 重建来说，第一跖骨基底背侧闭合楔形截骨可以矫正畸形，如果需要可以同时行内侧楔骨背侧闭合楔形截骨，以矫正残留的第一跖骨跖屈畸形。第一跖骨基底截骨术主要用于 CMT 高弓内翻足畸形，也可以用于治疗创伤及周围神经损伤的高弓内翻足畸形。该术式一般不作为单独术式治疗高弓内翻足畸形，常联合其他骨性及软组织矫形术式，且治疗时一般在跖腱膜松解、后足截骨矫形术后前足仍有高弓畸形时，实施该术式。Chu 等报道了 9 例患者 12 足的僵硬性高弓内翻足畸形，平均随访 27 个月，AOFAS 评分从术前的 44.5 分提高到末次随访的 89.2 分。该术式的并发症包括截骨畸形愈合、不愈合及爪形趾畸形复发。

（三）中足截骨术

中足截骨术主要有 Jahss 截骨术和 Cole 截骨术。应用最多的为 Cole 截骨术，即足舟骨和内侧楔骨与骰骨中点之间作一闭合楔形截骨来纠正高弓畸形。Cole 截骨术很好地保留了前后足主要关节的运动和功能，但此术式短缩足背侧，在一定程度上造成了生物力学改变，术后会使足变短，足的外观和功能都会受到影响。Jahss 截骨术通过跖跗关节 V 形截骨矫正前足高弓畸形，仅适用于年轻的非进展型前足高弓患者，且不能矫正后足或跗间关节畸形。应注意的是任何中足截骨术后，都可因中足关节面损害、关节缩短及遗留畸形而产生继发性骨关节炎。

1. Cole 截骨术　Cole 截骨术（图 22-4-6）即跗骨背侧闭合楔形截骨术，最早由 Cole 于 1940 年提出。Cole 截骨术很好地保留了距下关节和跖跗关节的运动和功能，但中足截骨术在一定程度上造成了生物力学的改变与损害，部分患者可出现术后行走困难。由于 Cole 截骨术只是单纯的背侧闭合楔形截骨，对于高弓足伴前足内翻畸形矫形力度较差，目前临床常用的是改良 Cole 截骨术，即在楔舟关节背侧闭合楔形截骨的同时给予外侧闭合截骨及旋转，同时矫正高弓及前足内收畸形。术中有时候需要行伸肌腱转位术，解除后足下垂的因素，这种情况下可将肌腱固定在中足的截骨线内。

【技术要点】根据畸形的严重程度决定两条截骨线之间的距离（楔形骨块的宽度）。楔形截骨时

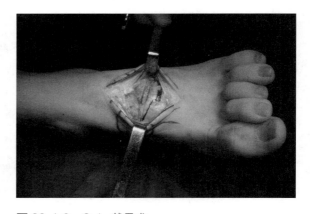

图 22-4-6　Cole 截骨术

楔舟关节 - 骰骨背侧、外侧闭合楔形截骨。

注意保护足背动脉及腓深神经。可以在背侧闭合楔形截骨的同时给予外侧闭合楔形截骨，同时矫正高弓及前足内收畸形。转位的胫后肌腱/胫前肌腱可夹在截骨断端内，再固定截骨端，必要时可给予带线锚钉加强缝合肌腱止点。

改良 Cole 截骨术，中足背侧闭合楔形旋转截骨术，可以同时矫正高弓及前足内收畸形，对于前中足高弓畸形的矫正疗效满意。Brandon 等报道了 5 例 8 足获得平均 21 个月随访的高弓内翻足患者，均采用 Cole 中足截骨术，其中 7 足疗效满意，无骨不愈合及伤口并发症发生。但是，因为 Cole 截骨术是通过短缩足背凸侧而非延长凹侧足底长度来矫正畸形，术后会使足变短、变宽和变厚，足的外观和功能都会受到影响。

2. Jahss 截骨术　Jahss 介绍了一种经过跖跗关节截骨矫正前足高弓畸形的手术方法。该方法通过跖跗关节进行背侧"V"形截骨，"V"形的顶点在跖跗关节，通过去除楔形截骨块，闭合截骨面，抬高跖骨头来矫正前足畸形（图 22-4-7）。

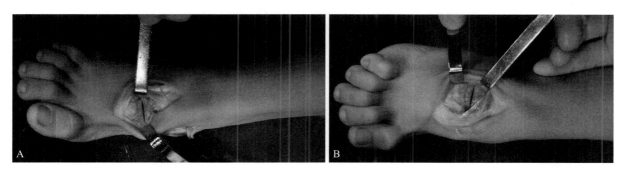

图 22-4-7　Jahss 截骨术

A. 第一跖跗关节背侧闭合截骨；B. 第二~五跖跗关节背侧闭合楔形截骨。

Jahss 截骨术主要适用于前中足高弓畸形，特别是畸形顶点位于跖跗关节的僵硬性高弓畸形。不建议严重高弓内翻足采用该术式，因为大量截骨可能造成摇椅状畸形，尤其在足外侧。如果前足高弓畸形伴有的锤状趾较柔软，该术式截骨矫形后足趾可以伸直，无须其他辅助手术。Jahss 建议第二、三跖跗关节截骨长度最长 19mm，第一、第四和第五跖跗关节依次减少截骨量。该术式需要较长时间的学习。

三、高弓内翻足畸形的外固定架矫正

传统的矫形技术存在一定局限性和缺陷，尤其是在严重畸形的矫正时，存在技术挑战。Ilizarov 教授提出了"牵伸性组织再生"的概念及理论，通过持续不断的缓慢牵伸骨与软组织，从而促进畸形重塑，组织再生，并能有效避免一期完成畸形矫正所造成的永久性重要神经、血管损伤，最大限度保护神经及患肢血供。在充分地术前检查及评估下，依据"先矫正足内收、内翻畸形，再矫正跖屈畸形"的顺序原则，单独使用外固定架矫形或是联合软组织及骨性手术矫形，恢复足踝部形态，使其功能完全恢复或基本恢复。该技术通过缓慢牵伸组织、充分利用时间变量和集体生物学再生修复的潜能、调动人体骨组织的自然修复，是自然重建仿生的经典方式。

通过 Ilizarov 技术（图 22-4-8），复杂踝足畸形矫正可达到满意的效果，实现不融合或少融合

关节而完成踝足畸形矫正与功能重建，且术后管理方便，能进行有效的功能训练，避免严重并发症的发生。外固定器构型是在跟骨部件与距骨部件之间、踝足部的两侧加装关节铰链和/或牵伸螺杆。矫正前足内收及高弓时，在足的内侧及前外侧安装带铰链的螺杆，并于足底部安装牵伸螺杆，术后通过延长足内侧螺杆及足底牵伸杆逐渐矫正前足内收及足高弓；矫正内翻时，在踝足部两侧安装带铰链的螺杆，通过延长内侧螺杆逐渐矫正内翻，同时可适当撑开踝关节间隙以利关节恢复，并避免后续矫正马蹄时出现骨性撞击；最后调节踝关节跖屈/背伸畸形，前后方的牵伸杆应加用弹簧，弹力势能即可转化为持续的牵张力；对于前足的旋转畸形，可通过调整足内侧的螺杆来矫正，也可以安装推拉杆矫正或手法旋转矫正；或在拆除外固定器后，通过管型石膏矫正固定。

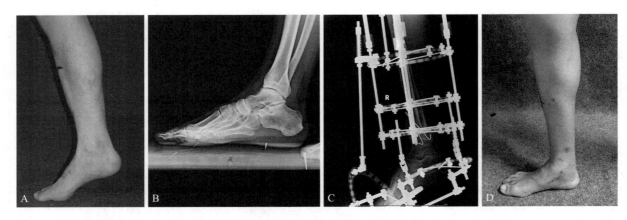

图 22-4-8　29 岁男性患者，右侧创伤性高弓内翻足畸形伴严重僵硬性马蹄畸形，Ilizarov 技术

A. 术前外观；B. 术前踝关节侧位 X 线片；C. Ilizarov 外固定支架固定术，术后逐渐拉伸纠正残余马蹄；D. 术后 1 年外观。

四、总结与展望

高弓内翻足畸形的治疗方式较多，根据患者病情的不同，常需要个体化治疗方案。手术治疗常选用软组织与骨性手术结合或骨性手术与外固定架结合等联合治疗方案。当畸形严重时，常受限于皮肤条件，不能一期矫正畸形，可选择一期外固定架矫形或者外固定架逐渐牵张，待皮肤软组织条件改善后行二期手术矫正。但是，保守治疗或手术治疗都有其适应证，且均有出现并发症的可能。在仿生治疗学理念的指导下，根据患者病理特征，应选择合适的软组织松解、肌力平衡和截骨矫形技术保留关节活动度，减少关节融合对于患者功能的影响，以提高患者的临床疗效与满意度。

（梁晓军　杨杰）

第五节　腕与手部人工关节置换术

一、腕关节置换术

（一）概述

腕关节是一个复合运动的关节，腕关节复杂的运动功能主要得益于桡腕关节、腕骨间关节及远端尺桡关节，腕关节的运动是腕骨之间相互作用下所有腕骨运动组合的结果。各种原因导致腕关节畸形、腕关节活动的丧失及疼痛，会导致在工作、生活自理以及娱乐活动上出现明显的功能障碍。既往最常用的治疗方法是关节融合，而关节融合又有其弊端，比如牺牲了骨与关节原有的运动功能，加速了邻近关节退变。随着治疗理念与技术的革新，以人工关节置换术为代表的骨外科学仿生治疗技术逐渐取代了既往的骨关节融合术，成为其治疗的突破点。

（二）人工腕关节发展历史

自 1891 年德国的 Gluck 医生首次应用象牙人工腕关节治疗腕关节结核，人工腕关节就开始了其漫长的发展历程。假体的设计、力学特性、耐用程度的提高和外科手术技术的发展，其实也是骨外科学替代重建仿生治疗的发展，使得全腕关节置换（TWA）后的疗效显著提高。

1. 第 1 代人工腕关节　第 1 代假体为 Swanson 假体，是由硅胶构成的可屈曲的铰链式假体；假体中部是圆柱形硅胶，远、近端柄状物分别嵌插固定于掌骨与桡骨髓腔内，为现代人工腕关节的设计与发展奠定了重要的基础。

2. 第 2 代人工腕关节　第 2 代假体包含 Meuli 假体和 Volz 假体，为非铰链式假体。假体远、近端柄状物均以髓内插销固定方式嵌插于掌骨与桡骨髓腔中，近端假体与桡骨形成关节窝，远端假体类似于圆柱，其长轴垂直于关节面，圆柱的弧面与近端关节窝形成关节，可进行屈伸与轻微尺桡偏活动。

3. 第 3 代人工腕关节　第 3 代假体主要包括 Trispherical 假体、Biaxial 假体以及 Universal 人工全腕关节等，其设计旨在通过改善软组织平衡问题改善关节稳定性，解决人工腕关节容易脱位的问题。

4. 第 4 代人工腕关节　第 4 代假体主要包括 Universal 系列假体（Ⅰ、Ⅱ型）、RE-MOTION 假体和 Maestro 假体（图 22-5-1）等。采用了上一代假体腕骨螺钉的设计，将腕骨组件通过螺钉固定于腕骨上，并且在非骨水泥固定的假体表面采用了多孔涂层的设计，以获得更好的骨长入。

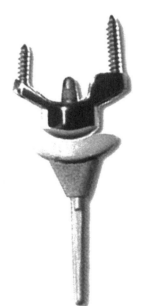

随着 3D 打印技术的发展和完善，有学者结合人工腕关节设计理念，自主设计了 3D 打印微孔钛人工腕关节并应用于腕关节置换。其既保留腕关节部分功能，同时又能有效防止腕关节假体松动及脱位，改善患者的生活质量。

（三）手术适应证及禁忌证

腕关节置换术的主要适应证则是某些患有上肢多关节同时受累的关节炎患者和对腕关节功能有特殊要求的患者，亦适用于双侧腕关节同时受累的类风湿性关节炎患者。比如，全腕关节融合包括桡腕关节和腕中

图 22-5-1　Maestro 假体

关节融合的低要求患者、既往有限融合失败者、类风湿腕关节炎和其他炎性关节炎或畸形患者及腕骨缺血性坏死等。腕关节置换术的患者要符合以下要求：①在 X 线片上可看到腕骨广泛破坏；②假体远近端有足够的骨量固定假体；③腕伸肌功能基本良好；④关节没有感染性病变；⑤术后不从事重体力劳动。而活动性风湿病患者、年轻患者和体力劳动者及关节有感染灶者不适于关节置换。

（四）术前评估

在施行全腕关节成形术前，手术医生要向患者说明全腕关节置换术可能需要进一步的重建术，

如为平衡或松动进行返修术。虽然该手术可提供无痛性运动，但与传统的关节融合术相比是一种较高风险的手术。临床检查必须包括精确的主被动活动范围，用于确定是否存在半脱位或脱位以及DRUJ（桡尺远侧关节）是否稳定。必须评估屈肌和伸肌腱的状态。应对患者进行功能评估，并了解患者详细的活动情况。

（五）手术技术

手术在全身麻醉或臂丛神经阻滞麻醉并止血带控制下进行，取腕背部正中直切口，切口起自腕关节远端4～6cm，止于腕关节近端4～6cm，必要时可向两端延长，依次切开皮肤及皮下组织，直至伸肌支持带，注意保护神经的感觉支。切开伸肌支持带和第四伸肌鞘管，并把其内的肌腱牵向尺侧，第二和第三伸肌鞘管牵向桡侧。

T形切口切开桡骨远端和桡腕关节的背侧关节囊并将关节囊掀起。尽可能保留关节囊，其可以覆盖假体，并在假体和伸肌腱之间提供一层组织。最大程度地屈腕以暴露关节面，必要时可行桡腕和远端尺桡关节滑膜切除术。如果存在尺桡关节炎或者桡骨远端破坏严重，可行尺骨头切除术。经桡骨的桡背侧在Lister结节（桡骨背侧结节）下方5mm，沿着Lister结节走行打入一枚中央导向杆。而后透视确认在矢状面和冠状面导针的放置位置均与皮质平行。沿中央导向杆插入截骨导向器，临时克氏针固定桡骨侧导向器。然后桡骨远端截骨。再次插入髓内导针以允许插入空心锉扩髓。然后插入合适大小的桡骨侧假体试模。

切除手舟骨近端1/2、月骨和三角骨。如果手舟骨因为活动而妨碍腕骨截骨，则以克氏针将手舟骨远端与远排腕骨临时固定。使用导向器经头状骨的头部打入克氏针至第三掌骨。再次透视确认克氏针位于第三掌骨和头状骨内，并且矢状面和冠状面上对线良好。经导针插入空心钻，钻到合适的深度后移除导针和钻。远端对线导向器插入钻孔处。放置截骨导向器，克氏针临时固定。透视确认截骨导向器的位置后，去除恰当量的头状骨头部和剩下的手舟骨，如果需要的话，去除部分钩骨。移除导向器后插入远端假体试模，评估活动范围和关节稳定性。装上的假体关节应该是稳定的，在活动中假体松紧应该适中，如果软组织张力过大，可以增加桡骨截骨厚度来调节；如果张力不足，则可以使用加厚假体。当假体大小满意后，移除试模，植入最终的假体。关闭切口。关闭关节囊，检查各伸肌腱。假如伸肌总腱中置并对线核实后，关闭浅筋膜和皮肤。如果肌腱有偏向假体长轴尺侧的倾向，应该恰当的中置肌腱以平衡假体。

（六）术后护理

鼓励患者早期行有计划、渐进、有目的、结构性地康复锻炼，鼓励患者获得适合其生活方式的活动范围。

1. 石膏或支具固定2周后拆线，在医生指导下开始无负荷功能锻炼。

2. 4周后逐渐开始负载荷锻炼。

3. 3个月时，腕关节的活动范围恢复。

二、手部人工关节置换术

（一）概述

手部重要结构包括掌指关节及指间关节。对掌指及指间关节软骨损伤、关节僵硬而手术松解无效或关节功能无法恢复的患者，可选择关节融合术、跖趾关节游离移植术和人工指关节置换术治疗。关节融合术是目前最常用、操作相对简便、费用较低的治疗方式，但是关节功能丢失严重。跖跗关节游离移植术可最大程度保留关节活动度，但存在对术者显微外科技术要求较高、手术创伤较大、多发关节病变不能同时行关节移植术等缺点。而人工关节置换术为代表的骨外科学仿生治疗技术能避免上述不足。手部人工关节可分为弹性硅胶假体、关节表面置换假体及热解碳假体。

（二）掌指关节置换术

1. 适应证及禁忌证　手掌指关节人工假体置换成形术，适合类风湿疾病和创伤后由于关节破坏和软组织病变引起的以疼痛和功能丧失为特点的畸形。其禁忌证有：全身状况差、感染、皮肤覆盖不良、血管神经及肌肉结构条件差、骨组织无法接受和支撑假体等。

2. 手术技术　手术取掌指关节背侧入路依次切开皮肤、皮下组织，正中纵行劈开伸指肌腱。切开并保留关节囊。截骨时尽量保留骨量，常于掌骨远端的软骨下骨侧副韧带止点稍远侧进行截骨，截骨面与掌骨长轴垂直。近节指骨侧在距基底 1~2mm 处进行截骨。切记不要损伤侧副韧带，它维持关节的稳定性非常重要。如果侧副韧带在止点附近被切断，在掌骨颈钻孔穿针重建固定。对骨髓腔进行处理后插入假体试模，术中用 C 形臂机透视确认试模的位置、大小及柄的方向是否合适。当假体大小满意后，移除试模，置入最终的假体，逐层关闭关节囊及伸肌腱帽。

3. 术后处理　①术后完整敷料包扎将掌指关节控制在伸直位，指间关节不必固定。②支具固定 4~6 周，进行活动训练时摘下支具，术后 2 周每日开始在康复治疗师指导下进行正规的康复训练对于获得良好的功能非常重要。

（三）指间关节置换术

1. 近侧指间关节置换术

（1）术前评估：进行手术前要充分评估患者年龄、职业、业余爱好及患指情况。例如，体力劳动者对于握力、稳定性及假体的寿命的要求很高，与脑力劳动者对手功能的要求基本上是完成日常的生活的差别很大。文献报道近指间关节置换后的平均活动度为 40°~60°，如果患者的指间关节活动度可以达到 60°，且没有症状，无须进行手术。术前还要评估患指有没有足够骨容纳假体柄及关节周围软组织情况，以确定手术方式及假体类型。

（2）手术技术：手术采用背侧入路，切口可以直切口或弧形切口，掀起皮肤软组织瓣。纵向劈开伸肌腱并向两侧拉开，注意避免损伤伸肌腱的止点。纵向切开关节囊，侧副韧带的止点也应小心分离以显露整个关节面。截骨在中节指骨基底软骨下骨部位进行截骨，截骨面与骨的长轴垂直，注意保留侧副韧带。近节指骨截骨面通过指骨头的基底，在侧副韧带起点的稍远侧，有时根据假体的不同，会调节截骨的平面。使用从小到大扩髓器依次扩髓，注意扩髓的方向与骨长轴的方向一致。安装试模后将关节复位，测试关节的稳定性，活动范围，是否有僵直。术中 C 形臂机透视确定假体的方向及力线是否满意。试模没问题后，用冲洗枪冲掉髓腔内多余的骨碎屑。依次向近节及中节指骨髓腔内缓慢注入骨水泥，直至充满。注意先安置近端假体再安装远端假体。去掉多余的骨水泥并将关节复位，保持在伸直位直至水泥完全固化。再次术中 X 线透视证实假体的位置及有无多余的水泥。同时检查关节的稳定性及活动范围。缝合时如果关节背侧有足够的关节囊，应将其单独缝合。

（3）术后处理：术后 4~5 天后，在支具的保护下开始每日的功能训练。主动屈曲及被动牵拉伸直，一般支具保护至少 1 月的时间。术后 3 个月关节活动度应该能够达到 0～75°。

　　2.远侧指间关节置换术

　　（1）术前评估：关节退行性变最常累及远侧指间关节使其畸形。对于远侧指间关节，疼痛是常见的手术指征，关节融合通常是首选。如果远侧指间关节需要一定的活动度时，可进行指间关节置换，但其对于维持关节力线的效果比较差。其目标是获得无痛性活动，但活动度过大会导致不稳定。

　　（2）手术技术：手术采用背侧入路，中节指骨背侧至甲根部"T"形切口切开。在距关节间隙近端 0.5cm 处切断伸肌腱，向远端拉开。极度屈曲远指间关节显露关节间隙。截骨切除部分中节指骨头及远节指骨基底，咬除骨赘，对髓腔进行扩髓安入假体。在合适的张力下将伸肌腱修复。

　　（3）术后处理：将近指间关节及远指间关节在伸直位固定 2 周，然后再将远侧指间关节单独固定 4～6 周。之后在白天可去除支具做轻柔的屈曲动作，夜间仍以支具固定在伸直位 6 周。然后逐渐去除支具。

（张红星　李强）

第六节　足踝部人工关节置换术

　　足踝部骨骼和关节众多，骨骼形态差异较大，且需要承担负重或应力传导，因此足踝部骨性关节炎及创伤性关节炎发病较多。常见的足踝部关节炎或创伤性关节炎包括：踝关节骨关节炎/创伤性关节炎、距下关节创伤性关节炎、跖跗关节创伤性关节炎、距舟关节骨关节炎和距跖关节骨关节炎等。对于足踝部的大多数关节，如踝关节、距下关节、距舟关节以及跖跗关节，当出现终末期关节炎时，关节融合术是目前外科治疗的首选方案。虽然关节融合术后可以缓解疼痛，但是关节融合术后会影响患者的日常生活，尤其是运动与步态的改变，并加速临近关节退变。

　　随着医学的发展，近年来医学仿生学的理念在骨外科学的应用越来越多。医学仿生学通过仿生学技术的研发与使用达到修复人体的目的，最终使病变的人体组织和器官得到最大限度修复甚至恢复到正常的生理状态。近年来，随着材料学、3D 打印以及医工结合的快速发展，各种关节假体或 3D 打印假体在临床中应用越来越多。关节假体或者部分骨假体同时实现了力学功能仿生、运动功能仿生、形态仿生和结构仿生，具有良好的应用前景。足踝部的人工关节主要包括人工全踝关节（Inbone Ⅱ假体、Infinity 假体，美国 Wright 公司）和人工跖趾关节（Swanson 人工跖趾关节，美国 Wright 公司）；人工 3D 打印假体主要包括部分距骨假体或者全距骨假体、舟骨假体等等。以下简要介绍人工踝关节置换术、人工跖趾关节置换术和 3D 打印距骨表面假体置换术。

　　一、人工踝关节置换术（total ankle arthroplasty，TAA）

　　踝关节骨关节炎大多由于创伤引起，如踝关节骨折和严重的踝关节扭伤等。近年来，随着老龄化的进展，踝关节骨关节炎的发病率越来越高，终末期踝关节的患者也越来越多。尽管踝关节融合术仍然是终末期踝关节骨关节炎的主要手术方式；但是，由于踝关节融合术存在踝关节活动受限、步态异常以及加速临近关节退变等问题，踝关节置换术的数量逐渐升高，已经成为终末期踝关节骨关节炎的首选术式。

20 世纪 70 年代 Richard Smith 首先介绍踝关节置换以来，全踝关节置换在踝关节假体材料的开发与假体类型的设计有了长足的发展。目前，世界上已有不下 20 种全踝假体相继问世与应用，早期假体多为两部分假体，材料也多为不锈钢或钴铬镍钼合金但目前临床应用最多的人工全踝关节假体都是三部分假体，除了金属材料以外，还包括聚乙烯衬垫。

（一）人工踝关节假体

第一代踝关节假体由两部件组成，代表性的踝关节假体包括 Mayo 假体、TNK 第一代假体和 Buechel-Pappas 低接触压假体。第一代踝关节假体由于对假体植入后的稳定性考虑较少，术中截骨量较大，虽然使用骨水泥来固定，但是出现假体松动并发症发生率高，第二代假体改为三组件设计，其中聚乙烯衬垫可分固定、活动两种类型，明显增加了关节的活动度。第二代假体加入了对于骨量的保留、骨长入等因素的考虑，减少了胫骨远端截骨量，同时通过对假体界面进行了多孔隙以及涂层处理，骨长入融合比第一代假体有了明显改善。其中德国 Link 公司的 STAR 假体在国内使用广泛，获得了较好的临床疗效以及较低的翻修率。第三代假体是目前国内的都在使用的踝关节假体，也是三组件的设计，包括金属的胫骨部和距骨部（用 / 不用骨水泥固定）、聚乙烯衬垫（固定于胫骨部，与距骨部形成关节）。第三代踝关节假体包括 InboneⅡ、Salto Talaris、Agility LP、Star、Infinity、Hintegra H2/H3。这些假体较第二代假体，进一步加强了对踝关节假体植入后稳定性的考虑，同时对于后期可能出现的翻修可进行了处理，如距骨假体的混用、胫骨髓内固定等。在国内目前主要使用的踝关节假体为 InboneⅡ假体和 Infinity 假体，其中 Infinity 假体截骨量更好，更适合初次置换，而 InboneⅡ假体由于胫骨侧采用了髓内固定，稳定性好，但胫骨侧截骨较多，更适合翻修病例或者伴有内外翻畸形的患者初次翻修。

（二）TAA 的适应证与禁忌证

适应证：活动量不大的成年人，严重的类风湿性关节炎、创伤后踝关节炎或踝关节骨性关节炎，患者踝关节必须具有良好的骨质条件。

禁忌证：活动性感染；骨量不足或骨坏死严重；患肢肌肉缺失和韧带不能维持关节平衡；患肢血供不足；沙尔科关节及周围神经病变；神经功能障碍；严重踝关节畸形；内踝、外踝缺失，或二者均缺失；因手术瘢痕或外伤导致的局部皮肤条件差；因年龄、体质量或活动水平导致失败风险者。

（三）TAA 的临床疗效与展望

尽管 TAA 能在解除踝关节疼痛同时保留踝关节活动度、减轻或避免后足关节退变，但由于早期踝关节假体自身缺陷的限制，早期 TAA 手术效果较差，临床进展缓慢。随着对踝关节解剖结构、生物力学认识的深入以及假体设计的进步，TAA 的手术效果也明显增加（图 22-6-1）。近年来我国临床 TAA 手术量逐年增加，而且目前国产假体的 TAA 数量也逐渐增加。Jastifer 等随访了 1998—2003 年间采用 STAR 假体行 TAA 的 18 例患者，随访时间 10.2 ~ 14.6 年（平均 12.6 年），假体总体存活率为 94.4%（17/18）。末次随访时疼痛视觉模拟评分法（VAS）由术前 8.1 分降低至 2.1 分，美国矫形足踝协会（AOFAS）评分由术前 32.8 分增加至 78.1 分。

与踝关节融合术相比，全踝关节置换术最显著的优点是保留或改善踝关节活动功能，这也是患者和外科医生选择这一技术的主要原因。踝关节融合术有自身无法解决的缺点，即丧失关节活动性，这必然使得关节正常生物力学遭到破坏，导致术后步态的改变和邻近关节的应力改变，最终导致邻近关节退变加速而引发疼痛。随着假体设计的完善、手术技巧的提高以及足踝外科医生经验的丰富，全踝关节置换术已经取得了极大进展，其前景值得期待。

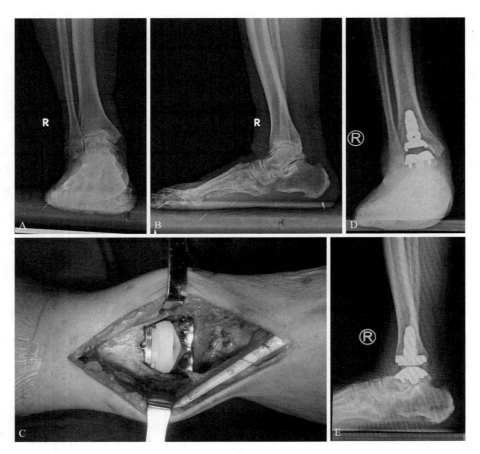

图 22-6-1　女性，65 岁，人工踝关节置换术

A、B. 术前负重位左踝关节正侧位片；C. 植入人工踝关节假体；D、E. 术后 6 月随访右踝关节负重正侧位片，可见假体位置及力线良好。

二、人工跖趾关节置换术

跖趾关节对于应力传导及行走步态有着非常重要的意义。跖趾关节炎多由创伤、跖骨头缺血性坏死、类风湿性关节炎以及踇外翻第一跖趾关节骨关节炎等引起。关节融合和关节成形术作为关节炎治疗的金标准已经被大家所认同，但关节融合术主要适用于第一跖趾关节；外侧第二～五跖趾关节炎常采用关节成形术。但关节融合或关节成形术后常引起足趾畸形或邻近趾间关节退变，影响患者正常行走及日常生活。近年兴起的跖趾关节置换为跖趾关节疾病的治疗开辟了一条新的路径。自1974 年 Swanson 等首创应用铰链式硅胶人工关节置换跖趾、趾间关节和手部掌指、指间等小关节以来，已在临床广泛应用并取得了较好的疗效。

（一）人工跖趾关节假体

目前国内最常使用的第二～五跖趾关节假体是双柄硅胶屈曲式铰链假体。双柄硅胶屈曲式铰链假体由硅胶材料制成，具有长、短两个柄，其中长柄插入跖骨髓腔，短柄插入趾骨髓腔。跖骨元件与趾骨元件之间有开口向上或者朝向背侧的铰链，以增加跖趾关节的背屈运动范围。对于第一跖趾关节，Swanson 假体为典型的双柄硅胶屈曲式铰链假体，这种假体带有安置于远近端柄基底部位的金属垫圈，目的是防止邻近骨缘对硅胶假体的磨损。对于第一跖趾关节置换安装假体时，截除跖骨头需要与地面成一定角度，以便保留籽骨装置和第一跖骨的跖倾角。

（二）适应证与禁忌证

适应证：严重的跖趾关节炎；关节切除成形术后；类风湿性关节炎；严重的蹈外翻伴跖骨痛；退行性或创伤性跖趾关节炎；跖骨头缺血性坏死等。

禁忌证：前足慢性感染；严重的骨质疏松患者；严重的糖尿病伴神经关节病患者；周围神经血管病变；皮肤条件差不能覆盖的；活动期类风湿性关节炎等。

（三）跖趾关节置换的临床疗效与展望

Duijvenbode DV 等对 98 例第一跖趾关节置换术患者术后 19 年疗效进行随访，结果显示 Swanson 双硅胶铰链式人工跖趾关节具有减少关节疼痛、使用持久性、恢复关节运动、翻修容易等优点。马强等对 52 例 61 足使用 Swanson 硅胶人工跖趾关节置换术，平均随访 13.4 月，AOFAS 评分从术前的 50.06 ± 9.59 分到末次随访的 85.50 ± 4.99 分，无假体松动、脱位及断裂等并发症发生。

人工跖趾关节置换术后常见的并发症有多个方面。感染：是较为严重的并发症之一，常因此而导致手术失败。预防的方法主要有术中严格无菌操作，术前 30 分钟和术后应用抗生素预防感染。跖、趾骨边缘骨折：多为术中操作不当所致，如在使用骨刀时，因用力过猛而造成截骨边缘骨质劈裂。因此，在手术操作中应尽量使用小型摆锯、磨头等器，仔细操作即可避免。人工假体松动、脱位、断裂：假体断裂多发生于人工关节柄的基部。主要由于截骨平面不平整，摩擦、切割柄部所致。

对于第二～五跖趾关节，跖趾关节置换术能有效解决患者跖趾关节疼痛及活动受限等问题，有较好的患者满意度，是跖趾关节疾病外科手术的理想选择（图 22-6-2）。但是对

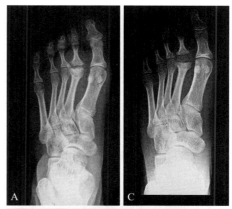
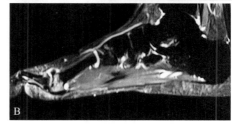

图 22-6-2　人工跖趾关节置换术

A. 左足正位，Freiberg 病第二跖骨头坏死；B. MRI 显示第二跖趾关节软骨剥脱，软骨下骨硬化，周围滑膜增生；C. 术后 1 年随访左足正位 X 线片。

于第一跖趾关节，目前尚缺乏跖趾关节置换术与关节融合术的大样本多中心研究结果。由于目前第一跖趾关节假体仍有缺陷，第一跖趾关节置换临床疗效尚需进一步研究完善。

三、3D 打印距骨表面假体置换术

距骨缺血性坏死的原因多样，创伤为主要因素，激素、饮酒、风湿性疾病也可以引起距骨坏死。对于早期的距骨软骨损伤引起的距骨缺血性坏死，骨髓刺激、距骨骨软骨移植都获得了良好的手术疗效。而对于距骨表面广泛的缺血性坏死、终末期踝关节骨关节炎的患者，临床大多选择踝关

节融合（ankle arthrodesis，AA）或者全踝关节置换术（total ankle replacement，TAR），这两种术式都可以缓解患者的疼痛，取得不错的临床疗效。但是踝关节融合会丧失病人的踝关节功能；而全踝关节置换术需要大量截骨，尤其是对于胫骨远端相对正常的患者，该术式破坏相对正常的解剖结构，尽量保留正常结构可以为再次手术建立良好的基础条件。同时全踝关节置换对于二期的翻修来说大量的骨缺损在踝关节融合时是非常棘手的问题。对于一些年轻患者，距骨广泛的缺血性坏死而胫骨远端关节面退变较轻，这时的临床治疗将很有挑战。目前临床上尚缺少一种有效的治疗距骨穹隆部大面积坏死的有效方法。

近年来，医学仿生学的研究有了快速发展，如 3D 仿生耳、3D 打印心脏的研发与应用；骨外科学仿生学也有了长足的发展，如脊柱仿生学、人工关节以及 Ilizarov 外固定架的应用。在结构仿生、功能仿生及生物力学仿生理念的指导下，西安市红会医院足踝外科梁晓军团队自主设计研发了 3D 打印的距骨表面假体，并成功实施了全球第一例及第二例距骨表面假体置换治疗距骨表面广泛缺血性坏死。

（一）仿生学 3D 打印距骨表面假体设计与制作

本技术在国内外均无相关临床报道，然而，从理论上具备可行性，如已经比较成熟的半髋关节置换、膝关节单髁置换等；且有患者存在相关手术的指征。然而，目前缺少相关假体。而 3D 打印技术，可以根据患者的个体化距骨特征，应用结构仿生和功能仿生的理念，设计和制备相应的距骨表面假体。3D 打印技术在骨外科学的应用已经比较成熟，且被广泛应用于临床，尤其是骨外科学生物材料领域。通过 3D 打印技术制作的距骨表面置换假体，形态依据对侧（健侧）距骨的三维 CT 数据镜像获得或者通过无明显塌陷的患侧三维 CT 数据获得；所述置换假体本体的一面为平直结构的距骨接触面，置换假体本体的另一面为距骨体假体面，在距骨体假体面的前侧斜向下开设有两枚锁定螺钉孔，在距骨接触面中央斜向下设置一根距骨稳定柱（图 22-6-3）。该假体由我国公司采用 3D 打印技术生产，生产材质：钛合金（TC4，ELI），表面氮化钛涂层，骨接触面采用多孔结构，孔隙率 60%。根据坏死范围常规打印两个假体，与坏死范围 1∶1 假体和比 1∶1 假体小 2mm 的假体。

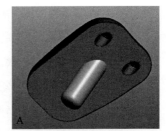
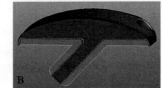

图 22-6-3　自主设计的距骨表面假体

A、B. 距骨表面假体下面观和侧面观距骨。

（二）3D 打印距骨表面假体置换术的临床疗效与展望

梁晓军等报道了两例距骨表面假体置换，其中第一例完成后经陕西省科学技术情报研究院查新证实为全球首例（编号：ZX20191000013）。第一例患者随访 21 个月，术前 AOFAS 踝与后足评分 66 分；末次随访 98 分（图 22-6-4）。第二例患者随访 15 个月，术前 AOFAS 踝与后足评分 64 分；末次随访 86 分。两例患者无伤口皮缘坏死或伤口感染发生，无深静脉血栓形成，至末次随访结束，无假体松动发生。胫骨远端关节面关节炎与术前相比无明显发展，踝关节主动及被动背伸活动度均较术前改善，跖屈活动度无明显变化。

对于距骨体完全性坏死，但胫骨远端、跟骨和舟骨关节面退变较轻的患者，全距骨 3D 打印置换报道的临床疗效良好。Ruatti S 等报道了一例 51 岁严重创伤后距骨缺如的患者，行 3D 打印的金

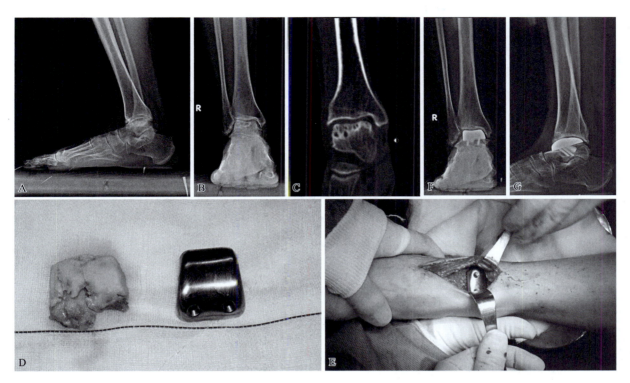

图 22-6-4 女性患者，45 岁，术前 AOFAS 踝与后足评分 66 分；末次随访 96 分

A、B. 示术前右踝关节负重正侧位 X 线片可见距骨表面广泛性坏死；C. 示术前 CT 显示距骨广泛坏死；D. 示截除的距骨表面坏死骨与 3D 打印的距骨表面假体；E. 示假体试模及安装假体；F、G. 示术后 21 个月随访踝关节负重正侧位片及后足力线位 X 线片，踝关节假体力线和位置良好。

属距骨假体置换，用螺钉融合距下关节，保留距舟关节及踝关节活动度，24 个月随访时踝关节活动度背伸 10°，跖屈 40°，AOFAS 评分 77 分。Ando Y 等报道了 1 例 79 岁女性，全距骨缺血性坏死，行 3D 打印的陶瓷全距骨假体置换，保留踝关节、距下关节及距舟关节的活动度，术后 2 年随访踝关节活动度背伸 20°，跖屈 40°，AOFAS 评分 90 分。

据文献报道，对于广泛的距骨缺血性坏死，全距骨置换取得了良好的临床及影像学预后。对于一些广泛距骨坏死的年轻患者，但胫骨远端关节面退变较轻，在结构仿生学、功能仿生学和力学仿生学的理念指导下，3D 打印个体化治疗距骨广泛缺血性坏死，既缓解了患者的疼痛、肿胀，又恢复了与正常解剖结构相似的临末功能。但是因为在国内外首次使用，假体使用寿命不清楚，同时植入的金属假体对于胫骨远端关节面的远期影响不能确定；目前只完成了两例病例，样本量较少，虽然这两例临床疗效满意，但缺乏长期随访，对于假体松动、下沉或感染的发生率不明确；该手术适用于距骨表面广泛性坏死，但是对于距骨坏死塌陷或者累及距下关节的病例并不适合。

四、足踝部关节置换术的前景与展望

虽然足踝部对于稳定性的要求较高，关节融合可以达到缓解疼痛和稳定的目的，但是关节功能丧失、步态异常、加速临近关节退变及运动功能受限等问题使临床医生对于终末期关节炎的治疗需要进一步的改进。随着仿生学在骨外科学的应用与发展，在结构仿生、功能仿生及生物力学仿生理念的指导下，关节置换以及 3D 打印假体在足踝外科的应用越来越多。但是，由于踝关节特殊的解剖及病理特征，如软组织较薄，距骨侧常伴有骨性坏死，关节稳定性较差等，全踝关节置换虽然临床应用每年都在增长，但是仍然存在较多的并发症，如：伤口并发症、感染、松动、疼痛及假体使用寿命等问题。如何在仿生学理念的指导下，结合材料学、生物力学及解剖学特征，进一步改进假体、减少相关并发症、提高临床疗效，是足踝部关节置换所面临的挑战。

（梁晓军　杨杰）

参考文献

[1] 康冉冉，黄色新，李杰，等. GLI3 基因新突变导致多指（趾）并指（趾）畸形一家系 [J]. 中华医学遗传学杂志，2017，34（4）：490-493.

[2] 李跃军，刘少峥，黄金波，等. 小儿先天性拇指多指的疗效观察 [J]. 中华手外科杂志，2020，36（4）264-266.

[3] 胡瑞斌，周丹，朱亮，等. Wassel Ⅵ型拇指多指畸形的 3-DEEP 治疗策略 [J]. 中华整形外科杂志，2020，36（7）：734-738.

[4] 杨宽，苏映军，宋保强. 并指治疗新进展 [J]. 中华手外科杂志，2018，34（6）：472-474.

[5] 董延召，刘福云，郭永成，等. 不需植皮的双翼状皮瓣治疗并指畸形 [J]. 中华整形外科杂志，2018，34（9）：735-738.

[6] 张生辉，肖军，李天武，等. 单纯性并指术后畸形的分类及手术 [J]. 中华整形外科杂志，2020，36（7）：757-762.

[7] 李伟东，南国新. 先天性多指畸形的流行病学统计 [J]. 中华小儿外科杂志，2020，41（8）：750-754.

[8] 罗颖琪，石磊，邹利军，等. Ilizarov 技术联合跗骨 V 形截骨在创伤性马蹄内翻足中的应用价值分析 [J]. 中国现代手术学杂志，2017，25（1）：54-57.

[9] 郭占豪，孙克明，王军建，等. Ilizarov 外固定架联合有限矫形手术治疗青少年证度马蹄内翻足畸形的临床疗效 [J]. 中国临床医学，2017，36（5）：719-722.

[10] 杨有良，张云峰，李兴伟. 足踝仿生矫形器治疗外伤性马蹄内翻足临床运用 [J]. 中国临床医学，2020，56（9）：83-87.

[11] 罗颖琪，石磊，邹利军，等. Ilizarov 技术联合跗骨 V 形截骨在创伤性马蹄内翻足中的应用价值分析 [J]. 中国现代手术学杂志，2017，25（1）：54-57.

[12] 王玲，陈娟. Ilizarov 外固定架治疗儿童僵硬型马蹄内翻足畸形患儿的护理体会 [J]. 临床医药文献电子杂志，2017，（50）：99.

[13] 钱磊，李一浩，王才东等. 仿生踝关节及其绳索传动机构的设计与实现 [J]. 机械传动，2016，40（9）：80-84.

[14] 徐永清，宋慕国，范新宇，等. 3D 打印微孔钛人工腕关节的设计与临床应用 [J]. 中华关节外科杂志：电子版，2021，15（2）：143-150.

[15] 郝定均，贺宝荣，黄大耿. 脊柱创伤仿生治疗新理念 [J]. 中华创伤杂志，2021，37（2）：97-100.

[16] 马强，温晓东，宋涛，等. 人工跖趾关节置换的临床应用 [J]. 实用骨科杂志，2013，10（19）：885-950.

[17] Benjiamin I Bincer-Markey BI, Dewald JPA, Murray WM. The biomechanical basis of the claw finger deformity[J]. The Journal of Hand Surgery, 2019, 44(9): 751-761.

[18] Jain A, Stokes J, Gardiner MD, et al. The oxford finger nail appearance score-a new scoring system for finger nail deformity following paediatfic finger tip trauma[J]. Journal of Plastic Reconstructive Aesthetic surgery, 2021, 74(1): 94-100.

[19] Latief W, Enggra N. Spiral oblique retinacular ligament reconstruction using lateral band technique to treat swan neck deformity due ti chronic mallet finger[J]. International Journal of Surgery Case Reports, 2021, 81: 105811.

[20] Wagner E, Wagner P. Metatarsal pronation in hallux valgus deformity: a review[J]. J Am Acad Orthop Surg Glob Res Rev, 2020, 4(6): E20. 00091.

[21] Smyth NA, Aiyer AA. Introduction: why are there so many different surgeries for hallux valgus?[J]. Foot Ankle Clin, 2018, 23(2): 171-182.

[22] Palmanovich E, Ohana N, David S, et al. Distal Chevron osteotomy vs the simple, effective, rapid, inexpensive technique (SERI) for mild to moderate isolated hallux valgus: a randomized controlled study[J]. Indian J Orthop, 2020, 55(Suppl 1): 110-118.

[23] Wang XW, Wen Q, Li Y, et al. Introduction the revolving scarf osteotomy for treating severe hallux valgus with an increased distal metatarsal articular angle: a retrospective cohort study[J]. BMC Musculoskeletal Disorders, 2019, 20(1): 1-7.

[24] Wang XW, Wen Q, Li Y, et al. Scarf osteotomy for correction of hallux valgus deformity in adolescents[J]. Orthopaedic surgery, 2019, 11(5): 873-878.

[25] Brissey N, Buffington A, Bush W. Early results of immediate weightbearing following first tarsometatarsal joint arthrodesis with plantar locking plate and dorsal compression screw [J]. J Foot Ankle Surg, 2021, 60(3): 494-500.

[26] Lee W, Cooper MT, Perumal V, et al. Does the length of the plate affect the failure rate of hallux MTP joint arthrodesis for severe hallux valgus?[J]. Foot (Edinb), 2021, 47: 101773.

[27] Ezzatvar Y, López-Bueno L, Fuentes-Aparicio L, et al. Prevalence and predisposing factors for recurrence after hallux valgus surgery: asystematic review and meta-analysis[J]. J Clin Med, 2021, 10(24): 5753.

[28] Mohan R, Dhotare SV, Morgan SS. Hallux varus: A literature review[J]. Foot (Edinb). 2021, 49: 101863.

[29] Suh JW, Jang HS, Park HW. Iatrogenic second transfer metatarsalgia and the first metatarsal shortening and elevation after Scarf osteotomy[J]. Foot Ankle Surg, 2022 Jun;

28(4): 464-470.

[30] Sahu RL. Percutaneous planter fasciitis release under local anesthesia: a prospective study. [J]. Chin J Traumatol, 2017, 20(2): 87-89.

[31] Mendicino SS, Kreplick AL, Walters JL. Open ankle arthrodesis[J]. Clinics in Podiatric Medicine & Surgery, 2017, 489-502.

[32] Yu CC, Liu P, Huang DG, et al. A new cervical artificial disc prosthesis based on physiological curvature of end plate: a finite element analysis[J]. The Spine Journal, 2016, 16(11): 1384-1391.

[33] Mendicino SS, Kreplick AL, Walters JL. Open ankle arthrodesis[J]. Clinics in Podiatric Medicine & Surgery, 2017, 489-502.

[34] Ruatti S, Corbet C, Boudissa M, et al. Total talar prosthesis replacement after talar extrusion[J]. Journal of Foot & Ankle Surgery, 2017, 56(4): 905-909.

[35] Ando Y, Yasui T, Isawa K, et al. Total talar replacement for idiopathic necrosis of the talus: a case report[J]. Journal of Foot & Ankle Surgery, 2016, 1292-1296.

第六篇
骨病与运动损伤的仿生治疗

第二十三章
骨坏死和骨与软组织缺损的仿生治疗

第一节 骨坏死的仿生治疗

一、骨结构的仿生自然

为延缓年轻患者的股骨头坏死（osteonecrosis of the femoral head，ONFH）进行全髋关节置换术的时间，使用生物材料进行修复，对保留患者自身的髋关节功能具有很高的临床和社会价值。

理想的骨植入材料因其包括生物相容性、骨传导和多孔结构，可诱导新骨形成的特性，可加快股骨头修复。

以往的修复材料多是自体骨移植和异体骨移植。随着科学技术的发展，现在临床上广泛采用人工制备的生物医学材料作为骨修复或替代材料。

（一）骨的结构

骨组织是受细胞高度调节控制生长而成的生物矿化组织，是最复杂的生物矿化系统之一。它不但是天然的生物陶瓷，也是独特的有机/无机复合的纳米生物复合材料，其力学性能源自它的有机和无机成分的有序矿化结构。

（二）骨修复材料的研究进展

骨修复材料的发展经过了第一代即金属类及生物惰性陶瓷和第二代的生物玻璃、磷酸钙类生物活性陶瓷和可吸收性高分子材料。

第一代骨替代材料为医用金属材料（金、银、铂等贵金属），具有良好的化学稳定性及加工性能，这类材料有较高的强度和韧性，适用于硬组织修复和替换。其理化特性决定了此类材料在结构和性质上与骨相差甚大，很难满足仿生理念。

第二代骨替代材料为生物活性陶瓷和可吸收性陶瓷。生物活性陶瓷的特点在于材料表面能够在生物体中发生生物化学反应，从而能够与生物组织进行结合，体现了较好的生物学性能。

可吸收生物陶瓷如羟基磷灰石（HAP）、磷酸三钙（TCP）等，在生理环境中可被逐步降解和吸收，并为新生组织所替代。这类材料特点是强度较低、生物体内降解速度快。

高分子材料在骨替代中应用包括可降解和不可降解材料。不可降解高分子材料包括聚乙烯、聚丙烯、聚甲醛等，目前这类材料在骨替代材料的设计方面得到了广泛的应用。可降解高分子材料如聚乳酸（PLA）、聚乙醇酸（PGA）等因具有较好的生物相容性和生物可降解性也得到了广泛的应用。但在应用过程中因其缺乏生物活性、刚性不足、疏水性强、降解和吸收速率难以控制等限制了其在临床上的实际应用。

间充质干细胞也用于骨组织的修复，因为这种细胞可以分化成特定的组织，如骨、肌肉和软骨。

二、髋关节功能的仿生自然

髋关节（hip joint），由股骨头与髋臼相对构成，属于杵臼关节。股骨头坏死对髋关节功能造成很大影响。

股骨头无菌性坏死，又名股骨头缺血坏死，多见于 30～50 岁女性。主要病变是股骨头骨坏死，死骨吸收后被肉芽组织所代替，最后股骨头失去其原有的密度而塌陷畸形，常导致严重髋关节功能障碍。

（一）常见病因

1. 外伤后供血障碍。

2. 轻度感染致供血障碍。

3. 骨折远端因缺血缺氧发生营养障碍。

4. 放射线损伤血管壁致管壁增厚狭窄，甚至闭塞，导致骨骼营养障碍而坏死。

5. 减压病时因气体或脂肪栓塞，引起局部血管阻塞，血液循环降低，导致骨坏死。

6. 长期服用肾上腺皮质激素（3～6 个月），使成骨细胞活力降低，抑制钙吸收，影响骨组织钙化，致末梢小动脉炎，髓内血流淤滞影响血供。

（二）诊断标准

目前我国的诊断标准：

1. 临床症状、体征和病史　以腹股沟、臀部和大腿部位为主的关节痛，偶尔伴有膝关节疼痛，髋关节内旋活动受限，常有髋部外伤史、皮质类固醇应用史、酗酒史以及潜水员等职业史。

2. MRI 显示　T_1WI 显示带状低信号或 T_2WI 显示双线征。

3. X 线平片　常见硬化、囊变及新月征等征象。

4. CT 扫描　硬化带包绕坏死骨及修复骨，或软骨下骨断裂。

5. 核素骨显像　初期呈灌注缺损（冷区）；坏死修复期示热区中有冷区即"面包圈样"改变。

6. 骨活检　骨髓坏死，骨小梁的骨细胞空陷窝多于 50%，且累及邻近多根骨小梁。

专家建议：符合两条或两条以上标准即可确诊。除 1 外，2、3、4、5、6 中符合一条即可诊断。

股骨头坏死分期方法较多，以宾夕法尼亚大学分期（表 23-1-1）与治疗方法（表 23-1-2）着重进行讨论。

表 23-1-1　宾夕法尼亚大学分期

分期	标准
0 期	X 线平片无异常，核素骨显像和 MRI 正常
I 期	X 线平片正常，核素骨显像或 MRI 异常
Ia	轻度，坏死区累及股骨头＜15%
Ib	中度，坏死区累及股骨头在 15%～30%
Ic	重度，坏死区累及股骨头＞30%

续表

分期	标准
II期	X线平片显示骨质硬化或囊性变，但股骨头轮廓完整，无塌陷
IIa	轻度，累及股骨头＜15%
IIb	中度，累及股骨头在15%～30%
IIc	重度，累及股骨头＞30%
III期	软骨下骨塌陷（新月征）但无股骨头塌陷
IIIa	轻度，累及股骨头＜15%
IIIb	中度，累及股骨头在15%～30%
IIIc	重度，累及股骨头＞30%
IV期	股骨头扁平
IVa	轻度，累及股骨头＜15%
IVb	中度，累及股骨头在15%～30%
IVc	重度，累及股骨头＞30%。
V期	骨关节间隙变窄和／或髋臼软骨发生改变
Va	轻度
Vb	中度
Vc	重度
VI期	发展为退行性改变

表 23-1-2　宾夕法尼亚大学学者不同分期的治疗方法

影像学分期	症状	所采取的治疗方式
I 和 II	无症状	观察、药物治疗或可做髓心减压 ± 骨移植
I a、I b、I c 和 II a、II b、II c	有临床症状	髓心减压 ± 骨移植，带血管骨移植
I c、II c、III a、III b、III c 和 IV a	有临床症状	骨移植（吻合血管或不吻合血管），截骨，有限股骨头表面置换，全髋关节置换
IV b 和 IV c	有临床症状	有限股骨头表面置换，全髋关节置换
IV 和 VI	有临床症状	全髋关节置换

对于临床常用保留髋关节手术可分为：髓芯减压术、非血管化骨移植术、带血运骨移植术、钽棒植入术、截骨术等几大类。这些手术方式越来越多地呈现出仿生学治疗特点。

（三）外科治疗方法

1. 髓芯减压术　髓芯减压术适用于早期股骨头坏死治疗，最早于1962年由法国学者 Ficat 和 Arlet 在行穿刺取组织标本的过程中无意发现。此方法通过降低股骨头内骨内压，促进减压通道内血管及骨细胞再生与修复，重建微循环，加速坏死区域的修复与重建，从而减轻临床症状，逆转 ONFH 的进一步发展。

2. 非血管化骨移植术　非血管化骨移植术是在股骨头颈部直视下开窗、清除股骨头内坏死骨质以达到减压作用，从而阻断股骨头骨坏死的病理进程。通常有"活板门"（trapdoor）和"灯泡式"（light-bulb）两种减压方式。清除坏死骨后，股骨头空腔填充松质骨或人工骨亦或其他生物材料。填充的人工骨等材料可促进新骨生成，同时能够有一定的力学支撑。在植入材料中亦可加入生物制剂，如骨形态发生蛋白、成纤维细胞生长因子、血管内皮生长因子等进一步促进新生骨的生成。

"活板门"手术技术，最初是在 1998 年由 Mont 等提出用于治疗股骨头坏死。其采取髋关节前入路（Smith-Peterson 入路）进行，常规分离操作后，髋关节前方脱位，圆韧带于近髋臼处切断。术前须明确圆韧带与病变的解剖关系，以利于术中病变的定位，确定病变位置后，在圆韧带附近开窗，开窗位置需避免股骨头承重区。开窗需足够大，以利于完整去除全部病变，刮除病灶，彻底刮除后采用高速磨钻磨周围骨壁至正常骨质，开窗缺损采用股骨头圆韧带进行缝合修复。

"灯泡式"减压术采用改良 Watson-Jones 切口，显露髋关节的前外侧关节囊后，纵行切开关节囊，显露股骨头、颈交界，在股骨颈偏上方开窗，开窗大小以 1.5cm × 1.5cm 左右为宜，深度为 0.5cm ~ 1.0cm。根据 CT 及 MRI 显示坏死区域作为引导，用环钻及刮匙交替从开窗处对股骨头上外及前侧的坏死骨彻底挖除，清除范围包括负重区的坏死骨及小部分硬化骨，保留软骨下骨，距离关节软骨面约 0.5cm，使病灶清除后呈灯泡状。值得一提的是，"活板门"和"灯泡式"这两种减压方式均需植入人工骨或其他生物材料。

3. 带血运骨移植术　带血运骨移植术，主要包括两大类，一类为"吻合血管的游离腓骨移植术"，另一类为"带血管蒂或肌蒂的髋周骨瓣移植术"。

游离腓骨移植术因腓骨具有坚硬的皮质骨，可为股骨头提供坚强的生物力学支撑，防止塌陷进一步出现；同时通过血管吻合使移植的腓骨能够向股骨头内供血，恢复股骨头内血供，加速了坏死区内骨细胞再生与修复。

带血管蒂或肌蒂的髋周骨瓣移植术的手术方式很多，其中包括：旋股外侧血管升支臀中肌支骨膜瓣、旋股外侧血管横支大转子骨膜瓣、旋股外侧血管升支髂骨瓣、旋髂深血管蒂的髂骨瓣、股方肌蒂骨瓣等。下文以旋髂深血管蒂的髂骨瓣为例进行介绍。

患者取仰卧位，患侧臀部垫高至 30°。作改良 Smith-Petersen 切口，于髂前上棘内侧约 1cm 处深筋膜层下方寻找股前外侧皮神经，并橡皮条保护。于腹股沟韧带中点外侧 2cm 处、腹股沟韧带深层，寻及由内下向外上走行的旋髂深血管束，保护并向上分离至髂嵴内侧。沿髂嵴内侧缘切断腹肌附着处，保留肌袖 0.5cm，向内横行切开腹外斜肌腱膜，游离并保护其下方的旋髂深血管束，保持旋髂深血管束与髂骨内板的连续性，保护股前外侧皮神经及髂腹下神经。自距髂前上棘 1.5cm 处开始，向后方以骨刀凿取大小约 5.0cm × 1.5cm × 1.5cm 的髂骨瓣，保留髂骨外板，去除髂嵴骨皮质，即骨瓣仅内侧与血管束软组织相连，其余五面均为松质骨骨面，血管蒂长 7 ~ 8cm。将髂骨瓣置于切口内备用。然后显露髋关节，将缝匠肌牵向内侧，阔筋膜张肌牵向外侧，显露并切断股直肌附着点，保留肌肉起点 1.5cm。将股直肌向下翻转，寻及并切断结扎旋股外血管束。"十"字切开髋关节囊，切除部分增厚的关节囊及充血水肿的滑膜组织，于股骨头颈交界处开窗约 1.5cm × 1.5cm，彻底清除股骨头内坏死骨直至股骨头关节面下 0.5cm，通过髂腰肌隧道将制备的带旋髂深血管蒂髂骨瓣引入髋关节，血管蒂须无张力，如血管蒂紧张，可进一步游离血管蒂至股动脉发出点。在植入髂骨瓣前首先植入部分自体游离松质骨，并填充凿实，然后植入带血管蒂骨瓣，轻轻锤击，固定牢固。

4. 多孔钽棒植入术　多孔钽金属棒是一类具有良好的生物相容性并可快速而可靠的促进骨生长、降低应力遮挡的新型仿生材料。因其具有足够的力学强度，可对即将塌陷的股骨头软骨下骨起到结构性力学支撑，避免其过早塌陷。使其在股骨头坏死治疗中得到广泛重视。其中赵德伟教授创建了以髋周带血管蒂骨瓣移植联合钽棒植入术为主的一系列保髋手术方法，可促进股骨头内骨组织修复与再生，为保髋治疗提供新的创新型手术方法。

5. 截骨术　截骨术的原理是通过改变股骨颈的角度和股骨头的力学分布，将骨坏死病损区从负重区转变为非负重区。截骨术包括经转子旋转截骨、转子间内翻截骨及转子间外翻截骨。

三、距骨坏死

距骨体的缺血坏死是距骨颈骨折合并距骨体脱位和距骨全脱位的主要并发症。创伤后距骨坏死通常表现为踝部疼痛、肿胀、不能负重、伴有跛行、休息后减轻、活动或负重后加重、关节僵硬及踝关节功能障碍，踝关节活动时有粗糙摩擦音。距骨骨坏死的病程分为四期：Ⅰ期表现正常；Ⅱ期出现骨内囊性变或硬化带，或二者兼有，距骨轮廓正常，无软骨下骨折；Ⅲ期出现的典型表现是"新月征"（crescent sign）或软骨下骨塌陷（subchondral bone collapse）；Ⅳ期则表现为关节间隙缩窄，继发性胫骨远端变性以及距骨表面软骨明显变性和破坏。

临床上治疗距骨骨坏死的方法主要包括两大类，即保守治疗和外科治疗。保守治疗的方法有休息、理疗、药疗等。在外科治疗中主要通过以下手术：髓心减压（core decompression，CD）、血管植入术和带血管蒂骨瓣移植术（transposition of vascularized bone flap，TVBF）等来恢复距骨负重功能。

四、距骨软骨损伤及坏死

创伤是引起距骨骨软骨损伤及坏死的主要病因。其他如血管或滑膜损伤、软组织（前下胫腓韧带）磨损、微创伤、慢性踝关节不稳定、内分泌异常、遗传因素、周围血管病、缺血性坏死、新陈代谢及酗酒等亦能导致距骨软骨损伤及坏死。

李延炜等认为目前距骨骨软骨损伤的手术方法大都基于以下3个目的：清除不稳定骨块及关节内游离体（包括病灶清理、微骨折及钻孔术）；固定游离骨块，保护病变距骨软骨，防止继发性损伤；损伤面积过大、形成软骨下骨囊变而无法自我修复时，人工或自体组织移植修复（软骨移植、植骨术、自体软骨细胞移植、组织工程技术）。

在对距骨软骨损伤及坏死治疗中，最接近仿生自然方法的是骨软骨移植术（图 23-1-1）。骨软骨移植术适用于治疗关节软骨全层损坏并伴或不伴软骨下骨囊变的距骨骨软骨损伤。采用游离股骨内髁骨膜软骨瓣技术来修复距骨软骨损伤坏死，能够充分保证软骨和软骨下骨的支撑及匹配，同时吻合血管后能持续改进局部血供，减少缺血及局部骨坏死、塌陷。

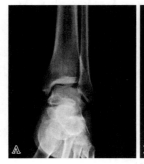
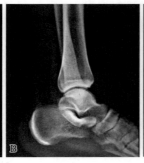
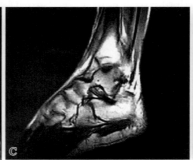
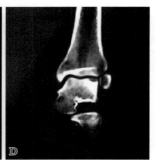

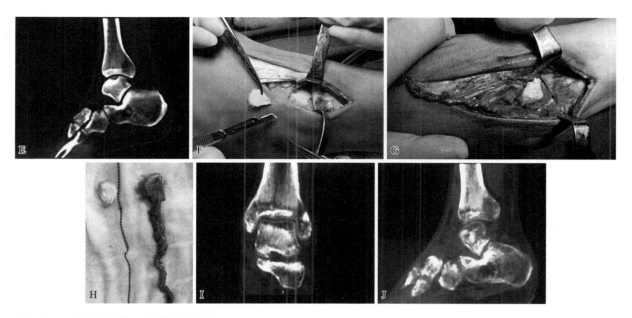

图 23-1-1　距骨软骨坏死骨软骨移植术

A. 坏死踝关节正位 X 线片；B. 踝关节侧位 X 线片；C. 踝关节 MRI；D. 踝关节 CT 冠状位；E. 踝关节 CT 矢状位；F. 术中显露距骨；G. 去除游离软骨片；H. 带蒂软骨移植；I. 术后 10 月踝关节 CT 冠状位；J. 术后 10 月踝关节 CT 矢状位。

五、骨坏死的仿生替代治疗

1. 踝关节仿生替代假体　最早的踝关节假体应用于 20 世纪 70 年代，以不锈钢或钴铬钼合金和塑料（UHMWPE 或 XLPE）为基本材料。其主要为固定型假体，优点为结构简单，手术便于操作。缺点也非常明显，不能有效替代踝关节活动，第二代、第三代踝关节假体自上世纪 80 年代出现以来，更加注重踝关节活动度的同时修复韧带来维持踝关节稳定，注重假体植入后的踝关节解剖平衡和减少骨质的切除。

2. 股骨头仿生替代假体　仿生髋关节假体是用于替代受损的股骨头和髋臼。它通常由金属材料（不锈钢、钛合金及钴铬钼合金）、陶瓷材料（碳、三氧化二铝）、有机高分子材料（超高分子聚乙烯、骨水泥）等制成，旨在模拟自然关节的功能，恢复髋关节的活动能力和减轻疼痛。

（宋涛　晁杲　邢添威）

第二节　骨缺损的修复技术及策略

因创伤、肿瘤、感染及先天性疾病等所致的骨质短缺，称为骨缺损。骨缺损常造成骨不连接，延迟愈合或不愈合及局部的功能障碍。据统计我国每年因各种原因导致的骨缺损或功能障碍患者已超过 600 万人，其中约有 2/3 的患者需要进行植骨治疗。

随着工业化的发展，交通事故、农械伤、挤压伤等高能量损伤所致的严重开放性骨折日趋增多，这类患者除了大段骨质缺损，常常还伴有软组织缺损和感染，最终造成慢性骨髓炎、肢体短缩、残疾，给个人、家庭和社会带来了沉重负担。迄今为止，大段骨缺损，特别是伴有软组织缺损、感染的复杂大段骨缺损的治疗仍是较为棘手的难题。

目前尚缺乏对骨缺损具有临床指导意义的系统性分型。一般认为长骨骨缺损大于直径1.5倍（1.5~3cm）时无法自身修复，裴国献、吴昊等将缺损长度＞4cm的骨缺损定义为大段骨缺损，因为缺损长度＞4cm时修复难度增加。肢体短缩超过4cm时功能受到严重影响，是结构性植骨的指征。

骨缺损以外科治疗为主，小范围骨缺损可自体修复或常规植骨愈合，常用自体骨、同种异体骨、人工骨等。治疗大段骨缺损的手术方案有带血管腓骨移植术、Masquelet技术、Ilizarov技术等，Ilizarov技术以仿生理念为基础，其"原位组织再生、自然修复重建"的理念是骨缺损仿生自然治疗的经典案例。伴有感染、软组织缺损的骨缺损修复还需要用到皮瓣移植、分期治疗、抗感染骨移植等技术。

本节主要介绍四肢创伤性、感染性骨缺损的修复技术，重点关注伴有感染、软组织缺损的大段骨缺损的修复策略。关节、肿瘤、脊柱等骨缺损的内容详见本书其他相关章节。

一、骨缺损修复技术

（一）骨移植术

1. 游离自体骨移植　自体骨移植是治疗骨缺损的金标准，其对骨缺损的修复主要是通过爬行替代的过程来完成。自体松质骨的效果最佳，常用于对移植骨强度无特殊要求时，可采取松质骨碎骨、全厚松质骨、髂骨外板和包括两侧骨皮质的髂嵴长条。骨皮质适于提供功能性支持，胫骨、腓骨、股骨、桡骨和肋骨均可供骨。全骨移植骨通常取腓骨的中1/3段或上1/2段，用于修复儿童长骨如尺骨、桡骨缺损。

一般情况下，自体骨游离移植主要应用于促进骨折愈合和修复重建小范围的骨缺损，对于大段的骨缺损的修复，游离自体移植骨很难被完全替代，常发生不愈合现象。

2. 带血管自体骨移植　带血管自体骨无须经过爬行替代，李远辉等报道28例移植腓骨术后3~8个月与受区骨达到骨愈合，愈合时间类似于普通骨折愈合时间。另外带血管自体骨复合肌皮瓣可对软组织复合骨缺损同期一次性修复。

带血管腓骨移植是治疗四肢大段骨缺损的常用方法之一。操作方法：取小腿后外侧Henry入路，切开皮肤至深筋膜，注意保护好腓总神经，自上而下，钝性分离腓骨长、短肌与比目鱼肌的间隙，向后拉开比目鱼肌，解剖出腓动静脉，并保护好腓骨滋养动脉，按手术所需长度游离切断腓骨，保留腓骨周围部分肌袖组织，腓骨瓣完全游离待用。对于合并软组织缺损的骨缺损，在切取腓骨瓣时按照受区皮肤缺损形状、皮肤缺损面积外加10%~15%设计皮瓣，先切开皮瓣的后缘，自皮肤直达深筋膜，从深筋膜的深面与腓肠肌、比目鱼肌之间，向前分离皮瓣，分离至腓骨后缘时应仔细保护好皮穿支动静脉，其余步骤同带血管腓骨切取。若是切取携带监测皮岛的腓骨移植，皮岛一般设计在小腿外侧，外踝上12cm左右，面积约5cm×3cm。切口经过设计皮岛后缘，于深筋膜下由后向前掀起皮瓣，找到皮动脉穿支，确认皮岛范围内含有1支以上的皮动脉。受区准备好后，将游离腓骨上端插入近端髓腔，下端插入远端髓腔，并用螺钉或钢板或外固定支架固定，腓动静脉与供区解剖分离备用动静脉在显微镜下作吻合。对于股骨大段骨缺损可采用折叠双根腓骨移植以缩短塑形所需时间。监测皮岛、腓骨皮瓣能早期、简单、有效反映出腓骨血运情况，如出现血管危象需尽早手术探查。

腓骨瓣移植注意事项：①腓骨远端是踝关节的重要组成部分，常规保留远端 8cm 以上；②良好的血管吻合是手术成功的关键，因此需熟练的显微外科技术；③供区损伤大，若手术失败会给患者带来巨大的心理创伤；④合并软组织缺损或感染的患者，先彻底清创及全身抗生素控制感染，创面新鲜、周围坏死组织界限清楚后再考虑带血管腓骨移植；⑤术中勿损伤腓骨滋养动脉以免移植腓骨坏死；⑥术前有条件者行供区血管造影了解腓动脉起源；⑦一般情况取对侧带血管腓骨移植会更优于患侧腓骨移植；⑧术后牢固的内或外固定是治疗成功的重要措施，移植腓骨与受区骨愈合、增粗至足以负重后方可拆除外固定。

3.同种异体骨移植　同种异体骨移植已广泛用于临床，特别是在严重创伤、骨肿瘤切除、脊柱病变等导致大段骨缺损的修复上显示出其独特的优越性。但目前仍有许多问题需要解决，如免疫排斥反应、感染、骨吸收、骨不愈合等。免疫排斥反应使患者术后切口出现渗出、植入骨吸收、愈合不良等。感染，特别是深部感染，将直接导致手术失败，异体骨彻底灭菌、术中严格无菌操作、创面良好的软组织覆盖、手术前后抗生素的应用可减少感染的发生。一旦发现局部感染，应尽早扩创、移除异体骨，以避免感染进一步发展。同种异体骨可在一定程度上替代自体骨，但如何减少上述植骨后并发症尚需进一步研究探索。

4.人工合成材料移植　根据材料组成成分的不同，人工合成材料主要可分为金属材料、生物陶瓷、无机非金属材料、高分子材料、复合材料、组织工程材料等。目前临床应用较多的无机非金属材料有硫酸钙骨水泥、磷酸钙骨水泥，可用于创伤性骨缺损、椎体成形术、良性骨肿瘤刮除、椎间融合术、股骨头坏死等植骨治疗，具有可塑性、可注射、可固化等特点。有临床报道称这类材料的临床骨修复效果与同种异体骨近似。硫酸钙骨水泥在术中混合抗生素，制备成载药颗粒，用于慢性骨髓炎、感染性骨不连、开放性骨折清创后骨缺损的治疗，取得了良好的临床效果。

（二）Masquelet 技术

1986 年 Masquelet 将骨水泥团块植入骨缺损区，诱导出一个类似于滑膜组织构成的腔隙，在其中植入松质骨而成功的治疗了许多大段骨缺损的病例，从而创立了 Masquelet 技术（又称膜诱导技术）。其最大优点是由于诱导膜血运丰富，又能分泌促进成骨的多种因子，在该腔隙内植入松质骨后成骨快，不易被吸收，治疗效果大为提高。

1.技术特点　膜诱导技术主要包括形成诱导膜及诱导膜内植骨两个阶段。①形成诱导膜：首先进行骨缺损部位的彻底清创，清除感染及坏死组织；选用合适的方式固定；应用骨水泥填充骨缺损部位，感染性骨缺损则根据细菌培养药敏结果或经验使用含敏感抗生素的骨水泥。②诱导膜内植骨：第一次术后 6~8 周纵行切开诱导膜，小心去除骨水泥；去除两侧骨端及髓腔的硬化骨，于骨膜内填充自体松质骨，缝合诱导膜。

2.操作技巧及注意事项　①固定方式的选择：对感染性骨缺损，建议一期采用外固定支架，二期改为内固定更安全；非感染性骨缺损首选髓内固定，可以实现早期负重，同时维持更好的力线，减少二期植骨量。②骨水泥填充：骨水泥应包裹住两断端，扩大骨水泥与健康骨的接触面积，同时保证足够的软组织覆盖，无张力关闭伤口。③二期手术时机：通常选在第一次手术后 6~8 周，此阶段诱导膜已形成，分泌的成骨因子达到高峰。二期手术前应检查炎症指标明确感染控制情况。④移植骨的选择：移植骨最好选用自体松质骨，可以取自体髂骨或应用钻孔-灌洗-抽吸系统从骨髓腔中获取。自体松质骨量不足时，可用皮质骨、同种异体骨与人工骨替代，替代骨量与自体松质骨骨量的比例不应超过 1∶3，否则会影响后期成骨效果。

3. Masquelet 技术常见并发症　①再发感染：通常由不彻底的清创导致，需尽早彻底清创控制感染后再次植骨。②移植骨吸收：其原因可能与骨缺损范围过大、两次手术间隔过长、植骨后诱导膜闭合不全、骨缺损两端固定不稳定、移植骨中异体骨比例过高等有关，需分析原因针对性处理。③骨不连及假关节形成：通常是由不当的手术操作导致，包括一期骨缺损端清理不充分或髓腔不通、骨缺损范围内骨端骨水泥包裹不足导致二期诱导膜内植骨不能充分连接骨缺损端、植骨量不足、移植骨中异体骨比例过高、骨缺损两端固定不稳定等，需严格遵守手术操作规范。

（三）Ilizarov 技术

20 世纪 70 年代，俄罗斯 Ilizarov 中心进行了大量动物实验研究，发现骨组织在缓慢牵拉的应力刺激下呈现细胞分裂和组织再生的生物力学表现。进入 21 世纪后，再生控制理论成为 Ilizarov 技术的核心理论，为提高疗效和减少并发症提供了技术保证。

骨搬运治疗骨缺损是 Ilizarov 技术之一，已成为国际首选方法。手术方法是：通过外固定器对损伤或骨缺损的肢体提供支持，完成矫形、撑开或压缩，然后在骨不连或骨缺损的上端或下端，截断一块活骨。利用能移动的外固定装置将有活性的一段骨块，按照既定的方向、合适的速度与频率移动，移动骨块逐渐与对应骨的残端靠拢。一次手术能够完成骨缺损修复、骨不连愈合与肢体畸形矫正。

骨搬运治疗大段骨缺损有以下优点：①不需要植骨或仅需要在骨断端植入少量的松质骨；②同期牵张软组织再生，不需或很少需要采用皮瓣移植修复皮肤软组织缺损；③对各种复杂的肢体畸形，可通过外固定支架同期矫正。

虽然 Ilizarov 技术在治疗大段骨缺损时取得了很好的疗效，但也存在一些缺点和并发症。如针道感染或局部热损伤、骨再生段成骨不良、骨缺损端愈合不良（延期愈合、骨不连、轴线偏移、晚期弯曲或骨折）、关节挛缩或脱位、神经血管损伤（急性或延迟性神经血管损伤、局部水肿、骨筋膜室综合征）以及心理疾病等。一般来说，并发症和拉伸失败的概率和拉伸的长度成正比。使用 Ilizarov 技术应注意以下几点：①根据缺损部位以及软组织缺损情况，组装不同的外固定支架，并保证固定牢固；②在延长过程中，定期复查，发现问题如钉道松动等应及时处理，通过调整牵引针的方向或两侧的延长速度，纠正成角，恢复力线；③骨缺损处骨端清创时，既要彻底清除瘢痕组织，利于牵移骨段的移动，又要尽量少破坏两端正常骨周围的软组织，利于骨端接触后愈合；④在延长过程中鼓励患者积极功能锻炼，防止邻近关节畸形出现。

Ilizarov 技术以仿生理念为基础，通过牵拉再生来促进组织生长、改建和修复，创建的生物学理论和外固定器械具有革命性意义，在临床应用方面已形成一个完整的微创骨外科学治疗体系。但 Ilizarov 技术的基础研究深度和广度尚落后于其临床应用。如何提高 Ilizarov 技术的骨重建质量，缩短愈合时间，减少患者的外固定时间和不适感，是基础研究要解决的重要问题。

二、四肢创伤性、感染性骨缺损修复策略

在选择骨缺损修复方案时要综合考虑以下因素，遵循以最小的代价获取最佳疗效的现代骨外科学仿生治疗理念，采取个体化最优方案（表 23-2-1）。

表 23-2-1 四肢骨缺损修复策略

骨缺损范围	感染、软组织缺损分类	修复策略
小范围骨缺损（≤4cm）	单纯骨缺损	常规植骨
	伴软组织缺损	皮（肌）瓣＋常规植骨
	伴感染	①一期抗生素骨水泥，二期常规植骨②抗感染骨移植（如载药硫酸钙）
	同时伴软组织缺损和感染	①一期抗生素骨水泥＋皮瓣二期植骨②皮瓣＋抗感染骨移植
大段骨缺损（＞4cm）	单纯骨缺损	①带血管腓骨移植②膜诱导③骨搬运
	伴软组织缺损	①皮瓣＋膜诱导②带血管腓骨皮瓣移植③骨搬运
	伴感染	①膜诱导②骨搬运
	同时伴软组织缺损和感染	①骨搬运②皮瓣＋膜诱导③腓骨皮瓣移植

局部因素：①骨缺损的长度；②是否有软组织缺损，软组织缺损的部位、面积；③是否合并感染；④受区血管条件。患者因素：①年龄；②依从性；③基础疾病情况。技术条件：①术者显微技术水平；②医院医疗器械及硬件条件。

（一）小范围骨缺损（≤4cm）

1. 单纯小范围骨缺损 常见于闭合骨折、开放骨折二期更换内固定。手术方案：常规植骨。移植物首选自体骨，也可选同种异体骨、人工骨、组织工程骨等。

2. 小范围骨缺损伴软组织缺损 常见于小腿和前臂开放骨折、闭合骨折内固定术后伤口愈合不良等。手术方案：皮（肌）瓣＋常规植骨。根据软组织缺损部位和大小，可选局部转移皮瓣、局转肌瓣、游离皮瓣等移植覆盖创面。

3. 小范围骨缺损伴感染 常见于四肢骨折内固定术后感染、开放骨折术后感染。常用两种手术方案：①一期清创抗生素骨水泥，二期常规植骨，根据分泌物细菌培养选择抗生素，感染彻底控制后方可行常规植骨术，植骨前检查白细胞计数、血沉、C反应蛋白评估感染控制情况。②抗感染骨移植：彻底清创后，植入载药的硫酸钙或磷酸钙，可一期治愈感染性骨缺损。

4. 小范围骨缺损同时伴软组织缺损和感染 常见于小腿、足部和上肢骨折内固定术后感染、开放骨折术后感染。常用两种手术方案：①一期抗生素骨水泥＋皮（肌）瓣，二期常规植骨，如胫骨中上段骨缺损并感染，可彻底清创后植入抗生素骨水泥，然后腓肠肌内侧头转移覆盖，感染控制后二期植骨。②皮瓣＋抗感染骨移植，彻底清创后植入载药硫酸钙，皮瓣或肌瓣覆盖。可一期手术治愈感染性骨缺损，但对清创要求高，易出现感染复发。

（二）大段骨缺损（＞4cm）

1. 单纯大段骨缺损 常见于四肢骨折内固定术后骨不连。常用三种手术方案：①带血管腓骨移植，单纯大段骨缺损是其最佳适应证，可同期内固定，快速愈合修复大段骨缺损（图 23-2-1）。②膜诱导技术：优点是操作简单，但需两次外科治疗，自体骨需求量大。③骨搬运技术：适用于下肢，属仿生自然治疗，更符合现代骨外科学发展微创化的要求。

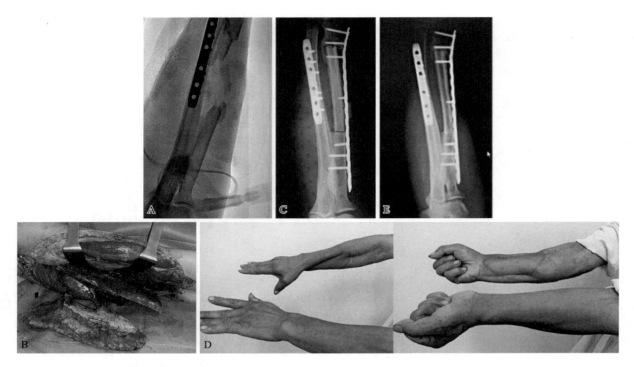

图 23-2-1　腓骨瓣移植治疗桡大段骨缺损

A. 术前 X 线片示桡骨干大段骨缺损；B 术中切取腓骨皮瓣；C. 术后 X 线片示植入腓骨瓣并内固定；D 术后 1 年随访前臂旋转功能恢复良；E. 随访 X 线片示腓骨瓣两端骨性愈合。

2.大段骨缺损伴软组织缺损　常见于小腿、足部及上肢高能量开放骨折。常用三种手术方案：①皮瓣＋膜诱导技术，创面坏死界限清楚后皮瓣覆盖，抗生素骨水泥植入，二期植骨。②带血管骨皮瓣移植，可同时修复骨缺损和软组织缺损，特别适用于上肢。③骨搬运技术：适用于下肢，可通过牵张同时修复软组织缺损，有时可先短缩缩小创面再牵张恢复肢体长度。

3.大段骨缺损伴感染　常见于股骨高能量开放骨折术后、四肢骨折内固定术后。常用两种手术方案：①膜诱导技术，大段骨缺损伴感染是其最佳适应证，两期手术可彻底控制感染并修复骨缺损（图 23-2-2）。②骨搬运技术：适用于下肢，可彻底切除感染骨段，需注意骨段滑移过程中软组织卡压问题，近期我们在骨缺损处植入载药硫酸钙，既增强局部抗感染又有效避免了软组织卡压问题。

4.大段骨缺损同时伴软组织缺损和感染　常见于小腿及前臂高能量开放骨折术后。常用三种手

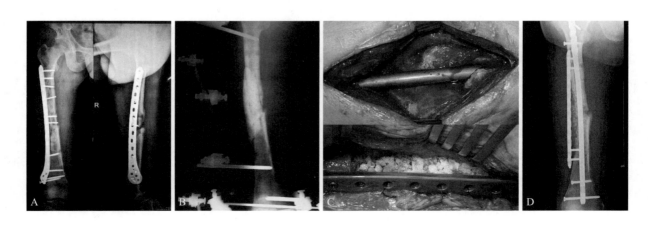

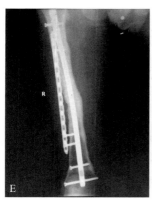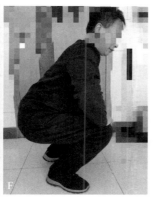

图 23-2-2 膜诱导技术治疗股骨感染性大段骨缺损

A. 术前 X 线片示股骨骨折内固定术后骨不连；B. 切除感染骨段、抗生素骨水泥植入、更换外固定后 X 线片；C. 术后 2 月行二期手术，图示切开的诱导膜及植入骨粒后外观；D. 植骨内固定术后 X 线片；E. 术后 1 年随访 X 线片示骨性愈合；F. 术后 1 年随访患肢功能恢复良好。

术方案：①骨搬运技术——适用于下肢，开放骨搬运，可通过先短缩再延长的方式同期修复大面积软组织缺损，可多节段骨搬运缩短超大段骨缺损的病程。②皮瓣＋膜诱导——该类患者往往受区血管条件较差，需术前充分评估。③腓骨瓣移植——适用于上肢，需彻底的清创控制感染后移植。

因高能量所致严重开放骨折形成的大段骨缺损在临床上日趋增多，虽然腓骨瓣移植、Masquelet 技术和 Ilizarov 技术在大段骨缺损治疗中取得了巨大的成功，但这三种技术均有其各自局限性，带血管腓骨移植愈合快，但自体骨量有限且供区损伤大，还需要良好的受区血管条件和较高的显微技术；Masquelet 技术要求有良好的软组织覆盖，且自体骨需求量大；Ilizarov 技术带架时间长，成骨不良、针道感染、软组织卡压等并发症多；特别是在治疗超长骨缺损（＞10cm）时这些缺点更加突出、并发症更多，临床治疗效果也大打折扣。

针对超长骨缺损修复难题，国内外学者进行了大量的研究，取得了一些突破性进展。裴国献教授开发的 3D 打印假体可以有效缓解填充物不足和不匹配问题，结合前述修复技术取得了良好的修复效果。骨组织工程是治疗大段骨缺损的全新方法，和 3D 打印假体结合可精确治疗复杂骨缺损，基于仿生理念开发的各种现代人工合成骨替代材料在骨缺损治疗领域有广阔的发展前景，有望彻底解决骨移植物来源问题。虽然组织工程材料的相关研究已取得了重大进展，但如何实现材料的高度仿生，优化细胞的黏附及迁徙，精确调控相关基因和生长因子的表达和释放，验证临床应用的安全性及循证医学的证据支持等，仍然是学者们未来需要继续深入研究和解决的问题。

（宋涛　张文韬　喻姿瑞）

第三节　软组织缺损的仿生治疗

骨骼构成人体的支架，维系这个支架的正常解剖位置的稳定以及人体的一切生命活动，都离不开附着在其周围软组织的力学效应的作用，因此软组织缺损的治疗是骨外科学中重要的组成部分。随着社会的变化和医学技术的发展，严重创伤、肿瘤及医源性的软组织缺损发生率越来越高。因此软组织的损伤的预防和治疗越来受到骨科临床医师的重视。仿生治疗的理念对于软组织缺损治疗的指导作用逐渐得到重视和临床应用，然而因为软组织的特殊性，排斥性较高，目前对于软组织的损伤主要以仿生自然修复为主，暂无仿生替代疗法，软组织仿生自然修复的目的是在自身损伤部位以医疗手段为基础，以人体再生能力作为主要手段的治疗方案，最终使得创面达到生物学愈合，使其达到或者接近人体自然生理条件下的软组织恢复，包括传统的自体皮肤游离移植、皮瓣移植术及目前新兴的皮肤牵张技术、人工真皮覆盖物技术。对于合并软组织缺损的同时伴有骨缺损的治疗，本章节也将重点介绍常用的腓骨皮瓣复合组织瓣修复、膜诱导技术以及短缩再延长技术。以下将对目前常用的软组织损伤的仿生自然修复进行陈述。

一、软组织缺损的仿生自然修复

（一）游离植皮术

游离植皮术是指将自体皮肤移植到缺损区域来修复创面。自体皮肤游离移植术为整形外科的基本手术之一，至今已有 100 多年的历史。该种技术简单可靠，可以达到良好的创面愈合目的，但其缺点是修复区域没有完整的软组织结构，容易出现瘢痕挛缩、溃烂等。供区损害和供区皮源有限是另外两个限制其临床应用的瓶颈（图 23-3-1）。

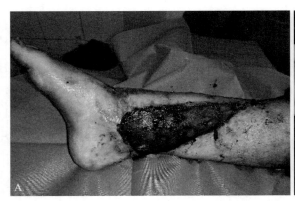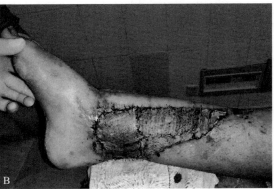

图 23-3-1　男性，32 岁，外伤致右小腿开放伤肌瓣术后，肌肉组织丰富，肉芽生长良好行游离植皮术

A. 创面肉芽组织新鲜；B. 创面使用刃厚皮片覆盖。

（二）皮瓣移植术

皮瓣移植术是将有完整结构和血液循环系统的皮肤、皮下组织移植到缺损的区域，以达到修复创面的目的，具有供区修复效果好、能覆盖重要组织脏器外露等优势。但是皮瓣修复具有供区损害、皮瓣坏死和修复区域不能完全达到受区要求的缺点，在临床上的应用受到较大的限制。随着皮瓣外科学的发展，从随意皮瓣、轴型皮瓣、游离皮瓣到目前的广泛应用的穿支皮瓣，其并发症在逐渐的克服和减少，皮瓣移植在临床的应用尤其是复杂创面的修复中已经越来越广泛（图 23-3-2）。

（三）皮肤牵张技术

皮肤牵张技术是一种具备不同于传统的修

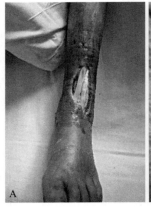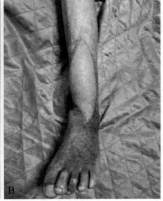

图 23-3-2　男性，36 岁，外伤致左小腿开放性骨折局部皮肤缺损并骨及肌腱外露，行清创、游离股前外侧皮瓣转移覆盖术

A. 术前可见皮肤缺损伴肌腱外露；B. 游离皮瓣术后 3 月患肢外观照，皮瓣存活良好。

复皮肤缺损的外科手术治疗技术，该技术可充分开发利用自己皮肤生物工程力学特性（机械伸展性、固有弹性、生物伸展性）和应力松弛性的特点，借助缺损创面周围正常皮肤，使皮肤通过自身伸展，在牵拉作用下逐渐闭合皮肤缺损创面。其中，皮肤的应力松弛性和生物学功能特性是皮肤伸展和重塑的基础，机械外力在细胞、亚细胞发展水平上逐渐改变皮肤组织的外形，其在皮肤组织的重建工作过程中发挥着重要作用。因此，皮肤组织在机械外力拉动作用下被拉伸以闭合皮肤缺损的伤口，是仿生自然修复理念在临床应用实例。

各种拉皮装置能够使皮肤受到持续、有效的拉力，进而促进皮肤细胞分化、血管形成。根据张力-应力法则，在一定范围，皮肤组织受到缓慢和持续提高机械牵拉而产生一定的张力，刺激并激活部分组织的再生与拉伸，根据这一工作原理，单纯牵拉皮肤便可达到自身皮肤扩张延伸的目的，皮肤的这种压力松弛特性可通过放松皮肤的同时产生"额外的皮肤"来覆盖，这是皮肤扩展和扩张的理论基础。

1.皮肤牵张技术的优点　①操作时间短，一些皮肤缺损的伤口可以立即和关闭在一个阶段，一些皮肤缺损的伤口可以在拉皮装置的帮助下，慢慢关闭皮肤牵引装置，对于一些较大的皮肤缺损创面，可采用拉合的方法来缩小，然后用植皮或皮瓣覆盖。上述操作最多可于一个月内完成。②操作简单，外科医生可以积极参与管理操作并很快使学生熟练掌握。③患者疼痛减轻，拉伤过程轻微，皮肤损伤相对较小，同时可避免或减少自身体其他部位引起的继发性损伤。④伤口周围正常皮肤覆盖伤口，皮肤的颜色和局部感觉与正常皮肤相同，毛发生长正常，不浮肿。⑤并发症相对较少，对周围正常皮肤损伤较小，换药次数减少，缩短住院时间，伤口愈合较快。

2.皮肤牵张技术的不足　①皮肤牵张技术本身就存在一些局限性，皮肤自身的延展性是有限的，并不能无限制延伸。②皮肤张力手术中使用的所有张力装置，都不能清楚的判断张力大小，导致不同部位因过度牵引而发生局部皮肤缺血坏死的并发症。③对于过大的皮肤缺损创面，皮肤拉伸技术并不能完全替代植皮和皮瓣修复。④局部创面血液循环不良，创面感染严重，营养不良严重的患者，应禁用或慎用皮肤牵张器。

3.适应证　皮肤牵张技术可适用于任何一个年龄段的患者，尤其是对于那些不能进行或再次接受二次手术的患者。主要是躯干、四肢和头部的应用，特别是躯干和四肢的应用。皮肤拉伸技术不受伤口大小的影响，可以通过一期牵引立即闭合巨大伤口并缓慢闭合，以减少巨大皮肤缺损的伤口，然后可以减少植皮或皮瓣的面积。因此，减少了身体表面上其他位置的二次损伤程度。有精神障碍的患者不宜采用这种方法闭合伤口。对于年老体弱、营养不良的患者，由于组织生长缓慢，应谨慎使用该方法闭合皮肤缺损创面。对于皮肤挫伤较重，创面周边血运较差，同时需要对创面内重要组织如肌腱、神经等外露者，可以通过考虑联合可调式负压吸引材料配合皮肤牵张装置闭合或缩小创面。

4.禁忌证　严重营养不良的患者；严重凝血功能障碍患者；创面周围皮肤血运障碍患者；感染性皮肤病患者；不能配合术后管理的患者；皮肤缺损部位周围无足够正常皮肤的患者禁忌使用。

5.操作步骤　①创面扩创但不游离创缘皮肤，先自皮肤缺损处一侧皮缘的近端，距离创缘1.0～2.5cm处作为进针点，刺破皮肤穿入1枚直径1.5～2.5mm克氏针，潜行2～3cm后再穿至皮外，然后相隔 2～3cm 后再穿入皮肤，如此反复，直至从皮肤缺损处的另一端穿出。②同法再用另 1 枚克氏针穿入对侧皮缘。③在克氏针皮外部分安装皮肤牵张器的锁针夹，用锁针夹一头穿过螺杆，一头锁紧克氏针。④在螺杆上锁针夹的外侧，依次安装弹簧、调节螺母和螺帽。拧紧调节螺母直至皮肤有扩张趋势，但需观察皮肤毛细血管反应正常后，将螺帽旋至调节螺母外侧并紧贴，以防调节螺母松动。另一方面，还可通过弹簧长度间接判断牵张力的大小，当弹簧长度压缩至正常长度的 1/2 时牵张力约为 14.7kg。最后，无菌敷料覆盖创面。

6. 术后处理及疗效评价　术后患肢保暖，每 8 小时观察牵张皮肤色泽、毛细血管反应及克氏针切割皮肤情况，必要时旋松螺帽以调整张力，以免影响皮肤血供。在皮肤血供良好前提下，术后第 2 天开始牵张皮肤，每天早晚各 1 次，每次旋紧螺帽 2～3mm，隔天创面换药，并行细菌涂片培养，根据细菌培养结果及药物敏感情况选择应用抗生素。待皮肤缺损覆盖且皮缘接触时，于局部麻醉下拆除皮肤牵张器，抽出 2 枚克氏针，伤口处行间断缝合术。之后每日更换无菌敷料，3～5 天伤口无明显红肿、渗液即可出院，定期复查（图 23-3-3）。

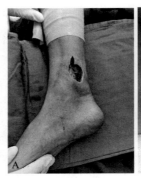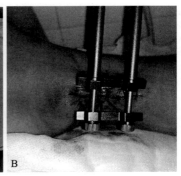

图 23-3-3　男性，36 岁，外伤致左外踝局部皮肤缺损，皮肤牵张一周伤口无张力闭合

A. 术前可见外踝处腓骨部分外露；B. 使用皮肤牵张期一期无张力闭合创面。

（四）人工真皮覆盖物技术

人工真皮通过提供生长支架，借助人体自身干细胞以及自身再生能力，使得成纤维细胞和毛细血管从创面基底和周边组织长入支架，形成支架 - 新生毛细血管 - 细胞的复合体，随着时间的延长，其支架会逐渐降解，人体干细胞会不断再生分化，同时其降解速度与真皮再生速度相适宜，既为新生组织提供力学支撑，又不会因降解过快而丧失支架模板的功能，达到人体的自我修复再生目的。

1. 优点　①操作简便，可批量化生产；②瘢痕和挛缩较少，外观好；③免疫排斥反应小。

2. 缺点　①发生感染的概率高；②需Ⅱ期手术移植自体表皮；③价格高、有限抗感染性、血管化时间长，且重建后的皮肤缺乏毛囊、皮脂腺、汗腺结构，没有免疫细胞、色素细胞、血管内皮细胞等，柔软性、耐磨性也不如原来的皮肤。

3. 适应证　双层人工真皮可以用于修复瘢痕切除、外伤性全层皮肤缺损创面、深Ⅱ度、Ⅲ度烧伤创面、慢性溃疡创面、松解术后的创面，供瓣区、肿瘤、痣等切除后的创面以及部分骨、肌腱外露创面等。

4. 禁忌证　严重感染和清创后仍有坏死组织残留的创面。恶性肿瘤晚期或放射治疗后形成的顽固性深度创面。对胶原和硫酸软骨素有过敏反应的患者。对于关节液渗出的创面需慎用人工真皮。关节液渗出可导致人工真皮贴附不紧密，关节腔暴露，增加了感染风险。

5. 操作步骤　第一阶段：创面扩创及人工真皮的固定。在这一阶段，需要切除溃疡及炎性肉芽组织、外露坏死肌腱组织，凿除外露骨表面坏死组织。扩创完毕后，将人工真皮置于无菌生理盐水中浸泡3~4分钟并按创面所需大小剪裁并缝合固定于创基上。同时对于渗血渗液较多、基底血供差或伴有肌腱、骨外露等创面，可对人工真皮进行打孔以利于引流，同时将人工真皮进行无张力缝合及适当的加压固定，防止下方死腔的形成或者人工真皮的悬空。第二阶段：人工真皮的血管化及护理。等待创缘的毛细血管和成纤维细胞向人工真皮内的胶原海绵内长入，形成血管化。这一过程通常需要数周时间，具体时间因个体差异而异。一般3~5天进行创面包扎敷料的更换，主要目的是排除创面积液、积血、防治感染等，主要观察胶原支架层血管化情况。可持续到术后4周或者更久。第三阶段：当人工真皮充分血管化后，即创面基底的血管床建立后，进行二次手术移植自体薄皮。可以通过观察人工真皮是否呈深红色或者红黄相间，同时硅胶层出现褶皱，人工真皮紧密贴附于创面表明血管化良好便可进行自体皮移植。

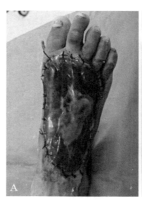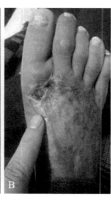

图23-3-4　女性，50岁，车祸致右足皮肤挫伤清创术后肌腱外露，一期行人工真皮覆盖，2周后去除人工真皮隔离层见肉芽生长良好并行游离植皮术

A. 术前可见足背伸肌腱外露使用人工真皮覆盖；B. 术后5周创面愈合良好。

6. 术后处理及疗效评价　创面愈合后会出现轻度瘢痕增生，应坚持进行抗瘢痕治疗，主要包括药物治疗、激光疗法、硅胶膜使用、压力疗法以及局部注射类固醇等方法。

图23-3-4示人工真皮覆盖相关病例。

二、软组织并骨缺损的仿生自然修复

临床上治疗骨缺损目前主要应用自体骨的移植，对于软组织缺损合并较长的骨缺损仍然是临床上的治疗难点，随着工业及交通运输业发展迅速，严重复杂创伤造成的骨缺损常常合并严重的软组织缺损，在治疗中如果骨缺损部位或植骨部位不及时地达到软组织覆盖常常出现术区感染、骨髓炎、骨折不愈合等严重并发症，因其病情复杂，临床上治疗较为困难，以下将介绍目前常用的软组织并骨缺损的仿生自然修复方法。

（一）腓骨皮瓣复合组织瓣修复

腓骨的血供主要来源于腓动脉，为保证腓骨瓣的成活一定要携带腓动脉。腓动脉由胫后动脉发出后，于𧿹长屈肌与胫骨后肌之间，腓骨的内侧下行。途中发出骨穿支（弓状动脉、滋养动脉和肌支）、肌穿支以及皮穿支等。同时腓骨由于其不承受体重，而且血供丰富，通常是长段骨缺损自体移植的最佳选择目标。该部分解剖特点使得带血运的腓骨及皮肤复合组织可以同时修复局部骨缺损及软组织缺损。

1. 操作步骤　术前患肢均行血管造影检查，明确血管损伤的部位及长度。术前患肢彻底清创，依据骨质缺损的长度、软组织创面的大小及血管损伤情况设计腓骨皮瓣。选择腓骨头下方约15cm处腓动脉穿支点作为皮瓣设计的中心，沿皮瓣后缘切开，找到腓动脉的穿支位置，小心游离穿支至腓动脉发起处。切开皮瓣前缘并深筋膜下分离，使皮瓣与腓动脉仅穿支血管相连。根据所需的腓骨长度，小心分离腓骨上的肌肉，保留约2mm厚的肌袖，线锯锯断腓骨两端。提起截断的腓骨，根据所需动脉长度游离腓动脉，切断血管。术中注意切取血管长度要比实际缺损长度长2~3cm，以防修复血管时吻合口张力大。将移植的腓骨皮瓣放到受区，远端对远端，近端对近端，固定骨折端，皮瓣覆盖软组织缺损，缝合几针固定周缘，腓动脉的远近端分别与缺损血管的远近端吻合，腓动脉伴行静脉与受区血管的伴行静脉吻合，腓静脉远端结扎。吻合后检查血管通畅及肢体血运情况，皮瓣血运良好后关闭伤口并放置引流。供区腓骨干远端不做特殊处理，伤口直接关闭或做植皮覆盖。对于股骨大段骨缺损可采用折叠双根腓骨移植以缩短塑形所需时间。监测皮岛、腓骨皮瓣能早期、简单、有效反映出腓骨血运情况，如出现血管危象需尽早手术探查。

2. 术后处理及疗效评价　术后抗炎、抗凝、抗痉挛治疗。1 周后肢体血运稳定开始不负重的功能锻炼，2 个月后逐渐开始肢体负重或持重练习。术后供肢石膏过足趾固定踝关节于功能位 6 周。术后观察皮瓣的成活情况、外观，术后 6 周、3 个月、6 个月及 12 个月拍摄 X 线片观察远端骨折愈合情况（图 23-3-5）。

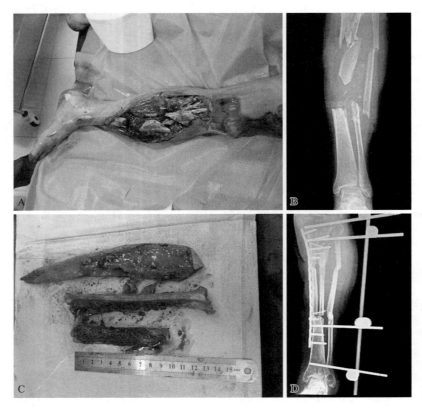

图 23-3-5　男，45 岁，机器夹伤致左下肢开放伤，一期行腓骨皮瓣移植，术后 6 个月患肢功能良好

A. 左胫腓骨开放性骨折伴骨质外露皮肤缺损；B. 术前 X 线片可见骨质缺损；C. 术中切取腓骨皮瓣；D. 术后 6 月正位 X 线片可见骨愈合。

（二）膜诱导技术

膜诱导技术主要包括形成诱导膜及诱导膜内植骨两个阶段。①形成诱导膜：首先进行骨缺损部位的彻底清创，清除感染及坏死组织；选用合适的方式固定；应用骨水泥填充骨缺损部位，感染性骨缺损则根据细菌培养药敏结果或经验使用含敏感抗生素的骨水泥。②诱导膜内植骨：第一次术后6~8 周纵行切开诱导膜，小心去除骨水泥；去除两侧骨端及髓腔的硬化骨，于骨膜内填充自体松质骨，缝合诱导膜（图 23-3-6）。

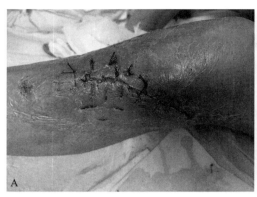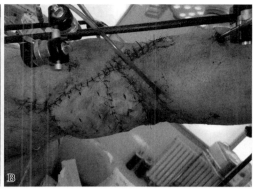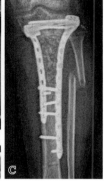

图 23-3-6 膜诱导技术病例

患者，男，36 岁，交通伤致左胫骨平台骨折术后局部红肿渗出 1 个月。一期行清创、原内固定去除、病灶清除、腓肠肌内侧头肌瓣转移、膜诱导技术，使用外固定架临时固定，一期术后 8 周创面良好；术中取出骨水泥见诱导膜形成良好；术后 8 个月正侧位 X 线片示骨断端完全愈合，皮肤完整，患者膝、踝关节功能部分恢复。

A. 术前可见创面红肿伴骨质外露；B. 将肌瓣经皮下隧道拉至前侧覆盖外露骨水泥并于肌瓣表面使用刃厚皮片覆盖；C. 二期去除骨水泥并行植骨内固定术后 8 个月正位 X 线片。

（三）短缩再延长技术

节段性肢体毁损伤是损伤范围内的皮肤、肌肉、神经、血管、骨质等全部组织的广泛损伤与缺损，维持肢体长度的保肢策略必然面临大面积的软组织骨质移植修复，手术时间长、次数多、难度大，还存在供区损伤的问题。Ilizarov 应力再生理论为我们提供了一种新的思路，即一期彻底清创短缩肢体重建血运 + 二期肢体延长，使得手术简化、难度降低，无须复杂的组织移植，以较小的医疗创伤和代价获取了较好的疗效（图 23-3-7）。

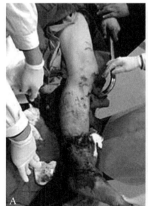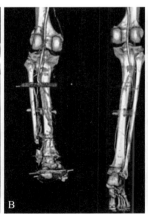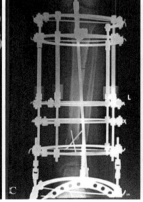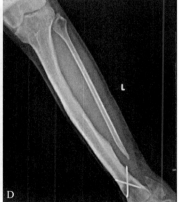

图 23-3-7 患者，男，54 岁，交通伤致小腿不全离断伤 6 小时，行一期短缩再植，二期骨延长术，术后 12 个月患肢功能良好

A. 左小腿开放伤伴骨质外露皮肤缺损，末梢无血运；B. 术后短缩 CTA 显示血运良好；C. 二期行骨延长外固定架术后正位 X 线片；D. 术后 8 个月示成骨良好。

综上所述，对于软组织损伤的处理，仿生治疗的最终目的是达到患者创面的良好覆盖，维持患者内环境稳定，使损伤部位能够发挥最大的生物学及社会学作用，然而因为软组织仿生修复供区范围有限的限制，后期对于软组织损伤的仿生替代治疗需要做进一步研究与开发。

（宋涛 从飞 范金柱）

参考文献

[1] 王远亮，潘君，蔡绍皙，等. 生物化学与生物物理进展 [J]. 组织工程研究的进展. 2000，27（4）：365-367.

[2] 单华超，徐海荣，李远，等. 改良活板门手术技术治疗股骨头软骨母细胞瘤 [J]. 中国骨与关节杂志，2021，10（9）：678-682.

[3] 魏宝富，伏传升，荣凯，等. 踝关节假体的历史与进展 [J]. 足踝外科电子杂志，2020，7（3）：52-57.

[4] 南方医药经济研究所. 我国骨修复材料行业研究报告 [R]. 广州：国家药品监督管理局南方医药经济研究所，2020.

[5] 吴昊，王陶然，高嘉锴，等. 四肢长干骨骨缺损的系统化新分型研究 [J]. 中华创伤骨科杂志，2019，21（12）：1024-1028.

[6] 郝定均，杨俊松，刘团江，等. 骨科仿生治疗学：骨科学发展的永恒追求 [J]. 中华创伤杂志，2021，37（10）：876-880.

[7] 李远辉，杨运发，胡汉生，等. 带血管腓骨移植修复四肢大段骨缺损：可有效促进骨愈合 [J]. 中国组织工程研究，2015，（11）：1641-1646.

[8] 程楚红，漆白文，潘振宇，等. 带血管蒂腓骨瓣游离移植修复长段骨缺损的临床经验 [J]. 中华显微外科杂志，2017，40（4）：313-315.

[9] 周思佳，姜文学，尤佳. 骨缺损修复材料：现状与需求和未来 [J]. 中国组织工程研究，2018，22（14）：2251-2258.

[10] 李海峰，顾三军，芮永军，等. 诱导膜技术修复骨缺损研究现状及应用方法的改进 [J]. 中国组织工程研究，2019，23（30）：4855-4860.

[11] 扈克治，甘干达，任磊，等. Ilizarov 技术治疗长管状骨骨缺损的研究进展 [J]. 创伤外科杂志，2021，23（1）：74-77.

[12] 裴国献. 着力打造 3D 打印在骨科应用的技术平台 [J]. 中华创伤骨科杂志，2016，18（1）：4-5.

[13] 占华松，陈跃平，章晓云. 骨组织工程技术治疗感染性骨缺损：优势与问题 [J]. 中国组织工程研究，2019，23（30）：4848-4854.

[14] 张利，田耿家. 渐进式无创型可调节柔性皮肤牵张吻合器的研发及对慢性创面的临床应用价值 [J]. 中华危重病急救医学，2016，28（11）：1025-1026.

[15] 倪国骅，吴学建，张德洪，等. 皮肤弹性牵张法治疗小腿皮肤缺损骨外露 [J]. 中华创伤骨科杂志，2015，17（7）：629-631.

[16] 邱道静，王晓，焦亚，等. 皮肤瓣状伤口的定义与修复技巧 [J]. 中华损伤与修复杂志（电子版），2017，12（2）：146-150.

[17] 弓辰，唐洪泰，王光毅，等. 国产人工真皮移植结合自体皮移植修复骨质肌腱外露创面的疗效评价 [J]. 中华损伤与修复杂志（电子版），2016，11（1）：34-39.

[18] 吕庆兵，肖贵喜，包亚明，等. 人工真皮在特重度烧伤后期功能重建中的临床效果分析 [J]. 中华烧伤杂志，2019，35（7）：517-524.

[19] 余墨声，朱占永，赵月追. 皮肤牵张技术在创面修复中的临床应用 [J]. 临床外科杂志，2020，28（12）：1110-1112.

[20] 从飞，范金柱，付华，等. 腓骨皮瓣同期修复四肢复合组织缺损的疗效观察 [J]. 中华显微外科杂志，2017，40（4）：316-319.

[21] 喻姿瑞，田钊，张文韬，等. Ilizarov 短缩 - 延长技术治疗小腿节段性毁损伤疗效观察 [J]. 陕西医学杂志，2020，49（12）：1638-1641.

[22] Zhao D, Xie H, Xu Y, et al. Management of osteonecrosis of the femoral head with pedicled iliac bone flap transfer: A multicenter study of 2190 patients[J]. Microsurgery, 2017, 37(8): 896-901.

[23] Zhao D, Ma Z. et al. Application of biomaterials for the repair and treatment of osteonecrosis of the femoral head[J]. Regenerative Biomaterials, 2020, 7(1): 1-8.

[24] Looze CA, Capo J, Ryan MK. et al. Evaluation and management of osteochondral lesions of the talus[J]. Cartilage, 2017, 8(1): 19-30.

[25] Sims L, Kulyk P, Woo A. Intraoperative culture positive allograft bone and subsequent postoperative infections: a retrospective review[J]. Canadian journal of surgery: Journal canadien de chirurgie, 2017, 60(2): 94-100.

[26] Roffi A, Krishnakumar GS, Gostynska N, et al. The nole of three dimensional scaffolds in treating long bone defects: evidence from preclinical and clinical literature-a systematic review[J]. Biomed Res Int, 2017, 2017: 8074178.

第二十四章
骨肿瘤外科仿生治疗

第一节　四肢原发性恶性骨肿瘤仿生治疗

原发性恶性骨肿瘤以骨肉瘤、尤因肉瘤、软骨肉瘤多见，约占人体全部恶性肿瘤的 1%。原发性恶性骨肿瘤虽比较少见，但可影响患者的生存期。

20 世纪 80 年代，恶性骨肿瘤的外科治疗有了根本的转变，随着新辅助化疗的不断发展，基因检测等新的诊断手段推陈出新，很多骨肿瘤可以早期发现、准确诊断，以及新的靶向药物、免疫制剂的进一步开发应用，多模式综合治疗的出现，恶性骨与软组织肿瘤患者的生存率和生活质量得到很大提高，配合放疗、化疗及其他多模式综合治疗的保肢手术已经能治愈大部分骨骼肌和软组织肉瘤患者，特别重要的是 Enneking 所建立的肌肉骨骼肿瘤外科分期系统的临床应用，为原发恶性骨肿瘤的外科治疗选择手术方法提供了科学依据。90% 恶性骨肿瘤可以采用局部病灶切除手术，替代了传统的截肢手术。

保肢手术包括肿瘤切除和功能修复重建两个步骤。对原发恶性骨肿瘤的治疗上也要满足肿瘤学和骨外科学两方面的要求，即完整、彻底切除肿瘤及重建因肿瘤切除所造成的骨骼肌肉系统的功能病损（骨及软组织的重建）。肿瘤切除不能以牺牲肿瘤治疗的外科边界为代价，保留维持良好功能所需的组织解剖结构。肿瘤的生物学行为是影响肢体及生命是否得以存留的主要因素，而骨骼肌肉系统功能的优劣则影响患者的生存质量。

保肢手术的重建方法包括骨重建和软组织重建。骨重建即重建支撑及关节功能，软组织重建则修复动力、提供良好覆盖。按照重建的特点又可以分为生物性重建和非生物性重建。对于不同解剖部位，不同的专家之间，保肢治疗的重建方法可能存在相当大的差异，但重建的目标是一致的，即重建应该能恢复切除部分的功能和稳定性，力求达到或接近于手术部位的解剖仿生、功能仿生和力学仿生，而不增加感染的危险，不疲劳断裂、松动，不影响术后的后续治疗。

一、关节附近骨肿瘤切除后仿生治疗

（一）肿瘤性关节缺损后的修复重建仿生治疗

长骨干骺端是原发恶性骨肿瘤的好发部位，恶性肿瘤进行整块切除后造成的肿瘤性骨关节缺损，应用生物性重建/非生物性重建的方法进行保肢治疗，以恢复患者的肢体功能。

1. 肿瘤性骨关节缺损后的仿生治疗——非生物性重建　肿瘤型人工关节置换是目前保肢重建中应用最广泛、技术最成熟、效果最好的方法，术后即刻提供足够的肢体稳定性和强度，允许早期负重行走、功能恢复，不会出现骨不连接，患者活动肢体无须等待骨质愈合，尤其对于生存期较短

的患者十分重要。

（1）肱骨近端肿瘤性骨关节缺损肿瘤型人工假体重建术：成人肱骨近端是恶性骨肿瘤最好发的部位之一，常见的恶性肿瘤有骨肉瘤及软骨肉瘤，骨巨细胞瘤、软骨母细胞瘤、动脉瘤样骨囊肿也是这个部位的常见肿瘤。约90%的肱骨近端恶性肿瘤可以施行保肢手术，用人工肿瘤假体重建肱骨上段骨缺损，相对于其他部位，肱骨近端假体的生存率最高，但术后功能较差。主要是因为肱骨近端人工假体置换为半肩关节置换，韧带、肌肉组织切除较多，剩余关节囊不能很好地将金属肱骨头包裹固定，假体脱位率较高。近年来随着外科重建技术的发展和肿瘤补片等的应用，患者术后功能得到明显改善。

肱骨近端关节内切除应用关节腔未受污染的恶性骨肿瘤，完整切除瘤体后，使用肿瘤型肱骨近端假体进行肩关节重建，为提高术后肩关节功能降低术后并发症，需重视软组织重建。常规使用人工肿瘤补片包裹近端肿瘤假体，重建关节囊及三角肌、肩袖附着点，肱二头肌长头腱可做成形术以预防假体上移。软组织重建有利于术后肩关节功能的恢复，预防假体脱位、上移等并发症的发生。

（2）肘关节周围肿瘤性骨关节缺损肿瘤型人工假体重建术：肱骨远端或尺骨近端原发恶性骨肿瘤相对少见。由于肘关节周围解剖结构相对复杂，各间室的空间狭小，肿瘤切除达不到安全的外科边界，发生恶性肿瘤时往往保肢困难，但对一些低度恶性肿瘤如软骨肉瘤和侵袭性肿瘤如骨巨细胞瘤，完整切除肿瘤后，则可行肿瘤型人工肘关节置换进行保肢手术。肘部肿瘤切除根据肿瘤位置采取肱骨远端后方、后外侧或肘后方手术入路，术中注意保护尺神经、桡神经、正中神经及血管，保护或标记伸肌腱及屈肌腱止点，便于安装假体后进行软组织重建。

由于肱骨远端及尺骨近端外形复杂，机加工很难制作出与自体肱骨远端或尺骨鹰嘴外形一致的假体，3D打印技术可以打印出个体化的肱骨远端或尺骨近端半关节假体，用人工韧带软性修复肘关节的连接，也取得很好的临床效果。

（3）股骨近端肿瘤切除后肿瘤型股骨近端假体重建术：股骨近端是原发恶性骨肿瘤及转移瘤常见部位之一，瘤段切除后，需进行股骨近端的肿瘤髋关节重建，肿瘤型股骨近端半髋关节置换手术适用于年龄较大，身体耐受条件较差，瘤段切除范围较大，假体周围肌肉附着差，预计远期生存率偏低的患者，尤其适用于股骨侧原发恶性肿瘤 Enneking Ⅱ、Ⅲ期患者。也有学者采用全髋关节置换术，但由于股骨近端肿瘤术中髋关节周围韧带、肌肉等软组织切除范围较大，存在较大的术后关节脱位风险，同时也存在髋臼侧肿瘤污染的机会，常规情况下全髋关节置换术较少应用。术中需重视软组织重建，笔者常规使用人工肿瘤补片包裹近端肿瘤假体，髋臼周围软组织如关节囊、梨状肌等外旋肌在假体股骨颈周围进行软组织重建，臀中肌、臀大肌、髂腰肌、股内收肌群等肌腱缝合至假体相应的解剖位置，残留的股外侧肌尽量拉向近端覆盖假体，加强髋关节的稳定性及软组织平衡，有利于术后髋关节功能恢复。

（4）膝关节肿瘤切除后的肿瘤假体重建术：膝关节肿瘤包括股骨远端和胫骨近端肿瘤，是原发恶性骨肿瘤及骨巨细胞瘤最常见的好发部位。术前需判断关节腔是否被肿瘤侵袭或污染。膝关节腔受肿瘤污染的主要原因有不恰当的组织活检、既往手术造成的关节内污染、肿瘤沿十字韧带侵犯、关节内病理性骨折，术前要根据影像学判断病变范围和膝关节腔受累程度，以决定具体的肿瘤切除方式和修复重建方法，如果关节腔受到肿瘤污染，则需要进行全膝关节外的肿瘤切除。

股骨远端肿瘤的切除及重建的手术入路，需根据骨内肿瘤及软组织包块范围选择股骨远端内侧或外侧入路。常规选用股骨远端内侧股内侧肌后方入路，保留膝关节的动力装置，有利于术后功能快速恢复，但需注意保护收肌管内血管结构，这点有别于表面膝关节置换的手术入路。如果膝关节没有污染，则按肿瘤治疗原则经关节腔常规切除股骨远端肿瘤。如果膝关节腔污染，则需要根据关节腔受污染的范围，选择伸膝装置全部切除或伸膝装置部分切除的手术方式，需要在膝关节囊外安全边界切除部分股四头肌肌腱、髌骨表面、胫骨近端表面、后关节囊后方组织，连同股骨远端肿瘤整块切除，注意保护腘血管和神经，不要切断腓肠动静脉，肿瘤切除后，进行股骨远端肿瘤膝关节的重建及髌骨置换，肿瘤补片包绕假体，进行腓肠肌内外侧头及内收肌止点重建及周围肌肉的附着（图 24-1-1）。

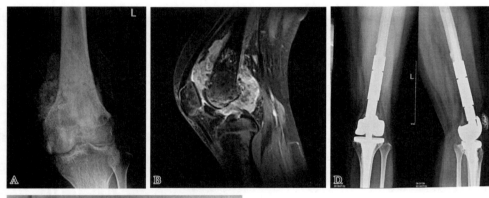

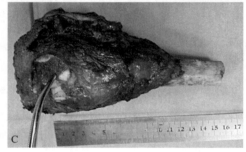

图 24-1-1　女性，20 岁，股骨远端骨肉瘤，关节腔侵袭

A. 股骨远端骨肉瘤新辅助化疗后，X 线片，正位；B. 股骨远端骨肉瘤新辅助化疗后 MRI，提示关节腔肿瘤侵袭；C. 关节外切除瘤段的大体标本；D. 术后随访 X 线片。

胫骨近端切除在所有主要长骨部位肿瘤切除和假体重建来说，被认为是最复杂的，并发症发生率高，术后功能最差。主要原因是胫骨前内侧位于皮下，缺乏肌肉覆盖，供应小腿的血管直径较小，切除肿瘤时同时切除伸膝装置的止点。这些因素造成保肢手术的困难。

胫骨近端肿瘤膝关节置换的手术入路，需根据骨内肿瘤及软组织包块范围选择内侧或外侧入路。常规选用前内侧切口，切口近端起自股骨远端 1/3，延伸到胫骨远端 1/3，建立内侧和外侧皮肤和皮下组织瓣，未受累的皮瓣连同皮下筋膜一同掀起，以降低皮瓣缺血风险。胫骨近端肿瘤很少侵犯膝关节，但常可见到肿瘤侵犯上胫腓关节，所以切除肿瘤时，需结扎胫前动脉，有些肿瘤较大，腓动脉可能也需结扎，然后进行上胫腓关节的关节外切除，同时切除伸膝动力装置，术中注意保护胫后动静脉、胫后神经及腓总神经。安装胫骨近端肿瘤膝关节假体后，肿瘤补片包绕假体段，髌韧带止点重建，髌韧带缺失者，可使用半腱肌移植重建髌韧带，腓肠肌内侧头肌瓣旋转覆盖假体，游离植皮覆盖皮肤缺损。

目前认为腓肠肌内侧头肌瓣旋转覆盖是胫骨上段的恶性肿瘤保肢术的一个重要组成部分，对术后切口愈合，防止术后并发症起到积极作用。术后需下肢抬高并伸直位，以免髌韧带紧张。术后4~6周进行膝关节的主动或被动弯曲锻炼。

2. 关节面缺损后的仿生治疗——生物重建　关节缺损后的生物学重建具有机械性重建无法比拟的优势，重建部位愈合后远期效果满意，可获得持久的稳定性，避免了机械重建所引起的诸多的假体并发症。由于骨肿瘤存在个体差异性，生物学重建的方法多种多样。关节缺损后生物重建有自体灭活骨关节移植、同种异体骨关节移植、自体腓骨移植替代关节和关节融合术，并由以上保肢重建方法为基础，衍生出的各种重建技术，在临床上获得了满意的疗效。游离腓骨移植本身就有多种手术方式，如腓骨远端带蒂转移重建胫骨远端骨缺损、游离腓骨折叠重建骨缺损、带近端骨骺的腓骨游离移植重建儿童肱骨近端或桡骨远端、腓骨与穿支动脉皮瓣游离移植重建骨与软组织复合缺损等，这些技术的发展与完善为骨肿瘤患者保肢带来了极大的益处。

生物性重建应用于交界性骨肿瘤以及原发恶性骨肿瘤切除后肿瘤性骨关节缺损的重建，也可用于良性骨肿瘤3级、交界性肿瘤的较大肿瘤性骨缺损的修复重建。

腕部肿瘤最多见于桡骨远端和尺骨远端，桡骨远端主要参与构成腕关节，因此桡骨远端肿瘤的切除与重建对于腕关节功能非常重要。

桡骨远端肿瘤可见于一些侵袭性肿瘤如骨巨细胞瘤及一些恶性肿瘤如骨肉瘤。桡骨远端Ⅲ期交界性肿瘤及一些恶性肿瘤需进行广泛切除。桡骨远端覆盖的软组织大部分是肌肉的腱性部分，肿瘤切除后，因为软组织缺损，保肢治疗是一个难点。机械加工技术生产的人工假体不能实现与腕关节的良好匹配，目前3D打印定制化桡骨远端肿瘤型假体在临床应用取得良好的效果。

自体腓骨头是一种非常合适的移植供骨，应用腓骨头重建腕关节，重建后的腓骨头关节面，可满足腕关节的掌倾和尺偏角度。在重建过程中，需将腓骨头关节囊与腕关节残余韧带吻合重建，腓骨颈与尺骨关节面进行铆钉线的软固定以模拟重建下尺桡关节，对较长的肿瘤性骨缺损可进行带血管的腓骨近端移植（图24-1-2）。

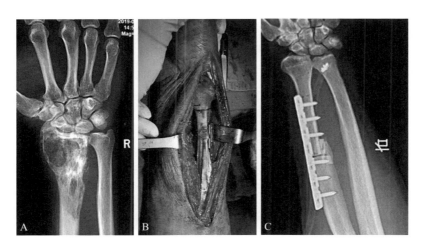

图24-1-2　男性，58岁，桡骨远端骨肉瘤，自体腓骨头移植重建腕关节

A. 桡骨远端骨肉瘤，术前X线片，正位；B. 腓骨颈与尺骨关节面进行铆钉线的软固定以模拟重建下尺桡关节；C. 术后X线片，正位。

踝关节侵袭性及恶性骨肿瘤非常罕见，治疗方法与腕关节类似。肿瘤广泛切除后由于缺乏软组织覆盖，足踝部肿瘤易早期间室外浸润，要做到真正间室外完整切除非常困难，所以外科手术方式大多需要进行小腿截肢术。但对于Ⅱa期及部分Ⅱb期的恶性肿瘤和Ⅲ期骨巨细胞瘤等交界性肿瘤，仍可以进行保肢治疗，其关节骨缺损重建方式通常应用自体骨灭活回植、自体骨移植、异体骨移植等。踝关节融合是首选的重建技术，既能使踝关节保持稳定又可以避免由于假体植入而产生的相关并发症。笔者应用同侧远端腓骨转位、中上段腓骨游离移植、踝关节融合重建术，仍然可以进行保肢治疗，效果良好（图 24-1-3）。目前，3D 打印胫骨肿瘤型假体进行踝关节重建也取得满意效果。

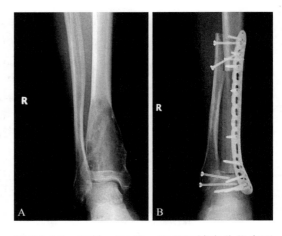

图 24-1-3　男性，64 岁，胫骨远端未分化多形性肉瘤，瘤段切除后，采用自体腓骨转位、腓骨游离移植、踝关节融合重建胫骨远端骨关节缺损
A. 术前 X 线片，正位；B. 术后 X 线片，正位。

（二）保留关节的修复重建仿生治疗

1. 保留骺板的修复重建仿生治疗　儿童和青少年最常见的肿瘤是骨肉瘤和尤因肉瘤，其中75% 的病灶发生在骺板附近，骨骺在儿童肢体发育中具有重要作用，所以如何保留骺板的完整性和生长能力至关重要。随着影像学发展，术前可以更加可靠的诊断，精准定位以及判定骺板是否被肿瘤侵袭，如果骺板没有肿瘤细胞，则可以进行保留骺板的保肢手术。San Julian 等依据肿瘤与骨骺的相关性将肢体骨肉瘤的 MRI 表现分为三型：Ⅰ型为肿瘤位于干骺端，与骺板无接触；Ⅱ型为肿瘤位于干骺端，与骺板相接触；Ⅲ型为肿瘤与整个骺板密切接触或穿越骺板侵袭骨骺或存在病理性骨折，并认为Ⅰ型为保留自身关节保肢手术的最佳适应证，Ⅱ型为相对适应证，Ⅲ型则是该手术的禁忌证。术前详细计划肿瘤的切除范围与修复重建的方式、术中能够准确地确定截骨范围并通过术后病理组织学证实截骨部位的安全性。保留骨骺或自身关节的保肢手术必须在有效新辅助化疗的支持下，严格遵循手术适应证，并由具有一定临床经验的骨肿瘤专业医生完成。

2. 保留成人关节面的修复重建仿生治疗　成人关节附近肿瘤保肢术与儿童类似，随着影像学发展，术前可以准确评价肿瘤的侵袭范围，术中可以准确切除肿瘤的部位，可采用 3D 打印个体化假体或瘤段灭活回植重建肿瘤性骨缺损，尽可能保留患者自身关节结构的完整性，进一步改善术后的肢体功能。

二、骨干部恶性骨肿瘤仿生治疗

位于骨干的骨肿瘤进行广泛切除后往往能保留自身的关节，因此骨干的重建有自身的特点。随着化疗等综合治疗的进步，恶性骨肿瘤的生存率得到提高，坚强而耐用的重建显得更加重要。

骨干部位肿瘤切除后的仿生重建方式包括生物重建（大段异体骨、带血管蒂或游离自体腓骨、自体骨灭活再植、骨搬运）和非生物重建（机加工或 3D 打印节段性人工假体）以及组合重建。

生物重建近期功能差，骨端不愈合、骨吸收、骨折等并发症较多，但获得良好的骨愈合后，能够让患者获得长期的良好功能。节段性人工假体为机械重建，手术中邻近关节得到保留，获得术后即刻的骨干稳定性，近期功能往往很好，但远期的机械性并发症（如松动、断裂等）仍然较多。近年应用 3D 打印技术，根据肿瘤性骨缺损的部位，精确打印个体化的节段性假体，假体 - 骨接触面为打印的骨小梁样结构以促进骨长入，以降低远期机械性并发症的发生率（如松动、断裂等）（图 24-1-4）。所以重建方式的选择需要考虑到患者的年龄、生存率、功能需求及可能的并发症等多种因素。

三、四肢巨大的恶性骨肿瘤的仿生治疗

对于四肢长骨超长节段、涉及超过 2/3 长骨的巨大恶性肿瘤、反复发作的病理性骨折、难治性假体翻修术，肿瘤切除后骨缺损的重建尤为重要，因为长骨的结构性，针对于长节段的肿瘤切除后，其仿生重建程度决定着肢体的功能。

目前，临床上因长骨恶性肿瘤病变范围过大导致肿瘤切除后的缺损重建，尤其是长骨的超极限骨缺损重建，单一的重建方法面临诸多问题，而复合重建是大段骨缺损一期重建的可靠方法。随着 3D 打印技术临床广泛应用，可以个体化打印满足临床需求的重建假体，包括超极限骨缺损假体，极大地推动了肿瘤性骨关节缺损的修复重建水平。针对全长骨及两端关节无法保留的肿瘤性骨缺损，全长骨的置换术作为一种挽救性手术，目前已经在保肢重建中发挥了重要作用。

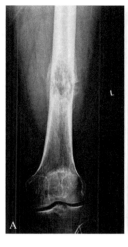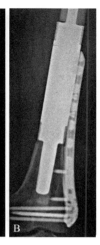

图 24-1-4 男性，46 岁，股骨下段未分化多形性肉瘤，完整切除瘤段后，应用机加工节段性假体联合 3D 打印骨小梁重建骨干部肿瘤性骨缺损

A. 术前 X 线片，正位；B. 术后 X 线片，正位。

（一）复合重建——灭活回植复合假体仿生修复重建术

对于四肢巨大的 Enneking Ⅱb 期肿瘤，笔者常采用部分瘤段灭活回植复合肿瘤假体进行关节重建。

典型病例：股骨近端至部分股骨中下段原发恶性肿瘤，由于肿瘤范围大，瘤段切除后，可用宿主骨较少，不足以稳定股骨近端肿瘤假体，如果切除瘤段部分骨质量较好，可采用瘤段骨灭活回植复合股骨近端肿瘤假体进行髋关节重建，瘤段骨灭活回植后可恢复与宿主骨连续性、增加其骨储备量，愈合后会进一步增强植入肿瘤假体的稳定性，由于保留了自身膝关节，患者不仅达到良好的肿瘤控制，还可获得满意的髋关节功能。回植瘤段采用 10% 氯化钠进行巴氏灭活，不仅杀灭肿瘤细胞，而且保存了骨蛋白，有利于植骨段成活。软组织重建方法同股骨近端假体重建（图 24-1-5）。

（二）全长骨的置换术

针对全长骨及两端关节无法保留的肿瘤性骨缺损，全长骨的置换术作为一种挽救性手术，也在保肢仿生重建治疗中发挥了重要作用。

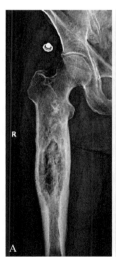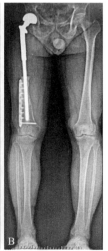

图 24-1-5 男性，54 岁，股骨中上段中 - 低分化软骨肉瘤术后复发，瘤段切除，部分瘤段灭活回植复合股骨近端肿瘤假体重建术

A. 术前 X 线片，正位；B. 术后 3 年 X 线片，正位。

典型病例：当股骨受到肿瘤的广泛侵袭，或者股骨病灶的另一端受到肿瘤侵袭时，全股骨置换术是一种避免髋关节离断或半骨盆截肢的可选方法，全股骨置换术在切除肿瘤的同时可以重建股骨的完整性，保留了下肢的运动和负重功能，避免了截肢手术。

保肢仿生治疗的手术方法主要分为肿瘤切除、全股骨假体安置和软组织修复重建三部分。一般采用侧卧位，股骨近端取大腿上段 Watson-Jone 切口，然后沿大腿外侧，远端延伸至髌骨外侧。于肿瘤外将受侵袭的肌肉和全股骨彻底切除，尽量保留臀中肌、臀大肌、髂腰肌、股直肌，尽量保留髋关节囊的完整性。外展肌群、髂腰肌、内收肌群重建于假体相应部位，对关节的稳定性十分重要。保留股直肌的患者，术后患肢功能更好；但若股直肌被肿瘤侵犯，则不能保留，切除后需要重建。

（同志超）

第二节　四肢继发性恶性骨肿瘤仿生治疗

继发性恶性骨肿瘤主要以骨转移瘤为主，骨骼是除肺和肝脏以外，恶性肿瘤最常见的转移部位。骨转移瘤的总体发病率为 32.5%，其发病率约为原发恶性骨肿瘤的 35~40 倍，随着恶性肿瘤诊疗水平的提高，新技术、新疗法的临床应用，患者的生存期不断延长，骨转移瘤发病率越来越高，约 70%~80% 的癌症患者最终会发生骨转移。四肢骨是转移瘤的好发部位，常见于四肢近端骨，股骨、肱骨、骨盆和胫骨约占 64%、21%、9%、3%。四肢骨转移瘤主要来源于乳腺癌（28.0%~30.5%）、肺癌（11.0%~17.0%）、肾癌（12.3%~15.0%）、前列腺癌（8.0%~17.5%）。四肢骨转移瘤可引起疼痛、活动障碍、高钙血症甚至病理性骨折，后者是导致骨转移瘤患者死亡的重要相关事件。

四肢骨转移瘤外科治疗的目的是缓解疼痛、恢复功能、提高生活质量，治疗骨相关事件。其外科干预的方法和理念也随着患者生存期的改变而变化，要求大多数骨转移瘤患者在原发肿瘤得到良好控制或带瘤生存的基础上，既能很好地保留其患肢功能，又可免除因局部复发而行截肢手术，最大可能地提高肿瘤患者在生存期间的生活质量。

一、骨转移瘤患者的生存期评估

对四肢骨转移瘤患者，推荐采用 Kalagiri 评分系统来预测患者生存期。Katagiri 评分系统是对原发肿瘤类型、内脏或颅内转移、ECOG（Eastern Cooperative Oncology Group，ECOG）评分、前期化疗、多发骨转移瘤 5 个方面分别赋值并进行累加，根据累计得分情况，评估骨转移瘤患者生存期、指导治疗。2014 年，Kalagiri 对该评分系统进行了修订（表 24-2-1），将实验室检查分为异常和严重异常两个等级，并纳入影响预后的因素中。修订后的评分系统提高了骨肿瘤患者生存期评估的准确性。评分 ≥7 分的患者，评估为短期生存，6 个月的生存率为 27%，1 年的生存率为 6%，2 年的生存率为 2%；评分 4~6 分的患者，评估为中等期生存，6 个月的生存率为 74%，1 年的生存率为 49%，2 年的生存率为 28%；评分 ≤3 分的患者，评估为长期生存，6 个月的生存率为 98%，1 年的生存率为 91%，2 年的生存率为 78%。

表 24-2-1　修订后的 Kalagiri 评分系统

	预后因素	评分
原发肿瘤类型		
缓慢生长	激素依赖性的乳腺癌和前列腺癌、甲状腺癌、多发骨髓瘤、恶性淋巴瘤	0
中等生长	接受靶向药物治疗的肺癌、非激素依赖型的乳腺癌和前列腺癌、骨细胞癌、子宫内膜癌、卵巢癌、肉瘤	2
快速生长	未接受靶向药物治疗的肺癌、结直肠癌、胃癌、胰腺癌、头颈部恶性肿瘤、食管癌、其他的泌尿系恶性肿瘤、黑色素瘤、肝细胞癌、膀胱癌、宫颈癌、其他未知来源的恶性肿瘤	3
内脏或颅内转移	结节性内脏或颅内转移 播散性转移 [a]	1 2
实验室检查	异常 [b] 严重异常 [c]	1 2
ECOG 评分	3 分或 4 分	1
前期化疗	—	1
多发骨转移瘤	—	1

注：[a] 播散性转移：胸腔、腹腔、软脑膜转移；[b] 异常：C 反应蛋白≥0.4mg/dl，LDH≥250IU/L，血清白蛋白<3.7g/dl；[c] 严重异常：血小板<100 000/μl，血清钙≥10.3mg/dl，总胆红素≥1.4μmol/L。

二、四肢骨转移瘤患者病理性骨折风险评估

目前，评估四肢骨转移瘤患者病理性骨折风险最常用的是 Mirels 评分系统（表 24-2-2），该评分系统包括病灶位置（上肢、下肢、转子周围）、疼痛程度（轻度、中度、重度）、病变类型（溶骨型、成骨型、混合型）、皮质破坏程度（<1/3、1/3～2/3、>2/3）4 个变量，总分 12 分，当评分≤7 分时表明病理性骨折风险较低（<4%），不建议外科治疗，8 分时骨折风险为 15%，而 9 分时骨折风险达到 33%，当评分≥9 分时应进行预防性内固定。

表 24-2-2　Mirels 评分

评分变量	1	2	3
部位	上肢	下肢	转子周围
疼痛	轻度	中度	重度
病变类型	成骨性	混合性	溶骨性
皮质破坏程度	<周径 1/3	周径 1/3～2/3	>周径 2/3

三、四肢长骨转移瘤的仿生治疗

（一）长骨转移瘤的手术原则

手术操作的目的是防止病理性骨折发生或恢复病理性骨折的连续性；应尽力减少对骨周围软组织的损伤；选择最有效的固定方式，使患者术后最短时间内恢复肢体功能；皮质破坏不严重者，可用闭合性髓内钉技术，破坏广泛者应切开清除肿瘤，填充骨水泥和应用内固定；肿瘤破坏关节影响功能者可进行肿瘤型关节置换；血运丰富者术前可行动脉栓塞治疗；尽可能减少手术创伤和手术相

关死亡率。

在手术方式的选择上，应综合考虑病理性骨折的风险和患者预期生存时间，积极进行预防性固定或广泛切除假体重建。对于原发恶性肿瘤已治愈多年、或原发肿瘤控制良好，多数学者认为孤立性转移灶应当采取彻底性切除手术。肾癌骨转移患者生存期较长，建议选择相对彻底性手术，减少患者生存期内局部复发等并发症、期望延长生存时间；乳腺癌、前列腺癌骨转移患者，虽然尚无统计学意义的证据证实彻底手术能够延长生存时间，但是建议术式相对彻底；肺癌部分亚型应用靶向治疗明显改善预后，术式建议相对彻底。

（二）不同部位长骨转移瘤的仿生治疗

1. **长骨骨端转移瘤的仿生治疗**　四肢长骨近端骨是转移瘤的好发部位，尤其是股骨（64%）、肱骨（21%）和胫骨（3%）。骨端转移瘤濒临骨折或已发生病理性骨折，或病变范围广泛累及关节面者，选择肿瘤切除、肿瘤型人工假体重建术。病灶切除后肿瘤型人工假体重建术可提供即刻稳定性、允许早期负重（下肢）、改善患肢功能；同时人工假体失效率较低，可以满足骨转移瘤患者生存期内的使用要求。骨端转移瘤破坏范围较小者，可行病灶刮除、骨水泥填充、钢板内固定手术（图 24-2-1）。

2. **长骨骨干转移瘤的仿生治疗**　骨干转移瘤濒临骨折或已发生病理性骨折，推荐病灶刮除灭活、骨水泥填充、钢板或髓内钉内固定术，但当病变破坏严重者可行病灶切除、节段型假体重建术。与钢板固定相比，髓内钉固定术具有创伤小、出血少的优点，且可贯穿全骨长度，固定范围广泛，降低术后肿瘤进展导致病理性骨折的风险，机械稳定性好，可达到恶性肿瘤患者生存期内的使用要求。钢板固定范围应足够，以避免生存期内局部二次手术。对于骨干病变范围较大，骨缺损严重者，可行肿瘤切除后节段型假体重建术。节段型假体一般采用骨水泥固定，以提供即刻稳定和恢复肢体功能，提高患者生存期内的生活质量（图 24-2-2）。

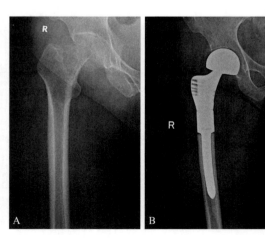

图 24-2-1　女性，54 岁，股骨近端转移瘤并病理性骨折（乳腺癌），病灶切除后肿瘤型人工假体重建术

A. 术前 X 线片，正位；B. 术后 X 线片，正位。

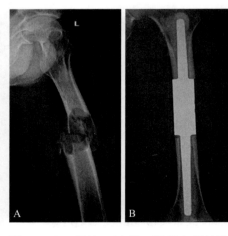

图 24-2-2　男性，66 岁，股骨中段转移瘤并病理性骨折（甲状腺癌），瘤段切除后节段性肿瘤假体重建术

A. 术前 X 线片，正位；B. 术后 X 线片，正位。

（同志超）

第三节　骨盆肿瘤外科仿生治疗

骨盆是原发性恶性骨肿瘤和转移癌的好发部位，4%～5%的原发恶性骨肿瘤累及骨盆。青少年的骨肉瘤、儿童的尤因肉瘤、成人的软骨肉瘤是该部位最常见的原发性肉瘤。不过更为常见的是，累及骨盆的肿瘤是由乳腺、肺部、前列腺、肾脏或甲状腺等部位的肿瘤转移扩散造成的。骨盆弥漫性累及是常见的，但最让人担心的是对限制负重和单独放疗不能产生效果的髋臼周围的骨质破坏，因为这些患者常出现剧烈的疼痛和功能障碍。

骨盆环由骶骨和两侧髋骨组成，前方有耻骨联合，后方有两个骶髂关节与骶骨相连。骨盆环的骨小梁按压应力和张应力分布。两个髋臼把骨盆环分成前后两个弓，后弓由上部骶骨、骶髂关节和部分髂骨构成，是直立位和坐位的负重部分，比较坚固。前弓由髂坐骨至耻骨的部分组成，有连接两侧后弓的作用。骨盆弓分承重弓和联结弓两种，承重弓即股骶弓和坐骶弓，前者起自髋臼，上行经髂骨至骶骨，站立时承受体重；后者起于坐骨结节经坐骨支和髂骨后部至骶骨，坐位时承受体重。联合弓在骨盆前面，借耻骨体及其水平分支与股骶弓相连，或借耻骨、坐骨的下支与坐骶弓相连。联结弓加强和稳定了承重弓。

骨盆是骨盆肌肉及一些下肢肌肉的起止点，几乎全部肌肉与骨盆均呈非腱性连接，彼此有丰富的血管相通而缺乏屏障。因此，骨内恶性肿瘤容易破出骨进入软组织，软组织肿瘤也无阻挡能很快侵蚀骨骼。肿瘤性包块的发现对诊断非常重要，早期不易触及，当临床上发现包块时，肿瘤早已有长时间的生长。晚期肿瘤生长变大形成包块，可以充满盆腔并向内向上扩展超过脐和腹中线，将膀胱和直肠推向健侧，引起下腹不适或疼痛，为患者未触及下腹肿块前的最初症状，向后生长的包块侵犯臀肌，可有臀部和腰部的疼痛，如侵犯坐骨神经或股神经，可引起剧烈疼痛，难以忍受或处于强迫体位。病变位于髋臼可有关节痛和活动受限等表现。位于闭孔环的肿物，侵犯闭孔肌肉和内收肌，肿块可以深入到大腿内侧、后侧，可有大腿内侧不适与疼痛。肛门指诊可以触及包块并有压痛。盆腔内的恶性肿瘤可以沿坐骨神经束向盆腔外臀肌深层发展，或经腹股沟韧带深处向大腿前内侧蔓延。同样盆腔外的肿物也可以向盆腔内发展。

骨盆肿瘤发生病理性骨折与脱位后，疼痛症状更加严重，患者很难选择合适体位使疼痛减轻；无论是下肢还是躯干的活动都能牵扯骨盆引起疼痛，因此及时予以治疗非常重要。

一、影像学诊断及病理活检

（一）影像学诊断

影像学评估有以下四方面作用：①发现病灶；②得出初步诊断；③对肿瘤进行分期；④对治疗效果进行评估。

1. X线平片　X线平片是最基本的检查手段，可以很好地显示骨盆的整体结构及肿瘤破坏形态，可提供病变部位与形态学最为有用的信息，特别是有关骨破坏、钙化、骨化与骨膜反应类型的信息。

2. CT　CT显示肿瘤的破坏细节及其周围微小反应带；可见到病变在骨内的蔓延及骨盆周围病变的范围；可先于X线平片发现软骨钙化区。从横断面了解肿瘤的扩展，骨侵及软组织或软组织侵袭骨质的情况，可检出隐性的病理性骨折。CT血管增强扫描可以明确血管受累情况，但是均不能清楚地反映软组织受累情况，为外科切除选择合理边界。

3.MRI MRI能准确反映软组织层次和肿瘤受累范围，特别是重要神经、血管的走行，还能清楚显示肿瘤的水肿范围，MRI在软组织检查方面明显优于CT。对恶性骨肿瘤放、化疗后效果的评估是非常有价值的方法。由于MRI可以显示肿瘤三维六个方向上的范围，因此可以用于计划各个方向上的切除边界，即MRI可以显示肿瘤在远、近、内、外、前、后各个方向上的范围，并以此为依据计划各方向上相应的切除边界，发现最困难的切除部位，完善术前准备。

4.B超 对诊断软组织肿瘤具有非常重要的作用，特别是对邻近关节的肿块意义更大。

5.胸部CT 在怀疑有恶性病变最常见的并发症——肺转移时也需要做胸部X线摄片。任何原发恶性肿瘤治疗前均应做此项检查，因为大多数骨的恶性转移为肺转移。

6.数字减影血管造影 检查非常有意义，可先于临床勾画出骨与软组织肿瘤的范围，发现进入邻近软组织的灶性小病变，能区分看起来是良性，实为恶性的病变，指出血管丰富区，活检时应予以避开。显示大血管与肿瘤的关系，相邻的情况和被侵的程度以指导手术。为减少术中出血术前可行栓塞治疗。

7.发射计算机断层显像 提示宿主骨的反应及全身其他部位是否出现骨转移，可以标记病变边界，指出在骨内软组织内隐性蔓延情况，由于病灶、反应区和正常骨的代谢不同，浓聚反应也不同，从而提示反应区，诊断要慎重。

功能成像可以准确地表达有活性的肿瘤组织，提供活检取材的最佳部位。

特别要提及的是，将近期的X线检查与以前的检查相对照，这一点极其重要。这种对照不但可发现骨病变的性质，也可发现其进展情况，这点为诊断检查的重要因素。骨恶性肿瘤保肢的关键问题在于精细和准确地评估肿瘤边界、完整和精准的肿瘤切除、精确的解剖学和功能学重建以及如何减少手术并发症，这主要依赖于基于影像学的准确评估。

（二）病理活检

为了明确诊断，制定治疗方案，术前病理活检非常重要。随着医学技术的不断发展，骨肿瘤诊断的正确率逐渐提高，但是仍然需要临床、影像及病理三结合。活检分为：

1.穿刺活检 ①X线引导下穿刺活检；②导航辅助引导穿刺活检；③CT引导下穿刺活检。

2.切开活检 切开活检应选择骨质较好的部位开窗，完毕后用大量水彻底冲洗，骨水泥封闭，严密缝合，防止肿瘤细胞外溢污染。

3.切除活检 ①普通切除活检；②基于多模态影像重建及3D打印的切除活检。

其中穿刺活检及切开活检是目前获取术前病理诊断的主要途径。相比切开活检，穿刺活检创伤更小、恢复更快，但是由于获得的组织较少，因此对医生的技术要求更高。

除此以外，病理活检的标本还可以送基因检测。近些年来，随着以靶向治疗和免疫治疗为代表的癌症新疗法不断涌现，以及高通量测序等分子检测技术在癌症临床领域的转化应用，传统的以外科手术和放化疗为基础的癌症临床医疗正向着更明确、更有效、副作用更小、个体化的癌症精准医疗演进。

对骨盆肿瘤的活检应遵循骨与软组织肿瘤活检的一般原则外。由于绝大多数骨盆手术切口经过髂嵴，因此沿髂嵴进行活检最安全。对于发生于骨盆区的肿瘤大部分可行穿刺活检，若肿瘤较小、位置深在或位于比较复杂的解剖部位（如骶骨前侧、髂骨深部）可在 CT 引导下活检。

无论采用穿刺活检还是切开活检，均应避免污染腹膜后间隙。由于软骨肉瘤对放疗和化疗均不敏感，并且如果活检造成局部污染，则依靠手术切除达到肿瘤的局部控制非常困难，因此对骨盆软骨肉瘤施行活检的技术要求非常高。

二、切除部位及类型

Enneking 和 Dunham 于 1978 年提出了不同类型骨盆切除的分型系统（图 24-3-1），该分型系统一直沿用至今。他们将切除区域分为四型。

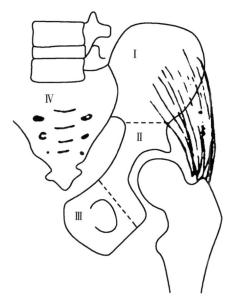

Ⅰ型：切除全部或部分髂骨，保留髋臼。该型包括不同程度的切除方式，完全切除髂骨使髋臼和骶髂关节失去连接，髋臼悬挂在耻骨联合上，长期负重将髋臼向上、向内、向前移位。

Ⅱ型：髋臼部位的切除，包括髋臼顶上方、耻骨支和坐骨支外侧缘。如同时切除股骨头称为ⅡA型。Ⅱ型切除将对下肢功能造成严重影响。肿瘤切除后，髋关节的重建、肢体长度的保留和维持骨盆的稳定性非常重要。

Ⅲ型：切除骨盆坐、耻骨闭孔环，内侧至耻骨联合，外侧至髋臼，Ⅲ区骨盆切除后功能较好。可以不进行Ⅲ区骨性结构重建，但由于盆底结构缺失，腹腔脏器疝出，中老年女性尿失禁可以用人工韧带、补片重建Ⅲ区缺损。

图 24-3-1　Enneking 骨盆肿瘤分区

髂骨（Ⅰ区）；髋臼及其周围（Ⅱ区）；耻、坐骨（Ⅲ区）；骶骨（Ⅳ区）。

Ⅳ型：指骶骨的部分或全部切除。

三、治疗原则和手术适应证

（一）治疗原则

骨盆及其周围的软组织是肿瘤的好发部位之一，由于早期症状不明显，骨盆良性肿瘤外科切除均能治愈，骨盆恶性肿瘤在发现时已处于中晚期，瘤体较大，血运丰富、侵及范围广，解剖结构复杂，与周围器官，神经、血管关系密切，因此手术技术要求高、彻底切除肿瘤、保留下肢功能与重建骨盆环稳定性十分困难、术后并发症多。因此骨盆恶性骨与软组织肿瘤的保肢手术极具挑战性。20 世纪 70 年代以前，半骨盆截肢术是经典的最主要的外科治疗方式，是解除痛苦、延长生命的重要治疗手段。尽管如此，随着化疗和放疗等辅助治疗方法的发展、先进影像手段的出现以及手术技术的提高，并且经过国内外同道的不懈努力对骨盆原发性恶性肿瘤和其他治疗方法无效的转移性病损，保肢手术已得到开展。对于无法在肿瘤病变周围的安全边界进行切除或者肿瘤切除后残留肢体没有功能的病例可行半骨盆截肢术。由于骨盆肿瘤切除重建手术复杂，因此在术前应仔细分析患者的影像资料，明确肿瘤的骨内和骨外软组织肿块的范围。

1. **骨盆恶性骨肿瘤切除的三个目标**　①足够广泛地肿瘤切除；②尽量减少并发症的发生；③可靠而有效地功能重建。

2. **骨盆肿瘤切除与重建选择原则**　①尽可能选择简单的手术方式；②不要一味追求解剖结构

重建；③按年龄、活动量、肿瘤性质选择恰当的重建手段；④按肿瘤部位骨盆的承重、几何形态选择重建方式。

（二）手术适应证

1. 原发良性肿瘤。

2. ⅠA/B 期、化疗敏感的Ⅱ期恶性肿瘤（局部广泛切除重建）。

3. 对放、化疗不敏感的高度恶性肿瘤（可行半骨盆截肢术）。

4. 单纯转移性肿瘤。

四、手术重建

（一）Ⅰ型：髂骨肿瘤切除重建

骨盆稳定性、肢体长度和功能无明显影响。骨盆连续性存在时，一般不需要修复骨缺损重建，为避免盆腔脏器疝出，可用人工韧带、疝补片重建Ⅰ区缺损（图 24-3-2）。

骨盆连续性中断时，如不予重建，远期患侧髋关节上移、双下肢不等长。可行植骨融合或假体重建。

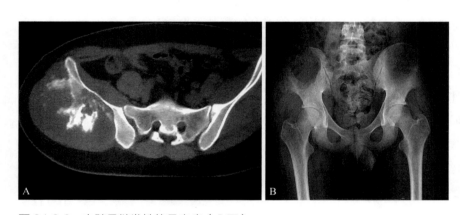

图 24-3-2　右髂骨继发性软骨肉瘤（Ⅰ区）

A. CT 提示右髂骨外侧巨大菜花状骨性凸起，基底宽大，软组织肿块内可见斑点样钙化，提示骨软骨瘤恶变；B. 疝补片重建术后 X 线片见骨盆环连续性完整。

（二）Ⅱ型：累及髋臼周围骨盆肿瘤（或同时累及Ⅰ、Ⅲ区）

此型重建最困难、对功能影响最大，肿瘤切除髋部不稳，臀肌失效，下肢短缩。

1. Ⅱ型（髋臼周围）肿瘤切除术步骤　手术切口由前侧、后侧和会阴部 3 个部分相连而成。

（1）前侧切口：①切口从髂后上棘开始，沿髂嵴、经髂前上棘前内侧、腹股沟韧带，在耻骨结节弧形向下，止于大腿内侧。②前侧切口显露肿瘤盆腔侧，在髂嵴和髂前上棘处切开腹内、外斜肌和腹横肌、腹股沟韧带。显露分离精索或圆韧带（女），用橡皮条将其牵至内侧，用牵开器将腹肌牵向内上方，钝性剥离腹膜后，将腹膜及腹腔脏器推向内上方，自耻骨上缘和其结节处切断腹直肌和腹股沟韧带。钝性剥离膀胱前间隙，将膀胱暂时保护于盆腔下部。探查后腹壁移行的输尿管。向后推开腹膜和膀胱，找到髂总、髂外动静脉和股神经，游离腰大肌，和上述神经、血管束一起保护。必要时可结扎髂内动脉、闭孔动脉和临时阻断腹主动脉。

（2）切开会阴部切口显露肿瘤的内下侧：①在耻骨联合下方，小心切断尿生殖膈，注意勿损伤尿道和阴茎神经与血管，用骨刀或线锯截断耻骨联合。在耻骨下支和坐骨下支的内面切断坐骨海绵体肌、闭孔内肌、会阴浅横肌、阴茎脚和尿道括约肌。在上面的切口向盆腔外剥离，切断内收肌群、闭孔外肌，切断闭孔神经和闭孔动脉，结扎分支，在其深部显露坐骨结节，切断腘绳肌、股方肌和骶结节韧带。注意不要损伤进入 Alcock 管的阴部神经血管。②切开髋关节前方切口，切断缝匠肌、股直肌向远端翻起；结扎、切断旋股外侧动脉，在基底部截断股骨颈，或切开关节囊进行关节脱位。如病变系耻骨、坐骨肿瘤累及髋臼，此时可做下部髂骨的截骨。③继续在髂骨翼外侧操作，外侧翻起肌皮瓣，在肿瘤外切断阔筋膜张肌、臀大肌、臀中肌、臀小肌。

（3）后侧切口显露骶髂关节：从髂嵴后部切断腰方肌、骶棘肌。如果肿瘤未侵犯全部骶髂关节，则用骨刀在肿瘤外正常处截断髂骨；如果肿瘤破坏骶髂关节，则应游离好腰骶神经根并向内侧牵拉，在骶髂关节下缘导入线锯截断髂骨翼。肿瘤离体后充分止血。

2.髋臼周围肿瘤切除后修复重建的几种方法

（1）早期重建方法：

1）旷置、髋关节转位术优点：技术要求低、并发症少；缺点：肢体短缩、活动受限，影响功能。

2）髋股融合术：1978 年，Enneking 报道髂股融合术用于Ⅱ型骨盆肿瘤被切除后重建，股骨上端与坐骨或髂骨残端进行融合，保留了患侧肢体负重和行走功能。但由于肢体短缩导致严重跛行，而且融合失败率高，容易形成假关节（图 24-3-3）。

3）马鞍型假体：1979 年，德国人首次将马鞍型假体应用于Ⅱ型骨盆肿瘤切除后重建。优点：结构简单，安装方便、支撑力强。缺点：功能差，假体与切割髂骨上移（图 24-3-4）。

4）瘤骨骨壳灭活再植：仅应用于少数瘤骨骨壳破坏少，骨质坚硬者。该方法有重建髋臼移位、灭活骨吸收、迟发感染等缺点。

5）自体骨移植：自体股骨头移植骨盆重建接骨端愈合良好，中段植骨无血供，髋臼松动（图 24-3-5）。

6）新鲜异体骨盆移植：取材受限、感染、骨吸收等缺点。

7）其他：骨水泥填充缺损区人工全髋关节置换术，容易出现松动、移位，远期效果差。

2006 年，Hoffmann 报道对 81 例Ⅱ型骨盆肿瘤切除后进行软性重建，其中 20 例获得了满意的效果，另外 61 例术后功能并不理想（图 24-3-6）。

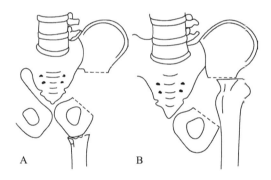

图 24-3-3 髋股融合术示意图
A. 坐股融合术；B. 髂股融合术。

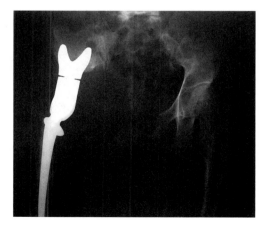

图 24-3-4 右半骨盆肿瘤切除术后马鞍型假体重建

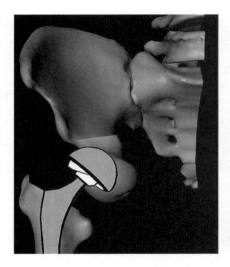
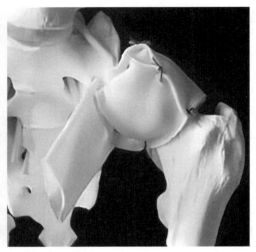

图 24-3-5　自体股骨头重建髋臼示意图　　图 24-3-6　骨盆肿瘤切除术后人工韧带重建

肿瘤切除后，股骨上段倒置重建髋臼，　　髋关节示意图

肿瘤髋关节置换。

（2）假体仿生重建：优点：适用各种缺损，功能良好，康复时间短，应用范围广。缺点：感染；不能形成骨性愈合；假体机械性失效。

1）定制型（CAD）骨盆假体：London/Birmingham Stanmore 假体，Hamburg MUTARS 假体，结构简单、力学传递接近生理要求、保留和重建有活动的髋关节、假体周围可植骨做生物修复的优点。

2）组配式骨盆假体：Pedestal Cup，复合式假体，应用于单纯Ⅱ区的肿瘤切除术后重建，方便快捷，在骨界面进行微孔处理后有利于骨长入，大大提高了假体的长期生存率（图 24-3-7）。

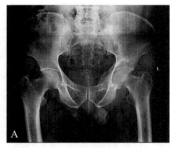
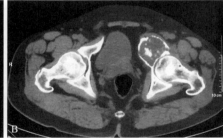
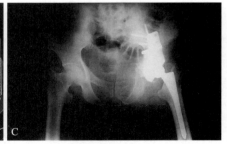

图 24-3-7　左半骨盆软骨肉瘤（Ⅱ区）

A. X 线片提示左侧髋臼周围溶骨性破坏，骨皮质膨胀；B. CT 提示髋臼前壁膨胀，骨皮质筛孔样破坏，中间有环状钙化影；C. Ⅱ区切除组配型假体重建。

Ⅱ区同时合并Ⅰ区的肿瘤切除术后既可以进行腰骶固定组配假体重建（图 24-3-8），也可以利用 3D 打印髂骨假体进行重建。

Ⅱ区合并Ⅲ区的肿瘤切除术后重建方法同单纯Ⅱ区（图 24-3-9）。

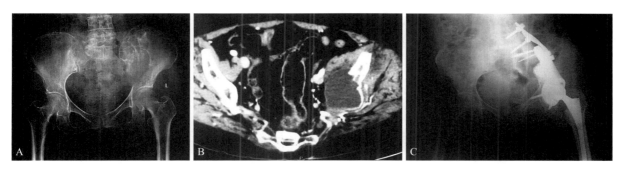

图 24-3-8　左半骨盆骨肉瘤（Ⅰ+Ⅱ+Ⅳ区）

A. X 线片提示左髂骨破坏波及髋臼及骶骨翼；B. CT 提示髂骨膨胀性破坏，软组织包块向盆腔突出；C. 肿瘤切除后，股骨头回植于骶骨外侧，组配型假体重建。

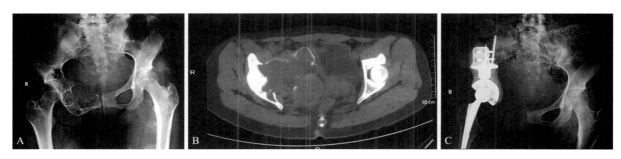

图 24-3-9　右半骨盆骨巨细胞瘤（Ⅱ+Ⅲ区）

A. X 线片提示右髋臼及耻坐骨溶骨性破坏，病灶内可见不规则骨嵴；B. CT 提示骨皮质破坏，肿瘤凸向盆腔生长；C. 肿瘤切除后组配型假体重建。

（三）Ⅲ型（闭孔环）肿瘤切除术

Ⅲ区切除重建（耻骨、坐骨），切除骨盆坐骨、耻骨闭孔环，内侧至耻骨联合，外侧至髋臼，Ⅲ区骨盆切除后功能较好。可以不进行Ⅲ区骨性结构重建，但由于盆底结构缺失、腹腔脏器疝出、中老年女性尿失禁，可用人工韧带、疝补片重建Ⅲ区缺损。耻骨肿瘤采用骨盆钢板重建，坐骨肿瘤一般无须重建（图 24-3-10）。

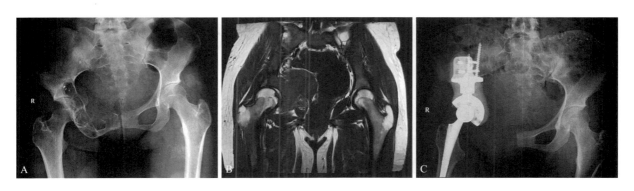

图 24-3-10　右半骨盆骨巨细胞瘤（Ⅱ+Ⅲ区）

A. X 线片提示右髋臼及耻坐骨溶骨性破坏，病灶内可见不规则骨嵴；B. MRI 可见肿瘤与盆腔内容物分界明显，提示肿瘤为良性；C. 肿瘤切除后组配型假体重建。

（四）Ⅳ型涉及骶髂关节的骶骨肿瘤

切除最为困难，重建难度与切除范围有关：肿瘤涉及骶髂关节下缘以上髂骨越多，重建越难；肿瘤涉及骶髂关节并累及骶骨，重建困难。

（杨团民）

第四节　脊柱转移性肿瘤仿生治疗

脊柱肿瘤分为原发性肿瘤和转移性肿瘤。脊柱原发性肿瘤发病率占全部骨肿瘤的比例不超过 5%，脊柱转移性肿瘤约占 95% 以上。脊柱是恶性肿瘤转移最常见的部位，常见脊柱转移肿瘤有：乳腺癌、肺癌、前列腺癌、肾癌、黑色素瘤、甲状腺癌、结直肠癌及血液系统恶性肿瘤。胸椎（70%）最常受累，随后是腰椎（20%）和颈椎（10%），约 20% 的患者有椎管侵犯和脊髓压迫的症状。脊柱转移性肿瘤可导致局部疼痛、高钙血症、脊柱不稳、椎体病理性骨折、脊髓及神经根压迫症状，进而引起神经功能障碍甚至瘫痪，严重影响患者生存质量及生存时间。

脊柱转移性肿瘤的治疗方式很多，近年来由于肿瘤的放疗、化疗尤其是靶向治疗、免疫治疗和内分泌治疗的迅猛发展，使得脊柱转移性肿瘤的多学科协作治疗取得了令人鼓舞的进步，但外科治疗仍是脊柱转移肿瘤主要的治疗手段。由于只有10%~20%的脊柱转移性肿瘤患者在确诊后存活2年以上，脊柱转移性肿瘤患者的治疗目标基本上是姑息性的。鉴于此，脊柱转移性肿瘤仿生治疗显得尤为重要，其目的在于缓解疼痛、重建脊柱稳定性、改善神经功能、控制局部肿瘤病灶，提高患者生存质量，为患者接受放疗、化疗以及免疫治疗等其他治疗手段提供条件，甚至延长生命。因此，提高脊柱转移性肿瘤的仿生治疗水平具有重要的意义。

一、脊柱转移性肿瘤的评估与治疗选择

（一）一般健康状况

首先需要考虑脊柱转移性肿瘤患者的整体健康状况、营养状况及合并症情况。恶性肿瘤脊柱转移患者通常会出现神经症状、疼痛或机械性不稳定的表现。对临床表现的性质和严重程度进行评估对治疗方式的选择有重要影响。

（二）临床表现

疼痛是脊柱转移性肿瘤引发患者注意的最常见症状，83%~95% 的患者会出现疼痛。一般情况下，疼痛的出现先于其他神经系统症状。转移性脊柱肿瘤引起的疼痛分不同类型，疼痛的性质可能会影响治疗的选择。有症状的脊柱转移性肿瘤引起的疼痛分为三种：局限性疼痛、神经根性疼痛、机械性疼痛。在诊断中一定要注意区别机械性疼痛与其他两种性质的疼痛。抗炎药物、化疗和放疗虽然能够对肿瘤进行治疗，却无法恢复脊柱的力学完整性，因而不是缓解机械性疼痛的有效治疗。疼痛程度的评估推荐采用视觉模拟评分法（visual analogue scale，VAS）。

神经功能障碍是脊柱转移性肿瘤患者的常见表现。医生须反复对患者进行细致的神经功能评估，判断患者是否存在感觉运动异常、自主神经功能障碍以及锥体束征。神经功能的评估应集中于对神经损害进行定位，并对脊髓或功能性神经根病变的程度进行临床评估。综合这些临床信息以及影像学评估结果，可以帮助判断硬膜外脊髓压迫（epidural spinal cord compression，ESCC）或

神经根压迫的程度。脊柱肿瘤研究组织（The Spine Oncology Study Group，SOSG）开发并验证了一个六点分级系统，依据压迫最重的部位的横断面 MRI T_2 加权成像对 ESCC 的程度进行分级（图 24-4-1）。神经功能障碍的评估常采用 ASIA 脊髓损伤分级标准进行评估。

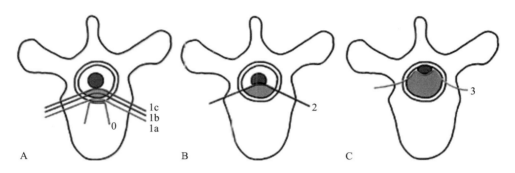

图 24-4-1　硬膜外脊髓压迫（ESCC）六点分级系统

A. 0 级肿瘤仅局限于骨。1 级肿瘤侵犯硬膜外腔但无脊髓变形。1a 侵犯硬脊膜，但硬膜囊无变形；1b 硬膜囊变形，但未触及脊髓；1c 硬膜囊变形且接触脊髓，但脊髓未受压。B. 2 级脊髓受压但脑脊液可见。C. 3 级脊髓受压且脑脊液不可见。
在没有结构不稳的情况下，0、1a 和 1b 级首选放疗。2 和 3 级属于高级别 ESCC。

　　临床评估的最后一步是辨别患者是否存在脊柱不稳。明显的肿瘤性脊柱不稳一般需要外科治疗。评估脊柱不稳需综合临床和影像学两方面信息。为了帮助临床医生做出判断，SOSG 给出了一套脊柱不稳肿瘤评分（spinal instability neoplastic score，SINS），主要考虑 6 个参量：肿瘤侵犯节段、是否出现疼痛及疼痛类型、影像学图像中椎体顺列情况、病变的特性（溶骨性或成骨性）、椎体塌陷以及椎体后外侧受累情况（表 24-4-1）。每个参量有相应分数。临床上根据 SINS 评分将脊柱稳定情况分为三类：稳定（0～6），潜在不稳定（7～12）和不稳定（13～18）。对于潜在不稳定和不稳定两种类型可能需要手术干预。

表 24-4-1　脊柱不稳肿瘤评分

SINS 参量	描述	得分
受累节段	交界区（枕骨～C_2，C_7～T_2，T_{11}～L_1，L_5～S_1）	3
	活动椎（C_3～C_6，L_2～L_4）	2
	半固定（T_3～T_{10}）	1
	固定（S_2～S_5）	0
疼痛[a]	有	3
	偶尔出现，但非机械性	1
	无	0

续表

SINS 参量	描述	得分
病变性质	溶骨性	2
	混合性（溶骨性 / 成骨性）	1
	成骨性	0
影像学椎体顺列	出现半脱位 / 移位	4
	新发畸形（脊柱后凸 / 脊柱侧凸）	2
	顺列正常	0
椎体塌陷	塌陷 > 50%	3
	塌陷 ≤ 50%	2
	椎体无塌陷，但椎体受累 > 50%	1
	无	0
椎体后外侧受累情况 [b]	双侧	3
	单侧	1
	无	0

注：[a] 卧位时疼痛减轻和 / 或疼痛随着脊柱活动 / 负荷加重；[b] 小关节、椎弓根或肋椎关节骨折或肿瘤占位。

（三）肿瘤学状态

肿瘤病理分型是重要的预后因素，美国 NCCN（国家综合癌症网络）指南推荐脊柱肿瘤患者在采取任何外科治疗措施前都应接受活检。穿刺活检能够明确诊断，指导临床多学科治疗。对部分放化疗敏感的脊柱肿瘤患者，通过综合治疗即可取得良好的临床疗效而无须手术，对于晚期无法手术或无须手术者可明确病理类型，为肿瘤靶向治疗提供靶点基因检测标本。2009 年在我国《骨转移瘤外科治疗专家共识》列出了活检的指征：①无肿瘤病史而怀疑骨转移痛的患者必须行术前活检，如确诊为转移瘤，应在病理结果指导下寻找原发肿瘤；②如果恶性肿瘤病史明确，全身同时发现多处骨质破坏（长骨、椎体骨盆），术前活检不是必须进行的操作；③对于恶性肿瘤病史明确，但仅出现单发骨破坏的患者，制订手术计划之前应考虑活检以明确诊断。

针对脊柱转移性肿瘤的预后评价系统临床最常用的依然是 Tomita 和 Tokuhashi 改良评分系统，尽管提出时间较早，缺乏原发肿瘤对传统的放疗、化疗的敏感程度评价，纳入的患者也未能从靶向治疗等新兴的治疗中获益，纳入的因素中骨转移和脊髓损害相差较大，但相对于其他评分系统，Tomita 和 Tokuhashi 改良评分系统研究的样本无特定的筛选条件，选择上的偏倚相对较小。目前，可以应用 Tokuhashi 改良评分系统对患者的预后生存期进行评估。

（四）手术方案可行性

基于神经病学、肿瘤学、生物力学、全身系统情况（NOMS）治疗决策框架和基于肿瘤部位、生物力学、神经病学、肿瘤学、治疗反应性（LMNOP）评价系统较其他评估系统增加了对肿瘤放疗敏感性的分类。在这两个流程框架图中，都会评估患者的整体情况、临床表现、放疗敏感度和神经受累程度决定了患者是否需要外科治疗。如果出现脊柱不稳，患者同样需要进行外科治疗。在没有神经损坏或脊柱不稳逐渐加重的情况下，对放化疗敏感的肿瘤类型通过非外科治疗都能得到较好地控制。对于脊髓压迫程度高且对放疗不敏感的肿瘤组织学类型，一般建议手术单纯清除肿瘤致压部分并稳定脊柱结构，术后辅以放疗治疗剩余病灶。脊柱立体定向放射治疗（stereotactic radiotherapy，SRT）被认为是影响治疗决策的重要因素，更加强调放疗在局部肿瘤控制中的作用，而建议手术指征为脊柱失稳和脊髓受压。

二、脊柱转移性肿瘤的外科仿生自然治疗

随着靶向治疗、免疫治疗、放射治疗的广泛应用，恶性肿瘤患者的预后获得明显改善，使得更多脊柱转移性肿瘤患者有外科治疗需求，越来越多的学者将仿生治疗理念用于脊柱转移性肿瘤的临床治疗，已成为脊柱转移性肿瘤多学科协作治疗的重要治疗手段。脊柱转移性肿瘤的外科治疗目的是提高脊柱的稳定性，有效缓解疼痛，恢复或维持脊柱稳定性及脊髓功能，去除硬膜外病变以允许脊柱 SRT 治疗，建立组织学诊断，患者超过预期生存时间，肿瘤局部控制获益等。脊柱转移性肿瘤的仿生治疗主要包括仿生自然治疗和仿生替代治疗。脊柱转移性肿瘤的仿生自然治疗是一种以减少相关损伤和对脊柱破坏为目的的手术策略，强调脊柱的自然性与功能性，减少手术对正常脊柱结构（椎旁肌肉、韧带、骨性结构等）的医源性损伤，越来越多地被应用于脊柱转移性肿瘤的外科治疗。对于脊柱转移性肿瘤的治疗，常见的仿生自然治疗主要包括：①经皮椎体成形术，这是较为成熟的经皮手术技术，主要用于增加椎体强度；②经皮椎弓根钉固定术（percutaneous pedicle screw fixation，PPSF），在透视引导下经皮植入椎弓根钉，减少了对椎旁肌肉的影响，可用于转移瘤所致的脊柱不稳；③内镜辅助脊柱手术，包括各种完全内镜、微创内镜、双通道内镜等，主要用于微创减压、椎体切除及侧前方稳定重建等；④分离手术联合立体定向放射治疗（SRT），分离手术通过减压为 SRT 提供安全边界，使 SRT 实现持久的肿瘤控制；⑤姑息性减压内固定术，主要为后路切除椎板，降低椎管内压力，辅以开放或经皮内固定。

（一）经皮椎体成形治疗

脊柱转移性肿瘤会引起椎体溶骨性病理性骨折，导致疼痛、降低患者生存质量并显著增加死亡率。经皮椎体成形近年来广泛用于脊柱转移性肿瘤患者外科治疗，其能增加脊柱稳定性，可以有效缓解疼痛并改善功能，符合结构和力学稳定仿生理念，是一种安全、可靠、微创的治疗手段，对于转移瘤引起的椎体压缩性骨折患者，在疼痛控制、神经功能改善及生活质量提高方面均优于非手术的保守治疗者。适应证为脊柱转移性肿瘤椎体破坏，但椎体后壁相对完整，导致疼痛和轻、中度不稳定的脊柱转移性肿瘤患者（SINS 评分≤12 分）。椎体成形治疗主要包括经皮椎体成形术（PVP）和经皮后凸成形术（PKP）。聚甲基丙烯酸甲酯（polymethylmethacrylate，PMMA）可以通过细胞毒效应、热效应及骨水泥固化阻断肿瘤的血供等产生抗肿瘤作用；热效应可以导致椎体内神经纤维变性坏死，对疼痛的敏感性降低或消失，同时骨水泥还可以为脊柱病理性骨折椎体提供结构性支撑作用。

椎体成形可以联合外科手术、放疗、射频消融、微波治疗和光动力疗法等多种治疗方法同时使用。单纯 PVP、PKP 主要用于前方椎体受累而后方附件受累不严重引起脊柱不稳的情况，可有效增强前方椎体强度。对于累及后柱的病变，需要与椎弓根钉联用以增加后柱稳定性。行小切口减

压术时，亦可联用 PVP、PKP 以增强前柱强度，操作时应预防骨水泥椎管内渗漏，一旦发生渗漏，可以马上进行清理与补救。对于病理诊断不清的患者，在行 PVP 或 PKP 前，可先行病灶穿刺活检术。相对禁忌证：①硬膜囊受压；②严重的凝血功能障碍；③伴发感染；④已知对 PMMA 过敏；⑤妊娠；⑥一般情况差，或预期生存期小于 3 个月者。

（二）经皮椎弓根钉固定术

脊柱不稳患者易出现神经功能障碍、剧烈疼痛与畸形，严重影响患者生活质量。即便在没有症状的脊柱转移性肿瘤患者中也应考虑脊柱不稳的存在。脊柱不稳定的理想治疗模式是通过前路、后路或前后联合入路完成脊柱内固定融合术。由于预期生存期较短的脊柱转移性肿瘤患者不要求椎体间融合，PPSF 可用于转移瘤所致的脊柱不稳。从生物力学角度考虑，PPSF 可以将应力分散到更远的脊柱，因此更为安全，是一种有效、微创的力学稳定仿生治疗。

PPSF 一般用于治疗脊柱稳定性破坏（特别是后柱损伤）患者。若患者预期寿命相对较长，可选择长节段固定；若预期寿命相对较短，可选择短节段固定，并使用骨水泥椎弓根螺钉进一步加固。PPSF 可联合计算机导航技术从而实现微创。该技术目前也存在一些问题，包括上胸椎和颈椎一般无法使用；透视引导下置钉必然会带来更多的射线暴露；同时反复调整、寻找入钉点会延长手术时间。PPSF 还可以联合内镜辅助减压，或联合 PVP、PKP，为不同适应证脊柱转移性肿瘤患者提供个性化治疗。

（三）内镜辅助脊柱手术

内镜辅助脊柱手术技术为在内镜协助下经胸腔或腹腔入路进行椎体切除和脊髓减压。通过小切口植入胸腔镜、椎间孔镜和椎板间隙镜等器械，可以完成肿瘤减压、切除和固定等手术操作，这种微创治疗方式符合有限保护仿生治疗理念。其中应用较为成熟和广泛的是胸腔镜技术。胸腔镜下的脊柱手术是一种可以替代传统开胸手术的微创技术，可用于肿瘤和椎体的切除、胸椎的切除、前路神经减压和侧前方脊柱稳定性的重建。手术的目的是切除肿瘤和病变椎体，减压前方椎管，通过侧前方内固定重建并恢复脊柱的生物力学稳定性。

胸腔镜手术最大的优势就是优良的临床效果。其次，因为手术显露少和操作切口小，其总体并发症发生率低，报道的并发症发生率仅为 $0 \sim 5.4\%$。并发症主要有持续胸腔积液、肺炎、肋间神经痛、肩关节功能障碍、短暂的 L_1 根功能障碍等。但仍存在手术操作空间狭窄、止血困难、需使用配套的腔镜器械、学习曲线较长等问题。

（四）分离手术与立体定向放射治疗

2013 年，Blsky 阐述了分离手术的概念与手术操作原则，认为在 ESCC 分级与 NOMS 治疗策略指导下的分离手术联合术后大剂量放疗（SRT）是治疗脊柱转移性肿瘤有效而安全的治疗方法。SRT 在提高肿瘤部位放疗剂量的同时可减少脊髓等组织的放射损伤，对于无明显脊柱不稳或无明显脊髓损害症状的患者可作为首选治疗方法。分离手术彻底清理脊髓及神经周围的肿瘤组织，在硬膜周围创造一个安全间隙，通过减压脊髓稳定脊柱，并在神经元与肿瘤之间创造足够的空间，为 SRT 提供安全边界，实现持久的肿瘤控制。与传统方法相比，这种联合疗法具有良好的耐受性，提供持久的局部肿瘤控制，并允许早期回归全身治疗，非常符合有限保护仿生的治疗理念。

对于脊髓或神经根压迫症状明显、存在脊柱不稳或病理性骨折风险，但可耐受手术切除、责任椎体明确、预期生存期大于 3 个月的患者可行分离手术；分离手术需行可靠地重建以恢复脊柱稳定性；分离手术后必须配合立体定向放疗对脊柱转移性肿瘤病灶进行控制。目前分离手术的概念需得到进一步推广和应用，立体定向放疗仅在部分医院开展，这也是影响了分离手术推广的原因之一。

（五）姑息性减压内固定术

开放减压内固定术仍是快速进展的、严重脊髓压迫的脊柱转移性肿瘤患者的首选治疗方式。手术入路可以分为前路、后路和联合入路。姑息性减压主要为后路切除椎板，降低椎管内压力，及时减压可降低瘫痪风险。手术目的主要是缓解疼痛，改善神经功能或者预防神经功能恶化，恢复脊柱稳定性。单纯后路减压手术，患者神经功能恢复不明显，从后方切除或刮除椎体前方病灶有损伤神经的风险。椎板切除后脊柱稳定性下降，脊髓受压加重风险增高。后路切开减压结合内固定术可以避免脊柱不稳的弊端，降低风险性并有效纠正脊柱畸形，已成为脊柱转移性肿瘤脊髓压迫症患者的标准治疗手段。与传统的放化疗相比，减压内固定术在神经功能改善方面可以给患者带来更大的裨益，是一种扩大的保护仿生治疗。

三、脊柱转移性肿瘤的仿生替代治疗

（一）肿瘤整块手术切除

肿瘤整块手术切除属于广泛性切除术，切除部位包括肿瘤组织、周边反应区以及反应区外部分正常组织，同时常规行前方椎体重建以及后方固定。肿瘤整块手术切除是一种仿生替代治疗，以延长无瘤生存期为目的，主要适用于孤立性脊柱转移性肿瘤患者。Tomita 在此基础上提出全脊椎切除（total en bloc spondylectomy，TES）。TES 根治性切除肿瘤，患者有望获得长期无疾病生存。然而，此项技术运用于脊柱转移性肿瘤，手术创伤较大、风险高，术后并发症发生率高，需严格掌握手术适应证。一般为胸椎、腰椎单节段的转移瘤，原发灶控制良好且恶性程度较低，如肾癌、甲状腺癌、乳腺癌、前列腺癌及对化疗或靶向药物敏感的肺癌等；不伴有重要脏器转移；患者预期生存期较长者。一般认为脊柱转移性肿瘤患者行 TES 适用于不超过邻近 2 个椎体的病变，且需常规行前方椎体重建以及后方固定。TES 详细描述见本书第八章第九节。

由于多数脊柱肿瘤侵犯椎弓根和形成软组织包块，整块切除往往是边缘切除，甚至是经瘤操作，很难达到广泛切除边界。国内文献报道已缺乏术中边界病理的确认，肿瘤学意义上的 TES 适应病例较少，临床也没有大宗病例报道。在外科技术允许、手术创伤可控的情况下，尽量达到肿瘤边界外的整块切除；对于病灶边界外整块切除难以完成，或患者耐受性较差者，经病灶的肿瘤分块切除也可以接受。对于一般情况差，基础疾病多的患者选择该术式时需谨慎。

（二）椎体替代重建物选择

椎体整块切除创伤大，切除了脊柱的骨性结构、小关节、韧带、椎间盘等，脊柱彻底失稳，需要对脊柱连续性、稳定性进行仿生重建。传统的重建材料包括自体髂骨块、异体骨或人造骨柱、碳纤维材料以及各种金属重建材料，如钛网、人工椎体等。自体髂骨取材方便、价格低、融合率高，其主要缺点是难以用于长节段脊柱重建以及自体髂骨取材后供区并发症。异体骨或人造骨柱同样存在排斥、融合率低、弹性模量不匹配等缺点。碳纤维材料对术后影像学检查的干扰小，融合率也较为理想，其主要的缺点是价格较为昂贵。

钛合金由于其良好的生物相容性、高强度和耐腐蚀的特点已经被广泛应用于椎体切除后的重

建。钛网是应用最为广泛的预制式假体置换装置，但其与相邻椎体接触面积较小，弹性模量较高，其主要缺点是钛网沉降、移位以及不融合等。近年来随着数字化技术在骨外科学的广泛应用，3D打印为脊柱转移性肿瘤切除术后重建带来了新的选择方案，其具有更好的个体化仿生设计，与相邻椎体解剖形态匹配良好，生物稳定性强等特点。

四、展望

随着脊柱肿瘤外科治疗技术和理念的进步，包括全脊椎切除、肿瘤分离手术、微创治疗等手术方式的普及和应用，脊柱转移性肿瘤的外科治疗水平有了很大提高。最新的临床研究表明，相对积极的手术切除，以及合理的手术时机和手术方式直接影响患者的生活质量和生存时间。外科治疗需根据患者意愿、经济状况及全身情况等多方面因素综合考虑，详细进行术前检查与评估，慎重选择恰当的外科治疗方式，认真细致做好围手术期管理，进一步规范脊柱转移性肿瘤外科治疗策略，才能提高诊疗效果，改善预后。同时由于肿瘤的放疗、化疗尤其是靶向治疗，免疫治疗和内分泌治疗的迅猛发展，使得脊柱转移性肿瘤治疗在多学科协作的综合治疗模式下取得了令人欣喜的进步。

脊柱转移性肿瘤仿生治疗以小创伤，低风险，控制局部肿瘤病灶，提高患者生存质量，为患者接受综合治疗提供条件为特点，是脊柱转移性肿瘤外科治疗的发展趋势。我们认为未来应着重于提高对肿瘤生物学的认识，权衡激进性手术风险与收益，制订更为合理严格的 TES 手术指征，探索数字智能技术与微创技术的进一步应用。相信，随着基础研究、多学科协作和数字智能等技术的进步，仿生治疗必将为脊柱转移性肿瘤患者带来更多、更大的收益。

（单乐群 姜扩）

参考文献

[1] 郭卫. 3D 打印金属假体修复骨肿瘤切除后骨关节缺损的应用现状与展望 [J]. 中华骨科杂志，2020，40（12）：755-759.

[2] 于秀淳. 正确认识保留关节的保肢术在治疗肢体恶性骨肿瘤中的价值 [J]. 中国骨与关节杂志，2020，9（5）：321-323.

[3] 同志超，周海振，陈博，等. 四肢骨巨细胞瘤的外科治疗分析 [J]. 中华解剖与临床杂志，2018，23（3）：234-239.

[4] 周海振，同志超，杜娟娟，等. 四肢软骨母细胞瘤外科治疗近期疗效观察 [J]. 中国骨与关节杂志，2019，8（5）：344-349.

[5] 周海振，杜娟娟，同志超，等. 吻合血管与不吻合血管腓骨移植修复胫骨肿瘤骨缺损的临床分析 [J]. 中国骨与关节损伤杂志 2019，34（4）：397-399.

[6] 周海振，杜娟娟，同志超，等. 股骨干转移瘤不同手术重建方式的临床结果 [J]. 中国矫形外科杂志，2019，27（5）：417-421.

[7] 周海振，杜娟娟，同志超，等. 四肢长骨转移瘤诊断和外科治疗分析 [J]. 中华解剖与临床杂志，2019，（1）：17-23.

[8] 周海振，杜娟娟，同志超，等. 自体灭活瘤骨复合肿瘤假体重建髋膝关节肿瘤性大段骨缺损 [J]. 中国骨与关节杂志，2020，9（8）：580-584.

[9] 中华医学会骨科学分会骨肿瘤学组. 四肢骨转移瘤外科治疗指南 [J]. 中华骨科杂志, 2019, 39（24）1485-1495.

[10] 中华医学会骨科学分会骨肿瘤学组. 四肢骨肉瘤保肢治疗指南 [J]. 中华骨科杂志, 2019, 39（1）: 1-9.

[11] 中华医学会骨科学分会骨肿瘤学组. 脊柱转移瘤外科治疗指南 [J]. 中华骨科杂志, 2019（12）: 717-726.

[12] 李建民, 李振峰. 中国脊柱肿瘤外科治疗存在问题及面临的挑战 [J]. 中华骨科杂志, 2018, 38（10）: 577-579.

[13] 王涵, 汤小东, 郭卫. 脊柱转移瘤外科治疗的微创化进展 [J]. 中华外科杂志, 2021, 59（9）: 725-729.

[14] 雷明星, 刘蜀彬, 郑文静, 等. 脊柱转移瘤的外科治疗原则 [J]. 中华损伤与修复杂志（电子版）, 2017, 12（3）: 207-211.

[15] 李柘黄, 韦峰, 刘忠军. 3D 打印假体在脊柱肿瘤切除后脊柱重建中的应用 [J]. 中国脊柱脊髓杂志, 2020, 30（9）: 833-837.

[16] 纪经涛, 胡永成, 苗军. 3D 打印人工椎体在胸腰椎肿瘤整块切除后重建中的应用 [J]. 中华骨科杂志, 2020,（4）: 208-209.

[17] Tong ZC, Zhang MY, Chen B, et al. Use of percutaneous core needle biopsy for diagnosing acral bone tumors[J]. Journal of Bone Oncology, 2017(6), 32-36.

[18] Zhou HZ, Chen B, Li XJ, et al. MicroRNA-545-5p regulates apoptosis, migration and invasion of osteosarcoma by targeting dimethyladenosine transferase 1. Oncol Lett, 2021, 22(5): 763-772.

[19] Chen XY, Chen YH, Tong ZC. Investigating ego modules and pathways inosteosarcoma by integrating the EgoNet algorithmand pathway analysis[J]. Brazilian Journal of Medical and Biological Research, 2017, 50(2): E5793.

[20] Lesensky J, Prince DE. Distraction osteogenesis econstruction of large segmental bone defects after primary tumor resection: pitfalls and benefits[J]. Eur J Orthop Surg Traumatol, 2017, 27(6): 715-727.

[21] Gulia A, Pruthi M, Gupta S, et al. Elbow reconstruction after excision of proximal ulna tumors: Challenges and solutions[J]. J Clin Orthop Trauma, 2021, 6(9): 101-106.

[22] Guerra J, Chaghouri F, Guerra JA, et al. Total femoral replacement-a case report[J]. Geriatr Orthop Surg Rehabil, 2021, 12: 1-6.

[23] Zekry KM, Yamamoto N, Hayashi K, et al. Reconstruction of intercalary one defect after resection of alignant bone tumor[J]. J Orthop Surg (Hong Kong), 2019, 27(1): 21-26.

[24] Enneking WF, Dunham WK. Resection and reconstruction for primary neoplasms involving the innominate bone[J]. J Bone Joint Surg Am, 1978, 60(6): 731-46.

[25] Abdel MP, von Roth P, Perry KI, et al. Early results of acetabular reconstruction after wide

periacetabular oncologic resection[J]. J Bone Joint Surg Am, 2017, 99: E9(1-9).

[26] Kurisunkal V, Gulia A, Gupta S. Principles of management of spine metastasis[J]. Indian J Orthop, 2020, 54(2): 181-193.

[27] Bollen L, Dijkstra S, Bartels R, et al. Clinical management of spinal metastases-the Dutch national guideline[J]. Eur J Cancer, 2018, 104: 81-90.

[28] Spratt DE, Beeler WH, de Moraes FY, et al. An integrated multidisciplinary algorithm for the management of spinal metastases: an International Spine Oncology Consortium report[J]. Lancet Oncol, 2017, 18(12): E720-E730.

[29] Glicksman RM, Tjong MC, Neves-Junior W, et al. Stereotactic ablative radiotherapy for the management of spinal metastases: a review[J]. JAMA Oncol, 2020, 6(4): 567-577.

[30] Fisher C, Ali Z, Detsky J, et al. Photodynamic therapy for the treatment of vertebral metastases: a phase i clinical trial[J]. Clin Cancer Res, 2019, 25(19): 5766-5776.

[31] Court C, Boulate D, Missenard G, et al. Video-assisted thoracoscopic en bloc vertebrectomy for spine tumors: technique and outcomes in a series of 33 patients[J]. J Bone Joint Surg Am, 2021, 103(12): 1104-1114.

第二十五章
运动损伤的仿生治疗

第一节 膝关节交叉韧带损伤的仿生治疗

膝关节交叉韧带是膝关节重要的稳定结构，可分为前交叉韧带（anterior cruciate ligament，ACL）及后交叉韧带（posterior cruciate ligament，PCL），主要负责膝关节的前后稳定性。膝关节交叉韧带断裂后可以产生明显的膝关节不稳，严重影响膝关节功能，如果不及时治疗，关节出现反复扭伤，容易引起关节软骨、半月板等重要结构的损害，导致关节过早老化和骨关节病的发生。

在过去的几十年里，ACL 和 PCL 重建已成为一种常见的矫形外科手术，并取得了良好的结果。然而，重建的韧带如何在解剖形态上、生理功能上更接近甚至超越原有的韧带，是目前更多学者的研究方向。针对膝关节交叉韧带损伤，我们提出的仿生治疗主要包括"解剖仿生治疗"及"人工韧带仿生替代治疗"。其中，"解剖仿生治疗"是基于人们对膝关节交叉韧带的解剖形态，以及在特定形态下的生物力学功能深入研究的基础上衍生的治疗，而"人工韧带仿生替代治疗"是基于材料学及其制造工艺的发展，制备出能够模仿人体固有交叉韧带的胶原纤维强度和弹力纤维弹性，以及止点的界面组织层次，以供移植替代的治疗。这两种治疗理念均旨在恢复甚至超越原有交叉韧带在膝关节运动过程中的重要功能。

一、交叉韧带损伤的解剖仿生治疗

（一）ACL 的仿生治疗

ACL 损伤的外科治疗是运动医学领域里的热点，由于其容错率较高，非标准的、不统一的手术方式似乎对患者术后日常生活的功能恢复影响不大，但重建的韧带在接受中等以上的强度负荷时可再次发生断裂，造成较高的 ACL 翻修率。因此，我们提出 ACL 的仿生治疗，首在恢复原有的 ACL 形态及功能，降低再断裂的发生，提高患者术后的运动功能。

1. ACL 骨止点的形态及量化　ACL 重建手术已成为治疗 ACL 断裂的标准手术方案，优良的骨道关节内口的定位是该手术成败的关键，而要达到仿生重建的目的，则需要更为精确的解剖点定位。既往胫骨附着区解剖点的定位多用外侧半月板前角的根部延伸来确定，然而，很多基于尸体的研究报道指出半月板前角根部是存在解剖变异的，可位于止点中心区域的前外侧、稍前外侧、外侧，因此基于外侧半月板前角根部来确定 ACL 胫骨附着区的中心是很难达到解剖仿生重建的，相比之下，胫骨内侧髁间嵴的隆起则表现出较小的变异，且与 ACL 中心及半月板韧带间有相对恒定的位置：半月板间韧带至 ACL 中心的垂线距离约 9.1mm；ACL 中心至胫骨髁间嵴内侧隆起的垂线距离约 5.7mm。

此外，目前主流的 ACL 解剖重建术多集中于如何进行解剖定位，而对于止点形态的研究与重建也正在兴起。国外有学者对比了常用的移植物与原生止点的横断面积，结果发现除了使用半腱肌 - 股薄肌在股骨止点处的横断面积（$64.4mm^2 \pm 9.2mm^2$）接近原生止点外，其他的移植物（骨 - 髌腱 - 骨：$32.7mm^2 \pm 6.5mm^2$、半腱肌：$52.3mm^2 \pm 7.3mm^2$）的止点，包括半腱肌 - 股薄肌的胫骨止点在内均明显小于原生止点：股骨为 $85.4mm^2 \pm 26.3mm^2$（图 25-1-1A），胫骨为 $145.4mm^2 \pm 39.8mm^2$（图 25-1-1B）。

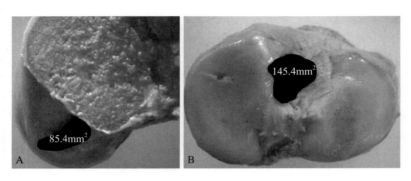

图 25-1-1 ACL 股骨及胫骨止点的横断面积

国内外多项关于 ACL 的解剖研究还发现，胫骨直接止点为狭长的弧形或"C"形，前后径为（13.8 ± 2.0）mm，体部左右径为（5.3 ± 0.6）mm，前缘左右径为（11.5 ± 1.2）mm。股骨直接止点类似于椭圆形，由于传统理念与手术方法的限制，临床应用的 ACL 解剖重建术均以与移植物粗细相匹配的圆形骨钻制作类圆形骨道进行重建，无法更好地恢复重建 ACL 的生物力学特性。模拟 ACL 止点解剖形态的重建技术应运而生，有学者分别尝试了利用类葫芦形、矩形、椭圆形等形状重建骨隧道。同时，经过有限元分析，在做拉赫曼试验和轴移试验时，ACL 的股骨止点应力较高区域为住院医师嵴附近的类椭圆形区域，胫骨端应力较高部分沿内侧髁间嵴呈狭长分布，这与解剖观察相符合，从理论上也验证了 ACL 止点的生物力学分布。因此，当术中的定位点更接近原有解剖位置时，理论上更符合 ACL 的解剖仿生治疗。

评估 ACL 的足迹区和骨隧道的定位是仿生解剖重建 ACL 手术的关键，其中股骨的定位点尤其重要，也是近年来的研究热点。早期，人们采用表盘式的定位方法，但其受膝关节屈曲角度的影响较大，已不再被广泛应用。目前，基于布鲁门萨（Blumensaat）线的象限网格法较多被应用，但布鲁门萨线也存在解剖变化，分为直线型、小山丘型和大山丘型，不同的分型网格线的布局略有不同。近年来，又有学者报道将网格线统一排除软骨缘，测得直线型的中心位置为 $33.7\% \pm 4.7\%$（深浅）、$47.6\% \pm 8.8\%$（高低）；山丘型的中心位置为 $37.2\% \pm 5.7\%$（深浅）、$50.3\% \pm 6.6\%$（高低）。因此，当布鲁门萨线近端出现山丘型时，股骨 ACL 足印区会向前移动，位于股骨髁间切迹较浅的位置。同样的，该方法也适用于双骨道重建。除了上述方法外，还有学者又根据股骨足印区的致密性及纤维分布来区分直接和间接止点。直接止点对韧带和骨的力学传导具有重要的作用，而间接止点的作用相对有限。因此，将骨道定位在直接止点内更符合仿生解剖重建。

2. 基于解剖仿生的 ACL 术式演变 ACL 重建术最早在 1917 年由 Hey Groves 提出，采用阔筋膜过顶技术，随后出现鹅足转移、髂胫束固定、髌韧带重建、半腱肌重建等。20世纪80年代，逐渐过渡到半腱肌和股薄肌对折固定的术式，但上述方法并没有遵循原有ACL的解剖位置，且为开放手术，意在恢复前后向的稳定性，但对于旋转稳定性的控制效果欠佳，这样的重建效果很难保证患者术后恢复良好的运动学功能，致早期的膝关节退变。

随着关节镜技术的飞速发展，对重建手术的认识和手术方式的思考进入了新的阶段，多数学者开始研究交叉韧带的解剖特点，并用以指导手术。人们很快认识到采用经胫骨技术单束过顶位重建股骨隧道的过顶点并不是在股骨足印区，因此，单束过顶重建只能使膝关节处于代偿状态，无法恢复滑动、滚动、转动的联合运动，研究发现，非解剖重建会导致早期骨性关节炎的出现。随后，基于解剖仿生重建，人们提出了股骨足印区中心点制备骨隧道，以期模仿交叉韧带的前后及旋转稳定性，并取得了可观的临床疗效。

与此同时，1938年在Palmer首先提出ACL具有双束功能后，人们也意识到ACL在伸膝时平行、屈曲时扭转缠绕的特点。至今，人们普遍认为ACL由两束组成，即前内侧束（AMB）和后外侧束（PLB）。对ACL及其两束的解剖研究表明，ACL的长度为31～38mm，宽度为10～12mm，前内束和后外束的宽度分别为6～7mm和5～6mm。功能上ACL具有双重功能，从而保持正常的膝关节生物力学运动，以防止半月板损伤。其中，前内侧束在屈曲时是紧绷的，而后外侧束在伸展时是紧绷的。当膝关节伸直时两束在矢状面平行，当膝关节屈曲时，后外侧束的股骨止点前移、两束交叉。因此，双束仿生重建理论上更接近生理状态下的ACL。

基于这一理论，逐渐开展了双束重建，以期在模仿原有解剖结构的同时模仿生物力学特点，并增加了移植物和骨隧道的接触面积，更有利于腱骨愈合。关节镜下观察发现在膝关节屈曲90°时，髁间窝外侧壁ACL股骨止点足迹的前上方通常存在一个骨嵴，即髁间外侧嵴，足迹内部有时还存在束间嵴，可将其分为前内和后外2个部分，辅助定位AMB和PLB的股骨骨道位置。美国骨外科学会最新的循证指南建议外科医生可使用单束或双束移植，均能达到有效重建。但使用双束移植物进行ACL重建可在重建期间更贴近ACL的原生解剖结构。此外，在ACL损伤的病例中，还可见到ACL的部分损伤，前内侧束或后外侧束残留，针对此类患者也可应用仿生重建的理论，尽可能保留原有的韧带纤维，保残重建ACL（图25-1-2）。

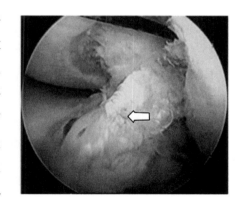

图25-1-2　ACL保残重建

另外，近20年间，交叉韧带重建术从骨道定位、移植物选择等都经历了较大的理念变化。其中，已有不少学者注意到，不同的骨道定位会引起移植物不等长的现象，造成移植物滑动，产生"雨刮器效应"或"蹦极效应"致骨道扩大。因此，刻意模仿重建韧带的技术可能无法充分复原ACL的解剖结构和生物力学功能。而"类等长重建"的观点是基于解剖特点，找寻股骨外侧髁内侧面的股骨和胫骨止点类等长止点，使得移植物在膝关节0°～120°的活动范围内其骨道相对滑动距离小于2mm，以减少移植物张力、避免骨道扩大和重建失效。这与基于等距性（isometric）、直接止点（direct insertion）、偏心足迹定位（eccentrically located）、隧道位于解剖足迹内（anatomical）、保持移植物低张力（low tension）的理想位（I.D.E.A.L）的理论类似。这些理论的核心都是基于止点区的解剖形态及纤维走行特点而提出的，不仅在形态上仿生，而且在功能上追求仿生。

（二）PCL 的仿生治疗

在过去的几十年里，随着临床对 PCL 损伤的诊断和治疗的兴趣稳步增加，PCL 损伤已成为骨科手术和运动医学实践中公认的膝关节不稳定的主要原因。这些损伤对于治疗医生来说是极具挑战性的，因为对于 PCL 损伤的最佳处理存在实质性的争议。这些争议包括外科治疗与非外科治疗、急性修复与延迟修复、外科技术（如单束重建与双束重建）、移植物固定选择，以及自体移植物与异体移植物的使用等。我们提出的 PCL 的仿生治疗目前是在了解 PCL 形态和生物力学的基础上尽可能的模仿原生的 PCL 以达到最佳的治疗效果。

1. PCL 骨止点的形态及量化　　PCL 是最大的关节内韧带，从股骨内侧髁延伸到胫骨后方。PCL 由纵向的胶原纤维组成，在中间最窄，在股骨附着处向上呈大扇形，在胫骨处呈小扇形。PCL 的平均长度约为 38mm，平均宽度为 13mm。韧带由两个不同但不可分割的束组成，它们分别在股骨和胫骨止点处被分开，在股骨侧被定义为前外侧束（ALB）面积占比 55%，和后内侧束（PMB），面积占比 45%。ALB 的平均长度为 31.79mm，横截面积 $6.50mm^2$，PMB 平均长度为 32.42mm，横截面积为 $5.62mm^2$。相比 PCL 的股骨止点，其胫骨止点变异较小。两束的横截面积约 $10.5mm^2$，且 ALB 大于 PMB（图 25-1-3）。

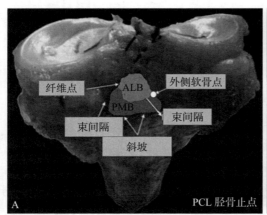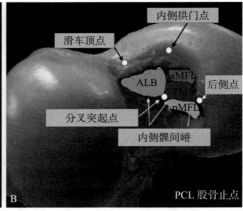

图 25-1-3　PCL 止点（见文末彩图）

A. 胫骨止点；B. 股骨止点。
ALB. 前外侧束；PMB. 后内侧束；aMFL. 板股前韧带；pMFL. 板股后韧带。

PCL 的生物力学可提供膝关节的后向稳定和旋转稳定，这主要归功于其抗拉强度和其纤维的复杂走行。众所周知，PCL 的拉伸强度是膝关节韧带中最大的，这是因为它的胶原密度和横截面积比 ACL 大 120%～150%，其中主要贡献者是较大的 ALB，研究表明其抗拉强度为 1 620N，而较小的 PM 束的抗拉强度为 258N。当膝关节进行性屈曲时，PCL 向后侧的稳定性增加，在 30°～90° 之间提供 95% 的后向稳定性，当关节屈曲至 120° 时，PMB 在水平方向的稳定性更强，因此，组成 PCL 的单束与 ACL 类似，也存在相互收紧和松开的情况。我们的仿生重建即是要模仿这些特点，接近其原有的生物力学特性。

2. PCL双束仿生治疗　随着人们对PCL的解剖学和生物力学的认识的提高，基于解剖学重建正在不断地进化和改进。由于纤维方向和在整个膝关节活动范围内张力模式的不同，PCL在股骨侧，ALB从滑车点跨越到切迹上的内侧弓点，而PMB则从内侧弓点跨越到关节软骨最后方的内侧壁。这些广泛而独特的结构，具有负载分担、协同主导的关系。两者都限制胫骨平移。然而，ALB在限制后移方面具有更大的作用，而PMB的作用在完全伸膝时与ALB的作用相当。在更大的屈曲角度下（>90°），PMB则更有助于抵抗内部旋转的功能，因此临床上很难通过单一的移植物来恢复本身固有的生物力学。针对PCL单束重建技术的研究表明，在单独恢复ALB功能方面，临床预后和生物力学均有明确的疗效，而双束重建技术已被证明可恢复与完整膝关节相似的膝关节运动功能。尤其是在较高的屈曲角度下，更有利于达到仿生治疗的效果。

（三）机器人辅助仿生治疗

随着人工智能和影像导航系统的飞速发展，机器人辅助下重建ACL或PCL可达到更为理想的仿生效果。笔者医院目前已开展此类技术。手术操作主要包括术中G臂采集图像、图像传输、配准计算、机械臂执行。这一技术在确定关节内口的解剖点上可以精确到毫米，在儿童骨骺未闭合的韧带重建术中具有更大的应用价值（图25-1-4），也可应用于成人ACL及PCL重建的精准定位。

二、人工韧带仿生治疗

膝关节的主要的生物力学结构按组织分类，主要包括骨、肌腱、韧带、软骨。其中，肌腱是将肌肉连接到骨头上，在结构上它们与韧带非常相似，而韧带

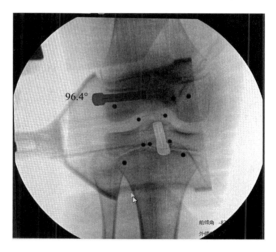

图25-1-4　机器人辅助儿童全骨骺内ACL重建术中骨道的规划（见文末彩图）

是直接连接两块骨头，因此生物力学性能更为重要。人工韧带的仿生治疗主要是通过构建复合人体膝关节正常组织结构和生理功能的韧带，然后作为重建手术的移植物治疗ACL或PCL损伤。

（一）基于韧带本体的仿生治疗

在20世纪80年代和90年代初，人工韧带用于ACL的重建开始流行起来。最初应用人工韧带的热情源于它们无免疫原性、供应丰富且强度显著，在技术上比自体移植更容易，术后康复更快。多年来，人工韧带作为膝关节手术的一种治疗选择，采用了不同的方法和材料。最早的人工韧带是不锈钢、尼龙线、碳纤维类的，但很快因上述方法存在高断裂率，且周围组织的炎症反应重而废用。1968年，由膨胀聚四氟乙烯（PTFE）制成的多环形韧带，被认为是一个真正的韧带假体，可以永久植入取代天然ACL，术后即刻固定并允许早期承重，这种人工韧带的抗拉强度为5 300N。但由于缺乏组织长入、存在磨损碎片容易导致的机械疲劳再断裂和骨隧道溶解。1989年FDA批准了一种由聚酯制成的涤纶韧带，外层由8mm的袖套包裹核心的4股紧密编织带，平均极限抗拉强度为3 631N，并具备18.7%的伸缩率。但长期随访因并发症，尤其是骨关节炎而再次撤出市场。随后，又诞生了聚酯复合材料和聚对苯二甲酸乙二醇酯材料等，但临床随访发现也都存在一定的局限性。

人们越来越意识到自体组织的长入将有利于移植韧带的愈合。由英国和日本合作开发的一种新型韧带 Leeds-Keio，本质上属于一种支架假体，作为组织生长的诱导材料，其表明的多孔涂层可诱导生物组织再生，促进关节内部分新韧带的形成。自体组织修复前的抗拉强度约为 850N，而随着组织的长入，最大拉伸强度可达到 2 000N。但经过长达 10～16 年的随访结果显示，有 28% 的患者发生移植韧带再断裂，且不能有效避免关节退变。

自 21 世纪开始，更多的临床医生应用 LARS® 韧带重建交叉韧带。它由法国教授依据"仿生学原理"发明的，该韧带应用的聚酯材料为聚对苯二甲酸乙二醇脂，它是一种是已经研究成熟的人工血管材料，不会被降解。LARS® 韧带是模仿人体韧带的解剖结构和生物力学原理设计而成，内部为螺旋平行状的纵行纤维，外部为弯曲编织的纤维，在抗重复扭曲、弯曲以及避免过度牵引上具有独特抗疲劳强度。在最大荷载强度上，骨 - 髌韧带 - 骨重建为 ACL 的 1.14 倍，4 股半腱肌重建为 ACL2.29 倍，而 LARS® 重建为 ACL 的 2.73 倍。其次，该韧带的编织结构中有直径小于 50 微米的纤维小孔，有利于自体的组织长入，增加了黏弹性的同时也可防止脱屑。

综上所述，未来基于韧带本体的仿生重建，应综合考虑其生理、物理和化学性能。最终的特性是兼顾生物相容性、化学稳定性、利于自体成纤维细胞长入的多孔隙性以及机械特性，包括牵引阻力、刚度、伸缩、扭转和耐磨，这些特性应尽可能与天然韧带相似。此外，组织工程技术也希望能在功能和生物学仿生一个有效的 ACL，促进持续的组织重塑。但尽管科研工作者付出了大量的努力，但现有的每种材料都被发现有一些缺点。因此，人们一直在努力寻找、研发理想的替代品用以仿生天然的自体韧带。

（二）基于韧带组织界面的仿生治疗

膝关节组织界面分为骨 - 软骨、骨 - 肌腱腱和骨 - 韧带，代表着硬组织向软组织的过渡（图 25-1-5）。这些界面负责相邻组织之间的相互作用，减少应力集中，利于承重的灵活性。仿生组织界面的一个主要挑战是控制微环境在结构和机械差异方面的物理特性。通常，硬区界面通常代表

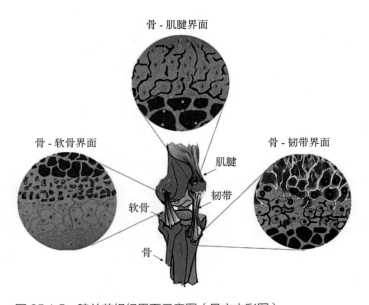

图 25-1-5　膝关节组织界面示意图（见文末彩图）

骨组织，主要是皮质骨或松质骨。软亚界面由肌腱、韧带和软骨等结缔组织。其中，肌腱是将骨骼肌连接到骨头上的纤维组织，而韧带连接一个骨头到另一个骨头。人工韧带的仿生组织界面即是仿生韧带-骨界面。

目前，纳米材料和纳米制造技术在工程组织界面中具有较大的潜力。其中，纳米纤维是最常用的，因为它是天然的组织纤维结构。纳米纤维由各种聚合物的生物材料制成，包括聚乳酸-乙醇酸、聚左旋-乳酸、聚己内酯、胶原、胶原蛋白、透明质酸、丝、海藻酸盐和纤维蛋白等。传统的制备界面组织支架的技术包括盐浸、静电纺丝、热诱导、冷冻干燥、气体发泡、乳化、溶剂铸造和颗粒浸出等。许多技术使用致孔剂和有机溶剂，会导致有限的细胞渗透和封装。为了克服这些限制，最近的方法已经转向材料制造。一些可用于设计界面组织的材料制造方法包括3D打印、立体平版印刷、气压辅助沉积和机器人点胶等。这些自由形状可通过生物打印制备出两种连续的组织结构。

（郑江　梁求真）

第二节　髌骨脱位的仿生治疗

一、髌骨脱位仿生治疗基础
（一）髌骨脱位与髌骨轨迹

髌骨脱位即髌骨和滑车之间的动态关系不平衡导致髌骨的运动异常，通常是继发于潜在的解剖结构异常。髌骨脱位主要发生于儿童及青少年，在儿童所有膝关节损伤中占比约为2%~3%。初次脱位如未得到有效治疗，可以逐步出现轨迹异常，进展为复发性髌骨脱位甚至习惯性髌骨脱位。

1.髌骨脱位的代偿与失代偿　髌骨运动的稳定性主要取决于四个方面：膝关节的解剖形状（髌骨形状、滑车发育情况）、作用于髌骨的肌肉的运动、下肢的力线以及周围软组织施加的被动约束力。在四个因素的共同作用下维持髌骨在屈伸活动中的轨迹。髌骨脱位本质上是身体机能失代偿的表现，维持髌骨轨迹稳定因素在与骨性、软组织等脱位因素相互作用的过程就是一个代偿与失代偿平衡过程。髌骨周围骨性结构发育情况、内侧软组织稳定结构、股四头肌内侧头力量等会影响代偿能力的大小；而股骨内旋、胫骨外旋、膝外翻、外侧支持带挛缩等均会增加髌骨脱位风险。评估髌骨代偿与失代偿的重要一点就是髌骨轨迹，髌骨轨迹正常可以认为髌骨周围力量尚处于代偿阶段，如果髌骨轨迹出现异常，比如"J"征阳性甚至髌骨在膝关节每次屈伸活动中均脱位，表示髌骨周围力量处于失代偿阶段。

2.髌骨轨迹及评估　在上述因素的影响下就会出现髌骨稳定性及髌骨轨迹的改变。既往研究认为，髌骨脱位可以等同于髌股关节不稳定。由此衍生出的手术方法大多围绕如何使脱位的髌骨复位。但近期有研究报道，在髌股关节不稳定的患者中，有相当一部分除有髌骨脱位病史外，还同时合并髌骨运动轨迹异常。

髌骨轨迹的动态评估是在整个膝关节活动范围内及股四头肌收缩时进行的。"J"征是一种查体评估方法，用于评估髌骨轨迹不良。由于髌骨轨迹不良指的是髌骨位置异常，发生在膝关节的整个运动范围内，因此静态的影像学研究，往往很难在单个图像上完全确定其特征。动态运动学计算机断层扫描（dynamic kinematic computed tomography，DKCT）是一种新技术，允许动态评估髌股关节在膝关节的活动特征。这种成像方式在可充分评估髌股解剖结构在运动学层面的异常。DKCT用于评估膝关节主动伸直时髌骨位置，并根据髌骨平分百分比测量量化轨迹不良的模式。

正常的髌骨平分指数应小于75%。髌骨位于中立位测量结果应为50%，而150%则提示髌骨不在滑车沟内（图25-2-1）。DKCT显示髌骨不稳定患者的几种髌骨轨迹的不良模式（图25-2-2），其中大于两个象限的外侧平移与髌骨不稳定症状相关。在髌股关节不稳定的评估中，推荐采用这种客观量化分级的轨迹追踪模式指导髌骨轨迹仿生重建。

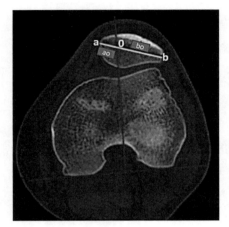

图25-2-1　髌骨平分指数（BOI）的测量，$BOI=\dfrac{bo}{ao+bo}\times100\%$　　图25-2-2　动态髌骨轨迹分类

3.髌骨脱位的仿生治疗——结构仿生与轨迹仿生　髌骨脱位的仿生治疗除了使脱位的髌骨复位稳定外，还要分析髌骨轨迹异常的类型及相关解剖异常并予以纠正，达到恢复髌骨轨迹的目的，最终实现恢复运动能力的终极目标。这就需要我们根据不同患者的髌骨脱位类型进行相应仿生治疗。

（1）结构仿生：通过外科手段最大程度地修复髌骨脱位引起的结构损伤（骨软骨骨折、韧带损伤）以及增强髌骨稳定结构（内侧髌股韧带解剖重建），达到恢复髌骨稳定并增强代偿能力的目的。主要应用于轨迹正常的髌骨脱位患者。

（2）轨迹仿生：通过外科手段解除挛缩（外侧结构，伸膝装置）、纠正髌骨轨迹异常的解剖因素（冠状面、矢状面、水平面）、重建内侧稳定结构（内侧髌股韧带解剖重建），以达到恢复髌骨轨迹的目的。主要应用于轨迹异常的髌骨脱位患者。

（二）髌骨脱位的分类

1.传统分类方法

（1）创伤性髌骨脱位：创伤性髌骨脱位发生通常在有脱位风险的膝关节，多为外伤后膝关节轻微屈曲时受胫骨外旋应力导致髌骨向外侧移位，偶因内侧髌骨直接受损伤所致。创伤性髌骨脱位通常是创伤因素打破了髌骨周围力学稳定，出现了一过性失代偿情况。

（2）复发性髌骨脱位：曾发生2次或2次以上的髌骨脱位和自然复位，可由一次或多次创伤性脱位后关节支持组织愈合不良而引起。复发性髌骨脱位处于失代偿的边缘或者已进入失代偿阶段，这类患者需要积极外科干预，以期达到稳定髌骨，恢复功能的目的。

（3）习惯性髌骨脱位：髌骨随膝关节屈曲时逐渐外移而发生脱位，在膝关节伸直后又能自然复位，在膝关节每个屈曲伸直周期都出现脱位，不受自主控制。习惯性髌骨脱位是髌骨稳定系统失代偿的典型表现。失代偿表现为外侧支持带、髂胫束和股外侧肌挛缩，伸膝装置挛缩，从而引起髌骨轨迹异常。最主要的病理因素是股骨扭转、股骨外侧髁发育不良、膝外翻、韧带松弛、TT-TG 增大等。

2. 按照轨迹分类

（1）轨迹正常的髌骨脱位：轨迹正常代表髌骨周围力量处于代偿阶段，对于此类髌骨脱位的治疗以增强代偿能力为主。常见的增强代偿能力的手术有内侧结构修复与紧缩、髌骨骨软骨修复、内侧髌股韧带重建等。轨迹正常的髌骨脱位包括创伤性髌骨脱位及轨迹正常的复发性髌骨脱位。

（2）轨迹异常的髌骨脱位：轨迹异常代表髌骨周围力量处于失代偿阶段，对于此类髌骨脱位的治疗以解除失代偿、矫正畸形为基础，同时需要复合增强代偿能力的术式。轨迹异常的髌骨脱位分为初始轨迹异常（J 征）、终末轨迹异常（反 J 征）及全程轨迹异常（习惯性髌骨脱位）。

（三）髌骨脱位的危险因素评估

髌骨脱位的解剖因素纷繁复杂，主要来源于冠状面、矢状面与水平面。冠状面畸形包括胫骨结节至股骨滑车沟距离（tibial tubercle-trochlear groove distance，TT-TG）增加、膝外翻等；矢状面畸形包括高位髌骨、膝关节过伸等；水平面畸形包括：滑车发育不良、髌骨倾斜、髌骨形态异常、内侧髌股韧带（medial patellafemoral ligament，MPFL）发育不良、股骨前倾角增加、胫骨外旋。通常认为重要影响因素为滑车发育不良、高位髌骨、TT-TG 增加、髌骨倾斜等。

影响髌骨脱位的解剖因素分为两类：一类以增加脱位风险为主，包括滑车发育不良、股骨前倾角增加、胫骨外旋、TT-TG 增加、膝外翻等；另一类以降低髌骨脱位的代偿能力为主，包括高位髌骨、膝关节过伸、韧带松弛、内侧支持带损伤及 MPFL 发育不良等。

二、髌骨脱位仿生治疗

（一）轨迹正常的髌骨脱位仿生治疗——结构仿生

轨迹正常的髌骨脱位主要包括两大类：创伤性髌骨脱位与不伴 J 征的复发性髌骨脱位。髌骨脱位治疗主要目的在于恢复其解剖结构，达到恢复髌骨周围结构相对平衡，避免进入失代偿状态。

结构仿生包含仿生自然以及仿生替代的理念，对于骨软骨骨折通过复位固定恢复髌骨及股骨形态，恢复髌股关节稳定及匹配度，MPFL 损伤修复可以恢复髌骨周围力量的均衡，从而最大限度地恢复髌骨周围解剖结构，达到仿生自然的目的；对于不可修复的韧带损伤可以进行韧带解剖重建，达到增强髌骨稳定的代偿能力，实现仿生替代的目的。

1. 创伤性髌骨脱位仿生治疗

（1）骨软骨损伤的仿生治疗：骨软骨损伤是创伤性髌骨脱位的手术指征之一。常见部位为髌骨内侧关节面、股骨外侧滑车。骨软骨骨折一方面会引起髌股关节匹配度下降，增加髌股关节应力，另一方面会降低髌骨脱位代偿能力，增加再次脱位的风险。因此骨软骨损伤修复成为必然选择。

对于急性损伤，通常可以复位内固定。内固定材料由早期的丝线、钢丝、逐步过渡到双向加压金属螺钉，但其二次手术以及与软骨较大的生物差别性等缺点一直困扰临床，近年来可吸收棒应用于临床，有效解决了这一问题，中期研究结果也显示其具有较好的临床效果。

（2）MPFL损伤的仿生治疗：创伤性髌骨脱位时损伤的结构主要是MPFL，经MRI检查可以发现MPFL损伤部位及损伤程度，可根据损伤部位分为股骨侧撕脱、实质部损伤、髌骨侧撕脱或混合型。准确判断MPFL损伤部位，有助于判断采用修复手术或重建手术。治疗的重点在于恢复MPFL的解剖结构即生理功能，即达到仿生修复。

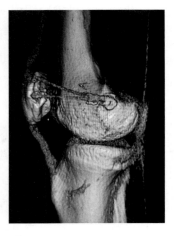

图25-2-3 术后三维CT重建示重建的MPFL

MPFL髌骨或者股骨止点损伤可以通过止点修复手术进行治疗。当MPFL髌骨侧撕裂时可以在MPFL髌骨解剖点处植入两枚锚钉，将损伤的MPFL紧缩缝合于止点处，达到仿生修复的目的，同时可以将内侧支持带连同MPFL一起适当紧缩缝合，以增强对髌骨不稳的代偿能力（图25-2-3）。同理，对于MPFL股骨止点撕裂，可以于股骨内上髁与大收肌结节之间植入锚钉，对韧带进行紧缩缝合固定。

2.轨迹正常的复发性髌骨脱位仿生治疗 轨迹正常的复发性髌骨脱位处于髌骨不稳的代偿期，治疗的要点是增强髌骨不稳的代偿能力。MPFL是位于髌骨内侧缘与股骨内髁之间的软组织结构，起于股骨内侧髁，呈沙漏状排列，并呈扇形分布止于髌骨内侧缘，在伸膝至屈膝30°范围内是限制髌骨外移的主要结构，可提供50%~60%的内向约束力。MPFL重建可以有效地提高髌骨不稳的代偿能力，因此MPFL重建成为此类患者的首要选择。为了最大程度恢复解剖结构，通常采用扇形重建，以期达到解剖重建的目的。采用双束韧带重建MPFL治疗复发性髌骨脱位，术后膝关节功能优良率95%。

（二）轨迹异常的髌骨脱位仿生治疗——轨迹仿生

轨迹异常的髌骨脱位主要有三类：初始轨迹异常（J征）、终末轨迹异常（反J征）以及全程轨迹异常（习惯性髌骨脱位）。轨迹异常就是髌骨不稳失代偿的表现，病理改变主要为外侧结构挛缩、伸膝装置挛缩，主要因素来源于冠状面、矢状面及水平面解剖异常。轨迹仿生治疗首先需要解除挛缩、纠正解剖异常、恢复髌骨轨迹，同时增加髌骨不稳的代偿的能力。这就需要临床医生根据患者的个体情况充分松解、延长挛缩组织，找到髌骨不稳的主要影响因素并针对性纠正，才能达到恢复轨迹及增强代偿能力的目的。

1.初始轨迹异常（J征）髌骨脱位的仿生治疗 这类患者大多为伴J征的复发性髌骨脱位，J征的出现意味着髌骨不稳开始进入失代偿期，外侧结构通常会有轻度挛缩，但伸膝装置没有挛缩，这类患者通常有较为严重的解剖异常，需要我们在解除挛缩的基础上找到关键解剖异常并进行矫正，同时辅以增强髌骨不稳代偿能力的MPFL重建术。

（1）外侧支持带松解：髌骨倾斜矫正，髌骨倾斜角大于15°通常需要外侧支持带松解，松解范围包括外侧支持带和股四头肌肌腱于髌骨附着点。松解可以镜下完成，以达到最小的创伤。

（2）冠状面畸形：

1）膝外翻矫正：膝外翻畸形的发生率较小，但其对髌骨轨迹的影响较大。通常需要分析畸形的来源，如果外翻角度>10°，需要进行矫正。根据"畸形最显著"原则选择截骨部位和截骨方式将外翻矫正到正常，恢复正常解剖力线（图25-2-4）。

2）TT-TG值矫正：将股骨滑车近端层面与胫骨结节近端层面进行叠加，标记股骨后髁连线作为参考线，标记股骨滑车最低点和胫骨结节中点，分别投影在参考线上，两线之间的距离即为TT-TG值，TT-TG值>20mm通常需要进行胫骨结节内移以矫正TT-TG。正常TT-TG值通常小于10mm，因此矫正的目标为5~10mm。

（3）水平面畸形：

1）股骨前倾角度矫正：股骨前倾角增大引起髌股关节相对旋转，严重者出现髌骨内视，是影响髌骨稳定一个重要因素。目前对于前倾角矫正的手术指征没有明确的共识。一般认为大于23°的前倾角考虑截骨矫正（图25-2-5）。

2）滑车发育不良：在存在严重滑车发育不良（Type B、D）的情况下，需要进行滑车成形，通常加深滑车成形能够最大限度解剖重建滑车，以期达到恢复髌股关节稳定的目的。

2. 终末轨迹异常（反J征）髌骨脱位的仿生治疗　反J征的出现意味着髌骨不稳进入失代偿期后，外侧结构轻度挛缩，进而开始出现了伸膝装置挛缩，从而在屈曲过程中终末段由于伸膝装置短缩出现髌骨脱位。轨迹仿生的要点是外侧结构的彻底松解及根据情况伸膝装置延长，同时处理解剖异常。

（1）外侧结构松解：外侧结构的松解不同于J征患者的外侧松解，需要外侧结构的彻底松解，松解范围包括外侧支持带，股四头肌髌骨外缘止点。

（2）相应解剖异常的矫正及MPFL重建：此步骤同初始轨迹异常（J征）髌骨脱位。

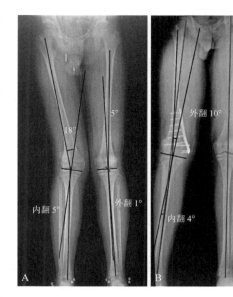

图25-2-4　膝外翻矫正（见文末彩图）
A. 术前双下肢正位片；B. 术后双下肢正位片。

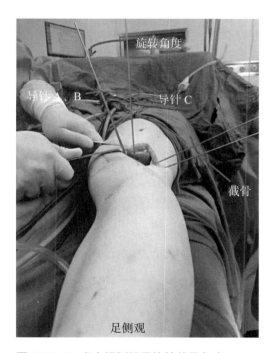

图25-2-5　术中规划股骨旋转截骨角度

3. 全程轨迹异常髌骨脱位（习惯性髌骨脱位）的仿生治疗　全程轨迹异常是髌骨在各解剖异常作用下髌骨不稳严重失代偿的表现，髌骨稳定结构完全失效，同时外侧结构挛缩严重，同时引起了伸膝装置的严重挛缩。因此此类患者的治疗首要问题是解除已经形成的挛缩（伸膝装置及外侧结构），恢复髌骨复位的可能，在此基础上逐步矫正髌骨不稳的解剖异常（TT-TG、滑车发育、旋转畸形等），同时辅以增加髌骨不稳代偿能力的方式（MPFL重建）。

（1）伸膝装置的延长：因伸膝装置挛缩严重程度不同，术中需要边进行伸膝装置延长，边评估髌骨轨迹。最常用的延长方式是胫骨结节上移和股四头肌延长。

（2）外侧结构松解：外侧结构的松解范围较前两个类型更为广泛，包括外侧支持带、股四头肌髌骨外缘止点，甚至需要松解股外侧肌腱性部分（图 25-2-6）。

（3）相应解剖异常的矫正及 MPFL 重建：此步骤同复发性髌骨脱位。

（三）髌骨脱位后严重髌股关节炎的仿生替代治疗

伴有严重髌股关节炎的复发性髌骨脱位患者髌股关节软骨磨损严重，常导致膝关节周围持续的疼痛。常规手术难以有效缓解疼痛，髌股关节置换联合内侧髌股韧带重建术可降低髌骨再脱位风险，缓解膝关节疼痛。

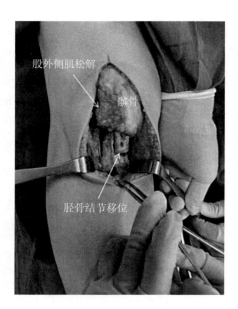

图 25-2-6　股外侧肌松解

1. 假体设计仿生理念更新　1979 年，第一代髌股关节假体——Inlay 假体，其以病变区域软骨下骨为参照，仅替换软骨病变区域，早期假体失败率高，临床疗效不佳。但由于其不改变原有髌股关节运动机制，所以当患者髌骨轨迹已经存在异常时，必然会导致术后并发症的发生。

第二代髌股关节假体更加注重滑车与膝关节的动力学联系，设计者将滑车轴与股骨髁解剖轴线对应关系纳入假体设计考虑范围，使其在动力学方面更贴近正常膝关节，更加符合仿生理念。此外，第二代髌股关节假体选择以表面置换取代原有髌股关节区域，即 Onlay 理念，置换时既考虑到滑车的局部病变区域，更充分地考虑到滑车及股骨髁的解剖关系，从而弥补了第一代髌股关节假体髌骨轨迹异常的不足。

为了进一步减少髌股关节置换后的髌骨不稳定、笨重、异响、复发性积液、软组织撞击和持续性髌股疼痛等的影响，有学者设计了一种不对称假体，该假体结合了嵌体系统的和骨量保存的优点。植入物的前凸缘嵌体可为不同滑车病变提供可重复性的替换，可以矫正关节炎中经常出现的外侧髁发育不良，并且可以优化髌骨在整个膝关节活动范围内的轨迹，同时，镶嵌式滑车可以最大限度地保留骨接触面积。此外，滑车的设计是不对称的，以外翻方向为导向，最大限度地减少髌骨应力。

2. 髌股关节置换的适应证与禁忌证

髌股关节置换（patellofemoral arthroplasty，PFA）的手术适应证为：①原发性单纯髌股关节骨关节炎；②髌股关节症状严重；③ 3 级以上的软骨病变；④经保守治疗或较保守外科治疗（如关节镜下清理、自体软骨移植等）效果不佳；⑤创伤、畸形、髌股关节对线不良或发育不良所导致的继发性髌股关节骨关节炎。

PFA 的手术禁忌证为：①胫股关节病变（包括畸形）；②活动性感染，其中进展性胫股关节骨关节炎是 PFA 的首要禁忌证。

5. 髌股关节置换的未来　相信随着对正常髌股关节解剖及运动生理研究的深入，对于 PFA 的理解将进一步加深，势必极大地推动髌股关节假体设计和手术技术的改进和优化，与此同时，当今社会社经济和科技的发展迅猛，机器人辅助 PFA 将会在临床工作中扮演更加重要的角色，PFA 在未来一定会取得更加长远的发展。

（郑江 张亮）

第三节 骨软骨损伤的仿生治疗

一、骨软骨损伤的仿生治疗基础

（一）骨软骨解剖结构

根据关节软骨表面到软骨下骨的纤维走向、细胞形态与密度、糖胺多糖、水以及胶原含量等生物学差异与其相应的力学梯度差异，可将关节骨软骨大致分为五层：浅表层、中间层（过渡层）、深层、钙化层、软骨下骨层，前三层总称为透明软骨层，透明软骨层与钙化层交界处有一潮线结构，将相对较软的关节软骨组织与相对坚硬的钙化软骨连接在一起，两层之间交界处形成的结构称之为潮线。钙化软骨层下方为软骨下骨以及更深层的松质骨层面。胶原纤维的排列由最浅表的平行于关节表面，到中间层的随机取向，再到深层区域的垂直排列；细胞的体积也随着区域的加深而逐渐增大；各层区域的机械强度也随着深度加深而逐渐增加（图 25-3-1）。

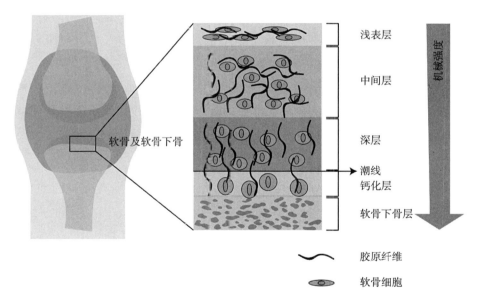

图 25-3-1 骨软骨的解剖示意图（见文末彩图）

（二）骨软骨损伤的临床表现

膝关节软骨损伤，除急性创伤外多数患者无明确受伤史，部分患者有膝关节骨性关节炎家族史、大运动量训练史及高负荷承重史。临床症状缺乏特异性，个别患者软骨破裂时膝关节内有突然的撕裂感，剧烈疼痛，不能主动伸直。休息后症状可逐渐缓解，但患膝仍感软弱无力。合并髌股关节软骨损伤时，早期可出现膝关节酸乏不适，髌骨疼痛，在活动或半蹲位时加重，以后发展为持续性或进行性的酸痛，在上下楼梯，尤其是下楼或下坡时酸痛明显，经常有膝盖发软，无力支撑的表现。例如，骨软骨骨折块游离于关节囊内，可伴有关节交锁症状，严重影响膝关节功能，晚期引起骨性关节炎，导致膝关节疼痛和功能障碍。

（三）骨软骨损伤的分类及分级

膝关节软骨损伤按生物力学机制分为急性损伤和慢性损伤。按部位分为软骨骨折和骨软骨骨折。

关节镜下根据软骨关节面完整性、软骨损伤程度采用 Outerbridge 分级。0 级，正常关节软骨；Ⅰ级，软骨软化，表面可见轻度的水泡样结构，无裂隙样溃疡；Ⅱ级，软骨变薄，软骨轻、中度纤维化或浅表裂隙样溃疡，通常表现为纵向"鲨鱼鳃"样改变；Ⅲ级，软骨重度纤维化，软骨部分剥脱，呈"蟹肉样"改变，无软骨下骨暴露；Ⅳ级，早期骨性关节炎，软骨全层缺失、软骨下骨暴露。

（四）骨软骨损伤的影像学表现

MRI 信号可以反映关节软骨组织结构和生物化学特征，对关节软骨损伤早期改变、深层软骨改变、软骨下骨改变敏感，是诊断膝关节软骨损伤首选的无创性检查方法（图 25-3-2）。

常用的为国际软骨修复与关节保护协会（ICRS）软骨损伤 MRI 分级标准。0 度，正常，软骨表面光滑，内部信号均匀；Ⅰ度，软骨结构完整，表面光滑，仅表现为软骨信号异常或表面不平，无明确软骨缺损；Ⅱ度，软骨表面出现缺损，缺损深度小于或等于软骨厚度 50%；Ⅲ度，软骨缺损，深度大于软骨厚度 50%，但未达软骨下骨；Ⅳ度，软骨全层缺损，软骨下骨质裸露。

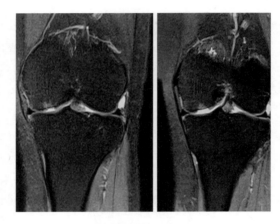

图 25-3-2 左膝股骨内髁软骨损伤 MRI

二、骨软骨损伤的仿生治疗

骨软骨损伤的仿生治疗，主要是针对软骨修复的细胞学、支架结构以及功能，采用仿生技术及材料，通过外科技术对骨软骨损伤进行治疗，达到恢复软骨结构及生理功能的目的。其主要分为细胞仿生、结构仿生、功能仿生三个方面。

（一）骨软骨损伤的细胞仿生治疗

无论是损伤周围的自体软骨细胞爬行修复还是血液及骨髓干细胞进入损伤区域进行纤维修复，都是自体细胞修复的重要途径，细胞仿生正式采用各种外科途径促进自身细胞向相应方向转化，达到修复软骨损伤的目的。主要有三大类：干细胞单独或联合其他因子的局部注射、内源性干细胞刺激技术以及软骨细胞的无支架应用。

1. 干细胞单独或联合其他因子的局部注射　当前，用于治疗骨关节炎及其造成的关节软骨损伤最常见的方法是无支架方法，即以生理盐水作为载体，向关节腔注射干细胞。研究表明，关节内注射的干细胞多为自体间充质干细胞（mesenchymal stem cell，MSC），能有效促进软骨缺损再生，且在一定浓度范围内，修复效果与细胞浓度呈正相关。

除了直接注射 MSC，也可将富血小板血浆（platelet rich plasma，PRP）和关节润滑剂透明质酸（hyaluronic acid，HA）作为载体，联合 MSC 进行关节腔内注射。研究表明，联合注射法使得

MSC的增殖和软骨分化能力均有提升，通过MRI等手段检测也进一步证实了更佳的软骨再生情况。PRP含有丰富的生长因子，可促进MSC向软骨分化，部分HA在软骨和滑膜表面聚集，一方面重新恢复已破坏的生理屏障，防止软骨基质的进一步丢失，另一方面附着在关节软骨表面，降低被代谢的速率，为MSC提供保护。

2.内源性干细胞刺激技术（微骨折技术） 内源性干细胞刺激技术是通过开放软骨下骨，从而在软骨缺损和下方的骨髓之间形成通道，是用于治疗膝关节软骨缺损的最常用技术，内源性干细胞刺激技术操作原理是在软骨下骨进行多点均匀垂直钻孔，形成粗糙表面，易于血肿黏附、填充缺损。骨髓中渗透出的潜在干细胞分化为纤维软骨细胞，进而修复软骨缺损。目前，临床与研究上普遍认为，通过这些通道将多能性骨髓间充质干细胞释放募集到缺损部位以修复关节软骨。

3.软骨细胞的无支架应用自体软骨细胞移植（autologous chondrocyte implantation，ACI）技术 自应用临床以来仍不断发展。ACI是一种组织再生技术，一般的ACI程序包括患者自身的软骨细胞体外分离培养，并将其重新植入软骨缺损。手术需首先获取软骨细胞体外培养，其次植入透明样软骨细胞或类基质（非真正的软骨组织），回植软骨缺损区（图25-3-3）。ACI修复软骨损伤具有更好生物学特性和疗效，组织学表明早期形成纤维软骨组织，最终可分化成熟透明样软骨组织。体外诱导分化可获得75%的新生透明样软骨细胞。近年来ACI已成为大面积软骨缺损（＞2.5cm）全层软骨缺损的标准治疗方法。无支架细胞片工程得到了越来越多的重视，其中3D MSC片用于创建可移植入的透明蛋白样软骨组织，已成功显示出软骨分化能力。

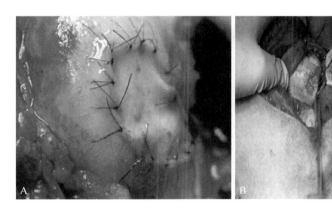

图25-3-3 自体软骨细胞移植技术

A.软骨细胞无支架材料进行骨膜覆盖；B.软骨细胞无支架材料进行生物蛋白胶覆盖软骨缺损。

（二）骨软骨损伤的结构仿生治疗

骨软骨损伤是以恢复软骨结构及功能为目标，因此最大限度地恢复软骨的结构成为骨软骨损伤治疗的重点，以此为主要导向的结构仿生治疗应运而生，其主要包括：骨软骨骨折的解剖修复、骨软骨缺损的自体软骨移植、组织工程支架仿生修复。

1.骨软骨骨折的解剖修复 对于急性骨软骨损伤，可以考虑解剖复位固定，固定方式可以双向加压螺钉、骨棒以及可吸收软骨棒（图25-3-4）。急性期骨软骨损伤复位固定具有较好的愈合能

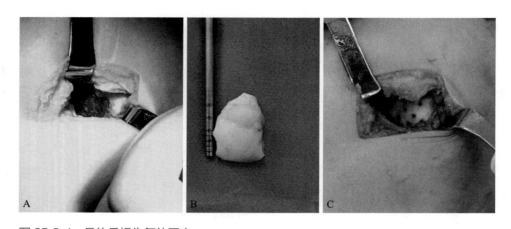

图 25-3-4　骨软骨损伤复位固定

A. 股骨外髁骨软骨损伤；B. 游离骨软骨块；C. 骨软骨损伤复位固定后表现。

力，临床效果令人满意，其修复后可以恢复软骨的解剖结构，同时愈合后的软骨为透明软骨最大限度的恢复了关节软骨功能，是理想的骨软骨损伤修复方式。

2. **骨软骨缺损的自体骨软骨移植（马赛克软骨移植技术）**　自体骨软骨移植是采用环钻在膝关节非负重供区（股骨滑车内、外侧嵴、髁间窝、股骨髁外侧沟），钻取一定数量和大小的骨软骨栓，Ⅰ期植入修复骨软骨缺损（图 25-3-5）。其优点是自体骨软骨移植可一次完成操作，通过精确测量后植入自体成熟、有活性的透明软骨，重建负重区关节面的完整性，不发生免疫排斥反应，愈合速度快，无须依靠实验室和相关细胞技术。

3. **组织工程支架仿生修复**　20 世纪至今发展的组织工程技术已经成为各领域修复与再生的前沿技术。良好的组织工程支架是可以仿生天然组织的细胞外基质（extracellular matrix，ECM）功能特性，可以促进细胞的封装，并支持细胞增殖，生物材料应该由在结构和功能上与天然关节软骨相似，并且是由在生物学上相容的材料组成。通过组织功能构建仿生材料替代原有的损伤骨软骨，促进修复是非常有前景的治疗手段。"基于组织工程的仿生治疗"主要包括梯度结构仿生、材料仿生两个方面。

（1）梯度结构仿生：天然关节软骨的细胞和细胞外基质成分具有非常特异的区域分布，软骨多层结构的生物力学性质随深度变化，不同层的力学性质和承载功能均不相同。强韧性的浅表层主要

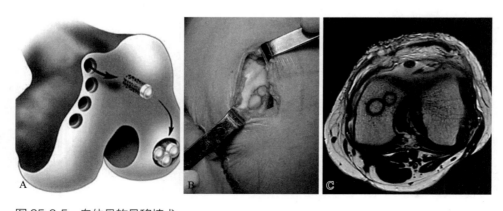

图 25-3-5　自体骨软骨移植术

A. 马赛克软骨移植示意图；B. 马赛克软骨移植后；C. 术后 MRI 表现。

承受冲击和磨损，其余各层主要吸收震荡并将载荷传递到软骨下骨。从仿生学的角度看，单一的结构和材料不能适合复杂载荷环境，多层结构可以优化关节软骨整体生物力学性质。天然软骨胶原结构的不同区域软骨细胞数量及功能有区别，来自不同区域的软骨细胞在基因表达和基质产生方面反应不同的发现也支持了这一点。就骨软骨损伤中的软骨修复而言，尝试重建模仿特定层的特定区域软骨细胞数量及质量，以重建天然软骨的多层结构引起了极大的兴趣。经过长时间的进化和自然选择，许多生物系统都存在梯度，例如骨骼和植物茎。梯度结构是指材料本身或附着在材料表面的某些元素的化学或物理性质沿一个或多个给定方向逐渐变化。因此，分层或梯度定制的水凝胶可以允许构造具有带状特性人工梯度结构为生物材料设计提供灵感和指导。

根据关节软骨缺损程度的不同，梯度制造的层次也不尽相同，损伤的程度越大，所需要的层次也越复杂。目前的梯度制造策略根据需要修复内容的不同可分为两类：①为了仿生关节软骨层的带状结构，使得再生的软骨具有不同的结构层次；②为了理想的修复骨软骨损伤，特别是软骨下骨的再生，实现软骨和软骨下骨的分区修复。骨软骨一体化仿生支架依据层次结构与成分的不同，可以分为单相支架、双相支架、三相或多相支架，支架每层均由不同性能的材料或结构类型组成。生物仿生灵感需要识别、理解和量化自然设计原理及其在合成材料中的复制，同时考虑到内在特性。软骨修复材料需要强韧性的耐磨表层，以及承受/传递载荷的下层，并保证下层与基底材料（骨组织）的良好连接。软骨下骨材料层的性能（比如弹性模量）复合，获得具有层次性过渡特性。但仿生设计需要工程师（设计和材料）和科学家（生物化学、生物学、生理学、解剖学和分子生物学）的多学科团队来开发具有复杂、分层结构的材料。目前支架体系仿生设计和组装原则均可以通过"三明治、热狗、肉夹馍"等分层设计获得灵感。

（2）材料仿生：天然关节软骨细胞外基质主要由2型胶原、蛋白多糖、水分及其他少量物质组成。胶原是一种纤维蛋白，保持软骨的构造和形态并且是承受张力的主体；蛋白多糖产生膨胀性压力，提供软骨的韧性和弹性并且是承受压力的主体；水分用作充盈组织，承受部分载荷并产生润滑。仿生天然关节软骨细胞外基质的支架体系更有利于软骨细胞的识别、黏附和功能维持。现有的天然材料如胶原、糖氨多糖、透明质酸、藻酸盐、壳聚糖、纤维蛋白胶、琼脂糖等，均具有部分天然细胞外基质的成分。胶原类组织修复材料在临床上已有广泛应用，并且尤以蚕丝蛋白胶原蛋白制备的三维支架在骨软骨应用中尤为凸显。以蚕丝胶原蛋白制备的水凝胶、3D打印支架已经在骨软骨修复基础研究中取得优异的效果。另外，以猪皮胶原脱细胞基质作为支架来源的三维仿生支架同样也在软骨、骨软骨修复中表现出良好的生物相容性。

（三）骨软骨损伤的功能仿生治疗

1.承受/传递载荷　关节软骨可以承受一倍至几倍的人体的重量，有时还承受一定的负压。关节软骨在承载的同时将载荷传递到软骨下方的骨和骨干。首先需要考虑人工软骨的整体强度、耐久性以及应力分布，保证其承载能力及与基底材料进行良好的结合。

2.耐磨　天然软骨提供优异的摩擦学性能，极低的摩擦系数减少能量的消耗；微磨损量是保持软骨功能的关键。进行材料表面耐磨改性处理，改善软骨材料自身磨损特性；根据润滑状态与摩擦磨损的关系，提高人工软骨的耐磨性能，使得人工软骨具有长使用寿命，从而使人工关节/软骨置换术能够突破当前的使用限制，应用于更宽年龄段的患者。

3. **软垫轴承**　关节软骨是被覆于骨端的一个软垫保护层，吸收震荡，缓冲压力，保护软骨下骨质。在材料强度允许的范围内，人工软骨应比基底材料具有更小的弹性模量和更大的形变能力，并且人工软骨的设计厚度需要根据实际使用环境达到软垫保护的效果。

4. **软骨损伤仿生替代**　软骨的退行性病变是分阶段的，仍有相当比例的患者为终末期的骨性关节炎，关节内部软骨广泛破坏。针对这部分患者，上述替代治疗方法似乎很难短期纠正软骨损伤，因此人工关节的设立理念实际上也是仿生替代治疗软骨损伤的重要方法。现有的包括全膝关节置换、单髁膝关节置换等技术，可为终末期骨软骨损伤的患者提供可靠的治疗，且远期预后良好。

三、总结与展望

骨软骨损伤的治疗仍然处于探索阶段，更多具有新颖成分、结构和有趣特征的仿生物体仍未被探索。寻找原始结构，从而进一步加快工程生物材料的进展将是有意义的。相信细胞仿生治疗、结构仿生以及功能仿生均能通过新的制备技术与方法，发现或合成新的支架材料，同时结合多学科、多领域进行医工合作，综合利用材料学、生物结构学、生物力学最终解决骨软骨缺损这一临床科学难题。

（郑江　任博）

第四节　肩袖损伤的仿生治疗

肩袖是一组由肩胛下肌、冈上肌、冈下肌和小圆肌的肌腱组成的袖套样结构，对维持肩关节的稳定以及辅助肩部活动起到重要作用。肩袖损伤是一种临床常见疾病，多发于中老年人，是引起肩关节疼痛的主要原因之一，常常导致肩关节疼痛、活动受限，严重影响患者的生活质量；尤其是巨大不可修复性的肩袖损伤甚至会导致残疾。肩袖损伤的发病率随着年龄的增加而增高，70 岁以上人群中高达 70%。而随着人们平均寿命的延长，肩袖损伤也成为影响老年人肩关节功能运动的首要危险因素。

一、相关解剖

肩峰是肩胛骨外侧的一个突起。它由前、中、后三个骨化中心融合而成。如果骨化中心在 22 岁之后仍未融合，则认为肩峰骨骺未闭，未融合的骨就形成了肩峰小骨（Os acromiale）。研究发现肩峰骨骺未闭的发生率为 2.7%，62% 为双侧。有学者认为肩峰骨骼未闭与肩峰撞击及肩袖损伤相关，但是确切联系目前仍不清楚。Bigliani 将肩峰形态分为三种类型：Ⅰ 型平坦型，Ⅱ 型弧型，Ⅲ 型钩型肩峰。有研究显示钩型肩峰与肩袖撕裂相关。此外，喙肩韧带为三角形扁韧带，其底附着于喙突的外侧缘，其尖止于肩峰，三者一起构成了"喙肩弓"横跨于肩关节上方，能防止肱骨头向内上方脱位，但是如果喙肩弓反复与肱骨大结节及其上的肩袖肌腱摩擦，就会导致肩峰下滑囊炎和肩袖损伤，这也是肩峰下撞击综合征的发病机制（图 25-4-1）。

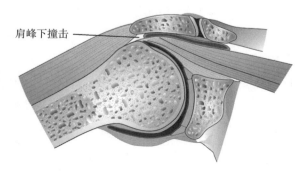

图 25-4-1　肩峰下撞击的机制（见文末彩图）

肩袖是由肩胛下肌、冈上肌、冈下肌和小圆肌的肌腱部分相互融合形成的袖套样结构，止于肱骨头的大、小结节上。肩胛下肌起于肩胛骨的前面，向外侧止于并覆盖大部分小结节，由肩胛下神经支配。冈上肌起于肩胛冈上方的冈上窝，向外行经肩峰下止于大结节的上面，少部分跨过长头腱止于小结节的上部，有肩胛上神经支配。肩胛上神经起自于臂丛上干，向后穿过肩胛上切迹进入冈上窝，继而伴肩胛上动脉一起绕行肩胛冈外缘转入冈下窝，同时支配冈下肌。冈下肌起于冈下窝上于大结节的后外侧。小圆肌起于肩胛骨的下部止于大结节的下部，由腋神经的分支支配。

肩袖肌腱在组织学上分为 5 层：第一层为最表层（约 1mm 厚），由喙肱韧带向后和斜向延伸的纤维组成；第二层由与肌腱长轴平行的密集纤维组成（约 3~5mm 厚）；第三层由与肌腱长轴成 45° 角的较小松散的胶原束组成（约 3mm 厚）；第四层由松散的结缔组织和较厚的胶原带组成，并与喙肱韧带的纤维融合；第五层，肩关节囊（约 2mm 厚）。

肩袖肌肉的功能有旋转肱骨，维持肱骨头在关节盂中。而肩袖肌肉实现功能的力学基础是维持力偶平衡。其中主要包括两组力偶：一组为前方的肩胛下肌和后方的冈下肌和小圆肌，二者在使肱骨发生内外旋转的同时将肱骨头压在关节盂内；另一组为三角肌和冈上肌，在肩关节外展时三角肌收缩产生向上的力，此时冈上肌收缩使肱骨头在关节盂内旋转，从而实现肩关节外展而不是肱骨头的上移。肩袖功能的实现离不开力偶平衡，因此在肩袖撕裂后修补的首要目的是恢复这两组力偶的平衡。

肩袖损伤可以分为急性损伤和慢性损伤，也可以分为部分撕裂和全层撕裂。急性损伤通常见于年轻人，而且多有外伤史。慢性撕裂见于老年人，多是与年龄相关的退行性改变造成的。1934 年，Codman 描述了肩袖损伤的内在理论，他认为距离止点约 10mm 处的肌腱局部缺乏血供，为"乏血管区"，此处再生修复能力较差，这样重复应力导致局部炎症变化引起肌腱细胞凋亡，导致结构完整性丧失，最终撕裂。此外，1987 年 Neer 提出了外在理论，认为肩袖与肩峰及喙肩弓结构的反复摩擦撞击导致肩袖撕裂。

其实真正肩袖撕裂的发病机制复杂，与多种因素相关，包括老化、撞击和创伤等。通常，肩袖撕裂开始时为部分撕裂，加之内在和外在因素的继续刺激，随着时间的推移，撕裂会增加，直到完全撕裂。此外，初始撕裂的纤维无法分担应力载荷，剩余的肌腱纤维因承受更大的应力而更快撕裂，导致撕裂扩大。由于老年人肌腱质量更差，撕裂的可能性更大。肩袖全层撕裂后即打破了原有的力偶平衡，导致肩关节活动时失稳。随着时间的推移，全层撕裂会出现明显的慢性病理改变，包括肌肉萎缩、脂肪浸润和肩袖回缩，还可能导致盂肱关节骨关节炎，也称为肩袖撕裂关节病。

二、分型

目前有许多种分类系统来描述肩袖损伤，这些分类系统考虑了肩袖撕裂的位置、撕裂是否完全、撕裂大小、回缩程度和脂肪肌肉萎缩程度（表 25-4-1 至表 25-4-4）。此外，Ellman 等还根据肩袖撕裂的形态进行分型。但是目前没有一种分型能覆盖全部肩袖损伤类型并对临床工作具有较高指导意义。此外，对于"巨大肩袖撕裂"的定义尚不一致，有学者定义为超过 5cm 的肩袖撕裂，有学者定义为至少 2 条肩袖肌腱的全层撕裂。

表 25-4-1 肩袖部分撕裂的分型

级别	描述
按照部分撕裂的厚度	
1 级	<25% 肌腱厚度（约<3mm）
2 级	25%～50% 肌腱厚度（约 3～6mm）
3 级	>50% 肌腱厚度（约>6mm）
按照部分撕裂的位置	
A	关节面侧撕裂
B	滑囊侧撕裂
C	肌腱内撕裂

表 25-4-2 按照肩袖撕裂前后径的大小分型（Cofield 分型）

级别	撕裂前后径大小
小撕裂	0～1cm
中等撕裂	1～3cm
大撕裂	3～5cm
巨大撕裂	>5cm

表 25-4-3 按照肩袖撕裂末端回缩的程度（Patte 分型）

级别	肩袖撕裂末端回缩程度
1 级	撕裂末端靠近足印区
2 级	撕裂末端回缩至肱骨头 12 点位置
3 级	撕裂末端回缩至关节盂上或内侧

表 25-4-4 按照肩袖肌肉脂肪浸润的程度分型（Goutallier 分型）

级别	肌肉脂肪浸润程度
0 级	正常
1 级	肌肉内可见一些脂肪条纹
2 级	肌肉面积>脂肪面积
3 级	肌肉面积＝脂肪面积
4 级	肌肉面积<脂肪面积

三、临床表现

肩袖撕裂的存在通常可以通过详细的病史和仔细检查来初步诊断，然后通过影像学检查或关节镜检来证实。

（一）主诉

1. 疼痛 肩袖损伤患者常表现为隐匿发作的肩部疼痛，这也是患者来就医的主要原因。患者通常会描述肩前外侧及三角肌止点区域的疼痛，而且疼痛会因负重活动或过顶运动而加重。此外疼痛还表现为静息痛，夜间痛，严重时会影响患者睡眠。

2．活动受限　肩袖损伤后可以继发冻结肩，导致患者肩关节活动范围较少，并经常引起较大活动范围时的疼痛。活动受限常见于部分撕裂，但也可见于全层撕裂。

3．力弱　当肩袖损伤时，肌肉收缩力的减弱和疼痛会限制肩关节的功能。尽管全层肩袖撕裂的患者或许仍可主动外展或前屈，但比时肌力测试时将出现明显的力弱表现。力弱主要通过一些抗阻活动来检查。

4．其他　一些肩袖损伤患者会出现肩关节被动活动时的捻发音或者弹响。

（二）体格检查

对于怀疑肩袖损伤的患者应进行全面的肩关节检查。首先观察肩胛骨的位置是否异常、是否有明显的肌肉萎缩等。还应触诊，判断是否有肩周围的压痛。还应评估主动和被动活动范围，早期主动活动可能正常，但被动运动可能会受限。最主要的是针对不同肩袖肌肉的专科检查：外展抗阻试验、抱抬试验可以用于检查冈上肌腱；外旋抗阻试验、吹号征用于检查冈下肌腱和小圆肌腱；压腹试验、Lift-off 试验用于检查肩胛下肌腱。合并肩峰下撞击的患者还会出现特征性的疼痛弧，Neer 征和 Hawkins 征（霍金斯征）也可以阳性。

四、影像学表现

X 线平片在肩袖损伤诊断中能够提供的帮助有限，可以发现一些间接改变，比如：钙化性肌腱炎、喙肱韧带钙化、大结节囊性改变，长时间的肩袖撕裂可看到肱骨头上移（肩峰 - 头间距＜7mm）以及用于评估肩峰形态。在没有 MRI 之前，关节造影作为肩袖损伤诊断的标准方法，现在不常用，存在 MRI 禁忌时可以使用。MRI 目前是肩袖肌腱病诊断的标准，当患者存在疼痛或力弱且怀疑肩袖撕裂时可考虑检查。MRI 可以清楚显示撕裂的大小、形状和收缩程度（图 25-4-2），评估肌肉脂肪萎缩的程度（最好在矢状面图像上看到）（图 25-4-3），发现肱二头肌长头肌腱向内半脱位，提示肩胛下肌撕裂（图 25-4-4）。研究发现，MRI 在诊断肩袖撕裂方面，敏感性为 89%，特异性为 100%，但是 MRI 在肩袖部分撕裂诊断中准确率没有在完全撕裂中高。超声诊断在肩袖损伤诊断中

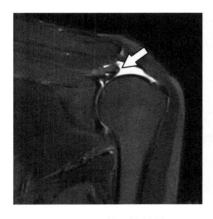

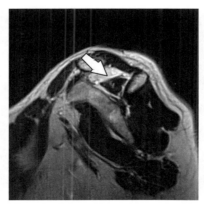

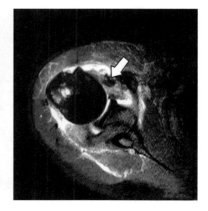

图 25-4-2　MRI 斜冠状位片显示冈上肌腱自止点撕裂并回缩（箭头）

图 25-4-3　MRI 斜冠状位片显示冈上肌肉萎缩及脂肪浸润（箭头）

图 25-4-4　MRI 横断面片显示肱二头肌长头肌腱向内半脱位及肩胛下肌腱撕裂并回缩（箭头）

也广泛使用由于其简单、便捷，经常作为肩袖损伤的筛查手段，还可以辅助关节内注射。但是超声检查高度依赖检查者，评估其他关节内的病理改变的能力有限，敏感性、特异性与 MRI 相比稍差。

五、治疗

对于肩袖损伤患者，根据症状的持续时间、撕裂的严重程度、肌肉脂肪萎缩的程度、患者的年龄和患者的活动需求，可以选择非手术治疗或手术治疗。

（一）保守治疗

一些肩袖损伤患者无明显症状或者症状较轻微，无须特殊干预。对于有症状但是肩袖部分撕裂的患者也应首选保守治疗，非手术治疗失败后可考虑手术。此外，如果年龄较大，肩袖巨大不可修复撕裂的患者，保守治疗也应作为选择。目前保守治疗方法有运动和物理治疗、皮质类固醇和富血小板血浆注射和常规镇痛。75% 接受保守治疗的患者有明显的疼痛缓解和功能改善。但是按照仿生治疗的原则，保守治疗并不能作为肩袖全层撕裂的首选治疗。首先，保守治疗可能无法彻底治愈或修复撕裂，而仅是改善症状和功能；其次，最初为可修复的撕裂可能变得不可修复，非手术治疗失败后的手术结果也可能不如一期修复。

1. 运动和物理治疗 运动和物理治疗师指导下的康复锻炼是肩袖损伤保守治疗的一线选择。其主要目标是缓解症状和改善功能。良好的物理治疗方案应包括肩袖肌肉唤醒锻炼、肩胛骨稳定肌群锻炼、肌肉收缩协调锻炼和本体感觉的锻炼。多项研究均能证实运动和物理治疗可以有效缓解疼痛症状和改善功能，不仅适用于部分撕裂患者，还适用于全层尤其是巨大不可修复的肩袖撕裂患者。

2. 皮质类固醇注射 皮质类固醇注射在肩袖损伤中的作用仍存在争议。早期研究显示皮质类固醇注射能够改善疼痛评分以及功能。然而，近期研究认为皮质类固醇只能产生短暂的疼痛缓解，但是不会改变疾病的自然病程。此外，皮质类固醇注射具有相关的成本、不适和风险，如关节感染、肌腱弱化、局部瘀伤和血糖水平轻度升高。因此，皮质类固醇注射可作为促进理疗的疼痛缓解方式，与物理治疗联合使用。

（二）手术治疗

根据仿生理论，首先是自然仿生治疗，即是恢复肩袖的解剖结构；如果无法完整修复解剖结构时，遵循功能仿生的原则，即通过各种方式恢复或模拟肩关节两组力偶平衡。对于有症状的肩袖全层撕裂患者，目前手术修复肩袖是首选方案，具有更高的成本效益。手术可以行传统切开手术也可以在关节镜下完成。

1. 肩袖修补术 关节镜下（或开放式）肩袖修复术是目前最常见的肩关节外科手术之一。（图 25-4-5）肩袖修复的目的是通过将撕裂的肌腱锚定在肱骨大结节处来重建肌腱止点，以恢复盂肱关节的力偶。手术适应证包括：全层撕裂以及超过 50% 的部分撕裂。理论上肩袖修复成功应该为肩关节生物力学恢复、疼痛减轻、功能改善且肌腱已愈合至大结节。大量的临床研究证实肩袖修复可恢复肩关节生物力学从而改善疼痛和功能。肩袖修复不仅实现短期的功能改善和症状缓解，而且在长期随访中也可以获得较高的患者满意度和优良的临床疗效。在肩袖修复术中为了最大可能的实现肌腱与骨的生物愈合，需要新鲜化足印区的骨床，还可以在骨床上钻孔以改善血运，此外修复肩袖时应尽量降低肌腱的张力，实现无张力修复，以降低肩袖再撕裂的概率。肌腱与骨的生物愈合

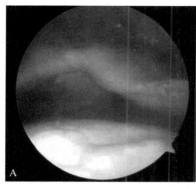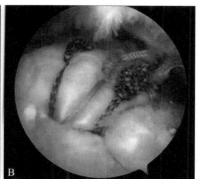

图 25-4-5　关节镜下肩袖修补

A. 肩袖撕裂；B. 肩袖修复后。

需要 8~12 周的时间，因此在术后早期（2~6 周）应避免肩关节主动活动，可以有限制的被动活动。肩袖修补术并发症除了手术风险如失血、感染和麻醉相关问题外，还包括腋神经损伤、关节感染、三角肌分离、僵硬和再撕裂的可能。

此外，对于肩袖全层撕裂的修复，讨论更多的是肩袖的修复技术，目前常用的方法包括单排固定、双排固定和缝线桥固定技术。其中双排固定和缝线桥固定能增加肌腱与足印区的接触面积，同时提供了更大的拉力负荷，增强了初始生物力学强度，更利于腱骨愈合，降低再撕裂率，但是对于术后功能评分而言二者与单排固定均无明显差异。同样按照仿生理论，在能得到同等功能效果的前提下，双排和缝线桥固定技术可能获得更好的解剖仿生和力学仿生，因此双排缝合及缝线桥技术是我们推荐的技术选择，尤其是对于中型和大型肩袖损伤。

2. 巨大不可修复肩袖的手术治疗　巨大不可修复肩袖撕裂是指通过各种方法仍无法将肩袖撕裂末端修复至肌腱原足印区的撕裂类型。目前对于巨大不可修复肩袖撕裂的治疗仍存在挑战，临床报道了很多治疗方式，每种治疗方式均有各自优缺点。首先，保守治疗可以应用于功能要求较低的高龄患者，给予镇痛等对症处理，同时指导患者行三角肌和肩胛骨稳定肌群的加强锻炼。其次为关节镜下手术，可以做关节镜下清理、肩峰下减压、大结节成形、肱二头肌长头腱切断或固定以及肩袖的部分修复。保守治疗和上述关节镜下处理可以获得一定的症状缓解和功能改善，但是均无法逆转肱骨头上移的趋势和关节病的发生。肌腱转位技术可以部分恢复相应肩袖的功能，针对前上方的累及冈上肌腱、肩胛下肌腱的巨大不可修复断裂，一般采用胸大肌转位；针对后上方的累及冈下肌腱和冈上肌腱的不可修复撕裂，一般采用背阔肌或斜方肌转位。但是由于目前肌腱转位技术均无法较好地模拟冈上肌腱的功能，因此术后患者前屈和外展活动范围仍有限。近几年，有学者描述了上关节囊重建的技术并在临床中应用，并获得不错的治疗效果。如果上述治疗方式无效或者不合适，以及患者以及伴有严重的关节炎，此时可以考虑行反肩关节置换，但是反肩置换要求肩胛下肌腱的完整性。综上所述，对于巨大不可修复肩袖撕裂的治疗仍是肩关节疾病治疗的难题，仍有待新的治疗方式的出现。按照仿生治疗原则，上关节囊重建技术更符合解剖仿生的原则，而且功能也是相对来说更好，但是受限于目前补片材料，临床效果不及预期，失败率仍较高，无法限制肱骨头上移趋势。如果将来有更好的补片材料出现，相信上关节囊重建技术会成为治疗巨大不可修复肩袖撕裂的首要治疗选择。但是对于已经出现严重关节炎的患者，自然仿生治疗可能无法恢复功能，此时即可考虑仿生替代治疗，也就是反肩关节置换。

（康汇 陈旭旭）

第五节 复发性肩关节脱位的仿生治疗

肩关节是全身活动度最大的关节，虽然肱骨头活动时其旋转面积几乎为肩胛盂面积的三倍，但因曲率相近，使得肱骨头的旋转中心和肩胛盂的曲面中心几乎重叠，而这也是肩关节稳定的基础。构成肩关节的骨性结构、肌肉及韧带等组织的相互作用是维持肩关节稳定性的必要条件。肩关节是最常发生脱位的关节之一，其发生率约占全身关节脱位总数的50%，其中95%是前脱位。青年男性、骨缺损或韧带松弛的患者更容易出现复发性肩关节脱位，其保守治疗效果不佳。

一、肩关节稳定机制

肩关节的稳定机制主要分为两类，静力性稳定机制和动力性稳定机制。前者主要包括盂肱关节形状和关节内负压、关节盂唇、关节囊和盂肱韧带；而提供动力性稳定结构的主要包括肩袖肌群、肱二头肌、三角肌和肩胛旋转肌。

（一）静力性稳定机制

静力稳定结构包括肩胛盂与肱骨头的骨关节结构。完整的盂肱关节囊提供了关节内负压，有类似于真空吸引的作用，有助于维持肩关节的稳定性，在肩关节处于内旋和中立位时，作用最显著。关节囊盂唇复合体结构包括盂唇和盂肱前、中、上韧带。

1. 盂唇在加深关节盂窝方面和盂肱韧带的附着方面起到了重要作用。正常的完整的盂唇可以增加50%的关节盂深度，75%的接触面积。

2. 限制肱骨头在90°位外展、外旋时，向前下移位的主要结构是盂肱下韧带（IGHL）。

3. 盂肱中韧带（MGHL）和盂唇、盂颈及肱二头肌腱起点有较多的连接点。在肩关节中立位到外展45°范围内防止肱骨头向前半脱位起到重要作用。

4. 盂肱上韧带（SGHL）位于肩袖间隙，当上肢处于内收位、中立位或内旋位时，防止肱骨头向下、后移位。

（二）动力性稳定机制

肩关节的主动稳定机制是通过其周围的肌肉实现的，其稳定机制表现在以下几方面：①肌肉本身的容积和张力；②肌肉收缩时将肱骨头压向关节盂的作用；③关节活动时使上述的被动稳定结构紧张；④收缩的肌肉产生的限制及屏障作用。

二、病理解剖

在一定程度上，对病理解剖的探讨是对复发性肩关节脱位病因的探讨，常见病理类型如下。

（一）Bankart损伤（班卡特损伤）

盂肱关节的前下部结构包括盂肱关节囊的前下部、盂肱下韧带的前束或前下部盂唇自肩盂边缘处撕脱，40%的肩关节脱位及85%的复发性肩关节常伴有其损伤，分为：

1. 纤维性损伤 关节囊、韧带撕裂（图25-5-1）。

2. 骨性损伤 撕脱性骨折。

3. 反向损伤 后方盂唇损伤。

4. Perthes 损伤（佩尔特斯损伤） 盂唇损伤合并内侧骨膜的剥脱。

5. ALPSA（前盂唇及骨膜套袖状撕裂） 前下盂唇撕裂并邻近骨膜撕脱、伴撕裂盂唇移向关节盂的内、下方。

6. GLAD（前下盂缘损伤） 前下盂唇的部分撕裂合并相邻软骨的损伤。

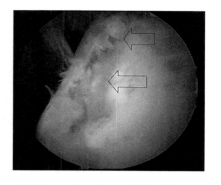

图 25-5-1　Bankart 纤维性损伤

（二）Hill-Sachs 损伤

肱骨头后上的骨或软骨缺损或塌陷，由肩前下脱位与前下盂撞击引起。研究表明 Hill-Sachs 损伤（伊尔 - 萨克斯损伤）占所有复发性肩关节前脱位进行肩关节镜探查患者总数的 96%。Hill-Sachs 损伤，在关节松弛组以浅或软骨性损伤为主，在单纯创伤组以较宽深或骨性损伤为主（图 25-5-2）。

（三）SLAP 损伤

SLAP 损伤（上盂唇自前向后损伤）指肩关节从前到后的上盂唇损伤，伴或不伴肱二头肌腱损伤。

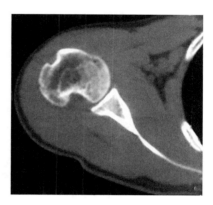

图 25-5-2　Hill-Sachs 损伤

除上述这几种病理损伤，还有关节囊松弛、肩袖间隙增宽、肩袖损伤、肱二头肌腱炎症或损伤、前下关节盂骨、软骨的损伤，肱骨大结节的撕脱骨折，腋神经损伤，关节内游离体等。

三、诊断

（一）病史和体格检查

复发性肩关节前脱位 90% 以上可以通过病史和体格检查确诊，而 X 线、CT 和 MRI 等检查对诊断起到辅助作用，另外麻醉下检查以及关节镜下检查对于诊断的准确性具有举足轻重的意义。

（二）特殊的体格检查

1. 抽屉试验 检查者一手握住肱骨近端，另一手握住肘部，在不同的外展外旋角度向前压肱骨近端，评估肱骨头的移位程度（图 25-5-3）。

2. 前向恐惧征（anterior apprehension） 检查时将肩关节外展 90°，肘关节屈曲 90°，在有保护的情况下，由后向前压迫肱骨头，轻度外旋上肢，此时患者有即将脱位的恐惧感（图 25-5-4）。

3. 复位试验（relocation test） 患者平卧，肩置于床边，肩 90° 外展并外旋，屈肘 90°，这时检查者可以由肱骨后方向前推压，再加上上臂重力的影响，如果出现疼痛、恐惧，这时检查者由肱骨头前方向后施压，如果使肱骨头复位并有错动感觉，为阳性，此时如果接触向后方的压力，患者感觉到恐惧感或半脱位更支持有前向不稳定（图 25-5-5）。

4. 陷凹试验（sulcus test） 于上臂 0° 及 45° 外展位向远端牵拉上肢，观察肱骨头与肩峰间是否存在皮肤陷窝，分别用 3 级来表示：1+ 表示陷窝小于 1cm，2+ 表示陷窝为 1～2cm，3+ 表示陷窝大于 2cm，而 0° 外展位检查阳性提示旋转肌间隙松弛，45° 外展为阳性提示下盂肱韧带复合体松弛。

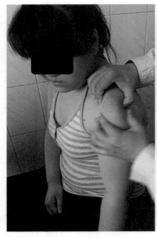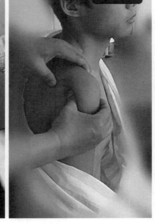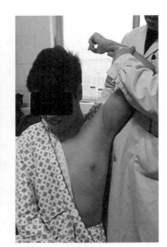

图 25-5-3 抽屉试验 图 25-5-4 前向恐惧征

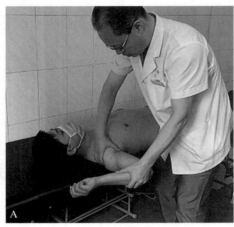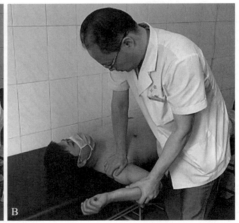

图 25-5-5 再复位试验

A. 肩关节外展外旋，检查者对肱骨头施加前向作用力，患者有恐惧感；

B. 检查者施加后向作用力，肱骨头复位，为阳性。

5. Beighton 评分 检查患者全身关节松弛程度，最高分 9 分。≥4 分认为是全身多发性关节松弛。

6. 不稳定严重指数评分（Instability Severity Index Score，ISIS） 见表 25-5-1。以 6 分作为风险评估的阈值：小于等于 6 分是可以接受的风险（复发风险 10%），可选择关节镜下 Bankart 修复手术；大于 6 分是不可接受的风险（复发风险 70%），应选择开放手术（如 Laterjet 手术）

表 25-5-1 ISIS 评分

影响预后的因素	评分
手术时的年龄	
≤20 岁	2
>20 岁	0

续表

影响预后的因素	评分
参与运动的程度（术前）	
竞技性运动	1
休闲运动或者不参与运动	0
运动的类型（术前）	
接触性运动或者强力过顶活动	1
其他	0
肩关节松弛度	
肩关节过度松弛	1
没有松弛	0
正位 X 线上的 Hill-Sachs 损伤	
在外旋位上可见	2
在外旋位上不可见	0
正位 X 线上关节盂轮廓的缺损	
关节盂有缺损	2
关节盂没有缺损	0

7. 其他相关体征 O'Brien 试验阳性、后上挤压试验阳性提示盂唇损伤；Neer 撞击征阳性、吹号征阳性、外旋抗阻迟滞试验阳性，有肩袖损伤可能。

（三）影像学检查

影像学检查可以作为病史和体格检查的补充，并进一步为分型诊断提供依据，也有利于排除其他的一些疾病。一般可行前后位和腋窝侧位像，也可行其他特殊透照位，或者进一步做 CT 或者 MRI 检查。

1. X 线 X 线检查中，肩关节正位片，显示肱骨头、大小结节轮廓，其中内旋位片可发现 Hill-Sachs 损伤。腋窝轴位片（axillery view），肩须外展 90° 摄片，显示盂缘、喙突、肱骨头及其相互关系。西点位片（west point view）如果排除骨性重叠，西点位是判断盂缘病变及关节囊钙化的最佳选择。应力下摄片（stress view）显示肱骨头向前、后、下方移位程度。如肱骨头有明显下移现象，说明肩关节多向不稳定或下方不稳定存在。肩关节后脱位正位 X 线片检查肱骨头无向下移位，缺乏清晰可辨的影像学征象，因此极易漏诊和误诊，有报道称其漏诊误诊率高达 51%。

2. CT CT 可以清晰显示 Hill-Sachs 损伤，盂缘、骨软骨病变及关节内游离体。CT 三维重建相比较其他的测量方法，是测量肩盂骨缺损的金标准。CT 血管成像是 CT 下关节造影，可显示关节囊、盂唇、肱骨头及肩袖病变。

3. MRI MRI 及磁共振血管成像近年来在肩关节不稳定的诊断中不断发展。MRI 可显示盂唇撕裂、关节囊自盂部撕脱、盂肱韧带撕裂、肩胛下肌萎缩及肩袖撕裂，在这方面 MRI 比关节造影、CT 血管成像优越（图 25-5-6）。

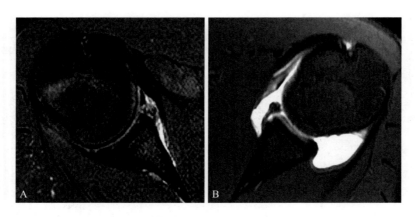

图 25-5-6 MRI 显示盂唇撕裂

A. MRI 显示前盂唇撕裂；B. MRI 显示盂唇撕裂并关节囊自关节盂撕裂。

（四）麻醉下检查

麻醉下患者没有痛苦并且肌肉放松，有助于发现不稳定，并且由于每个患者都处于同等肌肉松弛程度，所以有利于以此为依据进行纵向比较，有可能会发现以前未发现的不稳，尤其对发现多向不稳意义较大。

（五）肩关节镜下检查

肩关节镜检查结合麻醉下查体是诊断肩关节不稳非常可靠的办法，肩关节镜在诊断肩部疾病，尤其是对复发性脱位的病理诊断非常有优势，病理改变在肩关节镜下一目了然。

四、治疗

可以根据肩关节脱位易复发的因素存在的情况选择是否手术和手术的时机，对于年轻人初次脱位是否应该手术，还有一些争议，但对于 25 岁以下，从事高水平的体育活动的年轻人，如果存在外伤性单向前向不稳定，目前还是主张手术治疗的。而对于不具备这些典型手术指征的患者，如果保守治疗无效，选择第二次或者数次脱位后再选择手术治疗都是可以的。

1. 解剖仿生治疗——Bankart 手术

Bankart 手术的原理是通过重建盂唇的高度并恢复"盂唇—关节囊—韧带"复合体的完整性。该修复术已成为创伤性肩关节前方不稳的标准手术方式，适用于关节盂缺损＜20%～25% 的人群。

开放的 Bankart 手术中将肩胛下肌与肩关节囊垂直切开，关节囊外侧瓣被重新固定于关节盂前缘，内侧瓣重叠缝合，肩胛下肌予以缝合。很多学者发展了 Bankart 手术这种方式，改良方式中有些提倡仅切开肩胛下肌的上 3/4，保留下 1/4 以保护腋神经，有些提倡水平切开肩胛下肌或者 L 形切开肩胛下肌。

笔者所在单位的手术方式是在牵开三角肌与胸大肌的间隙后，在肩胛下肌肌腱下 1/3 交界处横行劈开，沿关节间隙切开关节囊，在关节盂边缘处植入带线锚钉，于 60°～90° 外展，30°～60° 外旋位将关节囊拉紧缝合。

随着关节镜技术的发展和外科医师水平的提高，关节镜下 Bankart 手术修复的效果得到了显著改善，成为目前治疗肩关节前向不稳最常用的方法。

关节镜下 Bankart 手术的技术要点：①探查有无 HAGL 损伤（盂肱下韧带肱骨止点撕脱损伤）。②彻底充分松解。③分别在 5:30，4:30，3:30 处骑跨关节盂边缘植入锚钉。④修补关节囊盂唇韧带复合体。⑤必要时关闭肩袖间隙。缝合锚钉放置于肩胛盂边缘内侧几毫米的肩胛盂关节面上，可以提供更高的阻挡，且增加了肱骨头向后的平移力，从而降低复发风险。另外，锚钉与肩胛盂关节面向内侧呈 45°～60° 角放置可以减少锚钉相关并发症的发生。

关节镜下 Bankart 修补术能够在短期内维持肩关节稳定性，但单纯 Bankart 修复术后再脱位率较高。Burkhart 等研究结果显示，当肩关节不稳合并严重关节盂骨缺损（＞20%）以及 Hill-Sachs 损伤时，关节镜下单纯 Bankart 修复手术的失败率高达 67%。针对青少年人群的研究发现，Bankart 术后 33.3% 的患者出现了复发不稳定或者恐惧感，这一比例远远高于成年人。因此，对于青少年患者，喙突转移手术可能是一个更好的选择。

2. 功能仿生治疗

（1）喙突转移术：根据喙突转移位置、骨块大小、进入盂肱关节路径分为 Bristow 术、Latarjet 术。此类手术适用于骨缺损大于下方关节盂直径 25% 的肩关节脱位患者，可取得良好效果。该技术一般通过切开手术完成。目前认为两种手术的主要区别在于：①喙突骨块放置的方式不一样，Bristow 术式在关节盂的前下方固定喙突骨块时，喙突骨块是水平放置的。Latarjet 手术过程中，喙突骨块是垂直放置的。②喙突截取的体积不同：Bristow 术式仅截取喙突尖端，而 Latarjet 术式截取的喙突尖端体积更大，用以加深关节盂的深度和面积。③固定喙突骨块所需的螺钉数量不同，Bristow 术式因为仅截取了喙突尖端，只需要 1 枚螺钉固定，而 Latarjet 术式需要 2 枚螺钉固定。

自从 2007 年法国学者 Lafosse 等将喙突移位手术改为关节镜下进行，关节镜下喙突移位手术成为一个新的热点。全关节镜下 Latarjet 手术的优势在于微创、较少的手术并发症，并可减少骨块吸收并发症。Zhu 等研究发现，行开放性 Latarjet 术后 12 个月时喙突骨吸收的发生率为 90.5%（57/63），其中骨块完全吸收高达 9.5%，随后对开放性和关节镜下 Latarjet 手术进行了前瞻性对照研究发现，不论开放手术或是镜下手术，均获得了良好功能，但全关节镜下 Latarjet 手术的骨块吸收率较低。北京大学第三医院崔国庆等对关节镜下喙突移位手术进行了改良，将中国传统建筑中的榫卯结构利用到 Bristow 术式中，命名为嵌入式喙突移位手术（Cuistow），术后重返运动比例达到 90% 以上。

但是，肩关节镜下喙突移位术学习曲线较长，肩关节周围结构破坏较重，远期对肩关节的影响未知，建议只在病例较多的医疗中心开展，并且建议具有良好的解剖知识、先进的关节镜技术和熟悉器械的外科医生采用该手术。

肩关节镜术中技巧：①术中血压的控制是手术成功的先决条件；②在清理喙突周围软组织时，应注意沿联合腱与肩胛下肌间隙内侧探查腋神经，术中避免腋神经损伤；③在将喙突骨块放置于肩胛盂骨缺损位置时，助手需将患者上臂进行牵引，扩大盂肱关节内空间，以利于术者操作；④在修补盂唇关节囊复合体时，锚钉的植入应适当远离关节盂边缘，确保在修补完成后，喙突骨块位于关节囊外侧，以利于减少肩关节骨关节炎的发生；⑤在进行喙突截骨时，应注意先将拟截取的骨块部分钻孔并使用缝线捆扎，以便于截骨后调整其位置。

目前，普遍认为，关节盂骨性结构缺损范围达 20%～25% 时，简单的软组织修补难以解决肩关节不稳的难题，临床上应考虑行关节盂重建术以改善关节盂的解剖形态，增强关节稳定性，避免再次脱位。目前，常用的关节盂重建手术包括 Latarjet 手术及其系列改良手术和自体肩峰、髂骨、肋骨和异体胫骨远端等游离骨移植手术。

（2）Remplissage 手术：关节镜下行 Remplissage 手术过程耗时少、操作简便易行、耗材成本低，并且关节镜下手术创口更小，术后恢复快，且术后感染、粘连及神经血管损伤等并发症的发生概率低，是对患者侵入性损伤最小且效果更优的手术方案。该术式要点在于将冈下肌腱固定于损伤处，是解决肱骨头较大骨缺损的有效方法，适用于损伤大于 25% 或咬合型 Hill-Sachs 损伤，且无骨性 Bankart 损伤或骨性 Bankart 损伤小于肱骨头 25% 者，也可与 Bankart 修复术联合实施，可取得更好的临床效果。

Remplissage 手术会在一定程度上限制病例的内收、外展和外旋功能，文献报道经过 Remplissage 手术治疗，有 91% 的患者能够顺利重返运动。在患者为专业运动员的情况下，是否确定选择这一手术方式就需要进行认真、充分的考量。就肩关节前方不稳伴咬合型 Hill-sachs 损伤的病例而言，在肩盂前缘骨缺损不超过 25% 的情况下，临床上选择关节镜下 Remplissage 手术进行治疗能够取得较好的效果；而在肩盂骨缺损超过 25% 的情况下，则选择 Bristow-Latarjet 手术或许能取得更好的效果。术中锚钉的植入位置是影响术后复发率和活动度的危险因素，建议将锚钉植入缺损的内侧缘，认为这样可以对缺损完全覆盖填塞，将缺损转移至关节外。

（康汇 王登峰）

参考文献

[1] 张家豪，任爽，邵嘉艺，等. 前交叉韧带生物力学止点重建的解剖学与有限元分析 [J]. 北京大学学报（医学版），2019，1（3）：586-590.

[2] 姜方宜，张健，陈世益. 前十字韧带类等长重建术中骨隧道位点研究的系统综述 [J]. 中华骨科杂志，2019，39（11）：707-716.

[3] 史丰田，张梅，王世红，等. 仿生结构人工韧带的制造方法综述 [J]. 中国医药科学，2020，10（24）：54-57.

[4] 王啸，王培召，韩旭，等. 关节镜下内侧髌股韧带重建联合半胫骨结节内移术治疗复发性髌骨脱位 [J]. 中国修复重建外科杂志，2020，34（7）：836-842.

[5] 张亮，郑江，张宪. 髌股韧带联合髌胫韧带重建治疗复发性髌骨脱位中期疗效 [J]. 实用骨科杂志，2018，24（7）：650-653.

[6] 昌震，郑江，张亮，等. 复位固定联合韧带修复治疗伴内侧髌股韧带及骨软骨损伤的创伤性髌骨脱位 [J]. 骨科，2018，5（9）：188-192.

[7] 康嘉宇，吕建伟，赵志虎，等. 骨软骨组织工程分层支架的研究进展 [J]. 中华骨科杂志，2019，39（22）：1413-1420.

[8] 康汇，陈旭旭. 不同类型创伤性肩关节复发性前脱位治疗的相关问题 [J]. 中华创伤杂志，2018，34（12）：1062-1066.

[9] Zhang L, Zhang L, Zheng J, et al. Arthroscopic tri-pulley technology reduction and

internal fixation of pediatric Tibial Eminence fracture: a retrospective analysis[J]. BMC Musculoskelet Disord, 2020, 21(1): 408.

[10] Zhang M, Zhen J, Zhang X, et al. Effect of autologous platelet-rich plasma and gelatin sponge for tendon-to-bone healing after rabbit anterior cruciate ligament reconstruction[J]. Arthroscopy, 2019, 35(5): 1486-1497.

[11] Iriuchishima T, Suruga M, Yahagi Y, et al. The location of the femoral ACL footprint center is different depending on the Blumensaat's line morphology[J]. Knee Surg Sports Traumatol Arthrosc, 2020, 28(8): 2453-2457.

[12] Yahagi Y, Iriuchishima T, Horaguchi T, et al. The importance of Blumensaat's line morphology for accurate femoral ACL footprint evaluation using the quadrant method[J]. Knee Surg Sports Traumatol Arthrosc, 2018, 26(2): 455-461.

[13] Iriuchishima T, Goto B, Ryu K, et al. The Blumensaat's line morphology influences to the femoral tunnel position in anatomical ACL reconstruction[J]. Knee Surg Sports Traumatol Arthrosc, 2019, 27(11): 3638-3643.

[14] Jin W, Cai J, Sheng D, et al. Establishment of near and non isometric anterior cruciate ligament reconstruction with artificial ligament in a rabbit model[J]. J Orthop Translat, 2021, 29: 78-88.

[15] Lei T, Qian H, Lei P, et al. Lateral augmentation reconstruction system versus modified Brostrom-Gould procedure A meta-analysis of RCTs[J]. Foot Ankle Surg, 2021, 27(3): 263-270.

[16] Arthur JR, Haglin JM, Makovicka JL, et al. Anatomy and biomechanics of the posterior cruciate ligament and their surgical implications[J]. Sports Med Arthrosc Rev, 2020, 28(1): E1-E10.

[17] Ren B, Zhang X, Zhang L, et al. Isolated trochleoplasty for recurrent patellar dislocation has lower outcome and higher residual instability compared with combined MPFL and trochleoplasty: a systematic review[J]. Arch Orthop Trauma Surg, 2019, 139(11): 1617-1624.

[18] Hurley ET, Colasanti CA, McAlister D, et al. Management of patellar instability: a network meta-analysis of randomized control trials[J]. Am J Sports Med, 2021: 3635465211020000.

[19] Ling DI, Brady JM, Arendt E, et al. Development of a multivariable model based on individual risk factors for recurrent lateral patellar dislocation[J]. J Bone Joint Surg Am, 2021, 103(7): 586-592.

[20] Zhang ZJ, Song G, Li Y, et al. Medial patellofemoral ligament reconstruction with or without derotational distal femoral osteotomy in treating recurrent patellar dislocation with increased femoral anteversion: a retrospective comparative study[J]. Am J Sports Med, 2021, 49(1): 200-206.

[21] Carstensen SE, Feeley SM, Burrus MT, et al. Sulcus deepening trochleoplasty and medial

patellofemoral ligament reconstruction for patellofemoral instability: a 2-year study[J]. Arthroscopy, 2020, 36(8): 2237-2245.

[22] Xu Z, Zhang H, Chen J, et al. Femoral anteversion is related to tibial tubercle-trochlear groove distance in patients with patellar dislocation[J]. Arthroscopy, 2020, 36(4): 1114-1120.

[23] Huntington LS, Webster KE, Devitt BM, et al. Factors associated with an increased risk of recurrence after a first-time patellar dislocation: a systematic review and meta-analysis[J]. Am J Sports Med, 2020, 48(10): 2552-2562.

[24] Pogorzelski J, Rupp MC, Ketzer C, et al. Reliable improvements in participation in low-impact sports following implantation of a patellofemoral inlay arthroplasty at mid-term follow-up[J]. Knee Surg Sports Traumatol Arthrosc, 2021, 29(10): 3392-3399.

[25] Villa JC, Paoli AR, Nelson-Williams HW, et al. Onlay patellofemoral arthroplasty in patients with isolated patellofemoral arthritis: a systematic review[J]. J Arthroplasty, 2021, 36(7): 2642-2649.

[26] Harrell CR, Markovic BS, Fellabaum C, et al. Mesenchymal stem cell-based therapy of osteoarthritis: current knowledge and future perspectives[J]. Biomed Pharmacother, 2019, 109: 2318-2326.

[27] Micallef J, Pandya J, Low AK. Management of rotator cuff tears in the elderly population[J]. Maturitas, 2019, 123: 9-14.

[28] Yanik EL, Colditz GA, Wright RW, et al. Risk factors for surgery due to rotator cuff disease in a population-based cohort[J]. The Bone & Joint Journal, 2020, 102(b3): 352-359.

[29] VanBaak K, Aerni G. Shoulder conditions: rotator cuff injuries and bursitis[J]. FP essentials, 2020, 491: 11-16.

[30] McCrum E. MR imaging of the rotator cuff[J]. Magnetic Resonance Imaging Clinics of North America, 2020, 28(2): 165-179.

[31] Rohman ML, Snow M. Use of biologics in rotator cuff disorders: Current concept review[J]. Journal of Clinical Orthopaedics and Trauma, 2021, 19: 81-88.

[32] Hoffmann M, Begon M, Lafon Y, et al. Influence of glenohumeral joint muscle insertion on moment arms using a finite element model[J]. Comput Methods Biomech Biomed Engin, 2020, 23(14): 1117-1126.

[33] Woodmass JM, Wagner ER, Solberg M, et al. Latarjet procedure for the treatment of anterior glenohumeral instability[J]. JBJS Essent Surg Tech, 2019, 9(3): E31.

[34] Akgün D, Siegert P, Danzinger V, et al. Glenoid vault and humeral head alignment in relation to the scapular blade axis in young patients with pre-osteoarthritic static posterior subluxation of the humeral head[J]. J Shoulder Elbow Surg, 2021, 30(4): 756-762.

[35] Griffith JF. Measuring glenoid and humeral bone loss in shoulder dislocation[J]. Quant Imaging Med Surg, 2019, 9(2): 134-143.

[36] Basal O, Dincer R, Turk B. Locked posterior dislocation of the shoulder: a systematic review[J]. EFORT Open Rev, 2018, 3(1): 15-23.

[37] Bakshi NK, Cibulas GA, Sekiya JK, et al. A clinical comparison of linear-and surface area-based methods of measuring glenoid bone loss[J]. Am J Sports Med, 2018, 46(10): 2472-2477.

[38] Stefaniak J, Lubiatowski P, Kubicka A M, et al. Clinical and radiological examination of bony-mediated shoulder instability[J]. EFORT Open Rev, 2020, 5(11): 815-827.

[39] Rashid MS, Arner JW, Millett PJ, et al. The Bankart repair: past, present, and future[J]. J Shoulder Elbow Surg, 2020, 29(12): E491-E498.

[40] Lee SH, Lim KH, Kim JW. Risk factors for recurrence of anterior-inferior instability of the shoulder after arthroscopic bankart repair in patients younger than 30 years[J]. Arthroscopy, 2018, 34(9): 2530-2536.

[41] Park J Y, Lee J H, Oh K S, et al. Does anchor insertion angle or placement of the suture anchor affect glenoid rim fracture occurrence after arthroscopic Bankart repair?[J]. J Shoulder Elbow Surg, 2020, 29(4): E124-E129.

[42] Kramer J, Gajudo G, Pandya NK. Risk of recurrent instability after arthroscopic stabilization for shoulder instability in adolescent patients[J]. Orthop J Sports Med, 2019, 7(9): 2325967119868995.

[43] Garcia JC Jr, Do Amaral FM, Belchior RJ, et al. Comparative systematic review of fixation methods of the coraccid and conjoined tendon in the anterior glenoid to treat anterior shoulder instability[J]. Orthop J Sports Med, 2019, 7(1): 2325967118820539.

[44] Lin L, Zhang M, Song Q, et al. Cuistow: Chinese unique inlay bristow: a novel arthroscopic surgical procedure for treatment of recurrent anterior shoulder instability with a minimum 3-year follow-up[J] J Bone Joint Surg Am, 2021, 103(1): 15-22.

[45] Ekhtiari S, Horner NS, Bedi A, et al. The learning curve for the latarjet procedure: a systematic review[J]. Orthop J Sports Med, 2018, 6(7): 2325967118786930.

[46] Hurley ET, Toale JP, Davey MS, et al. Remplissage for anterior shoulder instability with Hill-Sachs lesions: a systematic review and meta-analysis[J]. J Shoulder Elbow Surg, 2020, 29(12): 2487-2494.

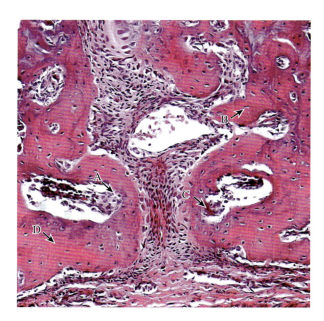

图 3-2-1　骨细胞与骨基质的骨组织切片，HE 染色观察（200×）

A. 成骨细胞；B. 骨细胞；C. 破骨细胞；D. 骨基质。

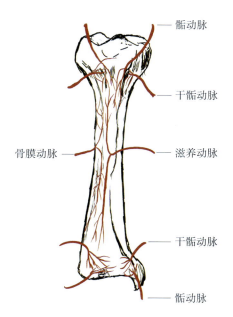

图 3-5-1　长骨的血液供应

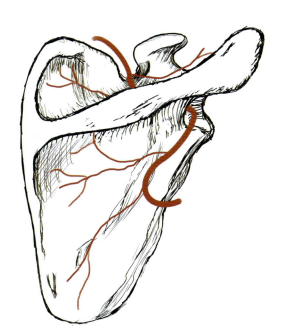

图 3-5-2　肩胛骨的血液供应

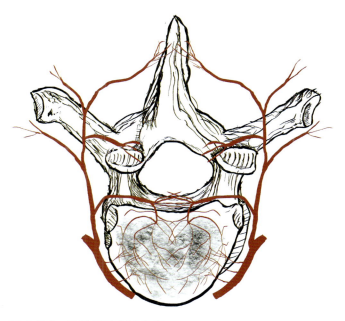

图 3-5-3　脊椎骨的血液供应

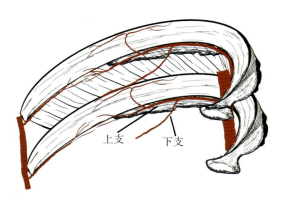

图 3-5-4 肋骨的血液供应

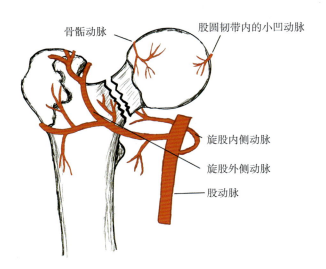

图 3-5-5 骨折端血液循环障碍将引致股骨头的无菌坏死

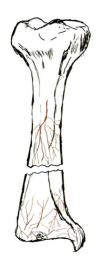

图 3-5-6 骨折端血液循环障碍将导致胫骨下 1/3 骨折延迟愈合或不愈合

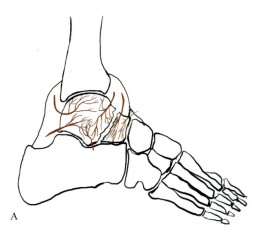

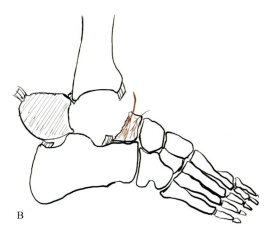

图 3-5-7 距骨颈骨折，如无移位，血液供应无障碍，如同时有后脱位，可致坏死

A. 距骨颈骨折无移位，血液供应无障碍；B. 距骨颈骨折伴后脱位，出现骨坏死。

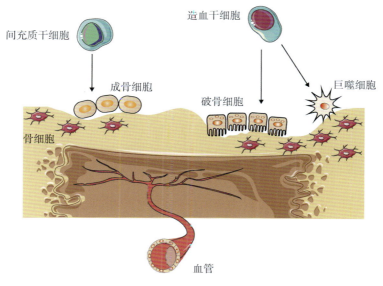

图 4-5-1　骨组织主要细胞类型（见文末彩图）

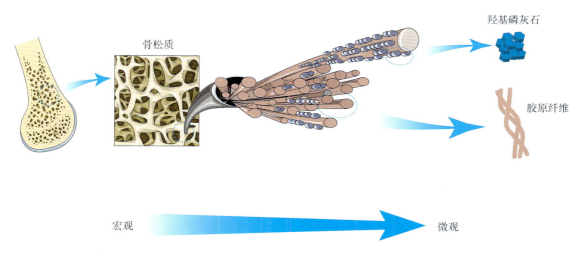

图 4-5-2　骨的宏观及微观结构

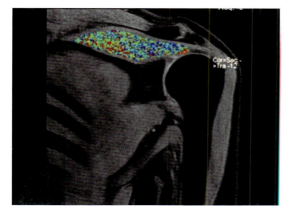

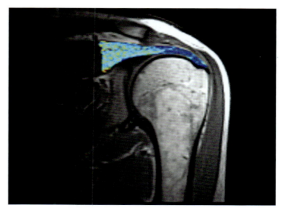

图 5-5-1　女，58 岁，左肩疼痛，冈上肌腱部分撕裂。冈上肌脂肪变性，冈上肌 T_2 值 73.1ms

图 5-5-2　女，45 岁，左肩疼痛，冈上肌腱部分撕裂。冈上肌腱脂肪变性，冈上肌腱 T_2 值 43.7ms

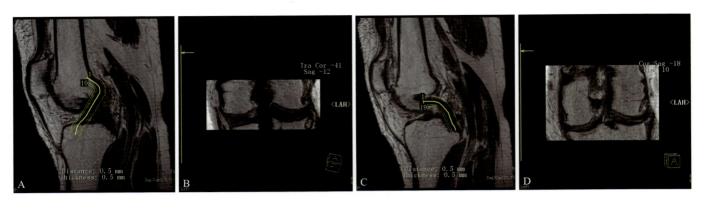

图 5-5-4　膝关节前、后交叉韧带 CPR

A. 膝关节前叉韧带 CPR 定位像；B. 重建的前叉韧带；C. 膝关节后叉韧带 CPR 定位像；D. 重建的后叉韧带。

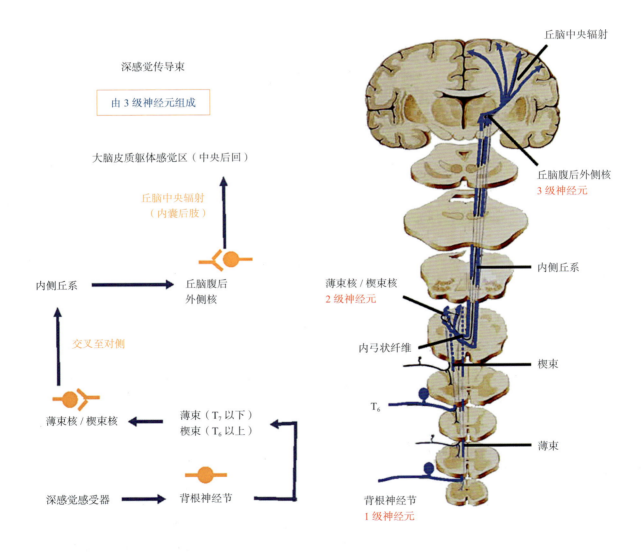

图 10-4-1　深感觉传导路

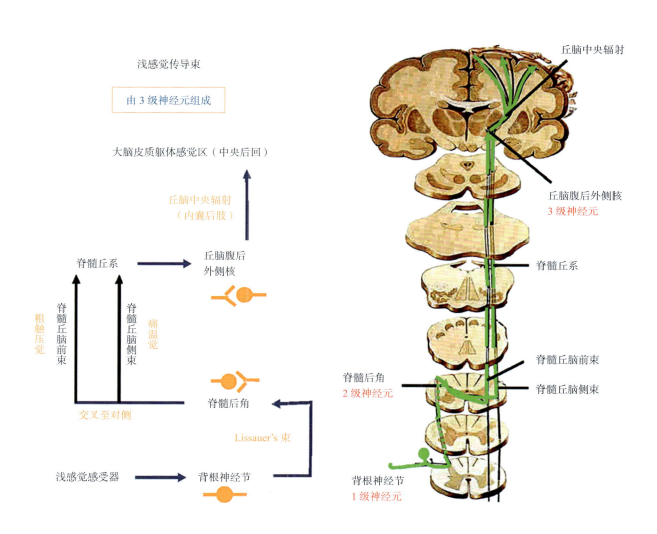

浅感觉传导束

由 3 级神经元组成

大脑皮质躯体感觉区（中央后回）

丘脑中央辐射
（内囊后肢）

脊髓丘系 → 丘脑腹后外侧核

脊髓丘脑前束　脊髓丘脑侧束

粗触压觉　痛温觉

交叉至对侧

脊髓后角

Lissauer's 束

浅感觉感受器 → 背根神经节

丘脑中央辐射

丘脑腹后外侧核
3 级神经元

脊髓丘系

脊髓后角
2 级神经元

脊髓丘脑前束

脊髓丘脑侧束

背根神经节
1 级神经元

图 10-4-2　浅感觉传导路

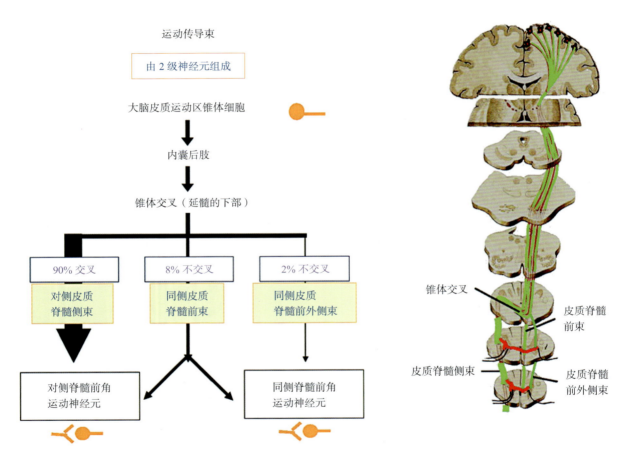

运动传导束

由 2 级神经元组成

大脑皮质运动区锥体细胞

↓

内囊后肢

↓

锥体交叉（延髓的下部）

90% 交叉	8% 不交叉	2% 不交叉
对侧皮质脊髓侧束	同侧皮质脊髓前束	同侧皮质脊髓前外侧束

对侧脊髓前角运动神经元

同侧脊髓前角运动神经元

锥体交叉

皮质脊髓前束

皮质脊髓侧束

皮质脊髓前外侧束

图 10-4-3　运动传导路

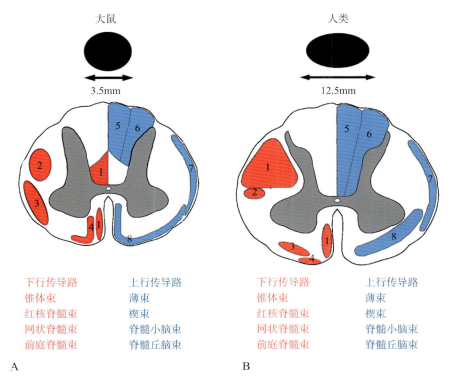

图 10-4-4　人和大鼠脊髓（颈髓）解剖差异

A. 大鼠脊髓内神经束路解剖；B. 人脊髓内神经束路解剖。

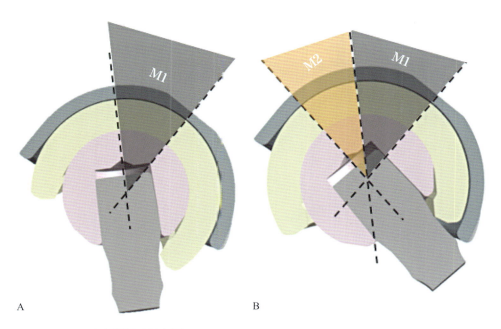

图 17-4-2　双动全髋运动示意图

A. 股骨头与聚乙烯之间；B. 聚乙烯与髋臼杯之间，M1 和 M2 的发生率占比为 80 : 20。

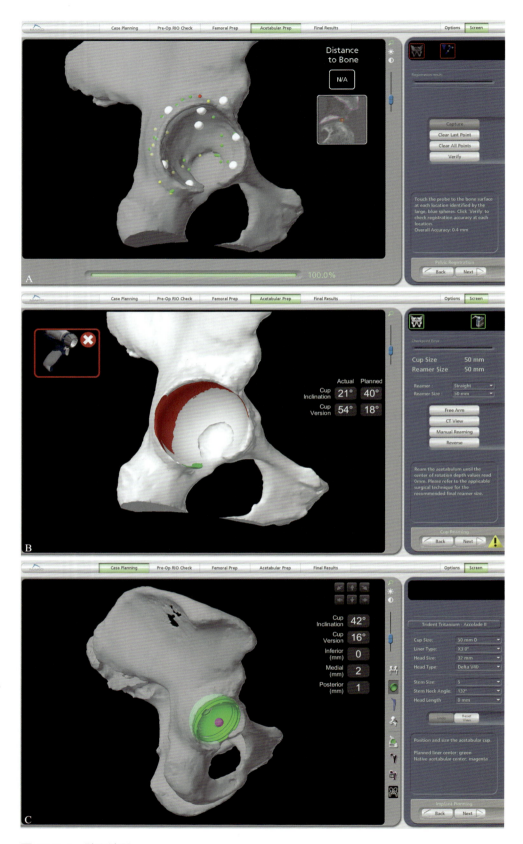

图 17-5-4　髋臼注册

A. 在 Mako 系统中对髋臼进行注册；B. 在 Mako 系统中对髋臼进行磨挫；C. 在 Mako 系统中对髋臼进行假体植入。

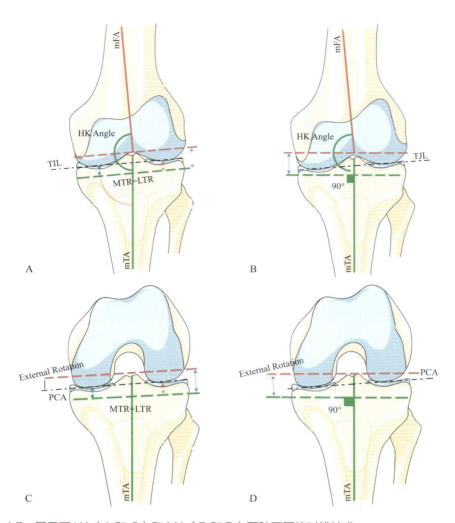

图 18-4-7　展示了 KA（A 和 C）和 MA（B 和 D）两种不同的对线技术

PCA. 股骨后髁连线；mFA. 股骨解剖轴；HK Angle. 髋 - 膝 - 踝角；mTA. 胫骨解剖轴；TIL. 胫骨倾斜线；TJL. 胫骨关节线；MTR. 胫骨内侧嵴；LTR. 胫骨外侧嵴；External Rotation. 股骨外旋线。LTR 和 MTR 夹角是重要的解剖参考。术中通过分析两者夹角，辅助精准确定胫骨截骨平面。

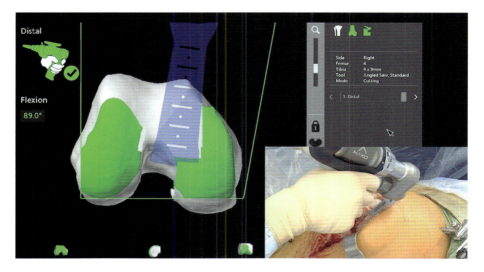

图 18-5-4　机器人辅助下截骨

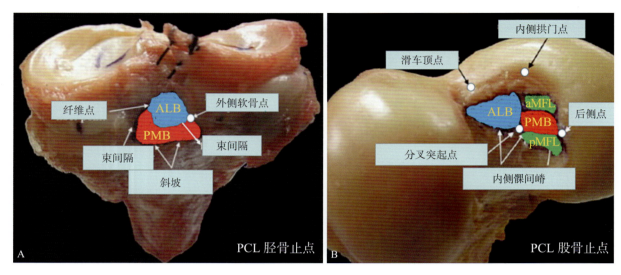

图 25-1-3　PCL 止点

A. 胫骨止点；B. 股骨止点。

ALB. 前外侧束；PMB. 后内侧束；aMFL. 板股前韧带；pMFL. 板股后韧带。

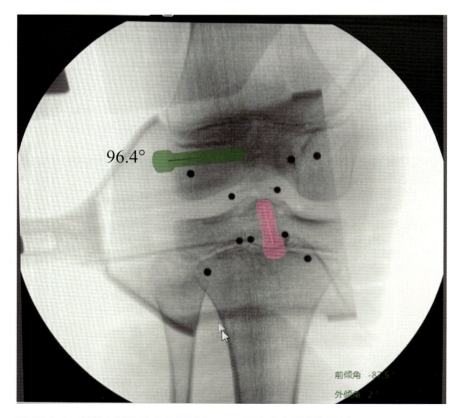

图 25-1-4　机器人辅助儿童全骨骺内 ACL 重建术中骨道的规划

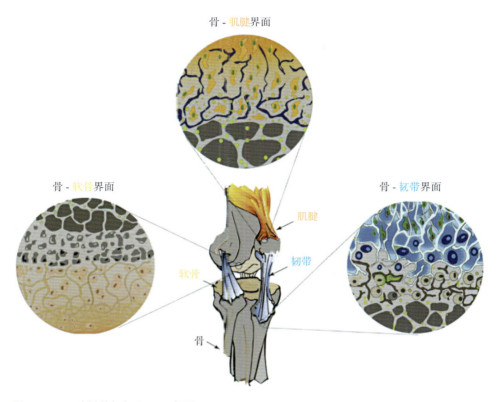

图 25-1-5　膝关节组织界面示意图

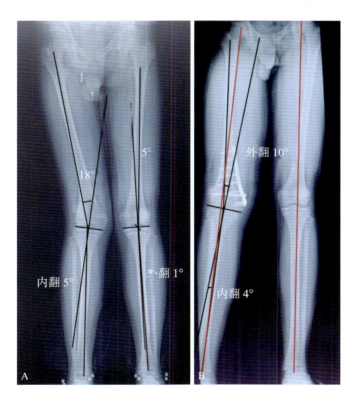

图 25-2-4　膝外翻矫正

A. 术前双下肢正位片；E. 术后双下肢正位片。

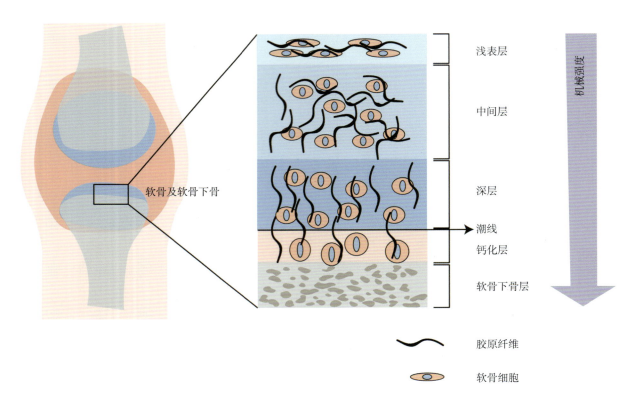

图 25-3-1　骨软骨的解剖示意图

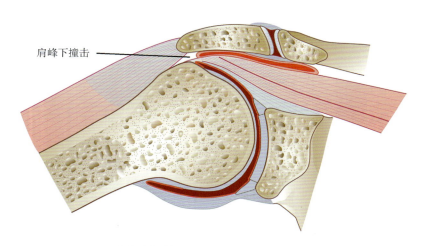

图 25-4-1　肩峰下撞击的机制